TRAITÉ ÉLÉMENTAIRE

DE

PHYSIOLOGIE

TRAITÉ ÉLÉMENTAIRE

DE

PHYSIOLOGIE

HUMAINE

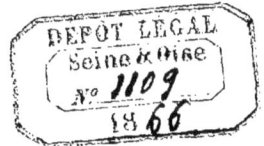

COMPRENANT

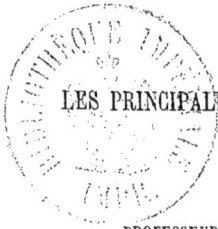

LES PRINCIPALES NOTIONS DE LA PHYSIOLOGIE COMPARÉE

PAR J. BÉCLARD

PROFESSEUR AGRÉGÉ A LA FACULTÉ DE MÉDECINE DE PARIS,
MEMBRE DE L'ACADÉMIE IMPÉRIALE DE MÉDECINE, ETC.

CINQUIÈME ÉDITION

REVUE, CORRIGÉE ET AUGMENTÉE

—

OUVRAGE

ACCOMPAGNÉ DE 247 FIGURES INTERCALÉES DANS LE TEXTE

PARIS

P. ASSELIN, SUCCESSEUR DE BÉCHET JEUNE ET LABÉ

LIBRAIRE DE LA FACULTÉ DE MÉDECINE

Place de l'École-de-Médecine

—

1866

PRÉFACE

Cet ouvrage est surtout un livre d'enseignement. Nous ne nous sommes point proposé d'écrire l'histoire de la physiologie, non plus que celle de ses progrès. Nous avons cherché à exposer, sous une forme concise, l'état actuel de la science. Nous avons été sobre de citations et de discussions; avant tout, nous nous sommes efforcé d'être clair.

Les limites dans lesquelles nous nous sommes renfermé nous ont permis néanmoins de ne rien omettre d'essentiel. Nous avons rapidement glissé sur tout ce qui n'est encore qu'à l'état de supposition, réservant à l'exposition de la partie positive de la science les développements nécessaires.

Parmi les nombreux travaux publiés sur les diverses parties de la physiologie, nous avons cherché à mettre en lumière ceux qui se recommandent par un intérêt réel et sérieux. Peu soucieux des doctrines, sous quelque nom qu'elles s'abritent, nous ne reconnaissons, en matière de science, d'autre guide que la vérité.

Dans l'étude des fonctions, nous avons adopté les divisions les plus généralement acceptées. Nous n'avons pas cru nécessaire d'innover en ce genre, comme quelques-uns l'ont tenté. Les diverses fonctions de l'économie animale ne sont que des divisions plus ou moins factices, nécessaires à l'analyse des phénomènes. Toutes concourent à un but commun, et elles sont indissolublement liées les unes aux autres, de même que les organes qui les exécutent. Les coupes nouvelles qu'on a cherché à introduire dans l'étude de la physiologie peuvent être fondées sous certains rapports, mais elles ne sont pas plus naturelles que les divisions anciennes, et souvent elles le sont beaucoup moins. Ce qui est plus essentiel, c'est de ne point oublier que les divers actes biologiques sont enchaînés les uns aux autres par des rapports réciproques, et qu'ils ne sont isolés que dans nos descriptions.

Les progrès de la chimie organique, l'application du microscope à l'étude de l'organisation et des phénomènes de la vie, les expériences sur les animaux vivants ont de nos jours profondément remué les bases de la physiologie. Depuis cinquante ans à peine que la physiologie est entrée dans la voie expérimentale, les découvertes n'ont pas cessé un instant de succéder aux découvertes, et chaque jour qui s'écoule ajoute quelque chose aux acquisitions de la veille.

Le lecteur trouvera dans ce livre une bibliographie très-étendue des monographies et des mémoires relatifs aux diverses branches de la physiologie. Ces indications bibliographiques, disposées suivant l'ordre alphabétique, sont annexées à la suite de chacun des chapitres de l'ouvrage ; elles ne seront pas inutiles, je l'espère, à ceux qui voudraient se livrer à une étude plus approfondie de la physiologie et suivre l'histoire de ses progrès.

Un grand nombre de gravures qui figuraient dans les précédentes éditions, et qui laissaient à désirer sous le rapport de l'exécution, ont été remplacées. De nouvelles figures ont été ajoutées. Ces figures, destinées à faciliter les descriptions, sont, en partie, relatives à des appareils ou à des procédés d'expériences. On ne doit pas s'attendre en effet à trouver dans un livre de physiologie les mêmes planches que dans un livre d'anatomie. Nous ne pouvons mieux faire, en ce qui concerne les détails d'anatomie pure, que de signaler au lecteur la dernière édition du Traité d'anatomie descriptive de M. le professeur Cruveilhier. Il trouvera dans cet ouvrage, publié avec la collaboration de MM. Sée et Cruveilhier fils et mis au courant des plus récentes acquisitions de la science, un nombre considérable de belles gravures tirées en noir et en couleur et intercalées dans le texte.

Jules Béclard.

Paris, octobre 1865.

PRINCIPAUX OUVRAGES DE PHYSIOLOGIE

PUBLIÉS DEPUIS HALLER JUSQU'A NOS JOURS.

Nous ne mentionnons ici que les ouvrages qui traitent de la physiologie dans son ensemble. Il a été publié sur les diverses parties de la science biologique un nombre considérable de travaux partiels. Le lecteur trouvera dans le courant de cet ouvrage, à la suite des chapitres consacrés à l'étude de chaque fonction, les sources auxquelles il pourra puiser.

A. HALLER. — *Elementa physiologiæ corporis humani.* 8 vol. in-4°. Lausanne, 1757-1766.

La partie de cet ouvrage qui traite de la génération a été traduite en français, sous ce titre : *La génération ou Exposition des phénomènes relatifs à cette fonction naturelle.* 2 vol. in-8°, Paris, 1774.

G.-E. HAMBERGER. — *Physiologia medica, seu de actionibus corporis humani san doctrina, mathematicis atque anatomicis principiis superstructa.* 1 vol. in-4° fig. Iéna, 1751-1752.

T. BORDENAVE. — *Essai sur la physiologie, ou Physique du corps humain.* 1re édit., 1 vol. in-12. Paris, 1756 ; 3e édit. 2 vol. in-8°. Paris, 1778.

W. CULLEN. — *Physiology for the use of the students,* etc. 1re édit. in-12. Edinburgh, 1772 ; autre édit. in-8°. Edinburgh, 1785. Traduction française de Bosquillon. In-8°. Paris, 1785.

L.-M.-A. CALDANI. — *Institutiones physiologicæ.* 1re édit. 1 vol. in-8°. Padova, 1773 ; 4e édit. très-augmentée, avec notes de Saverio Macri. 2 vol. in-8°. Napoli, 1787.

P.-J. BARTHEZ. — *Nouveaux Éléments de la science de l'homme.* 1re édit. 1 vol. in-8°. Montpellier, 1778 ; 2e édit. 2 vol. in-8°. Paris, 1806.

J.-F. BLUMENBACH. — *Institutiones physiologicæ.* 1re édit. 1 vol. in-8°. Goettingen, 1787 ; 4e édit. 1 vol. in-8°. Goettingen, 1821. Traduit en français, sur la première édition, par Pugnet, in-12. Lyon, 1792.

E. DARWIN. — *Zoonomia, or the Laws of organic life.* 1re édit. 2 vol. in-4°. London, 1794-1796 ; 3e édit. 4 vol. in-8°. London, 1801. Traduction française de Kluyskens sur la 3e édition, sous ce titre : *Zoonomie, ou Lois de la vie organique,* 4 vol. in-8°. Gand, 1810-1811.

.-G.-F. HILDEBRANDT. — *Lehrbuch der Physiologie des menschlichen Körpers* (Traité de physiologie du corps humain). 1re édit. 1 vol. in-8°. Erlangen, 1796 ; 6e édit. revue et augmentée par C. Hohnbaum, publiée sous le titre de *Handbuch* (Manuel) *der Physiologie.* 1 vol. in-8°. Erlangen, 1828.

G. PROCHASKA. — *Lehrsaetze aus der Physiologie des Menschen* (Aphorismes de physiologie humaine), 1re édit. 2 vol. in-8°. Wien, 1797 ; 3e édit. 2 vol. in-8°, Wien, 1810. Cet ouvrage a été traduit en latin, 2 vol. in-8°. Wien, 1805-1806. — *Physiologie, oder Lehre von der Natur des Menschen* (Physiologie, ou Étude sur la nature de l'homme), in-8°. Wien, 1820.

G.-R. TREVIRANUS. — *Physiologische Fragmente.* 2 vol. in-8°. Hanovre, 1797-1799. — *Biologie, oder Philosophie der lebenden Natur für Naturforscher und Ærzte* (Biologie ou Philosophie des corps vivants à l'usage des naturalistes et des médecins). 6 vol. in-8°. Goettingen, 1802-1806.

X. BICHAT. — *Recherches physiologiques sur la vie et la mort.* 1re édit. 1 vol. in-8°. Paris, 1800 ; 4e édit., 1822, et 5e édit., 1829, avec notes de Magendie. 1 vol. in-8°. Paris ; nouv. édit. avec notes de Cerise. 1 vol. in-18. Paris, 1852. —

Anatomie générale appliquée à la physiologie et à la médecine. 1re édit. 4 vol. in-8°. Paris, 1801 ; 4e édit. avec additions de P.-A. Béclard. 4 vol. in-8. Paris, 1821.

CH.-L. DUMAS. — *Principes de physiologie, ou Introduction à la science expérimentale, philosophique et médicale de l'homme.* 1ro édit. 4 vol. in-8°. Paris, 1800-1803. 2e édit. 4 vol. in-8°. Montpellier, 1806.

J.-H.-F. AUTENRIETH. — *Handbuch der empirischen menschlichen Physiologie* (Manuel de physiologie humaine empirique), empirique est pris dans le sens du mot expérimental. 3 vol. in-8°. Tübingen, 1801.

RICHERAND. — *Nouveaux éléments de physiologie.* 1re édit. 1 vol. in-8°. Paris, 1801 ; 10e édit. avec additions de P. Bérard. 3 vol. in-8°. Paris, 1833.

C. BERNOUILLI. — *Versuch einer physischen Anthropologie, oder Darstellung des physischen Menschen* (Essai d'anthropologie physique, ou Exposition de l'homme physique). In-4° en 2 parties. Halle, 1804.

F. VICQ-D'AZYR. — *Œuvres anatomiques et physiologiques,* publiées par Moreau (de la Sarthe). 3 vol. in-8°, Paris, 1805.

FR.-E. FODÉRÉ. — *Physiologie positive appliquée spécialement à la médecine pratique.* 3 vol. in-8°. Avignon et Paris, 1806.

P.-F. WALTHER. — *Physiologie des Menschen, mit durchgangiger Rücksicht auf die comparative Physiologie der Thiere* (Physiologie de l'homme considérée dans ses rapports généraux avec la physiologie comparée des animaux). 2 vol. in-8°. Landshut, 1807.

P.-H. NYSTEN. — *Recherches de physiologie et de chimie.* 1 vol. in-8°. Paris, 1811.

J. LORDAT. — *Conseils sur la manière d'étudier la physiologie de l'homme.* In-8. Montpellier, 1813. — *Ébauche du plan d'un traité complet de physiologie.* In-8. Montpellier et Paris, 1841. — *De l'insénescence du sens intime de l'homme et application de cette vérité à la détermination du dynamisme humain.* In-8°. Montpellier et Paris, 1844. — *Rappel des principes doctrinaux de la constitution de l'homme.* In-8°. Montpellier, 1857.

MAGENDIE. — *Précis élémentaire de physiologie,* 1re édit. 1 vol. in-8°. Paris, 1816 ; 4e édit. 2 vol. in-8. Paris, 1836. — *Journal de physiologie expérimentale* (avec la collaboration des physiologistes de l'époque). 8 vol. in-8°. Paris, 1821-1828. — *Leçons sur les phénomènes de la vie.* 4 vol. in-8°. Paris, 1842.

G. GRIMAUD. — *Cours complet de physiologie distribué en leçons.* 2 vol. in-8°. Paris, 1818.

F. NASSE. — *Untersuchungen zur Lebensnaturlehre und zur Heilkunde* (Recherches de physiologie générale et de médecine). 1 vol. in-8°. Halle, 1818.

W. KRIMER. — *Physiologische Untersuchungen* (Recherches physiologiques). 1 vol. in-8°, fig. Leipzig, 1820.

L. MARTINI — *Elementa physiologiæ.* 1 vol. in-8°, Turin, 1821 ; 2e édit. 2 vol. in-8°. Turin, 1828. Traduction française sur la 1re édit. par Ratier. 1 vol. in-8. Paris, 1824. — *Lezioni di physiologia.* 6 vol. in-8°. Turin, 1826-1828.

C.-A. RUDOLPHI. — *Grundriss der Physiologie,* etc. (Éléments de physiologie). 3 vol. in-8°. Le 4e volume, qui devait terminer l'ouvrage, n'a pas paru. Berlin, 1821-1828.

V.-P. ADELON. — *Physiologie de l'homme,* 1re édit. 4 vol. in-8°. Paris, 1823-1824 ; 2e édit. 4 vol. in-8°. Paris, 1829.

W. EDWARDS. — *De l'influence des agents physiques sur la vie.* 1 vol. in-8°. Paris, 1824.

C.-F. BURDACH. — *Die Physiologie als Erfahrungswissenschaft* (La physiologie considérée comme science d'observation). 1re édit. Leipzig, 1826-1835 ; 2e édit. Leipzig, 1835-1838. Traduction française de Jourdan sur la 2e édit, 9 vol. in-8. Paris, 1837-1840.

HERBERT MAYO. — *Outlines of human physiology*. 1 vol. in-8. London, 1827.

Is. BOURDON. — *Principes de physiologie médicale*. 2 vol. in-8. Paris, 1828. — *Principes de physiologie comparée*. In-8. Paris, 1830.

J.-C. LEGALLOIS. — *Œuvres physiologiques*, publiées par son fils. 2 vol. in-8. 1828.

A. BERTHOLD. — *Lehrbuch der Physiologie* (Traité de Physiologie). 1re édit. 1 vol. in-8°. 1829 ; 3e édit. 1 vol. in-8° en deux parties. Goettingen, 1848.

P.-N. GERDY. — *Physiologie médicale didactique et critique;* un seul volume a paru. In-8°. Paris, 1829.

F. TIEDEMANN. — *Physiologie des Menschen* (Physiologie de l'homme). 1er et 3e vol. Darmstadt, 1830-1836. Le deuxième volume n'a pas paru. Le premier volume de cet ouvrage contient la *Physiologie générale*; il a été traduit en français par Jourdan en 2 vol. in-8°. Paris, 1831.

LEPELLETIER (de la Sarthe). — *Traité de physiologie philosophique et médicale*. 4 vol. in-8°. Paris, 1831.

DUCROTAY DE BLAINVILLE. — *Cours de physiologie générale et comparée*. 3 vol. in-8°. Paris, 1833.

J. MUELLER. — *Handbuch der Physiologie des Menschen* (Manuel de physiologie de l'homme). 1re édit. 1 vol. in-8°. Coblenz, 1833 ; 5e édit., fig. Coblenz, 1848. Traduction française de Jourdan sur la 4e édition allemande. 2 vol. in-8. Paris, 1845. Traduction française de Jourdan et Littré sur la 5e édition allemande. 2 vol. in-8. Paris, 1851.

F.-J.-V. BROUSSAIS. — *Traité de physiologie appliquée à la pathologie*. 2 vol. in-8. Paris, 1834.

IGN. DŒLLINGER. — *Grundzüge der Physiologie* (Principes de physiologie). 2 vol. in-8. Landshut, 1835.

A. QUETELET. — *Sur l'homme, essai de physique sociale*. 2 vol. in-8. Paris, 1835.

F. ARNOLD. — *Lehrbuch der Physiologie des Menschen* (Traité de physiologie de l'homme). 2 vol. in-8°. Zurich, 1836-1842.

R.-B. TODD. — *The Cyclopædia of anatomy and physiology*. 4 vol. in-8°, avec supplément, fig. London, 1836-1852.

J.-L. BRACHET (de Lyon). — *Physiologie élémentaire de l'homme*. 1re édit. en collaboration avec Fouilhoux. 1 vol. in-8 (dans l'*Encyclopédie des sciences médicales*). Paris, 1837-1838 ; 2e édit. 2 vol. in-8°. Lyon, 1855.

C.-G. CARUS. — *System der Physiologie umfassend das Allgemeine der Physiologie, die physiologische Geschichte der Menscheit, die des Menschen*, etc. (Système de physiologie, comprenant la physiologie générale, l'histoire physiologique de l'espèce humaine et la physiologie particulière de l'homme). 1re édit. 3 vol. in-8°. Leipzig, 1838-1840; 2e édit. 3 vol. in-8°. Leipzig, 1847-1848.

A. DUGÈS. — *Traité de physiologie comparée de l'homme et des animaux*. 3 vol. in-8. Montpellier, 1838-1839.

RUDOLPH WAGNER. — *Lehrbuch der speciellen Physiologie* (Traité de physiologie spéciale). 1re édit. 1 vol. in-8°. Leipzig, 1839-1842 ; 3e édit. 1 vol. in-8°. Leipzig, 1845. — *Handwörterbuch der Physiologie* (Dictionnaire de physiologie). 4 vol. in-8°, fig. T. I, 1842 ; t. II, 1844 ; t. III, 1846 ; t. IV, 1853 ; Braunschweig. Cet ouvrage est composé de monographies groupées par ordre alphabétique. A la rédaction de ce livre ont concouru MM. *Valentin, Vogel, Volkmann, Bischoff, Stannius, Lehmann, Krause, Purkinje, Scherer, Siebold, Ludwig, Vierordt, Bidder,*

E.-H. Weber, Nasse, Berthold, Harless, etc., etc. — *Icones physiologicæ*. Atlas explicatif pour l'étude de la physiologie et de l'embryologie. In-4°. Leipzig, 1839; 2ᵉ édition avec la collaboration de Ecker. In-4°. Leipzig, 1852-1862.

W.-B. Carpenter. — *Principles of general and comparative physiology*. 1ʳᵉ édit. 1 vol. in-8°. London, 1839; 2ᵉ édit. 1 vol. in-8°. London, 1841. — *Principles of human physiology*, 1ʳᵉ édit. 1 vol. in-8°. London, 1842; 5ᵉ édit. 1 vol. in-8, fig. London, 1855. — *A manual of physiology including physiological anatomy*. 1ʳᵉ édit. 1 vol. in-8°. London, 1847; 3ᵉ édit. 1 vol. in-8°. fig. London, 1856.

J. Liebig. — *Die Chemie in ihrer Anwendung auf Agricultur und Physiologie* (La chimie dans ses rapports avec l'agriculture et la physiologie). 1ʳᵉ édit. 1 vol. in-8°. Giessen, 1840; 6ᵉ édit., 1 vol. in-8, Braunschweig, 1846. — *Die Thierchemie oder die organische Chemie in ihrer Anwendung auf Physiologie und Pathologie* (Chimie animale dans ses rapports avec la physiologie et la pathologie). 1ʳᵉ édit. 1 vol. in-8°. Braunschweig, 1842; 3ᵉ édit, 1 vol. in-8°. *Idem*, 1847. Traduction française sur la première édition par Gerhardt. 1 vol. in-8°. Paris, 1842. — *Chemische Briefe* (Lettres sur la chimie). 1ʳᵉ édit. 1 vol. in-12. Heidelberg, 1844; 3ᵉ édit. 1 vol. in-8°. Heidelberg, 1851. Traduites en français, sur la 1ʳᵉ édit., par M. Bichon. Paris, 1845; par MM. Dupiney et Dubreuil Helion sur la 2ᵉ édit., Paris, 1845; par M. Gerhardt sur la 2ᵉ édit., Paris, 1847. Les additions de la 3ᵉ édit. allemande ont été traduites par Gerhardt, sous ce titre : *Nouvelles lettres sur la chimie*. 1 vol. in-12. Paris, 1852. Enfin, une 4ᵉ édit. de *Chemische Briefe* a été publiée plus tard. 2 vol. in-8°. Leipzig et Heidelberg, 1859.

J.-B. Wilbrand. — *Physiologie des Menschen* (Physiologie de l'homme). 1 vol. in-8°. Leipzig, 1840.

J. Dumas. — *Essai de statique chimique des êtres organisés*. 1ʳᵉ édit. Broch. in-8°. Paris, 1841; 3ᵉ édit. Broch. in-8. Paris, 1844. — *Chimie physiologique et médicale* (Ce volume, publié séparément, représente la deuxième partie du 8ᵉ volume du *Traité de chimie* de M. Dumas). 1 vol. in-8. Paris, 1846.

Dunglison. — *Human physiology*. 1ʳᵉ édit. 2 vol. in-8°. Philadelphie, 1841; 8ᵉ édit. 2 vol. in-8°. Philadelphie, 1856.

C.-G. Lehmann. — *Lehrbuch der physiologischen Chemie* (Traité de chimie physiologique). 1ʳᵉ édit. 1 vol. gr. in-8°. Leipzig, 1842; 3ᵉ édit. 3 vol. in-8°. Leipzig, 1853. — *Handbuch der physiologischen Chemie*. 1 vol. Leipzig, 1854; 2ᵉ édit. 1 vol. Leipzig, 1859. Traduit en français, par M. Ch. Drion, sous ce titre : *Précis de chimie physiologique animale*. 1 vol. in-12, fig. Paris, 1855. — *Die Thierchemie* (La chimie animale), pour faire suite au Manuel de chimie de Gmelin. 1 vol. Heidelberg, 1857.

R.-B. Todd et Bowmann. — *The physiological anatomy and physiology of man*. 2 vol. in-8°, fig. London, 1843-1856.

J. Mulder. — *Versuch einer allgemeinen physiologischen Chemie* (Essai de chimie physiologique générale). Traduction du hollandais en allemand, par H. Kolbe. 1 vol. in-8°. Braunschweig, 1844.

G. Valentin. — *Lehrbuch der Physiologie des Menschen* (Traité de physiologie de l'homme). 1ʳᵉ édit. 2 vol. in-8, fig. Braunschweig, 1844; 2ᵉ édit. 2 vol. in-8°, fig. Braunschweig, 1847-1850. — *Grundriss der Physiologie* (Eléments de Physiologie). 1ʳᵉ édit. 1 vol. in-8°, avec fig. Braunschweig, 1846; 4ᵉ édit. 1 vol. in-8°, avec fig. Braunschweig, 1855. Traduit en anglais.

A.-F. Guenther. — *Lehrbuch der Physiologie des Menschen* (Traité de Physiologie de l'homme). 2 vol. in-8, fig. Leipzig, 1845-1848. M. Otto Funke a terminé l'ouvrage par un 3e volume. Leipzig, 1853.

CARL VOGT. — *Physiologische Briefe für Gebildete aller Stände* (Lettres physiologiques à l'usage des gens du monde). 1re édit. 1 vol. in-8°. 1845-1847; 2e édit. 1 vol. in-8° en 3 parties. Giessen, 1854.

FRAENKEL. — *Taschenbuch der Physiologie des Menschen* (Manuel de physiologie de l'homme). In-12. Erlangen, 1847.

MATTEUCCI. — *Leçons sur les phénomènes physiques des corps vivants.* 1 vol. in-12. Traduites sur la 2e édit. italienne. Paris, 1847.

P. BÉRARD. — *Cours de physiologie professé à la Faculté de médecine de Paris.* In-8°. Les trois premiers volumes et deux livraisons du quatrième ont paru. Paris, 1848-1855.

T. BUDGE. — *Lehrbuch der speciellen Physiologie des Menschen* (Traité de la physiologie spéciale de l'homme). 1re édit. 1 vol. in-8°. Weimar, 1848, sous ce titre : *Memoranda der speciellen Physiologie.* 8e édit. 1 vol. in-8°. Weimar, 1860-1861. — *Compendium der Physiologie des Menschen.* Leipzig, 1864.

DE MARTINO. — *Compendio di fisiologia humana e veterinaria.* In-8. Napoli, 1848.

ALLEN THOMSON. — *Outlines of physiology for the use of students.* 1 vol. Edinburgh, 1848.

F.-A. LONGET. — *Traité de physiologie.* 1re édit. 2 vol. in-8. Paris, 1850; 2e édit. 2 vol. in-8°. Paris, 1860-1861.

CLAVEL. — *Le corps et l'âme, ou Histoire naturelle de l'espèce humaine.* 1 vol. in-8°. Paris, 1851.

G. GLUGE. — *Physiologie,* dans l'*Encyclopédie populaire belge.* 1 vol. in-12 Bruxelles, 1851.

LOTZE.— *Allgemeine Physiologie* (Physiologie générale). 1 vol. in-8°. Leipzig, 1851.

LUDWIG. — *Lehrbuch der Physiologie des Menschen* (Traité de physiologie de l'homme). 1re édit. 2 vol. in-8. Leipzig et Heidelberg, 1852-1856; 2e édit. 2 vol. in-8°, fig. Leipzig et Heidelberg, 1858-1860.

K.-H. BAUMGAERTNER. — *Lehrbuch der Physiologie mit Nutzanwendungen auf die aerztliche Praxis* (Traité de physiologie envisagée dans ses applications à la pratique médicale). In-8°. Stuttgard, 1853.

CH. ROBIN et VERDEIL. — *Traité de chimie anatomique et physiologique.* 3 vol. in-8° et Atlas. Paris, 1853.

G. COLIN. — *Traité de physiologie comparée des animaux domestiques.* 2 vol. in-8°. Paris, 1854-1856.

OTTO FUNKE. — *Lehrbuch der Physiologie* (Traité de physiologie). Cet ouvrage est le traité de physiologie de R. Wagner, c'est-à-dire la 4e édit. de ce livre, tout à fait refondue et considérablement augmentée. 1re édit. Leipzig, 1854-1856; 3e édit. 3 vol. in-8°, fig. Leipzig, 1860. 4e édit. Leipzig, 1863. — *Atlas der physiologischen Chemie.* In-4°, 2e édit. Leipzig, 1858.

IS. GEOFFROY-SAINT-HILAIRE. — *Histoire naturelle générale des règnes organiques.* In-8°. 2 vol. ont paru. Paris, 1854-1860.

J. MORFORD COTTLE.— *A manual of human physiology for students.* 1 v. London, 1854.

CL. BERNARD. — *Leçons de physiologie expérimentale professées au Collège de France.* 7 vol. in-8°. Paris ; *Glycogénie.* 1 vol., 1855; *Digestion.* 1 vol., 1856; *Substances toxiques et médicamenteuses.* 1 vol., 1857; *Physiologie et pathologie du système nerveux.* 2 vol., 1858; *Propriétés physiologiques et altérations pathologiques des liquides de l'organisme.* 2 vol., 1859.

J. MOLESCHOTT. — *Der Kreislauf des Lebens* (Le cercle de la vie). *Réponse aux*

Lettres de Liebig sur la chimie. 1 vol. in-12. Mainz, 1855. — *Physiologisches Skizzenbuch* (Esquisses physiologiques). 1 vol. in-8°. Giessen, 1861.

C.-F. Boucher. — *Essais sur les principaux points de la physiologie.* 1 vol. in-8°. Paris, 1856.

Donders. — *Physiologie des Menschen* (Physiologie de l'homme). Traduit du hollandais en allemand, par Theile. 1re édit. In-8°, fig. 1er vol. Leipzig, 1856; 2e édit. Leipzig, 1859.

Draper. — *Human physiology statical and dynamical.* 1 vol. in-8°. New-York, 1856.

Flourens. — *Cours de physiologie comparée.* Leçons recueillies par Ch. Roux. 1 vol. in-8°. Paris, 1856.

G.-H. Meyer. — *Lehrbuch der physiologischen Anatomie des Menschen* (Traité d'anatomie physiologique de l'homme). 1 vol. in-8°, fig. Leipzig, 1856.

Mialhe. — *Chimie appliquée à la physiologie.* 1 vol. in-8°, Paris, 1856.

Comings. — *Class-book of physiology.* 2e édit. 1 vol. New-York, 1857.

Milne-Edwards. — *Leçons sur la physiologie et l'anatomie comparée de l'homme et des animaux.* En cours de publication. 8 volumes ont paru. Paris, 1857-1864.

J.-H. Bennett. — *Outlines of physiology.* In-8°. London, 1858.

Brown-Séquard. — *Journal de physiologie.* 4 vol. in-8°, 1858-1861.

V. Kletzinsky. — *Compendium der Biochemie.* 1 vol. in-8°. Wien, 1858.

A. Fick. — *Compendium der Physiologie des Menschen mit Einschluss der Entwickelungs* (Compendium de la physiologie de l'homme, comprenant l'embryologie). In-8°, fig. Wien, 1859-1860.

Moritz Schiff. — *Lehrbuch der Physiologie* (Traité de Physiologie). En cours de publication. Lahr, 1859.

G.-H. Lewes. — *The physiology of common life.* 2 vol. in-12, fig. Edinburgh and London, 1859-1860.

C. Bomicci. — *Sommario di fisiologia dell' uomo.* In-8°. Perugia, 1860.

E. Eckhard. — *Beitraege zur Anatomie und Physiologie* (Contribution à l'anatomie et à la physiologie). 2 vol. in-4, planches. Giessen, 1860.

W. Hilles. — *The essentials of physiology.* London, 1860.

Stenhouse-Kirkes. — *Handbuch of physiology.* 4e édit. London, 1860. 5e édit. 1863.

C.-G.-H. Weiss. — *Specielle Physiologie für Thieraerzte und Landwirthe* (Physiologie spéciale à l'usage des vétérinaires et des agriculteurs). 1 vol. in-8°. Stuttgard, 1860.

K. Vierordt. — *Grundriss der Physiologie des Menschen* (Éléments de physiologie de l'homme). In-8°, fig. 1re édit. Francfort. 1860. 2e édit. Tübingen, 1862.

A.-L. Boyer. — *Dict. de physiologie.* Paris, 1861.

E.-D. Mapother. — *Physiology and its aids to the study and treatment of disease.* Dublin, 1862.

C. Folwarczny. — *Handbuch der physiologischen Chemie* (Manuel de chimie physiologique). Wien, 1863.

L. Hermann. — *Grundriss der Physiologie des Menschen* (Éléments de physiologie de l'homme). Berlin, 1863.

J. Shea. — *A manual of animal physiology.* London, 1863.

P. Schützenberger. — *Chimie appliquée à la physiologie animale, à la pathologie et au diagnostic.* Paris, 1864.

W. Wundt. — *Lehrbuch der Physiologie des Menschen* (Traité de physiologie de l'homme). En cours de publication. Erlangen, 1864.

LIVRE II.

FONCTIONS DE RELATION.

~~~~~~~~~~~~~~

CHAPITRE I.

MOUVEMENTS.

§ 215.

Des diverses sortes de mouvements. — Les mouvements qui s'accomplissent dans l'économie animale sont nombreux et variés. Les mouvements les plus étendus et les plus saisissants sont les mouvements de totalité ou d'ensemble, c'est-à-dire les mouvements de locomotion en vertu desquels l'homme et les animaux changent spontanément leurs rapports avec les corps environnants et se meuvent dans les milieux qui les contiennent (marche, course, vol, natation). Un autre ordre de mouvements, qu'on pourrait appeler mouvements partiels ou mouvements sur place, et qu'on observe chez l'homme avec un degré de fréquence et de complexité varié presque à l'infini, consiste dans le changement de rapports respectifs des divers segments mobiles qui composent le squelette : changements de situation en vertu desquels le corps peut prendre les attitudes les plus diverses, et dans lesquels les membres jouent le principal rôle, quoique cependant le tronc lui-même n'y reste presque jamais étranger.

Mais alors même que l'homme ou les animaux n'exécutent pas les mouvements étendus dont nous venons de parler, ils sont loin encore d'être immobiles. La cage thoracique est à chaque instant soulevée et abaissée, et détermine par l'ampliation du poumon et par son retour à ses dimensions premières l'entrée et la sortie de l'air nécessaire à la respiration (Voy. §§ 116 et suiv., 122 et suiv.). Le tube digestif, l'estomac, se meuvent sur les aliments contenus dans leur cavité (§§ 29, 33, 34). A certains moments qui correspondent avec le sentiment de la faim et de la soif, l'aliment est amené à la bouche ou saisi par elle ; la langue, les lèvres, les mâchoires, le pharynx se meuvent chacun à leur manière pour diviser l'aliment, pour le mâcher, l'avaler, etc. (§§ 21 et suiv.) ; et lorsque la digestion est achevée, le résidu de la digestion est expulsé par les puissances actives de la défécation (§ 35). A chaque moment, le cœur se contracte sur le sang qui y afflue, et le fait progresser dans les artères (Voy. §§ 86 et suiv.). Les artères, les capillaires et les veines se meuvent sur ce liquide par un mouvement en retour, dû à l'élasticité de leurs pa-

rois, et aussi, dans certaines conditions, en vertu de la puissance contractile inhérente à leurs tuniques (Voy. §§ 96, 99, 102).

Les canaux excréteurs des glandes se meuvent sur les liquides de
sécrétion pour les faire progresser du côté des surfaces cutanées ou
muqueuses sur lesquelles le produit sécrété doit être déposé. Les diverses fonctions des organes des sens qui nous restent à passer en revue,
la production du son de la voix, celle de la parole, nécessitent aussi des
mouvements variés et plus ou moins complexes, non-seulement dans
la position de l'organe du sens pris en masse, mais encore dans les rapports réciproques des diverses parties qui le constituent. Dans les fonctions de reproduction, enfin, la liqueur fécondante doit être portée dans
l'intérieur des organes femelles ; ces organes font progresser par leurs
mouvements la semence du côté des ovaires, et l'ovule du côté de l'utérus. On peut dire d'une manière générale que toutes les fonctions de
l'économie sont accompagnées de mouvements [1].

Les mouvements sont sous la dépendance du système musculaire ; ils
résultent, en d'autres termes, de la contraction des muscles. Dire que
la contraction musculaire *détermine* le mouvement, cela ne veut pas
dire toutefois que les parties pourvues de muscles soient les seules qui
se meuvent. Lorsque la colonne vertébrale, inclinée en avant par le jeu des
muscles abdominaux et par ceux du cou, par exemple, se redresse sous
l'influence des ligaments jaunes élastiques étendus entre les lames des
vertèbres, ce mouvement de retour n'est point sous l'influence immédiate des muscles, et cependant il a *sa source* dans la contraction de
flexion qui a bandé le tissu élastique ; celui-ci revient sur lui-même avec
une énergie proportionnée à la force de distension. Il en est de même
dans le retrait rhythmique des artères. Elles reviennent par élasticité sur
le sang, après la distension excentrique due à la contraction musculaire
du cœur [2]. Nous aurons occasion de revenir sur le rôle important que
jouent les tissus élastiques dans les phénomènes du mouvement.

Les muscles sont les agents actifs du mouvement. Dans les mouvements de la locomotion, les os sur lesquels les muscles s'insèrent en
sont les leviers passifs. Ces leviers, articulés entre eux de manières diverses, changent de rapport les uns avec les autres, lorsqu'ils sont mus
par la contraction musculaire, et déterminent les attitudes et les divers
mouvements. En mouvant les leviers osseux sur lesquels ils s'insèrent,
les muscles de la locomotion meuvent d'ailleurs en même temps toutes
les parties qui, groupées autour des leviers, constituent avec l'os lui-
même les résistances que doit vaincre la puissance contractile. Lorsque,
le bras étant pendant, on soulève, par exemple, l'avant-bras sur le bras,

---

[1] L'absorption elle-même ne fait pas exception, puisqu'elle est subordonnée à la fois aux
courants de l'osmose et à la pression due à la contraction musculaire (Voy. §§ 75 et suiv.).

[2] Les artères sont contractiles aussi (surtout les artères d'un petit calibre, ainsi que les
veines) ; mais leur contractilité n'entre pas en jeu, d'une manière rhythmique, à chaque
pulsation du pouls (Voy. §§ 96 et 101).

la partie soulevée ou mise en mouvement est représentée par l'avant-bras et par la main pris dans leur ensemble (os, muscles, tissu conjonctif, vaisseaux, nerfs, peau) ; la force motrice ou la puissance contractile est représentée par les muscles fléchisseurs de l'avant-bras sur le bras, c'est-à-dire le biceps et le brachial antérieur.

C'est donc par l'intermédiaire des leviers passifs (les os) que les muscles changent les rapports des parties dans les mouvements de la locomotion. Cependant il n'en est pas toujours ainsi. L'ampliation de la poitrine dans les mouvements de la respiration s'opère, il est vrai, en grande partie, par l'intermédiaire des côtes soulevées par les muscles ; mais déjà nous voyons ici un muscle qui, *par lui-même*, et en changeant de forme (diaphragme), contribue à l'augmentation de la cavité pectorale. Les mouvements de la tunique musculaire du tube digestif, les changements de dimensions qui en résultent et la progression du bol alimentaire qui en est la conséquence, s'accomplissent directement aussi et sans l'intervention de leviers osseux. Le cœur agit de même d'une manière directe, pour faire progresser le sang dans l'arbre circulatoire. Les contractions de la vessie (miction), celles du rectum (défécation), celles de l'utérus (accouchement), agissent directement aussi sur leur contenu ; et s'il est vrai de dire que, la plupart du temps, les muscles de l'abdomen interviennent pour favoriser leur action, ce n'est point en mouvant les leviers osseux auxquels ces muscles s'insèrent qu'ils agissent alors, mais c'est surtout en changeant de forme, c'est-à-dire en tendant à devenir planes de convexes qu'ils sont.

§ 216.

Mouvements volontaires. — Mouvements involontaires. — Les muscles qui mettent les parties en mouvement par le jeu des leviers osseux, en d'autres termes, les muscles de la locomotion, sont pour la plupart soumis à l'empire de la volonté : on les désigne généralement sous le nom de muscles du *mouvement volontaire*, ou, avec Bichat, sous le nom de muscles de la *vie animale*. Les muscles dont la contraction est soustraite à l'empire de la volonté (muscles de l'intestin, de la vessie, de l'utérus, etc.) ont été désignés sous le nom de muscles du *mouvement involontaire*, ou, avec Bichat, sous le nom de muscles de la *vie organique*. Les premiers de ces muscles sont surtout en rapport avec le jeu des fonctions de relation ; les seconds, avec celui des fonctions de nutrition. Cette distinction des muscles en muscles volontaires et muscles involontaires a été souvent attaquée depuis Bichat. Il est aisé, en effet, de se convaincre qu'un certain nombre de muscles sont tour à tour volontaires ou involontaires. Les muscles du thorax et de l'abdomen agissent sans cesse dans les phénomènes mécaniques de la respiration, et pendant la veille et pendant le sommeil, sans que nous en ayons conscience. Or, nous pouvons aussi, à tout instant, mouvoir ces mêmes muscles dans des directions et avec une intensité subordonnées à notre caprice ou à nos besoins

Dans l'acte si compliqué de l'accouchement, ne voyons-nous pas un grand nombre de muscles, tour à tour, volontaires et involontaires? Nous pourrions encore citer d'autres exemples. Mais, malgré ses imperfections, nous pensons que cette classification doit rester dans la science. Outre qu'elle repose sur une vue d'ensemble d'une haute portée, elle est simple et vraie d'une manière générale. D'ailleurs, toutes les classifications qu'on a cherché à substituer à celle-là sont loin d'être plus rigoureuses, et elles ont généralement le défaut d'être beaucoup moins claires.

La composition intime de la fibre musculaire est-elle en rapport avec la nature de la contraction? Oui, d'une manière générale; non, d'une manière absolue.

Chez l'homme et les vertébrés, les muscles de la locomotion, ou les muscles volontaires, sont rouges, et généralement composés de *faisceaux striés ;* les muscles involontaires, moins colorés, sont généralement composés de *fibres lisses* (Voy. § 219). Il y a toutefois une exception remarquable. Ainsi, le cœur, quoique soustrait à l'influence de la volonté, est composé de faisceaux striés. Au reste, en descendant l'échelle animale, on voit de la manière la plus manifeste que la striation ou la non-striation de la fibre musculaire n'est pas nécessairement en rapport direct avec le mode volontaire ou involontaire de la contraction. Les muscles de la locomotion d'un grand nombre d'invertébrés, en effet, sont composés de fibres lisses, et, d'autre part, les cœurs lymphatiques des reptiles sont composés d'une tunique musculaire à faisceaux striés.

Beaucoup d'animaux inférieurs (infusoires, polypes, embryons d'animaux inférieurs) sont constitués à leur intérieur par une masse contractile, demi-transparente, sans trace de fibres distinctes, généralement désignée sous le nom de *sarcode.* La substance musculaire, dans son état de plus grande simplicité, n'offre donc rien d'analogue ni aux faisceaux striés ni aux fibres lisses. Ces deux ordres différents d'éléments musculaires n'apparaissent que dans les animaux plus compliqués, où se dessine en même temps un système nerveux. On peut dire que la nature volontaire ou involontaire de la contraction dépend bien moins de la structure intime des muscles que de la nature des nerfs qu'ils reçoivent. Chez l'homme, en particulier, ainsi que chez les vertébrés, les muscles volontaires sont en relation avec les nerfs qui se détachent directement de l'axe cérébro-spinal, tandis que les muscles involontaires sont animés par le système ganglionnaire du grand sympathique.

Ce chapitre sera principalement consacré à l'étude des mouvements volontaires. Les mouvements involontaires ont été déjà examinés en partie dans le premier livre, aux diverses fonctions de nutrition, ou le seront plus tard (au chapitre de l'*innervation*) ; nous ne nous en occuperons ici qu'en ce qui concerne le mécanisme de la contraction musculaire.

Indépendamment des mouvements volontaires ou involontaires dont nous venons de parler, mouvements visibles et mesurables à l'œil, on peut encore observer chez les animaux, à l'aide du microscope, sur quelques points des surfaces muqueuses et dans les éléments de quelques tissus, un certain ordre de mouvements qui paraissent complétement indépendants du système nerveux. Ces mouvements, observables seulement au microscope, persistent dans les tissus séparés du corps de l'animal vivant, sont par là même en dehors des mouvements volontaires, et se rattachent évidemment aux fonctions de nutrition. Tels sont le mouvement *vibratile* et le mouvement *brownien*. Ces mouvements ne peuvent être observés chez l'homme et dans les animaux supérieurs que dans un petit nombre de tissus. Dans quelques animaux inférieurs, ils sont beaucoup plus répandus.

SECTION I.

Mouvements de quelques parties élémentaires

(Mouvements visibles au microscope).

§ 217.

Mouvement brownien. — Lorsqu'on place sous le microscope des cellules pigmentaires prises dans les couches profondes de l'épiderme ou dans les mailles de la choroïde, on constate que les granulations pigmentaires contenues dans les cellules sont animées de mouvements variés. Les unes décrivent des trajets plus ou moins sinueux, d'autres tournent sur elles-mêmes autour de l'axe, ou autour d'un centre fictif. Les cellules qui contiennent la chlorophylle végétale présentent les mêmes phénomènes. Si le mouvement dont nous parlons s'observe plus particulièrement dans les cellules pigmentaires des animaux et dans les cellules vertes des végétaux, cela dépend sans doute de la *coloration* des molécules, qui facilite l'observation microscopique. Il est probable qu'il a lieu dans toutes les jeunes cellules (contenant un liquide non solidifié).

Le mouvement brownien n'est pas dû à la *position* des objets examinés, car il n'a pas lieu dans le même sens, pour une même cellule observée, mais bien dans les sens les plus divers. On a souvent attribué ce mouvement à un phénomène d'évaporation *inégale* qui, changeant la température de certaines molécules par rapport aux autres, entraînerait dans la masse du contenu liquide les mêmes mouvements moléculaires qu'on observe au sein d'un liquide chauffé dans un vase. Il est possible que les molécules suspendues dans le liquide des cellules organiques obéissent, dans leurs mouvements, à des changements partiels de température, car des mouvements analogues s'observent dans toutes les molécules suspendues au milieu des masses liquides en repos : la température, quelque fixe qu'elle paraisse, étant dans un état d'oscillation perpétuelle. Mais il est probable que les mouvements qu'on observe dans les cellules organiques obéissent encore à une autre cause. Il est probable, dis-je, que ces mouvements intérieurs sont déterminés aussi par les *courants d'entrée et de sortie* qui caractérisent les fonctions des cellules végétales et animales. Cela est d'autant plus probable que ces mouvements acquièrent toute leur intensité, lorsqu'on ajoute un peu d'eau aux cellules en observation et qu'on augmente ainsi l'énergie des courants d'osmose. Il faut d'ailleurs remarquer que le mouvement brownien est un mouvement très-lent. Il ne nous paraît vif au microscope que parce que les instruments grossissants en augmentent considérablement l'étendue. Si la molécule organique qu'on observe décrit, par exemple, dans son mouvement, en une seconde, un espace linéaire équivalent à 2 millimètres pour un grossissement de 400 diamètres, il est évident que dans le même temps elle n'a réellement parcouru qu'un espace quatre cents fois moindre, c'est-à-dire 1/200e de millimètre.

§ 218.

Mouvement vibratile. — L'épithélium à cylindres qui tapisse quelques membranes muqueuses présente une particularité remarquable. Les cylindres qui le constituent portent à leur surface libre de petits appendices ou *cils vibratiles* (Voy. fig. 89).

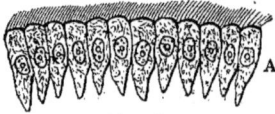

Fig. 89.

ÉPITHÉLIUM VIBRATILE.
A, cylindres de l'épithélium. Les cils sont placés à la surface libre des cylindres.

Les cils vibratiles n'existent, chez l'homme et chez les mammifères, que sur l'épithélium du sac lacrymal, du canal lacrymal, des cavités nasales (y compris la cloison, les sinus frontaux, ethmoïdaux, maxillaires), de la trompe d'Eustache, au sommet du pharynx, à la face supérieure du voile du palais, dans le larynx, dans les bronches, aux lèvres et au col de l'utérus, à la face interne de cet organe et dans les trompes, dans les ventricules du cerveau, à l'origine des canalicules urinifères, et aussi, mais d'une manière transitoire, sur la surface des éléments de l'œuf dans les premières phases du développement.

L'épithélium vibratile est généralement plus répandu chez les animaux inférieurs. Dans beaucoup de reptiles, on trouve cet épithélium, non-seulement dans les voies de la respiration et de la génération, mais aussi dans la bouche, dans l'œsophage et dans le cloaque. Les invertébrés présentent aussi des cils vibratiles sur divers points des surfaces muqueuses, et quelquefois à la surface tégumentaire externe, sans qu'on puisse dire que la présence ou l'absence de ces appendices mobiles soit en rapport avec le degré d'élévation ou d'abaissement de l'animal dans l'échelle des êtres. Beaucoup d'invertébrés ne présentent point, en effet, de cils vibratiles.

On rencontre aussi des cils vibratiles dans les plantes, principalement dans les cryptogames. Les spores des algues d'eau douce et des conferves, par exemple, sont couvertes de cils à l'aide desquels elles s'agitent vivement dans l'eau, au moment où elles se séparent de la plante mère, avant de gagner le fond du liquide, pour y suivre les phases de leur développement.

Les cils vibratiles animaux sont de petits appendices hyalins situés sur la surface libre des cellules de l'épithélium à cylindre. Chaque cellule en porte plusieurs : leur nombre varie entre six et douze par cylindre. Leur longueur moyenne est, chez l'homme, d'environ 0^{mm},0005. Quant à leur diamètre, il est à peine le dixième ou le vingtième de leur longueur. Les cils vibratiles des animaux inférieurs ont souvent des dimensions beaucoup plus considérables.

Les cils vibratiles peuvent être facilement observés sur les membranes muqueuses extraites du corps des animaux vivants ; mais ils disparaissent promptement par putréfaction. On ne peut les examiner dans la profondeur de l'appareil respiratoire de l'homme que lorsque l'ouverture du cadavre a lieu quelques heures seulement, après la mort ; chez les suppliciés, par exemple. On peut cependant se procurer de l'épithélium vibratile chez l'homme vivant. Il suffit pour cela de promener assez doucement l'extrémité d'une plume sur la partie profonde de la cloison nasale. On enlève ainsi un peu de mucus, qui entraîne avec lui des cellules d'épithélium vibratile, qu'on peut alors placer sous le microscope. La membrane muqueuse détachée de la voûte palatine d'une grenouille est surtout très-convenable pour bien étudier ce mouvement ; on peut, de la sorte, l'examiner sur des lambeaux étendus de membranes.

Quand on examine l'épithélium vibratile au microscope, on voit les cils qui le surmontent agités d'un mouvement spontané, qui consiste dans une succession d'inclinaisons et d'élévations. En général, un grand nombre de cils s'inclinent ensemble, se relèvent de même, et se meuvent dans le même sens ; on a comparé leur mouvement à celui que déterminerait un coup de vent sur les tiges d'un champ de blé.

Pendant ce mouvement d'abaissement et d'élévation des cils dans un sens déterminé, les liquides et les molécules suspendues dans les liquides placés à la surface des membranes muqueuses sont entraînés, par le relèvement successif des cils, dans un sens opposé à celui de leur abaissement. Si on place, par exemple, des poussières colorées dans le liquide dont on imbibe la pièce observée, on peut remarquer que les molécules de la matière colorante sont entraînées par le mouvement de l'épithélium vibratile de la grenouille avec une vitesse de 0^{mm},1 à 0^{mm},2 par seconde. La vitesse du mouvement imprimé au liquide est, d'ailleurs, subordonnée à sa densité : la vitesse des ondulations des cils vibratiles étant modifiée, on le conçoit, par le degré de résistance du liquide qui les baigne. Le nombre des inclinaisons des cils vibratiles en un temps donné est assez variable ; il est de 75 à 150 par minute sur la mouche et la grenouille ; de 250 à 300 dans le même temps sur le polype d'eau douce (le polype d'eau douce porte des cils vibratiles à la surface tégumentaire).

Le mouvement d'élévation et d'abaissement des cils (mouvement analogue à celui d'un doigt qui s'abaisse et se relève alternativement) est le
mouvement le plus commun. MM. Valentin et Purkinje, qui ont étudié
d'une manière toute spéciale ce point curieux d'anatomie microscopique, distinguent encore trois autres sortes de mouvements des cils :
1° un mouvement d'*entonnoir*, ou mouvement infundibuliforme, dans
lequel la pointe libre du cil décrit une circonférence, et, par conséquent, le cil tout entier un véritable cône ; 2° un mouvement d'*oscillation*,
dans lequel le cil décrit un mouvement de va-et-vient, comme un
pendule dont le point fixe serait à l'insertion du cil sur le cylindre
d'épithélium qui le supporte ; 3° un mouvement *ondulatoire* d ans
lequel le cil décrit, en s'inclinant, des sinuosités analogues à celles que
présenterait une banderole abandonnée au vent ou au courant de l'eau.

On remarque souvent que le sens du mouvement suivant lequel s'inclinent les cils change au bout d'un certain temps, pour s'opérer dans
un sens opposé, et ainsi de suite plusieurs fois et à des intervalles à peu
près réguliers. C'est ce qu'on observe très-facilement sur les branchies
des moules.

Ce qu'il y a de plus remarquable dans le mouvement des cils, c'est
qu'il est complétement en dehors de l'influence du système nerveux,
lequel n'envoie point de filets dans l'épithélium ; c'est qu'il persiste
une heure et même deux heures, alors que les cellules de l'épithélium
sont séparées du corps, et même lorsqu'elles sont isolées les unes des
autres.

Lorsqu'on place des cellules vibratiles extraites des fosses nasales de
l'homme dans du sérum, le mouvement peut y persister plus de vingt-
quatre heures. Ce mouvement s'éteint plus vite dans l'eau pure, parce
que le courant d'osmose qui se fait vers la cellule épithéliale agit sur
elle en la déformant. Chez les reptiles, le mouvement spontané des cils
dure bien davantage encore. Si l'on a soin de préserver les cellules de
l'épithélium vibratile de la tortue contre les effets du desséchement et
d'une température élevée, le mouvement des cils se prolonge pendant
plus d'une semaine après la mort de l'animal.

Le rôle physiologique des cils vibratiles, dans les espèces inférieures,
paraît surtout en rapport avec la respiration. Leur rôle consiste vraisemblablement à renouveler le liquide à la surface des membranes absor-
bantes. De cette manière le liquide vicié par les produits de l'expiration
de l'animal se trouve éloigné et le liquide voisin se trouve attiré. On
retrouve le mouvement vibratile dans l'appareil respiratoire des animaux supérieurs, mais il n'a plus ici qu'un rôle fort obscur. On peut
dire cependant que le mouvement des cils, partout où on l'observe,
est capable de faire progresser lentement le mucus et les autres substances déposées à la surface des membranes muqueuses. Il n'est pas
impossible que le mouvement des cils vibratiles des trompes, dans
l'espèce humaine, contribue à diriger l'ovule du côté de l'utérus, et que

les cils qui se meuvent dans les petites bronches facilitent l'expulsion des mucosités pulmonaires. La direction de leur mouvement d'inclinaison permet au moins de le supposer. Mais il fau drait pour cela que ce mouvement ne fût pas alternatif dans ces divers points, ce qui n'est pas encore nettement établi. Dans les ventricules du cerveau de l'homme, qui sont tapissés non par une membrane muqueuse, mais par une simple couche de cellules d'épithélium à cylindres pourvues de cils vibratiles, on ne sait pas quel rôle les cils sont appelés à jouer.

Le mouvement des filaments mobiles qui existent dans la semence, et auxquels on donne le nom de *spermatozoïdes*, offre avec le mouvement des cils vibratiles une grande analogie (Voy. *Sperme*, § 392). Cette analogie est frappante surtout, quand on examine des cellules d'épithélium vibratile isolées au milieu d'un liquide. L'action des cils sur le liquide détermine, dans la cellule qui supporte les cils, une réaction en sens inverse, et on voit alors la cellule se mouvoir dans le liquide par une sorte de mouvement giratoire ou de translation.

SECTION II.
Des phénomènes de la contraction musculaire.

§ 219.

Des muscles. — Les muscles de l'homme et de la plupart des animaux vertébrés peuvent être divisés, eu égard à leur structure intime, en deux classes qui correspondent à peu près à celles des muscles volontaires et involontaires. Les éléments des muscles volontaires ou extérieurs sont *striés* transversalement, c'est-à-dire perpendiculairement à leur longueur; les muscles intérieurs ou involontaires sont, à l'exception du cœur, composés de fibres *lisses*.

A. *Composition élémentaire des muscles extérieurs.* — Quel que soit le volume d'un muscle de la vie animale, quel que soit celui des faisceaux (visibles à l'œil) de l'assemblage desquels il résulte, toujours les faisceaux du muscle peuvent être divisés en un certain nombre de parties élémentaires *bien définies*, visibles seulement au microscope, se rencontrant partout à peu près sous les mêmes dimensions, et auxquelles on donne le nom de *faisceaux primitifs*. Ces faisceaux primitifs ont reçu le nom de *faisceaux striés*, parce qu'ils présentent une disposition que n'offre aucun autre tissu de l'économie. Ces faisceaux sont striés, c'est-à-dire marqués en travers, et perpendiculairement à leur longueur, de lignes horizontales très-rapprochées (Voy. fig. 90 — *a* et *b* représentent chacun un faisceau primitif).

On désigne les éléments des muscles de la vie animale sous le nom de *faisceaux primitifs*, et non sous celui de *fibres primitives*, parce que par l'analyse microscopique on arrive à reconnaître que ces faisceaux primitifs renferment dans une enveloppe commune (ou sarcolemme) des

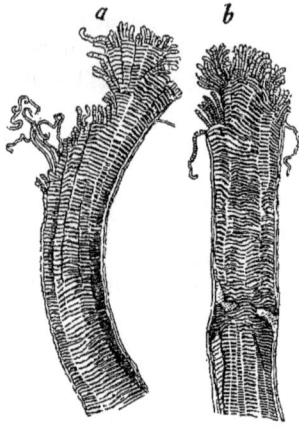

éléments plus fins, auxquels on réserve le nom de *fibres primitives* ou *fibrilles musculaires*. Au reste, les faisceaux primitifs sont des parties bien définies, contenues dans une enveloppe spéciale *amorphe*(sarcolemme), et constituent un petit système élémentaire au même titre que le tube nerveux ou la fibre du tissu conjonctif. Les *fibrilles* qui entrent dans la constitution du faisceau primitif se traduisent, au travers de la transparence du sarcolemme ou gaîne commune, par des lignes longitudinales, correspondantes à leur accolement. Les fibrilles sont réunies entre elles par une substance amorphe.

Fig. 90.

Les faisceaux primitifs ont un diamètre qui oscille entre $0^{mm},01$ et $0^{mm},03$. Ces faisceaux ne sont presque jamais tout à fait rectilignes sur le fragment du muscle qu'on observe : ils sont plus ou moins infléchis. C'est à ces inflexions que la chair musculaire doit de présenter à l'œil nu cet aspect *ridé* ou *ondé* qu'offre la surface d'un muscle lorsqu'on l'examine dans la direction des fibres charnues; cette disposition est surtout remarquable sur le filet de bœuf. Nous examinerons plus loin, avec détails, ces inflexions, qui sont les vestiges persistants du raccourcissement du muscle. Les inflexions dues à la contraction sont, d'ailleurs, beaucoup plus éloignées les unes des autres que les *stries* proprement dites.

Les stries des faisceaux primitifs apparaissent au microscope, sous la forme de petites lignes transversales *foncées*, tranchant sur la transparence des espaces interlinéaires. La *striation* transversale des faisceaux primitifs n'appartient pas à l'enveloppe, mais à ce qui est contenu dans la gaîne commune; elle est visible, par suite de la transparence du sarcolemme. Lorsqu'on isole les fibrilles, celles-ci conservent la striation en travers, ce qui prouve bien que ce sont elles qui sont striées. Les fibrilles musculaires ont environ $0^{mm},001$ de diamètre; d'où il suit que dans un faisceau primitif de $0^{mm},01$ de diamètre, il y a environ une centaine de fibrilles, et environ 900 dans un faisceau de $0^{mm},03$ de diamètre.

Lorsqu'on traite le faisceau primitif par l'acide chromique ou par l'alcool, ou même lorsqu'on l'abandonne à un commencement de décomposition spontanée, on·peut constater que les *fibrilles* musculaires sont elles-mêmes constituées par une succession de petits éléments (*sarcous elements* de Bowman) un peu aplatis dans le sens de la longueur, c'est-à-dire par les faces par lesquelles ils se correspondent, et superposés les uns sur les autres comme de petits disques (Voy. fig. 90). Les points de jonction de ces éléments se correspondent assez exactement dans l'ensemble des fibrilles renfermées dans la gaîne du faisceau primitif : c'est l'ensemble de ces lignes de jonction qui détermine la striation transversale caractéristique de la fibre musculaire.

Lorsque les faisceaux primitifs sont altérés par un commencement de putréfaction, les éléments du faisceau primitif se dissocient parfois, non pas dans le sens longitudinal, mais dans le sens horizontal, suivant la direction des stries transversales. On obtient ainsi des disques qui mesurent toute l'épaisseur du faisceau primitif et qui contiennent l'ensemble des éléments discoïdes des fibrilles correspondant à un même plan horizontal [1].

La disposition striée des faisceaux primitifs des muscles de la locomotion n'existe pas seulement chez l'homme et les mammifères; on l'observe aussi dans les oiseaux, dans les reptiles, dans les poissons, et aussi dans les muscles de la locomotion d'un grand nombre d'invertébrés. Chez les poissons et chez les invertébrés, les muscles de la vie animale ne sont point colorés en rouge, comme chez l'homme et les animaux supérieurs.

Chez l'homme, les faisceaux primitifs ou striés existent dans tous les muscles soumis à l'empire de la volonté ou muscles de la vie animale ; parmi les muscles intérieurs, il en est un cependant qui est constitué par des faisceaux striés : ce muscle est le *cœur*.

B. *Composition élémentaire des muscles intérieurs.* — Les muscles intérieurs, tels que la tunique musculeuse de l'intestin, de la vessie, de l'utérus, de la trachée-artère, des bronches, des canaux excréteurs des glandes, etc., présentent une composition élémentaire un peu différente.

Les fibres primitives des muscles intérieurs ne sont pas groupées, comme les précédentes, en *faisceaux primitifs*. En divisant un muscle de la vie *végétative* et en le poursuivant dans ses éléments

---

[1] M. Brücke a cherché à montrer que les fibrilles des muscles striés sont composées de disques superposés *de nature alternativement différente*. En examinant le tissu musculaire sous le microscope, à l'aide de la lumière polarisée, il constate que l'une des substances jouit de la double réfraction, et l'autre de la réfraction simple, de telle sorte que l'une apparaît colorée en *bleu*, et que l'autre est *purpurine* comme le fond. D'après M. Brücke, les fibres musculaires *lisses* jouiraient, dans toute leur masse, de la double réfraction : dès lors il n'y aurait point pour elles, comme pour les muscles striés, de disques alternants superposés.

Quand on examine au microscope les muscles thoraciques des insectes, on observe que les faisceaux striés se présentent sous deux aspects différents. Les uns apparaissent comme les représente la figure 91 (*a*) ; les autres sont un peu différents (fig. 91, *b*), c'est-à-dire que les premiers sont plus *larges*, ont les *stries plus rapprochées* et *plus nettement marquées* ; les autres sont *étroits*, ont les *stries plus éloignées* et *moins nettement marquées*. Il est permis de conclure de ces deux apparences que les premières de ces fibres (*a*) correspondent à l'état de contraction du muscle (diminution de longueur, augmentation d'épaisseur) et que les autres (*b*) correspondent à l'état de relâchement.

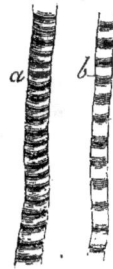

Fig. 91.

constitutifs, on arrive, par des décompositions successives, jusqu'à la fibre primitive, sans passer par le *faisceau primitif*. En d'autres termes, les fibres primitives des muscles intérieurs ne sont pas réunis en groupes *définis* entourés par une membrane spéciale ; mais ces fibres primitives sont simplement accolées entre elles dans la masse d'un muscle par le tissu conjonctif général.

Ces fibres sont *lisses*, c'est-à-dire qu'elles ne présentent point de striation en travers. Elles offrent parfois une apparence de séparation longitudinale dans leur contenu. Les fibres musculaires lisses sont répandues dans des points très-nombreux de l'économie, entremêlées avec le tissu conjonctif, et donnent aux tissus dans lesquels on les rencontre la puissance contractile. Les muscles intérieurs circonscrivent presque tous des cavités ou des canaux (muscles de l'intestin, de la vessie, etc.). Elles ont besoin, pour exercer leur action contractile sur ces parties, de se fixer, par leurs extrémités, à la membrane fibreuse (ou conjonctive condensée) qui forme la charpente de ces organes. C'est par l'ensemble combiné de leur contraction simultanée que les fibres lisses amènent le rétrécissement des cavités. C'est peut-être à cela, en partie, qu'est dû le mode spécial de contraction de ces parties, laquelle est lente et successive.

Les fibres musculaires lisses sont généralement moins rouges que les fibres striées ; dans quelques organes elles sont tout à fait incolores.

Indépendamment des organes cités plus haut, les fibres musculaires lisses se rencontrent dans beaucoup de parties qui, par leur apparence, n'offrent pas les caractères du tissu cellulaire, et auxquelles on a pendant longtemps refusé la contractilité. Ces fibres s'y trouvent répandues en quantité très-variable et entremêlées avec les éléments d'autres tissus, tels que les tissus conjonctifs et élastiques. Les fibres contractiles de l'iris, les fibres contractiles des vaisseaux (artères, veines et lymphatiques), les fibres contractiles du sac lacrymal, des canaux lacrymaux, des vésicules séminales, de la vésicule biliaire, des canaux excréteurs des glandes, les fibres contractiles du dartos, les fibres contractiles qu'on rencontre dans l'épaisseur du derme (elles y déterminent la chair de poule), appartiennent aux fibres musculaires lisses.

On a cru pendant longtemps que les fibres musculaires lisses étaient constituées chez l'homme et chez les animaux supérieurs, de même que chez les animaux invertébrés, par les éléments désignés sous le nom de *fibres-cellules*. Mais la fibre-cellule n'est chez l'homme et les animaux vertébrés qu'une forme transitoire du développement des muscles, et là où cette forme persiste, ce qui n'a lieu que dans des points limités, on peut dire que les éléments musculaires restent à l'état embryonnaire. On ne rencontre de fibres-cellules, chez l'homme, que dans les parois des petites artères, dans les muscles annexés aux follicules pileux et dans les éléments contractiles des villosités intestinales.

La fibre musculaire lisse est caractérisée par une succession régulière d'étranglements et de renflements. Lorsqu'on pratique des coupes sur les muscles lisses perpendiculairement à la direction des fibres, on obtient donc des diamètres très-différents, suivant que la section correspond aux renflements ou aux étranglements. Chez l'homme, le diamètre des portions renflées, mesure environ $0^{mm},02$; le diamètre des portions étranglées a environ$0^{mm},005$.

Les limites qui séparent les fibres musculaires lisses des fibres musculaires striées ne sont pas nettement tranchées. A l'entrée des voies digestives, les faisceaux striés se prolongent jusque dans l'œsophage et ne font place que peu à peu aux fibres lisses. De même, à la partie inférieure du rectum, la tunique musculeuse de l'intestin présente des fibres striées dans ses portions les plus déclives.

La distinction des muscles en muscles striés et en muscles lisses est fondée, surtout dans les vertébrés. Si l'on trouve des muscles striés chez beaucoup d'invertébrés, on peut dire cependant que les muscles lisses y sont beaucoup plus répandus. La couleur des muscles est d'ailleurs un caractère tout à fait accessoire : les poissons, qui ont des muscles blancs, ont cependant des muscles striés et il en est de même de la plupart des insectes ; presque tous les invertébrés ont des muscles peu ou point colorés.

Les animaux inférieurs, dans lesquels les divers tissus ne sont point nettement distincts les uns des autres, sont souvent constitués (les protozoaires, les rotatoires, etc.) par une masse contractile dans son ensemble. Les mouvements qui se passent ici dans la masse entière du corps, comme aussi dans les œufs des planaires qui s'allongent et s'étranglent en tous sens, ne sont point comparables à ceux qui s'accomplissent dans les animaux supérieurs, car il n'y a point chez les protozoaires de système nerveux distinct, tenant sous sa dépendance des tissus *divers*. Ces mouvements élémentaires sont bien plutôt de l'ordre des mouvements vibratiles (Voy. § 218).

§ 220.

De la contractilité musculaire. — La fibre musculaire est *contractile*, c'est-à-dire que, dans certaines conditions déterminées, elle rapproche ses deux extrémités et diminue ainsi de longueur. La contractilité d'un muscle a besoin, pour entrer en jeu, d'un *excitant*.

Tantôt l'excitant du mouvement est la volonté, comme, par exemple, dans la plupart des mouvements de la locomotion ; tantôt le stimulus agit localement sur le muscle, ou tout au moins sur des points sensibles et voisins du muscle, comme lorsque l'aliment excite de proche en proche par sa présence la contraction successive de la tunique musculaire de l'intestin. Dans ces divers cas, le système nerveux est l'intermédiaire obligé de la contraction. Les nerfs sont, en effet, les conducteurs de la volonté, et, sans eux, celle-ci est frappée d'impuissance ; de même, le stimulus aliment n'agit, ainsi que nous le verrons, que par une *action réflexe* (Voy. *Innervation*, § 344) en vertu de laquelle la sensation obscure déterminée sur la muqueuse intestinale chemine par les nerfs vers le système nerveux central et est renvoyée, sous forme d'incitation motrice, vers le muscle sous-jacent par d'autres nerfs. Lorsque les conducteurs nerveux sont interrompus, la paralysie musculaire survient.

La volonté est l'excitant par excellence de la contraction musculaire dans les actes de la vie animale, et c'est elle qui entraîne les contractions les plus étendues et les plus soutenues; mais elle n'est pas le seul. On peut mettre en jeu la contractilité musculaire, en excitant, à l'aide des irritants *mécaniques, chimiques* ou *galvaniques*, les nerfs qui vont se rendre dans les muscles. Enfin, on peut encore mettre en jeu la contractilité musculaire à l'aide des mêmes excitants portés sur la fibre musculaire elle-même. La contraction qu'on obtient ainsi dans le muscle vivant est moins marquée et moins étendue, quoique évidente.

Le galvanisme constitue l'excitant expérimental le plus énergique, le plus délicat, et en même temps le plus facile à manier pour l'étude de la contractilité musculaire. On peut graduer cet excitant à volonté, en augmentant ou en diminuant l'intensité du courant de la pile. On peut le réduire presque à zéro, en employant une pile de petite dimension, ou en diminuant les actions chimiques de l'appareil; on peut augmenter considérablement l'intensité du courant en se servant d'*appareils d'induction*. Ces appareils ont la propriété de déterminer dans les muscles des contractions violentes, mais on peut aussi en graduer à volonté la puissance[1].

Non-seulement les muscles se contractent sur l'animal vivant, lorsque l'excitant est appliqué sur les nerfs qui s'y rendent ou sur la fibre musculaire elle-même, mais les mêmes phénomènes se reproduisent pendant un certain temps sur l'animal pendant les quelques heures qui suivent la mort. Les mêmes phénomènes se reproduisent par conséquent aussi sur les muscles séparés du corps de l'animal vivant, sur les muscles d'un membre amputé, par exemple. Pour étudier les phénomènes de la contraction musculaire, on peut se servir et on se sert le plus souvent d'une patte de grenouille excisée sur l'animal vivant[2].

[1] On désigne sous le nom de *courants d'induction* les courants qui se développent dans des *circuits conducteurs fermés*, lorsque ces circuits *commencent* ou *cessent* de recevoir l'influence d'un courant. Les courants d'induction sont, par leur nature, des courants *presque instantanés*; mais on peut les rendre continus en multipliant considérablement, par des artifices mécaniques, le nombre des ruptures du courant inducteur. Les courants qui se développent dans le circuit fermé sont successivement de sens différent; mais on peut donner au *courant induit* une direction déterminée et constante, à l'aide d'un commutateur. Le courant inducteur peut être, soit un courant galvanique, soit un aimant; car le courant dynamique de la pile et l'électricité statique de l'aimant ont, à l'intensité près, les mêmes propriétés quand ils *commencent* ou *cessent* d'agir sur les circuits fermés. Les appareils d'induction sont très-variés. (Voy., pour plus de détails, notre article sur les appareils d'induction, dans la *Gazette hebdomadaire de médecine et de chirurgie*, 27 décembre 1855, n° 52.)

[2] Chez les animaux à *sang froid*, la contractilité persiste beaucoup plus longtemps, après la mort, que chez les animaux à *sang chaud*. Il en est pour les muscles des animaux à sang

On peut donc, sur une patte de grenouille (Voy. fig. 92), déterminer des contractions dans les muscles, en excitant mécaniquement soit le nerf *a*, soit la cuisse *c*.

Si l'on emploie le courant d'une pile ou celui d'un appareil d'induction, les deux pôles peuvent être appliqués de trois manières différentes sur la patte. On peut appliquer ces deux pôles seulement sur les muscles, c'est-à-dire en *c* et en *c'*; on peut les appliquer seulement sur le nerf, c'est-à-dire en *a* et en *b*; on peut enfin les appliquer à la fois sur le nerf et sur les muscles, en *a* et en *c*, par exemple. Dans ces trois positions, les muscles se contracteront; mais la contraction sera le plus énergique possible lorsque les deux pôles seront appliqués sur le nerf lui-même. Nous verrons, dans un instant, comment on peut interpréter ces résultats.

§ 221.

Raccourcissement et gonflement des muscles pendant la contraction. — Lorsqu'on met en jeu la contractilité musculaire, le raccourcissement du muscle est le phénomène le plus saillant. Les deux extrémités se rapprochent l'une de l'autre. Lorsque l'une d'elles est fixée, l'extrémité mobile se rapproche de la précédente, entraînant avec elle les parties auxquelles elle adhère [1].

Fig. 92.

Le degré du raccourcissement musculaire pendant la contraction n'est pas le même lorsqu'on l'étudie sur des muscles qui font corps avec l'animal, ou sur des muscles séparés du corps; il est proportionné, en effet, au poids à mouvoir et à la disposition des leviers sur lesquels s'insèrent les muscles, ainsi que nous le verrons. De plus, la direction des fibres d'un muscle n'étant pas toujours parallèle à celle du tendon sur lequel les fibres viennent se fixer, le raccourcissement du muscle *pris en masse* n'est pas toujours égal à celui de chacune des fibres qui le composent.

Il n'est question en ce moment que du raccourcissement des muscles envisagés dans l'ensemble de leurs éléments et dans leurs connexions naturelles.

L'étendue de la contraction des muscles sur l'animal vivant peut être

froid comme pour la vie elle-même, laquelle persiste beaucoup plus longtemps lorsqu'on plonge ces animaux dans des gaz irrespirables ou lorsqu'on leur fait subir des mutilations étendues, etc.

[1] Un muscle peut aussi se contracter sans se raccourcir, c'est-à-dire sans rapprocher ses deux extrémités. Exemple : l'avant-bras étant étendu sur le bras, vous pouvez contracter le biceps brachial et le brachial antérieur, sans que l'avant-bras soit fléchi, si en même temps les muscles extenseurs (triceps brachial) se contractent pour s'opposer au mouvement. On voit souvent ce mode de contraction survenir dans les maladies des centres nerveux, alors que les extenseurs et les fléchisseurs entrent *simultanément* en contraction, sous l'influence de l'irritation nerveuse.

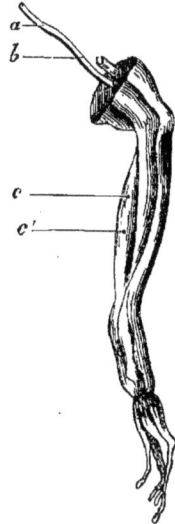

déterminée par mensuration directe sur des muscles rectilignes, en prenant sur leur continuité la distance de leurs deux points d'insertion,
avant et après la flexion *maximum* des parties mobiles auxquelles ils
s'insèrent. Ces mesures ont été prises avec soin par MM. Valentin et
Gerber sur un grand nombre de muscles du cheval, du lapin et de
l'homme. De ces recherches on peut conclure que, sur le vivant, les
muscles ne perdent guère, dans leurs plus grands mouvements, que le
quart ou le tiers de leur longueur, c'est-à-dire en moyenne les trois
dixièmes. Ce résultat est le même que celui auquel avaient été conduits
MM. Prévost et Dumas sur les grenouilles.

L'étendue de la contraction d'un muscle est proportionnée à sa longueur. Cela ne veut pas dire que les fibres charnues se raccourcissent
plus quand elles sont longues que quand elles sont courtes. Cela veut
dire simplement que si un faisceau musculaire de 24 centimètres de
longueur perd, par exemple, 6 centimètres de longueur pendant sa contraction, un faisceau de 12 centimètres perdra seulement 3 centimètres.
Mais il n'en est pas moins vrai que l'un et l'autre se sont raccourcis, par
rapport à leur longueur, d'une quantité identique, c'est-à-dire d'un
quart dans l'exemple que nous avons choisi.

En même temps que le muscle se raccourcit, il augmente d'épaisseur. Cette augmentation d'épaisseur est bien évidente au moment de la
contraction du biceps brachial, laquelle suffit pour changer complètement la forme du bras; elle ne l'est pas moins dans un grand nombre
d'autres parties, et elle entraîne, dans la configuration des formes extérieures, des changements en rapport avec les diverses attitudes dont
la connaissance exacte est indispensable au peintre et au sculpteur.

Lorsqu'un muscle se raccourcit, il devient plus dur, plus résistant
sous la main qui le presse. Il gagne en épaisseur ce qu'il perd en longueur; en d'autres termes, son volume *absolu* ne change pas. Cela se
conçoit aisément : les parties organiques pénétrées de liquides sont,
comme les liquides eux-mêmes, sensiblement incompressibles.

Comme quelques physiologistes ont pensé que la masse du muscle
diminuait pendant la contraction musculaire, il n'est pas inutile de rappeler une expérience à l'aide de laquelle on peut facilement démontrer
qu'il n'y a point de diminution de volume pendant la contraction musculaire, et qu'il n'y a point non plus augmentation, comme on l'a aussi
quelquefois soutenu. L'expérience qui consiste à plonger le bras dans
un vase plein d'eau, et à examiner si le niveau de l'eau varie pendant la
contraction, ne peut pas conduire à des évaluations précises, parce
qu'il est impossible de fixer d'une manière convenable le bras dans le
liquide. Un procédé beaucoup plus exact consiste à renfermer dans un
vase complétement fermé, et rempli d'eau, la partie qu'on veut faire
contracter (Voy. fig. 93). On prend un flacon à large ouverture A, on le
remplit d'eau, on y introduit une patte de grenouille récemment préparée, puis on ferme hermétiquement le flacon avec un bouchon de verre

à l'émeri, terminé supérieurement par un tube étroit C. On remplit d'eau le bouchon (qui est creux) et le tube C. On conçoit que la moindre variation dans le volume des parties contenues dans le flacon devra se traduire dans le tube C par une élévation ou un abaissement du niveau de l'eau. Le calibre du tube C étant très-étroit, relativement à la capacité du flacon, toute différence de volume dans le contenu du flacon A sera très-visible dans le tube C. Les choses étant dans cet état, deux fils métalliques préalablement fixés au nerf D de la patte de grenouille sont mis en communication avec une pile B. La patte se contracte, et cependant le niveau de l'eau du tube C *ne change pas*. On peut faire l'expérience sur une plus

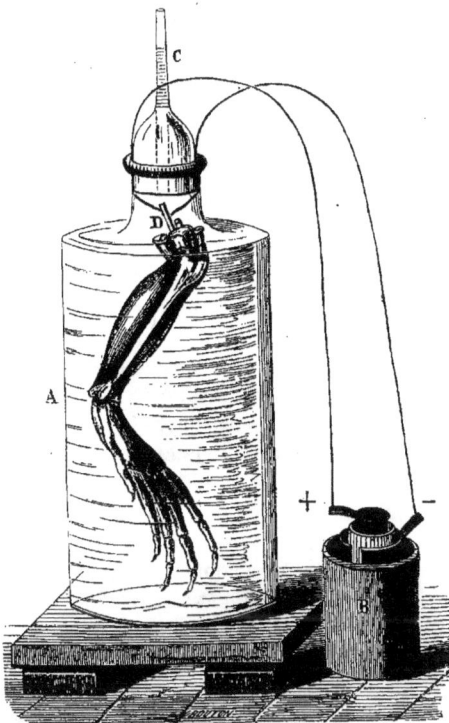

Fig. 93.

grande échelle, en plaçant dans le flacon plusieurs pattes de grenouilles : le résultat est le même.

Il ne faut employer dans cette expérience qu'un seul couple de Bunsen, et encore il faut qu'il ne soit que faiblement chargé d'acides. Le courant, en effet, doit être assez faible pour ne pas décomposer l'eau du flacon A, et pour ne pas compliquer le phénomène par un dégagement gazeux qui troublerait les résultats. Un courant faible suffit, d'ailleurs, pour faire contracter énergiquement les muscles mis en expérience.

§ 222.

La contractilité est-elle inhérente à la fibre musculaire ? — La *contractilité* est le pouvoir que présentent les muscles de se contracter sous l'influence d'un excitant, quel qu'il soit. On donne souvent à la contractilité ou à la propriété contractile des muscles le nom d'*irritabilité*. Cette dernière expression, très-vague, étant souvent appliquée aussi aux parties centrales et périphériques du système nerveux, pour exprimer l'excitabilité de ces parties, c'est à dessein que nous ne l'employons point dans ce chapitre. Mais il est bon d'avertir le lecteur que, dans beaucoup d'ouvrages, le mot *irritabilité* est souvent employé comme synonyme de *contractilité*.

Lorsqu'un excitant quelconque, appliqué directement sur un muscle, détermine la contraction du muscle, on peut supposer deux choses : ou bien l'excitant éveille directement la contraction musculaire, parce que la contractilité est une propriété de tissu inhérente à la fibre musculaire vivante ; ou bien les nerfs sont la condition nécessaire de la contraction, et la liaison du muscle avec le système nerveux est la condition *sine quâ non* de la contractilité dans le muscle lui-même. Dans cette dernière supposition, l'excitation immédiate du muscle ne serait suivie de contraction que parce qu'elle agirait sur les filets nerveux répandus dans les interstices des fibres musculaires. En d'autres termes, la question est celle-ci : Le muscle possède-t-il en lui-même la propriété contractile, ou bien doit-il cette propriété à sa liaison avec les éléments nerveux qui le pénètrent ?

Haller pensait que la contractilité était une propriété inhérente à la fibre musculaire, et il est souvent question dans les ouvrages de physiologie de l'*irritabilité hallérienne*. Voici les deux principaux arguments de Haller : 1° le cœur arraché de la poitrine d'un animal vivant continue encore à se contracter spontanément ; 2° des lambeaux de chair *isolés* (par conséquent séparés de leurs connexions avec le système nerveux) continuent à palpiter pendant un temps qui varie avec l'espèce à laquelle appartient l'animal, pour peu qu'on les irrite à l'aide d'excitants directs. Mais ces expériences ne sont pas concluantes ; elles ne prouvent point que les éléments nerveux que conserve dans son sein un muscle isolé n'entretiennent pas dans le muscle le pouvoir qu'il a de se contracter encore pendant quelque temps.

On a souvent cherché depuis Haller, surtout depuis l'introduction du microscope dans l'étude des phénomènes biologiques, à distinguer l'action nerveuse de l'action musculaire. Lorsqu'après avoir pris un muscle sur le corps d'un animal vivant on sépare avec soin quelques faisceaux striés de ce muscle et qu'on les place sous le microscope, en les maintenant humectés avec du sérum pour s'opposer au desséchement, on peut, à l'aide des excitants, faire contracter ces faisceaux pendant quelques minutes. Mais peut-on affirmer que tous les éléments nerveux ont été détruits ? Il n'est pas possible, en procédant ainsi, d'obtenir la contraction dans les éléments d'un muscle, sans agir en même temps sur les éléments qui le pénètrent.

La pensée que l'excitant n'agit pas directement sur la fibre musculaire pour la faire contracter, mais qu'il agit sur les éléments nerveux qui la pénètrent, a été longtemps entretenue par ce fait d'expérience vulgaire rapporté plus haut (§ 220), à savoir que, de toutes les manières de faire entrer en contraction un muscle, la plus efficace est d'appliquer l'excitant non sur le muscle même, mais sur le nerf qui s'y rend. En effet, quand, à l'aide de l'excitant mécanique ou galvanique, on excite directement un muscle, on ne produit dans la masse du muscle qu'un mouvement partiel de contraction incapable d'imprimer un mouvement étendu aux leviers auxquels le muscle est fixé ; l'excitation du nerf qui va au muscle, au contraire (et alors même que l'excitant est appliqué très-loin du muscle), fait contracter le muscle assez énergiquement pour déplacer les leviers de la locomotion, et simuler ainsi les mouvements déterminés par la volonté. Mais cette différence, qui est réelle, n'est pas essentielle : elle tient à ce que dans le premier cas l'excitant n'agit que sur les points voisins du lieu d'excitation, et ne fait entrer en jeu qu'un nombre de fibres musculaires insuffisant pour mettre complétement en jeu les leviers osseux, tandis que, les nerfs se distribuant à *tous les éléments du muscle*, tous ces éléments se trouvent excités du même coup par l'excitation du nerf, et éveillent ainsi la force totale du muscle. Si l'excitant employé localement sur le muscle était le courant galvanique, on pourrait croire que la différence observée tient à une différence de conductibilité des deux tissus ; mais ce serait là une fausse idée, car nous verrons plus loin que les nerfs ne conduisent pas mieux l'électricité que tout autre tissu, et que les muscles conduisent même mieux le courant de la pile que les nerfs. D'ailleurs, les mêmes faits se produisent quand on remplace l'excitant galvanique par l'excitant mécanique.

Cette différence dans les résultats, quand on excite directement un muscle ou quand on applique l'excitant sur le nerf qui s'y rend, tient, aussi, à ce que la transmission de l'excitation se fait dans les muscles suivant d'autres lois que dans les nerfs. Lorsqu'une cause d'excitation agit sur un nerf, en un point quelconque de son trajet, l'état du nerf se modifie à partir du point excité par en bas et par en haut, et sur toute l'étendue de la fibre nerveuse (Voy. § 347). L'excitation de la fibre musculaire, au contraire, ne dépasse pas le voisinage du point excité, ainsi que le prouve manifestement une expérience bien simple, indiquée par M. Fick. Le muscle long du ventre de la grenouille reçoit deux nerfs : l'un par sa partie antérieure, l'autre par sa partie postérieure. Excitez le nerf antérieur, la partie antérieure des fibres musculaires se contracte seule; excitez le nerf postérieur, la partie postérieure des fibres musculaires se contracte seule. L'excitation de la fibre musculaire par l'intermédiaire du nerf ne franchit donc pas la distribution nerveuse elle-même et ne s'étend point, par conséquent, de la portion musculaire excitée à la portion musculaire qui ne l'est pas [1].

Les faits que nous venons de rappeler ne sont pas de nature à résoudre le problème qui fait l'objet de ce chapitre. La question de savoir si la fibre musculaire possède ou ne possède pas en elle-même le pouvoir contractile reste entière : il faut chercher ailleurs sa solution.

---

[1] C'est à cette propriété que MM. Fick, Moleschott, Ludwig, etc., donnent le nom de *force coercitive* des muscles.

Ce qui est certain d'abord, c'est que le muscle doit communiquer avec les centres nerveux par l'intermédiaire des nerfs, pour qu'il puisse se contracter *sous l'influence de la volonté*. Lorsque les nerfs d'un membre sont divisés, le membre est paralysé, l'action musculaire volontaire est suspendue, et toute irritation portée sur les centres nerveux laisse ce membre immobile; toute influence des centres nerveux est à l'instant anéantie, et elle l'est pour toujours, si le nerf ne rétablit pas plus tard sa continuité par cicatrice.

Mais la *volonté*, c'est-à-dire l'incitation motrice venue de l'encéphale, n'est que l'un des modes d'excitation de la contraction musculaire. Elle est un excitant; mais il en est d'autres. Le muscle peut encore se contracter sous l'influence d'excitants mécaniques, chimiques ou galvaniques qui agissent *sur lui ou sur le nerf auquel il tient encore*, et nous rentrons dans les phénomènes décrits au paragraphe 220.

Les muscles qui ne renfermeraient pas de nerfs pourraient-ils se contracter? Quelques physiologistes font remarquer que certaines parties de l'embryon, en particulier le cœur, se meuvent dans l'origine (cœur de l'embryon de poulet du deuxième jour), alors qu'il n'existe pas encore de nerfs nettement dessinés établissant la communication avec le système nerveux central en voie de développement. Mais il faut dire qu'à l'époque dont nous parlons, les muscles eux-mêmes ne sont pas plus nettement constitués que les éléments nerveux eux-mêmes. Cet argument, invoqué pour douer la fibre musculaire de la propriété contractile, est analogue à celui qui consiste à comparer les muscles des animaux supérieurs aux tissus des animaux élémentaires doués de contractilité. Cette comparaison est tout à fait forcée. Dans les animaux supérieurs, il n'y a pas seulement *un tissu*, mais beaucoup de tissus différents, lesquels présentent des caractères propres. Les tissus nerveux, conjonctif, musculaire, constitués ici à l'état d'isolement et de tissus distincts, sont représentés, dans les animaux élémentaires contractiles, par une seule et même substance douée de propriétés complexes. Les propriétés s'isolent comme les tissus eux-mêmes, à mesure qu'on s'élève dans l'échelle des êtres. L'examen des animaux inférieurs ne peut en rien nous apprendre quelles sont les propriétés qui se concentrent dans tels ou tels tissus en particulier: l'expérience seule peut nous instruire sur ce point.

Est-il possible de faire entrer directement en contraction un muscle dont tous les nerfs auraient été détruits, ou dont les nerfs auraient perdu tout pouvoir incitateur? Nous avons dit plus haut que la destruction de tous les éléments nerveux qui entrent dans la constitution d'un muscle est chose impossible, même en poursuivant le nerf jusque dans ses éléments microscopiques. On ne peut donc priver directement un muscle des éléments nerveux qui pénètrent dans son sein. Mais si l'on parvenait, par un autre moyen, à anéantir l'action des éléments nerveux qui pénètrent dans le muscle, il serait alors possible d'exciter directement la fibre charnue, et d'isoler ainsi les propriétés du système musculaire des propriétés du système nerveux.

De nombreuses tentatives ont été faites en ce genre par MM. Müller, Sticker, Schön, Günther, Nasse, Stannius, Longet, Valli et Ritter. Ces expériences ont consisté à couper sur un animal vivant le nerf ou les nerfs qui se rendent à un muscle ou à un groupe de muscles, et à rechercher comment se comportent les muscles séparés de leurs liens avec le système nerveux central, quand on les interroge avec des excitants divers, à des époques plus ou moins éloignées de l'opération. Mais ces expériences, quelque nombreuses qu'elles aient été, ont toujours laissé la question indécise. Lorsque l'on coupe, par exemple, le nerf sciatique sur les animaux et qu'on excite le bout périphérique [1] du nerf, on détermine, pendant quelques jours encore, des contractions dans les muscles auxquels ce nerf se distribue; après quoi l'excitation du nerf cesse de faire contracter les muscles. Le pouvoir que possède le nerf de faire contracter le muscle dans lequel il se répand se perd de proche en proche, et du bout coupé vers la profondeur du muscle. Au bout de quatre à huit jours, l'excitation du nerf et même celle des rameaux principaux (poursuivis par la dissection jusque dans l'épaisseur du muscle) est incapable de réveiller la contractilité musculaire. La contractilité, cependant, n'est pas éteinte dans le muscle, et on peut la réveiller encore pendant longtemps, en excitant *directement* la fibre charnue. Il est vrai qu'alors elle est extrêmement faible, ce qui tient vraisemblablement à ce que l'excitant n'agit plus alors que sur le point touché. La contractilité musculaire, bien que très-affaiblie, peut persister ainsi pendant des mois. Mais y persiste-t-elle indéfiniment? C'est ce qu'on n'avait pas clairement établi, et il était permis de l'attribuer, comme beaucoup l'ont fait, aux ramifications terminales des fibres nerveuses dans les muscles, alors surtout qu'on avait constaté que l'excitabilité des nerfs musculaires s'éteignait peu à peu du centre à la périphérie.

Les expériences précédentes ont toujours laissé dans le doute les physiologistes, jusqu'au jour où M. Bernard, en étudiant les effets du *curare* [2] sur les animaux, eut constaté que cette substance a le singulier effet d'anéantir la propriété *excito-motrice* des nerfs, tout en laissant aux muscles la propriété de se contracter sous l'influence des excitants *directs*. La question de l'indépendance de la contractilité musculaire, débattue depuis Haller, a donc été jugée au moyen de cette sorte d'analyse physiologique spéciale qu'opère le curare. Voici les principaux faits observés par M. Bernard, répétés depuis par beaucoup de physiologistes.

---

[1] Le bout périphérique du nerf est celui qui envoie ses filets dans les muscles, c'est-à-dire à la périphérie. Il correspond à la portion du nerf séparée du centre nerveux.

[2] *Curare*, poison végétal avec lequel les indigènes de l'Amérique méridionale empoisonnent leurs flèches. C'est une matière solide, d'un brun très-foncé, d'aspect résineux, soluble dans l'eau. On suppose que c'est le suc d'une plante ou de plusieurs plantes de la même famille que la noix vomique.

Pratiquez sur une grenouille une incision à la peau du dos et intro-
duisez dans la plaie un petit fragment de curare sec ou en dissolution.
Au bout de trois ou quatre minutes, l'empoisonnement est complet.
Préparez alors la grenouille selon le procédé de Galvani, c'est-à-dire
dépouillez les membres postérieurs et isolez les nerfs lombaires. Appliquez un excitant quelconque sur les troncs nerveux et sur les ramus-
cules nerveux, aussi près des muscles qu'on puisse les prendre, les
membres postérieurs n'éprouveront aucune contraction; appliquez
l'excitant sur les muscles eux-mêmes, ceux-ci se contractent à l'instant.
Autre expérience : on découvre sur une certaine longueur le nerf sciatique à la partie supérieure de la cuisse d'une grenouille, et on coupe
le nerf; on pratique ensuite la ligature des vaisseaux du même membre
postérieur; après quoi on empoisonne l'animal, en plaçant un fragment
de curare dans une incision faite à la peau du dos. Quand l'animal est
empoisonné, on constate que les excitants appliqués sur tous les nerfs
de l'animal sont incapables de susciter des contractions dans les muscles,
sauf sur le nerf sciatique du membre en expérience.

M. Bernard, et en même temps que lui M. Kölliker, ont constaté en
outre que non-seulement le curare anéantit l'action excito-motrice des
nerfs, sans nuire à la contractilité musculaire, mais que l'action du poison ne s'exerce que sur les filets nerveux excito-moteurs et non sur les
filets sensitifs. Dans une grenouille partiellement empoisonnée, si l'on
excite la peau du corps sur un point quelconque (même sur la peau des
parties où a pénétré le poison), on fait naître des mouvements réflexes
(Voy. § 344) uniquement dans le membre non empoisonné. Il est évident
que les mouvements réflexes observés dans le membre sain, par irritation des parties empoisonnées, ne peuvent être transmis que par les
nerfs sensitifs restés intacts [1]. C'est ce que l'expérience suivante
démontre encore plus clairement. Sur une grenouille, on pratique une
incision au bas du dos et on isole les nerfs lombaires. On pose ensuite
au même niveau une ligature à l'aide de laquelle on serre énergiquement
tout le corps de l'animal, sauf les nerfs lombaires. La ligature étrei-
gnant l'aorte, il en résulte que la moitié antérieure du corps ne communique plus avec la moitié postérieure que par les nerfs lombaires.
L'animal est alors empoisonné à l'aide d'un fragment de curare placé
sous la peau du dos. Au bout de trois ou quatre minutes, les effets
toxiques se sont étendus à toutes les parties de l'animal situées en avant
de la ligature. Si l'on excite alors un point quelconque de la peau de la
partie empoisonnée, aussitôt le *train de derrière* exécute des mouvements
énergiques.

En résumé, on peut conclure de tous ces faits que la contractilité

---

[1] Si l'on n'obtient pas de mouvement réflexe en pinçant la peau quand l'animal est *complétement* empoisonné, cela ne prouve pas que l'animal soit insensible, mais seulement que
les nerfs moteurs sont partout devenus impropres à réagir sur les muscles par l'excitation
sensitive réflexe, aussi bien que sous l'influence de la volonté.

musculaire est une propriété inhérente à la fibre musculaire. Cette propriété peut être mise en jeu, soit sous l'influence nerveuse (volonté ou excitation sensitive réflexe), soit sous l'influence d'agents qui agissent directement sur elle, tels que l'action mécanique, l'action chimique, l'action galvanique [1].

Il y a quelques années, M. Schiff a appelé l'attention des physiologistes sur un phénomène auquel il a donné le nom de contraction *idio-musculaire*. Voici en quoi consiste ce phénomène, d'ailleurs bien connu. Lorsque, sur le muscle d'un animal mort ou d'un animal vivant, on pratique perpendiculairement à sa longueur une friction un peu forte ou

[1] M. Wundt, en reproduisant les expériences de MM. Bernard et Kölliker et en constatant leur justesse, lorsqu'on emploie comme excitant le galvanisme, nie que les excitants chimiques aient le pouvoir de faire contracter les muscles d'un animal empoisonné par le curare ou la conicine. Voici sa principale expérience : on empoisonne une grenouille avec la substance toxique, après avoir préalablement lié les vaisseaux cruraux d'un côté. Après la mort de l'animal, les deux muscles des deux membres postérieurs se contractent également sous l'influence de l'application locale de l'électricité, tandis que le sel marin, appliqué sur les muscles mis à nu, ne fait contracter que les muscles du membre dont les vaisseaux ont été liés. D'autres expériences lui ont encore montré que le sel marin appliqué sur un muscle (chez l'animal sain) entraine bien plus lentement la contraction, que lorsqu'il est appliqué sur le même muscle, dans le voisinage du nerf qui le pénètre, d'où il tire cette conclusion, que le sel marin n'est pas capable d'exciter la contractilité musculaire, et qu'il n'agit que par l'intermédiaire du tissu nerveux qui se répand dans le muscle. Puis, généralisant sa conclusion, M. Wundt suppose que le muscle n'est *directement* excitable que par le galvanisme, et que les excitants chimiques, mécaniques et thermiques n'agissent sur le muscle que par l'intermédiaire du système nerveux.

En réponse aux idées de M. Wundt sur la contractilité musculaire, M. Kühne a entrepris un grand nombre d'expériences, surtout au point de vue de l'action chimique envisagée comme excitant de la contractilité musculaire. Il fait remarquer d'abord que si le sel marin, appliqué à la surface d'un muscle, excite la contraction plus lentement que quand on place le sel dans le voisinage du nerf qui le pénètre, cela tient à ce que la fibre musculaire est plus à *découvert* dans ce point, tandis qu'ailleurs il faut que le sel traverse une couche plus ou moins épaisse de tissu conjonctif. Puis il tire d'un grand nombre d'expériences tentées à l'aide d'acides, d'alcalis, de sels neutres et de corps indifférents, cette conclusion, que la plupart de ces corps agissent aussi bien sur les muscles que sur les nerfs, et même que le muscle est plus excitable que le nerf (au point de vue du mouvement, bien entendu). L'acide chlorhydrique et l'acide azotique très-dilués, par exemple, n'agissent plus sur les nerfs (pour faire contracter le muscle) alors qu'ils agissent encore sur les muscles. Il en est de même de l'acide acétique, de l'acide lactique, de l'acide gallique, du sel marin, du chlorure de potassium. D'autres substances ont paru agir à peu près également sur les muscles et sur les nerfs. Quelques autres, telles que les huiles et l'eau à la température du corps, se sont montrées sans action aussi bien sur les muscles que sur les nerfs. M. Kühne a répété ses expériences sur les muscles des animaux empoisonnés par le curare. Il a constaté que chez les animaux, alors que les nerfs avaient perdu tout pouvoir excito-moteur, les muscles avaient néanmoins conservé leur pouvoir contractile sous l'influence des mêmes doses de l'agent chimique excitateur.

M. Kühne a constaté encore que, quand on paralyse l'action excito-motrice des ramifications nerveuses qui se distribuent dans le muscle, par le procédé de M. Eckhard (Voy. § 348), on peut mettre pareillement en évidence l'excitabilité du muscle sous l'influence des agents chimiques.

M. Kühne a encore recherché s'il n'y avait pas, parmi les agents chimiques, une substance capable d'agir sur le muscle, et qui fût sans action sur les nerfs ; il croit l'avoir trouvée dans l'ammoniaque ; il aurait aussi reconnu que les dissolutions de sels métalliques, qui, appliqués sur les nerfs, entrainent la mortification du nerf sans amener la contraction des muscles animés par ces nerfs, déterminent, au contraire, la contraction quand on les applique sur les muscles eux-mêmes. Mais ces derniers résultats, qui ne sont pas nécessaires pour compléter la démonstration de la contractilité musculaire, ont été contestés par MM. Wundt, Schelske et Funke.

un choc, il survient en ce point une élévation ou tuméfaction qui se développe en peu d'instants et qui dure quelque temps. Si l'on observe ce phénomène avec attention, on voit s'irradier de ce point, comme centre, des sortes d'ondes de contraction dans les autres parties du muscle. M. Schiff voit dans ce phénomène une des expressions les plus manifestes de la propriété contractile du tissu musculaire. La contraction dite idio-musculaire ne peut être obtenue que par les excitants mécaniques et chimiques appliqués au muscle lui-même, et l'excitation variée du système nerveux ne la produit jamais. D'où M. Schiff tire cette conclusion légitime, que quand ce mode de contraction se produit, ce qui a été excité ce n'est pas le nerf.

M. Bennet-Dowler et, plus récemment, M. Brown-Séquard ont constaté que, dans le mode de contraction dite idio-musculaire, non-seulement le muscle se tuméfiait au point percuté, mais qu'il s'ensuivait encore une contraction générale du muscle, assez puissante pour déterminer des mouvements étendus. Quinze minutes après la mort, M. Brown-Séquard, en percutant les muscles fléchisseurs de l'avant-bras (biceps), a vu l'avant-bras se soulever à angle droit avec le bras. Le mouvement de flexion et celui d'abaissement, ou de retour, étaient lents (1/2 minute). Sur un autre cadavre mort depuis une heure, le choc des muscles de la région antérieure du bras souleva la main chargée d'un poids de 1 kilogramme à 1^k,5. Lorsque la contractilité musculaire (essayée par le galvanisme) avait disparu, le choc n'était plus capable de faire mouvoir les parties, mais la tuméfaction caractéristique se développait encore à l'endroit percuté.

MM. Brown-Séquard, Vulpian et Panum ont constaté pareillement que l'excitation mécanique est encore capable de provoquer des contractions dans les muscles d'un animal mort, alors que l'excitation galvanique des nerfs n'avait plus ce pouvoir, c'est-à-dire en un temps où l'action nerveuse ne pouvait plus être invoquée.

§ 223.

De l'influence de l'abord du sang sur la contractilité musculaire. — L'influence de l'abord du sang dans les muscles dépend de l'espèce à laquelle appartient l'animal en expérience. La suspension de la circulation n'influe que d'une manière très-lente sur la contractilité des muscles des animaux à sang froid, des grenouilles, par exemple. Le train de derrière des grenouilles, séparé du corps, et même une cuisse de grenouille, séparée du bassin, ne reçoivent plus de sang ; ces parties, cependant, conservent pendant vingt-quatre heures et même plusieurs jours (quand on les place dans un lieu humide, qui s'oppose au desséchement) la propriété de se contracter sous l'influence des excitants.

Sur les animaux à sang chaud, l'interruption complète de la circulation est bientôt suivie d'un abaissement de température dans la partie où se distribuait le vaisseau qui a été lié ; elle s'accompagne plus tard de la coagulation de la matière que contiennent les tubes nerveux primitifs, et aussi d'altérations de structure des fibres musculaires.

La ligature de l'artère principale d'un membre n'amène pas, la plupart du temps, des désordres bien notables dans la contractilité musculaire; elle n'est guère suivie, ordinairement, que d'un peu d'engourdissement et d'une certaine faiblesse dans l'énergie des contractions volontaires, faiblesse qui disparaît à la longue. La stimulation directe de la fibre musculaire prouve, d'ailleurs, que celle-ci a conservé sa contractilité. La circulation collatérale qui s'établit après la ligature entretient ou rétablit les fonctions de nutrition dans le membre.

Lorsqu'au lieu de lier l'artère d'un membre, on porte la ligature sur le tronc même de l'artère aorte, on suspend d'une manière à peu près complète la circulation dans les membres postérieurs de l'animal [1]. Lorsqu'à la ligature de l'aorte on joint celle de l'artère crurale et de l'épigastrique, d'un côté, pour s'opposer aux circulations collatérales, la circulation du membre postérieur du même côté est tout à fait suspendue. Dans ces cas, les muscles de la jambe, essayés directement à l'aide des excitants mécaniques ou galvaniques, perdent généralement, au bout de quelques heures, leur contractilité (chez les animaux à sang chaud). Lorsque la contractilité musculaire a disparu dans les parties situées au-dessous de la ligature, on peut la faire reparaître en enlevant la ligature et en rétablissant le cours du sang.

Dans les expériences de ce genre, la nutrition des parties, aussi bien celle des nerfs que celle des muscles, est profondément troublée, et on n'en peut tirer aucune conclusion relativement au rôle comparé de la fibre musculaire et de la fibre nerveuse dans la localisation du phénomène de la contractilité musculaire. Il arrive ici ce qui a lieu dans les muscles des animaux à sang chaud qui viennent de succomber (§ 229), ou dans les muscles des animaux, *séparés* du corps de l'animal vivant. La contractilité dure encore quelques heures, puis elle s'éteint peu à peu avec la nutrition, c'est-à-dire avec la vie des organes.

MM. Harless et Ettinger ont constaté (sur des grenouilles auxquelles ils avaient, d'un côté, lié les vaisseaux cruraux en les conservant pleins de sang, tandis que, de l'autre côté, ces vaisseaux ouverts avaient été vidés par expression), que sur le membre qui avait conservé son sang, la contractilité musculaire durait plus longtemps que sur celui qui l'avait perdu. Ils ont constaté, en outre, qu'un muscle vide de sang se fatigue plus vite, et n'est pas capable du même travail (apprécié en grammètres) qu'un muscle maintenu dans le cercle circulatoire (Voy. § 230).

---

[1] La ligature de l'artère aorte entraîne ordinairement la mort des animaux. Dans quelques cas, cependant, la circulation s'est rétablie peu à peu dans la partie postérieure du tronc et jusque dans les membres, en se frayant des voies collatérales, et la vie s'est rétablie. Ce sont ces résultats qui ont porté le célèbre chirurgien Astley Cooper à pratiquer la ligature de l'artère aorte chez l'homme. Cette tentative hardie a trouvé depuis des imitateurs. Elle n'a pas encore été suivie de succès.

§ 224.

Comment s'opère le raccourcissement des muscles au moment de la contraction.—Durée et périodes de la contraction.—Lorsque le muscle se racourcit par le rapprochement de ses extrémités, la masse musculaire, envisagée dans son ensemble, gagne en épaisseur ce qu'elle perd en longueur. Mais les faisceaux primitifs des muscles (§ 219) ne se raccourcissent pas, pour amener cet effet, comme des lanières de caoutchouc. En d'autres termes, ce n'est pas par une augmentation pure et simple de diamètre que les éléments contractés des muscles diffèrent des éléments à l'état de relâchement. Au moment de la contraction, les faisceaux primitifs des muscles diminuent de longueur par des *inflexions* successives (Voy. fig. 94). C'est ce qu'on peut voir facilement sur les muscles du ventre de la grenouille, qui, étant peu épais et par conséquent demi-transparents, peuvent être examinés au microscope. Il n'est besoin que d'un faible grossissement pour constater ce phénomène; une lentille simple, qui augmente de vingt ou trente diamètres, suffit amplement. Les faisceaux primitifs qui entrent dans la constitution du muscle forment, au moment de la contraction, des sortes de *zigzags*. Cette dernière expression ne doit pas être prise à la lettre, parce qu'elle entraîne l'idée d'une succession d'angles à sommets *aigus*, tandis que les inflexions des faisceaux primitifs, constitués par des éléments d'une certaine mollesse, n'affectent pas précisément cette forme géométrique. Les sommets des inflexions sont *mousses* et *arrondis* (Voy. fig. 89); les parties rentrantes le sont moins : de même, par exemple, que dans la flexion de la jambe sur la cuisse, l'angle rentrant formé au point de jonction de la surface postérieure de la cuisse avec celle de la jambe est plus aigu que ne l'est le genou lui-même. MM. Prévost et Dumas ont mesuré, sur la grenouille, les intervalles de ces inflexions. Ils ont trouvé que ces intervalles, c'est-à-dire la distance qui sépare les angles d'inflexion, sont en moyenne de $0^{mm},2$.

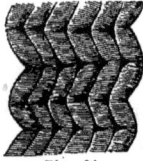
Fig. 94.

Les angles d'inflexion dont nous parlons persistent en général dans les muscles, pendant leur période de relâchement, mais naturellement à un degré beaucoup moins marqué, et simplement à l'état de vestiges. Ce sont ces inflexions qui se traduisent sur les faisceaux primitifs par des coudes plus ou moins prononcés, et par des plicatures sur la gaîne d'enveloppe de ces faisceaux, lorsqu'on examine des muscles pris sur l'animal vivant et même sur l'animal mort, avant que la putréfaction se soit établie.

Partant de ce principe, que la contractilité musculaire est subordonnée aux nerfs que reçoivent les muscles, MM. Prévost et Dumas ont cherché à se rendre compte des rapports existant entre les nerfs et les inflexions des faisceaux primitifs, rapport d'où résulterait la contraction musculaire. Voici l'explication qu'ils ont proposée. Suivant eux, à chaque angle de flexion des faisceaux musculaires correspondrait un tube nerveux primitif qui couperait la direction générale du faisceau suivant la perpendiculaire, et, comparant l'influence exercée par les nerfs sur les muscles à celle d'un courant galvanique qui traverserait le nerf au moment de la contraction, ils supposent que les faces obliques des inflexions s'attirent réciproquement, étant mises par leurs nerfs dans un état électrique différent. Dans leurs recherches, il est vrai qu'ils n'ont jamais pu constater dans les nerfs l'existence de courants analogues à ceux de la pile et agissant sur le galvanomètre [1].

L'agent nerveux diffère en effet, à certains égards, du fluide électrique ou galvanique, ainsi que nous le verrons plus tard ; mais, tout en n'assimilant pas les fonctions nerveuses aux fonctions électriques, il était permis de chercher des points de comparaison dans les phénomènes qui s'en rapprochent le plus (Voy. § 225).

MM. Prévost et Dumas admettent (comme MM. Valentin et Emmert) que les nerfs ne se terminent point, dans les muscles, par des extrémités libres, mais que, réduits à leurs derniers éléments (tubes nerveux primitifs), ceux-ci retournent sur eux-mêmes, pour revenir sur leur point de départ, dans le nerf qui les a fournis ou dans un autre nerf, en formant à la périphérie des *anses* de terminaison.

Les recherches plus récentes sur la terminaison des nerfs dans les muscles (Brücke, Wagner, Reichert, Kölliker) tendent à démontrer que les anses qu'on observe vers la périphérie des nerfs ne sont pas les terminaisons réelles des nerfs, mais seulement des plexus anastomotiques. Les tubes nerveux primitifs, arrivés à leur terminaison dernière, présenteraient, au contraire, des extrémités libres ou *mousses*. Il résulte des recherches de M. Reichert (sur les muscles sous-cutanés de la grenouille) que les fibres nerveuses élémentaires qui se distribuent dans un muscle sont au moins aussi nombreuses que les faisceaux primitifs du même muscle ; et qu'en outre les ramifications nerveuses terminales *croisent* généralement la direction des fibres musculaires [2].

Durée de la contraction. — Lorsqu'un excitant agit sur le nerf qui va à un muscle, la contraction n'arrive pas *instantanément*. Elle se manifeste seulement après le court espace de temps nécessaire à la transmission nerveuse (Voy. § 349). Il en résulte que quand un excitant agit d'une manière instantanée, la contraction ne commence que quand l'excitant a disparu.

Lorsque la contraction du muscle débute, elle est d'abord vive, puis

[1] Les nerfs ne fournissent point trace de courant, quand on recherche ces courants à leur surface. Nous verrons plus loin qu'on peut dans les nerfs, comme d'ailleurs dans la plupart des tissus pourvus de vaisseaux, constater la présence de *courants*, quand on les cherche suivant certains procédés.

[2] MM. Meissner, Wedl, Walter, qui ont suivi les fibres nerveuses jusqu'aux faisceaux musculaires primitifs (dans les ascaris et les mermis), pensent que la fibre nerveuse se fond avec la fibre musculaire. C'est là un point encore obscur. Mais ce qui est bien certain, c'est que le nombre des fibres nerveuses contenues dans les nerfs égale au moins le nombre des éléments musculaires. Ainsi, le nerf moteur oculaire commun contient 15,000 tubes nerveux primitifs ; le nerf moteur oculaire externe, 2,000 (Rosenthal) ; le nerf médian, 22,500 ; le nerf crural, 35,400 (Harting).

elle perd peu à peu de sa vitesse. Le raccourcissement atteint son maximum ; après quoi le muscle reprend ses dimensions premières ; et ce retour aux dimensions premières se fait en un espace de temps moindre que
celui qui a été nécessaire au muscle pour atteindre son maximum de contraction. La durée de la contraction varie avec la quantité du raccourcissement, et surtout avec la résistance (ou le poids) que le muscle doit
soulever : nous reviendrons plus tard sur ce point (Voy. § 237). Voici,
pour fixer les idées, la moyenne des résultats obtenus par M. Helmholtz, à l'aide des muscles de la cuisse de la grenouille. A cet effet, le
muscle en expérience est fixé solidement par son extrémité supérieure.
A son extrémité inférieure est attaché un crayon, dont la pointe s'applique par un frottement très-doux sur la surface d'un cylindre vertical mû
par un mouvement d'horlogerie et animé d'un mouvement circulaire
uniforme. Lorsque le muscle est sollicité par un excitant convenable à

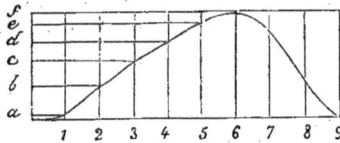

Fig. 95.

se contracter, on obtient la courbe
représentée par la figure 95. En
examinant cette figure, on constate que la vitesse de la contraction est la plus grande de 1
à 2, car elle est mesurée par ab ;
elle est moindre dans l'unité de
temps qui suit, c'est-à-dire de 2 à 3, car elle est mesurée par bc,
et elle va sans cesse en diminuant jusqu'au maximum. L'examen
de la figure montre aussi que le retour du muscle aux dimensions premières se fait en un plus court espace de temps que celui qui a été
nécessaire à la contraction, car ce retour s'accomplit dans les unités de
temps comprises entre 6 et 9. Dans les expériences de M. Helmholtz il
s'écoulait généralement $0^{seconde},02$ entre le moment de l'application de
l'excitant et le début de la contraction. Il s'écoulait $0^{sec},2$ depuis le début de la contraction jusqu'au maximum, et $0^{sec},1$ depuis le maximum
de contraction jusqu'au repos.

§ 225.

Des phénomènes électriques qu'on peut constater dans les muscles.
— Sur un animal vertébré vivant ou récemment tué, découvrez un
muscle, incisez ce muscle perpendiculairement à la direction de ses fibres charnues, et réunissez par un conducteur métallique la *surface de
section* du muscle en expérience avec sa *surface intacte* ou *surnaturelle :*
immédiatement il se développe un courant galvanique dans le fil conducteur interposé. Ce courant est faible. Pour le mettre en évidence,
il faut se servir d'un multiplicateur ou galvanomètre très-sensible, dans
lequel le fil de la bobine décrive de quatre mille à six mille tours[1]. Lors-

---

[1] Les phénomènes électriques des muscles sont très-supérieurs pour l'intensité à ceux
qu'on met en évidence, par le même procédé, dans les nerfs. Pour ces derniers, le galvanomètre doit être plus sensible encore.

donc qu'on met en rapport, à l'aide de certaines précautions (Voy. § 347), l'une des extrémités du fil du galvanomètre avec la surface de section d'un muscle, et l'autre extrémité de ce fil avec la surface naturelle du même muscle, un courant se manifeste dans le fil du galvanomètre, et se traduit par une certaine déviation de l'aiguille aimantée. Les muscles de la grenouille donnent les déviations les plus considérables. Ce phénomène s'observe non-seulement dans un muscle qui fait partie de l'animal, mais encore dans le muscle complétement séparé du corps. Le courant qui se développe ainsi entre les deux surfaces du muscle se dirige dans le conducteur métallique interposé, de la surface naturelle du muscle vers la surface de section (c'est-à-dire dans la direction de la flèche supérieure de la figure 96). Dans l'épaisseur même du muscle, le courant, continuant sa marche, se dirige donc de la surface de section vers la surface surnaturelle, ou, ce qui est la même chose, *de l'intérieur du muscle à sa surface extérieure*[1].

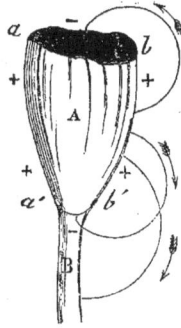

Fig. 96.
A, surface naturelle du muscle.
ab, surface de section du muscle.
a'b', terminaison des fibres musculaires sur le tendon B.

Ce courant a été désigné sous le nom de *courant musculaire*. Disons tout de suite que les muscles ne sont pas les seules parties où l'on puisse développer des courants galvaniques. On obtient aussi des courants en mettant en rapport, à l'aide de conducteurs métalliques, des portions *différentes* d'un même organe. Mais c'est dans les muscles que ces phénomènes sont le plus développés. Ajoutons encore que le tendon recevant les extrémités de toutes les fibres musculaires d'un muscle, ce tendon, en communication avec les sections terminales de chaque fibre musculaire, peut être considéré comme la *surface de section* elle-même. Aussi, en joignant, à l'aide d'un conducteur, la surface naturelle du muscle avec le tendon de ce muscle (Voy. fig. 96), on obtient un courant dont la direction est la même que précédemment, c'est-à-dire que ce courant se dirige, dans le conducteur interposé, de la surface naturelle du muscle vers le tendon [2].

M. Dubois-Reymond a comparé les divers muscles de l'animal, au point de vue de l'énergie du courant, et il a trouvé que le courant est d'autant plus intense que le muscle est destiné à exercer une action mécanique plus grande, que cette action soit volontaire ou involontaire.

La découverte de ces faits curieux, due à M. Dubois-Reymond, a conduit M. Matteucci à la construction de piles dites *piles musculaires*. La

[1] De même dans une pile voltaïque. Le courant marche, par exemple, du cuivre au zinc, le long du conducteur métallique interposé ; et il continue sa direction, au travers du liquide de la pile elle-même, en se dirigeant du zinc au cuivre.

[2] La loi du courant musculaire que nous venons d'énoncer est générale. M. Dubois-Reymond l'a vérifiée sur un grand nombre d'animaux à sang froid et à sang chaud, ainsi que sur les muscles de la jambe amputée de l'homme.

surface naturelle d'un muscle étant positive, par rapport à la surface
intérieure ou surface de section, qui est négative, on conçoit qu'en disposant des tronçons musculaires (les tronçons de cuisses de grenouilles
sont surtout propres à cette construction) de manière à former une
chaîne dont les éléments se correspondent par des surfaces douées d'é-
tats électriques opposés, on arrive à former une véritable pile (Voy.
fig. 92). Les choses étant ainsi disposées, il suffira de faire communiquer la *surface naturelle* du tronçon musculaire
qui occupe l'une des extrémités de la chaîne
avec la *surface de section* du tronçon musculaire
placé à l'autre extrémité, pour obtenir un courant dirigé dans le sens de la flèche (Voy.
fig. 97). Ce courant a d'ailleurs toutes les propriétés d'une pile voltaïque faible : non-seulement il dévie l'aiguille du galvanomètre, mais
il peut servir à exciter les contractions sur d'autres préparations musculaires.

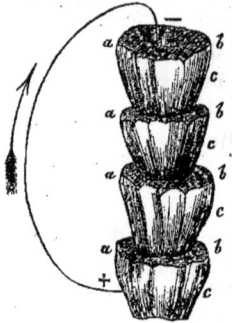

Fig. 97.

c, surfaces naturelles des muscles.
ab, surfaces de section des muscles.

Le courant musculaire peut être mis en évidence, suivant le procédé indiqué plus haut,
soit sur les muscles vivants, soit sur les muscles séparés de l'animal vivant; mais, dans ce
dernier cas, seulement pendant un certain
temps. On remarquera qu'il va peu à peu en décroissant d'intensité,
et qu'il est considérablement affaibli au moment où la rigidité cadavérique s'établit. Ce courant survit quelque temps à la contractilité musculaire. MM. Schiff, Valentin et Arnold ont vu durer le courant musculaire jusqu'à la cessation de la rigidité cadavérique, alors
que le tissu musculaire commence à se décomposer, c'est-à-dire au
moment où la vie l'a complétement abandonné. On sait enfin qu'un
muscle ne cesse pas de vivre en même temps que l'animal, et que les
métamorphoses de la nutrition continuent, du moins en partie, dans
le muscle séparé de l'animal vivant, jusqu'au moment où commence la
putréfaction (Voy. § 226).

Le courant musculaire, et ce n'est pas le point le moins intéressant de
son histoire, éprouve, au moment où le muscle entre en contraction
sous l'influence d'un excitant quelconque, une modification bien remarquable. Au moment de la contraction du muscle le courant musculaire cesse, c'est-à-dire qu'un galvanomètre mis préalablement en rapport avec la surface naturelle et la surface de section du muscle cesse
en ce moment d'être parcouru par un courant, et l'aiguille du galvanomètre revient au zéro.

Supposons, par exemple, que l'un des pôles du galvanomètre soit appliqué sur la surface naturelle d'un muscle, et l'autre pôle sur la surface
de section du même muscle à l'état de repos. D'après ce que nous avons
vu précédemment, l'aiguille du galvanomètre se déviera légèrement et

accusera le passage d'un faible courant dirigé, dans le circuit métallique, de la surface naturelle vers la surface de section du muscle. Si alors on fait entrer le muscle en contraction à l'aide d'un excitant, on voit l'aiguille du galvanomètre revenir peu à peu vers sa position d'équilibre, c'est-à-dire vers le 0 du cadran indicateur. Il ne suffit pas d'une seule contraction suscitée dans le muscle pour amener cet effet. Une contraction instantanée n'a pas le temps de se faire sentir sur l'aiguille du galvanomètre, qui tend naturellement à conserver sa position aussitôt que la contraction passagère a cessé. Il faut donner une certaine durée à la contraction, c'est-à-dire agir sur le muscle à l'aide d'un courant d'induction, courant qui détermine dans le muscle une succession rapide de contractions, c'est-à-dire une sorte de contraction continue ou de tétanos. Il semble qu'au moment de la contraction du muscle, le travail chimique qui l'accompagne se répartit uniformément dans la masse musculaire.

Le phénomène désigné par M. Matteucci, sous le nom de *contraction induite*, et par M. Dubois-Reymond sous celui de *contraction secondaire*, n'est que l'une des formes sous lesquelles se manifeste la cessation qu'éprouve le courant musculaire, sous l'influence de la contraction. Voici en quoi consiste ce phénomène. Lorsqu'on excite la contraction des muscles d'une cuisse de grenouille c (Voy. fig. 98) par l'excitation mécanique, chimique ou galvanique du nerf a, qui s'y distribue, non-seulement les muscles de la cuisse c entrent en contraction, mais encore dans le même instant le nerf b réagit sur les muscles de la cuisse d, et les muscles de cette cuisse se contractent. A son tour, la contraction des muscles de la cuisse d agit par influence sur le nerf e de la cuisse h, et entraîne la contraction des muscles de la troisième cuisse.

Avec des cuisses de grenouille disposées convenablement (Voy. fig. 98), on peut obtenir la contraction induite du premier ordre, en excitant simplement le premier nerf de la première cuisse à l'aide d'un excitant mécanique ou chimique. Pour obtenir celle du deuxième ordre, il faut avoir recours à la pile. On ne peut guère, d'ailleurs, aller au delà de la contraction du troisième ordre, quelle que soit la puissance de la pile employée.

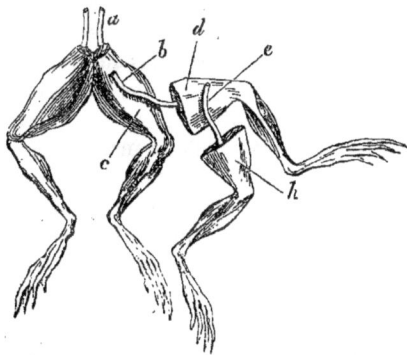

Fig. 98.

La contraction induite ne s'obtient pas seulement avec les muscles de la grenouille; on peut la mettre en évidence encore avec les muscles du lapin, du chien, du chat, etc.; mais ici il est difficile d'obtenir au delà de la première série d'induction.

Voici comment on peut interpréter le phénomène de la contraction induite. Par le fait même de la contraction des muscles de la cuisse *c*, le courant musculaire est interrompu dans ces muscles; cette interruption entraîne une rupture dans l'équilibre électrique du nerf *b* (Voy. §347), dont résulte la contraction des muscles de la cuisse *d* dans lesquels se distribue le nerf *b*. Les muscles de la cuisse *d* agissent de même relativement aux muscles de la cuisse *h*.

Il n'est pas nécessaire, pour mettre en évidence le courant musculaire, de recourir au galvanomètre. Une préparation *galvanoscopique* de grenouille peut remplacer cet instrument, quand il s'agit de constater le courant musculaire et non de le mesurer. Une préparation galvanoscopique n'est autre chose qu'une cuisse de grenouille fraîchement dépouillée de sa peau et à laquelle tient le nerf sciatique disséqué dans une certaine étendue. Pour constater le courant musculaire, il suffit de placer le nerf sciatique de la patte galvanoscopique sur la surface naturelle du muscle en expérience, et de toucher la surface de section du même muscle avec une autre partie du nerf sciatique. Aussitôt que ces deux contacts sont établis, la patte galvanoscopique se contracte. Cette expérience n'est autre que la célèbre expérience de Galvani (dite contraction sans métal) et qu'on opposa autrefois à Volta.

Le courant dit *musculaire*, nous l'avons dit il y a un instant, n'est pas spécial au tissu musculaire; on le retrouve encore dans les nerfs, dans les masses nerveuses centrales, même dans les poumons, dans le foie, dans les reins. Ce courant se présente dans des différents points avec des intensités plus faibles que dans les muscles. Il prend également naissance dans ces diverses parties, lorsqu'on réunit, à l'aide d'un conducteur métallique, la surface naturelle de ces organes avec leur surface de section.

Le courant musculaire et les divers courants qu'on peut ainsi mettre en évidence par un *artifice expérimental*, existent-ils, à l'état normal, dans les muscles et les autres tissus de l'animal vivant, lorsque ces parties sont *dans leurs rapports réguliers* et dans leur état d'intégrité? Cela n'est pas probable; car toutes les tentatives qui ont été faites n'ont pas encore prouvé d'une manière positive qu'il y ait de l'électricité à l'état *dynamique* dans le corps des animaux vivants.

Comment expliquer les traces d'électricité que le galvanomètre met en évidence lorsque les pôles de cet instrument sont placés dans des *parties diverses* d'un même tissu? Si nous réfléchissons que les courants de l'électricité dynamique sont subordonnés à des actions chimiques, il est assez naturel d'envisager les courants qui se développent dans les circonstances dont nous parlons, comme dépendant des phénomènes de nutrition ou d'oxydation, qui s'accomplissent partout dans nos tissus (les phénomènes de combustion et généralement toutes les décompositions chimiques sont accompagnés d'un dégagement d'électricité). Il est probable, en effet, que les combustions de nutrition d'un organe ne sont pas absolument égales à la *surface* d'un organe et dans l'*intérieur* de cet organe. Il résulte de là que si on établit, à l'aide des extrémités du fil d'un galvanomètre, une communication temporaire entre deux points chimiquement différents, l'excès du mouvement nutritif d'une partie sur celui de l'autre détermine un courant[1]. Mais ce courant est *provoqué* et *artificiel*, et ce n'est qu'en mettant anormalement en communication, à l'aide de bons conducteurs, des parties normalement distantes, qu'on parvient à le constater. La direction du courant observé est telle qu'on en peut induire que l'excès des réactions chimiques de nutrition a lieu à la surface de section, c'est-à-dire dans l'intérieur des organes, et que ces réactions sont moins actives aux surfaces naturelles. L'activité du mouvement de nutrition des muscles (Voy. §§ 209, 212 et 216) est en rapport avec l'intensité de ces courants, plus grande en ces tissus que partout ailleurs.

M. Pickford a dernièrement fait connaître des expériences curieuses qui viennent confirmer la doctrine précédente. M. Pickford prend un membre dépouillé de grenouille et le place pendant quelques minutes dans l'eau, à 37 degrés centigrades. Or, si on essaye alors un muscle pour y constater la présence du courant musculaire, on constate que le courant a changé de direction : il ne chemine plus dans le muscle de l'intérieur à l'extérieur, mais bien de l'extérieur à l'intérieur (par conséquent dans le circuit métallique interposé, de la surface de section à la surface naturelle). Il semble que la température a eu pour effet (comme dans la plupart des réactions chimiques) de développer les métamorphoses de nutrition à la surface du muscle, de manière que les actions chimiques qui s'accomplissent en ce point l'emportent temporairement, quant à la quantité, sur celles qui se passent dans le sein du muscle. Au bout de peu de temps, d'ailleurs, le courant musculaire reprend sa direction.

M. Dubois-Reymond a constaté, par des recherches très-délicates, que les courants dont nous avons parlé ne sont pas les seuls qu'on puisse mettre en évidence dans les muscles.

Lorsqu'on met en rapport avec les extrémités du fil du galvanomètre deux points pris sur la *surface de section* d'un muscle, ou deux points pris sur la *surface naturelle*, on n'obtient point de courant dans le circuit métallique. Mais cela n'a rigoureusement lieu que quand ces points sont symétriques. *Toute liaison établie entre deux points insymétriques de la surface d'un muscle* (que ces deux points insymétriques soient pris sur la surface de section ou sur la surface naturelle) est accompagnée d'un courant beaucoup plus faible que celui dont nous avons jusqu'ici parlé,

---

[1] On fait naître, en effet, un courant dans le fil d'un galvanomètre, toutes les fois qu'on termine les pôles du galvanomètre par deux métaux *inégalement* attaquables par la solution dans laquelle on plonge ces pôles. L'intensité du courant peut être mesurée par les différences d'actions chimiques.

mais pourtant appréciable. Soit, par exemple, le cercle *c* (fig. 99), représentant la *surface de section* d'un muscle. Si les deux pôles sont appliqués en *a* et *b*, il n'y a point de courant; mais s'ils sont appliqués en *a* et en *d*, il y a un courant. De même, soit le cylindre *a* (fig. 100), représen-

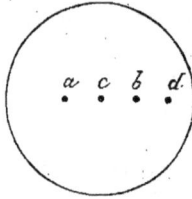

Fig. 99.

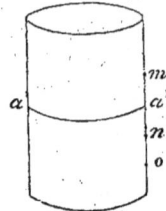

Fig. 100.

tant la *surface naturelle* d'un fragment de muscle; si les deux pôles sont appliqués en *m* et en *n*, à égale distance du plan circulaire *oa'*, qui coupe le fragment du muscle en deux parties égales, on n'obtient pas de courants; mais si les pôles sont appliqués en *m* et en *o*, on obtient un courant.

D'après les différents faits observés par lui, et dont nous n'avons donné qu'une analyse très-succincte, M. Dubois-Reymond a cherché quelle disposition les parties constitutives des fibres musculaires devaient affecter pour rendre compte des effets produits. D'après lui, on peut admettre que chaque molécule organique dont se compose la fibre musculaire élémentaire est électrique naturellement, et qu'elle possède les deux électricités à l'état de liberté. Chaque fibre musculaire consisterait en une succession de molécules dont la forme peut être quelconque, mais qu'il suppose être sphériques, et dont chacune aurait une zone équatoriale positive, et deux zones polaires négatives aux points où les molécules sont en contact (Voy. fig. 101). M. Dubois-Reymond nomme ces molécules *péripolaires*. Il résulterait, de cette disposition des molécules dans chaque faisceau élémentaire, un état électrique négatif des deux bases ou extrémités des faisceaux, et aussi sur toutes les sections transversales, et un état positif de la surface longitudinale du muscle entier ou de chaque élément du muscle. Tant que les parties sont dans leur état normal, l'électricité est en quelque sorte accumulée à l'état *statique* sur chaque molécule. Si maintenant, à l'aide d'un conducteur métallique, conducteur infiniment meilleur que le muscle, on établit une communication, comme le représente la figure 101, on recompose des électricités opposées, d'où l'apparition d'un courant dirigé dans le sens de la flèche. Les éléments musculaires sont d'ailleurs très-faiblement polarisés, parce que la plus grande quantité de l'électricité qui se développe dans les parties se recompose sur place, à l'aide du liquide nourricier qui infiltre les organes.

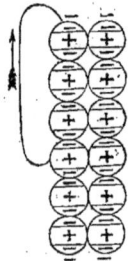

Fig. 101.

M. Dubois-Reymond admet dans le nerf lui-même une polarité analogue à celle de la fibre musculaire (le nerf donne les mêmes courants *propres* que le muscle, et dirigés de même); d'où il conclut que lorsqu'un muscle se contracte, sa contraction est le résultat d'une modification dans l'état électrique moléculaire des fibres nerveuses, dans toute leur longueur, depuis leur origine dans les centres nerveux jusqu'à leur terminaison dans la masse musculaire. Cette modification qui s'accomplit dans le nerf entraîne une rupture d'équilibre dans le groupement électrique des molécules de la fibre musculaire; ces molécules se correspondent alors par des pôles de *nom contraire*, d'où la contraction.

MM. Matteucci et Dubois-Reymond ont fait encore un très-grand nombre d'expériences, mais nous ne pourrions entrer, à cet égard, dans plus de détails, sans sortir des limites de cet ouvrage. Ces faits, d'ailleurs, qui ouvrent de nouveaux horizons à la physiologie du système musculaire et à celle du système nerveux, ne peuvent pas être encore coordonnés d'une manière suffisamment précise pour constituer une doctrine complète.

§ 226.

Phénomènes chimiques qui accompagnent la contraction musculaire. — Les muscles développent une certaine quantité de chaleur au moment de leur contraction. Les recherches de MM. Becquerel et Breschet, celles de M. Helmholtz, de M. Matteucci et les nôtres, ont mis le fait hors de doute. Les muscles, pendant leur contraction, comme aussi pendant leur état de repos, absorbent de l'oxygène, et forment de l'acide carbonique. Pendant la contraction musculaire, l'absorption de l'oxygène et l'exhalation de l'acide carbonique augmentent de plus du double[1].

Alexandre de Humboldt, d'illustre mémoire, avait constaté, il y a déjà longtemps, que la contractilité musculaire persistait plus longtemps dans l'air que dans l'hydrogène, l'azote ou l'acide carbonique, plus longtemps dans l'oxygène que dans l'air. Quelques expériences entreprises sur le cœur de trois suppliciés conduisirent Nysten aux mêmes résultats. De Humboldt avait exécuté ses expériences à l'aide des cuisses de la grenouille, Tiedemann les a répétées plus tard à l'aide du cœur du même animal. M. Georges Liebig a exécuté plus récemment un très-grand nombre d'expériences qui ont de l'analogie avec les précédentes. Son mémoire contient plusieurs tableaux dans lesquels il examine l'influence des divers gaz sur le pouvoir contractile des muscles. Dans tous ces tableaux, l'oxygène tient la tête, puis vient l'air atmosphérique. M. G. Liebig a constaté, en outre, que les muscles placés dans l'air atmosphé-

---

[1] Les métamorphoses de nutrition qui s'accomplissent dans les muscles fournissent des produits d'oxydation très-nombreux. On y trouve de la créatine (Chevreul, Liebig), de la créatinine (Liebig), de l'hypoxanthine (Scherer), de l'acide inosique (Liebig), de l'acide lactique (Berzelius), de l'acide butyrique, de l'acide acétique, de l'acide formique (Scherer). D'après Neubauer et Sarokow, la *créatine* déjà formée dans les muscles, se transforme en *créatinine* par le fait de la contraction musculaire.

rique ou dans l'oxygène absorbent de l'oxygène et exhalent de l'acide carbonique, gaz que l'on peut recueillir et doser, en plaçant les muscles sous des cloches convenablement disposées[1].

M. Valentin a repris dernièrement et complété les expériences de M. G. Liebig.

M. Helmholtz, partant de cette donnée fournie par l'expérience, savoir : que dans les actions musculaires énergiques, les produits azotés de la sécrétion urinaire sont augmentés, a recherché le lieu d'origine de ces produits, c'est-à-dire de cette consommation de matière. Pour rendre incontestables les modifications apportées au muscle par la contraction, il a opéré sur des muscles séparés de l'animal. Deux membres d'une même grenouille sont placés chacun dans une petite caisse semblable. On sollicite la contraction de l'un par 400 à 500 décharges d'un appareil d'induction ; on laisse l'autre au repos pendant le même temps. Puis les portions musculaires de chaque membre sont détachées, pesées et soumises à l'analyse. A l'aide de l'alcool, on obtient les matières extractives solubles dans ce liquide ; ces matières se trouvent dans les proportions suivantes :

EXPÉRIENCES.	EXTRAIT ALCOOLIQUE POUR 100 GRAMMES DE MUSCLES FRAIS.		
	MUSCLES soumis à la contraction.	MUSCLES au repos.	RAPPORT.
1	0 gr,752	0 gr,606	comme 1,24 est à 1
2	0 ,569	0 ,427	comme 1,33 est à 1
3	0 ,664	0 ,481	comme 1,38 est à 1
4	0 ,652	0 ,493	comme 1,32 est à 1
5	0 ,575	0 ,433	comme 1,33 est à 1

La constitution chimique du muscle est donc modifiée durant la contraction. Cette modification est révélée dans ces expériences par l'augmentation des matières extractives ; cette modification paraît porter essentiellement sur les matières azotées du muscle, car dans quelques expériences où M. Helmholtz a dosé les proportions de graisse contenues dans les tissus, il a trouvé la même quantité dans les deux membres de la grenouille[2].

Les expériences sur les animaux à sang chaud sont plus difficiles, à

[1] Dans une série d'expériences, M. G. Liebig enlève tout le sang que contiennent les vaisseaux du muscle, en faisant traverser l'appareil circulatoire de l'animal par un courant d'eau distillée. Or, des muscles ainsi dépouillés de leur sang ont réagi sur l'oxygène et sur l'air exactement comme les autres ; d'où M. Liebig tire cette conclusion, que la formation de l'acide carbonique, sur le vivant, n'a pas lieu dans les vaisseaux du muscle, mais bien dans le muscle lui-même, et que l'oxygène qu'apporte la circulation s'échange au travers des parois des vaisseaux capillaires avec l'acide carbonique produit dans le muscle.

[2] M. Dubois-Reymond a constaté que, quand un muscle est resté longtemps au repos

cause de la rapide disparition de l'excitabilité des muscles séparés du corps de l'animal. Au reste, ce qu'on perd par la rapide disparition de l'excitabilité, c'est-à-dire par le peu de durée possible de l'expérience, on le regagne en partie par l'intensité de l'action musculaire, si bien que le résultat, quoique moins marqué, est encore significatif. Deux portions égales des muscles pectoraux du pigeon ont donné en matières extractives :

Celle qui a été soumise à la contraction :

> Extrait aqueux. 0,73
> Extrait alcoolique. 1,68

Celle qui est restée au repos :

> Extrait aqueux. 0,64
> Extrait alcoolique. 1,58

M. Matteucci a pareillement constaté que les muscles frais de la grenouille absorbent de l'oxygène et exhalent de l'acide carbonique [1] et que pendant la contraction cet échange gazeux augmente. Il suffit, pour montrer clairement aux yeux le phénomène, de prendre quelques membres postérieurs de grenouilles dénudés, d'en placer un certain poids dans un flacon et un même poids dans un autre flacon, de faire contracter les uns et de laisser les autres au repos ; si l'on fait alors passer une même quantité d'eau de chaux dans chacun des flacons, soit 10 centimètres cubes, on peut constater, par le trouble de la liqueur, que la proportion de carbonate de chaux formé l'emporte dans le flacon où les muscles se sont contractés. Voici un exemple numérique : Les trains de derrière de cinq grenouilles, pesant ensemble 34^{gr},3, sont placés dans un espace gazeux d'air atmosphérique de 85^{cc},185. Au bout d'une heure de *repos*, on trouve 1^{cc},075 d'oxygène absorbé, et 0^{cc},907 d'acide carbonique exhalé ; — cinq trains de derrière de grenouilles, pesant ensemble 34^{gr},2, sont placés dans 82^{cc},828 d'air atmosphérique ; on sollicite la contraction pendant vingt minutes, après lesquelles on trouve 2^{cc},723 d'oxygène absorbé, et 2^{cc},508 d'acide carbonique exhalé.

Dans le mouvement musculaire généralisé, les produits d'oxydation formés dans les muscles sont versés dans le sang, où ils subissent une métamorphose plus avancée, pour être ensuite portés vers les voies d'excrétion ; aussi avons-nous vu que dans l'*exercice* les produits de l'expiration et les produits azotés de la sécrétion urinaire étaient augmentés.

Les expériences de M. Valentin ont démontré, comme celles de M. Matteucci, que :

La proportion d'oxygène absorbé et d'acide carbonique formé augmente quand on sollicite la contraction des muscles frais. M. Valentin a

il offre une réaction neutre. La réaction du muscle devient acide après des contractions énergiques et répétées.

[1] M. Matteucci trouve aussi que le muscle exhale une faible proportion d'azote, de telle sorte que, pour lui, la respiration des muscles est tout à fait l'analogue de la respiration pulmonaire quant aux proportions. M. Valentin, dans ses expériences, ne signale cette exhalaison d'azote que sur les muscles qui ont perdu leur contractilité, et il la regarde comme un phénomène de décomposition.

constaté en renfermant les muscles et aussi des animaux entiers dans des enceintes fermées, et, en poursuivant l'expérience, que les muscles d'un animal mort continuent pendant longtemps à exhaler de l'acide carbonique et à absorber de l'oxygène. Sur les animaux à sang froid, ces

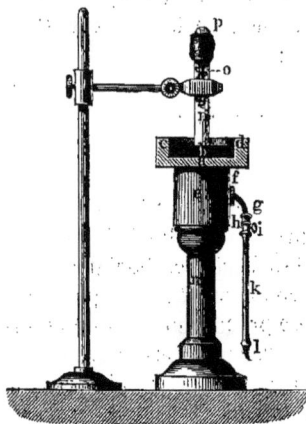

Fig. 102.

aem, cuve à mercure. La partie e est large pour faciliter les manipulations. La partie m, plus étroite, permet à la cuve d'être profonde, sans nécessiter une trop grande quantité de mercure.

cd, plaque de verre transparente, pour apercevoir la masse de mercure b et pour établir les niveaux.

fg, tube en caoutchouc vulcanisé ; hkl, tube de fer terminé par un bout effilé en verre ; l, robinet en fer. — Ce tube fer et caoutchouc est destiné à faire sortir rapidement et sans perte une certaine proportion de mercure, quand ce qu'on introduit dans la cuve doit amener un grand déplacement de liquide.

n, tube gradué, fermé en haut par un couvercle vissé. Quand on commence l'expérience, on fixe la masse musculaire dans une hélice de platine o fixée sous le couvercle p, après quoi on visse le couvercle, et on le lute extérieurement.

Fig. 103.

n, représente le tube gradué n de la figure précédente (amplifié) ; ce tube a environ 2 décimètres.

fgbi, pièce de fer portant deux ouvertures qui font communiquer le tube n avec l'entonnoir p et avec le tube de sortie q. Les ouvertures peuvent être établies ou fermées par les robinets k, m.

o, n, appendices faisant corps avec la pièce fgbi, et dans lesquels entrent à frottement l'entonnoir p et le tube q.

Nota. La pièce fgbi de la figure 103 est plongée dans le mercure sur la figure 102. Quand on veut procéder à l'analyse de l'air contenu dans l'appareil, on soulève légèrement le tube n (fig. 102), et, introduisant la main sous le mercure, on ferme les robinets k, m ; puis on enlève l'appareil, on le retourne, et on lute l'extrémité e (fig. 103) comme on avait luté l'autre extrémité. On remplit alors de mercure les petits cylindres o et n, et l'on fixe dans ces cylindres remplis de mercure l'entonnoir p (en n) et le tube q (en o) ; l'entrée de l'air extérieur se trouve ainsi garantie. Puis on ouvre les robinets k et m, et, pour une quantité donnée de mercure qui s'écoule en b, il sort par le tube q un volume égal d'air qu'on reçoit dans un eudiomètre sur la cuve à mercure.

échanges peuvent être suivis pendant plusieurs jours. A cet effet, M. Valentin introduit les muscles dans un tube de verre rempli d'air atmosphérique et hermétiquement clos.

Pour étudier la nature et le degré des altérations qu'a subies l'air au contact des muscles, on fait, à divers moments de l'expérience, des prises de gaz dans le tube a (fig. 103), en déplaçant une certaine propor-

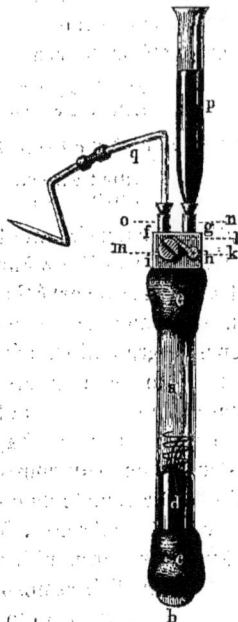

tion du mélange gazeux par l'écoulement dans le tube a d'une quantité déterminée du mercure contenu dans l'entonnoir p. L'air chassé par déplacement est reçu dans un eudiomètre à l'aide du tube q (fig. 103). Les légendes des fig. 102 et 103 expliquent la méthode opératoire.

L'exhalation d'acide carbonique et l'absorption d'oxygène persistent dans le muscle, tant que dure la contractilité et jusqu'à l'établissement de la putréfaction ; elles continuent même après (car il y a de l'oxygène absorbé dans la putréfaction, et de l'acide carbonique produit), mais les proportions de l'échange gazeux ne sont pas les mêmes, et il vient s'y joindre d'autres gaz, tel qu'oxyde de carbone, hydrogène carboné, hydrogène sulfuré, sulfhydrate d'ammoniaque. De même que M. Georges Liebig, M. Valentin a constaté que la contractilité musculaire dure plus longtemps dans les muscles renfermés dans l'oxygène que dans ceux qui sont placés dans l'air atmosphérique; elle dure moins longtemps que dans l'air lorsqu'ils sont placés dans l'acide carbonique, dans l'hydrogène et dans l'azote.

On remarque encore, quand on interroge les muscles, suivant le procédé de M. Dubois-Reymond (Voy. § 225), que le *courant musculaire* obtenu en établissant une communication métallique entre la *surface naturelle* et la *surface de section* d'un muscle disparaît, quand on a maintenu pendant longtemps les animaux (grenouilles) à la température de zéro; température qui a pour effet aussi de suspendre les échanges gazeux entre le système musculaire et l'air ambiant. Le développement d'électricité dans les tissus, de même que le développement de la chaleur, est donc manifestement subordonné aux actions chimiques.

§ 227.

Tonicité musculaire. — Élasticité musculaire. — Fatigue musculaire. — Les muscles d'un animal vivant, alors même qu'ils sont dans le relâchement ou plutôt dans l'état de *non-contraction*, sont dans une sorte de tension permanente. Cette tension n'est pas aussi apparente dans les muscles des membres ou dans les muscles du tronc qui ont leurs deux extrémités attachées aux os que dans les muscles orbiculaires qui entourent les orifices des ouvertures naturelles, et qui sont isolés au milieu des parties molles. Ce n'est point par une contraction *permanente* (l'intermittence est le caractère général de la contraction musculaire, comme de la plupart des actes qui sont sous la dépendance du système nerveux) que les muscles *sphincters* ou orbiculaires ferment les orifices qu'ils circonscrivent; c'est en vertu d'un état de tension particulière que présente seul le tissu musculaire. Cette tension n'est pas comparable à celle que détermine un tissu élastique qui possède l'élasticité en raison de sa constitution propre. Les muscles sont élastiques comme la plupart des parties molles de l'économie, et même à un assez haut degré. L'élasticité est inséparable de la fibre musculaire; la tonicité, au contraire, est subordonnée à certaines conditions qui ne sont pas inhérentes à la fibre musculaire elle-même. Elle est subordonnée à ses liaisons avec le système nerveux central, et elle disparaît quand cette liaison est rompue. Aussi n'existe-t-elle plus dans les paralysies : de là l'évacuation involontaire des fèces, de l'urine, etc. La tonicité musculaire, quoique moins manifeste dans les muscles des membres, y existe également ; elle maintient ces muscles dans un état de tension que l'équilibre des puissances musculaires contraires dissimule en partie. Elle devient évidente par le retrait des deux bouts d'un muscle, lorsqu'on le divise en travers sur l'animal vivant. Elle se manifeste encore par la distorsion de la face et celle de la langue dans l'hémiplégie faciale, les muscles du côté sain n'étant plus maintenus en équilibre par la tonicité des muscles du côté opposé. Il est remarquable que cet effet (la distorsion de la face) se manifeste *instantanément* et qu'elle devient ainsi un signe de l'épanchement encéphalique.

Quelques physiologistes ont, dans ces derniers temps, élevé des doutes sur cette propriété des muscles, et n'ont vu dans l'action des sphincters et dans la rétraction des bouts d'un muscle coupé en travers que des phénomènes d'élasticité [1]. Il est donc nécessaire de rappeler ici quelques expériences toutes récentes, qui confirment de la manière la plus claire l'existence de la tonicité musculaire.

MM. Heidenhain et Colberg prennent un lapin, l'endorment en le narcotisant, lui ouvrent l'abdomen, lient l'un des uretères, et introduisent dans l'autre un tube gradué et suffisamment élevé dans lequel ils versent de l'eau chaude (à 30 ou 40 degrés), jusqu'à ce que la vessie soit pleine. L'eau s'élève ensuite dans le tube, et on s'arrête aussitôt que l'on voit quelques gouttes de liquide s'écouler par l'urèthre de l'animal. Ce moment correspond au point d'équilibre entre la résistance du sphincter du col de la vessie et la pression du liquide mesurée par la hauteur de la colonne d'eau. On attend quelque temps jusqu'à ce que la colonne de liquide reste stationnaire, puis on tue l'animal par quelques gouttes d'acide cyanhydrique. Aussitôt que l'animal est mort, il s'écoule par l'urèthre une certaine proportion de liquide. L'eau s'abaisse en même temps dans le tube gradué, d'une certaine quantité, et le point où elle s'arrête correspond à la résistance que lui oppose encore le sphincter de l'animal mort, en raison de son élasticité seule. La résistance du sphincter sur un lapin vivant était, par exemple, équivalente à une colonne d'eau de 27 centimètres ; elle ne faisait plus équilibre sur l'animal mort qu'à une colonne d'eau de 5 centimètres. Sur un chien vivant, la résistance du sphincter faisait équilibre à une colonne d'eau de 68 centimètres ; sur l'animal mort, la résistance du même muscle ne faisait plus équilibre qu'à une colonne d'eau de 13 centimètres.

[1] A coup sûr, l'élasticité, telle qu'ils la conçoivent dans les muscles, n'est pas l'élasticité ordinaire. Singulière élasticité que celle dont on peut à volonté priver un muscle, sans agir sur son tissu, et en coupant au loin le nerf qui s'y rend. Aux propriétés nouvelles les noms nouveaux. Voilà pourquoi nous disons non-seulement le muscle au repos est élastique, mais il y a encore en lui autre chose ; cette autre chose, nous l'appelons *tonicité*.

L'expérience suivante de M. Brondgeest est plus concluante encore. On coupe la moelle à une grenouille au-dessous du bulbe, on met à découvert les nerfs sciatiques sur chaque membre postérieur, et on coupe l'un des deux nerfs, puis on suspend librement la grenouille par la tête. Si on observe alors la situation des deux membres postérieurs (la grenouille est forcément au repos, puisque la moelle est coupée), on constate une différence qui s'est montrée constamment la même dans soixante-deux expériences. La patte dont le nerf est coupé est flasque et pendante, celle dont le nerf est intact est légèrement fléchie dans toutes ses articulations. La première obéit librement à la pesanteur, la seconde y obéit aussi, mais cette tendance est contre-balancée en partie par la tonicité, qui, persistant dans les fléchisseurs et les extenseurs du même côté, tend à donner au membre une position demi-fléchie, situation qui, ainsi que nous le verrons, représente la position moyenne d'équilibre entre l'action des fléchisseurs et des extenseurs.

M. Brondgeest a fait des expériences analogues sur des lapins et sur des oiseaux ; les résultats ont été les mêmes.

La rupture de la liaison des muscles avec les centres nerveux est donc suivie de l'abolition de la tonicité. Cette abolition est-elle immédiatement complète, ou, quoique très-amoindrie, la tonicité persiste-t-elle encore un certain temps dans le muscle, pour disparaître tout à fait plus tard ? Les faits pathologiques tendent à faire supposer que cette abolition est immédiate.

En ce qui concerne l'élasticité musculaire, l'expérience apprend que si l'on suspend, à l'extrémité d'un muscle frais et fixé à son autre extrémité, des poids successivement croissants, qu'on enlève ensuite, le muscle, qui reprenait ses premières dimensions pour des poids faibles, ne revient plus sur lui-même d'une même quantité pour des poids plus forts. A une certaine limite, l'élasticité du muscle est vaincue, le muscle allongé conserve en partie son élongation et ne reprend plus ses dimensions premières.

Voici, pour fixer les idées, une série d'expériences faites par M. Wundt sur les muscles de la cuisse de la grenouille (ensemble le grand adducteur et le demi-membraneux).

Poids en grammes.	Allongement en millimètres.	Raccourcissement, quand la charge est enlevée, en millimètres.
1	0,06	0,06
2	0,12	0,12
5	0,32	0,31
10	0,73	0,66

Il en est de l'élasticité musculaire, comme de l'élasticité des autres corps. Lorsque l'extension dépasse une certaine limite, il survient dans la disposition moléculaire des éléments du corps élastique un arrangement nouveau qui modifie son pouvoir élastique.

Si l'on détache par l'une de ses extrémités un muscle fraîchement préparé sur un animal vivant, tout en conservant le nerf qui s'y rend, si l'on attache à l'extrémité de ce muscle un poids déterminé, et si l'on note après cela sa longueur absolue, on remarque qu'après avoir fait passer un certain nombre de fois dans ce muscle le courant d'une pile un peu énergique, il a augmenté de longueur. La force tonique qui faisait équilibre à un certain poids a donc été vaincue en partie par les décharges successives qui ont traversé le muscle. Il est probable que, dans la fatigue qui suit l'exercice répété de la contraction musculaire, il arrive quelque chose de semblable. La fatigue musculaire qui survient après l'exercice prolongé a d'ailleurs une analogie à peu près complète avec le sentiment d'épuisement et de faiblesse qu'on éprouve dans un membre ou dans la masse musculaire du corps tout entier, lorsqu'on a soulevé ou mû des poids disproportionnés avec la puissance musculaire, ou tout au moins placés sur les limites de cette puissance.

Il est remarquable que les décharges galvaniques répétées, et aussi les excitants de toutes sortes appliqués au nerf qui se rend au muscle, ont sur le pouvoir excitateur du nerf les mêmes effets que sur la tonicité elle-même. C'est ainsi que la faculté excitatrice du nerf qui anime un muscle s'éteint beaucoup plus vite, quand on le fait traverser par de nombreuses décharges galvaniques, que quand on l'excite de loin en loin. La force tonique dans les muscles, ou plutôt l'état de tension des muscles au repos, est donc dans une liaison intime avec le système nerveux ; elle n'est, pour ainsi dire, qu'un de ses modes d'expression.

La tonicité musculaire joue dans les divers mouvements des leviers osseux du squelette un rôle des plus importants. C'est à elle surtout que sont dues la *régularité* et la *mesure* dans le mouvement des parties mises en jeu par des muscles. Lorsque les muscles biceps et brachial antérieurs, par exemple, se contractent pour fléchir l'avant-bras sur le bras, le muscle triceps, placé à la partie postérieure du bras, quoique ne se contractant point (ce muscle est extenseur), modère en quelque sorte le mouvement de flexion, le proportionne au but désiré, et lui donne la *précision* nécessaire aux divers actes que le membre supérieur doit accomplir. Il en est de même, réciproquement, quand, au lieu des muscles fléchisseurs, ce sont les extenseurs qui agissent activement; ils trouvent dans la tonicité des fléchisseurs une résistance graduée et en quelque sorte régulatrice. Lorsque les muscles extenseurs d'un segment de membre sont paralysés, on constate, en effet, que le mouvement de flexion est saccadé, brusque, et qu'il dépasse le plus souvent le but assigné par la volonté. On observe des effets analogues, mais en sens opposé, dans la paralysie des fléchisseurs. M. Duchenne (de Boulogne), qui s'est beaucoup occupé des paralysies locales et des moyens thérapeutiques à leur opposer, remédie d'une manière très-ingénieuse à ce désordre des mouvements, en remplaçant les muscles paralysés par des lanières de caoutchouc qui, d'une part, ramènent le membre dans la position nécessaire au jeu des muscles non paralysés, et qui, d'autre part, graduent l'action de ceux-ci quand ils entrent en jeu.

§ 228.

Différences entre la contraction des muscles striés et celle des muscles lisses. —La contraction musculaire, telle que nous l'avons exposée jusqu'à présent, peut être étudiée surtout dans les muscles de la vie animale (muscles *striés*). Les muscles *lisses*, c'est-à-dire les muscles de l'intestin, de la vessie, de l'utérus, etc., etc., ne présentent pas, à proprement parler, de différences essentielles avec les précédents, en ce qui concerne les phénomènes de la contraction. On peut dire toutefois, d'une manière générale, que ces derniers muscles ne répondent pas, pour la plupart, d'une manière aussi énergique aux divers excitants. Les contractions de quelques-uns d'entre eux ne peuvent être éveillées que par des courants galvaniques très-énergiques. C'est ainsi, par exemple, que les fibres musculaires lisses des vaisseaux, les fibres musculaires répandues dans le derme cutané, celles des canaux excréteurs des glandes, celles des bronches, ne se contractent d'une manière évidente que sous l'influence d'un appareil d'induction d'une certaine puissance.

M. Dubois-Reymond a constaté dans les muscles lisses les mêmes phénomènes électriques que dans les muscles striés, mais ils sont beaucoup moins marqués.

Les muscles lisses, comparés aux muscles striés, présentent encore cette particularité, qu'en général, ils se contractent d'une manière bien plus prononcée, lorsqu'on applique l'excitant directement sur les fibres charnues; tandis que les muscles striés, nous l'avons vu, répondent bien plutôt aux excitations portées sur les nerfs qui les animent.

La contraction des muscles lisses présente encore quelques autres particularités. Tandis que la contraction des muscles striés cesse avec la cause d'excitation, celle des muscles lisses persiste un temps plus ou moins long après que l'excitant a cessé d'agir. La contraction s'établit dans les muscles striés un très-court espace de temps après l'application de l'excitant : il faut souvent plusieurs minutes pour que la contraction des fibres musculaires lisses se manifeste. Enfin, et ce caractère est à peu près général dans toute l'étendue de l'intestin et aussi dans les vaisseaux, la contraction affecte souvent un mode particulier dit *vermiculaire*, c'est-à-dire qu'elle occupe un espace généralement plus étendu que le point excité, et qu'elle s'opère d'une manière successive. Nous avons insisté précédemment sur ces divers points (Voy. *Digestion*, §§ 29, 33, 34 ; *Circulation*, §§ 96, 100).

Les fibres musculaires lisses entourant généralement des canaux membraneux ou des réservoirs, et n'ayant pas de point d'attache au squelette, leur contraction n'est point limitée par la rencontre des parties, et elle est généralement beaucoup plus étendue. C'est ainsi qu'en appliquant les deux pôles d'un appareil d'induction sur l'intestin, on peut diminuer le diamètre du canal de plus de 70 pour 100.

Aux extrémités du tube digestif (œsophage, rectum), qui contiennent des fibres musculaires striées, les caractères précédents sont beaucoup moins tranchés, et les phénomènes de la contraction se rapprochent de ceux de la contraction des muscles extérieurs.

§229.

De la persistance de la contractilité dans les muscles, quelque temps après la mort. — Un muscle séparé du corps de l'animal vivant conserve pendant quelque temps sa contractilité : il peut encore servir aux expériences. On conçoit qu'il en est de même des muscles de l'animal qui vient de périr.

Chez les animaux à sang froid, la contractilité persiste pendant plusieurs jours dans les muscles du corps après la mort, ou dans les muscles des membres après la séparation du tronc. Après quatre, cinq et six jours, il n'est pas rare de trouver des muscles de grenouille qui se contractent encore sous l'influence des courants énergiques d'un appareil d'induction. C'est surtout dans les muscles des membres postérieurs que ces phénomènes s'observent, et principalement quand ces muscles ont été conservés dans un milieu froid et saturé d'humidité, qui s'oppose à leur desséchement.

La contractilité musculaire persiste beaucoup moins longtemps sur l'homme, les mammifères et les oiseaux, c'est-à-dire sur les animaux à sang chaud. Sur l'homme mort en pleine santé, sur les suppliciés, par exemple, on ne peut guère la constater que pendant les dix à douze heures qui suivent la mort, c'est-à-dire jusqu'à l'établissement de la *rigidité* cadavérique [1].

Nysten a fait de nombreuses expériences sur la disparition de la contractilité musculaire. Bien que ses expériences n'aient pas été faites avec les instruments perfectionnés que la physique a mis de nos jours entre les mains des physiologistes, et qu'il assigne généralement un temps trop court à la disparition de la contractilité, cependant l'ordre relatif indiqué par lui pour la cessation de la contractilité dans les divers départements du système musculaire ne manque pas d'intérêt. Chez l'homme, le ventricule gauche perdrait le premier sa contractilité, puis viendrait le tube digestif, puis le ventricule droit, puis les muscles du tronc, puis les muscles des extrémités postérieures, puis ceux des extrémités antérieures, enfin les oreillettes. L'oreillette droite perd sa contractilité après l'oreillette gauche. Cet ordre est à peu près le même chez les mammifères, tels que les chiens et les lapins.

Sur l'homme, d'ailleurs, ainsi que chez les animaux, l'oreillette droite continue à se mouvoir *spontanément* et assez longtemps après la mort. MM. Clark, Ellis et Shaw, ayant ouvert la poitrine d'un pendu une heure

---

[1] A ce moment la contractilité musculaire est plutôt masquée qu'anéantie, et on peut dire qu'elle ne disparait absolument que quand cesse la rigidité cadavérique et que la putréfaction s'établit (Voy. § 230).

et demie après la mort, ont constaté que l'oreillette droite se contractait encore d'une manière rhythmique et régulière 80 fois par minute ; au bout de 2 heures, on pouvait compter encore 40 pulsations plus faibles ; après 3 heures 45 minutes, l'oreillette droite ne battait plus que 5 fois par minute ; au bout de 4 heures 45 minutes, tout mouvement spontané avait disparu [1]. A ce moment, d'ailleurs, le cœur, ainsi que les autres muscles, n'avaient pas perdu leur contractilité sous l'influence des excitants appliqués directe ment sur eux, ou sur les nerfs qui s'y rendent.

La température a une influence marquée sur la contractilité après la mort. Lorsque le corps se refroidit lentement, les muscles interrogés à l'aide des excitants répondent avec plus d'énergie que quand le corps se refroidit brusquement. M. Calliburcès a vu les mouvements péristaltiques de l'intestin (chiens, chats, lapins, cochons d'Inde) devenir plus énergiques, quand il plaçait l'animal (c'était pendant l'hiver) dans un milieu artificiellement échauffé de 19 à 25 degrés. Des intestins, dont les mouvements péristaltiques avaient cessé, se contractèrent de nouveau. Mais une température trop élevée a une influence opposée. Lorsque la température était portée de 35 à 40 degrés, les mouvements péristaltiques cessaient. M. Calliburcès a fait des observations analogues sur les uretères, la vessie, les vaisseaux déférents, l'utérus, les vésicules séminales. M. Panum, en maintenant le cœur des mammifères à une température analogue à celle de l'animal vivant, a vu les contractions spontanées se maintenir plus énergiques ; il en est de même de la contractilité des muscles, elle répond alors plus énergiquement à tous les excitants. Mais cette énergie plus grande ne se manifeste qu'au détriment de la durée ; le cœur cesse alors plus vite de se mouvoir spontanément, et les muscles perdent plus tôt leur contractilité. D'un autre côté, une température basse (5 à 6 degrés) fait cesser très-rapidement les mouvements spontanés du cœur, mais on peut alors, pendant longtemps, les réveiller par l'excitation.

Le milieu extérieur a une certaine influence sur la durée de la contractilité. Lorsqu'on place des cœurs de grenouille dans le vide, les mouvements spontanés durent au plus quelques minutes [2] ; mais la contractilité musculaire n'est pas éteinte. Des muscles de grenouille placés dans le vide (saturé de vapeur d'eau) sont encore contractibles au bout de un, deux et souvent trois jours. L'hydrogène agit à peu près comme le vide. Le gaz acide carbonique, le gaz ammoniac, l'hydrogène sulfuré diminuent

---

[1] M. Panum, sur un lapin qu'il avait abandonné avec le thorax ouvert, a constaté des pulsations *spontanées* et rhythmiques de l'oreillette droite, 10 heures après la mort ; ces pulsations allèrent en s'affaiblissant et disparurent au bout de la 15e heure. M. Vulpian a vu sur un rat des contractions ondulatoires, faibles, irrégulières et *spontanées*, 46 heures après la mort. Il a observé des ondulations convulsives du même genre chez un chien, 93 heures après la mort. L'atmosphère ambiante était froide et humide. Sur un lézard, M. Vulpian a observé, deux jours après la mort (il faisait chaud et le cadavre était en pleine putréfaction), des mouvements rhythmiques à l'origine de la veine cave. Mais ce sont là des faits rares, que nous ne signalons que pour montrer la durée possible de la contractilité après la mort.

[2] Lorsque le cœur est préalablement humecté avec du sang, les mouvements spontanés durent plus longtemps : un quart d'heure à une demi-heure (Arnold).

la durée de la contractilité. Les solutions acides et alcalines, ainsi que l'alcool et l'éther, l'éteignent aussi très-promptement: très-étendues, ces solutions commencent, au contraire, par l'activer. Certains poisons agissent aussi sur la contractilité et l'anéantissent promptement: tels sont les divers venins. L'acide cyanhydrique et les dissolutions des sels de strychnine ne paraissent pas la diminuer d'une manière sensible.

§ 230

Rigidité cadavérique. — La roideur cadavérique consiste en une dureté particulière du tissu charnu du muscle, dureté qui oppose une résistance assez vive aux divers mouvements de flexion qu'on cherche à imprimer aux parties. La rigidité cadavérique est tout à fait indépendante du système nerveux, car elle se manifeste sur des membres depuis longtemps paralysés. Elle s'empare des parties qu'on a séparées du système nerveux central par la section de leurs nerfs; elle se manifeste également sur les animaux auxquels on a enlevé les centres nerveux.

Lorsque la rigidité cadavérique s'empare des muscles privés de vie, elle n'en change aucunement la *situation* au moment où elle apparaît. Elle les saisit, en quelque sorte, dans la position où ils se trouvent. Il n'est point vrai, qu'en ce moment il se manifeste une contraction en vertu de laquelle les fléchisseurs agissent d'une manière active. Si les doigts sont ordinairement fermés sur la paume de la main, si les muscles tiennent fortement appliquée la mâchoire inférieure contre la supérieure, c'est que la rigidité cadavérique a surpris les parties en cet état. Lorsque les animaux meurent, ils étendent fortement les extrémités, l'encolure et la tête, et la roideur cadavérique s'empare du cadavre dans la position qu'il avait au moment où la vie l'a quitté.

La rigidité cadavérique est généralement plus prompte à se manifester dans les temps froids que dans les saisons chaudes, plus prompte lorsque le cadavre est abandonné à l'air, que lorsqu'il est recouvert par les pièces de la literie: ce qui tient vraisemblablement à la rapidité plus ou moins grande du refroidissement. Les parties qui se refroidissent les premières sont aussi celles dans lesquelles la rigidité cadavérique s'établit d'abord. C'est ainsi qu'elle se montre d'abord à l'extrémité des membres, puis à leur racine, puis au tronc. On remarque aussi que la rigidité cadavérique est plus prompte et plus grande après la mort subite qu'après les maladies longues qui ont épuisé les sujets.

La rigidité cadavérique commence après la mort. De même, elle commence dans un muscle séparé de l'animal vivant, aussitôt que cette séparation a eu lieu. Mais les phénomènes qui s'accomplissent dans le sein des muscles et qui doivent amener la rigidité cadavérique, qui n'est que leur expression terminale, ces phénomènes, dis-je, sont lents à se manifester à l'extérieur. Ce n'est guère que cinq ou six heures après la mort, qu'ils commencent à se traduire par un changement marqué dans la souplesse des membres ; et la rigidité cadavérique n'est guère complète que douze à dix heures après la mort.

La rigidité cadavérique ne se produit pas seulement dans les muscles de la vie animale ; elle se montre aussi dans ceux de la vie organique. On peut, en particulier, la constater dans la tunique charnue de l'intestin. La rigidité cadavérique s'empare aussi des muscles des animaux à sang froid ; mais, chez ces animaux, elle survient tard et dure peu. Il est facile de constater le fait sur les grenouilles et les lézards. On a aussi observé les phénomènes de la rigidité, après la mort, chez les mollusques, les insectes et les annélides.

La durée de la rigidité cadavérique est, comme l'époque de son apparition, subordonnée à la température extérieure et au genre de mort. Elle se prolonge jusqu'au moment où la putréfaction s'établit. Elle peut durer douze heures ou plus.

En supprimant l'abord du sang dans les muscles, on peut déterminer sur l'*animal vivant* la rigidité des muscles. Si, à l'exemple de M. Stannius, on lie sur un lapin vivant l'aorte abdominale et l'artère crurale d'un membre, le membre se refroidit et la rigidité commence à apparaître environ trois heures après l'opération : au bout de cinq heures elle est complète. Si on enlève les ligatures et que l'animal survive, on voit la rigidité disparaître au bout d'une heure ou deux.

Mais ce n'est pas, comme le croit M. Stannius, par la mort des éléments nerveux contenus dans le muscle que la rigidité se manifeste. La rigidité est évidemment indépendante des nerfs et gît dans les muscles mêmes. Il suffit d'injecter dans les vaisseaux d'un membre de l'eau de chaux, de la potasse, du vinaigre, de l'eau salpêtrée, du carbonate de potasse, à l'état concentré, pour que le membre devienne rigide *en peu d'instants ;* la température de la solution est indifférente. Ces faits, signalés par M. Kussmaul, ont été complétés par l'expérience suivante. On lie sur une grenouille vivante les vaisseaux du membre postérieur gauche, et on injecte ensuite de l'eau de chaux par l'aorte, près du cœur : la grenouille devient immédiatement rigide ; seul, le membre postérieur du côté gauche reste souple. L'excitation galvanique des nerfs lombaires donne naissance à des contractions dans les muscles du membre postérieur gauche, et non dans l'autre membre postérieur rigide.

Lorsqu'on a fait périr les animaux par le poison, on constate que ceux d'entre les poisons qui agissent sur le système nerveux, ou, en d'autres termes, qui tuent le système nerveux (le curare par exemple), n'influent en rien sur l'apparition et la durée de la rigidité cadavérique. Les poisons, au contraire, qui, sans agir sur l'excitabilité des nerfs, anéantissent la contractilité musculaire (Voy. § 365), amènent une rigidité cadavérique rapide.

M. Brown-Séquard et M. Kay ont constaté que si l'on injecte du sang frais et défibriné dans les vaisseaux d'un membre dans lequel la rigidité

cadavérique est établie (soit sur des animaux qu'on a mis à mort, soit
sur des cadavres de suppliciés), le tissu musculaire du membre reprend
sa souplesse, et l'abord du liquide nourricier ramène le retour de l'état
moléculaire du muscle compatible avec la contractilité fibrillaire. Quand
on reproduit de temps en temps l'injection, on recule de beaucoup le
moment définitif de la perte de la contractilité. La contractilité n'est
donc que dissimulée par la rigidité cadavérique et non pas éteinte. Conséquemment, la rigidité cadavérique n'est point une contraction active,
ni le dernier effort de la contractilité musculaire, comme on l'a dit
souvent. Au reste, la contractilité a complétement disparu quand la roideur cadavérique cesse naturellement, la cessation de la rigidité cadavérique coïncidant avec les premiers phénomènes de la putréfaction dans
le tissu musculaire et avec la décomposition du sang.

Quelques physiologistes ont attribué la rigidité cadavérique à la coagulation dans le sein des muscles de la partie plastique du sang, c'est-à-
dire de la fibrine contenue dans les vaisseaux du muscle (la coagulation
du sang dans les vaisseaux après la mort est infiniment plus lente que
dans le sang d'une saignée).

L'expérience ne confirme pas cette supposition. M. Coze a constaté,
comme l'avait fait précédemment M. Kussmaul, que le chloroforme
injecté dans les vaisseaux amène instantanément la rigidité des muscles
sans qu'on puisse rapporter le phénomène à la coagulation du sang.
M. Kühne débarrasse le système vasculaire d'une grenouille du sang
qu'il contient par un courant d'eau sucrée, jusqu'à ce que les muscles
soient décolorés; il détache les muscles, les soumet à la presse, et en
obtient par expression un liquide trouble, *neutre*, qu'il abandonne à lui-
même. Au bout de six heures ce liquide devient *acide*, et il se forme un
coagulum. Au bout du même temps, il constate que les autres muscles
de l'animal commençaient à être envahis par la rigidité cadavérique;
les muscles rigides étaient devenus *acides*. Ajoutons à ce fait que lorsqu'on plonge un muscle dans l'acide lactique concentré, ce muscle
devient rigide presque immédiatement. On constate pareillement que
sur les membres dans lesquels on fait apparaître la rigidité musculaire
par la ligature des artères, les muscles rigides présentent une acidité
prononcée, qu'ils n'avaient point auparavant[1].

La rigidité cadavérique tient donc à une modification moléculaire qui
s'accomplit dans le tissu musculaire lui-même, ou à une sorte de coagulation ou de durcissement de la fibre charnue, succédant à la suspension
de l'arrivée du sang et de la nutrition musculaire. On peut artificiellement produire cette modification, ainsi que nous l'avons vu, à l'aide
d'un grand nombre de substances.

---

[1] D'après quelques expériences de M. Harless sur les muscles de la grenouille et des
mammifères, il résulte que les températures élevées (45 degrés centigrades) hâtent la
cessation de la contractilité musculaire et l'établissement de la rigidité cadavérique, en
favorisant l'acidification de la masse musculaire, et en déterminant sa solidification.

SECTION III.

Mécanique générale des mouvements de locomotion.

ARTICLE I.

ORGANES PASSIFS DE LA LOCOMOTION.

§ 231.

Du squelette. — Le squelette de l'homme et des animaux vertébrés représente un tout symétrique, qui résulte de l'ensemble des os réunis entre eux par les articulations. Le squelette a la forme et les dimensions du corps, dimensions et forme qu'il détermine en grande partie. La dureté et la rigidité des pièces qui entrent dans la constitution du squelette lui permettent de servir de support, de fournir des enveloppes protectrices aux centres nerveux et vasculaires et aussi aux organes des sens, et surtout d'offrir des points d'attache aux muscles. Les articulations qui relient entre elles les diverses pièces osseuses du squelette donnent à ces pièces une mobilité qui permet ou des positions variées d'équilibre, ou des mouvements, soit partiels, soit d'ensemble, dont l'étendue et la direction sont déterminées par la forme des surfaces osseuses qui se correspondent. Le squelette se divise en tronc et en membres.

La *colonne vertébrale* forme la base du tronc. Elle supporte en haut la tête, et s'engrène solidement en bas dans le bassin, avec lequel elle fait corps. La colonne vertébrale forme un axe à la fois solide et flexible; elle représente une colonne osseuse, composée de vingt-quatre pièces superposées, et percée d'un canal central. Cylindrique en avant, cette colonne présente en arrière une crête saillante, résultant de la série des apophyses épineuses, et, sur les côtés, une série analogue appartenant aux apophyses transverses, série latérale qui, au niveau de la région dorsale, est prolongée sur les côtés et en avant par les côtes. La colonne vertébrale n'est pas rectiligne : convexe en avant à la région cervicale, concave à la région dorsale, et de nouveau convexe à la région lombaire, elle décrit trois courbures de sens successivement contraires.

Les vertèbres reposent les unes sur les autres. Le poids du tronc est supporté par le *corps* des vertèbres, c'est-à-dire par la partie située en avant du canal rachidien. La masse du corps des vertèbres augmente depuis la région cervicale jusqu'à la dernière vertèbre lombaire, où elle est considérable. Les apophyses *articulaires* des vertèbres cervicales, ayant des faces à peu près horizontales, peuvent, il est vrai, concourir aussi à la sustentation des parties situées au-dessus d'elles ; mais il n'en est pas de même des apophyses articulaires de la région dorsale et de la région lombaire, dont les surfaces d'articulation représentent des plans verticaux. Par conséquent, les surfaces articulaires des vertèbres dorsales et lombaires ne peuvent transmettre la charge du poids du corps. Les lames de la vertèbre, qui tendent à s'imbriquer sous l'effort des pressions verticales, les apophyses épineuses et les apophyses transverses ne sont pas non plus disposées pour soutenir la charge du tronc dans la station verticale. Cette charge est donc à peu près exclusivement répartie sur les corps des vertèbres. Il n'est pas exact de dire que *le canal vertébral dont sont creusées les vertèbres augmente la résistance de la colonne dans le sens vertical*, car le canal est en arrière de la colonne de sustentation (c'est-à-dire du corps des vertèbres), et non pas à son centre [1].

Les corps des vertèbres sont séparés les uns des autres par une substance élastique particulière (disques intervertébraux). Dans les mouvements de flexion de la colonne vertébrale et dans les mouvements de redressement (mouvements qui peuvent acquérir une certaine étendue par l'addition des mouvements partiels de chacune des vertèbres), le centre des mouvements partiels correspond à peu près au centre du corps de la vertèbre elle-même, et les disques intervertébraux s'infléchissent tour à tour en sens opposé, en remplissant successivement, en vertu de leur élasticité, les écartements causés par le mouvement en avant ou en arrière du corps de la vertèbre. Après une station prolongée, ou lorsqu'il a supporté de pesants fardeaux sur la tête, l'homme peut perdre 1 ou 2 centimètres de sa taille. Les disques intervertébraux comprimés par le corps des vertèbres, étant élastiques et compressibles, perdent alors chacun une petite portion de leur hauteur verticale : nouvelle preuve que c'est bien le corps de la vertèbre qui constitue la colonne de sustentation et non les apophyses articulaires.

Quel est le rôle mécanique des *courbures* de la colonne vertébrale dans la station? Une colonne élastique, courbée alternativement, offre une résistance à la pression égale au carré du nombre des courbures, plus 1 ; on peut donc dire d'une manière générale que les courbures de la colonne vertébrale ont la propriété d'augmenter sa résistance dans le sens vertical [2]. Mais ce principe ne doit pas être appliqué dans le sens absolu de son énoncé. La colonne vertébrale n'est point formée par une *seule pièce*; elle n'est pas non plus un *ressort* constitué par une substance *homogène* dans tous ses points et *uniformément* élastique. Il est certain qu'en vertu de la composition *fragmentée* de la colonne vertébrale, les courbures de cette colonne ont pour effet de reporter une partie de la

---

[1] Le principe mécanique suivant : *de deux colonnes de même hauteur, et formées d'une même quantité de matière, mais dont l'une est pleine et dont l'autre est creusée d'un canal central, c'est la dernière qui est la plus résistante;* ce principe, dis-je, n'est pas applicable ici. Il l'est seulement aux os longs des membres.

[2] La résistance de la colonne vertébrale, dans le sens vertical, à supposer qu'elle n'eût qu'une seule courbure, serait représentée par $1 \times 1 + 1$, c'est-à-dire 2. Au contraire, la colonne ayant trois courbures, sa résistance dans le même sens devient $3 \times 3 + 1 = 10$ (c'est-à-dire cinq fois plus grande).

charge sur les parties molles, c'est-à-dire sur les divers moyens d'union des vertèbres entre elles.

La colonne vertébrale, articulée avec le sacrum qui lui fait suite, repose à la manière d'un coin entre les os coxaux. Le mode d'articulation du sacrum avec les os coxaux est telle, que le poids de la colonne vertébrale et celui des diverses parties du tronc, groupées autour de cette colonne, ne chargent pas le bassin seulement dans la direction verticale. Une portion de la charge agit dans le sens transversal et se trouve reportée sur les ligaments extrêmement puissants qui réunissent le sacrum aux os coxaux. Le poids des parties supérieures se trouve ainsi réparti *sur les diverses parties du bassin*. Le bassin transmet ce poids sur la tête des fémurs, qui le transmettent au sol par les membres inférieurs.

Les *membres* de l'homme ne sont pas, comme chez les quadrupèdes, disposés tous les quatre pour la station. Les membres inférieurs seuls sont destinés à supporter le poids du corps. Les membres supérieurs, dont les mouvements sont particulièrement en rapport avec le toucher et la préhension des objets, ne restent cependant pas tout à fait étrangers aux divers mouvements de la locomotion. C'est ainsi, par exemple, qu'en s'écartant du corps dans les divers mouvements de la marche et de la course, ils agissent à la manière de balanciers, en concourant à changer le centre de gravité. Quant aux membres inférieurs, sur lesquels est, en définitive, reporté le poids du corps, les divers segments qui composent ces membres, étant très-mobiles, seraient fléchis les uns sur les autres, dans la direction des surfaces articulaires suivant lesquelles ils se regardent, s'ils n'étaient maintenus dans la verticale par les puissances musculaires (Voy. *Station*, § 243).

Les os des membres sont constitués par des colonnes creuses auxquelles on peut appliquer le principe de mécanique dont nous parlions il y a un instant, c'est-à-dire qu'à *égale quantité de matière* ils offrent plus de résistance avec la forme canaliculée qu'avec la forme pleine : ils réunissent ainsi la *force* à la *légèreté*. Les os des membres sont renflés à leurs extrémités, de manière à présenter une surface plus étendue d'implantation aux tendons des muscles; la plupart des puissances musculaires prennent, en effet, leurs points d'attache au voisinage des articulations. Les renflements des os ont encore pour effet de changer la direction suivant laquelle agissent les puissances musculaires. Les renflements des extrémités des os, de même que les diverses éminences ou apophyses, qu'on rencontre plus ou moins développées sur divers points, ont pour effet de faciliter le jeu des puissances musculaires, surtout dans le commencement du mouvement, attendu que les muscles sont généralement disposés presque parallèlement aux leviers qu'ils doivent mouvoir.

§ 232.

Des articulations. — Les articulations des pièces osseuses du squelctte peuvent être divisées en trois groupes principaux : 1° les *synarthroses* ou sutures, dans lesquelles les surfaces osseuses sont solidement *fixées* les unes aux autres (articulations de la voûte crânienne, par exemple) : nous n'avons pas à nous en occuper; 2° les *diarthroses*, constituées par des surfaces articulaires *contiguës*, figurées de manière à se mouler les unes sur les autres et à permettre des mouvements étendus : telles sont les articulations des membres; 3° les *amphiarthroses*, qui participent des deux groupes précédents.

Les articulations par *amphiarthroses* se rencontrent au pied (tarse), à la main (carpe), au tronc (colonne vertébrale et bassin), c'est-à-dire dans les parties qui supportent des chocs ou des pressions; elles ne présentent guère que des mouvements obscurs; elles amortissent les chocs et les pressions en décomposant le mouvement et en le reportant sur les parties ligamenteuses qui unissent les os. A la colonne vertébrale, composée de nombreux segments, les mouvements des pièces osseuses s'additionnent et permettent des courbures d'ensemble, de sens divers, et assez étendues.

Les articulations par *diarthrose* sont parfaitement disposées pour les mouvements de la locomotion; on les rencontre dans les articulations des membres. Les unes présentent une tête à segment de sphère plus ou moins étendu, et ce segment est reçu dans une cavité : ces articulations peuvent exécuter les mouvements les plus divers : mouvements de flexion, d'extension, d'abduction, d'adduction, de circumduction (articulation coxo-fémorale, articulation scapulo-humérale), parfois même de rotation sur l'axe du membre (articulation coxo-fémorale). D'autres présentent un engrènement réciproque des surfaces articulaires, ou des sortes de poulies, et peuvent exécuter des mouvements en deux sens opposés, c'est-à-dire de flexion et d'extension (articulation du coude, du genou, du cou-de-pied, etc.). D'autres présentent des surfaces plus ou moins planes ou légèrement concaves ou convexes, et exécutent seulement des mouvements de glissement, ou de flexion et d'extension bornée, etc.

Les surfaces articulaires sont encroûtées de cartilages. Ces cartilages, compressibles et élastiques dans une certaine mesure, sont des coussinets protecteurs qui, par leur élasticité, modèrent les chocs et les frottements, et résistent aux pressions dans les divers mouvements de la locomotion ou dans l'équilibre de la station. Leur existence est tout à fait indispensable à l'exercice régulier des fonctions locomotrices : ce sont eux, en effet, qui assurent et conservent la *forme* des surfaces articulaires qu'ils recouvrent, et permettent ainsi l'accomplissement régulier des mouvements dévolus à cette espèce d'articulation. En effet, que résulte-t-il de leur disparition? Observons ce qui se passe chez l'homme et surtout chez le cheval, où l'usure des cartilages diarthrodiaux est un résultat presque constant des efforts auxquels il est soumis, efforts souvent disproportionnés avec la résistance normale de ses tissus. Il arrive, quand les cartilages ont disparu, que les *surfaces osseuses*, dépouillées de leur calotte proctectrice, ne peuvent résister aux forces concentrées sur elles; elles obéissent et cèdent promptement aux pressions, qui tendent à les déformer, et qui les déforment bientôt dans des sens variés et dans une plus ou moins grande étendue. Ces déformations apportent bientôt dans la netteté, dans la direction et même dans la possibilité des mouvements, des entraves sans remède.

Les surfaces articulaires sont maintenues dans leurs rapports par des ligaments formés d'un tissu fibreux résistant, qui s'opposent efficacement aux déplacements, et humectées, comme les surfaces de frottement des machines, par un liquide particulier destiné à favoriser les glissements.

§ 233.

Influence de la pression atmosphérique sur les cavités articulaires. — MM. Weber ont démontré, par des expériences ingénieuses, que la pression atmosphérique maintient appliquée la tête du fémur dans la cavité cotyloïde, sans l'intervention des ligaments et des muscles qui entourent cette articulation, et ils ont tiré de cette démonstration des déductions pleines d'intérêt. Voyons d'abord l'expérience ; les conclusions ensuite.

Un cadavre est placé sur une table, de manière que le bassin dépasse le rebord de la table et qu'il ait les jambes pendantes. On fait alors la section circulaire de toutes les parties molles qui entourent l'articulation coxo-fémorale (peau et muscles); puis on coupe la membrane capsulaire de l'articulation. Le membre ne bouge pas, il reste suspendu dans la cavité cotyloïde. Est-il retenu alors par le bourrelet cotyloïdien ou par le ligament rond interarticulrire? Non, car si l'on a pratiqué préalablement un petit trou dans le fond de la cavité cotyloïde par le dedans du bassin, le fémur se dégage immédiatement hors de la cavité. Replacez la tête du fémur dans la cavité cotyloïde, et bouchez avec le doigt introduit dans le bassin le petit trou pratiqué d'avance au fond de la cavité cotyloïde, le membre reste de nouveau suspendu. Enlevez le doigt qui bouche le trou de la cavité cotyloïde, le membre retombe à l'instant. MM. Weber varient encore l'expérience. Ils pratiquent la section des parties molles de la cuisse, au niveau de l'articulation coxo-fémorale, y compris la capsule articulaire, coupent le fémur au-dessous de l'articulation, et suspendent au fragment du fémur, adhérent à l'articulation intacte, un poids de 1 kilogramme ; puis ils font le vide dans une cloche convenablement fixée à l'aide d'un manchon de caoutchouc sur la racine de la cuisse. Aussitôt que l'air est raréfié à un certain degré, la tête du fémur abandonne la cavité cotyloïde.

De là résulte la démonstration évidente que la pression atmosphérique maintient l'adhérence de la tête articulaire du fémur contre la cavité cotyloïde, et qu'elle est suffisante pour maintenir le poids du membre, lorsque ce membre oscille dans l'articulation [1]. D'où il suit que, dans la

---

[1] C'est également en vertu de la pression atmosphérique que deux corps à surfaces planes.

marche, la jambe qui oscille n'est pas *nécessairement* soutenue par la contraction des muscles et qu'elle peut se comporter en ce moment à la manière d'un pendule. On conçoit quel soulagement il en doit résulter pour l'action musculaire, force essentiellement intermittente [1].

La pression atmosphérique n'exerce évidemment un pareil effet sur l'articulation coxo-fémorale que parce que la cavité cotyloïde est, sinon vide d'air, au moins parce que l'excès de pression extérieure est suffisant pour maintenir appliquées les surfaces articulaires et pour que le poids du membre se trouve en entier soutenu.

Le même phénomène a-t-il lieu dans toutes les articulations mobiles? Il est vraisemblable que les surfaces articulaires sont, dans bon nombre d'articulations, appliquées les unes contre les autres, non pas par leurs

polies, humectées de liquide et appliquées hermétiquement au moyen du glissement de l'une sur l'autre, ne peuvent plus être séparés, suivant une traction perpendiculaire aux surfaces, que par un effort énergique.

[1] M. Giraud-Teulon, dans un ouvrage récent sur la mécanique animale, prétend que les expériences de MM. Weber, ayant été faites sur le cadavre, n'ont aucune valeur en ce qui concerne la physiologie de l'homme vivant, et il traite d'*aberrations* et d'*élucubrations inconcevables* les déductions qu'ont tirées de leurs recherches nos célèbres confrères de Munich. M. Giraud-Teulon affirme que dans la cavité cotyloïde il ne peut y avoir, sur le vivant, qu'une infériorité de pression équivalente à quelques millimètres, ou tout au plus à 1 ou 2 centimètres de mercure, infériorité de pression incapable de maintenir la tête du fémur appliquée contre la cavité cotyloïde. Aux expériences des frères Weber qu'oppose M. Giraud-Teulon? Des arguments.

« ... Qu'il en soit ainsi sur le cadavre, dit-il, c'est à merveille... On a alors en présence deux surfaces lisses et gluantes, à une température où la tension des vapeurs est extrêmement faible. Il n'y a rien de surprenant à ce qu'elles se comportent comme nous voyons que le font deux plaques de marbre poli huilées, dont on a appliqué hermétiquement les surfaces, etc... »

Mais il est aisé de répéter les expériences de MM. Weber dans un laboratoire dont l'atmosphère aura été élevée à la température de +37°; or, on constate qu'elles donnent sensiblement les mêmes résultats qu'à la température ordinaire, c'est-à-dire que l'adhérence de la surface du condyle du fémur contre la surface de la cavité cotyloïde de l'os innomé suffit encore pour soutenir le poids du membre garni de toutes ses parties molles. Il est évident que, dans ces conditions, la tension de vapeur de la couche extrêmement mince de synovie interposée entre les surfaces articulaires est exactement la même que sur le vivant.

« Si, dit M. Giraud-Teulon, la tête du fémur était maintenue en rapport avec l'os iliaque par la pression de l'atmosphère et non par la tonicité musculaire, comment s'expliquerait-on que peut marcher un homme affecté de luxation spontanée de la cuisse sur l'os des iles ? » — Mais qui ne sait qu'un homme ainsi désorganisé se sert de son membre avec difficulté et qu'il ne peut supporter un exercice *soutenu* qu'à la condition de se reposer souvent ?

Si, comme le dit M. Giraud-Teulon, la tête du fémur était maintenue dans la cavité cotyloïde. seulement par la tonicité musculaire, la paralysie des muscles de la cuisse, ou la section des nerfs qui les animent devrait être suivie de la sortie de la tête du fémur hors de sa cavité ; ce qui n'est pas.

MM. Weber, et les physiologistes qui ont reconnu l'exactitude des expériences annoncées par eux, n'ont jamais perdu de vue, dans les divers temps de la locomotion, les propriétés passives et actives des muscles (élasticité, tonicité, contractilité). Seulement ils ont fait remarquer que, dans un certain moment de la marche *ordinaire* (quand celle-ci n'est ni accélérée ni retardée par la volonté), l'adhérence physique du fémur contre la cavité cotyloïde était un soulagement puissant pour l'action musculaire, au moment où le membre oscillant quitte le sol pour se porter en avant.

ligaments, qui sont parfois assez lâches, mais par la tonicité musculaire et aussi par la pression atmosphérique extérieure. Lorsqu'on fait *craquer* l'articulation des doigts avec les métacarpes, il faut exercer une traction perpendiculaire, ou saisir le doigt avec l'autre main, et agir par un mouvement de levier qui augmente la puissance. Le craquement indique la séparation des surfaces articulaires, et il faut, pour arriver à ce résultat, déployer une certaine force. Dans les jointures des membres, il arrive aussi que les surfaces articulaires se séparent les unes des autres (jusqu'aux limites compatibles avec la laxité ou avec la faible extensibilité des ligaments), et annoncent leur séparation par un bruit de *craquement*. Ici, la pression atmosphérique vaincue représente une colonne d'air d'une plus grande section; aussi ce résultat ne se produit que dans les efforts violents.

L'adhérence déterminée par la pression atmosphérique entre les surfaces articulaires est un adjuvant puissant des organes actifs de la locomotion, c'est-à-dire des muscles. Le jeu des muscles n'a pas à déplacer et à replacer sans cesse les surfaces articulaires dans les rapports de contact nécessaires aux divers mouvements. On conçoit, d'après cela, que les abaissements un peu considérables de la pression atmosphérique retentissent sur les mouvements de la locomotion et sont accompagnés d'un sentiment de gêne ou de fatigue tout particulier. Ceci demande quelques mots d'explication.

§ 234.

Influence des variations de pression atmosphérique sur les mouvements de locomotion. — Le milieu atmosphérique qui entoure le corps n'agit pas seulement sur l'organisation en vertu de ses propriétés chimiques. L'air est un corps pesant composé de couches superposées de densité successivement décroissante à mesure qu'on s'élève. Tous les corps plongés dans l'atmosphère supportent le poids d'une colonne d'air qui a pour hauteur la hauteur de l'atmosphère et pour base la surface même du corps. L'homme supporte donc un poids considérable; mais ce poids, agissant sur tous les points de la surface du corps, ne le presse pas plus de haut en bas que de bas en haut, pas plus de gauche à droite que de droite à gauche; et si l'homme reste attaché au sol, ce n'est point en vertu de cette pression, mais parce que la *pesanteur* l'y retient.

Le poids de la colonne atmosphérique varie naturellement avec l'*altitude;* ce poids diminue même assez promptement, à mesure qu'on s'élève dans l'atmosphère, à cause de la densité rapidement décroissante de l'air. A une hauteur de 6,000 mètres, hauteur à laquelle les aéronautes sont quelquefois parvenus, la pression atmosphérique est réduite de moitié. Dans diverses contrées du globe habité, l'homme et les animaux se trouvent, par rapport à la pression atmosphérique, dans des conditions assez différentes de celles où nous nous trouvons en France. La ville de Quito, par exemple, est située à 3,000 mètres d'élévation; la petite ville

de Potosi, dans les Cordillères, est élevée de 4,000 mètres au-dessus du
niveau de la mer ; le village de Déba, dans les montagnes du Thibet, se
trouve à une hauteur de 5,000 mètres. Or, dans ces diverses localités, les
fonctions de nutrition, de respiration, de circulation des habitants de la
montagne s'accomplissent comme chez les habitants de la plaine, et ils
ne sont pas moins bien portants. Les plateaux qui entourent ces villes
nourrissent des troupeaux qui ne paraissent point souffrir non plus. L'a-
baissement de la densité de l'air, en ces divers points, correspond cependant à une diminution considérable dans le poids qui presse de toutes
parts sur le corps. En effet, la colonne d'air qui est équivalente à $0^m,76$
de mercure, et qui a pour base la surface du corps, pesant environ 20,000
kilogrammes [1], cette colonne d'air ne pèse plus que 10,000 kilogrammes
à 4,000 ou 5,000 mètres d'élévation ; car, à cette élévation, la pression
barométrique a diminué de près de moitié.

L'homme et les animaux peuvent donc supporter des variations de
pression très-étendues, sans que les fonctions de la vie en souffrent. Il
est vrai que, la densité de l'air étant diminuée, l'air introduit dans le
poumon contient, à chaque inspiration, moins d'oxygène sous le même
volume que dans la plaine ; mais les mouvements de la respiration s'har-
monisent avec ces conditions nouvelles. D'ailleurs, la pression s'exerce
encore *dans tous les sens*, l'air pénètre dans toutes les cavités ouvertes
(voies digestives, voies respiratoires), les gaz du sang se mettent en équilibre de tension avec l'air atmosphérique, et les conditions normales de
l'échange gazeux ne se trouvent pas changées dans les poumons.

Les variations de pression du milieu atmosphérique dans les ascensions
sur les montagnes, ou dans les ascensions aérostatiques, ne sont généralement pas de nature, non plus, à produire d'accidents fâcheux du côté
des fonctions de nutrition. Toutefois, la *rapidité* des ascensions aérostatiques place souvent l'homme *brusquement* dans l'air raréfié ; or, il faut
un certain temps pour que l'équilibre entre les gaz intérieurs et les gaz
extérieurs s'établisse. Lorsque l'ascension a été très-considérable, il se manifeste quelquefois une certaine difficulté de respirer, des étouffements
(par dilatation des gaz intestinaux qui pressent sur les poumons, en refoulant en haut le diaphragme), et des hémorrhagies locales sur les membranes muqueuses (probablement par distension brusque des gaz contenus dans les vaisseaux et par rupture des capillaires). Ces accidents,
passagers, d'ailleurs, ne se présentent pas chez les habitants de la montagne, parce que la tension intérieure des gaz est dans une harmonie ou
dans un équilibre constant avec le milieu habituel, et que durant le temps
qu'il emploie à se transporter de la plaine sur la montagne ou à descendre de la montagne dans la plaine, cet équilibre a le temps de s'établir.

Lorsque, au lieu d'être assis et sans mouvement dans le fond de la

---

[1] Une colonne d'air dont la base est de 1 centimètre carré pèse un peu plus de 1 kilogramme, et l'on peut estimer la surface *développée* du corps à peu près à 15,000 centimètres
carrés.

nacelle d'un aérostat, l'homme s'élève dans l'air, en gravissant *à pied* de très-hautes montagnes, il éprouve, à mesure que la raréfaction de l'air augmente, un sentiment tout particulier. Il lui semble que ses membres sont *plus lourds;* les membres inférieurs, en particulier, deviennent bientôt le siége d'une fatigue qui invite au repos. A peine s'est-il arrêté un instant, que cette fatigue disparaît pour reparaître au bout de peu de temps; et ainsi de suite. Voici, en effet, ce qui arrive : la pression atmosphérique n'est plus suffisante, à elle seule, pour maintenir appliquée la tête du fémur contre la cavité cotyloïde, et faire ainsi équilibre au poids du membre inférieur, l'action musculaire intervient pour maintenir le membre dans ses rapports articulaires. Cette action musculaire inusitée est promptement suivie du besoin de repos des muscles.

L'augmentation de densité de l'air produit des effets inverses. Tous ceux qui se sont soumis à l'influence de l'air comprimé ont été frappés par le sentiment particulier de bien-être qu'on éprouve alors. Les membres semblent *légers*, et les mouvements, plus faciles, paraissent exiger moins de force. Dans ces conditions, non-seulement la pression atmosphérique tient les surfaces articulaires appliquées les unes contre les autres, comme la pression atmosphérique normale ; mais, en outre, les membres et le corps lui-même, plongés dans un milieu dont la densité est augmentée, et perdant en poids le poids du volume d'air qu'ils déplacent [1], sont, par conséquent, relativement plus légers. Les organes que les puissances musculaires ont à mouvoir étant plus légers, offrent une résistance moindre aux déplacements et exigent une énergie moins grande des puissances contractiles.

Cette influence se fait sentir, même pour des différences de pression peu considérables de la colonne barométrique. Dans les abaissements du baromètre, les muscles ayant à mouvoir des organes plus pesants, on dit alors que le temps est *lourd,* quoique en réalité la pression exercée sur la surface du corps par la colonne atmosphérique soit moindre. De même, lorsque le baromètre monte, les mouvements s'exécutent avec une plus grande facilité [2].

---

[1] Tout corps plongé dans un liquide ou dans un gaz perd en poids le poids du volume du liquide ou du gaz qu'il déplace (principe d'Archimède).

[2] M. Vivenot a récemment fait un grand nombre de recherches à l'aide de l'appareil à air comprimé de M. Tabarié. Parmi les phénomènes constatés nous noterons les suivants : Le pouls s'abaisse, au début de l'expérience, d'environ 10 pulsations par minute; s'il battait 75, il ne bat plus que 65. Cette diminution persiste d'une demi-heure à une heure après l'expérience. Les mouvements respiratoires diminuent également et dans la même proportion, c'est-à-dire qu'ils diminuent de 1/7. Là où il y en avait 15, il n'y en a plus que 12. Cette influence se prolonge après l'expérience. La sécrétion urinaire a paru augmentée, l'évaporation cutanée et pulmonaire diminuée.

M. Bucquoy a fait des recherches dans la chambre à air comprimé qui a servi à établir la fondation des piles du pont de Kehl. Ses résultats sont un peu différents des précédents; mais ici le problème se compliquait d'un nouvel élément. La chambre était *close* et l'acide carbonique s'y accumulait.

§ 235.

Du rôle des tissus élastiques. — Parmi les organes passifs de la loco-motion, les tissus élastiques annexés au squelette jouent un rôle des plus importants. Pour peu qu'on examine de profil un homme dans la station verticale, il est évident que le poids des organes placés dans la poitrine et dans l'abdomen l'emporte sur celui des organes placés der-rière cette colonne. D'un côté en effet, sont tous les viscères, de l'autre seulement quelques cuoches musculaires. On peut remarquer, en outre, que le poids des viscères agit (pour entraîner la colonne vertébrale en avant ou pour la fléchir) sur un bras de levier plus considérable que les masses musculaires placées dans les gouttières vertébrales. Celles-ci devraient donc se contracter avec énergie pour lutter contre la *pesanteur*, qui tend sans cesse à entraîner le corps en avant. Les *ligaments jaunes* (ligaments essentiellement élastiques), qui unissent entre elles, en arrière, les lames des vertèbres, concourent donc puissamment au maintien de la station verticale.

L'action musculaire, quelque intense qu'on la suppose, est une force essentiellement intermittente. Tout muscle ne se contracte qu'à la con-dition de se relâcher. Une contraction ne dure pas quelques minutes d'une manière permanente, sans amener bientôt un épuisement et une impuissance absolus. Une force *intermittente*, comme l'est la contraction musculaire, ne peut pas faire équilibre à une force *constante,* comme l'est la pesanteur, mais un ressort élastique (ligaments jaunes) remplit parfaitement cet office, tout en permettant les mouvements les plus variés.

C'est pour la même raison que dans les quadrupèdes, qui n'ont pas, comme l'homme, à lutter contre la pesanteur dans la station bipède, le tissu élastique est concentré à la région cervicale de la colonne vertébrale, sous la forme d'un ligament puissant (ligament cervical), proportionné au poids de la tête qu'il soutient. Le cheval qui tient sa tête haute et presque dans la verticale (et non suivant la ligne horizontale, comme le bœuf, le chien et la plupart des autres quadrupèdes), a, indépendamment du ligament cervical postérieur, une série de ligaments jaunes à la colonne cervicale. Les rongeurs, qui affectent une certaine position assise, et qui rongent penchés en avant, ont des ligaments jaunes à la région lombaire. Les oiseaux, qui ont une partie du corps horizontale et l'autre verticale, ont des ligaments jaunes à cette dernière partie; témoin les échassiers, qui ont une série de ligaments jaunes à la région cervicale.

Le tissu élastique n'est pas seulement annexé aux portions osseuses du squelette, on le trouve aussi dans d'autres parties, où il joue égale-ment le rôle de ressort. C'est ainsi que dans les poumons et dans les ar-tères, il transforme une impulsion intermittente en un mouvement continu de va-et-vient (Voy. §§ 23 et 94).

§ 236.

Des muscles envisagés comme puissance active des mouvements. — Les muscles représentent la force motrice qui, dans la machine humaine, met en mouvement les leviers osseux. Les muscles agissent, pour produire le mouvement, de manières très-diverses. Les fibres qui composent le muscle constituent une multitude de forces partielles, dont le point d'application correspond à l'insertion du tendon qui les termine. Les tendons présentent, en général, un volume beaucoup moins considérable que le muscle lui-même. Tantôt ce tendon est placé dans l'épaisseur de la masse charnue, et reçoit successivement, sur les divers points de sa surface, l'implantation des fibres qui composent le muscle; tantôt le tendon représente une sorte de cône membraneux, qui s'étend sur le corps charnu du muscle, et reçoit l'implantation des fibres sur les divers points de sa surface intérieure. Ces deux dispositions sont généralement inverses aux deux extrémités d'un même muscle. Il en résulte que la longueur des diverses fibres qui entrent dans la composition d'un muscle est la même, puisque d'un côté les fibres charnues superficielles vont *plus loin*, tandis que du côté opposé, elles s'insèrent *plus tôt* sur le tendon. L'égalité de longueur entre les diverses fibres qui entrent dans la constitution d'un muscle montre que la valeur du raccourcissement est sensiblement la même pour chacune d'elles. Cette disposition, toutefois, n'est rigoureusement vraie que pour les muscles dont les fibres charnues ont une direction sensiblement parallèle à celle du tendon, c'est-à-dire parallèle à la direction de la résultante. Dans beaucoup de muscles, la direction des fibres étant loin d'être la même que celle du tendon sur lequel elles s'insèrent, et l'obliquité suivant laquelle elles rencontrent ce tendon n'étant pas la même pour toutes les fibres, l'égalité de longueur des fibres n'existe plus, et la contraction de chacune d'elles n'a plus la même valeur.

L'insertion des fibres charnues sur les leviers osseux, par l'intermédiaire des tendons, est, au point de vue mécanique, un artifice très-ingénieux, en vertu duquel un grand nombre de forces se trouvent fixées à des surfaces relativement très-peu étendues. De cette manière, les diverses forces qui agissent sur les leviers osseux peuvent être concentrées presque entièrement autour des articulations, sans pourtant en augmenter sensiblement le volume. Le groupement des insertions tendineuses autour des articulations, c'est-à-dire aux extrémités mêmes des leviers qu'elles doivent mouvoir, est une des conditions principales du mouvement. Les muscles, avec des insertions rapprochées du centre des mouvements, et pour une diminution peu considérable de leur longueur, peuvent, en effet, déterminer, en se contractant, des mouvements *prompts* et *étendus*.

Les tendons, qui reçoivent l'effort définitif des fibres musculaires, ont une force de résistance considérable et sont à peu près inextensibles.

Les fibres charnues s'insèrent quelquefois aux os par des plans fibreux ou aponévroses d'insertion, qui ne sont, à proprement parler, que des tendons membraneux. Les muscles, terminés par des aponévroses d'insertion, entrent ordinairement dans la constitution des parois mobiles des cavités du tronc (abdomen, par exemple), et ont parfois, à tous les moments de la contraction, leurs insertions attachées à des points fixes; dans ce cas particulier, ils ne font éprouver aux parties où on les rencontre que des mouvements analogues aux mouvements du diaphragme. Ils agissent principalement en effaçant leur convexité et en se rapprochant de la forme plane.

D'autres aponévroses ne font pas partie intégrante des muscles, et jouent cependant, au moment de la contraction musculaire, un rôle des plus importants. Telles sont les aponévroses d'enveloppe des membres et les aponévroses *engaînantes* qui, fixées aux os, forment des *loges* aux muscles, dont l'action est simultanée. Ces gaînes aponévrotiques servent de coulisses de glissement au corps du muscle lui-même, quand il se contracte, et maintiennent la direction de la force pendant la contraction, direction que le mouvement du levier qui est mû tend à faire varier. Les coulisses de glissement des tendons remplissent le même office, et comme toute la force du muscle est concentrée sur la corde tendineuse qui le termine, ces coulisses offrent généralement une résistance considérable (ligaments annulaires du carpe, du tarse, etc.).

La direction définitive suivant laquelle agit un muscle n'est pas toujours celle suivant laquelle le corps charnu agit sur le tendon qui lui fait suite. Ce tendon se dévie souvent de sa direction primitive sur des gouttières osseuses, dans lesquelles il est maintenu par des ligaments, qui transforment ces gouttières en canal. L'action *efficace* du muscle se trouve alors transportée dans la direction de la portion réfléchie du tendon. Le long péronier latéral, qui glisse derrière la malléole externe et s'engage dans la gouttière du cuboïde, pour se porter au bord interne du pied, offre un exemple de ce genre. Le changement de direction est ici très-frappant, mais il se rencontre dans d'autres parties, en beaucoup de points à l'état rudimentaire; ou bien il se manifeste à certains *moments* du mouvement.

§ 237.

De l'intensité d'action des muscles. — La détermination de la force avec laquelle les muscles se contractent n'est pas rigoureusement du ressort de la mécanique; elle ne peut être appréciée que d'une manière approximative, attendu qu'elle dépend de conditions multiples qui ne se prêtent pas au calcul. La force déployée dépend, en effet, et du mode et de la grandeur de l'excitant, et aussi de l'état du système nerveux, lequel conduit au muscle l'incitation motrice. Elle dépend encore du mode d'insertion des fibres charnues sur les tendons; et comme, en réalité, il est à peu près impossible de fixer rigoureusement la direction des fibres, et, par conséquent, la part de chacune d'elles, il en résulte encore que l'analyse mécanique de la puissance comparée des muscles est un problème très-compliqué.

En admettant que chaque faisceau primitif des muscles est doué de la même puissance chez un même individu, pourrait-on évaluer approximativement la force comparative des muscles, en établissant un rapport entre le nombre de leurs faisceaux primitifs ? A supposer que ce dénombrement fût possible, cela ne suffirait pas encore. Nous avons dit précédemment que les muscles perdent en moyenne un tiers ou un quart de leur longueur, au moment de leur raccourcissement maximum. Mais il n'en résulte pas que toute fibre musculaire qui se contracte se raccourcisse de la même quantité. Le raccourcissement est plus grand *d'une manière absolue* dans un muscle à longues fibres que dans un muscle court[1].

Le *nombre* des fibres d'un muscle et la *quantité* du raccourcissement au moment de la contraction représentent les deux éléments dont il faut tenir compte pour déterminer d'une manière comparative la force dont ils sont doués, ou, en d'autres termes, la *quantité de mouvements* qu'ils peuvent imprimer aux leviers sur lesquels ils s'insèrent. Or, la quantité du raccourcissement étant proportionnelle à la longueur (Voy. § 221), il s'ensuit qu'on peut substituer le facteur *longueur* du muscle au facteur *raccourcissement*. De même, le diamètre, ou la *section* d'un muscle, croissant avec le nombre de ses fibres, la section comparée des muscles exprime le rapport proportionnel du nombre de leurs fibres. Il résulte de là que la *section* des muscles, multipliée par leur *longueur*, peut conduire au même résultat. Mais la section d'un muscle multipliée par sa longueur donne le volume du muscle. Le volume comparé des muscles ou leur *poids*, puisqu'ils sont composés d'une même substance, donnent donc sur leur force comparée des notions assez précises. On peut donc dire d'une manière générale que la force d'un muscle est d'autant plus grande que le poids de ce muscle, dégagé autant que possible de tout ce qui n'est pas la fibre charnue, est plus considérable.

Nous ne parlons ici que de la force *comparée* des muscles. Quant à l'appréciation rigoureuse de la force *absolue* de la fibre musculaire, elle est entourée de difficultés à peu près insurmontables. Indépendamment des obstacles signalés plus haut, il faut ajouter, en effet, que sur l'animal vivant, dont toutes les parties sont en place, un muscle qui se contracte pour surmonter une résistance quelconque et pour mouvoir les leviers sur lesquels il se fixe, doit vaincre en même temps la tonicité musculaire de tous les éléments charnus qui lui sont plus ou moins directement opposés, résistance additionnelle difficile à préciser. De plus, dans les divers mouvements du corps, ou dans les efforts appliqués au déplacement ou au soulèvement des poids, les muscles agissent suivant des

---

[1] Un muscle de 20 centimètres, qui perd 5 centimètres en se contractant, diminue plus, *d'une manière absolue*, que le muscle de 10 centimètres qui perd seulement 2 centimètres 1/2.

insertions plus ou moins défavorables sur les leviers osseux, et une assez grande partie de la force déployée se trouve ainsi consommée (Voy. § 238). Il est certain, toutefois, que la force déployée par la contraction musculaire est une force énergique. Dans les efforts violents, la contraction musculaire est assez puissante pour déterminer la rupture des tendons [1]. La contraction musculaire peut même amener la rupture des os, témoin la rupture transversale de la rotule, qui arrive par la seule action musculaire, lorsque le corps, fortement penché en arrière, est brusquement ramené dans la verticale par la contraction du muscle droit antérieur de la cuisse. Ces effets donnent de la puissance maximum des muscles une idée plus saisissante que n'en peuvent fournir les notions tirées de la grandeur des résistances que l'homme peut vaincre.

L'évaluation absolue de la puissance musculaire (ramenée à une unité commune, à celle, par exemple, d'un cylindre de 1 centimètre carré de section) n'est possible qu'avec des muscles ou des fragments de muscles *séparés* de l'animal vivant, et placés dans des conditions convenables. Mais il ne faut pas oublier que, dans les expériences de ce genre, le muscle est sollicité à se contracter sous l'influence de l'irritation mécanique ou galvanique, tandis qu'il est plus que probable que l'excitant naturel (système nerveux) agit sur l'animal vivant avec plus d'énergie. Ce qui ne permet pas non plus d'appliquer absolument à l'animal vivant les résultats obtenus de cette manière, c'est que, ainsi que nous l'allons voir, le raccourcissement *maximum* d'un muscle *isolé* est, la plupart du temps, beaucoup plus considérable que lorsque le muscle est en place. Les muscles, dans leur situation normale, ne diminuent guère que d'un tiers ou d'un quart de leur longueur totale (§ 221). Ils n'obéissent jamais à toute leur rétractilité, même lorsque les mouvements d'extension ou de flexion sont portés au maximum. L'étendue du mouvement est limitée alors, soit par la configuration des surfaces articulaires, soit par la rencontre des parties.

Quoi qu'il en soit, les résultats obtenus par ce procédé d'expérimentation ne manquent pas d'intérêt. Lorsqu'on excite, à l'aide d'une décharge un peu violente (appareil d'induction), un muscle séparé du corps de l'animal vivant (par exemple, la langue d'une grenouille ou un muscle de sa cuisse), après l'avoir suspendu et chargé d'un très-faible poids, on constate qu'il peut se raccourcir de la moitié ou des trois quarts de sa longueur. On constate encore, et ce résultat peut sans doute être appliqué à l'animal vivant, on constate que la grandeur du raccourcissement dépend de la charge ou du poids qu'on suspend à l'extrémité du muscle en expérience. L'appareil employé par M. Weber et M. Valentin dans ces recherches est représenté dans la figure 104. Le muscle en expérience (hyoglosse de la grenouille), figuré en A, est chargé de poids variés B. Les fils métalliques N et P introduisent le courant dans le

---

[1] Il faut, pour rompre le tendon d'Achille, suspendre à son extrémité un poids de 500 à 800 kilogrammes.

muscle. On établit ou on rompt à volonté le circuit, en plongeant ou en retirant du verre m rempli de mercure le fil P′ en communication avec l'un des pôles de l'appareil excitateur. Le fil CC′, qui passe dans une boutonnière pratiquée au muscle, s'élève ou s'abaisse suivant le raccourcissement du muscle, et permet de noter la valeur du raccourcissement en rapportant les excursions du fil à l'échelle graduée R, fixée sur la tige montante de l'appareil.

A l'aide de cet appareil ingénieux, on note que, si le muscle est chargé d'un poids de 2 grammes, il se raccourcit de 23 millimètres, quand on le fait contracter. Si on le charge de 10 grammes,

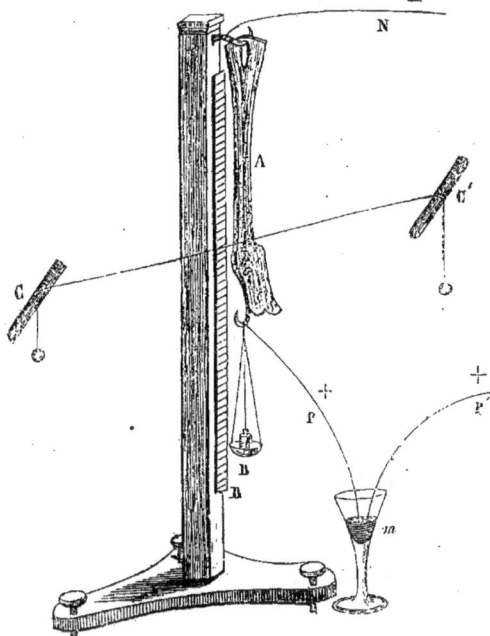

Fig. 104.

il ne se raccourcit que de 18 millimètres. Pour des poids plus grands, le raccourcissement devient de moins en moins marqué. Avec un poids de 25 grammes, il n'est plus que de 1 millimètre. Enfin, quand le muscle est *surchargé* de poids considérables, le raccourcissement devient nul, et il disparaît pour toujours. Il faut remarquer que, dans ces diverses expériences, les charges ajoutées ont, en outre, augmenté chaque fois la longueur absolue du muscle, et que, par conséquent, il faut dégager les expériences des phénomènes d'élasticité, ce qui rend l'analyse des faits observés assez complexe [1].

Les expériences précédentes mettent encore en lumière un fait important. Soit, par exemple, une fibre musculaire de longueur ab (fig. 105) dans son état naturel. On ajoute un certain poids à cette fibre; cette fibre est élastique, elle s'allonge de manière à devenir ac. Si, au moment où l'on excite la contraction par le passage du courant, elle reprend sa

---

[1] D'autant plus complexe, que la loi d'élongation des tissus organiques (des muscles en particulier) n'est pas très-bien connue. L'élasticité musculaire, comme celle de tous les tissus organiques, varie en outre dans des proportions très-étendues, suivant que le tissu est humide ou qu'il se dessèche. Pour faire des expériences comparables, il est nécessaire de les pratiquer dans un milieu saturé d'humidité.

longueur *ab*, la puissance contractile a précisément fait équilibre au poids extenseur. Le poids qu'il faut ajouter au muscle pour arriver à ce résultat est la mesure de ce que M. Weber appelle la *puissance d'équilibre*. La puissance d'équilibre varie nécessairement avec les muscles mis en expérience, car la longueur de distension varie avec la masse musculaire, par chaque centimètre carré de section du muscle. Le poids qui fait équilibre à la puissance contractile est généralement trente fois le poids du muscle en expérience.

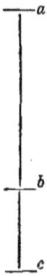

Fig. 105.

De ce qu'un muscle chargé d'un faible poids se raccourcit plus que le même muscle chargé de poids plus considérables, il ne faut cependant pas en inférer que le maximum de force déployée par le muscle qui se contracte correspond toujours au poids le plus faible. Ce maximum dépend aussi de la grandeur de l'allongement amené dans le muscle par le poids tenseur, et il est représenté par le rapport qui existe entre ces deux quantités. Ainsi, par exemple, dans l'expérience citée précédemment, un muscle (hyoglosse de grenouille) chargé de 2 grammes, et ayant une longueur de 33^{mm},8, s'est raccourci de 25^{mm},8, au moment de la contraction. Le même muscle, chargé de 10 grammes, ayant alors une longueur de 40^{mm},4, s'est raccourci de 18^{mm},5. Le même muscle, chargé de 20 grammes, et ayant une longueur de 44^{mm},5, s'est raccourci de 1^{mm},6. Le même muscle, chargé de 30 grammes, et ayant une longueur de 47^{mm},5, ne s'est raccourci que de 0^{mm}, 6. Dans le premier cas, la quantité du travail [1] est représentée par 52; dans le second cas, par 185; dans le troisième, par 32; dans le quatrième, par 30. Il résulte de là que l'effet maximum de la contraction ne correspond ni au poids le plus faible, ni au poids le plus fort, mais, dans l'espèce, au poids moyen de 10 grammes. Ce principe est fertile en applications au travail des moteurs animés [2].

[1] La *quantité de travail* s'obtient en multipliant le poids soulevé (ce sont les poids ajoutés au muscle) par le chemin parcouru (le chemin parcouru, c'est le degré de raccourcissement du muscle). Ainsi, $2 \times 25.8 = 52$; $10 \times 18,5 = 185$; $20 \times 1,6 = 32$; $50 \times 0,6 = 30$.

L'unité dynamique, ou *kilogrammètre*, est représentée par l'élévation d'un corps pesant 1 kilogramme à 1 mètre de hauteur, et, par conséquent, le *grammillimètre* est représenté par l'élévation d'un corps pesant 1 gramme à 1 millimètre de hauteur. On peut donc dire que, dans le premier cas, la *force déployée* par le muscle est de 51,6 grammillimètres; dans le second cas, elle est de 183 grammillimètres; dans le troisième, de 32 grammillimètres; dans le quatrième, de 18 grammillimètres.

[2] M. Volkmann a appelé l'attention sur un point qui n'avait pas suffisamment préoccupé M. Weber, c'est-à-dire sur les effets qui surviennent dans les muscles en expérience, sous l'influence de la *fatigue musculaire*, effets qui introduisent naturellement un élément nouveau dans le problème.

D'un autre côté, M. Volkmann a cherché à apprécier la valeur de l'élasticité et quel rôle elle joue dans les expériences. M. Volkmann n'use pas de l'appareil de M. Weber, représenté fig. 104, mais du tambour enregistreur ou kymographe, et la valeur du raccourcissement du muscle se trouve figurée sur le tambour par un crayon fixé au muscle. Il a procédé, à cet égard, à l'aide de deux méthodes comparatives. Le muscle hyoglosse d'une grenouille, fixé à l'une de ses extrémités, est chargé à l'autre bout d'un

§ 238.

Ce qu'on appelle le déchet musculaire.—Travail utile des muscles. — Lorsqu'un muscle ou un groupe de muscles associés se contractent pour mettre en mouvement les leviers sur lesquels ils s'insèrent, jamais le *résultat produit* n'est égal à la *force dépensée* par le muscle ou par les muscles en action. La différence qui existe entre le résultat produit et la force réelle dépensée par le muscle, cette différence existe dans toute machine, quelle qu'elle soit. Elle est due aux pertes déterminées par les *résistances passives*. Dans toute machine en mouvement, les résistances que doit surmonter la force motrice sont de deux espèces : les unes sont les résistances *utiles*, celles que la machine a pour objet de vaincre ; les autres sont les résistances passives. Jamais une machine n'utilise intégralement toute la force motrice ; en d'autres termes, jamais une machine ne rend, sous forme de travail utile, tout le travail moteur initial. Plus la quantité de travail utile, comparée à une quantité donnée de la force motrice initiale, est grande, plus la machine est parfaite. Il en est absolument de même dans les phénomènes de l'action musculaire : le résultat produit n'est jamais égal à la force déployée par le muscle. La perte due aux *résistances passives* de la machine humaine est généralement désignée, par les physiologistes, sous le nom de *déchet musculaire*.

Le déchet musculaire, ou, ce qui est la même chose, les *résistances passives*, qui absorbent une partie de la puissance développée par les muscles, sont de diverses sortes. La plus générale, celle qui s'étend à tout le système, consiste dans les frottements des surfaces articulaires et dans ceux des tendons sur les coulisses de glissement. Ces frottements sont, d'ailleurs, comme dans nos machines, atténués autant que possible par l'humeur synoviale, qui lubrifie les surfaces au contact.

Une autre cause de déchet musculaire, très-répandue aussi dans le système musculaire, c'est l'insertion plus ou moins oblique des fibres musculaires sur leur tendon commun. Il n'y a dans l'économie qu'un très-petit nombre de muscles à fibres parallèles aux tendons, et parmi les muscles qui se rapprochent le plus de cette disposition, tels que le biceps brachial, le demi-tendineux, etc., il n'y a même rigoureusement que les fibres qui occupent le centre du muscle qui soient parallèles au tendon. Dans un grand nombre de muscles, l'insertion oblique des fibres sur le tendon est très-prononcée, et c'est alors et surtout que cette résistance passive acquiert toute son énergie. On conçoit, en effet, que dans cette disposition, une certaine partie de la force se trouve anéantie par l'ef-

poids de 10 grammes. Tantôt ce poids de 10 grammes fixé au muscle est soutenu par un appui pendant le repos du muscle, à une hauteur équivalente à la longueur naturelle du muscle, tantôt, au contraire, ce poids pèse sur le muscle pendant le moment du repos, c'est-à-dire qu'il détermine d'une manière permanente un certain allongement élastique. Si l'on exerce une excitation d'égale mesure, sur un muscle placé dans ces deux conditions différentes, on constate que la valeur du raccourcissement est plus considérable sur le muscle distendu par le poids, que sur le muscle qui le soulève sans avoir été préalablement allongé.

fort en sens contraire des fibres opposées. La résultante n'est donc jamais égale à la somme des composantes.

Une autre perte de travail est due au mode d'insertion des muscles sur les leviers qu'ils doivent mouvoir. Cette insertion est généralement désavantageuse. La force, en effet, est appliquée, dans la plupart des points, presque parallèlement aux leviers ; aussi, lorsque le muscle se contracte, une grande partie de la force tend à appuyer le levier directement contre son point d'appui dans l'articulation. Il est vrai que les renflements que présentent les extrémités des os, et aussi la présence, sur la continuité des os, d'éminences plus ou moins saillantes, atténuent une partie de ces résistances ; mais elles n'en sont pas moins assez considérables. Les résistances dont nous parlons ne sont pas les mêmes à tous les moments du mouvement. Ainsi, par exemple, dans la flexion de l'avant-bras sur le bras, la direction de la force (biceps), par rapport au levier en mouvement (avant-bras), change à chaque moment et se rapproche de plus en plus de l'angle droit. La perte de travail due au mode d'insertion des tendons sur les os diminue donc à mesure que le mouvement de flexion se prononce, et, vers la fin du mouvement, il y a une plus grande quantité de travail moteur d'utilisée [1]. Nous pourrions multiplier presque à l'infini les exemples de ce genre.

Les diverses pièces solides (os) autour desquelles sont groupées les puissances actives (muscles) ne sont point inflexibles et inextensibles dans le sens rigoureux du mot, d'où il résulte encore une certaine dérivation de force. Il est vrai que, dans les faibles charges qu'ils supportent ordinairement, cette perte peut être négligée.

Dans les divers mouvements de la machine humaine, il y a donc une certaine quantité de force consommée, et la contraction musculaire, lorsqu'elle entre en jeu, n'est pas seulement proportionnée au *travail utile*, elle a pour mesure le *travail résistant*, expression par laquelle on désigne, en mécanique, la somme de toutes les résistances. C'est pour cette raison que les diverses expériences faites sur la puissance de contraction des muscles *isolés* (Voy. § 237) ne sont pas absolument applicables à l'animal vivant ; elles constituent seulement l'un des éléments du problème et non tout le problème. La valeur des résistances passives est d'ailleurs très-difficile à apprécier. Elle l'est dans les machines, et, à plus forte raison, dans l'organisme animal, où les forces composantes (fibres musculaires) se trouvent associées dans des directions presque infinies.

Il peut paraître singulier que dans la machine animale la force ne soit pas ménagée, et qu'une assez grande partie soit dépensée en pure perte. Mais tout étonnement cesse si on réfléchit qu'il y a dans le mouvement quelque chose de plus important que la force elle-même ; ce quelque chose, c'est le *mode* du mouvement, sa *vitesse*, qualités subordonnées, ainsi que nous allons le voir, au genre des leviers osseux, et par consé-

---

[1] Remarquons, d'ailleurs, qu'en même temps aussi la contraction musculaire approche de ses limites et diminue, par conséquent, d'énergie.

quent, à l'agencement des segments dont se composent les membres. La force n'avait pas besoin d'être ménagée, car elle gît dans le volume des muscles (§ 237), et, grâce à la situation des muscles par rapport aux leviers, ce volume peut augmenter sans nuire à l'accomplissement du mouvement.

§ 239.

Force mécanique de l'homme. — La force de l'homme peut être employée de bien des manières. L'homme peut, sans se déplacer, pousser ou tirer avec les mains en des sens divers : lorsqu'il agit dans le sens horizontal ou dans le sens vertical, il peut y joindre une partie du poids de son propre corps ; l'homme peut également pousser ou tirer, en marchant ou en courant ; il peut encore agir seulement par son poids, par exemple, lorsqu'il fait mouvoir les roues à chevilles des carrières.

La grandeur de la force que peut déployer l'homme varie beaucoup, suivant la manière dont elle est appliquée. Le travail de l'homme, ainsi d'ailleurs que la contraction musculaire, est nécessairement intermittent, et il ne peut travailler qu'à la condition de se reposer. Dans le cas contraire, il s'épuise promptement, et le travail ultérieur en souffre d'autant. Lorsque l'homme travaille d'une manière continue, il ne doit exercer à chaque instant qu'une portion de la force maximum dont il est capable. L'expérience seule peut déterminer la grandeur de la force que l'homme doit déployer, et la vitesse avec laquelle doit être mû le point où cette force est appliquée, pour produire le plus de travail possible dans une journée. L'expérience a appris que le maximum de travail que peut fournir l'homme consiste dans l'élévation successive de son corps sur les échelons d'une roue à chevilles. La quantité de travail ainsi produite est équivalente à son propre poids multiplié par la hauteur totale à laquelle son corps aurait été élevé suivant la verticale, pendant tout le cours de la journée. On calcule qu'en agissant ainsi, un homme peut, en huit heures de travail effectif, produire dans la journée un travail équivalent à 260,000 kilogrammètres [1]. Lorsque la force de l'homme est appliquée de toute autre manière, lorsque, par exemple, il met en mouvement des manivelles diverses à l'aide de ses bras, il est rare que la quantité de travail produite dans le même temps s'élève au-dessus de 175,000 à 200,000 kilogrammètres.

L'homme n'applique pas toujours ses forces à un travail soutenu ; il a besoin quelquefois de développer pour un instant une grande quantité de force. Il peut supporter sur ses épaules des charges considérables,

---

[1] Le kilogrammètre, ou *unité dynamique*, est le travail correspondant à l'élévation d'un corps pesant 1 kilogramme à 1 mètre de hauteur. Dans l'exemple que nous avons choisi, l'homme exécute dans sa journée un travail représenté par l'élévation à 1 mètre de hauteur d'un poids de 260,000 kilogrammes ; ou, si l'on veut, un travail représenté par l'élévation à 260,000 mètres de hauteur d'un poids de 1 kilogramme, ou, si l'on veut encore, un travail représenté par l'élévation d'un poids de 65 kilogrammes (le poids de son propre corps) à 4,000 mètres de hauteur.

mais à la condition que l'effort ne sera que d'une courte durée. L'homme produit généralement la force maximum dont il est capable lorsqu'il soulève de terre un poids placé entre les jambes, ou bien, ce qui est la même chose, lorsqu'il exerce de bas en haut une traction sur un appareil dynamométrique fixé au sol. On estime qu'un homme adulte bien constitué fait alors un effort équivalent au soulèvement d'un poids de 150 ou 200 kilogrammes. La femme a généralement une puissance moindre,

§ 240.

De l'effort. — Dans le dernier exemple que nous venons de choisir, comme toutes les fois que la contraction musculaire doit surmonter une résistance même beaucoup moindre, l'homme fait *effort*, c'est-à-dire que le jeu des muscles se trouve favorisé par un phénomène particulier de respiration. L'effort se produit d'ailleurs dans des conditions très-diverses, et avec des intensités variées. L'homme fait effort lorsqu'il veut soulever des fardeaux, pousser ou tirer des corps pesants, transporter son corps d'un point à un autre par le saut, par la course. L'homme fait encore effort pour vomir, pour aller à la garde-robe, pour chanter, pour crier, pour tousser ; la femme pour accoucher, etc.

Lorsque l'effort va se produire, on commence par faire une inspiration profonde, généralement proportionnée au degré de la résistance à vaincre ; puis les muscles expirateurs se contractent à leur tour avec énergie. Mais au moment où ces derniers muscles entrent en action, les lèvres de la glotte se rapprochent par la contraction de leurs muscles constricteurs, et le chemin de l'air se trouve fermé [1]. Les muscles expirateurs, tendant à diminuer les divers diamètres de la poitrine, pressent sur les gaz contenus dans le poumon. La cage thoracique, pressée ainsi entre la résistance élastique des gaz contenus dans les poumons et la puissance active des muscles expirateurs, se trouve solidement fixée, et le tronc fournit un point d'appui solide aux muscles qui doivent se contracter pour surmonter la résistance.

La *fixation* de la cage thoracique, sur laquelle s'insèrent le plus grand nombre des muscles du tronc et une partie des muscles des membres supérieurs, est donc ce qu'il y a de plus essentiel dans le phénomène de l'effort. La fermeture *absolue* de l'ouverture glottique ne s'observe que dans les efforts violents. Des efforts moins énergiques, comme ceux du chant ou de la toux, par exemple, s'opèrent manifestement sans que la glotte soit fermée, et on sait très-bien que l'homme ou les animaux auxquels on a pratiqué l'ouverture de la trachée au-dessous des cordes vocales sont encore capables d'efforts. La fixation de la cage thoracique, après une forte inspiration, est, en effet, possible encore dans une cer-

---

[1] Le rapprochement des lèvres de la glotte s'aperçoit très-bien chez les animaux dont on a découvert la partie supérieure du larynx, et au moment où ils font *effort* pour se dégager des mains de l'expérimentateur.

taine mesure, quand la glotte est ouverte. L'air qui sort des poumons, dans une expiration normale et tranquille, met un certain temps à franchir la voie *étroite* du larynx pour se porter au dehors. Lorsque les muscles expirateurs se contractent *brusquement* et *énergiquement*, la cage thoracique s'applique avec force sur les poumons, et l'air contenu dans ces organes, ne pouvant franchir instantanément le larynx, se trouve comprimé; son ressort élastique augmente momentanément, d'où fixation, momentanée aussi, de la cage thoracique elle-même. Dans ce cas, il est vrai, la fixation est moins solide, et surtout l'effort est moins soutenu que lorsque la glotte est complétement fermée. Le mécanisme de l'effort n'en est pas moins le même. L'animal dont la trachée est ouverte peut, d'ailleurs, suppléer à la durée de l'effort par une succession précipitée d mouvements expiratoires énergiques.

L'effort consiste donc essentiellement dans la contraction énergique des muscles expirateurs et dans l'étroitesse des voies que doit parcourir l'air pour se porter au dehors. Au moment de l'effort, l'air comprimé dans les poumons sort avec bruit par la glotte, toutes les fois que celle-ci n'est pas fermée.

Le moucher et le cracher (§ 133) sont aussi accompagnés d'une sorte d'effort. La contraction énergique des muscles expirateurs augmente le ressort élastique de l'air contenu dans les poumons, et cet air s'échappe avec force, entraînant avec lui les mucosités qui doivent être expulsées. Les voies par lesquelles doit passer l'air pour se porter au dehors sont, d'ailleurs, rétrécies alors, non plus par les lèvres de la glotte, mais plus haut, par le rapprochement préalable des lèvres (cracher), ou par le pincement du nez (moucher); ce rétrécissement augmente d'autant la tension élastique de l'air comprimé par les muscles expirateurs, et par conséquent l'intensité du courant de sortie.

L'effort, étant déterminé par la contraction soutenue des muscles expirateurs, est souvent accompagné de la sortie involontaire des matières contenues dans les réservoirs naturels, et il préside aussi, la plupart du temps, à leur expulsion normale (Voy. §§ 35 et 175). Lorsque l'effort est énergique, il peut survenir des accidents graves, tels que la sortie des viscères en dehors de la cavité abdominale (hernies).

Au moment de l'effort, la circulation pulmonaire est remarquablement gênée. L'air renfermé dans les poumons, étant comprimé, oppose en ce moment, obstacle à l'arrivée du sang dans le réseau capillaire. Celui-ci s'accumule dans le cœur droit, puis dans les veines, et, pour peu que l'effort se prolonge, les veines de la tête, du visage, du cou, des membres supérieurs, se distendent. On peut voir survenir alors des accidents hémorrhagiques du côté du cerveau, chez les individus prédisposés à l'apoplexie. L'air comprimé dans les poumons, au moment de l'effort, détermine parfois aussi la rupture des vésicules pulmonaires (emphysème).

NOTIONS SUR LA COMPOSITION DES FORCES DANS LES MOUVEMENTS DE LOCOMOTION.

§ 241.

Des leviers. — Applications à l'économie animale. — On désigne sous le nom de *levier* une barre inflexible qui peut tourner librement autour d'un point fixe. La position du point fixe ou point d'appui, relativement à celle de la puissance appliquée au levier, et de la résistance qui lui est opposée, est très-variable.

On désigne sous le nom de bras de levier de la puissance la distance qui sépare le point d'appui du point d'application de la puissance. On désigne sous le nom de bras de levier de la résistance la distance qui sépare le point d'appui du point d'application de la résistance. *Pour qu'un levier soit en équilibre, c'est-à-dire pour que la puissance fasse équilibre à la résistance, il faut que ces deux forces soient, entre elles, dans le rapport inverse de leurs bras de levier.*

On distingue en mécanique trois sortes de leviers, d'après la position du point d'appui par rapport à la puissance et à la résistance.

Le levier du *premier genre* (Voy. fig. 106) est celui dans lequel le point

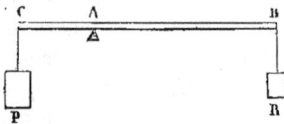

Fig. 106.
LEVIER DU PREMIER GENRE.

d'appui A est placé entre la résistance R appliquée au point B, et la puissance P appliquée au point C. Dans ce levier, le bras de la puissance et AC, est le bras de la résistance est AB. Le point d'appui A peut être placé à égale distance des points B et C, cas dans lequel, le bras de la puissance et celui de la résistance étant égaux, la puissance P et la résistance R doivent être égales pour maintenir le levier dans l'équilibre. Lorsqu'au contraire le point d'appui A est plus rapproché de C, comme sur la figure 106, la puissance P doit l'emporter sur la résistance R pour lui faire équilibre. Si le point d'appui A était plus rapproché de B, ce serait le contraire. En d'autres termes, et d'après le principe posé plus haut, la position d'équilibre est représentée par la proportion suivante: $P : R :: AB : AC$; ou, encore (le produit des extrêmes étant égal au produit des moyens dans toute proportion) $P \times AC = R \times AB$. D'où il résulte que la puissance ou la résistance augmentent à mesure que leurs bras de levier diminuent, et réciproquement.

Le levier du premier genre se rencontre assez fréquemment dans l'économie animale. En ce qui concerne l'homme, on pourrait l'appeler le levier de la station. C'est dans l'équilibre de la station qu'on en trouve les plus nombreux exemples. Lorsque la tête est en équilibre sur la colonne vertébrale dans l'articulation occipito-atloïdienne (Voy. fig. 107), elle représente, en effet, un levier du premier genre, dont le

point d'appui correspond à l'articulation en A. Là résistance est placée sur le bras de levier AB et correspond au poids de la tête R, qui tend à tomber en avant. La puissance qui fait équilibre à la résistance est représentée, sur le bras de levier AC, par les muscles de la région postérieure du cou (le muscle grand droit postérieur de la tête P est seul conservé sur la figure 107). Lorsqu'au lieu d'être immobile sur la colonne vertébrale, la tête s'incline en avant ou en arrière, le levier qu'elle représente ne cesse pas d'être un levier du premier genre. Le point d'appui est toujours dans l'articulation, à condition que le mouvement se passe dans l'articulation de la tête, et que la colonne cervicale tout entière n'y prenne pas part, ce qui est le plus ordinaire; le

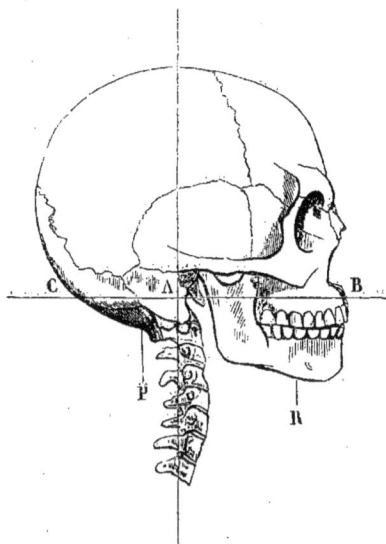

Fig. 107.

point d'appui, dis-je, est toujours dans l'articulation occipito-atloïdienne; seulement, la puissance et la résistance changent réciproquement de position. Dans la flexion en avant, la puissance est dans les muscles antérieurs du cou, et la résistance est représentée par la tonicité des muscles de la région postérieure. Dans la flexion de la tête en arrière, au contraire, la puissance est dans les muscles postérieurs du cou, et la résistance dans le poids de la partie antérieure de la tête et dans la tonicité des muscles antérieurs du cou.

La colonne vertébrale, qui fait corps avec le bassin, et par conséquent le tronc entier, repose aussi sur les têtes des fémurs, suivant le levier du premier genre. Le point d'appui est l'articulation; la puissance et la résistance, qui se font équilibre, sont représentées en avant par l'action des muscles, qui tendent à fléchir le tronc en avant, et en arrière par les muscles fessiers, qui empêchent le bassin d'obéir à l'action des fléchisseurs et de tourner autour de la tête du fémur.

Dans les mouvements des membres, le levier du premier genre est assez rare chez l'homme. Il est très-fréquent chez les animaux, et surtout chez les grands quadrupèdes. On l'observe chez eux dans les *mouvements d'extension* des membres. La puissance correspond aux muscles extenseurs, le point d'appui est à l'articulation, et la résistance est le poids du membre redressé. Le levier osseux représente chez les animaux un levier du premier genre, parce que l'extrémité de l'os sur laquelle vient s'appliquer la puissance d'extension dépasse angulairement le centre du mouvement (c'est-à-dire l'articulation), lorsque le membre est fléchi. Il est vrai que le bras de la puissance est ici assez court, car il n'est mesuré que par la distance comprise entre l'insertion du muscle extenseur et le centre articulaire, c'est-à-dire par une apophyse osseuse de peu d'étendue ; mais cette disposition, c'est-à-dire la brièveté du bras de la puissance par rapport à celui de la résistance, se rencontre presque partout. Elle existe au maximum dans le levier du troisième genre, le plus répandu dans les mouvements des animaux, et elle favorise singulièrement la vitesse du mouvement.

Dans les mouvements d'extension des membres chez l'homme, les extenseurs n'agissent pas, à proprement parler, sur les os à la manière de leviers du premier genre, parce que les saillies osseuses d'insertion sont loin d'être aussi prononcées chez lui que chez la plupart des animaux. Dans l'extension comme dans la flexion, les membres représentent généralement des leviers du troisième genre [1].

Le levier du *second genre* est celui dans lequel la résistance est entre le point d'appui et la puissance ; aussi l'appelle-t-on quelquefois levier inter-résistant (Voy. fig. 108). Dans ce levier, le bras de la puissance est AB : ce bras est mesuré par la distance qui sépare le point B, où est appliquée la puissance P, du point d'appui A. Le bras de la résistance est AC : ce bras est mesuré par la distance qui sépare le point C, où est appliquée la résistance R, du point d'appui A. Il est aisé de voir que, dans

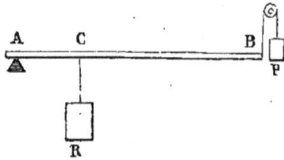

Fig. 108.

LEVIER DU SECOND GENRE.

ce levier, le bras de la puissance est toujours plus grand que celui de la résistance ; car le premier mesure toujours toute la longueur du levier, tandis que l'autre n'en est jamais qu'une fraction plus ou moins grande. Une petite force appliquée à l'extrémité du levier de la puissance peut donc faire équilibre à des résistances considérables ; et la puissance employée peut être d'autant moindre que la différence entre les bras du levier est plus grande. Ce levier est très-rare dans l'économie animale. Il est vrai qu'une petite force peut vaincre à son aide de grandes résistances ; mais ce que ce levier *fait gagner en force, il le fait perdre en vitesse*, et le déplacement de la résistance est toujours moindre que le

---

[1] Cependant, à certains moments du mouvement d'extension des membres, le mode du levier se rapproche beaucoup du levier du premier genre. Ainsi, par exemple, quand l'avant-bras, fortement fléchi sur le bras, est redressé par la contraction du triceps brachial, le cubitus représente un levier du troisième genre, au commencement du mouvement, attendu que l'insertion du triceps à l'olécrane est à ce moment située du même côté du point d'appui (articulation) que la résistance (avant-bras et tonicité des fléchisseurs) ; mais au moment où l'avant-bras ne forme plus qu'un angle droit avec le bras, l'olécrane est un peu en arrière de l'articulation, le bras de la puissance se trouve transporté de l'autre côté du point d'appui, et le levier devient un levier du premier genre. Le bras de la puissance reste toujours très-court, d'ailleurs, relativement à celui de la résistance, et la vitesse du mouvement n'est pas sensiblement modifiée.

chemin parcouru par la puissance. Les organes de la locomotion, au contraire, sont surtout disposés pour faire exécuter à la résistance des mouvements étendus, avec un déplacement assez faible de la puissance, c'est-à-dire avec un faible raccourcissement des muscles.

Le levier du second genre ne se rencontre guère dans la mécanique animale; mais c'est celui dont l'homme se sert le plus fréquemment dans le travail manuel. Cela se conçoit aisément, car, à l'aide de ce levier, il n'a à déployer qu'une force toujours moindre que la résistance qu'il veut vaincre. La plupart de ses instruments de travail peuvent être attachés à ce genre de levier. La brouette, par exemple (Voy. fig. 109), est un levier dont le point d'appui est en A, à l'endroit où la roue touche le sol. La puissance P correspond au point où est appliquée la force musculaire de l'homme qui la soutient: le bras de la puissance est donc mesuré par AP. La résistance R est représentée par le poids des objets placés dans la brouette; le bras

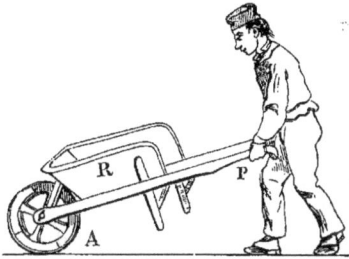

Fig. 109.

de la résistance est donc mesuré par AR. Plus la distance AR sera petite par rapport à la longueur AP, et moins l'homme aura d'efforts à faire; aussi, l'ouvrier a-t-il soin de disposer le chargement dans le fond de la brouette, afin de diminuer, autant que possible, le bras de la résistance AR. Lorsque l'homme cherche à dresser contre le mur une échelle, dont le pied, appuyé à terre, représente le centre des mouvements qu'il lui imprime, il développe un effort bien moindre que s'il *soulevait* l'échelle pour la mettre en place, etc., etc.

Le levier du deuxième genre, où la vitesse est sacrifiée à la force, ne se montre chez l'homme que dans une seule circonstance, c'est lorsqu'il soulève son propre corps, en s'élevant sur la pointe du

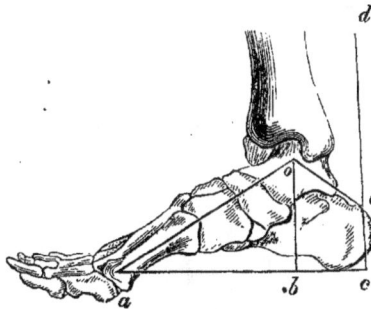

Fig. 110.

pied. Le soulèvement du corps sur la pointe du pied a lieu, dans les mouvements de la marche, chaque fois que le pied se détache du sol. L'homme, pour soulever son propre poids, agit donc suivant le levier qui lui sert à soulever la plupart des corps pesants. Lorsque le corps est soulevé sur la pointe du pied, en effet (Voy. fig. 110), le point d'appui est en *a*, sur le sol, à la jonction des métatarsiens et des phalanges; la puissance *d* (muscles du mollet) est appliquée en *e* (nous pouvons la prolonger jusqu'en *c* dans sa direction). Le bras de la puissance est donc représenté par *ac*. La résistance, c'est le poids du corps soulevé, lequel poids fait effort sur le sol dans la direction du tibia, c'est-à-dire suivant la perpendiculaire *ob* : *b* est donc le point d'application de la résistance, et *ab* est le bras du levier de la résistance. Or, le bras de la puissance *ac* étant plus long que le bras de la résistance *ab*, la puissance déployée par les muscles du mollet pour soulever le corps est inférieure au poids du corps lui-même.

Le levier du *troisième genre* (Voy. fig. 111) est celui dans lequel la puissance est placée entre le point d'appui et la résistance. On l'appelle quelquefois levier inter-puissant. Dans ce levier, le bras de la résistance mesure la distance qui sépare le point d'appui A du point B, où est appliquée la résistance R. Le bras de la puissance mesure la distance qui

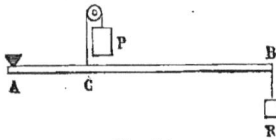

Fig. 111.

LEVIER DU TROISIÈME GENRE.

sépare le point d'appui A du point C, où est appliquée la puissance P. Dans ce levier, ainsi qu'on peut le voir, le bras de la résistance est toujours plus long que le bras de la puissance, d'où il résulte que la puissance doit toujours être plus grande que la résistance pour lui faire équilibre. La puissance appliquée en C étant représentée dans les leviers de l'économie animale par la contraction musculaire, l'intensité de la contraction doit donc être toujours plus considérable que la résistance à vaincre. Mais, par compensation, dans tous les mouvements du levier, le chemin parcouru par le point B est plus grand que le chemin parcouru par le point C. Aussi, *ce qui est perdu en force est gagné en vitesse;* et c'est là ce qui importe surtout dans les mouvements de l'animal.

Le levier du troisième genre est, de beaucoup, le plus répandu dans l'économie; c'est le levier par excellence de la locomotion; on le trouve dans la plupart des mouvements partiels ou d'ensemble, et particulière-

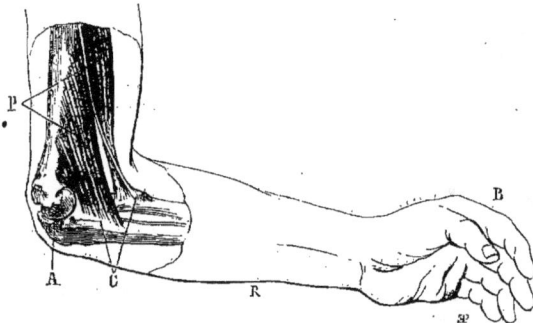

Fig. 112.

ment dans les mouvements de flexion. En voici quelques exemples. Dans la flexion de l'avant-bras sur le bras (Voy. fig. 112), le point d'appui est dans l'articulation du coude A. La puissance P (muscles fléchisseurs, biceps et brachial antérieur) est appliquée au point C. Le bras de la puissance est donc mesuré par la distance qui sépare le point A du point C. La résistance est représentée par le poids de l'avant-bras. Le poids de l'avant-bras et de la main a sa résultante ou son centre de gravité vers la partie moyenne, en R. Le point d'application de la résistance correspond donc au point R, et le bras de la résistance est mesuré par la distance qui sépare le point d'appui A du point R. On conçoit que la longueur du bras de la résistance augmente quand la main soulève en même temps des corps pesants, parce que le centre de gravité de l'avant-bras se trouve transporté du côté de B. Le bras de la résistance AR est toujours plus long que le bras de la puissance AC; d'où il résulte que le point R et le point B décrivent, autour du point A comme centre, des arcs de cercle beaucoup plus étendus que le point C; d'où il résulte encore que, pour un faible raccourcissement du muscle P, la main éprouve un mouvement très-étendu.

Ce que nous devons dire pour la flexion de l'avant-bras sur le bras, nous pouvons le répéter pour la flexion de la jambe sur la cuisse (Voy. fig. 113). Dans ce mouvement, le point d'appui est dans l'articulation du genou A. La puissance P (représentée sur la figure par les muscles cou-

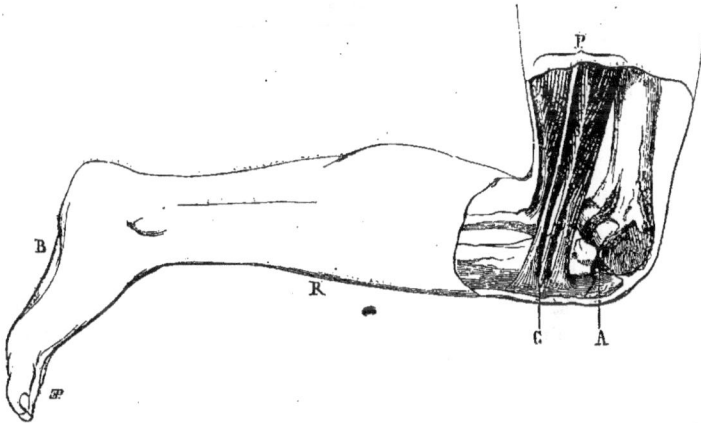

Fig. 113.

turier, droit interne, demi-tendineux et biceps sural), est appliquée en C. Le bras de la puissance est donc AC. La résistance est représentée par le poids de la jambe soulevée, et le bras de la résistance est mesuré par la distance qui sépare le point A du point R. De plus, on voit aussi que quand le point C, attiré par la contraction des muscles, décrit un petit arc de cercle autour du point A comme centre, le pied B, placé à l'extrémité du levier de la résistance, décrit un arc de cercle beaucoup plus étendu autour du même point A.

Dans la plupart des mouvements d'extension, les membres de l'homme se comportent aussi comme des leviers du troisième genre. Lorsqu'en effet le droit antérieur de la cuisse (continué par l'intermédiaire de la rotule et des ligaments de la rotule jusqu'à la tubérosité du tibia) se contracte pour redresser la jambe, la puissance contractile agit sur son tendon suivant la direction réfléchie du ligament rotulien ; le point d'application de la puissance se trouve à la tubérosité du tibia, le point d'appui du mouvement se trouve dans l'articulation, et la résistance est encore à la jambe. Cette résistance est tantôt le poids de la jambe elle-même, comme quand nous sommes assis les jambes *pendantes* et que nous les étendons sur les cuisses ; tantôt, au contraire, la résistance est représentée par les muscles postérieurs de la jambe, qui luttent contre l'extension.

En résumé, que les mouvements s'accomplissent suivant le levier du premier genre ou suivant celui du troisième genre, ce qu'il y a de plus remarquable et de plus général, dans les mouvements des leviers osseux de l'homme ou des animaux, c'est la longueur du bras de la résistance, comparé à la brièveté du bras de la puissance.

Remarquons encore que la *direction* suivant laquelle la puissance agit sur le bras de levier doit être prise en grande considération dans le mouvement. Quand la direction de la force est perpendiculaire au levier qu'elle doit mouvoir, elle est le plus favorablement disposée : à mesure que sa direction devient plus oblique par rapport au bras de levier, l'effet produit diminuant de plus en plus, la puissance doit augmenter de plus en plus pour continuer à faire équilibre à la résistance. Soit, par exemple, un levier ABC (Voy. fig. 114), dont le centre du mouvement est en A. La

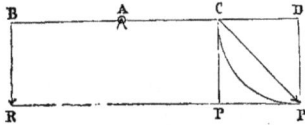

Fig. 114.

force P, appliquée perpendiculairement au point C, fait équilibre à la résistance R, appliquée au point B ; mais si la puissance P est détournée de la perpendiculaire, si elle agit dans la direction CP′, elle ne fera plus équilibre à la résistance R, ou bien il faudra, pour maintenir l'équilibre, qu'elle augmente d'intensité. A mesure que la force CP se rapprochera de CD, la plus grande partie de l'effort qu'elle exerce sera détruite dans le point d'appui ; et enfin, si elle agissait suivant CD, toute la force serait consommée en A.

Or, pour peu qu'on réfléchisse aux mouvements de flexion ou d'extension des membres, on s'aperçoit que la puissance musculaire n'agit suivant la perpendiculaire aux leviers qui doivent être mus que dans certains moments du mouvement. Lorsque commence la flexion de l'avant-bras sur le bras, la puissance musculaire représentée par le biceps est loin d'être perpendiculaire au radius ; elle est, au contraire, très-oblique. Elle ne lui devient perpendiculaire que plus tard. Dans les mouvements de flexion, le mouvement est, en général, d'autant plus favorisé que les muscles arrivent vers leur limite de contraction. Dans les mouvements d'extension, la puissance agit, pendant toute la durée du mouvement, suivant une direction oblique, voisine de la parallèle au levier. Voilà pourquoi, sans doute, la force des extenseurs l'emporte sur celle des fléchisseurs. Le poids des premiers, comparé à celui des seconds, est, en effet, comme 11 : 5. Leur force *absolue* est donc le double de celle des fléchisseurs (Voy. § 237).

Nous avons vu précédemment que les extrémités renflées des os ont pour effet de diminuer l'obliquité de la puissance sur les leviers. Ce serait, par conséquent, se faire une fausse idée de la direction *réelle* de la puissance musculaire par rapport aux os qu'elle met en mouvement, que de l'apprécier suivant la direction du *corps charnu* des muscles. Le tendon d'insertion, alors même qu'il ne décrit autour du renflement articulaire qu'un arc de cercle de peu d'étendue, change la direction définitive de la puissance, au point d'application, d'une quantité bien plus grande qu'on ne serait tenté de le penser au premier abord.

§ 242.

Centre de gravité du corps humain. — La pesanteur agit verticalement de haut en bas sur tous les corps ; en d'autres termes, tous les corps sont pesants. Les poids des différentes molécules, dont l'ensemble constitue les corps, représentent donc autant de forces agissant suivant la verticale. Les forces sont sensiblement parallèles les unes aux autres, et ont en conséquence une *résultante* commune. Le point du corps qui résume toutes ces forces différentes, ou, autrement dit, le point d'application de la résultante, se nomme le *centre de gravité* de ce corps. Tout corps soutenu par son centre de gravité est nécessairement en équilibre.

Lorsque le corps repose sur une surface ou sur un plan, il est en équilibre toutes les fois que la verticale qui passe par son centre de gravité tombe perpendiculairement sur sa *base de sustentation.*

L'homme n'est en équilibre qu'autant que la verticale qui passe par son centre de gravité tombe dans la base de sustentation représentée par les pieds, ou dans le parallélogramme construit aux limites de ses pieds, lorsque ceux-ci sont écartés.

Le centre de gravité de l'homme doit être pris en grande considération dans la station et dans les mouvements de la locomotion : de sa position, en effet, résulte l'équilibre ou la chute du corps.

La détermination expérimentale du centre de gravité n'offre pas de sérieuses difficultés. Si nous partageons le corps de l'homme (supposé debout) par un plan idéal perpendiculaire, qui le divise en deux parties égales, l'une droite, l'autre gauche, nous pouvons admettre que chacune de ces parties a sensiblement le même poids. Le centre de gravité du corps humain occupe donc ce plan. Si maintenant, ainsi que l'a fait Borelli, on place l'homme sur une surface horizontale mobile, à la manière d'une balance (Voy. fig. 115), on constate que le corps se maintient en équilibre lorsque le plan vertical qui passe par le point d'appui de l'appareil divise en même temps la dernière vertèbre lombaire, à peu près par sa partie moyenne. Il en résulte que le centre de gravité du corps est situé à la rencontre du plan vertical qui partage en deux le corps, et du plan horizontal qui partage la dernière vertèbre lombaire. De plus, comme le tronc est en équilibre sur les têtes des fémurs, le centre de gravité se trouve aussi sur le plan qui coupe verticalement le bassin, en passant par

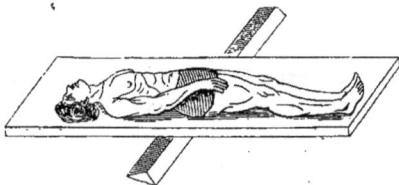

Fig. 115.

l'axe de rotation du bassin sur les têtes des fémurs. Le centre de gravité est donc déterminé par le point de rencontre de ces trois plans [1]; il correspond en un point idéalement placé dans l'*aire intérieure* du bassin, en C (Voy. fig. 116). Ce point est situé à 1 centimètre environ au-dessus d'un plan horizontal qui passerait par le promontoire (c'est-à-dire par l'angle saillant formé par l'articulation de la dernière vertèbre lombaire avec le sacrum) [2].

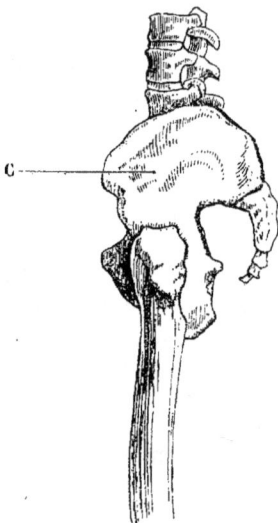

C

Fig. 116.

SECTION IV.

Des attitudes et des mouvements de locomotion en particulier.

ARTICLE I.

DE LA STATION.

§ 243.

Station verticale. — L'état de mouvement éveille dans la pensée l'idée d'une force en action, comme l'état d'immobilité est généralement synonyme pour nous d'inactivité. Dans l'immobilité, il y a cependant, la plupart du temps, des forces qui entrent en jeu ; seulement, ces forces, agissant dans des sens opposés, se balancent et se font équilibre. Lorsqu'on envisage un homme qui se tient debout sur les deux pieds, le

---

[1] Le centre de gravité est donc le point de rencontre du plan perpendiculaire antéro-postérieur, plan partageant le corps en deux moitiés symétriques, du plan latéral perpendiculaire passant par l'axe qui réunit les têtes des fémurs, et du plan horizontal déterminé par expérience.

[2] Le centre de gravité du corps de la femme est placé un peu plus bas que chez l'homme, à cause de la prédominance chez elle du bassin et des cuisses. Si nous supposons le corps de l'homme partagé en 1,000 parties égales, le centre de gravité se trouve à la 415e partie à partir du sommet de la tête, c'est celui dont nous venons de déterminer la position. Si nous supposons le corps de la femme également partagé en 1,000 parties, le centre de gravité correspond chez elle à la 440e partie à partir du sommet de la tête.

corps est à l'état d'*équilibre*, mais les puissances musculaires ne sont pas inactives; elles agissent dans des sens divers, et se balancent réciproquement pour maintenir le corps dans la verticale. Le corps de l'homme et celui des animaux n'est, à proprement parler, à l'état de repos, que lorsqu'il est étendu sur le sol ou sur des corps plans, obéissant ainsi librement aux lois de la pesanteur.

La condition essentielle pour que l'équilibre de la station soit possible, c'est que la ligne qui passe par le centre de gravité du corps tombe sur la base de sustentation. La verticale menée du centre de gravité du corps à la base de sustentation peut, d'ailleurs, rencontrer celle-ci sur des points divers de son étendue, en sorte que le tronc peut s'incliner à droite, à gauche, en arrière, en avant, d'une certaine quantité, sans que l'équilibre de la station soit détruit. Lorsqu'au lieu d'être rapprochés, les pieds sont écartés l'un de l'autre, la base de sustentation, étant élargie de tout l'écartement des pieds, permet au tronc des inclinaisons beaucoup plus étendues, dans le sens de l'écartement des pieds. Lorsque, par exemple, les pieds sont écartés latéralement, le tronc peut se balancer à droite et à gauche, transportant alternativement la charge sur chacune des limites de cette base, limites correspondantes à l'appui des pieds. Lorsque les pieds sont écartés en avant et en arrière, le tronc peut se déplacer dans le sens antéro-postérieur, etc.

Lorsque l'homme ajoute à son propre poids des poids étrangers, lorsqu'il porte, par exemple, des fardeaux, il est obligé de prendre certaines attitudes caractéristiques, pour que le centre de gravité de son corps, calculé avec le poids additionnel, soit toujours dans la verticale qui passe par la base de sustentation. C'est ainsi que l'homme qui porte une charge de bois ou toute autre sur ses épaules incline le tronc en avant, de manière à faire équilibre, par le poids du tronc[1], au poids qui tend à transporter le centre de gravité en arrière, et à maintenir ce centre dans la verticale qui passe par les pieds. Supposons, par exemple, que le centre de gravité de la charge qu'il porte sur ses épaules passe par la verticale B (Voy. fig. 117), et que cette charge égale 40 kilogrammes; il faut, pour que l'équilibre de la station se maintienne, que le poids du tronc, que l'homme projette instinctivement en avant pour ne pas tomber, il faut, dis-je, que la résultante du poids du tronc tombe sur le sol de l'autre côté du point d'appui, en A, par exemple. La position sera la moins fatigante et la plus assurée, lorsque le déplacement du tronc de l'autre côté du point d'appui fera précisément équilibre au poids additionnel. Si nous supposons que le tronc pèse 40 kilogrammes (comme la charge elle-même), la verticale B, qui passe par le centre de gravité de la *charge*, et la verticale A, qui passe par le centre de gravité du *tronc*, devront tom-

---

[1] Le poids du tronc (séparé des membres) est d'environ 40 kilogrammes. Le centre de gravité du tronc (supposé détaché des membres inférieurs) correspond, dans la poitrine, à un point placé dans le plan qui couperait la poitrine au niveau de l'appendice xiphoïde. Il ne faut pas confondre le centre de gravité du *tronc* avec celui du *corps entier*.

ber à égale distance du point d'appui placé sur la verticale C. L'homme
représente tout à fait, en ce moment, un levier du premier genre. Le
poids de la charge B et le poids du tronc A se font mutuellement équilibre sur le point d'appui des pieds. En d'autres termes, le centre de
gravité définitif (représentant la composition de B et de A) se trouve
sur la verticale C qui passe par l'appui des pieds.

Lorsqu'au lieu d'être supportée en arrière, la charge se trouve appliquée en avant, dans un éventaire, par exemple, le corps prend une attitude opposée (Voy. fig. 117). Le tronc se renverse en arrière, de manière
à faire équilibre au poids additionnel.

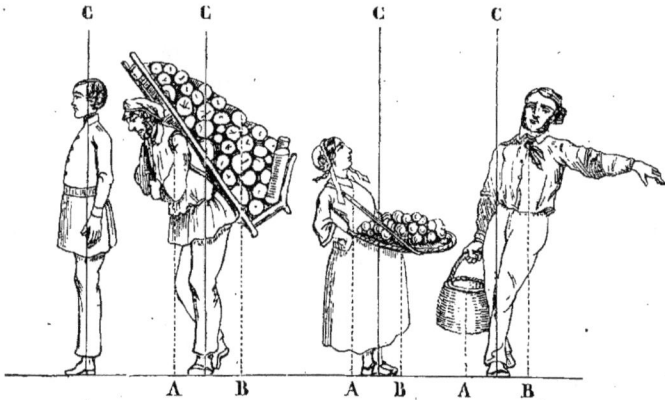

Fig. 117.

L'homme qui porte un fardeau à la main se renverse de côté, pour la
même raison (Voy. fig. 117). De plus, lorsque le poids qu'il porte est
lourd, il tient généralement soulevé et étendu le bras du côté opposé. En
agissant ainsi, il augmente la longueur du bras de levier situé du côté où
il s'incline, et il n'a pas besoin d'incliner autant le tronc pour faire équilibre au poids soulevé[1]. Dans les divers mouvements de locomotion, les
bras ne restent pas inactifs et agissent d'une manière analogue par leurs
déplacements.

Mécanisme de la station. — Lorsque l'homme est immobile et dans la
station verticale proprement dite, la tête repose sur l'articulation occipito-atloïdienne, et représente un levier du premier genre, dont le point
d'appui est dans l'articulation. Comme la tête a une faible tendance à
tomber en avant, en raison de son poids, les muscles postérieurs du cou
représentent la puissance, et le poids de la tête placée à l'autre extrémité du levier représente la résistance à laquelle ces muscles font équilibre. Il est vrai que cette résistance est très-peu considérable, car la tête
est presque en équilibre. Ordinairement, d'ailleurs, la tête n'est pas par-

---

[1] Le soulèvement du bras tend, en effet, à augmenter le bras de levier et à reporter
ainsi le centre de gravité du tronc plus loin de la verticale C.

faitement droite sur la colonne vertébrale ; elle est légèrement inclinée en avant, et sa flexion est limitée par la résistance des ligaments jaunes placés entre les vertèbres cervicales. La résistance de ces ligaments à la distension fait en partie équilibre au poids de la tête, et celle-ci se trouve ainsi soutenue par une contraction-musculaire très-légère.

La colonne vertébrale, solidement fixée dans le bassin, transmet à cette partie le poids des parties groupées autour d'elle. Les vertèbres, d'ailleurs, reposent les unes sur les autres, comme des leviers du premier genre dont le point d'appui correspond au corps de la vertèbre, dont la puissance est représentée par les muscles des gouttières vertébrales, et dont la résistance est représentée par le poids des organes contenus dans les cavités pectorale et abdominale. Le bras de la résistance étant très-grand relativement au bras de la puissance, qui est très-court, les muscles postérieurs du tronc auraient besoin d'être dans une contraction énergique et permanente, pour empêcher le tronc de s'incliner en avant, si les ligaments jaunes de la colonne vertébrale ne luttaient efficacement contre cette inclinaison. La contraction des muscles postérieurs du tronc est donc à peu près nulle dans la station verticale, alors surtout que le tronc, un peu incliné en avant, fait effort sur les ligaments jaunes distendus.

L'action musculaire est plus directement en jeu dans les membres pour maintenir la direction verticale du corps. En effet, par l'intermédiaire du bassin, avec lequel la colonne vertébrale fait corps, le poids du tronc repose sur les membres inférieurs, et ceux-ci, composés de segments mobiles les uns sur les autres, ont une tendance naturelle à se fléchir dans leurs articulations.

Lorsqu'on cherche à placer un cadavre dans la situation verticale, le tronc peut être maintenu dans cette position à peu près sans secours étranger, tandis que les membres se dérobent, pour ainsi dire, sous la charge du corps. C'est aussi ce qui arrive lorsque l'homme perd connaissance, c'est-à-dire lorsque la contraction musculaire fait défaut.

Le poids du corps repose sur les têtes des fémurs ; or, pour empêcher que le tronc ne tourne en avant ou en arrière, autour de l'axe fictif qui passe horizontalement par les têtes des fémurs, il faut que les puissances et les résistances qui se fixent sur le bassin et sur la cuisse, tant en arrière qu'en avant, soient dans un état de tension ou d'équilibration continuelle. Le bassin repose donc sur les têtes des fémurs, suivant un levier du premier genre, dont le point d'appui est dans l'articulation, et dont la résistance et la puissance, qui se font équilibre, sont représentées par les muscles qui vont du bassin à la cuisse, soit en avant, soit en arrière. La disposition de la capsule articulaire de l'articulation coxo-fémorale est telle, que le mouvement de flexion du corps en avant, sur la cuisse, a une tendance naturelle à s'exercer, et ce mouvement peut s'opérer en ce sens dans une grande étendue. Aussi, les muscles placés à l'arrière, et destinés à empêcher le bassin de tourner en avant sur les têtes des fémurs, sont très-puissants : ce sont les muscles fessiers. Quant aux mus-

cles placés en avant de l'articulation, ils n'ont, en général, presque rien
à faire dans la station verticale, surtout lorsque le corps est largement
porté en arrière, lorsqu'il est *cambré*, comme on dit. En effet, la capsule d'articulation présente en avant un faisceau fibreux de renforcement qui bride la tête du fémur, lorsque l'extension de la cuisse sur le
bassin est portée à un certain degré, et qui limite alors le mouvement.
L'effort modérateur placé en avant du levier est remplacé par la résistance des ligaments articulaires.

Le fémur transmet le poids du corps sur l'extrémité supérieure du
tibia. Ici encore nous avons affaire à un levier du premier genre, dont
les bras de levier sont très-courts. Le point d'appui est dans l'articulation. La puissance est représentée par les muscles extenseurs de la jambe
sur la cuisse (droit antérieur de la cuisse en particulier), lesquels s'opposent à la flexion du genou. Si l'articulation du genou était une articulation mobile en tous sens, la résistance correspondrait aux muscles
fléchisseurs de la jambe sur la cuisse, qu'on pourrait regarder comme
les puissances modératrices appliquées en arrière, à l'autre extrémité
du bras de levier; mais le jeu de ces muscles n'est pas nécessaire quand
la jambe est tout à fait étendue sur la cuisse, c'est-à-dire quand le membre inférieur est bien vertical; l'effort modérateur ou résistant est représenté en ce moment par les ligaments postérieurs et les ligaments
croisés de l'articulation du genou, lesquels ne permettent pas le renversement de la jambe sur la cuisse en avant.

Le tibia repose enfin sur l'astragale, encore suivant un levier du premier genre, dont la résistance et la puissance, qui se font équilibre, sont
figurées par les muscles extenseurs et fléchisseurs du pied sur la jambe.
Dans cette articulation, le mouvement n'est point borné en avant ni en
arrière par des ligaments résistants. La contraction musculaire peut donc
seule assurer la station. De plus, le corps, pour rendre son équilibre
plus stable et pour ne pas reposer tout entier sur la projection verticale
du tibia, c'est-à-dire sur le talon, mais pour répartir également son
poids sur toute l'étendue de la base de sustentation; le corps, dis-je,
s'incline légèrement sur l'articulation tibio-astragalienne, pour reporter
en avant la projection verticale du centre de gravité, d'où il suit que le
corps a une certaine tendance à tomber en avant, et que les muscles qui
s'opposent à ce mouvement, c'est-à-dire les muscles du mollet, sont dans
un état de tension permanente. La saillie du calcanéum en arrière accroît
d'ailleurs leur énergie, en augmentant la longueur du bras de levier sur
lequel ils agissent.

Le pied, enfin, transmet au sol le poids du corps, non pas par tous les
points de sa surface inférieure, mais par le talon, par l'extrémité des métatarsiens et aussi par son bord externe. La charge du corps est ainsi
transmise au sol par une sorte de voûte, composée d'os qui peuvent éprouver les uns sur les autres de légers mouvements. La voûte du pied est
composée d'os (tarse et métatarse) multiples, reliés ensemble par des li-

gaments puissants. La charge du corps, qui tend à écraser la voûte du pied, se trouve donc décomposée dans des articulations nombreuses, et reportée en partie sur les ligaments qui unissent les pièces osseuses : d'où résulte pour le pied une souplesse et une élasticité, destinées surtout à amortir les chocs de la marche et de la course.

En résumé, la station exige la contraction active des muscles, et particulièrement des muscles des membres ; c'est pour cette raison qu'elle est fatigante à la longue. Lorsque l'homme reste longtemps debout, il prend en général ce qu'on appelle la position *hanchée*, c'est-à-dire qu'il reporte le poids de son corps sur un seul membre, tandis que l'autre est légèrement fléchi. En agissant ainsi et en changeant de jambe, c'est-à-dire en reportant alternativement la charge sur l'un des membres inférieurs, non-seulement il repose le membre qui ne travaille pas, mais encore, dans l'attitude *hanchée* qu'il prend, le membre sur lequel il s'appuie fatigue moins que dans la station sur les deux jambes. La contraction musculaire, destinée à lutter contre la flexion du bassin sur la cuisse et de la cuisse sur la jambe, est à peu près nulle dans cette position, et la contraction des muscles du mollet, destinée à s'opposer à la chute du corps en avant, est aussi beaucoup amoindrie. En effet, dans cette situation, le corps est légèrement incliné de côté et aussi un peu en arrière. L'articulation de la hanche de ce côté est dans l'extension extrême : dans cette position, la tension du faisceau antérieur de la capsule articulaire et celle du ligament intérieur de l'articulation sont portées au maximum. Les muscles qui relient antérieurement le bassin à la cuisse n'ont donc point à lutter contre le renversement du bassin en arrière. Quant aux muscles de la partie postérieure, c'est-à-dire les fessiers, leur action est rendue inutile par la légère inclinaison du corps en arrière, le bassin n'ayant plus, dans cette position, la moindre tendance à tourner en avant. Le genou du côté hanché est porté également dans l'extension maximum. Les ligaments postérieurs de l'articulation fémoro-tibiale, et aussi les ligaments croisés situés dans l'articulation, sont dans un état de tension qui soulage la contraction des muscles.

Dans la position hanchée, en outre, la bande aponévrotique puissante qui, déployée sur les muscles de la partie externe de la cuisse, se fixe à la fois sur le bassin, sur le grand trochanter et à la tubérosité supérieure du tibia, forme une sorte de sangle tendue, contre laquelle est reportée une partie du poids. Le corps est maintenu dans la situation qui convient à la tension des ligaments articulaires et à celle de la bande *iléo-trochantéro-tibiale* par le membre du côté opposé, lequel, un peu fléchi et reposant légèrement à terre presque par son seul poids, sert en quelque sorte de régulateur, et, par des mouvements insensibles, tend à ramener le corps dans la position convenable et à le maintenir ainsi dans son équilibre. Les muscles du mollet, qui dans la station ordinaire sur les deux pieds luttent contre le renversement du corps en avant, sont soulagés aussi dans la position hanchée, parce que le membre opposé, en même temps qu'il est légèrement soulevé, est aussi porté un peu en avant, et sert ainsi d'arc-boutant en ce sens. Dans la station hanchée enfin, le corps, incliné sur le côté et un peu en arrière, exerce surtout sur l'articulation tibio-astragalienne un effort latéral, c'est-à-dire dans une direction où le déplacement est empêché par les ligaments articulaires, et par la disposition des surfaces articulaires, c'est-à-dire par la malléole externe.

La station verticale ou sur deux pieds est propre à l'homme. De même que tout concourt chez lui à rendre cette attitude possible et même facile, tout concourt pareillement, chez les animaux qui se rapprochent le plus de lui, à la rendre difficile ou impossible. Les muscles des membres, qu'on pourrait appeler les muscles de la station, c'est-à-dire les extenseurs du pied sur la jambe, et de la cuisse sur le bassin, forment, dans l'espèce humaine, des saillies (fesses et mollets) qu'on ne rencontre au même développement dans aucune espèce animale [1]. Ses pieds larges, à segments mobiles, qui peuvent s'appliquer et se cramponner, pour ainsi dire, sur le sol, ainsi que la largeur de son bassin (Voy. fig. 118 et 119)

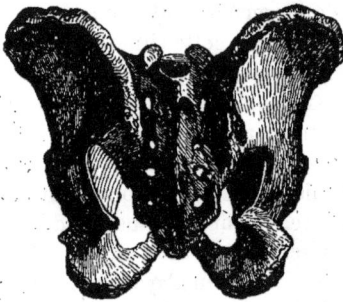

Fig. 118.
BASSIN DE L'HOMME.

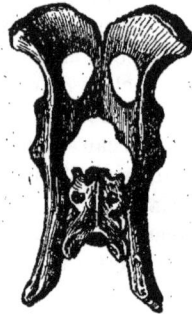

Fig. 119.
BASSIN DU CHIEN.

concourent puissamment aussi à augmenter la solidité de l'appui. D'un autre côté, la longueur disproportionnée des membres inférieurs comparés aux membres supérieurs, la longueur relative de leurs segments, la position des yeux, la brièveté du cou, etc., indiquent clairement que l'attitude à quatre pattes n'a jamais pu être l'attitude *naturelle* de l'homme, comme on s'est quelquefois plu à le dire.

§ 244.

Station sur un seul pied. — Station sur la pointe des pieds. — Station sur les genoux. — Station assise. — Station couchée. — Dans la station sur deux pieds, la base de sustentation, nous l'avons dit, est

---

[1] Si les fessiers sont très-développés chez quelques quadrupèdes (croupe du cheval, par exemple), le mollet fait absolument défaut. Nous avons vu que presque tout l'effort actif de la station *bipède* est concentré dans les muscles du mollet. Les oiseaux, qui se tiennent sur deux pieds, présentent une disposition toute spéciale (Voy. § 256).

représentée par le parallélogramme construit sur les limites des deux pieds. Dans la station sur un seul pied, ou plutôt sur une seule jambe, la base de sustentation est très-diminuée, car elle n'est plus représentée que par la surface du sol couverte par le pied. Comme le centre de gravité doit passer par la base de sustentation, c'est-à-dire par le pied appuyé sur le sol, le corps s'incline du côté de la jambe appuyée pour lui transmettre le poids du corps. L'équilibre de la station sur un pied est peu stable. Cet équilibre est possible, il est vrai, et, ainsi que nous l'allons voir, le corps est alternativement porté par une seule jambe dans tous les mouvements de progression; mais, pour peu que cette attitude se prolonge, elle devient extrêmement fatigante. Le poids à supporter par le membre est double, en effet, du poids ordinaire; les muscles, continuellement en action pour maintenir le membre dans sa rectitude, ne peuvent se reposer en reportant alternativement la charge d'un membre sur l'autre, comme cela a lieu dans la station prolongée sur deux jambes; et, enfin, la petitesse de la base de sustentation oblige à des efforts musculaires énergiques pour maintenir le centre de gravité dans la perpendiculaire à la surface de sustentation. Aussi la station sur un seul membre détermine promptement des tremblements, et ne tarde pas à devenir impossible.

La station sur la pointe des pieds, c'est-à-dire sur cette portion de la surface plantaire des pieds comprise entre la tête des métatarsiens et l'extrémité libre des orteils, est à peu près aussi fatigante que la précédente, et tout aussi peu naturelle. La base de sustentation se trouve très-réduite, et, dans la position particulière que prennent alors les pieds, les muscles du mollet sont dans une contraction violente, qui ne peut durer que quelques instants. La station sur la pointe d'un seul pied est plus fatigante encore et plus difficile. Ici comme toujours, en effet, la verticale abaissée du centre de gravité doit passer par la base de sustentation, et la base de sustentation est alors considérablement diminuée. La projection du tronc en avant et la projection en arrière du membre inférieur libre, qui accompagnent, la plupart du temps, cette attitude, n'en changent point les conditions d'équilibre : la résultante du poids de la partie projetée en avant, et la résultante du poids de la partie projetée en arrière, doivent toujours être dans des rapports tels que leur composante passe par la base de sustentation.

Lorsque l'homme est à genoux et qu'il tient le corps droit, le centre de gravité tombe perpendiculairement le long des fémurs sur les genoux, et le poids du corps se trouve ainsi presque exclusivement supporté par une base de sustentation de peu d'étendue, arrondie et mal disposée à cet effet. Cette situation est fatigante, et le genou ne tarde pas à devenir douloureux sous la charge du corps. Cette position est moins fatigante quand, inclinant le bassin en arrière et l'appliquant sur les talons, on déplace le point où vient tomber le centre de gravité et on en répartit la charge sur la base de sustentation tout entière. (La base de sustentation est mesurée alors par le parallélogramme construit entre les quatre points du sol où touchent les deux genoux et les deux pointes des pieds.)

Lorsque l'homme est assis et non appuyé par le dos, la situation de la tête et du tronc est la même que s'il se tenait debout. La colonne vertébrale, ordinairement plus incurvée en avant, pèse de tout son poids sur les ligaments jaunes (Voy. § 243). Les cuisses et les jambes n'ont rien à supporter. L'effort est tout entier concentré dans les muscles qui s'opposent à la flexion du bassin sur les cuisses. L'équilibre est d'ailleurs facile. D'une part, le centre de gravité du corps est très-bas placé, car il correspond presque à la base de sustentation, et, en second lieu, la base de sustentation elle-même est généralement assez étendue, puisqu'elle mesure toute la partie du corps supportée par le siége. Si, au lieu d'être assis sur une surface plane, l'homme était assis sur un bâton ou sur une corde, et les jambes pendantes, l'équilibre deviendrait très-difficile, parce que la ligne verticale du centre de gravité aurait beaucoup de peine à être maintenue dans la base de sustentation ; si les pieds de l'homme touchaient en même temps la terre, l'équilibre deviendrait au contraire facile, parce que la base de sustentation serait alors beaucoup plus large (elle serait, en effet, représentée par toute la surface graphique construite entre les pieds, et conduite aux deux extrémités de la ligne d'appui du siége).

Lorsque l'homme est assis et qu'en même temps il est renversé sur un dossier plus élevé que sa tête, le tronc se trouve soutenu ; il repose sans fatigue, et il n'aurait aucun effort à faire, si les membres appuyés sur le sol ne se fatiguaient un peu sous la pression des parties supérieures. Lorsque l'homme supporte en même temps ses membres inférieurs sur un plan incliné, il serait absolument comme s'il était couché, n'était la fatigue qui résulte à la longue de la pression correspondante à la portion du poids du tronc supportée par les fesses.

Dans la situation couchée, le poids du corps se trouve réparti sur une large surface, et aucune partie n'est comprimée par le poids des autres. Cependant, lorsque le décubitus a lieu sur des plans tout à fait résistants, le poids du corps ne touchant à la surface sur laquelle il repose que par un petit nombre de points (les points les plus saillants), la pression qu'exerce le poids du corps peut être douloureusement ressentie aux points de contact, parce qu'elle ne se répartit pas sur une surface assez étendue. Les matelas élastiques, matelas de laine, de crin, de plume, d'eau, d'air, ne nous paraissent *doux au coucher* que parce que, prenant la forme du corps qu'ils supportent, celui-ci repose sur la plus large surface possible.

L'action musculaire est nulle dans la station couchée, qui est l'attitude du repos et celle du sommeil. L'habitude et aussi divers états morbides influent sur les diverses positions que prend l'homme pendant le sommeil ; mais, quelle que soit la position du tronc, on remarque que, chez l'homme endormi, les membres sont dans un état de *demi-flexion*. On a souvent dit que cet état était dû à l'énergie plus considérable des muscles fléchisseurs, sans songer que les muscles sont à l'état de repos pendant le sommeil [1]. Si les membres sont à l'état de demi-flexion pendant le sommeil, c'est que cet état est celui qui s'accommode le mieux avec le relâchement des fléchisseurs et celui des extenseurs. Si les membres étaient tout à fait fléchis, les fléchisseurs seraient dans le raccourcissement maximum, et les extenseurs dans l'extension maximum. La demi-flexion des membres est donc la situation moyenne du repos pour les muscles fléchisseurs et pour les muscles extenseurs, et c'est dans cette situation que le repos des muscles place les membres.

ARTICLE II.

DES MOUVEMENTS DE PROGRESSION.

§ 245.

De la marche. — Dans la marche, comme d'ailleurs dans tous les actes de progression, il faut distinguer dans le corps deux parties : l'une qui est *portée* par les membres inférieurs : cette partie est le tronc supporté par les deux têtes des fémurs ; et une autre partie qui *supporte* le tronc, et qui, en même temps, lui communique le mouvement : cette partie est représentée par les membres inférieurs.

Le corps est transporté en avant par le rôle alternatif des deux jambes, dont l'une supporte le poids du corps, tandis que l'autre est dirigée en avant. Lorsqu'on examine attentivement un homme qui marche, on peut décomposer un double pas en plusieurs temps successifs. Dans un premier temps, le corps repose sur les deux jambes, le pied gauche placé en avant, je suppose, et le pied droit placé en arrière ; dans un second temps, le corps n'est plus appuyé que sur le membre gauche, tandis que l'autre, suspendu dans l'espace, se dirige en avant ; dans un troisième temps, le corps s'appuie de nouveau sur les deux membres ; dans un quatrième temps le membre droit touche terre et supporte seul le poids du corps, tandis que le membre gauche se dirige en avant pour replacer le corps dans la position du départ.

Examinons ce qui se passe pendant ces divers temps de la marche.

Au moment où l'homme se dispose à marcher, le corps est appuyé sur les deux membres, mais inégalement ; le centre de gravité tombe verticalement par le talon du pied placé en avant, que nous supposerons être le pied gauche, lequel va porter bientôt tout le poids du corps. Le pied placé en arrière, que nous supposerons être le pied droit, est un peu soulevé et n'appuie sur le sol que par l'extrémité du métatarse et les phalanges. Aussitôt que l'homme part, il incline légèrement le tronc en avant, et le pied droit se soulève, du métatarse à l'extrémité

---

[1] Il est démontré, au contraire, que la masse des muscles extenseurs, et par conséquent eur puissance contractile, est plus considérable que celle des fléchisseurs (Voy. § 237).

des phalanges, en se déroulant, pour ainsi dire, sur le sol, de manière à s'étendre complétement sur l'articulation tibio-tarsienne. Ce mouve- ment d'extension du pied du membre placé en arrière soulève le bas- sin, et, par conséquent, le tronc, suivant la direction du membre agis- sant, c'est-à-dire dans une direction oblique de bas en haut et d'arrière en avant. Il en résulte que le centre de gravité est à la fois porté en avant et en haut. Le membre gauche reçoit de plus en plus le poids du corps, à mesure que l'extension du pied situé en arrière devient plus complète. Au moment où le pied droit situé en arrière est arrivé à sa limite d'extension sur la jambe, le poids du corps repose tout entier sur le membre gauche. Celui-ci, qui était oblique par rapport au tronc au moment du départ, se trouve alors dans la perpendiculaire, et le centre de gravité passe par sa base. Alors le membre droit peut quitter le sol sans que l'équilibre soit détruit, et le second temps commence.

Le membre gauche, qui supporte maintenant le poids du corps, était, au moment du départ, plus ou moins fléchi; mais, à mesure que le centre de gravité a été poussé en avant par le détachement du pied droit, il a été poussé aussi en *haut*, ainsi que nous l'avons dit. Le membre gauche s'est donc étendu, tandis que le bassin montait, poussé en haut par le pied droit. Au moment où le membre gauche supporte la charge du corps, il s'allonge encore par le jeu de ses muscles propres et se met dans l'extension complète. Ce léger allongement final suffit pour que le pied droit, qui ne touchait plus terre que par l'extrémité de sa pointe, quitte le sol. Or, aussitôt que le membre inférieur droit quitte le sol, il obéit à la pesanteur, qui tend à le ramener en avant, et il oscille dans l'articulation coxo-fémorale, à la manière d'un pendule (Voy. § 233), et sans que la contraction musculaire entre nécessairement en jeu. Pen- dant qu'il oscille et se dirige en avant, le membre inférieur droit n'est pas dans l'extension, il est, au contraire, *à demi fléchi* dans l'articulation du genou; et c'est surtout pour cela que le balancier qui représente ne rencontre pas le sol par son extrémité, dans son oscillation pendulaire.

La légère flexion de l'articulation du genou, du membre qu'il oscille, n'est pas (dans la marche ordinaire), déterminée par une contraction musculaire active, elle est le résultat de deux causes. En premier lieu, le membre inférieur, pris dans son ensemble, représente un pendule à deux segments (cuisse et jambe), réunis par une charnière mobile (arti- culation du genou). Or, la cuisse constitue un pendule plus court que le membre envisagé dans sa totalité; elle tend donc à osciller plus rapi- dement [1] que le membre entier; dès lors, à l'instant où le pied quitte le sol, il y a un moment de retard dans l'oscillation de la jambe par rapport à la cuisse. De là, dans l'articulation mobile du genou, une ten- dance à la flexion. On peut faire directement l'expérience avec un pen-

[1] On sait que la durée des oscillations d'un pendule est en raison directe de sa longueur. Plus un pendule est long, plus la durée des oscillations est grande; plus un pendule est court, plus il oscille vite.

dulc composé de deux parties réunies par une charnière mobile : on constate que ce pendule fléchit légèrement dans la charnière, au moment du mouvement. En second lieu, s'il est vrai, comme nous l'avons dit (§ 244), que, dans l'état de non-contraction des fléchisseurs et des extenseurs, la situation moyenne du repos des muscles est un état de demi-flexion, la tonicité musculaire dans le membre oscillant vient en aide au jeu de pendule dont nous parlons, en favorisant la légère flexion des divers segments du membre inférieur, flexion qui a pour effet de faire éviter au pied qui oscille la rencontre du sol [1].

Lorsque le membre droit a décrit une demi-oscillation, le talon se trouve verticalement au-dessous de la tête du fémur ; le membre prend terre du talon vers la pointe. Pendant que le membre droit oscillait, le pied gauche a commencé à se soulever de terre ; aussi, au moment où le pied droit touche terre, le pied gauche ne porte plus sur le sol que par l'extrémité des métatarsiens et l'étendue des phalanges. Pendant le second temps de la marche, temps qui correspond à l'oscillation pendulaire, le bassin éprouve donc aussi un mouvement de translation par le soulèvement du talon du pied qui supporte le corps.

Le troisième temps s'accomplit exactement comme le premier. Le membre gauche se soulève et se détache du sol, tandis que le membre droit supporte de plus en plus le corps. Le quatrième temps s'accomplit comme le deuxième, à l'exception que c'est le membre gauche qui oscille. Quand le membre gauche touche terre, nous nous retrouvons à la position du départ, et le double pas est achevé.

Pendant les mouvements des membres inférieurs, les membres supérieurs ne restent pas inactifs. Ils agissent à la manière de balanciers, et contribuent aussi, pour leur part, à l'équilibre. Il est vrai qu'ils ne sont pas indispensables à la marche : celle-ci, en effet, peut s'opérer, les bras étant croisés, ou placés derrière le dos, et les manchots peuvent marcher aussi ; mais lorsque les bras sont immobiles pendant la marche, on peut remarquer que le tronc éprouve un léger mouvement

---

[1] M. Duchenne (de Boulogne) a cherché à démontrer que les mouvements oscillatoires des membres inférieurs ne peuvent être produits dans le second temps de la marche sans l'intervention de la contraction musculaire. Ses arguments sont tirés de l'observation des faits pathologiques. Il a remarqué que, consécutivement à la paralysie ou à l'affaiblissement des muscles fléchisseurs de la cuisse sur le bassin, ou des muscles fléchisseurs de la jambe sur la cuisse, ou des muscles fléchisseurs du pied sur la jambe, il survient un grand trouble dans le second temps de la marche. Mais, à supposer que la paralysie soit bien nettement localisée dans les muscles fléchisseurs, est-ce bien nécessairement le défaut de *contraction* musculaire qui rend ici difficile le transport du membre d'arrière en avant ? Dans l'état *normal*, quand le membre placé en arrière est arrivé à l'extension maximum et qu'il se détache du sol, les extenseurs *cessent d'agir* ; le membre inférieur a donc une tendance instantanée à prendre la *position moyenne d'équilibre qui s'accommode le mieux avec la tonicité des extenseurs et des fléchisseurs.* En d'autres termes, la *tonicité* des fléchisseurs, qui avait été portée à ses dernières limites par l'extension du membre, ne suffit-elle pas quand l'extension cesse (aidée qu'elle est d'ailleurs par le mouvement pendulaire du levier brisé qui représente le membre), pour fléchir le membre inférieur dans ses articulations mobiles, et pour faire éviter au pied la rencontre du sol ?

de rotation autour du fémur de la jambe appliquée au sol. Lorsque les bras oscillent librement, au contraire, ce mouvement est réduit au minimum, ou même à zéro, parce que le bras du côté de la jambe qui oscille se porte en arrière, pendant que la jambe se porte en avant. Or, tandis que le mouvement de la jambe qui oscille tend à entraîner un léger mouvement de torsion du bassin sur la tête du fémur du membre appliqué au sol, le mouvement de projection en sens opposé du bras du même côté neutralise cet effet. Le poids du membre supérieur est plus faible que celui de la cuisse, il est vrai, et, par conséquent, la *quantité du mouvement* dont il est animé par le balancement est moindre que celle du membre inférieur, mais il peut cependant lui faire équilibre, parce qu'il est attaché à l'extrémité d'un bras de levier plus considérable[1].

Nous avons dit que le centre de gravité est poussé *en avant et en haut* par l'extension du membre inférieur placé en arrière. C'est de la succession de ces mouvements que résulte le déplacement horizontal. Sur un homme qui marche, on peut aisément constater le déplacement du centre de gravité suivant la verticale. A chaque déplacement du pied du talon vers la pointe, on voit le corps s'élever; on le voit s'abaisser chaque fois que le pied oscillant reprend terre par sa plante. Ces oscillations sont faciles à voir lorsqu'on observe sur un mur l'ombre projetée par un homme qui marche au soleil, et ce n'est pas d'aujourd'hui qu'on a comparé aux flots de la mer les grands rassemblements d'hommes en mouvement. La valeur de l'oscillation verticale est d'environ 3 centimètres pendant la marche ordinaire.

L'homme qui marche, avons-nous dit, incline son corps en avant. Cette inclinaison, qui tend à faire passer la ligne du centre de gravité du tronc en avant des têtes des fémurs qui les supportent, est caractéristique de tous les mouvements de progression. Elle est destinée à lutter contre la résistance de l'air; et, en même temps, le tronc se trouve ainsi placé dans la direction oblique suivant laquelle se fait l'allongement du membre arc-bouté. Le corps penché en avant n'est pas rigoureusement en équilibre sur les têtes des fémurs, la résistance de l'air en supporte une partie. Il arrive ici ce que nous observons toutes les fois que nous tenons une tige rigide en équilibre sur le bout du doigt, et que nous voulons la mouvoir dans l'espace. Cette tige, pour conserver son équilibre, doit être inclinée du côté du mouvement, et déviée, par conséquent, de la verticale, afin que la résistance de l'air ne la renverse pas en sens opposé. C'est le mouvement qui la maintient en place, car, à l'état de repos, l'équilibre serait incompatible avec la position oblique qu'elle occupe. La position oblique que nous donnons à la tige rigide que nous voulons mouvoir, de même que l'inclinaison que nous donnons

---

[1] Le bras de levier auquel est appendue la jambe oscillante est mesuré par la distance qui sépare les deux têtes des fémurs. Le bras de levier auquel est appendu le bras oscillant du même côté est mesuré par l'horizontale menée de l'épaule à la rencontre de la perpendiculaire passant par la tête du fémur du membre reposant sur le sol.

au tronc sur les fémurs lorsque nous le déplaçons, ont une valeur telle, que la tendance de chute en avant se mesure sur la résistance de l'air; d'où l'équilibre. Si la tige rigide était maintenue *droite* (au moment du mouvement) sur le doigt qui la supporte, elle tomberait bientôt en arrière sous la résistance de l'air; si le tronc était maintenu dans la verticale sur les fémurs, au moment du mouvement, il ne tomberait pas en arrière, il est vrai, sous la résistance de l'air, mais il marcherait bien moins commodément, parce qu'il faudrait lutter contre cette résistance par la contraction des muscles qui fléchissent en avant le bassin sur les cuisses.

La *longueur* du pas est mesurée par la grandeur du déplacement horizontal du centre de gravité. Ce déplacement étant produit par l'allongement du membre arc-bouté sur le sol, il sera d'autant plus considérable que le membre agira sur le tronc dans une direction plus oblique et qui se rapprochera plus de l'horizontale; et cette direction se rapprochera d'autant plus de l'horizontale que le centre de gravité sera plus rapproché de terre par l'écartement des jambes.

La *durée* du pas dépend de deux conditions : premièrement, du temps employé par le membre appuyé à se détacher du sol, c'est-à-dire à s'étendre dans ses articulations, en transportant le poids du corps; secondement, du temps nécessaire à la demi-oscillation du membre qui a quitté le sol. Or, de ces deux quantités, la première est plus variable que la seconde : l'oscillation du membre ayant une durée toujours la même, ou à peu près toujours la même, dans la marche ordinaire [1].

Quant à la *vitesse* du déplacement, c'est-à-dire la grandeur du chemin parcouru en un temps donné, il est évident qu'elle dépend de la *longueur* du pas et de sa *durée*. Elle est en raison directe de la longueur du pas et en raison inverse de sa durée. L'homme peut marcher avec une assez grande vitesse. Pour cela, il augmente la longueur du pas et il cherche à en diminuer la durée. Celle-ci dépendant du temps nécessaire à l'extension du membre, et du temps nécessaire à l'oscillation du membre flottant, il peut agir sur ces deux quantités, en étendant ses articulations avec plus ou moins de promptitude, et en accélérant le transport en avant du membre flottant par l'action des muscles fléchisseurs. Il peut même arriver à supprimer presque complétement le temps employé à l'extension; il lui suffit pour cela d'opérer l'extension *complète* du membre qui touche le sol, pendant que l'autre membre flotte. De cette manière, lorsque le membre oscillant vient prendre terre, l'autre membre a terminé son extension et se détache immédiatement du sol. Le double pas ne dure alors que le temps nécessaire au transport en avant de chaque membre flottant, et le corps ne touche réellement le sol que par un

---

[1] La durée de l'oscillation est proportionnelle à la longueur du membre; elle ne varie que dans des limites très-faibles, suivant les divers individus. Elle peut varier aussi un peu suivant le degré d'élévation ou d'abaissement du centre de gravité pendant la marche. Dans les pas *longs*, le centre de gravité est, en effet, plus bas placé que dans les pas *courts*.

seul pied à la fois. Cette espèce de marche accélérée tient le milieu entre la marche et la course, mais elle est très-fatigante. La vitesse maximum du déplacement peut être ainsi portée, suivant MM. Weber, à 2^m,60 par seconde. Si l'homme progressait ainsi pendant une heure, il pourrait parcourir un peu plus de 8 kilomètres.

La vitesse de la marche, au lieu d'être accélérée, peut être retardée de diverses manières. En premier lieu, on conçoit qu'en augmentant le temps pendant lequel les deux jambes reposent ensemble sur le sol, on puisse ainsi retarder à volonté la marche à des degrés très-divers. En second lieu, le ralentissement peut être amené aussi par le mode d'oscillation du membre suspendu. Si ce membre, en effet, ne prend pas terre aussitôt qu'il se trouve dans la verticale, c'est-à-dire au bout de la demi-oscillation pendiculaire; s'il décrit, en un mot, plus d'une demi-oscillation, le temps employé par le membre pour dépasser la verticale et pour revenir à la verticale par un mouvement en sens opposé sera autant de perdu pour la vitesse de la marche. Cette manière de marcher n'est donc point un mode régulier de progression. La marche est également plus lente et aussi plus fatigante lorsque, par exemple, le membre suspendu, ayant décrit plus d'une demi-oscillation, s'étend brusquement à l'extrémité de sa course par la contraction des extenseurs, et s'appuie ainsi sur le sol, soit par la pointe, soit par la plante, comme on le voit faire quelquefois dans les exercices militaires. Le temps nécessaire pour que la jambe dépasse la verticale de l'oscillation et le travail musculaire nécessaire pour la placer dans l'extension, au moment où elle va toucher le sol, ralentissent le pas, tout en augmentant la fatigue musculaire.

La marche peut être supportée assez longtemps par l'homme, à la condition qu'elle s'opère sur un sol uni, ou sur un plan légèrement incliné par en bas. Lorsque le plan est incliné par en haut, les efforts musculaires qu'il doit faire pour soulever à chaque pas le centre de gravité, suivant une ligne ascensionnelle parallèle au plan incliné, ajoutent à l'effort ordinaire tout le travail musculaire correspondant à l'élévation (mesurée sur la verticale) d'un poids égal à celui du corps, depuis le point de départ jusqu'au point d'arrivée.

Lorsque l'homme monte des rampes inclinées, ou des escaliers, le transport du corps met en jeu, non-seulement les muscles extenseurs de la jambe placée en arrière, comme dans la marche horizontale, mais aussi les muscles extenseurs du membre placé en avant (surtout les muscles antérieurs de la cuisse), lesquels travaillent beaucoup moins dans la progression horizontale. Il en est à peu près de même lorsque l'homme marche sur un sol plan, mais mouvant; il faut à chaque pas qu'il replace son corps à la surface du plan, ce qu'il ne peut faire que par un soulèvement alternatif de son propre corps. Ces deux modes de progression sont, pour cette raison, lents et fatigants.

§ 246.

De la course. — Dans la marche lente, le corps, nous l'avons vu, est soutenu entre chaque pas simple par l'appui des deux pieds; dans la marche précipitée, le corps n'est plus soutenu que par un seul pied à la fois, celui qui supportait le corps se détachant du sol au moment où l'autre s'y pose. Le corps ne quitte donc jamais *complétement* la terre pendant la marche. Dans la course, au contraire, à certains moments, le corps se sépare complétement du sol. C'est en cela surtout, bien plutôt que par la vitesse de la progression, que la course diffère de la marche précipitée, car on peut courir moins vite qu'on ne marche. Pendant la course, le corps touche alternativement le sol par chaque pied, et, à chaque fois qu'un pied quitte le sol, le corps est projeté en haut et flotte librement dans l'air. La projection du corps dans l'espace s'opère dans la course comme dans le saut; la course est une marche précipitée, entrecoupée de sauts.

Lorsque l'homme se dispose à courir, il reporte tout le poids du corps sur le membre placé en avant (soit le membre gauche); l'articulation de la hanche, l'articulation du genou et l'articulation tibio-tarsienne, sont fléchies, et le pied ne touche le sol que par l'extrémité des métatarsiens et par les phalanges. Le membre placé en arrière (soit le membre droit) est à peine posé sur le sol, et tout prêt à l'abandonner. Au moment du départ, le membre gauche, qui supporte le poids du corps, se redresse subitement dans ses articulations. Cette extension subite agit à la manière d'un ressort, et a pour effet de communiquer au corps une quantité de mouvement telle, qu'il se détache du sol comme une sorte de projectile.

Pendant que le corps est suspendu en l'air, les deux jambes flottent à la manière des pendules. Le membre droit a commencé son oscillation au moment même du départ, c'est-à-dire au commencement de l'extension des articulations du membre gauche; sa demi-oscillation est terminée avant celle du membre gauche. Le membre droit prend terre aussitôt que la tête des métatarsiens (sur lesquels il va se poser) est dans la verticale qui passe par la tête des fémurs. Le membre droit, en prenant terre, se fléchit dans ses articulations, se redresse brusquement et jette le corps dans l'espace, avant que l'oscillation du membre gauche soit terminée; et ainsi de suite.

Pendant la course, le centre de gravité est ordinairement très-abaissé par la flexion des membres inférieurs, et le corps est fortement incliné en avant. Il résulte de là que l'impulsion oblique de bas en haut et d'arrière en avant, communiquée au corps par le membre qui se détend, a plus de tendance à s'exercer dans le sens horizontal que dans le sens vertical, et la longueur de l'espace parcouru entre les deux pieds, qui touchent successivement le sol, en est augmentée. Le déplacement communiqué au corps dans le sens vertical pendant les sauts de la course est, par la même raison, d'une valeur moindre que le déplacement correspondant de la marche. Tandis que dans la marche, en effet, l'oscillation verticale est de 3 centimètres environ, ce déplacement oscillatoire n'est guère que de 2 centimètres dans la course.

La *vitesse* de la course, c'est-à-dire la grandeur du déplacement (suivant l'horizontale) du centre de gravité du corps, dépend de la longueur des sauts de la course et de leur durée. Nous venons de dire que la longueur du saut pouvait être plus considérable que celle du pas; c'est en partie pour cela que la course est une allure plus vive que la marche. Mais c'est surtout parce que les jambes oscillent *ensemble* que les sauts de la course sont plus précipités que les pas de la marche. Dans la marche la plus vive, l'intervalle qui sépare l'application sur le sol de chaque pied pris en particulier se compose, en effet, au minimum, de la durée nécessaire à deux transports successifs des membres inférieurs. Dans la course, ces transports s'opèrent en partie simultanément dans les deux membres. D'où il résulte que, dans un même intervalle de temps, l'homme peut exécuter un plus grand nombre de sauts qu'il n'aurait exécuté de pas. La vitesse maximum du déplacement horizontal en une seconde peut être portée, dans la course la plus rapide, à $7^m,6$, suivant MM. Weber. Si une pareille vitesse pouvait être soutenue pendant longtemps, l'homme parcourrait 27 kilomètres en une heure.

Mais une course aussi précipitée n'est possible que pendant quelques secondes, ou quelques minutes. Avant même que la fatigue des muscles vienne faire obstacle au mouvement, l'homme éprouve un étouffement, des palpitations ou un point de côté, qui l'arrêtent forcément. Lorsque l'homme veut courir longtemps ou soutenir, comme l'on dit, une course de longue haleine, il règle la vitesse du déplacement de manière à parcourir, dans l'intervalle d'une heure, environ 12 kilomètres de distance (trois lieues). La course réglée, ou course de *résistance*, et celle des coureurs de profession, celle des pompiers qui vont à l'incendie, etc.; on la désigne souvent sous le nom de course *gymnastique*. Dans la course gymnastique, comme dans la course vive, le corps quitte complétement le sol, et exécute une série de sauts successifs. Mais les jambes sont moins fléchies que dans la course accélérée; en conséquence, le centre de gravité du corps est placé moins bas, et le corps est aussi beaucoup moins incliné en avant. Il résulte de là que l'impulsion communiquée par le membre qui se détache du sol agit dans une direction moins oblique, et que le corps s'élève davantage à chaque saut dans la verticale. Ce que le saut gagne du côté de la verticale, il le perd suivant l'horizontale, et, par conséquent, suivant le sens du déplacement.

La projection exagérée du corps dans le sens vertical amène encore le ralentissement de la course d'une autre manière. Quand la jambe qui oscille se trouve dans la verticale qui passe par les têtes des fémurs, le corps a été soulevé en haut d'une quantité telle que cette jambe ne peut pas toucher terre en ce moment, parce que le corps n'a pas encore opéré son mouvement de descente. Quand le corps est descendu et que la jambe oscillante touche terre, cette jambe a dépassé la verticale qui passe par les têtes des fémurs; elle a décrit par conséquent *plus* d'une demi-oscillation. La jambe qui touche terre, après avoir ainsi dépassé la verticale qui passe par les têtes des fémurs, ne supporte complétement le poids du corps que quand celui-ci vient, en vertu de sa vitesse acquise, se placer dans la verticale qui passe par les métatarsiens appliqués sur le sol. Pendant le temps qu'emploie le corps à venir se placer dans la verticale qui passe par la base de sustentation (métatarsiens appliqués au sol), le corps est, pour ainsi dire, encore suspendu en l'air, et il ne repose *franchement* sur la jambe qu'au moment où celle-ci peut lui servir d'appui résistant pour le saut suivant. Dans la course de *résistance*, le temps employé par les jambes à décrire le surplus d'une demi-oscillation, et l'augmentation du temps pendant lequel le pied repose sur le sol, concourent donc aussi au ralentissement de la course, lorsqu'on la compare à la course accélérée.

§ 247.

Saut. — Le mouvement en vertu duquel le corps quitte terre dans la course constitue une première espèce de saut. Nous n'y reviendrons pas. Mais on peut sauter encore autrement. Les deux membres inférieurs reposant ensemble sur le sol peuvent s'*étendre ensemble*, et les pieds quitter le sol en même temps. Le corps projeté par la détente subite des deux membres peut être élevé suivant la verticale : c'est le saut vertical sur place. Le corps peut être élevé obliquement de bas en haut et d'arrière en avant, ou de bas en haut et d'avant en arrière, de manière à décrire une parabole; parabole dont la courbe d'ascension est déterminée par l'impulsion des membres l'emportant sur la pesanteur, et la courbe de descente, par la pesanteur l'emportant sur la force d'impulsion. Tel est le saut à pieds joints, en avant ou en arrière. Une autre manière de sauter, très-connue aussi, est celle qu'on désigne sous le nom de saut en largeur, avec élan. Disons un mot sur le mécanisme particulier de ces divers modes de déplacement.

Lorsque le corps doit s'élever par un saut vertical sur place, les pieds se rapprochent et le corps se fléchit fortement dans toutes ses articulations. La jambe est fléchie sur le pied, la cuisse sur la jambe, le tronc sur la cuisse; la colonne vertébrale elle-même exagère sa courbure antérieure. Le pied repose sur le sol par la tête des métatarsiens et les orteils.

Les choses étant en cet état, le corps se redresse brusquement dans toutes ses articulations, exactement comme une tige élastique qu'on presserait sur le sol par une de ses extrémités et qu'on abandonnerait ensuite à elle-même. La détente du corps réagit sur l'appui solide du sol et détermine un mouvement ascensionnel, capable de vaincre le poids du corps et de l'élever au-dessus de terre. L'impulsion communiquée au corps par la brusque extension des articulations, et par le soulèvement rapide du pied, diminue à mesure que le corps s'élève ; et, quand il est parvenu au plus haut point de sa course, il redescend par l'effet de la pesanteur. L'élévation à laquelle on peut ainsi porter le corps dépend de plusieurs conditions. Elle dépend du *poids* du corps, de l'*étendue* du re- dressement et de la *rapidité* avec laquelle le mouvement de redressement s'opère. Le degré de flexion du corps au moment préparatoire et le de- gré d'énergie de la contraction des extenseurs sont les principales con- ditions de l'élévation du saut, et expliquent les inégalités individuelles que présente ce mode de déplacement. L'étendue du redressement dé- pend, dans une certaine mesure, de la longueur des membres inférieurs. Plus les articles de ces membres ont de longueur, plus la valeur du re- dressement qui suit la flexion est considérable. La plupart des animaux sauteurs (non-seulement parmi les vertébrés, mais encore parmi les in- sectes) sont remarquables par la longueur des membres postérieurs.

On conçoit aisément que le saut est plus facile sur un sol résistant que sur un sol humide ou mouvant. Au moment, en effet, où le corps se re- dresse en pressant le sol, une partie de l'effort de redressement se perd dans le sol, en le déprimant. Le saut est, au contraire, singulièrement favorisé par l'élasticité du plan sur lequel reposent les pieds, comme dans l'exercice du tremplin, par exemple. Alors, en effet, le ressort bandé par le poids du corps ajoute à l'impulsion communiquée par la détente des articulations l'impulsion due à son retour élastique, au moment où le corps l'abandonne.

Lorsqu'on veut sauter en large à pieds joints, on prend à peu près la même position que pour sauter en hauteur, c'est-à-dire que le corps se fléchit dans les articulations ; seulement la flexion du tronc sur le bassin est exagérée. Le pied repose sur le sol, soit par la plante entière, soit seulement par l'extrémité antérieure des métatarsiens et des phalanges. La flexion de la jambe sur le pied tend, il est vrai, à relever le talon, dans ce mode de progression comme dans les précédents ; la position à plat du pied sur le sol, avant le saut, ne peut donc être maintenue que par un certain effort, mais lorsque le corps repose sur la plante entière des pieds, le saut y gagne en étendue. Au moment où le corps quitte terre par l'extension subite du pied, la cuisse ne s'étend point sur la jambe, ni le corps sur le bassin, comme dans le saut vertical ; le corps reste, au contraire, fortement incliné en avant. En même temps, les bras sont violemment projetés dans le même sens. La résultante de l'effort d'extension du pied contre le sol se produit dès lors dans une direction oblique de bas en haut et d'arrière en avant.

Dans le saut en arrière, les membres inférieurs sont pareillement flé- chis dans leurs articulations, ainsi que le bassin sur les cuisses ; mais la colonne vertébrale est droite. Au moment du départ, le pied quitte le sol, non pas du talon vers la pointe, mais de la pointe vers le talon, tandis que la colonne vertébrale et la tête sont vivement rejetées en ar- rière. Ce mode de déplacement a beaucoup moins d'étendue que le precédent. En effet, il ne peut guère être secondé par les bras, et, de plus, les mouvements d'extension de la colonne vertébrale sont assez bornés.

Dans le saut en large avec élan, la vitesse acquise par le corps, au moment où il se détache du sol, s'ajoute à l'impulsion du saut lui-même, et augmente beaucoup l'étendue de l'espace franchi. Dans ce mode de déplacement, les pieds ne sont pas sur la même ligne au moment où ils quittent la terre ; c'est le membre placé en arrière qui, en se détendant, détermine surtout le saut. Aussitôt que les pieds ont abandonné la terre, les membres inférieurs s'étendent vivement en avant, et les membres supérieurs sont projetés également dans le même sens. Le corps et aussi les membres qui font partie du corps étaient animés, au moment du saut, par une certaine quantité de mouvement ; cette projection des bras et des jambes augmente donc encore le résultat.

§ 248.

Du grimper. — Ce mode de déplacement nous donne avec les animaux une certaine ressemblance, attendu que les membres supérieurs prennent part à la progression. Quelquefois la part des membres supérieurs est aussi grande et même plus grande que celle des postérieurs.

Lorsque l'homme grimpe le long d'un plan incliné, il saisit avec ses mains les aspérités du sol, et tire à lui la partie inférieure du corps du côté des mains. Les membres inférieurs ne restent pas inactifs. Après s'être préalablement raccourcis et fixés au sol par les orteils, ils s'étendent et poussent ainsi le corps par en haut, tandis que les bras l'attirent.

Lorsque l'homme grimpe sur un arbre, les bras constituent d'ordinaire les principaux agents de l'ascension. Il commence, en effet, par saisir les branches avec les mains, ou par entourer le tronc avec les bras, puis le corps est attiré vers les mains ou vers les bras par la contraction des muscles de l'épaule. Quand ce mouvement est opéré, l'arbre est alors saisi entre les jambes et les cuisses ; le tronc se repose sur ce nouveau point d'appui, les mains et les bras sont reportés plus haut, se fixent, et attirent de nouveau le corps par en haut. L'exercice dont nous parlons est assez fatigant, parce que les muscles des bras et de l'épaule doivent à chaque instant supporter et élever la charge du corps. Les membres inférieurs, en se fixant dans les temps d'arrêt, constituent surtout des points d'appui et permettent aux membres supérieurs de se reporter plus haut. Rigoureusement, les membres inférieurs concourent cependant aussi à la progression ascensionnelle. Au moment, en effet, où les jambes embrassent solidement l'arbre, le bassin (et par conséquent le corps) se relève sur l'articulation du genou par l'extension de la cuisse. Lorsque l'arbre offre un grand diamètre, ce mouvement est peu sensible ; il l'est davantage sur un arbre de moyenne grosseur.

Le mode de déplacement de l'homme, dans le grimper, offre une grande analogie avec la progression des chenilles, celle des sangsues et celle de beaucoup d'animaux rampants, qui commencent par fixer une des extrémités de leur corps et qui attirent vers ce point les autres parties, ou bien les projettent en avant (Voy. § 350).

§ 249.

Natation. — La natation offre avec le saut une certaine analogie. Il y a cette différence, toutefois, que l'eau ne fournit pas aux membres qui se détendent la même solidité d'appui que le sol; une partie de la force d'impulsion est perdue.

Le poids spécifique de l'homme l'emportant un peu sur celui de l'eau, il ne se maintient à la surface que par l'agitation du liquide. Lorsque l'homme est sans mouvement, il tend à gagner le fond; c'est ce qu'on peut facilement observer sur le cadavre[1]. La différence entre le poids du corps et celui du volume d'eau déplacé est assez faible. Dans les profondes inspirations, l'air contenu dans la poitrine diminue assez le poids spécifique du corps pour qu'il devienne plus léger que l'eau. L'homme n'a donc besoin que de faibles mouvements pour se maintenir à la surface du liquide, et ces mouvements ne sont même rigoureusement nécessaires qu'au moment de l'expiration. C'est ce dont on peut se convaincre en se renversant sur le dos, en inclinant la tête en arrière et en soulevant la poitrine vers le niveau de l'eau. Au moment de l'inspiration, on peut rester immobile, mais au moment de l'expiration il faut agiter les mains par un léger mouvement latéral et de haut en bas, pour ne pas descendre.

Lorsqu'on veut progresser dans l'eau, on peut se placer dans des situations diverses. Les positions qui conviennent le mieux à la natation sont celles dans lesquelles le corps est allongé plus ou moins horizontalement dans les couches supérieures du liquide. Il peut, d'ailleurs, être étendu soit sur le ventre, soit sur le dos. La natation sur le ventre est la plus commune. La natation sur le dos est plutôt une attitude de repos; elle n'est pas comparable à la première pour la rapidité.

Lorsque l'homme placé sur le ventre veut s'avancer dans le liquide, il place d'abord ses membres dans la flexion; les talons sont rapprochés du côté des fesses, la pointe des pieds tournée en dehors (position la plus naturelle de flexion); les mains, appliquées l'une contre l'autre par leurs faces palmaires, sont rapprochées en avant, à la partie antérieure de la poitrine. Alors, par un mouvement rapide, il étend ses membres, de manière à représenter une ligne rigide. Les pieds ont frappé l'eau par la face plantaire et aussi, mais plus obliquement, par la face postérieure des cuisses et la face antérieure des jambes; le corps est poussé en avant; les mains, en s'allongeant suivant leur tranche, ont présenté à l'eau le moindre obstacle possible au mouvement de

---

[1] Les cadavres flottent souvent sur l'eau; mais c'est là un effet de la putréfaction, qui tient au développement des *gaz* dans l'intérieur des cavités splanchniques. Ces gaz, augmentant le *volume* du corps sans augmenter sensiblement son poids, diminuent par conséquent sa *pesanteur spécifique*.

progression. L'effort de progression a eu à vaincre la résistance offerte à la surface de la poitrine, dans la direction du mouvement; la force déployée par les membres postérieurs a été en partie absorbée par la résistance incomplète du fluide. En résumé, cependant, l'impulsion produite par la détente des membres postérieurs, déduction faite des pertes, a été assez efficace pour faire progresser le corps dans l'eau.

Au mouvement d'extension succède le mouvement de flexion. Les cuisses et les pieds se replacent dans la position initiale ; mais, tandis que leur extension avait été brusque, leur flexion se fait avec une certaine lenteur, afin de ne pas frapper l'eau en sens opposé. Quant aux bras, ils se séparent pendant ce temps l'un de l'autre ; les mains se mettent à plat, et viennent, en décrivant un mouvement circulaire, se rejoindre sous la poitrine. Pendant ce deuxième temps de la natation, les membres antérieurs ne restent pas inutiles. Les mains, en effet, en décrivant leur courbe pour se rapprocher, pressant sur l'eau de haut en bas, et, en même temps, suivant une direction légèrement oblique en arrière, font l'office de véritables rames. De cette manière, le corps se trouve maintenu à la surface du liquide, et l'impulsion communiquée au corps par les membres postérieurs est continuée.

Le mouvement de progression dans la natation sur le dos s'opère par l'extension rapide des membres postérieurs, qui frappent l'eau par la plante du pied, par la partie postérieure des cuisses et par la partie antérieure de la jambe. Pendant tout le temps de la natation, les mains, placées à plat sur les côtés du corps, exécutent de légers mouvements destinés à soutenir le tronc à la surface de l'eau. Souvent les bras, préalablement étendus à angle droit, sont rapprochés vivement sur les côtés du corps, en même temps que les membres postérieurs s'étendent, et contribuent à la progression. On rend ainsi ce mode de natation plus rapide qu'il ne l'est ordinairement ; mais il en résulte que, les mains ne faisant plus l'office de rames de soutien, la tête s'enfonce facilement au-dessous du niveau de l'eau, surtout quand l'impulsion des membres postérieurs se fait horizontalement, au lieu de se faire suivant une direction oblique de bas en haut.

§ 250.

Des mouvements dans la série animale. — Les mouvements des animaux dépendent, comme ceux de l'homme, de l'action des puissances musculaires sur des segments mobiles diversement disposés. Chez les animaux vertébrés, les segments mobiles sont des os ; mais, dans beaucoup d'animaux inférieurs, les parties sur lesquelles viennent se fixer les muscles sont des organes de diverse nature. Tantôt ce sont des leviers cornés ou testacés dont le squelette est intérieur ou extérieur aux puissances motrices, tantôt ce sont des anneaux, tantôt des appendices de diverse nature, tantôt le derme cutané lui-même. Les organes de locomotion sont d'ailleurs accommodés au milieu dans lequel l'animal est appelé à vivre. Quand il se meut sur le sol, il est généralement pourvu de membres plus ou moins nombreux et composés d'un nombre variable d'articles. Quand il se meut dans l'air, ses membres antérieurs sont souvent modifiés sous forme d'ailes (oiseaux), ou bien, tout en présentant un certain nombre de membres destinés à la locomotion terrestre, l'animal présente en outre, à la partie supérieure du corps, des appendices ailés qui n'ont plus leur analogue dans les animaux supérieurs (insectes). Quand l'animal se meut dans l'eau, ses membres, profondément modifiés et réduits à la partie qui correspond aux phalanges des mammifères, n'offrent plus que des rayons réunis par une membrane (nageoires des poissons). Enfin, beaucoup d'animaux qui vivent sur la terre ou dans l'eau, ou à la fois sur la terre et dans l'eau, n'ont pas de membres apparents et se meuvent par des mouvements de totalité, etc.

Station et progression des quadrupèdes. — La station des quadrupèdes est plus solide que celle de l'homme. Leur base de sustentation, représentée par le parallélogramme tracé entre les quatre points par lesquels ils touchent le sol, offre, en effet, une grande étendue (Voy. § 243). La station quadrupède n'est, pas plus que la station bipède, une attitude passive, et si l'animal la supporte plus longtemps que l'homme, elle détermine néanmoins la fatigue. Dans la station quadrupède, les muscles *extenseurs* des membres doivent, en effet, lutter, par leur contraction, contre le poids du corps, qui tend à fléchir les segments des membres dans leurs diverses articulations. Chez les quadrupèdes, comme chez l'homme, la contraction musculaire se trouve soulagée, au moment de la sustentation, par certaines parties ligamenteuses sur lesquelles se répartit une portion de la charge. Tel est, entre autres, chez les solipèdes et chez les ruminants, l'appareil fibreux, très-solide, désigné sous le nom de *ligament suspenseur du boulet*, ligament qui tend à prévenir la flexion de la région digitée sur le métacarpe dans les membres antérieurs, et sur le métatarse dans les membres postérieurs.

Le cheval offre, dans son mode de station, quelque chose d'analogue à la *station hanchée* de l'homme (Voy. § 243). Dans l'état le plus ordinaire, il ne repose *franchement* que sur trois pieds. L'un des membres postérieurs est légèrement fléchi et ne touche le sol que par la *pince*.

Les mouvements des quadrupèdes peuvent être, comme chez l'homme, distingués en mouvements sur place et en mouvements de locomotion. Parmi les premiers, on peut signaler l'attitude en vertu de laquelle les quadrupèdes se dressent momentanément sur leurs pieds de derrière. Ce mouvement, connu chez le cheval sous le nom de *cabrer*, se produit chez lui assez difficilement; il est beaucoup plus facile chez le singe et chez l'ours, et, par l'éducation, on peut aussi accoutumer le chien à ce genre d'exercice. Cet exercice ne dure généralement que peu de temps. Chez le cheval, il est rare que le centre de gravité puisse se placer dans la verticale de la base de sustentation; aussi a-t-il une tendance naturelle à retomber sur ses pieds de devant aussitôt que l'effort d'élévation est arrivé à ses dernières limites. Lorsque le redressement a été porté au point qu'il se trouve en équilibre sur les sabots de derrière, cet équilibre ne peut durer qu'un instant, parce que la masse du corps est si grande, par rapport à l'étroitesse de la base de sustentation, qu'il suffit d'un faible mouvement du tronc pour déplacer le centre de gravité. Aussi arrive-t-il très-souvent alors que le moindre effort du cavalier décide la chute du cheval. Le chien, qui a moins de masse et qui écarte les pattes, le singe et l'ours, qui ont la plante du pied beaucoup plus étendue, peuvent rester plus longtemps dans cette position ; mais elle devient promptement fatigante pour eux, parce qu'ils n'ont point, comme l'homme, les muscles si puissants du mollet, qui s'opposent à la chute en avant. Lorsque l'animal quadrupède veut se dresser sur les pieds de derrière, il détache du sol la partie antérieure du corps par un mécanisme analogue à celui du saut (§ 247), c'est-à-dire qu'il étend les membres antérieurs par un mouvement brusque, accompagné d'une contraction violente des muscles des gouttières vertébrales. L'animal qui veut se dresser a besoin d'un moment de préparation, pendant lequel il fléchit préalablement les membres antérieurs dans leurs articulations, pour les étendre brusquement ensuite.

Le cheval, l'âne, le mulet, se dressent souvent sur leurs membres antérieurs par un mouvement opposé au précédent, comme, par exemple, dans la *ruade*. Mais ce mouvement d'élévation, accompagné d'une projection violente en arrière des membres postérieurs, est promptement suivi du retour au sol des membres soulevés, le centre de gravité de l'animal n'étant jamais porté aussi près de la verticale que dans le mouvement opposé. L'animal qui veut ruer commence par abaisser la tête et par incliner l'encolure, pour reporter autant que possible en avant le centre de gravité. Puis un mouvement rapide d'extension dans les muscles des membres postérieurs élève la croupe, tandis que les membres qui ont quitté le sol obéissent à leur extension maximum. Chacun sait qu'en élevant la tête de l'animal, il a une grande difficulté à exécuter ce mouvement.

Dans les mouvements de *progression* des quadrupèdes, les jambes quittent alternativement le sol par des mouvements d'extension analogues à ceux de l'homme, et, comme chez lui, le membre qui a quitté la terre se dirige en avant dans un état de demi-flexion. Ajoutons que, dans la plupart des mouvements de progression, c'est principalement dans les membres postérieurs que se développe la puissance qui fait progresser le corps en avant.

Les allures du cheval ont été mieux étudiées que celles des autres quadrupèdes. Chacun sait que le cheval peut aller au pas, à l'amble, au trot ou au galop. L'allure la plus lente, le pas, et l'allure la plus rapide, le galop, sont communes à presque tous les animaux. Lorsque le cheval commence le *pas*, ses pieds se détachent du sol dans l'ordre suivant : le membre antérieur droit, je suppose, puis le postérieur gauche, l'antérieur gauche, le postérieur droit. Pendant tout le temps qu'il marche, il a toujours un pied en l'air et un pied sur le sol d'un même côté. Ce n'est qu'au moment où le cheval *entame* le pas que, partant d'abord d'un seul pied, il repose pendant un instant sur trois jambes. L'*amble*, ou le pas *relevé*, n'est qu'une sorte de pas précipité, caractérisé par le jeu alternatif des deux membres du même côté. A tous les moments de cette allure, le cheval a deux pieds levés et deux pieds à l'appui du même côté. Le *trot* est une allure dans laquelle deux membres, en diagonale, sont successivement et simultanément levés et appuyés. Le *galop* est l'allure la plus rapide du cheval; c'est une succession de sauts dans lesquels le corps quitte tout à fait le sol pendant un temps variable. Le corps, qui retombe, fait entendre quatre ou trois battues, suivant que les pieds touchent le sol les uns après les autres, ou que deux d'entre eux le touchent simultanément. Dans les sauts du galop, comme dans tout les sauts auxquels peut se livrer le cheval, c'est par la détente des membres postérieurs qu'il se détache du sol. Dans l'allure du galop, le cheval peut atteindre à une grande vitesse : il n'est pas rare de rencontrer des bêtes de course qui font 4 kilomètres en cinq minutes.

Les quadrupèdes, de même que l'homme, sont capables de se mouvoir dans l'eau ou de nager. La natation est chez eux plus facile que chez l'homme. D'une part, ils conservent dans l'eau leur position naturelle; d'autre part, ils se soutiennent et progressent dans l'eau de la même manière que dans la locomotion à la surface du sol.

Quelques mammifères, tels que les chauves-souris, ont les os du métacarpe et les phalanges du membre supérieur démesurément allongés et réunis entre eux par une membrane. Ces animaux peuvent s'élever dans l'air, à la manière des oiseaux, et le mécanisme de leur progression est le même. D'autres, tels que les galéopithèques, présentent sur les côtés du corps des replis membraneux étendus entre les quatre membres; ces replis peuvent soutenir un instant l'animal en l'air, lorsqu'il s'élance d'une branche à une autre; mais il ne peut les utiliser à un véritable vol.

Du vol. — Des animaux ailés. — De la station des oiseaux. — Le vol n'est pas très-différent de la natation (Voy. § 249). Il y a toutefois cette différence essentielle, que le milieu dans lequel se meut l'animal est ici beaucoup moins dense. Le poids du fluide qu'il déplace est infiniment moindre que son propre poids, et il doit faire, pour se soutenir en l'air, des efforts très-énergiques.

Les oiseaux se distinguent, entre tous les animaux à ailes, par la puissance de leur vol. La charpente osseuse et les muscles locomoteurs sont appropriés chez les oiseaux à ce mode de progression. Le sternum, sur lequel s'insèrent les muscles du vol, prend chez eux un développement considérable, et forme une sorte de bouclier qui recouvre le thorax et une partie de l'abdomen. On remarque en outre, à la partie moyenne du sternum, une crête longitudinale et saillante (le *bréchet*), qui multiplie les points d'insertion des muscles et en même temps donne une direction plus favorable à la puissance musculaire. L'épaule, chez les oiseaux, est également disposée de la manière la plus favorable à la puissance des ailes; l'omoplate est, en effet, réunie et fixée au sternum, non-seulement par une clavicule, mais encore par l'apophyse coracoïde, prolongée, chez les oiseaux, sous la forme d'un os plus fort et plus résistant que la clavicule elle-même. Les os des bras et de l'avant-bras diffèrent peu de ceux de l'homme, à l'exception que le radius et le cubitus sont immobiles l'un sur l'autre. Le carpe se compose de deux petits os suivis de deux métacarpiens terminés par deux ou trois doigts rudimentaires. Les plumes des ailes se fixent sur la main, sur l'avant-bras et sur le bras. Celles qui naissent du bras diffèrent peu des autres plumes de l'oiseau; on les désigne sous le nom de *tectrices;* celles de l'avant-bras et de la main, désignées sous les noms de *rémiges*, sont les véritables plumes du vol; elles forment par leur superposition étagée un plan continu et résistant. C'est de la longueur des rémiges, bien plus que de la longueur des os du membre supérieur, que dépendent la grandeur des ailes et la puissance du vol.

Lorsque l'oiseau veut *s'envoler*, il élève l'humérus et, avec lui, l'aile ployée. Puis il déploie l'avant-bras sur le bras, le métacarpe sur l'avant-bras, et, aussitôt que l'aile est étendue, il l'abaisse subitement. L'air brusquement refoulé résiste, et représente un point d'appui sur lequel l'oiseau s'élève. Avant qu'il soit parvenu au point le plus haut de cette espèce de saut, avant, par conséquent, que l'attraction terrestre le ramène à terre, il replie contre lui ses ailes abaissées, soulève de nouveau l'humérus, étend l'aile, frappe l'air, et ainsi de suite. L'aile de l'oiseau, qui frappe l'air pour s'élever dans l'atmosphère, n'agit pas suivant un plan horizontal, mais, bien au contraire, dans une direction oblique de haut en bas et d'avant en arrière. Il en résulte que, tout en s'élevant, il progresse en avant. Quand l'oiseau veut s'élever dans la verticale, il éprouve une certaine difficulté, parce que ses ailes sont tellement disposées, que leur jeu tend naturellement à la progression. Beaucoup d'entre eux ne peuvent s'élever ainsi qu'en *volant contre le vent*.

Lorsque l'oiseau est un grand voilier, le *départ* est quelquefois assez difficile, à cause de l'envergure des ailes. La plupart du temps, il fléchit d'abord ses membres inférieurs, les redresse vivement, et s'élève ainsi au-dessus du sol par un saut véritable. Au moment où il est en l'air, il élève et déploie rapidement ses ailes, afin de frapper l'air avant de retomber à terre. On voit souvent aussi ces oiseaux s'avancer sur une saillie du sol au moment de s'envoler.

Quand l'oiseau vole, le centre de gravité du corps correspond au niveau des épaules. Le poids du corps se dispose autour de l'axe fictif qui passerait par les deux épaules, de manière à se trouver équilibré en avant et en arrière de cet axe. C'est pour cette raison que l'oiseau tend généralement le cou en avant. Il faut remarquer encore que la plus grande partie du poids de l'oiseau est placée plus près de son ventre que de son dos, à cause des masses musculaires épaisses dont est garni son sternum [1]; d'où il résulte que le centre de gravité est placé bas dans l'oiseau, ce qui assure sa stabilité dans l'air.

Lorsque l'oiseau a frappé l'air de son aile, l'aile se présente par sa *tranche* dans le sens du déplacement horizontal, et n'apporte pas d'obstacle à la progression. Quant à la queue, projetée en arrière, elle sert à l'oiseau de *gouvernail*. La queue, ordinairement étalée, sert surtout à l'oiseau à rendre son vol plus oblique ou plus horizontal; elle peut lui servir aussi à changer la direction latérale de son vol, en s'inclinant à gauche ou à droite. Les oiseaux qui n'ont qu'une courte queue projettent ordinairement leurs pattes en arrière, pour la suppléer.

Plus les ailes sont grandes, plus est grande aussi la masse d'air frappée à chaque coup d'aile, et moins les oiseaux ont besoin de répéter le mouvement. Les oiseaux à vol puissant agitent bien plus lentement leurs ailes que les autres; ils peuvent même, lorsque leur envergure est considérable relativement à la masse de leur corps, se soutenir quelque temps en l'air, les ailes étendues, ou plutôt ne descendre que lentement, à la manière d'un parachute, suivant une succession de plans obliques. On dit alors que l'oiseau *plane*.

Les oiseaux nagent plus facilement que les mammifères; leur pesanteur spécifique étant moindre que le volume d'eau qu'ils déplacent, ils se tiennent naturellement à la surface : ils n'ont à opérer que les mouvements de progression. Il y a beaucoup d'oiseaux aquatiques; ces oiseaux ont généralement les pieds palmés et transformés ainsi en une véritable rame. Parmi ces oiseaux, il en est dont les ailes sont devenues tout à fait rudimentaires, et dont la natation est le mode principal de progression. D'autres sont à la fois bons nageurs et bons voiliers. Ces derniers sont ceux qui font les voyages les plus lointains. Ils peuvent traverser les mers. On estime que les oiseaux bons voiliers peuvent faire 80 kilomètres à l'heure.

Les oiseaux reposent sur le sol sur deux pieds. Ce sont des bipèdes à la manière de l'homme. Aussi, les oiseaux ont-ils le bassin large, les os des hanches très-développés, et leurs pattes sont-elles naturellement écartées l'une de l'autre. Pour que l'oiseau se tienne en équilibre, il faut nécessairement que le centre de gravité tombe sur la base de sustentation. Nous avons dit plus haut que le centre de gravité de l'oiseau correspond au niveau des épaules; or, les membres inférieurs de l'oiseau sont attachés en arrière et assez loin de l'épaule; s'il ne tombe pas en avant, cela dépend de l'angle formé par la flexion

---

[1] Non-seulement les muscles *abaisseurs* de l'aile sont fixés au sternum de l'oiseau, mais encore les muscles *élévateurs*. Ces derniers produisent un effet opposé aux précédents, parce que leur tendon, avant de s'insérer sur l'humérus, passe sur une poulie de réflexion qui change la direction de leur puissance.

de la cuisse sur la jambe et de la jambe sur le tarse, d'où il résulte que les doigts s'avancent *en avant* du point où tomberait la verticale qui passerait par les épaules de l'oiseau. La station, loin d'être une position fatigante pour l'oiseau, est au contraire pour lui une attitude de repos, et la plupart d'entre eux se perchent pour dormir; en même temps ils s'affaissent sur leurs membres. La branche sur laquelle ils reposent est alors embrassée par les doigts. Les muscles fléchisseurs des phalanges, passant derrière l'articulation tibio-tarsienne, ont une tendance naturelle à amener les doigts dans la flexion quand les segments du membre inférieur s'inclinent les uns sur les autres. Le poids du corps, qui tend à amener la flexion du membre inférieur, tend donc en même temps à fléchir les doigts, et l'oiseau serre sans effort la branche sur laquelle il repose.

Parmi les invertébrés, les insectes forment une classe innombrable d'êtres *ailés*. Les insectes ont généralement deux paires d'ailes articulées aux anneaux du thorax (tels sont les abeilles, les papillons, etc., etc.). Les ailes sont formées par un repli cutané très-fin, constitué par un tissu épidermique soutenu par des nervures cornées. Quelquefois, l'une des deux paires est solide et opaque, et forme à l'autre paire une sorte d'étui ou d'enveloppe protectrice qui la recouvre au repos. Les ailes *solides* (élytres) sont d'ailleurs diversement colorées ; elles sont couleur marron dans le hanneton, vert-émeraude, gris, noir, rouge, etc., dans d'autres insectes. Il y a quelques insectes qui n'ont qu'une paire d'ailes; les ailes postérieures qui manquent sont remplacées par deux filets mobiles, souvent terminés par une extrémité renflée, et qu'on désigne sous le nom de *balanciers*.

Des animaux aquatiques. — Parmi les animaux aquatiques les poissons se distinguent en première ligne. Les poissons appartiennent à l'embranchement des vertébrés; ce qui les caractérise spécialement, c'est que leurs membres, profondément modifiés, sont transformés en nageoires. Parmi les nageoires, il en est qui, placées sur la ligne médiane (au dos, au ventre ou à la queue), et par conséquent impaires, ne correspondent pas aux membres. Les nageoires pectorales et les nageoires ventrales, placées sur les côtés de l'animal et disposées par paires, représentent les membres des autres vertébrés. Les nageoires ventrales, qui font office de membres postérieurs, ne sont pas toujours placées en arrière des nageoires pectorales; c'est bien plutôt leurs connexions et leur composition que leur situation qui les caractérisent. Les nageoires pectorales, comme les nageoires ventrales, sont formées de rayons cartilagineux ou osseux, entre lesquels se trouve étendu un repli de la peau. La nageoire pectorale repose sur une série de quatre ou cinq petits os comparables aux os du carpe, qui, à leur tour, sont fixés à deux os plus larges, qui ne sont que le radius et le cubitus très-élargis. Le radius et le cubitus viennent enfin s'articuler à une ceinture osseuse, qui représente à la fois l'humérus et l'omoplate. Dans la nageoire ven-

trale on reconnaît moins facilement les connexions du membre abdominal. Les poissons, en effet, n'ont pas de bassin, tandis qu'ils ont une
poitrine et des côtes. La nageoire ventrale est ordinairement portée par
un seul os triangulaire. Tantôt cet os se fixe à la ceinture osseuse de la
nageoire pectorale, tantôt il n'est relié que de loin au squelette par des
ligaments, et la nageoire ventrale paraît suspendue dans les chairs.

Les masses musculaires des poissons, placées de chaque côté du corps,
ont surtout pour but de fléchir le corps latéralement dans l'un et l'autre
sens. C'est aussi principalement en frappant latéralement et alternativement l'eau, par les mouvements de la queue ou du tronc, que le poisson progresse dans l'eau. Les nageoires verticales du dos et du ventre
augmentent d'autant la surface du corps dans les mouvements de laté-
ralité, et concourent ainsi à la progression. Les nageoires pectorales et
ventrales ne servent guère qu'à maintenir l'équilibre de l'animal; elles
peuvent concourir aussi à modifier la direction.

Les poissons présentent, pour la plupart, une poche remplie de gaz, ou
vessie natatoire, qui leur est d'un grand secours dans la natation. Cette
poche communique quelquefois avec le tube digestif; mais d'autres fois
elle est close de toutes parts. La vessie natatoire peut être comprimée
par les mouvements des côtes, et, suivant le volume qu'elle présente,
elle donne au corps du poisson une pesanteur spécifique inférieure ou
supérieure à celle de l'eau, et il peut ainsi, pour ainsi dire sans mouvement, monter à la surface de l'eau, ou s'enfoncer dans sa profondeur.
La vessie natatoire manque, en général, chez les poissons qui vivent
dans la vase, et qui viennent rarement à la surface de l'eau.

Il est des poissons sans nageoires. Ces poissons, comme d'ailleurs la
multitude innombrable d'animaux inférieurs que renferme l'océan des
mers, se meuvent dans le liquide par les mouvements propres du corps.
Le mode de progression n'est pas très-différent de celui des poissons.
C'est par des mouvements rapides obliques, à gauche et à droite, que
le corps s'avance, suivant la résultante de tous les efforts successifs.

Des animaux rampants. — Beaucoup d'animaux à sang froid, quoique
pourvus de membres, se traînent sur le sol plutôt qu'ils ne marchent.
Les serpents, les limaces, les vers de terre, les sangsues, d'autres animaux encore, sont dépourvus de membres et s'avancent réellement en
rampant. La reptation peut donc être incomplète ou complète. Lorsque
l'animal qui rampe est pourvu de membres (crapauds, pipas, iguanes,
crocodiles, etc.), la progression a lieu comme chez les animaux quadrupèdes, avec cette différence que l'abdomen et le thorax touchent le
sol et glissent à sa surface pendant le mouvement. D'autres fois l'animal projette ses deux membres antérieurs en avant, les fixe et attire à
eux la masse du corps pour recommencer ensuite. Ce mode de progression est le seul possible chez les reptiles qui n'ont qu'une paire de
membres.

Le mouvement de progression des serpents a une certaine analogie avec celui-là. En effet, le serpent a toujours, au moment du mouvement, une partie du corps immobile, tandis que les autres portions de son corps s'avancent sur cette partie qui lui sert d'appui. Lorsqu'il veut se mouvoir, il rapproche la queue de la tête par une succession de mouvements latéraux ; puis la partie postérieure du corps s'applique à son tour au sol, et c'est le côté qui correspond à la tête qui se dirige en avant. Le mouvement que le serpent exécute sur le plan horizontal, la chenille l'exécute sur le plan vertical. Sa tête étant fixée, elle rapproche sa queue près de la partie antérieure du corps, en soulevant en cercle la partie moyenne du corps. Puis la queue se fixe, et toute la partie soulevée du corps se développe en avant, sur le point d'appui de la queue. Quand le développement est achevé, la queue se rapproche de la tête de nouveau fixée, et ainsi de suite. La plupart des chenilles ont des pattes rudimentaires ou des soies qui aident leur progression, en favorisant l'adhérence successive des divers points de leur corps.

Le ver de terre et la limace progressent comme les chenilles, avec cette différence que leur corps ne quitte pas, à proprement parler, le sol. Les points fixes et les points mobiles, très-rapprochés les uns des autres, changent successivement de position de la queue à la tête et de la tête à la queue, et donnent à l'ensemble du mouvement le caractère *vermiculaire*. La sangsue, qui progresse de la même manière quand elle est sur le sol, offre à chacune de ses extrémités une ventouse qui facilite l'adhérence de sa tête et de sa queue. Parmi les insectes dépourvus d'ailes, quelques-uns se distinguent par un nombre considérable de pattes, attachées aux anneaux du thorax et de l'abdomen. Les iules en ont cinquante ou soixante paires, quelques scolopendres jusqu'à soixante-quatorze paires. La progression de ces animaux est décomposée ainsi en une multitude de mouvements partiels, correspondant à chacun de leurs anneaux, et rappelle le mouvement vermiculaire des annélides.

Indications bibliographiques.

C. Aeby, Ueber die Fortpflanzungsgeschwindigkeit der Muskelzuckung (*Sur la vitesse de transmission de la contraction musculaire*), dans Archiv. für Anat. und Physiologie (Müller's Archiv), 1860. — Le même, Die Muskeln des Vorderarms und der Hand bei Säugethieren und beim Menschen (*Les muscles de l'avant-bras et de la main chez les mammifères et chez l'homme*), dans Zeitschrift für wissenschaftliche Zoologie, t. X, 1859. — Albers, Ueber Todtenstarre (*Sur la rigidité cadavérique*), dans Deutsche Klinik, n° 38 ; Berlin, 1850. — Arnold, Ueber die Fortdauer der Irritabilität des Herzens und der Gliedermuskeln vom Frosch in Luftverdünnten Raümen (*Sur la durée de l'excitabilité du cœur et des muscles des membres de la grenouille placée dans l'air raréfié*), dans Die physiologische Anstalt der Universität Heidelberg, 1858. — J. Astruc, Diss. phys. anatom. de motu musculari; *Montpellier*, 1710. (Réimprimé dans Theatr. de Manget.) — L. Auerbach, Ueber Muskelcontractionen durch mechanische Reizung am lebenden Menschen (*De la contraction musculaire sous l'influence de l'excitaton mécanique, chez l'homme vivant*), dans Verhandlungen der Breslauer med. Section der schlessischen Gesellschaft. f. vaterl. Kultur; *Breslau*, 1860. — Le même, Ueber den Muskeltonus (*Sur la tonicité musculaire*), dans Jahresbericht der schlessischen Gesellschaft für vaterl. Kultur, 1856.

E. BAIERLACHER, Physiologische Studien im Gebiete der electrischen Muskelerregung vom Nerven aus (*Études physiologiques sur l'excitation de la contraction musculaire par application de l'électricité aux nerfs*), *dans* Zeitschrift für rationelle Medicin, t. V, 1858. — LE MÊME, Ueber Muskelbewegungen beim Menschen (*Du mouvement musculaire chez l'homme*), *dans* Zeitschrift für rationelle Medicin, 3ᵉ série, t. VIII, 1860. — BARTHEZ, Nouvelle mécanique des mouvements de l'homme et des animaux ; *Carcassonne*, 1798. — BARZELOTTI, Esame di alcune moderne teorie intorno alla causa prossima della contrazione muscolare ; *Siena*, 1796 ; et *dans* Biblioth. Britannique, t. XXXII, 1806. — J. BÉCLARD, De la contraction musculaire dans ses rapports avec la température animale, *dans* Archives génér. de médecine, 1861. — BENNET DOWLER, Experimental researches on the post mortem contractility of the muscles with observations on the reflex theory, *dans* The New-York Journal of medicine and the collateral sciences ; *mai* 1846. — LE MÊME, Researches on the post mortem contractility, *en extrait dans* Journal de Physiologie de Brown-Séquard, t. I, 1858. — C. BERNARD, Analyse physiologique des propriétés des systèmes musculaires et nerveux au moyen du Curare, *dans* Comptes-rendus Acad. des sciences, 1856. — S. A. BERNARD, De l'élasticité du tissu musculaire et des phénomènes physiques de l'activité des muscles ; *Th. Strasb.*, 1853. — J. BERNOUILLI, De motu musculorum, etc.; *Bâle*, 1674. *Lahaye*, 1743. — BEVERIDGE, On the lateral movements of the foot, *dans* Edinburgh medical Journal ; *avril*, 1856. — BEZOLD, Untersuchungen über die Einwirkung des Pfeilgiftes auf die motorischen Nerven (*Recherches sur les effets du curare sur les nerfs moteurs*), *en deux parties dans* Müller's Archiv f. An. und Phys. (Reichert et du Boys-Reymond), 1860. — VON BEZOLD ET J. ROSENTHAL, Ueber das Gesetz der Zuckungen (*Sur la loi de la contraction*), *dans* Archiv für Anat. und Physiologie (*Arch. de Müller*), 1859. — V. BEZOLD, Zur Physiologie des Electrotonus, *dans* Allgemeine medicinische Centralzeitung nᵒ 25, 1859. — — BIERMER, Die Richtung und Wirkung der Flimmerbewegung, etc. (*De la direction et de l'action du mouvement des cils vibratiles. — Recherches faites sur l'homme, le chien et le lapin*), *dans* Verhandlungen der phys.-med. Gesellschaft in Würzburg, 1851. — G. BLANE, Lecture on muscular motion, *dans* Philosophical Transactions, 1791. — BLAND REDCLIFFE, The physical theory of muscular contraction, *dans* Med. Times and Gazette, *juin*, 1855. — E. DU BOYS-REYMOND, Bemerkungen über die Reaction der electrischen Organe und der Muskeln (*Observations sur la réaction des organes électriques et des muscles*), *dans* Archiv für Anat. und Physiologie (Müller's Archiv), 1859. — LE MÊME, Ueber die angeblich saure Reaction des Muskelfleisches (*De la prétendue réaction acide des muscles*), *dans* Untersuchungen zur Naturlehre des Menschen, etc., t. VII, 1860. — J. A. BORELLI, De motu animalium, etc. *Rome*, 1680 et 1681. *Lahaye*, 1743. — C. H. BRANDT (sous la direct. de Brown-Séquard), Des phénomènes de contraction musculaire observés chez des individus qui ont succombé au choléra ou à la fièvre jaune ; Th., *Paris*, 1855. — P. J. BRONDGEEST, Ueber den Tonus der willkürlichen Muskeln (*De la tonicité des muscles volontaires*), *dans* Müller's Archiv für Anat. u. Phys. (Reichert et du Boys-Reymond), 1860. — BROWN-SÉQUARD, Recherches sur l'irritabilité musculaire, *dans* Journal de Physiologie, t. II, 1859. — LE MÊME, preuve à l'appui de la doctrine de Haller relative à l'indépendance de la contractilité musculaire, *dans* Gazette médicale de *Paris*, nᵒ 39, 1851. — LE MÊME, Recherches sur les lois de l'irritabilité musculaire, de la rigidité cadavérique et de la putréfaction, *dans* Gazette médicale, nᵒ 42, 1857. — LE MÊME, Limites de la possibilité du retour spontané de la rigidité cadavérique après qu'on l'a fait disparaître par l'élongation des muscles, *dans* Journal de Physiologie, t. I, 1858. — LE MÊME, Recherches sur la rigidité cadavérique, sur la disposition et le rétablissement de la contractilité musculaire, *dans* Gazette médicale, nᵒˢ 17, 24, 27, 1851. — C. G. BRUCH, Nonnulla de rigore mortis, *Mayence*, 1845. — E. BRÜCKE, Ueber den Bau der Muskelfasern (*De la structure des fibres musculaires*), *dans* Sitzungsberichte der k. k. Akademie der Wissenschaften zu Wien, t. XXV, 1857. — J. BUDGE, Ueber die Ursache der willkürlichen und unwillkürlichen Bewegungen (*Sur les causes des mouvements volontaires et involontaires*), *dans* Organ für die gesammte Heilkunde de W. Wutzer et F. Kilian, 1843.

CALLIBURCÈS,Recherches expérimentales sur l'influence exercée par la chaleur sur les manifestations de la contractilité des organes, *dans* Comptes rendus d: l'Acad. des sciences, 1857 et 1858. — CARLISLE, On muscular motion, *dans* Philosophical Transactions, 1804. — CHABRIER, Mémoire sur les mouvements progressifs de l'homme et des animaux, *dans* Journal des progrès des Sciences médicales, t. X, XI et XII, 1828. — J. CLOQUET, De l'influence de l'effort sur les organes renfermés dans la cavité thoracique ; *Paris*, 1820. — COLIN, Articles : Attitudes, Mouvements progressifs, Utilisation des forces musculaires, *dans* son Traité de Physiologie des animaux domestiques, t. 1er, 1854.—A. COMPARETTI, Dinamica animale degli insetti ; *Padova*, 1800. — CZERMAK, Ueber secondäre Zuckung vom theilweise gereizten Muskel aus (*De la contraction secondaire d'un muscle partiellement excité*), *dans* Sitzungsberichte der k. k. Akademie der Wissenschaften zu Wien. 1857. — DEBROU,Mémoire sur les mouvements involontaires qui sont exécutés par des muscles de la vie animale, *dans* Archiv. gén. de médecine, *sept.* 1847. — H. DEDIAL, Succincta recensio historico-critica doctrinæ Halleri principis physiologorum de irritabilitate ; *Bonn*, 1854. — A. DEIDIER, Diss. de motu musculorum ; *Montpellier*, 1699 (réimprimé dans Haller). — DUCHENNE (de Boulogne), Physiologie des mouvements du pied, *dans* Gazette des hôpitaux, *n°* 66, 1856. — LE MÊME, Recherches sur l'action particulière et les usages des muscles qui meuvent le pouce et les doigts de la main, *dans* Archives gén. de médecine, *mars, avr., mai, juill.* 1852. —LE MÊME, Recherches sur les fonctions des muscles qui meuvent l'épaule sur le tronc et le bras sur l'épaule, *dans* Comptes rendus de l'Acad. des sciences, t. XXXV, 1852. — LE MÊME, Recherches électrophysiologiques sur le diaphragme, *dans* Comptes rendus de l'Acad des sciences, 1852. — J. M. DUNCAN, On the os sacrum considered as forming part of the vault of the pelvis, etc., *dans* Edinburgh med. Journal, *août*, 1855. — M. DUVAL, J. ROCHARD et A. PETIT, Observations physiologiques sur des cadavres de suppliciés, *dans* Gazette médicale, *n°* 28, 1851.

A. ECKER, Zur Lehre vom Bau und Leben der contractilen Substanz der niedersten Thiere (*De la structure et des propriétés contractiles de la substance du corps des animaux inférieurs*) ; *Bâle*, 1848. — H. EDWARDS, Note sur les contractions musculaires produites par le contact d'un corps soluble avec les nerfs, *dans* Annales des sciences naturelles, 1825. — E. ENGELHARDT, De vita musculorum observationes et experimenta, *Bonn*, 1841. — F. J. ETTINGER, Relationen zwischen Blut und Erregbarkeit der Muskeln (*Relation entre le sang et la contractilité musculaire*) ; *Dissert.*, Nürnberg, 1860.

FABRICE D'AQUAPENDENTE, De gressu, de volatu, de natatu, de reptatu, *dans* Opera omnia anat. et physiologica ; *Lugduni Batavorum*, 1723. — FECHNER, Beobachtungen welche zu beweisen scheinen dass durch die Uebung der Glieder der einen Seite, die der anderen gleichzeitig mit geübt werden (*Faits qui semblent prouver que l'action d'un membre tend à mettre en jeu en même temps celui de l'autre côté*), *dans* Verhandlungen der k. sächsischen Gesellschaft der Wissenschaften zu *Leipzig*, 1858.—L. FICK, Statische Betrachtung der Musculatur des Oberschenkels (*Remarques statiques sur la musculature de la cuisse*), avec des réflexions de Ludwig, *dans* Zeitschrift für rationelle Medicin, t. IX, 1849.—LE MÊME, Hand und Fuss (*Le pied et la main*), *dans* Müller's Archiv, 1857. — LE MÊME, Beiträge zur Mechanik des Gehens (*Contribution à la mécanique de la marche*), *dans* Müller's Archiv, 1853. — LE MÊME, Ueber die Gestaltung der Gelenkflächen (*De la forme des surfaces articulaires*), *dans* Archiv für Anat. und Physiologie (Müller's Archiv), 1859. —A. FICK, Ueber theilweise Reizung der Muskelfasern (*De la contraction partielle des fibres musculaires*), *dans* Untersuchungen zur Naturlehre des Menschen und der Thiere, t. II, 1857. — LE MÊME, Vorläufige Ankündigung einer Untersuchung über die Physiologie der glatten Muskelfasern (*Introduction à une recherche sur la physiologie des fibres musculaires lisses*), *dans* Wiener medicinische Wochenschrift, *n°* 37, 1860. — LE MÊME, Ueber Längenverhältnisse der Skelettmuskelfasern (*Sur les rapports de longueur des fibres musculaires du squelette*), *dans* Untersuchungen zur Naturlehre des Menschen, etc., t. VII, 1860. — FICINUS, De fibræ muscularis forma et structura ; *Leipzig*, 1836. — FOLTZ, Sur les fonctions des muscles peauciers du cou, *dans* Revue médicale ; *avr.* 1852. — FONTANA, Sur le mouvement des muscles, *dans* Traité du venin de la vipère, t. II, 1781. —

O. Funke, Beitrag zur Lehre von der Muskelreizbarkeit (*Contribution à l'étude de l'excitabilité musculaire*), dans Berichte der k. sächsischen Gesellschaft der Wissenschaften, 1859.

Galvani, De viribus electricitatis in motu musculari commentarius, dans Acta Inst. Bononiensis, t. VII, 1791. — Gerdy, Station et mouvements dans Physiologie médicale, t. I, 2ᵉ partie, 1832. — Gierlichs, De rigore mortis; Bonn, 1843. — Giraud-Teulon, Principes de mécanique animale, ou étude de la locomotion chez l'homme et les animaux vertébrés; Paris, 1858. — Goupil, La contractilité musculaire étant donnée, considérer les muscles dans la station, la progression, le saut, le saisir et le grimper; *thèse conc.* Strasbourg, 1834. — F. Glisson, De naturâ substantiæ energeticâ; *Londres*, 1672. — Gosselin, Sur la durée des mouvements des cils vibratiles chez un supplicié, dans Gazette médicale de Paris, nᵒ 26, 1851. — Günther et Schön, Versuche und Bemerkungen über Regenerationen der Nerven (*Recherches et observations sur la régénération des nerfs*), — (pour expliquer le rétablissement de l'irritabilité musculaire), dans Müller's Archiv, 1840. — W. Gruber, Ueber die Function des Musculus plantaris bei dem Menschen (*Fonction du muscle plantaire chez l'homme*), dans Oestreichische medicinische Wochenschrift, nᵒ 45, 1845.

J.-C. Haase, De adminiculis motus muscularis; *Leipzig*, 1785. — Haller, De partibus corporis humani sens. et irritabilibus; *Gottingue*, 1753, trad. française de Tissot; *Lausanne*, 1755. — E. Harless, Die Muskelirritabilität (*L'irritabilité musculaire*), dans Denkschrift der Münchener Academie, t. V, 1850. — Le même, Die statischen Momente der menschlichen Gliedmassen (*De la statique des membres de l'homme*), dans Verhandlungen der k. baierschen Akademie der Wissenschaften, t. XXVIII; *München*, 1857. — Le même, Die Muskelkrämpfe bei der Nervenvertrocknung (*De la crampe musculaire par la dessiccation des nerfs*), dans Zeitschrift für rationelle Medicin, t. VII, 1859. — Le même, Maasbestimmungen der Reizbarkeit (*Détermination de la mesure des excitants*), dans Abhandlungen der k. baierschen Acad. der Wissenschaften, t. VIII, 1860. — Le même, Ueber die chemische Veränderung des Muskelsaftes durch Wärme und Bewegung (*Des changements chimiques qui surviennent dans le suc musculaire sous l'influence de la chaleur et du mouvement*), dans Aertzliches Intelligenz Blatt, Organ für st. und öffentliche Heilkunde; *mars* 1860. — Le même, Untersuchungen über die Muskelstarre (*Recherches sur la rigidité cadavérique*), dans Baiern's ärtzliches Intelligenz Blatt, 1860. — Le même, Ueber physikalische und chemische Vorgänge in der Muskelsubstanz (*Des phénomènes physiques et chimiques de la substance musculaire*), dans le Journal Deutsche Klinik, nᵒ 17, 1860. — H. Heidenhain, Beitrag zur Kenntniss des Zuckungsgesetzes (*Contribution à la connaissance de la loi de contraction*), dans Archiv für physiologische Heilkunde, nouv. sér., t. I, 1857. — Heidenhain et Colberg, Versuche über Tonus des Blasenschliessmuskels (*Recherches sur la tonicité du sphincter de la vessie*), dans Archiv für Anat. und Physiologie (Müller's Archiv), 1858. — A. Heinke, De functionibus diaphragmatis; *Berlin*, 1845. — W. H. Heineke, De connexu irritabilitatis musculorum cum rigore mortis observationes physiologicæ; Dissert. Greifswald, 1858. — Hélie, Du mécanisme et de la théorie du saut, considéré chez l'homme, dans Journal de la section de médecine, de la société académique de Nantes, t. XIX, 1843. — Helmholtz, Ueber den Stoffverbrauch bei der Muskelaction (*De la consommation de matière pendant l'action musculaire*), dans Müller's Archiv, 1845. — Le même, Ueber die Geschwindigkeit einiger Vorgänge in den Muskeln und Nerven (*Sur la vitesse des phénomènes de l'action musculaire et nerveuse*), dans Monatsberichte der Berlin. Akademie; *janv.* 1854. — Henke, Die Bewegung des Fusses am Sprungbein, (*Mouvement du pied sur l'astragale*), Die Bewegung des Beins am Sprungbein (*Mouvement de la jambe sur l'astragale*), dans Zeitschrift für rationelle Medicin, t. VII et VIII, 1856. — Le même, Die Controversen über die Fussgelenke (*Controverses sur l'articulation du pied*), dans Zeitschrift für rationelle Medicin, 3ᵉ sér., t. II, 1857. — Le même, Die Bewegungen der Handwurzel (*Les mouvements du poignet*), dans Zeitschrift für rationelle Medicin, t. VII, 1859. — Le même, Die Bewegungen des Kniegelenks (*Les mouvements de l'articulation du genou*), dans Zeitschrift für rationelle Medicin, t. VIII, 1859.— Le même, Die Aufhängung des Arms in der Schulter durch den Luftdruck (*Maintien du bras contre l'articulation de l'épaule par la pression atmosphérique*), dans Zeitschrift für rationelle Medicin, t. VII, 1859. — Le même, Die Bewegungen des Kopfes in den Gelenken der Halswirbelsäule (*Les mouvements de la tête dans ses articulations avec la colonne cervicale*), dans Zeitschrift für rationelle Medicin, t. VII, 1859.—W. Ch. Henry, A critical and experimental inquiry into the relations subsisting between nerve and muscle, dans Edinburgh med. and surg. Journal, t. XXXVII, 1832. — Home (Éverard), The croonian lecture on muscular motion, etc., dans Philosoph. Transactions, 1795 et 1796. — Le même, De la disposition en vertu de laquelle s'opèrent l'allongement et la contraction de la fibre musculaire, dans Journal des progrès des sc. médicales; 2e série, t. I, 1830. — F. Horner, Ueber die Krümmung der Wirbelsäule im aufrechten Stehen (*Des courbures de la colonne vertébrale dans la station droite*), dans Müller's Archiv, 1854. — Le même, Ueber die normale Krümmung der Wirbelsäule (*Des courbures normales de la colonne vertébrale*), dans Müller's Archiv, 1855. — Huber, Observations sur le vol des oiseaux de proie, Genève, 1784. — A. de Humboldt, Versuche über die gereizte Muskel und Nervenfasern (*Expériences sur l'excitation des muscles et des nerfs*); Posen et Berlin, 1797.

.J. Jeffreys, An inquiry into the comparative force of the extensor and flexor muscles, etc.; Londres, 1822. — R. Jonas, De motus muscularis causâ; Leyde, 1735. (Réimprimé dans Haller.)

J. F. Köhler, Dissert. de vi musculorum absque cerebro et medulla spinali; Halle, 1818. —A. Kölliker, Zur Lehre von der Contractilität der menschlichen Haut (*Étude sur la contractilité de la peau de l'homme*), dans Zeitschrift für wissenschaftliche Zoologie, t. I, 1849. — Kölliker et H. Müller, Nachweis der negativen Schwankung des Muskelstroms am natürlich sich contrahirenden Muskel (*Preuve d'un renversement dans le sens du courant musculaire quand le muscle se contracte naturellement*), dans Monatsberichte der k. preussischen Akademie der Wissenschafften, 1856.—E. Krause, De rigore mortis in genere, ac de rigore in musculis lævibus obvio in specie; Dorpat, 1853. — W. Krimer, Dissert. de vi musculorum, etc.; Halle, 1818.—J.-F. Kühn, Nonnulla motus muscularis, etc.; Göttingen, 1755. — W. Kühne, Vorläufige Notiz über die Entstehung der Todtenstarre (*Note sur le développement de la rigidité cadavérique*), dans Allgemeine medicinische Centralzeitung, n° 70, 1858.—Le même, Ueber directe und indirecte Muskelreizung mittelst chemischer Agentien (*Sur la contraction musculaire directe et indirecte provoquée à l'aide des agents chimiques*), dans Archiv für Anat. und Physiologie (Müller's Archiv), 1859. — Le même, Ueber sogenannte idiomuskulare Contraction (*Sur ce qu'on nomme la contraction idiomusculaire*), dans Archiv für Anat. und Physiologie (Müller's Archiv), 1859. — Le même, Ueber Muskelzuckungen ohne Betheiligung der Nerven (*Sur la contraction musculaire sans la participation des nerfs*), dans Archiv für Anat. und Physiologie (Müller's Archiv), 1859. — Le même, Untersuchungen über Bewegungen und Veranderungen der contractilen Substanzen (*Recherches sur les mouvements et les changements qui surviennent dans les matières contractiles*), dans Archiv für Anat. und Physiologie (Müller's Archiv), 1859. — Le même, Ueber die chemische Reizung der Muskeln und Nerven und ihre Bedeutung für die Irritabilitätsfrage (*Sur l'excitation chimique des muscles et des nerfs, et de sa signification en ce qui concerne la question de l'irritabilité*), dans Archiv für Anat. und Physiologie (Müller's Archiv), 1860. — Le même, Myologische Untersuchungen (*Recherches de myologie*); Leipzig, 1860. — H. Kummer, Beiträge zur Theorie des Vogelfluges (*Contributions à la théorie du vol des oiseaux*), dans Verhandlungen der schweizerischen naturforschenden Gesellschaft in Frauenfeld, 1849. — A. Kussmaul, Ueber die Todtenstarre und die ihr nahe verwandten Zustände von Muskelstarre, mit besonderer Rücksicht auf Staatsarzneikunde (*De la rigidité cadavérique et de son analogie avec l'état tétanique des muscles, dans ses rapports avec la médecine légale*), dans Prager Vierteljahrsschrift, 1855. — Le même, Ueber die Ertödtung der Gliedmassen durch Einspritzung von Chloroform in die Schlagadern (*De la résolution des membres dans lesquels on injecte du chloroforme par les artères*), dans Archiv für pathologische Anat. und Physiologie, t. XIII, 1858.

C. Langer, Die Bewegungen der Gliedmassen insbesondere der Arme (*Les mouvements des membres et en particulier des bras*), *dans* Wiener medicinische Wochenschrift, n°º 11 et 12, 1859. — Le même, Ueber incongruente Charniergelenke (*Sur les articulations à charnière incongruentes*). L'auteur désigne ainsi celles dans lesquelles les deux surfaces articulaires sont disproportionnées ; telle est par exemple l'articulation du genou de l'homme, beaucoup d'articulations d'oiseaux, etc., *dans* Sitzungsberichte der k. k. Acad. der Wissenschaften zu Wien, t. XXVII, 1858. — Le même, Das Kniegelenk des Menschen (*L'articulation du genou de l'homme*), *dans* même recueil, t. XXXII, 1858. — Le même, Ueber das Sprunggelenk der Säugethiere und des Menschen (*De l'articulation tibio-tarsienne chez les mammifères et chez l'homme*), *dans* Denkschriften der k. k. Akademie der Wissenschaften zu Wien, XII, 1856.—B. Langrish, New essay on muscular motion, etc.; *Londres*, 1733. — Lecat, Dissertation sur le principe de l'action des muscles (Mém. couronné par l'Acad. de Berlin) ; *Berlin*, 1754. — F. G. Lehmann, Nonnulla de usu vectium in corpore humano ; *Dissert.*, *Iéna*, 1853. — Georges Liebig, Ueber die Respiration der Muskeln (*De la respiration des muscles*), *dans* Müller's Archiv, 1858. — Liegeois, Du rôle des sensations sur les mouvements, *dans* Gazette médicale, n° 1, 1860. — Longet, Mémoire sur les troubles qui surviennent dans l'équilibration, la station et la locomotion après la section des parties molles de la nuque ; *Paris*, 1845. — Le même, Recherches expérimentales sur les conditions nécessaires à l'entretien et à la manifestation de l'irritabilité musculaire, *dans* l'Examinateur médical ; *déc.* 1841.

Maissiat, Études de physique animale ; *Paris*, 1843. — Ch. Martins, Neue Vergleichung der Becken und Brustglieder des Menschen und der Säugethiere, etc. (*Nouveau parallèle des membres supérieurs et inférieurs chez l'homme et les animaux*), *dans* Untersuchungen zur Naturlehre des Menschen und der Thiere, t. VI, 1860. — C. Matteucci, Expériences sur les phénomènes de la contraction induite, *dans* Annales de chimie et de physique; 3ᵉ sér.,t. XV, 1845. — Le même, Leçons sur les phénomènes physiques des corps vivants (trad. française) ; *Paris*, 1847. — Le même, Fenomeni physici e chimici della contrazione muscolare ; *Turin*, 1856. — Le même, Sur les phénomènes physiques et chimiques de la contraction musculaire, *dans* Comptes rendus de l'Acad. des sciences, t. I, n° 14; II, n°s 4 et 22, 1856. — A. F. J. C. Mayer, Ueber spontane Bewegung der Muskelfibrillen der niedern Thiere (*Sur le mouvement spontané des fibres musculaires des animaux inférieurs*), *dans* Müller's Archiv, 1854. — H. Meyer, Zur Mechanik des Kniegelenks (*Mécanique de l'articulation du genou*), *dans* Müller's Archiv, 1853. — Le même, Das aufrechte Stehen und das aufrechte Gehen (*La station droite et la marche droite*), *dans* Müller's Archiv, 1853. — E. Michel, Des muscles et des os au point de vue de la mécanique animale ; *Strasbourg*, 1846. — J. S. E. Michel, De la contractilité et des organes contractiles ; *Strasbourg*, 1849. — Mühlhaüser, Ueber Muskelbewegungen beim Menschen (*Du mouvement musculaire chez l'homme*), *dans* Zeitschrift für rationelle Medicin, t. VIII, 1859. — J. Müller et Sticker, Ueber die Veränderungen der Kräfte durschnittener Nerven und über Muskelreizbarkeit (*Sur les modifications qu'éprouvent la force nerveuse et l'irritabilité musculaire après la section des nerfs*), *dans* Müller's Archiv, 1834. — E. Müller, Ueber Associationsgruppen und Mitbewegungen willkürlicher Muskeln (*Des groupes et des mouvements associés dans les muscles volontaires*), *dans* Verhandlungen der schweizerschen naturforschenden Gesellschaft in Glarus, 1851. — H. Munk, Zur Anatomie und Physiologie der quergestreiften Muskelfasern der Wirbelthiere, etc. (*De l'anatomie et de la physiologie des muscles striés des vertébrés*), *dans* Nachrichten von der Universität zu Göttingen ; *fév.* 1858.— Le même, Ueber die Abhängigkeit des Absterbens der Muskeln von der Länge ihrer Nerven (*Sur la dépendance de la mort des muscles, avec la longueur de leurs nerfs*), *dans* Allgemeine medicinische Centralzeitung ; n° 8, 1860.

C. Neubauer, Ueber quantitative Kreatin und Kreatininbestimmung im Muskelfleisch (*De la proportion de créatine et de créatinine dans la chair musculaire*), *dans* Archiv für analyt. Chemie, t. II, 1863.— Nysten, Nouvelles expériences faites sur les organes musculaires de l'homme et des animaux à sang rouge, etc., thèse; *Paris*, 1807.

F. Ch. OEtinger, *Dissert.*, de Antagonismo musculorum ; *Tubingen*, 1767. — J. Os-

BOBNE, On some actions performed by voluntary muscles which by habit become involuntary, *dans* Dublin quarterly Journal of medical science ; *août*, 1859.

PAWLAWSKI, De rigore hominis cadaveroso ; *Berlin*, 1845. — PELIKAN et KÖLLIKER, Untersuchungen über die Einwirkung einiger Gifte auf die Leistungsfähigkeit der Muskeln (*Recherches sur l'influence de quelques poisons sur le pouvoir conducteur des muscles*), *dans* Verhandlungen der physik. med. Gesellschaft in Würzburg, 1858. — Cl. PERRAULT, Traité de la mécanique des animaux, *dans* Mém. de l'Acad. Roy. des sc. de Paris, t. I, 1666. — E. PFLÜGER, Ueber die Ursache des Ritter'schen (oder OEffnungs) Tetanus (*Sur les causes du tétanos déterminé par l'ouverture du courant*), *dans* Archiv für Anat. und Physiologie (Archives de Müller continuées par Reichert et du Boys), 1859. — LE MÊME, Ueber die tetanisirende Wirkung des constanten Stroms und das allgemeine Gesetz der Reizung (*Sur l'action tétanisante du courant constant et sur les lois générales de l'excitabilité*), *dans* Archiv für pathologische Anat. und Physiologie, t. XIII, 1858. — LE MÊME, Untersuchungen über die Physiologie des Electrotonus (*Recherches physiologiques sur la force électrotonique*) ; *Berlin*, 1859. — J.-J. PRECHTL, Untersuchungen über den Flug der Vögel (*Recherches sur le vol des oiseaux*) ; *Wien*, 1846. — PREVOST et DUMAS, Mém. sur les phénomènes qui accompagnent la contraction musculaire, *dans* Journal de Physiologie de Magendie, t. III, 1823. — PUCHERAN, Des caractères zoologiques dans leurs rapports avec les fonctions de locomotion ; *Paris*, 1860, et dans Comptes rendus de l'Acad. des sciences, t. L, 1860. — PURKINJE et VALENTIN, De phenomeno generali et fundamentali motus vibratorii, etc., *Breslau*, 1835.

RAMEAUX, Considérations sur les muscles, *Th.*, *Paris*, 1834. — REMAK, Ueber die Verdickung der Muskeln durch constante galvanische Ströme (*Du gonflement des muscles sous l'action d'un courant galvanique continu*), *dans* Journal Deutsche Klinik, n° 45, 1857. — ROSENTHAL, Ueber die Modification der Erregbarkeit durch geschlossene Ketten und die voltaischen Abwechselungen (*Des modifications de la contractilité sous l'influence des courants fermés et des changements dans la direction des courants*), *dans* Zeitschrift für rationelle Medicin, t. IV, 1858. — LE MÊME, De tono cum musculorum tum eo imprimis qui sphincterum tonus vocatur ; *Diss.*, *Königsberg*, 1857. — LE MÊME, Ueber die relative Stärke der directen und indirecten Muskelreizung (*De la force relative de la contraction musculaire par excitation directe ou indirecte*), *dans* Untersuchungen zur Naturlehre des Menschen und der Thiere ; t. III, 1857. — ROULIN, Recherches théoriques et expérimentales sur le mécanisme des mouvements et des attitudes de l'homme, *dans* Journal de Physiologie de Magendie, t. I, t. II et t. VI, 1821, 1822 et 1826.

SAROKOW, Beitrag zur Physiologie des Muskelstoffwechsels (*Contribution à la physiologie des métamorphoses du tissu musculaire*), *dans* Archiv für path. Anat. und Physiologie, XXVIII, 1863. — SCHELSKE, Ueber die chemischen Muskelreize (*Sur les excitations chimiques des muscles*), *dans* Archiv für Anat. und Physiologie (Müller's Archiv), 1860. — LE MÊME, Ueber die chemischen Muskelreize (*Sur l'excitation chimique des muscles*), *dans* Verhandlungen des naturhistorisch-medicinischen Vereins zu Heidelberg, 1859. — M. SCHIFF, Ueber die Zusammenziehung der animalischen Muskeln (*Sur la contraction des muscles de la vie animale*), *dans* Froriep's Tagesbericht, n° 300, 1851. — LE MÊME, Ueber die Reizung der Muskeln, etc. (*Sur l'excitation des muscles*), *dans* Untersuchungen zur Naturlehre des Menschen und der Thiere ; t. V, 1858. — LE MÊME, Ueber die peristaltische Bewegung quergestreifter Muskeln (*Du mouvement péristaltique des muscles striés*), *dans* Untersuchungen zur Naturlehre des Menschen und der Thiere ; t. I, 1856. — SCHULZ-SCHULZENSTEIN, Ueber Selbstbewegung der Muskelfasern (*Du mouvement spontané des fibres musculaires*), *dans* Müller's Archiv, 1855. — LE MÊME, Die Verjüngung im Thierreiche als Schöpfungsplan der Thierformen etc. (*Du rajeunissement dans le règne animal, comme plans de création des formes animales ; Berlin*, 1854. — TH. SMITH, Tentamen physiol. de actione musculari ; *Edinburgh*, 1767 (Réimprimé dans le Thesaurus de Smellie). — STANNIUS, Untersuchungen über die Muskelreizbarkeit (*Recherches sur la contractilité musculaire*), *dans* Müller's Archiv, 1849. — LE MÊME, Untersuchungen über Leistungsfähigkeit der Muskeln und Todtenstarre (*Recherches sur la con-*

tractilité et la rigidité cadavérique), dans Archiv für physiologische Heilkunde, t. XI, 1851.
— A. STUART, De structura et motu musculorum; *Bordeaux*, 1737, et *Londres*, 1738.

THIERNESSE et GLUGE, Quelques expériences sur le vol des oiseaux, *dans* Bulletin de l'Académie de Bruxelles, 1849.

G. VALENTIN, Die Wirkung der zusammengezogenen Muskeln auf die sie umgebenden Luftmassen (*De l'action des muscles qui se contractent sur la masse d'air qui les entoure*), *dans* Archiv für physiologische Heilkunde; *nouv. sér.*, t. 1, 1857. — LE MÊME, Ueber die Wechselwirkung der Muskeln und der sie umgebenden Atmosphäre (*Des échanges entre les muscles et l'atmosphère environnante*), *dans* Archiv für physiologische Heilkunde, t. XIV, 1855. — VIRCHOW, Ueber die Erregbarkeit der Flimmerzellen (*Sur la cause du mouvement vibratile*, *dans* Archiv für pathologische Anat. und Physiol., t. VI, 1853. — A.-W. VOLKMANN, Versuche über Muskelreizbarkeit (*Recherches sur la contractilité musculaire*), *dans* Berichte über die Verhandlungen der Gesellschaft der Wissenschaften zu *Leipzig*, 1856. — LE MÊME, Commentatio de Elasticitate musculorum; *Halle*, 1856. — LE MÊME, Controle der Ermüdungseinflüsse in Muskelversuchen (*De la fatigue musculaire dans les expériences sur les muscles*), *dans* Archiv für Anat. und Physiologie (Müller's Archiv), 1860. — LE MÊME, Ueber die Elasticität der organischen Gewebe (*De l'élasticité des tissus organiques*), *dans* Archiv für Anat. und Physiologie (Müller's Archiv), 1859. — LE MÊME, Versuche und Betrachtungen ueber Muskelcontractilität (*Recherches et considérations sur la contractilité musculaire*), *dans* Archiv für Anat. und Physiologie (Müller's Archiv), 1858. — VOLTA, Collezione dell' opere del cavaliere conte Al. Volta, t. II, *Florence*, 1816. — VULPIAN, Expérience relative à la différence d'action des deux pôles de la pile sur la contractilité musculaire, *dans* Gazette médicale, *n°* 39, 1857. — LE MÊME, Recherches sur la durée de la contractilité du cœur après la mort, *dans* Gazette médicale, *n°s* 31, 33, 1858. — R. WAGNER, Neue Versuche über das Verhältniss der Innervation zur Muskelirritabilität (*Nouvelles recherches sur les rapports de l'innervation avec la contractilité musculaire*), *dans* Göttinger gelehrte Anzeigen; *oct.* 1850. — WALTHER, De articulis, ligamentis et musculis hominis in incessu statuque dirigendis; *Leipzig*, 1728. — E. et W. WEBER, Mechanik der menschlichen Gehwerkzeuge (*Mécanique des organes de la locomotion chez l'homme*); av. Atlas; *Göttingen*, 1836. Traduction française de Jourdan; *Paris*, 1843. — ED. WEBER, Article Muskelbewegung (*Mouvement musculaire*), *dans* R. Wagner's Handwörterbuch der Physiologie, t. III, 1846. — LE MÊME, Ueber die Elasticität der Muskeln; Versuche über Muskelreizbarkeit und Betrachtungen über Muskelcontractilität (*De l'élasticité des muscles; recherches sur l'excitabilité des muscles, et considérations sur la contractilité musculaire*), *dans* Archiv für Anat. und Physiologie (Müller's Archiv), 1858. — A.-T. WEBER, Commentatio de initiis ac progressibus doctrinæ irritabilitatis; *Halle*, 1783. — R. WHYTT, An essay on the vital and other involuntary motions of animals; *Edinburgh*, 1751. — WINSLOW, Exposition anatomique de la structure du corps humain (*Analyse d'un grand nombre de mouvements partiels*); *Paris*, 1732. — F. WINTER, Dissert. de motu musculorum, *Leyde*, 1736. (Réimprimé dans Haller). — VON WITTICH, Experimenta quædam ad Halleri doctrinam de musculorum irritabilitate probandam instituta; *Königsberg*, 1857. — LE MÊME, Ueber eigenthümliche Muskelcontractionen, welche das Durchströmen von distillirtem Wasser hervorruft. (*Sur la contraction spéciale des muscles qui survient quand on injecte dans leurs vaisseaux de l'eau distillée*), *dans* Archiv für pathologische Anat. und Physiologie, t. XIII, 1858. — A.-W. WOLKMANN, Ueber die Kraft welche in den gereizten Muskel des animalen Lebens thätig ist (*Sur la force active des muscles de la vie animale*), *dans* Verhandl. der sächsich. Gesellsch. der Wissensch. 1851. — LE MÊME, Ueber das Zustandekommen der Muskelcontractionen im Verlaufe der Zeit (*Du mode et de la durée de la contraction musculaire*), *dans* Verhandlungen der sächs. Gesellschaft der Wissenschaften, 1851. — W. WUNDT, Ueber die Elasticität feuchter organischer Gewebe (*De l'élasticité des tissus organiques humides*), *dans* Müller's Archiv für Anat. und Physiol., 1857. — LE MÊME, Die Lehre von der Muskelbewegung (*Du mouvement musculaire*), *Braunschweig*, 1858. — LE MÊME, Ueber das Gesetz der Zuckungen und die Modification der Erregbarkeit durch geschlossene Ketten (*Des lois de la contraction et des modifications de la contractilité par les courants fermés*), *dans* Archiv f. physiologische Heilkunde, t. II, 1858. — LE MÊME, Ueber den Verlauf der Muskelzusammenziehung bei directer Muskelreizung (*De l'extension successive de la contraction musculaire dans l'excitation directe du muscle*), *dans* Archiv für Anat. und Physiologie (Müller's Archiv), 1859. — LE MÊME, Ueber die Elasticität der organischen Gewebe (*De l'élasticité des tissus organiques*), *dans* Zeitschrift für rationelle Medicin, t. VIII, 1859. — H. WYLESWORTH, The dependence of animal motion on the law of gravity; *London*, 1849.

A. YPEY, Observat. physiol. de motu musculorum voluntario et vitall. *Frankfurt*, 1775.

CHAPITRE II

VOIX ET PAROLE.

§ 251.

Définition. — On donne le nom de *voix* au son que l'homme et les animaux supérieurs font entendre en chassant l'air de leurs poumons au travers du larynx convenablement disposé. La *parole*, dont l'homme est seul en possession, consiste dans certaines modifications apportées aux sons de la voix par les parties qui surmontent le larynx. On donne souvent à l'ensemble des parties qui surmontent le larynx, le nom de *tuyau vocal*. Ces parties sont : le pharynx, la bouche, le voile du palais, les fosses nasales, la langue, les dents, les lèvres; la parole, en d'autres termes, est la *voix articulée*.

La voix est le lien qui réunit entre eux la plupart des mammifères et des oiseaux lorsqu'ils vivent en société ou qu'ils se recherchent au moment de l'accouplement. La parole est pour l'homme l'agent de communication le plus rapide et le plus puissant; et le chant, qui n'est que la voix modulée, ajoute encore à sa puissance les charmes de l'harmonie.

ARTICLE I.

DE LA VOIX.

§ 252.

Organes de la voix humaine. — L'appareil de la voix se compose de trois parties essentielles : 1° d'organes destinés à chasser l'air au travers du larynx, et qui remplissent dans la production de la voix l'office de soufflets d'orgues : ces organes sont les *poumons* auxquels il faut joindre les bronches et la trachée qui font office de *porte-vent;* 2° du *larynx*, dans lequel l'air, chassé par les poumons, vient résonner sur certaines parties, dites *cordes vocales ;* 3° du *tuyau vocal*, c'est-à-dire de tout ce qui surmonte le larynx. Le rôle que jouent les poumons, au moment de l'expiration, a été exposé précédemment (Voy. §§ 122, 123, 124). Rappelons en quelques mots la disposition et le rôle du larynx et du tuyau vocal.

Le larynx de l'homme, situé en avant du cou, se trouve placé sur le parcours des voies respiratoires. Il consiste en une charpente cartilagineuse composée de plusieurs pièces mobiles réunies entre elles par des articulations et par des ligaments. Ces pièces mobiles peuvent être mues par des muscles ; ces muscles sont animés par des nerfs ; enfin, le larynx est tapissé à son intérieur par une membrane muqueuse, comme la trachée qu'il surmonte, et comme le pharynx dans lequel il vient s'ouvrir.

Les cartilages du larynx sont au nombre de quatre : deux impairs, le cartilage thyroïde et le cartilage cricoïde (Voy. fig. 121, 122, 123) ; et deux pairs, qui sont les cartilages aryténoïdes [1] (Voy. fig. 120). Il faut encore ajouter à ces cartilages l'épiglotte, qui, ordinairement soulevée au-dessus de l'orifice du larynx, s'applique sur lui à la manière d'un couvercle au moment de la déglutition (Voy. fig. 124). Le cartilage cricoïde surmonte, comme un anneau complet, le premier cartilage de la trachée-artère ; le cartilage thyroïde surmonte le cartilage cricoïde, et vient s'articuler avec lui sur les côtés. Les cartilages aryténoïdes surmontent pareillement le cartilage cricoïde et viennent s'articuler sur sa partie postérieure, plus élevée que l'antérieure (Voy. fig. 121).

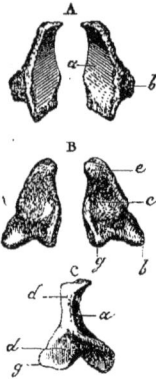

Fig. 120.

CARTILAGES ARYTÉNOÏDES
(position normale, grandeur naturelle).

A, cartilages aryténoïdes vus par derrière.
a, face postérieure.
b, apophyse *postérieure externe.*
B, cartilages aryténoïdes vus par devant.
b, apophyse *postérieure externe.*
c, face antérieure.
e, tubercule de la face antérieure, où s'insèrent les cordes vocales supérieures.
g, apophyse *antérieure interne* où s'insèrent les cordes vocales inférieures.
C, un cartilage aryténoïde vu par sa face interne.
dd, face interne.
a, face postérieure.
g, apophyse *antérieure interne.*

Les cartilages du larynx, mobiles les uns sur les autres, peuvent être déplacés par des muscles, et leurs déplacements ont pour effet de mettre les *cordes vocales,* placées à l'intérieur du larynx, dans un état de tension ou de relâchement qui détermine la nature du son produit.

La plupart des muscles du larynx sont groupés autour des cartilages aryténoïdes, et ont un point d'insertion à ces cartilages. Tels sont : 1° le muscle *aryténoïdien,* muscle impair (Voy. fig. 121, *d*), situé derrière les cartilages aryténoïdes, dont il couvre la face postérieure ; ce muscle est composé de deux couches de fibres : une couche superficielle, formée de fibres obliques qui s'insèrent aux bords externes des cartilages aryténoïdes,

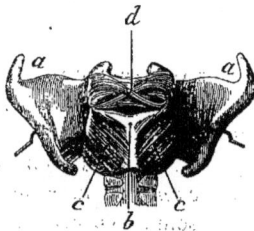

Fig. 121.

aa, cartilage thyroïde.
b, cartilage cricoïde.
c, c, muscles crico-aryténoïdiens postérieurs.
d, fibres obliques et transverses du muscle aryténoïdien.

[1] Il y a encore, au sommet des cartilages aryténoïdes, deux petits cartilages dits car-

et une couche profonde formée de fibres transverses, qui s'insèrent
sur les faces postérieures des cartilages aryténoïdes; 2° les *crico-ary-*
ténoïdiens postérieurs (Voy. fig. 121, *c, c*), mus-
cles pairs situés à la partie postérieure du
cartilage cricoïde, s'insérant, d'une part, à
une grande partie de la face postérieure de
ce cartilage, et, d'autre part, à l'apophyse
postérieure externe du cartilage aryténoïde
(Voy. fig. 120); 3° les *crico-aryténoïdiens laté-*
raux, muscles pairs, profondément situés
sous le cartilage thyroïde, qu'il faut détacher
et écarter pour les bien apercevoir (Voy.
fig. 122, *h*): ces muscles s'insèrent, d'une
part, à la partie latérale et supérieure du cartilage cricoïde, et, d'autre part, à l'apophyse
postérieure externe du cartilage aryténoïde;
4° *thyro-aryténoïdiens*, muscles pairs situés
dans l'intérieur même du larynx, sur les pa-
rois latérales duquel ils font saillie; ils forment la partie charnue des
cordes vocales inférieures : ces muscles s'insèrent, d'une part, à l'angle
rentrant du cartilage thyroïde, et, d'autre
part, à l'apophyse antérieure interne du cartilage aryténoïde (Voy. fig. 122); 5° enfin
les muscles *crico-thyroïdiens*, les seuls qui ne
s'insèrent point aux cartilages aryténoïdes :
ces muscles sont situés à la partie antérieure
du larynx. Ainsi que leur nom l'indique, ils
s'insèrent, d'une part, à la face antérieure
du cartilage cricoïde, et, d'autre part, au
bord inférieur et aux petites cornes du cartilage thyroïde (Voy. fig. 123, *f, f*).

Outre les mouvements intérieurs qui s'accomplissent dans le larynx par l'action des
muscles précédents (mouvements qui ont pour effet d'augmenter ou
de diminuer le degré d'ouverture de la glotte, d'augmenter ou de diminuer la tension des replis musculo-membraneux qui la bordent), cet
organe peut encore être *élevé* ou *abaissé* en totalité par des muscles ex-
trinsèques, principalement par les muscles sus et sous-hyoïdiens. Le
larynx est lié à l'os hyoïde par la membrane thyro-hyoïdienne et par le
muscle thyro-hyoïdien, et il suit les mouvements d'élévation ou d'abaissement de cet os.

Les replis intérieurs du larynx, auxquels on donne *généralement* le

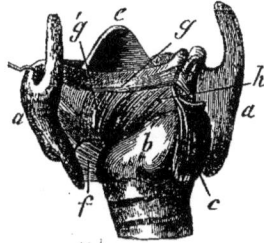

Fig. 122.

aa, cartilage thyroïde.
b, cartilage cricoïde.
c, muscle crico-aryténoïdien postérieur.
e, épiglotte.
f, muscle crico-thyroïdien.
g, muscle thyro-aryténoïdien (portion
intra-ligamenteuse).
g', muscle thyro-aryténoïdien (portion sous-muqueuse).
h, muscle crico-aryténoïdien latéral.

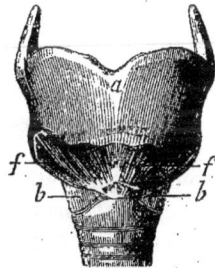

Fig. 123.

a, cartilage thyroïde.
bb, cartilage cricoïde.
f, f, muscles crico-thyroïdiens.

tilages de Santorini, et, dans l'épaisseur des replis aryténo-épiglottiques, des noyaux
cartilagineux appelés cartilages de Wrisberg. Ces cartilages, qui n'existent chez l'homme
qu'à l'état rudimentaire, n'ont point de rôle déterminé dans les phénomènes de la voix.

nom de cordes vocales, et qu'il vaut mieux désigner sous le nom de *rubans vocaux*, sont au nombre de deux de chaque côté : les *rubans vocaux supérieurs* et les *rubans vocaux inférieurs*.

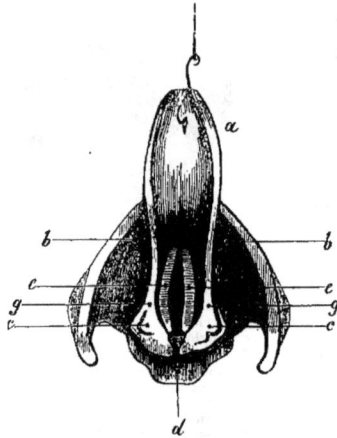

Fig. 124.

GLOTTE (vue par la partie supérieure du larynx).

a. épiglotte soulevée.
bb, cartilage thyroïde.
c, c, cartilages aryténoïdes (vus en raccourci).
g, g, replis aryténo-épiglottiques, étendus du sommet des cartilages aryténoïdes à la base de l'épiglotte, et limitant l'ouverture du larynx dans le pharynx.
d, cartilage cricoïde.
e, e, les deux lèvres de la glotte (rubans vocaux inférieurs.)

Les rubans vocaux supérieurs font à peine saillie dans l'intérieur du larynx ; ils sont formés de faisceaux fibreux peu nombreux, qui s'insèrent dans l'angle rentrant du cartilage thyroïde, et, d'autre part, au tubercule de la face antérieure du cartilage aryténoïde (Voy. fig. 120). Ces faisceaux fibreux sont recouverts par la membrane muqueuse qui tapisse l'intérieur du larynx.

Les rubans vocaux inférieurs sont beaucoup plus saillants et beaucoup plus importants que les précédents. Quand on regarde le larynx par son orifice supérieur, on aperçoit la saillie qu'ils forment dans le larynx (Voy. fig. 124, *e, e*), tandis que celle des rubans vocaux supérieurs, placés plus près de l'orifice, est moins marquée. Les rubans vocaux inférieurs ont la même direction et les mêmes insertions que les muscles thyro-aryténoïdiens ; ils contiennent une partie de ce muscle dans leur épaisseur.

Indépendamment des fibres charnues du muscle thyro-aryténoïdien, le ruban vocal inférieur est formé par des fibres parallèles de tissu élastique, occupant son bord libre. Le ruban vocal inférieur est, d'ailleurs, de même que le ruban vocal supérieur, tapissé par la membrane muqueuse du larynx.

Les cordes vocales, ou rubans vocaux, ne sont donc pas libres, ainsi que leur nom semblerait l'indiquer, mais adhérents aux parois du larynx et faisant saillie dans la cavité du larynx par leur bord interne. L'espace ou l'intervalle qui sépare les rubans vocaux inférieurs l'un de l'autre constitue la *glotte* [1]. Les rubans vocaux inférieurs conte-

---

[1] On donne quelquefois, mais à tort, le nom de *glotte* à *l'ouverture du larynx dans le pharynx*, c'est-à-dire à l'ouverture bornée par les replis aryténo-épiglottiques. On a aussi désigné sous le nom de *glotte* l'intervalle qui sépare les deux rubans vocaux supérieurs, comme celui qui sépare les deux rubans vocaux inférieurs. On a dès lors distingué une glotte *supérieure* et une glotte *nférieure*. Mais les rubans vocaux inférieurs étant les seuls organes nécessaires à la production du son, et le nom de *glotte* étant inséparable de l'idée de voix, nous désignerons seulement ainsi l'ouverture circonscrite par les bords libres des rubans vocaux inférieurs. Les dimensions de la glotte varient suivant les sexes et suivant les âges, et elles sont en rapport avec les divers caractères de la voix. La glotte a 25 millimètres de longueur, en moyenne, chez l'homme adulte, et environ 20 millimètres chez la femme.

nant un muscle dans leur épaisseur, et, d'autre part, les autres muscles du larynx pouvant mouvoir les cartilages les uns sur les autres, la glotte est susceptible de s'agrandir, de se rétrécir ; ses bords eux-mêmes peuvent être tendus ou relâchés, etc.

La glotte est, dans l'état naturel des parties, la portion la plus rétrécie du larynx. On peut distinguer à la glotte deux parties : l'une, antérieure, est bordée par les deux rubans vocaux inférieurs ; l'autre, postérieure, est comprise entre les cartilages aryténoïdes (Voy. fig. 120). Ces deux parties sont continues, sans ligne de démarcation ; mais il ne faut pas oublier que la première est seule membraneuse, la seconde étant limitée par des cartilages. On peut donner à la portion antérieure le nom de glotte *interligamenteuse*, et à la seconde le nom de *intercartilagineuse*. La première de ces portions, la plus étendue, est la seule qui serve à la voix ; la seconde, qui mesure à peine le tiers de la fente glottique, est plus spécialement en rapport avec la respiration, ainsi que nous le verrons.

On désigne sous le nom de *ventricules du larynx* l'espace compris entre les cordes vocales supérieures et inférieures d'un même côté. La profondeur des ventricules du larynx dépend du degré de saillie des rubans vocaux. La cavité intérieure des ventricules du larynx est plus large que leur ouverture, et elle présente une *arrière-cavité*, qui se prolonge jusqu'aux insertions de l'épiglotte.

Rôle des muscles du larynx. — Il y a donc dans le larynx neuf petits muscles ; quatre pairs, savoir : les *crico-aryténoïdiens postérieurs*, les *crico-aryténoïdiens latéraux*, les *thyro-aryténoïdiens*, les *crico-thyroïdiens ;* et un impair, le muscle *aryténoïdien*, qu'on pourrait appeler *ary-aryténoïdien*, pour rappeler ses insertions. Les muscles du larynx, lorsqu'ils agissent, ont pour effet, d'une manière générale, de modifier la largeur de la glotte, la longueur et la tension des rubans vocaux, c'est-à-dire de faire varier les dimensions des portions essentielles du larynx dans un but vocal ou dans un but respiratoire. Mais l'action spéciale de chacun des muscles pris en particulier n'est pas aussi facile à déterminer qu'on pourrait le penser. Ces muscles sont, en effet, situés profondément ; il est difficile de les mettre à nu sur le vivant. Enfin, le larynx n'est pas seulement l'organe de la phonation, il fait encore partie de l'arbre aérien, et tout ce qui entrave, même pour un instant, les phénomènes respiratoires, amène chez l'animal des accidents de suffocation qui compliquent l'observation.

Aussi un certain nombre d'auteurs, rebutés par les difficultés de la méthode expérimentale, ont-ils cherché à déterminer l'action de ces muscles d'après leurs attaches et d'après la connaissance des surfaces articulaires. C'est pour ce motif qu'il a régné quelques divergences sur leur mode d'action. Aujourd'hui que la méthode expérimentale a prévalu partout où elle est possible, on sait d'une manière positive l'action des muscles du larynx, grâce surtout aux travaux de MM. Longet,

Harless et Meckel. La méthode expérimentale employée ici est basée sur ce fait que les muscles entrent en contraction quand on excite convenablement les nerfs qui vont se répandre dans leur tissu. On met le larynx à découvert, on dissèque attentivement, et on coupe les filets nerveux qui vont à certains muscles du larynx, sauf les filets qui vont aux muscles dont on veut connaître l'action. Puis on excite le tronc du nerf qui envoie à ces muscles (nerf récurrent), et on observe quels changements surviennent dans les diverses parties du larynx, et en particulier dans la glotte, autour de laquelle ces muscles sont groupés. On peut encore mettre à mort un animal, découvrir le muscle dont on veut connaître l'action, le galvaniser directement, et observer l'effet produit.

Les muscles *crico-aryténoïdiens postérieurs* ont pour effet, en prenant leur point d'insertion fixe sur le cartilage cricoïde, de faire exécuter aux cartilages aryténoïdes un mouvement de rotation dans leur articulation cricoïdienne, en vertu duquel les apophyses antérieures des cartilages aryténoïdes (et par conséquent les insertions postérieures du ruban vocal inférieur) se trouvent portées en dehors. Les crico-aryténoïdiens postérieurs sont donc dilatateurs de la glotte. La portion de la glotte, limitée par les rubans vocaux inférieurs, représente une sorte de triangle isocèle, dont le sommet correspond aux insertions antérieures des rubans vocaux dans l'angle rentrant du cartilage thyroïde. Les insertions antérieures des rubans vocaux sont fixes ; ce sont donc les insertions postérieures des rubans vocaux fixés aux cartilages aryténoïdes qui, en s'éloignant ou en se rapprochant du plan médian, augmentent ou diminuent l'ouverture de la glotte.

Les muscles *crico-aryténoïdiens latéraux* ont pour effet, en prenant leur point d'insertion fixe sur le cartilage cricoïde, de faire exécuter aux cartilages aryténoïdes un mouvement de rotation dans leur articulation cricoïdienne, en vertu duquel les apophyses antérieures des cartilages aryténoïdes se trouvent portées en dedans. Les crico-aryténoïdiens latéraux sont donc constricteurs de la glotte, et nous pouvons ajouter qu'ils sont constricteurs de la glotte *interligamenteuse*.

Le muscle *ary-aryténoïdien* a pour effet, lorsqu'il se contracte, de rapprocher tellement les deux cartilages aryténoïdes que ceux-ci se touchent par leur face interne, et que, par conséquent, la glotte intercartilagineuse disparaît. Le muscle ary-aryténoïdien est donc constricteur de la glotte, et nous pouvons ajouter qu'il est le constricteur de la glotte *intercartilagineuse*. C'est surtout sur l'action de ce muscle que les divergences se sont produites. Quelques auteurs, guidés par des vues théoriques, ont supposé qu'exerçant son action aux limites de ses insertions, c'est-à-dire sur les bords externes des cartilages aryténoïdes, et tirant sur ces bords, il faisait pivoter les cartilages aryténoïdes dans leur articulation cricoïdienne, de manière à porter en dehors les insertions postérieures des rubans vocaux. L'expérience n'a pas justifié cette supposition. Les cartilages aryténoïdes se portent en masse l'un vers l'autre lorsqu'on fait contracter ce muscle : ce qui s'explique facilement par la *laxité extrême* des ligaments des articulations aryténo-cricoïdiennes.

Les muscles *thyro-aryténoïdiens* sont composés d'un certain nombre de faisceaux : 1° faisceau thyro-aryténoïdien externe (*g*, fig. 122), allant du cartilage aryténoïde au cartilage thyroïde, en dehors de la saillie du ruban vocal ; 2° faisceau thyro-aryténoïdien interne (*g*, fig. 122), allant du cartilage aryténoïde au cartilage thyroïde, dans l'épaisseur du ruban vocal ; 3° faisceau *ary-syndesmien*, procédant du cartilage aryténoïde, et allant se fixer sur les divers points de la portion fibreuse du ruban vocal. Ces muscles complexes sont les plus importants en ce qui concerne la phonation. Tandis que les crico-aryténoïdiens latéraux et l'ary-aryténoïdien placent la glotte dans les conditions de la phonation, en rapprochant les rubans vocaux, les muscles thyro-aryténoïdiens *tendent* (à des degrés divers comme leur contraction) les rubans vocaux et contribuent à déterminer la hauteur du son, et à modifier le timbre de la voix. Les muscles thyro-aryténoïdiens sont, en définitive, tenseurs des rubans *vocaux*, mais des tenseurs d'une espèce toute particulière. Ils exercent leur action tensive par une sorte de gonflement de la portion vocale du muscle ; ce qui distingue essentiellement l'*anche vivante* de toutes les anches possibles, même des anches membraneuses élastiques, qui ne se tendent qu'en s'amincissant.

Les muscles *crico-thyroïdiens*, quoique placés en dehors du larynx, et par conséquent assez loin des rubans vocaux, sont tenseurs des rubans vocaux dans l'acception commune du mot. En prenant, en effet, leur point fixe sur le cartilage cricoïde, ils font exécuter au cartilage thyroïde un mouvement de bascule en vertu duquel ce cartilage culbute, pour ainsi dire, en avant sur le cartilage cricoïde, d'où tension des rubans vocaux élastiques (tension passive par allongement).

En résumé, on peut diviser les muscles du larynx en deux groupes. Le premier comprend les *crico-aryténoïdiens postérieurs*, les *crico-aryténoïdiens latéraux*, et l'*ary-aryténoïdien*, lesquels ont au moins un point d'insertion aux cartilages aryténoïdes, et agissent sur ces cartilages, làchement articulés avec le cartilage cricoïde (qui est fixe relativement à eux), de manière à leur faire exécuter une série de mouvements qui ont pour effet, soit d'augmenter, soit de diminuer l'ouverture glottique. Le second groupe comprend les muscles *thyro-aryténoïdiens* et *crico-thyroïdiens*, qui ont pour effet de modifier la tension des lèvres de l'ouverture, c'est-à-dire des rubans vocaux.

Lorsqu'on fait à un animal une incision au devant du cou, qu'on pratique une large incision au-dessus du cartilage thyroïde, et qu'on attire le larynx au dehors à l'aide d'une érigne, de manière que l'œil plonge dans son intérieur, on constate que l'ouverture circonscrite par les lèvres de la glotte éprouve deux sortes de mouvements. Quand l'animal est au repos, la glotte est modérément ouverte (comme elle l'est sur le cadavre : cet état représente le repos des muscles); mais, à chaque effort d'inspiration elle se dilate, et cette dilatation s'exagère lorsque la respiration est gênée. Lorsque l'animal veut crier, c'est-à-dire lorsqu'il dispose sa glotte pour l'émission du son, on constate que les lèvres de la glotte se rapprochent, et elles restent ainsi rapprochées pendant tout le temps que l'animal émet le son. La fermeture n'est pas absolue, car l'air qui produit le son la traverse, mais il y a tendance à la fermeture, et c'est la colonne d'air chassée par le poumon qui, pour se faire jour, en faisant vibrer les bords de la glotte, maintient entre elles, pendant tout le temps que dure le son, une ouverture linéaire. Aussitôt que l'animal cesse de crier (c'est-à-dire de produire de la voix), la glotte reprend ses dimensions normales par la cessation d'action de ses constricteurs.

Ces observations peuvent être faites aussi sur le larynx de l'homme vivant à l'aide du *laryngoscope* (Voy. § 256 *bis*).

Les muscles qui, d'une part, disposent la glotte pour la production du son, c'est-à-dire qui ferment la glotte, et les muscles qui, d'autre part, augmentent l'ouverture normale de la glotte au moment de l'inspiration, constituent deux séries de muscles qui n'ont rien de commun au point de vue physiologique. Les uns sont des muscles phonateurs, les autres des muscles respirateurs. Il y a donc dans le larynx des muscles étrangers à la production de la voix.

Les muscles *respirateurs* sont ceux qui agissent au moment de l'inspiration pour empêcher les lèvres de la glotte de se rapprocher sous l'influence de l'action aspirante du poumon (Voy. § 121). Ces muscles n'agissent point dans la phonation ; ils sont étrangers à la production de la voix, car ils placent la glotte dans des conditions précisément opposées à celles de la production du son. Ce sont les crico-aryténoïdiens postérieurs.

Les muscles *phonateurs* sont les muscles qui mettent la glotte dans les conditions nécessaires à la production du son, c'est-à-dire qui rapprochent les lèvres de la glotte, de telle sorte que la colonne d'air chassée par le poumon puisse acquérir au niveau de cette ouverture rétrécie une force suffisante pour faire entrer en vibration les rubans vocaux. Ces muscles sont, en d'autres termes, les constricteurs de la glotte, savoir: les crico-aryténoïdiens latéraux et l'ary-aryténoïdien.

Aux muscles phonateurs précédents, qui placent la glotte dans les conditions favorables à la phonation, il faut ajouter les *phonateurs par excellence*, c'est-à-dire ceux qui agissent sur la tension, sur la longueur, sur la consistance et sur l'épaisseur des rubans vocaux eux-mêmes, savoir : les thyro-aryténoïdiens et les crico-thyroïdiens.

Les muscles crico-aryténoïdiens latéraux et l'ary-aryténoïdien sont des muscles phonateurs, parce qu'ils mettent la glotte dans les conditions voulues pour la production du son. Les muscles thyro-aryténoïdiens et les muscles crico-thyroïdiens agissent sur la longueur, sur la consistance et sur l'épaisseur de la corde vocale elle-même, et sont les muscles *phonateurs par excellence*, car ils donnent aux cordes vocales des qualités telles qu'elles peuvent, par leurs vibrations variées, parcourir les divers degrés de l'échelle des tons.

La tension des rubans vocaux bien plus que leur longueur, qui en définitive ne peut varier que dans des limites peu étendues, est l'élément le plus essentiel de la production du ton de la voix. Les rubans vocaux peuvent être tendus de deux manières ou *activement* ou *passivement*. La tension active est sous l'influence des muscles thyro-aryténoïdiens, la tension passive sous l'influence des muscles qui tendent à augmenter la longueur des rubans vocaux, c'est-à-dire sous l'influence des muscles crico-thyroïdiens. Ces deux modes de tensions peuvent s'effectuer sur le vivant d'une manière simultanée. Il résulte de leur association qu'avec de très-faibles changements de longueur les rubans vocaux peuvent suffire à une échelle diatonique assez étendue.

Le problème de la phonation est donc très-compliqué ; et il est impossible de ne pas remarquer que la plupart des expériences qui ont été faites sur le larynx du cadavre laissaient toujours après elles quelque chose d'indéterminé, attendu que l'on ne produisait sur le cadavre que la tension *passive* des rubans vocaux. M. Fournié a récemment cherché à imiter par un artifice expérimental la tension *active* des rubans vocaux (Voy. plus loin).

Les nerfs moteurs des muscles du larynx viennent de deux sources : 1° du laryngé supérieur, qui fournit seulement les filets des crico-thyroïdiens ; 2° du laryngé inférieur ou récurrent, qui anime tous les autres muscles du larynx. Les laryngés (supérieur et inférieur) sont des branches du nerf pneumogastrique ; mais, ainsi que nous le verrons plus tard, ce n'est pas ce dernier nerf, mais bien le nerf spinal, dont les filets sont mélangés à ceux du pneumogastrique, qui paraît tenir sous sa dépendance les mouvements musculaires en rapport avec la production de la voix (Voy. § 360).

§ 253.

Du son. — L'air chassé par les poumons produit le son en traversant la glotte. Mais pour comprendre comment le son se produit et comment il se module pour donner à la voix humaine son *étendue* et ses *caractères*, nous avons besoin de rappeler quelques principes de physique.

Le son est le résultat d'oscillations vibratoires imprimées aux molécules des corps élastiques, lorsque, sous l'influence d'un choc ou d'un frottement, ces molécules ont été dérangées de leur état d'équilibre. Pour que le mouvement vibratoire des corps devienne son pour l'homme, il lui faut un nerf *spécial* (nerf acoustique), destiné à transmettre l'impression au sensorium. C'est même, à proprement parler, à la sensation particulière excitée dans l'organe de l'ouïe par les vibrations des corps qu'on donne le nom de *son*. Un sourd qui touche un corps vibrant sent, par la peau, un frémissement tactile, qui ne peut en aucune façon lui donner l'idée du son.

Il faut aussi, pour que le *son-sensation* ait lieu, qu'il y ait entre le corps vibrant et l'oreille un milieu intermédiaire qui le transmette à l'oreille. Ce milieu intermédiaire est généralement l'air atmosphérique, fluide élastique qui entre lui-même en vibration au contact du corps sonore ; mais ce peuvent être aussi des liquides ou des solides, car tous ces corps transmettent le son. Lorsqu'on place un timbre mû par un mouvement d'horlogerie sous la cloche d'une machine pneumatique, on entend très-bien le bruit de la sonnerie tant que la cloche est pleine d'air ; mais à mesure qu'on fait le vide sous la cloche, le son diminue d'intensité, et il devient nul quand le vide est fait.

Lorsqu'un corps vibre, ses molécules éprouvent des oscillations de condensation et de dilatation successives. Ces oscillations de condensation et de dilatation se transmettent à l'air, et déterminent dans les couches de l'air, des ébranlements de condensation et de dilatation, lesquels ébranlements se transmettent enfin aux organes de l'ouïe et nous donnent la sensation du son.

Les vibrations sonores se transmettent dans les gaz, dans les liquides et dans les solides ; mais leur vitesse de propagation n'est pas la même dans ces divers milieux (Voy. *Sens de l'ouïe*).

Un son peut être *fort* ou *faible ;* il peut être *élevé* ou *bas ;* il peut *résonner d'une certaine manière* à l'oreille (le son d'une flûte ne ressemble pas à celui du violon, ni celui du violon à celui du piano, alors même qu'ils donnent la même note : on peut donc distinguer dans le son trois qualités, qui sont l'*intensité*, la *hauteur*, le *timbre*.

L'intensité du son dépend de l'*amplitude* des vibrations du corps sonore, mais non pas de leur nombre. Des sons semblables quant à l'élévation peuvent avoir des intensités variées, représentées dans la musique instrumentale ou dans le chant par les mots *pianissimo, piano, forte, fortissimo*, etc.

La hauteur du son dépend du *nombre* des vibrations exécutées par le corps sonore dans un espace de temps déterminé, en une seconde, par exemple. Dans le son *do* de la quatrième corde du violon la corde exécute 512 vibrations par seconde ; dans le son *do* de l'octave supérieure, elle exécute 1024 vibrations pendant le même espace de temps.

On voit par l'exemple que nous venons de prendre que lorsque deux corps qui vibrent exécutent dans le même temps un nombre de vibrations qui est dans le rapport de 1 à 2, les deux sons produits sont à l'octave l'un de l'autre.

Les nombres de vibrations qui correspondent aux diverses notes de la gamme sont entre eux dans les rapports suivants :

do	ré	mi	fa	sol	la	si	do$_2$
1	$\dfrac{9}{8}$	$\dfrac{5}{4}$	$\dfrac{4}{3}$	$\dfrac{3}{2}$	$\dfrac{5}{3}$	$\dfrac{15}{8}$	2

C'est-à-dire que do_2 contient le double de vibrations de do, que $ré$ contient le même nombre de vibrations que do plus 1/8 ; que mi contient le même nombre de vibrations que do plus 1/4, etc., etc. On peut voir encore, en examinant le tableau précédent, que les *intervalles* qui séparent chaque note ne sont pas mesurés par un nombre égal de vibrations. Le do que nous avons choisi étant de 512 vibrations par seconde, le $ré$ suivant aura $512 \times 9/8$, le mi aura $512 \times 5/4$, le fa aura $512 \times 4/3$, le sol aura $512 \times 3/2$;... le do_2, enfin, aura 512×2.

On dit de deux sons qu'ils vibrent *à l'unisson* lorsqu'ils sont produits par un même nombre de vibrations par seconde , quel que soit le corps vibrant. L'oreille exercée peut apprécier cette concordance avec une grande rigueur. En se servant d'instruments particuliers (roue dentée de Savart et sirène de M. Cagniard-Latour), on peut vérifier la justesse des appréciations de l'ouïe et démontrer que deux sons se trouvent à l'unisson parfait au moment où les *compteurs* de ces deux instruments indiquent le même nombre de vibrations dans le même intervalle de temps.

Toute vibration des corps élastiques produit un ébranlement que nous percevons comme sons ; mais la faculté d'*apprécier* le son a ses limites. Lorsque le nombre des vibrations d'un corps sonore est inférieur à 32 vibrations simples par seconde, il n'est plus perçu comme son par l'oreille ; telle est donc la limite des sons *graves*. Lorsque le nombre des vibrations est supérieur à 70,000 vibrations simples par seconde, il éveille encore, il est vrai, une sensation dans l'organe de l'ouïe ; mais il devient tout à fait impossible de distinguer ce son d'un autre son qui serait plus élevé. Telle est donc la limite des sons *aigus* que peut apprécier l'oreille humaine.

Quant au *timbre* du son, il dépend de la *nature* du corps vibrant ou de la nature des corps avec lesquels le corps vibrant se trouve en contact de vibration. Malgré tous les efforts qui ont été faits pour déterminer les causes du timbre, la science en est aujourd'hui encore réduite à cet énoncé un peu vague.

§ 254.

Des instruments à cordes. — Des instruments à vent. — Appliquons les notions qui précèdent à quelques-uns des instruments de musique les plus répandus ; nous comprendrons mieux ensuite le jeu des diverses parties de l'organe vocal, qui, lui aussi, est un instrument non sans analogie avec ceux que l'art construit.

Tous les instruments de musique peuvent être partagés en deux classes. Une première classe comprend les instruments à cordes ; une seconde classe renferme les instruments à vent.

Instruments à cordes. — Dans les instruments à cordes, tels que le violon, le violoncelle, la harpe, etc., le son est produit par les vibrations de cordes tendues, vibrations déterminées soit à l'aide du doigt, soit à l'aide d'un archet frotté de colophane. L'intensité du son produit dépend de l'amplitude de l'oscillation de la corde ; la hauteur du son dépend du nombre de vibrations exécutées par la corde en une seconde [1]. Le nombre de vibrations dépend, et de la grosseur de la corde, et de sa longueur, et de sa tension, et même de sa densité. On sait d'une manière précise quel degré d'influence chacune de ces conditions apporte au nombre des vibrations qu'une corde exécute en un temps donné, et, par conséquent, apporte à la hauteur du son. L'organe de la voix humaine est pourvu d parties vibrantes ou rubans vocaux, dont la tension peut varier, dont la longueur peut varier, dont la densité et la grosseur peuvent varier, par suite de la contraction des muscles du larynx.

Lorsqu'une corde entre en vibration, non-seulement elle le fait dans son ensemble, mais encore elle peut se diviser en un certain nombre de parties dites *aliquotes*, qui vibrent séparément et sont séparées entre elles par des points où les vibrations de la corde sont à peine sensibles et qu'on nomme *nœuds de vibrations*. Ces points peuvent être regardés comme fixes. Or, la longueur d'une pareille corde, lorsqu'elle vibre ainsi, doit être estimée, non pas d'après sa longueur totale, mais d'après la distance qui sépare un nœud de vibration d'un autre nœud, et cette distance est ce qu'on nomme *ventre de vibration*. La séparation du corps vibrant en parties aliquotes est bien plus fréquente dans les membranes qui vibrent que dans les cordes, ainsi que l'apprend l'expérience qui consiste à faire entrer en vibration une membrane placée sur un cadre qu'on frotte avec un archet de violon. Dans cette expérience, en effet, on voit le sable fin, dont on a par avance saupoudré la membrane, fuir les parties vibrantes, c'est-à-dire les ventres de vibration, et se rassembler dans les parties peu ou point vibrantes, où il forme des dessins symétriques. Remarquez déjà que les rubans vocaux, lorsqu'ils vibrent, représentent autant des membranes que des cordes.

Les principales lois auxquelles obéissent les cordes tendues, relativement au nombre de vibrations qu'elles produisent en un temps donné, sont les suivantes :

1° La tension d'une corde étant supposée constante, le nombre de ses vibrations, dans un même temps, est en raison inverse de sa longueur. En d'autres termes, une corde qui a une longueur 2, donnant, par exemple, le son *do*, la même corde donnera le son *do*$_1$, si sa

---

[1] Les cordes qui vibrent, ainsi que les verges élastiques de toute nature, éprouvent deux sortes d'oscillations ; des oscillations *transversales*, c'est-à-dire perpendiculaires à leur longueur ; ce sont celles qu'on voit distinctement à l'œil et qui se traduisent, en vertu d'une illusion d'optique, par une sorte de renflement ou *ventre de vibration* ; les autres s'opèrent suivant le sens longitudinal du corps vibrant ; elles sont peu apparentes dans une corde tendue. Lorsqu'on passe les doigts frottés de colophane sur une petite tige de bois arrondie, et dans le sens de la longueur, le son qu'on entend est produit par des vibrations *longitudinales*. L'étude de ces dernières vibrations est du domaine de l'acoustique pure. Nous ne nous occupons que des vibrations *transversales*, les seules nécessaires à la théorie des instruments à cordes.

longueur est réduite à 1, toutes les autres conditions restant les mêmes.

2° Le nombre des vibrations qu'exécute une corde augmente avec sa tension ; ce nombre est directement proportionnel à la racine carrée des poids qui la tendent. Ainsi, par exemple, une corde qui supporte un poids de 1 kilogramme et qui donne le son *do* donnera le son *do₂*, si l'on remplace le poids de 1 kilogramme par un poids de 4 kilogrammes, toutes les autres conditions restant les mêmes.

3° Toutes choses égales, d'ailleurs, le nombre des vibrations qu'exécute une corde est en raison inverse du rayon de la corde et inversement proportionnel à la racine carrée de sa densité. Cette dernière loi aurait, sans doute, dans les applications à la voix humaine, la même importance que les deux premières, s'il était possible d'apprécier la valeur des changements d'*épaisseur* et de *densité* qui surviennent dans les rubans vocaux inférieurs, par suite de la contraction des muscles qu'ils renferment dans leur épaisseur. Mais il faut avouer que la science physiologique est à peu près muette sur ce point.

Ajoutons, en ce qui concerne les instruments à cordes, une considération essentielle : c'est que ces divers instruments ne produiraient que des sons d'une très-faible intensité si les cordes n'étaient pas fixées sur des corps *résonnants* qui, vibrant à l'unisson, enflent considérablement le son et ont une utilité au moins égale au corps vibrant initial. Une corde métallique, fixée de part et d'autre à un mur de pierre, *résonne à peine* lorsqu'on la fait vibrer en la dérangeant de sa position d'équilibre. Une même corde, de même longueur, à tension égale, placée sur la boîte d'un violon, d'une basse ou d'une guitare, rendra un son *plein*, qu'on entendra à une grande distance. Par elles-mêmes, ne l'oublions pas, les cordes ne produisent que des sons d'une faible intensité. Ce qui est vrai pour les cordes métalliques es plus vrai encore pour les cordes formées de substances moins denses, pour les cordes composées de matières organiques, les cordes à boyau, par exemple.

Instruments à vent. — Dans les instruments à vent dont les parois sont suffisamment résistantes, tels que la flûte et le flageolet, on admet généralement que le son est produit par la colonne d'air elle-même. L'air renfermé dans les tuyaux de ces instruments n'est pas seulement le véhicule du son, il est le corps sonore lui-même. La hauteur du son dépend de la longueur et de la tension des masses d'air ébranlées de la même manière que dans les vibrations *longitudinales* des verges solides.

Dans ces instruments la grandeur de l'embouchure par laquelle entre le vent a de l'influence sur la hauteur du son produit, c'est-à-dire sur le nombre des vibrations sonores. La vitesse du courant d'air et les dimensions du tuyau ont également sur la hauteur du son une influence capitale.

§ 255.

Des instruments à anche rigide. — Des instruments à anche membraneuse. — Parmi les instruments à vent, quelques-uns se distinguent des autres par la nature de l'embouchure : tels sont le hautbois, le basson, la clarinette, etc. Dans ces instruments, dits *instruments à anche*, une languette ou deux languettes, fixées par une de leurs extrémités au corps de l'instrument, sont libres par l'autre extrémité engagée dans la bouche. Placées sur le passage du courant d'air, ces languettes peuvent exécuter de courtes oscillations, être mises en *vibration*. On a beaucoup disserté pour savoir si, dans ces instruments, la vibration de la languette ou des languettes de l'anche était cause ou effet du son. Voici comment on peut résumer les opinions qui se sont produites à cet égard : 1° d'après une première manière de voir, le son des instruments à anche serait produit par les vibrations de l'*anche* elle-même, mise en vibration d'une manière mécanique par le courant d'air, à peu près comme l'est la corde du violon sous l'archet qui l'ébranle ; 2° dans une autre hypothèse, on admet que le son est produit dans ces instruments exactement comme dans les autres instruments à vent, c'est-à-dire par les chocs dus à l'écoulement de l'air lui-même ; les oscillations de la lame seraient *consécutives* à l'ébranlement de l'air et ne feraient que régler la périodicité de l'écoulement ; en un mot, le son serait produit ici absolument comme dans la sirène, c'est-à-dire par les chocs intermittents de la veine aérienne contre l'air extérieur.

Nous ne pourrions examiner ici les diverses questions que ce problème soulève sans entrer dans des considérations étrangères à notre sujet ; nous ne dirons qu'un mot. Il est vrai que la languette d'une anche séparée du corps de l'instrument et frottée avec un archet ne rend qu'un son très-faible ; mais cela prouve-t-il que le son initial ne soit pas produit par ses vibrations ? Nullement. J'ajoute même que la première hypothèse est la plus probable, car le son que rend l'anche séparée du corps de l'instrument est *identique* pour la hauteur avec celui que rend l'instrument quand elle est en place. La *faiblesse* du son produit par l'anche *isolée* ne lui est pas particulière ; il en est de même pour toutes les cordes et les tiges vibrantes séparées de leurs appareils de renforcement. Cette faiblesse du son fait place immédiatement à un son fort lorsqu'on fait vibrer l'anche dans un courant d'air, ou qu'on la place sur un appareil résonnant (caisse à air, par exemple). Dans la deuxième hypothèse, comment d'ailleurs expliquer le son du cor, celui de la trompette et du trombone ? Dira-t-on que le son est produit par l'*écoulement* de l'air au travers de l'ouverture des lèvres ? N'est-il pas manifeste, au contraire, que pour faire *parler* ces instruments, les lèvres qui représentent en ce moment une anche véritable doivent entrer d'abord en vibration ? Dira-t-on que les lèvres ne vibrent que consécutivement ? Ce n'est pas soutenable.

Quelle que soit, au reste, la théorie à laquelle on se rattache, il n'en est pas moins certain que l'organe de la voix humaine, en tant du moins qu'organe formateur du son, a la plus grande analogie avec l'anche des instruments dont nous parlons. Soit que les lèvres de la glotte ne vibrent que parce que l'air leur communique ses vibrations initiales, soit qu'elles vibrent d'abord pour transmettre ensuite leurs vibrations aux couches d'air qui les environnent, cela importe peu, et c'est là, suivant nous, une question tout à fait oiseuse dans l'étude de la voix humaine. Ce qui est incontestable, c'est que les rubans vocaux *vibrent* pendant que la voix se produit, et que les divers états de *tension* dans lesquels se trouvent ces rubans influent de la manière la moins équivoque sur la hauteur du son.

L'anche de la voix humaine se distingue des anches de nos instruments en ce sens que les lames vibrantes sont placées horizontalement en regard l'une de l'autre par leur bord vibrant, tandis que les lames qui constituent les anches de nos instruments (clarinette, haut-bois, basson) sont verticales et se correspondent par leur plat, mais cette disposition ne modifie en rien le mécanisme physique de la production du son.

J. Müller, qui a fait sur la voix humaine une foule d'expériences ingénieuses, a imaginé un petit instrument qui offre avec les anches de nos instruments une grande analogie; seulement, les languettes rigides de l'anche sont remplacées par des membranes *élastiques tendues* [1]. Les figures 125 et 126 représentent deux de ces instruments, dans lesquels les languettes de caoutchouc sont fixées sur l'ouverture d'un tube métallique. Ces languettes, n'étant libres que par *un de leurs bords*, offrent, avec les rubans vocaux du larynx,

Fig. 125. Fig. 126.

une analogie que le simple examen des figures suffira à faire comprendre. J. Müller a fait le premier, à l'aide des anches membraneuses élastiques, des expériences précieuses pour l'interprétation des phénomènes de la voix humaine, et tous ceux qui sont venus après lui n'ont guère fait que suivre la voie expérimentale qu'il avait ouverte. L'anche membraneuse de la figure 125 est composée d'une seule membrane élastique (caoutchouc), couvrant la moitié de l'orifice du tuyau; l'autre moitié de l'orifice est couverte par une plaque rigide; on a soin de laisser entre la membrane et la plaque une fente pour le passage de l'air. La figure 126 représente une anche membraneuse double, composée de deux membranes de caoutchouc, laissant entre elles une fente plus ou moins large. Cette disposition a plus d'analogie avec la glotte

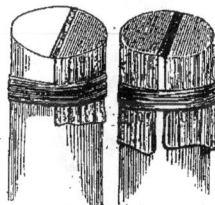

---

[1] M. Malgaigne avait construit le premier des anches membraneuses à l'aide de deux rubans de parchemin humide. Ces anches, peu élastiques, se prêtent difficilement à une tension progressive.

que l'autre, et ce sont les résultats qu'on obtient avec cette anche que nous allons résumer brièvement.

On peut faire *parler* l'anche, c'est-à-dire lui faire produire des sons, soit en soufflant par l'extrémité libre du tuyau, soit en aspirant l'air par cette même extrémité. Cette première expérience, qu'on peut faire à l'aide de la bouche, et que chacun peut répéter facilement, permet déjà de constater une différence dans le son produit. Quand l'air passe au travers de l'anche par *aspiration*, le son produit est plus *grave* que celui qu'on obtient en *soufflant*. Dans le premier cas, l'air, mis en vibration par l'anche, traverse le corps du tuyau; dans le second cas, il se répand librement dans l'air à mesure qu'il s'échappe par la fente membraneuse. Lorsqu'on *souffle* dans une anche membraneuse, après avoir ajouté de l'autre côté de l'anche un corps de tuyau, cette addition, on le conçoit, a également pour effet de faire baisser le ton; toutes les autres conditions restant les mêmes, l'abaissement du ton peut être porté à un demi-ton, ou même à un ton entier.

Pour étudier les autres propriétés de l'anche membraneuse, et aussi afin de graduer le courant d'air et d'en bien apprécier l'influence, on

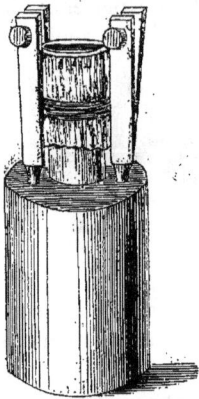

place les anches des figures 125 et 126 ou encore celle de la figure 127, sur un cylindre creux (Voy. fig. 127), qu'on adapte à l'ouverture d'une soufflerie. On obtient alors les résultats suivants : 1° de même que pour les cordes et les lames élastiques, le son gagne en hauteur quand la tension des lèvres de l'anche membraneuse augmente; 2° lorsqu'on empêche les deux lèvres d'une anche membraneuse de vibrer dans toute leur longueur, en couvrant avec un corps rigide (et perpendiculairement à la fente) la moitié de l'anche, la moitié restante de l'anche fait entendre l'octave du son que rendait primitivement l'anche entière : nouvelle analogie avec le mode d'élévation du ton dans les cordes;

Fig. 127.   3° la largeur de la fente qui sépare les lèvres de l'anche membraneuse n'a pas d'influence sensible sur l'élévation du ton. L'anche membraneuse *ne parle plus* quand l'ouverture est *trop large*, parce que le courant d'air n'a plus assez d'énergie pour la faire vibrer.

Enfin, lorsqu'on force le courant d'air, le ton s'élève un peu. Ici le résultat est différent de celui qu'on obtient avec les cordes. Voici à quoi tient ce phénomène, qui ne constitue, à vrai dire, qu'une différence apparente et non réelle. Il ne faut pas oublier que les membranes d'une anche de caoutchouc ne sont *vibrantes* que parce qu'elles sont *tendues* d'une certaine quantité; mais elles peuvent, alors même qu'elles sont à un état de tension déterminé, elles peuvent, dis-je, en vertu de leur élasticité, qui est grande, être *soulevées* par un courant d'air violent, et leur *tension* augmenter d'autant. Il est naturel qu'alors les *effets de l'augmentation de tension* se manifestent.

M. Harless a répété et confirmé les expériences de J. Müller dans tous leurs points essentiels. Il s'est servi, dans ses recherches, d'un appareil assez compliqué et qui se rapproche plus que les précédents de l'organe de la voix humaine. Cet appareil mérite à plusieurs égards le nom que lui a donné M. Harless, celui de *larynx artificiel*. L'inspection de la figure 128 suffira pour en donner une idée au lecteur.

M. Merkel, dans un ouvrage plus récent sur la voix humaine, a fait usage d'appareils qui rappellent les anches membraneuses de J. Müller. Seulement il a cherché à donner aux lèvres membraneuses qui bordent l'ouverture par laquelle on chasse le vent plus de ressemblance avec les rubans vocaux que n'en ont des lames de caoutchouc ordinaires. Au lieu de simples membranes tendues, il se sert de membranes repliées et pour ainsi dire doublées (il les appelle *dupli-kater-bänder*), pour imiter autant que possible la duplicature du revêtement élastique du ruban vocal.

Tantôt il a placé les plis fermés le long de l'ouverture (Voy. fig. 129); tantôt les ouvertures des plis correspondaient à l'ouverture glottique (Voy. fig. 130).

Dans d'autres séries d'expériences, M. Merkel a cherché à entourer les lames membraneuses des anches simples à l'aide d'un double revêtement (fragments de cartes) (Voy. fig. 131). Mais ces derniers appareils ne lui ont donné que des résultats peu rigoureux, parce qu'ils se dérangeaient facilement.

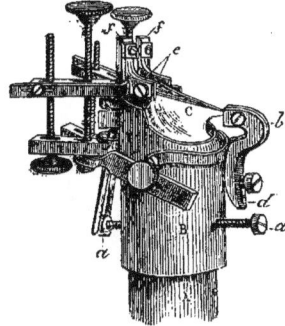

Fig. 128.

A, tuyau par lequel arrive l'air.
B, pièce circulaire fixée sur A par les vis *a, a*.
C, appareil vocal (ou lames vocales) formé soit en caoutchouc, soit à l'aide de la tunique d'une grosse veine.
b, pièce servant à la fixation des lames vocales.
La mortaise *d* permet à la pièce *b* des mouvements d'élévation et des mouvements de bascule.
Le reste de l'appareil est destiné à suppléer au jeu des cartilages aryténoïdes. Il consiste en un système de vis et de leviers appliqués au point sur lequel les lames vocales viennent se fixer en *e, e*. Ce système peut écarter ou rapprocher les bords de la glotte ou même lui donner les formes les plus variées. Les formes solides *f, f*, remplaçant les cartilages aryténoïdes, peuvent représenter, par des mouvements de rotation, une véritable glotte interaryténoïdienne. A l'aide de ce système, on peut aussi donner aux lames vocales des tensions variées; changer leur tension *pendant* la production du son, etc.

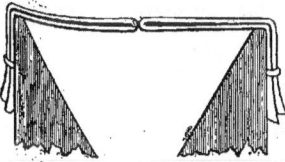
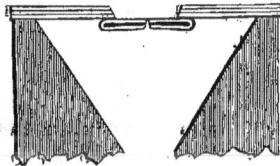
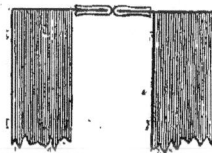

Fig. 129. Fig. 130. Fig. 131.

Le larynx artificiel de M. Fournié (Voy. fig. 132), est beaucoup plus simple et d'un maniement plus facile que celui de M. Harless. Il a aussi cet avantage, que la pression des doigts produit deux effets simultanés. Non-seulement cette pression tend l'anche dans le sens de la longueur, mais encore, sous l'influence de la pression, les ressorts opposés se rapprochent par leur convexité. A mesure que la pression augmente, ils pressent sur l'anche de manière à diminuer progressivement la longueur de la partie vibrante des lèvres de la glotte artificielle. La pression des

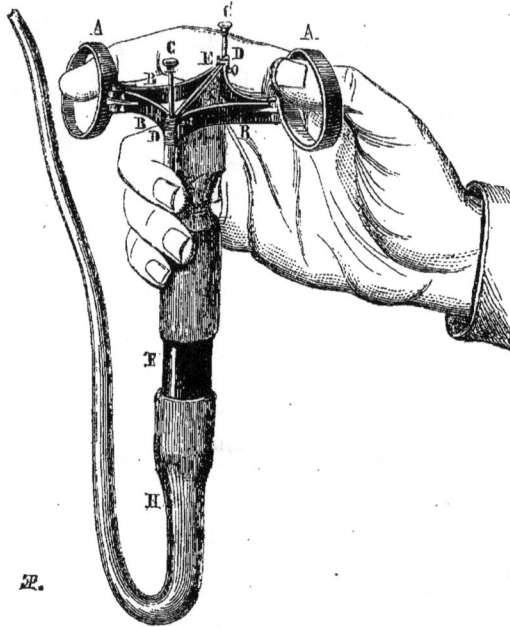

Fig. 132.

Larynx artificiel de M. Fournié.

A.A, anneaux au moyen desquels on exerce la pression. — B,B, ressorts à l'aide desquels on tend l'anche de caoutchouc. — C,C, tiges d'acier. — D,D, articulations des tiges avec les ressorts. — F, tube métallique. — H, tube de caoutchouc. — x, anche de caoutchouc.

doigts a donc pour effet, de déterminer à la fois la tension et l'occlusion progressive de l'ouverture, c'est-à-dire la diminution de longueur de la partie vibrante. Ces deux conditions, nous l'avons vu, sont celles qui modifient la hauteur du son, et elles se trouvent réunies dans l'organe de la phonation, ainsi que l'enseigne l'examen laryngoscopique, comme nous le verrons dans un instant.

§ 256.

Expériences directes sur le larynx du cadavre. — Rôle des rubans vocaux inférieurs. — Ainsi que nous l'avons dit déjà, la glotte, c'est-à-dire l'ouverture circonscrite par le bord libre des rubans vocaux inférieurs, est le siége véritable de la voix humaine. La glotte représente l'ouverture de l'anche membraneuse dont nous venons de parler : les poumons et la trachée représentent le soufflet qui porte le vent au travers de la glotte. Le vent, en passant sur les lèvres de la glotte convenablement rapprochées l'une de l'autre par les muscles du larynx, fait entrer ces lèvres en vibration. La cavité du larynx sus-jacente aux cordes vocales inférieures, le pharynx, la bouche, les fosses nasales, représentent le tuyau vocal. Le tuyau vocal correspond à l'appareil de renforcement des instruments à cordes.

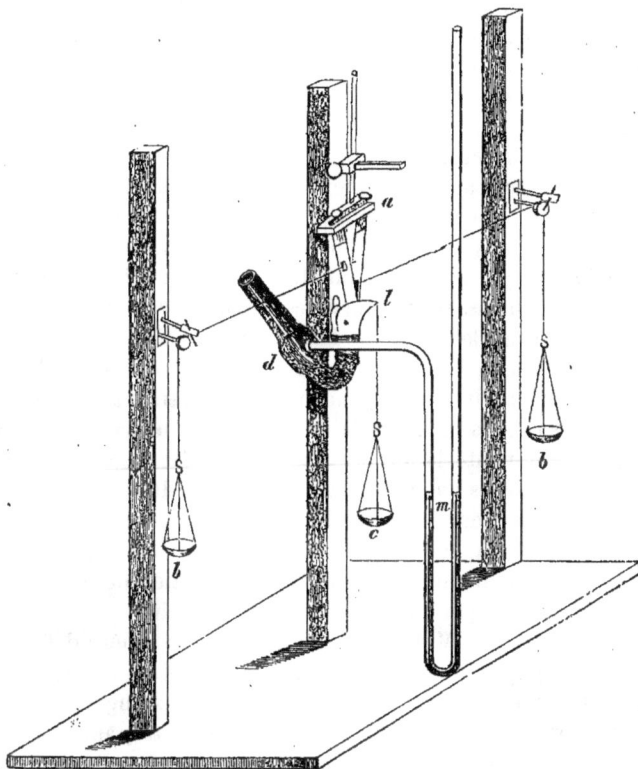

Fig. 133.

La preuve expérimentale que les sons sont produits dans le larynx comme dans les anches membraneuses a été fournie par J. Müller. A cet effet, le larynx est fixé par le cartilage cricoïde contre le montant du milieu de l'appareil représenté par la figure 133. Le plateau de balance c, suspendu au bord l du cartilage thyroïde, est chargé de poids variés, qui, agissant à la manière des muscles crico-thyroïdiens, font basculer le cartilage thyroïde sur le cartilage cricoïde, et *tendent* les cordes vocales. Le petit appareil a, fixé également au montant du milieu, est pourvu de deux lames mobiles qui entrent dans le larynx, et qui agissent à l'aide des poids placés dans les plateaux de balance b, b, de manière à simuler l'action des muscles crico-aryténoïdiens latéraux et à rapprocher les lèvres de la glotte. On fait arriver l'air au travers de la glotte par le tuyau d, lequel représente la trachée. Un soufflet adapté au tuyau d est destiné à pousser l'air dans le larynx, et représente le poumon. En même temps que l'air s'engage dans le larynx par le tuyau d, il pénètre aussi dans un manomètre m rempli de mercure : la différence de niveau du mercure indique la pression de l'air à son passage par la glotte.

Dans ces expériences on observe que le larynx détaché du corps peut exécuter à peu près tous les tons qui correspondent au registre ordinaire de la voix humaine, c'est-à-dire environ deux octaves et demie. On peut enlever toutes les parties du larynx *sus-jacentes* aux rubans vocaux inférieurs, et obtenir encore les mêmes résultats. Toutes les fois qu'on ajoute des poids dans la balance c, c'est-à-dire toutes les fois qu'on augmente la tension des rubans vocaux, le son s'élève. Le relâchement des rubans vocaux correspond au son le plus bas.

Le larynx du cadavre n'offre pas un rapprochement suffisant de ses cordes vocales pour qu'on puisse le faire *parler*; on n'obtient guère alors qu'un souffle rauque qui ne ressemble en rien à la voix. Il faut un degré de rapprochement assez prononcé des rubans vocaux pour que la voix puisse se produire. Ce degré une fois obtenu, à l'aide du compresseur a, on peut le maintenir invariable et observer néanmoins tous les phénomènes d'élévation du ton en tendant successivement, d'une manière croissante, les rubans vocaux à l'aide de poids ajoutés dans la balance c.

Lorsqu'on augmente la force du soufflet, cette augmentation se fait sentir, comme sur les anches en caoutchouc, de deux manières : 1° par un renforcement dans l'intensité du son ; 2° par une légère élévation dans la hauteur. Cette élévation est due, comme dans les anches membraneuses précédemment étudiées, à l'augmentation de tension des rubans vocaux amenée par l'intensité du courant d'air.

Les expériences de Müller ont prouvé, d'une manière définitive, ce que plus d'un physiologiste avait déjà soupçonné, ou même incomplètement démontré, à savoir, que les rubans vocaux engendrent la voix, par leurs vibrations, à la manière des instruments à anches. Mais ces expériences sont loin d'avoir résolu le problème dans tous ses détails. Ce n'est que par une tension exagérée des rubans vocaux, en ajoutant des poids relativement énormes dans le plateau de sa balance, que Müller, dépassant certainement la limite normale d'action des muscles crico-thyroïdiens, pouvait faire parcourir au registre de la voix humaine deux octaves, et à grand'peine deux octaves et demie. Ajoutons que les sons ainsi obtenus, surtout les sons du registre d'en haut, avaient un timbre criard et ne rappelaient que d'assez loin les véritables sons de la voix humaine. Müller sentait bien que la tension *passive* des rubans vocaux n'était pas la seule influence, et que sur le vivant l'action tensive des muscles thyro-aryténoïdiens, c'est-à-dire la tension *active* des rubans vocaux, devait jouer un rôle capital.

Il est à peu près impossible de remplacer sur le larynx du cadavre l'action des muscles thyro-aryténoïdiens, en ce qui touche les conditions physiques de la masse du muscle lui-même, alors que ses fibres passent de l'état de relâchement à l'état de contraction.

En cherchant à refouler le corps des muscles à l'aide de petites pédales par des fenêtres pratiquées sur les côtés du cartilage thyroïde, afin d'imiter les modifications qui surviennent dans les muscles au moment de leur contraction, M. Fournié sait très-bien que ce n'est là qu'une imitation assez grossière, mais il est arrivé par cette voie à mettre en relief l'une des deux autres conditions qui président à la formation des tons de la voix, condition que Müller paraît n'avoir envisagée que comme accessoire et exceptionnelle, tandis qu'il est très-vraisemblable au contraire qu'elle a une importance presque aussi grande que la tension même des rubans vocaux. Ceci demande quelques mots d'explication.

A l'aide d'une corde tendue sur son violon, et avec *une tension qui ne varie pas*, l'artiste, en diminuant la longueur de la partie vibrante à l'aide du doigt qui se promène sur la corde, peut parcourir, chacun le sait, une échelle diatonique assez étendue; il n'a même pas besoin, surtout pour les sons élevés, de comprimer fortement; il lui suffit de poser la pulpe du doigt sur la corde pour y déterminer ce qu'on appelle un nœud de vibration (Voy. plus haut). L'artiste, en tout ceci, ne fait que se conformer aux principes de la production des sons par les cordes, principes que nous avons précédemment exposés. Nous avons vu aussi que les anches suivent exactement les lois des cordes en ce qui concerne la hauteur du ton.

M. Fournié, en comprimant les pédales dont nous avons parlé et en portant la compression sur des points de plus en plus rapprochés de l'angle rentrant du cartilage thyroïde, diminue peu à peu la longueur de la partie vibrante, et il constate que le ton monte plus haut qu'avec la tension passive la plus exagérée des rubans vocaux. Il constate encore qu'avec des tensions modérées, et en partant d'un son relativement assez bas, on peut, en diminuant successivement la longueur de la partie vibrante, parcourir une échelle assez étendue dans la gamme des sons.

En combinant la tension des rubans vocaux avec la diminution progressive de leur partie vibrante, on constate encore que les sons produits ont avec les sons de la voix humaine une analogie beaucoup plus grande.

La diminution de longueur de la partie vibrante des rubans vocaux est déterminée, sur le vivant, par la contraction partielle du muscle thyro-aryténoïdien, et principalement par la contraction de son faisceau oblique syndesmien.

Les rubans vocaux, envisagés dans leur totalité, ont une longueur peu considérable, il s'ensuit que de faibles changements dans la longueur de leur partie vibrante suffisent à produire toutes les modulations de la voix humaine.

En résumé, deux conditions principales, bien connues et bien étudiées, président à la formation des tons de la voix : d'abord la tension variée des rubans vocaux, et en second lieu l'étendue variée de leur portion vibrante.

Une troisième condition, dont la valeur est malheureusement encore aujourd'hui à peu près indéterminée, ce sont les changements de volume et de densité qu'entraîne dans les rubans vocaux la contraction des muscles placés dans leur épaisseur.

Tout le monde sait que les diverses cordes d'un instrument, à égalité de tension et à égalité de longueur, rendent des sons d'autant plus graves que leur diamètre est plus considérable.

Répétons-le encore, l'instrument de la voix humaine est plus compliqué qu'il ne le paraît au premier abord, et les divers sons de la voix résultent de la combinaison de trois éléments que nous isolons dans nos expériences, mais qui s'associent sur le vivant, et qui entrent en jeu dans des proportions qui varient aux divers degrés de l'échelle diatonique. Ces trois éléments sont la *tension*, la *longueur* (de la partie vibrante), l'*épaisseur* des rubans vocaux. Les sons de la voix humaine résultent de ces combinaisons harmoniques instinctivement associées par l'habitude.

Les cordes vocales inférieures engendrent donc par leurs vibrations les divers tons de la voix humaine. Mais quelle est d'une manière précise la partie vibrante *initiale?* Est-ce toute l'épaisseur de la corde vocale, c'est-à-dire la muqueuse, les ligaments thyro-aryténoïdiens, et le muscle du même nom; ou bien est-ce seulement la plus superficielle de ces parties, la muqueuse? Les recherches de M. Fournié tendent à établir que cette dernière supposition est la véritable.

Les arguments de M. Fournié nous paraissent décisifs. Il fait remarquer d'abord que la muqueuse qui recouvre les rubans vocaux n'a point les caractères qu'elle a généralement ailleurs; au lieu d'être molle et épaisse, elle est en ce point souple, fine, transparente. Lorsqu'on cherche à faire produire des sons à un larynx de cadavre, on remarque que le son ne peut se produire qu'autant que la muqueuse qui recouvre les rubans vocaux inférieurs n'est point adhérente aux tissus sous-jacents, mais qu'elle est encore mobile sur eux (mobilité qui disparaît peu à peu par dessèchement) [1]. Lorsque la muqueuse est devenue adhérente, on ne peut plus rien obtenir, si ce n'est un ronchus qui n'a plus d'analogie avec les sons de la voix humaine. Il en est de même lorsque par une dissection préalable on a enlevé la muqueuse qui recouvre les rubans vocaux inférieurs. Quoique les parties anatomiques essentielles du ruban vocal, c'est-à-dire les ligaments et les muscles soient restés intacts, le larynx est devenu également aphone. Qui ne sait enfin combien

[1] Déjà Müller avait remarqué que le dessèchement du larynx rend bientôt cet organe *aphone*, et que, pour continuer quelque temps les expériences, il fallait humecter les cordes vocales de temps en temps.

les altérations de la voix sont fréquentes? Sous l'influence des causes les plus légères, d'une simple injection ou d'une inflammation de la membrane muqueuse, on voit tous les jours survenir des enrouements considérables, et ce qu'on appelle des extinctions de voix.

§ 256 *bis*.

Observations sur le larynx de l'homme vivant (laryngoscope). — M. Manuel Garcia est le premier qui ait cherché, à l'aide d'un petit miroir introduit dans l'arrière-bouche, à examiner l'intérieur du larynx chez l'homme vivant. M. Türck et M. Liston ont mis plus tard à profit ce moyen d'étude, que M. Czermak a perfectionné et vulgarisé. Aujourd'hui le *laryngoscope* ou miroir laryngien est entre les mains de tous les observateurs.

Pour les médecins et les chirurgiens ce nouveau *spéculum* est un précieux instrument de diagnostic; pour les physiologistes il constitue une méthode d'examen direct, déjà mise à profit par beaucoup d'observateurs[1] dans l'étude du mécanisme de la voix humaine.

Le laryngoscope est un petit miroir plan, carré, à coins arrondis, de un centimètre à un centimètre et demi de côté (Voy. fig. 134). Il est fixé à l'extrémité d'une longue tige coudée, qui permet de l'introduire dans l'arrière-gorge, c'est-à-dire jusque dans la partie supérieure du pharynx. Cette tige est mobile dans le manche *B* de manière à ce qu'on puisse proportionner sa longueur à la profondeur des parties. La tige est coudée afin que, quand le miroir est en place, cette tige corresponde à l'une des commissures de la bouche, et ne gêne point l'observateur. On donne à ce miroir une inclinaison telle qu'il regarde en bas et en avant; il est destiné, d'une part, à projeter sur la partie qu'on veut examiner (intérieur du larynx) une vive lumière, et, d'un autre côté, à conduire à l'œil de l'observateur l'image de la partie éclairée. L'observateur voit ainsi le larynx renversé, c'est-à-dire que ce qui est en avant dans l'image correspond à ce qui est réellement en arrière, et *vice versâ*. Le sujet de l'expérience peut être en même temps l'observateur; il suffit de recevoir l'image à l'aide d'un second miroir placé à l'extérieur et convenablement disposé. On conçoit que cette double réflexion a pour effet de

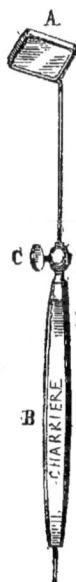

Fig. 134.

A, miroir guttural eu verre étamé. — B, manche creux dans lequel s'engage la tige du miroir. — C, vis de pression pour maintenir la tige à la longueur voulue.

---

[1] MM. Türk, Liston, Czermak, Semeleder, Schuh, Bataille, Fournié, etc.

redresser l'image et de replacer les choses dans leur situation normale.

Avant d'introduire le laryngoscope dans l'arrière-bouche, il faut l'échauffer (on le plonge pour cela dans l'eau bouillante), afin qu'il ne soit pas *terni* par la vapeur d'eau de la respiration, qui se précipiterait sur lui s'il était à une température inférieure à celle de la bouche.

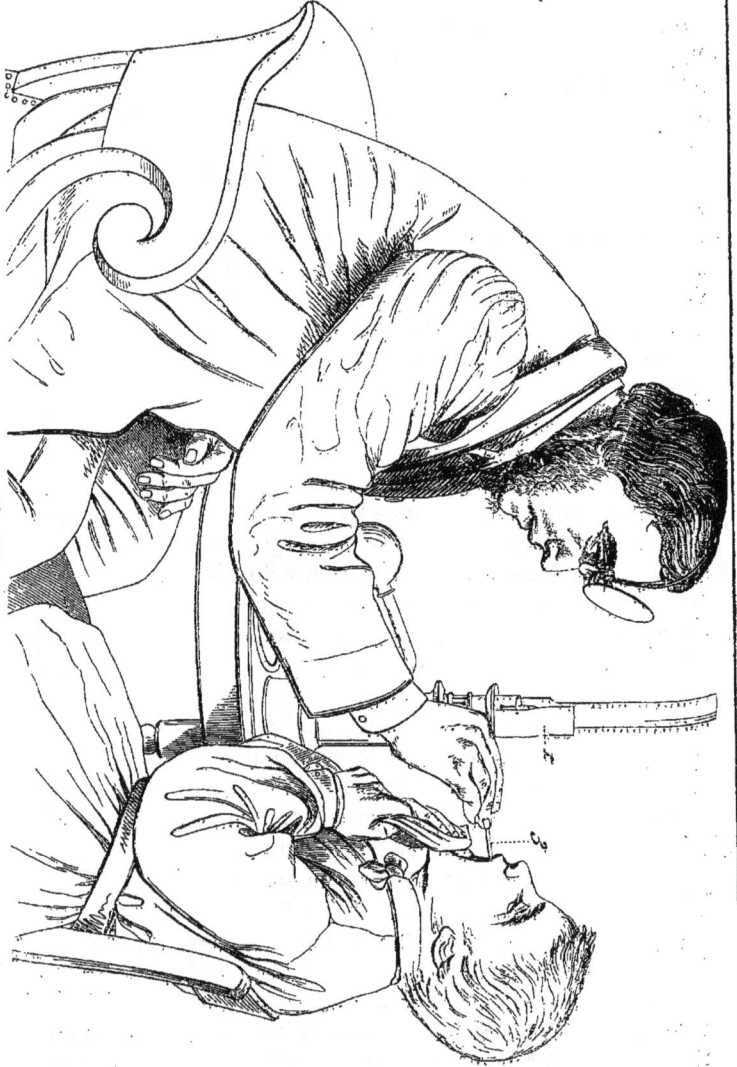

Fig. 135.

Examen laryngoscopique.

1, écran en papier placé sur le verre de la lampe. — 3, miroir guttural sur lequel se réfléchit l'image du larynx. — *Nota.* L'observateur porte, fixé sur le front, un miroir réflecteur disposé de manière à éclairer le fond de la bouche.

Pour que la partie observée soit bien éclairée, on se place au soleil. On peut aussi examiner le larynx à la lumière artificielle. A cet effet, on dirige la lumière d'une lampe sur le spéculum laryngien à l'aide d'un réflecteur.

Les réflecteurs peuvent avoir des formes et des dispositions diverses. La disposition, représentée fig. 135 (empruntée à l'ouvrage de M. Fournié), est d'un emploi commode.

A l'aide du laryngoscope on voit très-nettement la base de la langue, les parois du pharynx, l'épiglotte, les replis ary-épiglottiques, les rubans vocaux supérieurs, les ventricules du larynx, les rubans vocaux inférieurs; on voit même au-dessous d'eux, quand ils sont écartés (au moment de la respiration, et non au moment de la phonation); on peut alors découvrir aisément les premiers anneaux de la trachée au travers de la muqueuse.

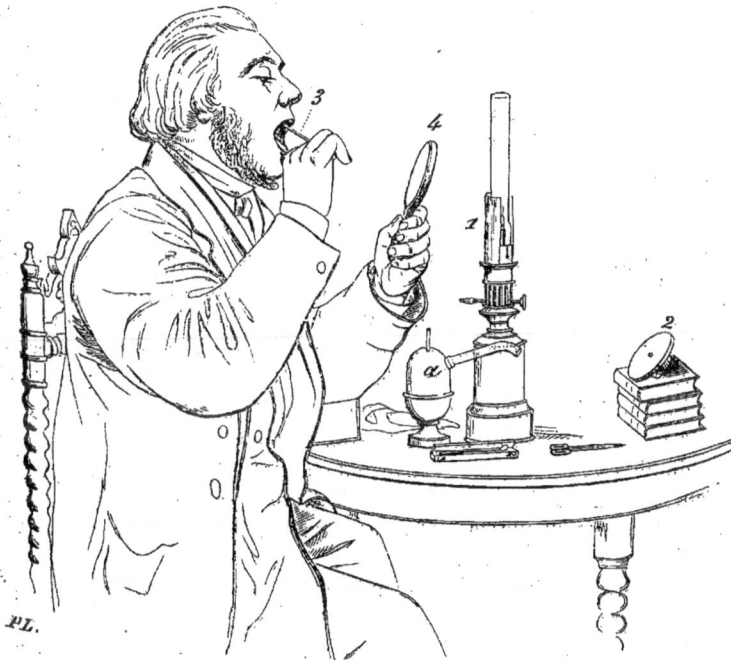

Fig. 136.

Autolaryngoscope.

1, écran en papier placé sur le verre de lampe. — 2, miroir réflecteur recevant la lumière de la lampe et disposé de manière à éclairer le fond de la bouche. — 3, miroir guttural. — 4, miroir à la main sur lequel l'image du larynx, d'abord réfléchie sur le miroir guttural, vient se reproduire aux yeux de l'observateur.

Lorsque le patient respire tranquillement, la glotte est largement ouverte; c'est à peine si l'on trouve une différence sensible entre les rubans vocaux inférieurs et les supérieurs. En observant avec attention, on constate qu'à chaque inspiration l'ouverture de la glotte (espace compris entre les rubans vocaux inférieurs) augmente un peu. Lorsque la respiration est anxieuse, et dans toutes les inspirations profondes, ce mouvement d'ouverture de la glotte devient plus prononcé.

Engage-t-on le patient à parler, aussitôt on voit les rubans vocaux inférieurs se rapprocher l'un de l'autre sous la forme linéaire, parle-t-il, on voit manifestement ces rubans entrer en vibration. Les rubans vocaux supérieurs restent étrangers à la production du son. L'examen du larynx à l'aide du laryngoscope confirme donc pleinement ce qu'on avait appris déjà à l'aide des vivisections et à l'aide des expériences. Le laryngoscope apprend plus encore. Il permet de constater exactement les dispositions de la glotte dans certains phénomènes de la voix sur lesquels nous reviendrons dans un instant.

Pour étudier la voix humaine à l'aide du laryngoscope, le physiologiste peut se prendre lui-même pour sujet d'examen, et c'est même ainsi qu'il peut le mieux se livrer à une étude fructueuse, car sa volonté dirige dans le même moment le phénomène qu'il veut produire et l'attention qui doit en saisir le mécanisme. L'observation de son propre larynx est des plus simples ; il suffit de faire réfléchir sur un miroir que l'on tient à la main l'image du larynx déjà produite par le miroir guttural (Voy. fig. 136).

§ 257.

Timbre et renforcement de la voix. — Lorsqu'une ouverture a été pratiquée à la trachée-artère, au-dessous du larynx, et que l'air ne suit plus, pour sortir de la poitrine, la voie laryngienne, l'aphonie en est la conséquence. Dans toutes les lésions, au contraire, qui portent au-dessus du cartilage thyroïde, et quelque larges qu'elles soient, la voix n'est pas détruite. Ces faits, ainsi d'ailleurs que les expériences précédentes, démontrent surabondamment que la voix a son siège dans le larynx, et que, de plus, elle se forme au niveau de la glotte. Cependant les parties qui surmontent la glotte ne restent pas étrangères à la production de la voix, en ce sens qu'elles la *renforcent* et qu'elles concourent à lui donner le *timbre* qui la caractérise.

Pour ce qui est du timbre, il faut remarquer que chez l'homme qui parle, une grande quantité de parties entrent en vibration à l'unisson du son produit à la glotte. Ainsi, non-seulement le pharynx, les fosses nasales, la bouche, mais encore la poitrine, et jusqu'aux corps solides sur lesquels repose l'homme qui parle, entrent en vibrations. Ces vibrations, on peut les constater soi-même, en appliquant sa main sur une caisse en bois pendant que l'on parle. On sent alors très-distinctement les vibrations que la main transmet à la caisse par voie de continuité. Le timbre de la voix résulte donc d'un certain nombre d'éléments divers qu'il est impossible de préciser, et ce timbre peut varier suivant les conditions particulières dans lesquelles on se trouve.

La voix du vieillard n'est pas celle de l'adulte. Le développement du larynx et les modifications qu'il subit avec l'âge portent principalement sur la constitution des cartilages. Ceux-ci deviennent moins élastiques et s'incrustent d'ossifications partielles qui parfois les envahissent complétement. On dit des vieillards qu'ils ont la voix *cassée*. La nature des corps résonnants solides qui supportent les rubans vocaux, et qui reçoivent les premiers les vibrations communiquées, paraît donc jouer ici un rôle important. Les modifications moins profondes du timbre de la voix, à l'aide desquelles cependant l'oreille distingue facilement, sans les voir, les personnes qui lui sont connues, tiennent à des conditions moins appréciables et multiples. Elles dépendent probablement de la conformation individuelle du larynx, de la bouche, des fosses nasales et de leur sinus [1].

Lorsque, au lieu d'expérimenter sur un larynx complétement séparé du corps de l'individu, on pratique sur un cadavre ce qu'on appelle la *coupe du pharynx*, de manière à ménager toutes les parties qui surmontent le larynx, et par conséquent le trajent pharyngien, buccal et nasal de la voix, on peut fixer la pièce sur un appareil analogue à celui de la figure 137, et l'utiliser pour faire sur la voix humaine des expériences analogues a celles représentées figure 133. Seulement, dans ce dernier cas, le compresseur *aa* (Voy. fig. 137) presse *extérieurement* par deux petite languettes sur le larynx *b*. Il est destiné à diminuer l'ouverture de la fente glottique. Les poids placés dans le plateau de balance C ont pour effet, en reportant leur traction au sommet du cartilage thyroïde, de faire basculer celui-ci et de tendre les rubans vocaux. L'embout *d*, fixé à la trachée, sert à introduire l'air qui doit faire parler l'appareil. En procédant de cette manière, il est difficile de constater le degré d'ouverture de la glotte, ainsi que la pression de l'air

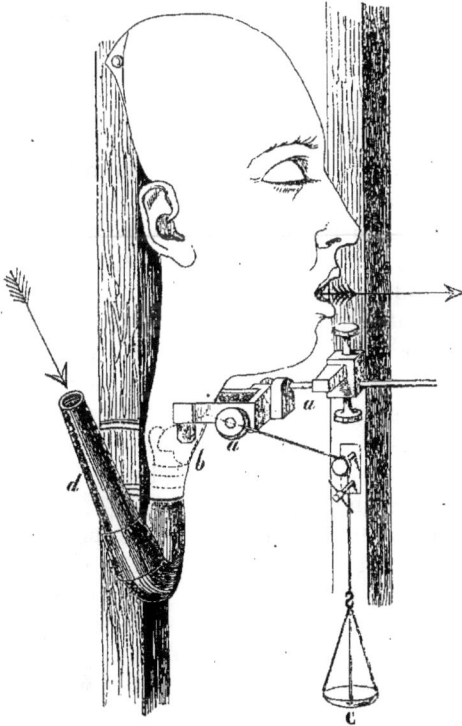

Fig. 137.

---

[1] Le timbre tient évidemment à d'autres conditions encore que la conformation individuelle du larynx et de toutes les parties qui vibrent à son unisson. Un même individu, c'est-à-dire un même larynx, peut à volonté modifier le timbre de sa voix. N'est-il pas des acteurs qui savent parfaitement imiter la voix des autres? Évidemment ils ne le peuvent qu'à la condition de faire varier le timbre de leur voix. Nous verrons dans un instant (§ 261) que l'homme qui chante peut aussi modifier le timbre de sa voix.

qui passe par l'appareil ; aussi, cette méthode ne convient pas pour des expériences de *précision,* mais elle montre l'influence qu'exercent les parties sus-jacentes au larynx pour *renfler* la voix et lui donner les caractères de *timbre* qui la rapprochent de la voix vivante.

On peut s'assurer sur soi-même par une expérience bien simple de l'influence qu'exercent sur le son les parties qui surmontent le larynx, pour en modifier le timbre. Ouvrez la bouche et rendez un son quelconque ; puis, tout en soutenant le son, fermez la bouche : l'air s'échappe alors par les fosses nasales seules, et le timbre est à l'instant profondément modifié.

§ 258.

Usage des rubans vocaux supérieurs. — Des ventricules. — De l'épiglotte. — Les rubans vocaux supérieurs ne sont pas nécessaires à la phonation. Les expériences précédentes prouvent, en effet, qu'on peut obtenir les divers tons de la voix humaine lorsqu'on ne conserve plus dans le larynx mis en expérience que les rubans vocaux inférieurs. L'observation laryngoscopique conduit aux mêmes conclusions.

Les rubans vocaux supérieurs restent-ils pareillement inactifs dans la production du son chez les animaux ?

Lorsqu'on examine l'intérieur du larynx sur un chien ou sur un chat vivant, on remarque, il est vrai, que les rubans vocaux supérieurs se tendent et s'approchent de la ligne médiane, et ce rapprochement est surtout remarquable sur le chat ; mais on peut les enlever sans que la phonation soit détruite ; et les troubles qui surviennent alors dans certaines qualités du son peuvent-être attribués à l'opération, aussi bien qu'à l'ablation du ruban lui-même. Il n'y a pas lieu, d'ailleurs, d'être surpris qu'une seule paire de cordes vocales puisse servir à la formation de la voix humaine. Les oiseaux, qui de tous les animaux ont la voix la plus étendue et la plus variée, n'ont pourtant que des cordes vocales simples.

Les ventricules du larynx sont, comme toutes les cavités que traverse le son avant de sortir au dehors, destinés sans doute à renforcer la voix. Quelques auteurs leur font jouer un rôle capital dans la formation des sons eux-mêmes (Voy. § 264). Mais l'expérience n'est pas d'accord avec ces suppositions hypothétiques.

L'épiglotte se place-t-elle horizontalement au-dessus de l'ouverture du larynx dans certains moments de la voix ou du chant ? La chose n'est pas prouvée. Cependant les interprétations ont devancé la démonstration expérimentale du phénomène lui-même. Ainsi, d'après quelques auteurs, l'abaissement de l'épiglotte sur l'ouverture laryngienne coïnciderait avec le renflement de la voix dans le chant ; cet abaissement permettrait d'augmenter l'intensité du son sans augmenter en même temps sa hauteur. L'épiglotte jouerait l'office des diaphragmes, qui s'abaissent sur l'extrémité des instruments à vent et qui ont pour effet d'en faire un peu baisser le ton. L'examen laryngoscopique ne justifie pas cette supposition. S'il est certain que dans les expériences sur les larynx des cadavres l'intensité du courant d'air élève un peu le ton, en augmentant la tension des rubans vocaux, sous-tendus en ce moment par des poids (Voy. § 256), il est vraisemblable que sur le vivant l'augmentation dans la force du soufflet pulmonaire, au moment où l'on veut enfler le son, coïncide avec un relâchement *proportionnel* des muscles tenseurs des rubans vocaux qui rétablit l'équilibre.

On a encore doué l'épiglotte d'un autre office. On a pensé qu'elle pouvait agir à la manière des couvercles élastiques qu'on place au-dessus des anches dans les tuyaux d'orgue, couvercles qui ont la propriété de rendre le son *tremblé*, sans en changer la hauteur. Cela n'est pas invraisemblable, et l'examen laryngoscopique semble le démontrer. A l'aide du laryngoscope on voit aussi que le voile du palais, mobile à la manière de l'épiglotte, peut entrer en vibration à volonté et produire un ronflement qui n'est pas sans analogie avec le tremblement du son laryngien.

§ 259.

Mouvements d'élévation et d'abaissement du larynx. — Nous avons dit précédemment que l'addition des tuyaux au-dessus des anches membraneuses avait pour effet de faire baisser la hauteur du ton. Si les expériences mentionnées ci-dessus (§ 256), étaient faites avec deux larynx parfaitement semblables, pourvus de rubans vocaux de même longueur et également tendus par des poids, le ton obtenu ne serait pas identique dans les deux cas. Dans le larynx surmonté de toutes les parties supérieures du tuyau vocal (Voy. fig. 137), le ton obtenu serait plus bas que dans le larynx de la figure 133. Le pharynx, la bouche et les fosses nasales, qui représentent le tuyau vocal de l'anche membraneuse de la glotte, ont donc certainement pour effet de rendre le ton plus bas qu'il ne serait si ces parties n'existaient pas. Mais, sur l'homme vivant, le pharynx, la bouche et les fosses nasales font partie intégrante et *permanente* de l'organe de la voix, et si ces parties font éprouver aux sons qui ont traversé la glotte un abaissement de ton quelconque, cet abaissement se fait sentir sur tous les sons, et ne change en rien la voix humaine. Le tuyau vocal, il est vrai, n'est pas toujours absolument de la même longueur, et l'on peut se convaincre aisément, en chantant devant une glace, que le larynx s'abaisse dans les sons graves et s'élève dans les sons aigus ; mais on peut remarquer aussi que ce déplacement est minime et qu'il atteint à peine un demi-centimètre dans les excursions maxima. L'allongement et le raccourcissement qui en résulte sur l'ensemble du tuyau vocal peuvent être envisagés comme à peu près nuls au point de vue des modifications qui en pourraient résulter pour la hauteur du ton. Cette élévation ou cet abaissement ne sont d'ailleurs pas constants, et dépendent autant du timbre dans lequel on chante que de l'élévation ou de l'abaissement du ton. M. Second explique l'élévation du larynx dans les sons aigus en attribuant au constricteur inférieur, au moment où il agit pour élever le larynx, la propriété de tendre les rubans vocaux inférieurs en concourant à faire basculer le cartilage cricoïde sur le cartilage thyroïde.

<h3 style="text-align:center">§ 260.</h3>

Étendue de la voix humaine. — Lorsque l'homme parle, c'est-à-dire lorsqu'il se sert de la voix articulée, le registre des sons qu'il emploie est peu varié et ne dépasse guère une demi-octave. Lorsqu'il chante, au contraire, sa voix parcourt une échelle beaucoup plus étendue. Une bonne voix moyenne est ordinairement de deux octaves à deux octaves et demie. Un chanteur très-exercé peut gagner en sus environ une octave. Mais la voix de l'homme est loin de correspondre aux mêmes degrés de l'échelle des tons. Quoique par l'exercice il puisse s'étendre dans le registre d'en haut ou dans celui d'en bas, le chanteur possède un certain nombre de notes en rapport avec l'organisation de son larynx, et qui correspondent aux diverses voix de *basse-taille*, de *baryton*, de *ténor*, d'*alto*, de *soprano*.

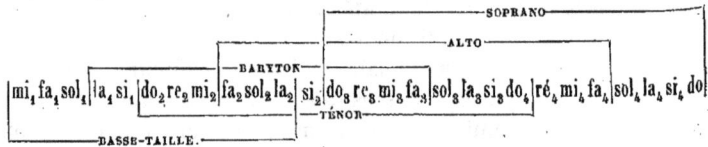

Le son le plus bas de l'échelle des tons de la voix humaine est le son mi, qui correspond à 160 vibrations par seconde. Le son do, le plus élevé, correspond à 2048 vibrations (1). La voix de basse-taille, celle de baryton et celle de ténor appartiennent particulièrement à l'homme ; les voix d'alto, de contralto, de mezzo-soprano, de soprano, sont généralement des voix de femme. Cependant la castration, qui entrave le développement du larynx, peut donner à l'homme la voix de la femme, et il n'est pas rare de rencontrer des femmes qui ont des voix de ténor.

---

1 Le son do_3 correspond au do de la quatrième corde de violon, c'est-à-dire à 512 vibrations par seconde (Voy. § 253). Par conséquent do_4 correspond à 1024, do_5 à 2048, tandis que do_2 correspond à 256 vibrations. Voici le registre de la voix humaine, avec les nombres de vibrations correspondants :

		mi_1	fa_1	sol_1	la_1	si_1
		160	170,5	192	213,5	240
do_2	$ré_2$	mi_2	fa_2	sol_2	la_2	si_2
256	288	320	341	384	427	480
do_3	$ré_3$	mi_3	fa_3	sol_3	la_3	si_3
512	576	640	682	768	854	960
do_4	$ré_4$	mi_4	fa_4	sol_4	la_4	si_4
1024	1152	1280	1364	1536	1708	1920
do_5						
2048						

La voix d'une femme, celle d'un enfant, celle d'un adulte, ont des caractères tranchés, que personne ne méconnaît. Les modifications dans l'étendue et dans le registre *ordinaire* de la voix, qui apparaissent à l'époque de la puberté, se prononcent d'une manière brusque, comme le développement de la caisse vocale elle-même. Les voix de l'enfant, de la femme et de l'adulte ne se ressemblent pas non plus entièrement, alors même qu'ils chantent ensemble dans la même octave; elles se distinguent par des qualités de timbre qui tiennent surtout à la nature des pièces vibrantes du larynx, car l'ensemble général de la charpente du corps qui vibre à l'unisson est constitué, à tous les âges, à peu près de même.

Ajoutons que la production de la voix, quant à l'élévation des tons, est dans une liaison intime avec la longueur des rubans vocaux. La voix de l'enfant se produit dans un petit larynx, c'est-à-dire dans un larynx à rubans vocaux petits; la voix de la femme et celle du ténor se produisent dans des larynx moins développés que ceux des barytons et des basses-tailles.

§ 261.

Modification du timbre. — Voix de poitrine, voix de fausset ou voix de tête. — Voix claire, voix sombrée. — Ces diverses qualités de la voix résultent de modifications dans le *timbre*. Le même individu peut, à volonté, parler ou chanter en timbre clair ou en timbre sombré, comme il peut se servir de la voix de poitrine, ou de la voix de fausset pour produire des sons de *même hauteur*.

Dans la voix sombrée et dans la voix claire, les modifications dans le timbre ne dépendent pas de la nature du corps mis en vibration; il reste le même : ce sont toujours les rubans vocaux qui produisent le son. Les changements qui surviennent alors doivent être principalement recherchés dans le tuyau vocal (pharynx, bouche, fosses nasales). Mais dans la voix de fausset ou *voix de tête*, comme on l'appelle quelquefois, on a souvent supposé que le corps vibrant lui-même était changé, et que le larynx ne pouvait plus être comparé à une anche membraneuse.

Chacun sait qu'on désigne sous le nom de *voix de poitrine* cette voix à timbre *plein* et *sonore*, accompagnée d'un frémissement vibratoire de la cage thoracique, qu'on sent très-bien en appliquant la main sur la poitrine. Les sons de la voix de poitrine constituent les sons de la *voix ordinaire*. La *voix de fausset*, au contraire, est caractérisée par un son *doux et flûté*. La voix de fausset met le larynx en possession d'un registre de sons moins étendus que celui de la voix de poitrine, mais pouvant monter où la voix de poitrine ne peut atteindre. Tous les tons de la voix humaine ne peuvent être produits dans les deux registres. Cependant, dans les tons hauts, il y a beaucoup de notes qui peuvent être émises à volonté dans les deux registres. Il y a, par conséquent, sur la limite des deux registres, un certain nombre de sons qui, composés du même nombre de vibrations, peuvent ne différer que par le timbre.

Quel est le mécanisme de la voix de fausset ?

MM. Diday et Pétrequin ont proposé une théorie qui a été assez long-temps acceptée par les physiologistes. Ils pensent qu'au moment où se produit la voix de fausset, la glotte se place, en vertu de la contrac-tion des muscles qui la doublent, dans un état de tension tel, que les ru-bans vocaux ne peuvent plus vibrer à la manière d'une anche. Son contour ressemblerait alors à l'ouverture d'une flûte, et, comme dans les instruments de ce genre, ce n'est plus par les vibrations des bords de l'ouverture, mais par celles de l'air lui-même, que le son serait produit.

Voici quelques faits tirés de l'observation que MM. Diday et Pétre-quin donnent à l'appui de leur doctrine : 1° la résonnance de la cage thoracique dans la voix de poitrine et sa non-résonnance dans la voix de fausset semblent indiquer qu'il y a une différence dans le mécanisme, et que, si l'une est déterminée par les vibrations des rubans vocaux, l'au-se produit d'une autre manière ; 2° les chanteurs conviennent que la voix de poitrine dans les notes d'en haut est bien plus fatigante que la voix de tête ; 3° les sons de la voix de poitrine peuvent être émis *forts* ou *faibles*, c'est-à-dire avec des intensités variées à volonté ; les sons de la voix de tête, au contraire, ne peuvent être produits sans être intenses, ce qui sem-blerait indiquer que l'énergie du courant d'air est le principal élément de leur production ; 4° M. Garcia fait remarquer que, pour une même quantité d'air inspiré, une même note peut être *tenue* plus longtemps en registre de poitrine qu'en registre de fausset, ce qui indiquerait une *dépense* d'air plus considérable dans le second cas que dans le premier.

Tout cela est parfaitement observé, mais peut s'expliquer autre-ment. Voyons ce que nous apprend l'examen laryngoscopique. Lors-qu'on observe à l'aide du laryngoscope une personne qui émet un son dans le registre de poitrine, on voit vibrer la corde vocale inférieure dans une certaine portion de sa longueur. Si la personne passe au re-gistre de fausset en continuant à *émettre la même note*, on voit 1° les ru-bans vocaux s'écarter l'un de l'autre de manière que la fente linéaire de la glotte est remplacée par une ouverture légèrement ovalaire ; 2° la *longueur* de la portion vibrante des rubans vocaux diminue. Les mus-cles thyro-aryténoïdiens, en se contractant avec énergie, opèrent par leur gonflement l'occlusion d'une certaine portion de la glotte. Dans la voix de fausset c'est donc toujours par les vibrations des bords de la glotte que le son est produit, mais la longueur de la partie vibrante du ruban vocal a diminué. Au moment de la contraction exagérée des thyro-aryté-noïdiens, l'action de tension passive produite par les muscles crico-thyroïdiens doit nécessairement diminuer. C'est par une sorte de ba-lancement d'action entre ces deux puissances musculaires que le registre de poitrine passe au registre de fausset et réciproquement.

M. Fournié estime que l'anche de la voix de poitrine a une lon-gueur qui varie, suivant les divers tons de la voix, entre 25 et 15 milli-mètres : 25 correspondant aux sons les plus bas, et 15 aux sons les plus élevés de ce registre. Dans le registre de la voix de fausset les lèvres de la portion vibrante de l'anche vibrante mesureraient de 15 à 10 millimètres.

Lorsqu'une même note est produite successivement dans le registre de poitrine et dans le registre de fausset, il est évident que la longueur de la portion vibrante diminuant dans le second cas, il faut, nous le répétons, que la *tension* de cette portion vibrante diminue aussi dans une certaine mesure, sans quoi le ton s'élèverait. A mesure que le muscle thyro-aryténoïdien se contracte pour faire passer la note au registre de tête, les muscles-crico-thyroïdiens diminuent dans une certaine mesure que l'exercice apprend, l'action de tension passive qu'ils exerçaient l'instant d'auparavant.

La voix a quelquefois le timbre dit *nasonné*. Le nasonnement peut se produire de deux manières : ou bien le son s'échappe par les fosses nasales, tandis que la bouche est fermée, ou bien le son s'échappe par la bouche, tandis que l'on oblitère avec ses doigts les fosses nasales. Dans le premier cas, le nasonnement est faible, il mérite plutôt le nom de *grognement*. Dans le second cas il est très-prononcé. En effet, ce qui détermine le timbre du nasonnement, c'est bien moins l'écoulement de l'air par les fosses nasales que son *retentissement* dans les fosses nasales. Lorsque le son ne peut s'échapper que par la bouche, alors que l'orifice antérieur des fosses nasales est fermé, l'air *retentit* dans toute l'étendue des fosses nasales. Lorsqu'un coryza un peu violent a tuméfié la muqueuse de l'orifice antérieur des fosses nasales, et qu'on a le nez *bouché*, l'air ne s'écoule plus par les fosses nasales, mais il y résonne ; on parle *du nez*, ainsi qu'on le dit vulgairement. Par une raison analogue, le grognement qu'on produit en faisant passer le son par les fosses nasales, et qui rappelle le grognement si familier du chien, est produit surtout par la *résonnance* de l'air dans la bouche *fermée*.

Il ne faut pas confondre le *nasonnement*, qui est un phénomène accidentel, avec le *timbre nasillard*, qui est une manière particulière de parler, ou un vice de la parole, qui accompagne le langage dans toutes ses expressions. Le timbre nasillard est dû à l'exagération des mouvements de la base de la langue dans l'articulation des sons. Ces mouvements exagérés ont pour effet d'appliquer la base de la langue contre le voile du pa-

---

[1] M. Segond a cherché à localiser la voix de fausset dans les parties supérieures du larynx. De même que la voix dite de poitrine serait produite par les vibrations des cordes vocales inférieures, la voix de fausset ou de tête le serait par la vibration des cordes vocales supérieures. Cette manière de voir repose sur des expériences pratiquées sur des chats, auxquels la section des cordes vocales supérieures a fait perdre le miaulement. Mais il faut dire que la section des cordes vocales inférieures produit exactement le même résultat. Chez le chat, d'ailleurs, les cordes vocales supérieures font dans le larynx une saillie assez considérable. Chez l'homme, les plis rudimentaires de la muqueuse, auxquels on donne le nom de cordes vocales supérieures, sont trop peu saillants pour se trouver sur le courant de la colonne d'air expirée. Les cordes vocales inférieures, au contraire, font toujours une saillie beaucoup plus considérable vers le plan médian, et dirigent le courant d'air qui passe par l'ouverture de la glotte, principalement dans l'axe du tuyau laryngien, c'est-à-dire en dedans des cordes vocales supérieures.

lais et de déterminer le retentissement de la voix dans les fosses nasales.

Le chant peut se produire en timbre *clair* ou en timbre *sombré*. Les Français ne chantent guère que dans le premier timbre, qui est le timbre normal. Le timbre sombré, qui donne à la voix de quelques chanteurs italiens un si grand charme, dépend de causes à peu près inconnues. Ce qu'il y a de plus remarquable, c'est que le chanteur peut à volonté chanter en timbre clair ou en timbre sombré ; cette qualité du son dépend donc de la disposition particulière qu'il donne à ses organes vocaux. M. Segond explique ainsi le mécanisme de la voix sombrée : le larynx est très-abaissé ; la pharynx a, par conséquent, toute sa capacité, et, au moment de l'émission du son, le voile du palais se rapproche légèrement de la base de la langue, de manière que le son, tout en s'échappant de la bouche, va *résonner* dans la partie supérieure du pharynx sous la voûte basilaire.

M. Fournié, qui s'est beaucoup occupé du timbre, caractérise ainsi la disposition des organes vocaux dans la production de ces deux timbres généraux ; timbre sombre et timbre clair : « Le premier est dû au retentissement de la voix dans le tuyau vocal (on désigne ainsi, on se le rappelle, tout ce qui surmonte le larynx) disposé de manière que les dimensions des cavités que le son doit traverser sont aussi grandes que possible, et que les orifices de sortie sont assez resserrés pour opposer un obstacle à la facile sortie de l'air. Dans le timbre clair, au contraire, les orifices de sortie sont tout à fait libres.

Le son de la voix ou du chant peut enfin avoir des qualités très-différentes chez le même individu, qualités qui ne dépendent point de sa volonté, mais de la situation présente des rubans vocaux où s'engendre le son. Lorsque la membrane muqueuse qui recouvre ces rubans est bien saine et bien élastique, le son a toute sa pureté. Lorsque le ruban vocal est enduit de mucosités plus ou moins épaisses, le son produit est plus ou moins voilé et même plus ou moins rauque.

§ 262.

Du bruit de sifflet. — Lorsque l'homme porte ses lèvres en avant et les contracte de manière à conserver entre elles une ouverture arrondie, il peut *siffler* et produire des sons de hauteur diverse. Avec un peu d'exercice, il peut même ainsi parcourir près de deux octaves et exécuter des airs variés. Les lèvres font ici l'office de glotte ; car l'air arrive *non résonnant* à l'orifice buccal, et c'est là seulement que le son se produit. Dodart, en parlant du bruit de sifflet, a désigné très-justement les lèvres ainsi disposées sous le nom de *glotte labiale*. On peut siffler pendant l'expiration et pendant l'inspiration ; les fosses nasales, qui restent libres, servent en quelque sorte de trop-plein et permettent de siffler d'une manière soutenue, sans que la respiration soit gênée.

Il est probable que dans le bruit de sifflet le son est produit non par les vibrations des lèvres, comme dans la formation du son dans la glotte laryngienne, mais par l'écoulement de l'air à travers la petite ouverture circonscrite par elles. En un mot, les lèvres ne représentent probablement pas ici un anche membraneuse, mais plutôt une ouverture analogue à celle d'un instrument à vent. D'une part, il est certain que les vibrations des lèvres sont à peu près insensibles au moment du sifflement, et en second lieu, comme l'a montré M. Cagniard-Latour, on peut produire les sons du sifflet dans une étendue d'environ une octave, en remplaçant les lèvres par de petits disques de liége présentant des ouvertures de 3 millimètres de diamètre, c'est-à-dire le diamètre ordinaire de l'ouverture des lèvres disposées pour le sifflement. Enfin, dans l'action de siffler, comme aussi dans la production du son dans les instruments à vent, l'intensité du courant d'air a une influence remarquable sur la hauteur du ton.

§ 263.

De la respiration dans ses rapports avec la voix. — Le plus ordinairement la voix se fait entendre au moment de l'*expiration*. Le son produit aux lèvres de la glotte traverse les parties supérieures du tuyau vocal, où il prend le timbre qui caractérise la voix humaine ; ou bien il est *articulé* et devient alors la *parole*. Dans les circonstances ordinaires, les sons ne se produisent guère pendant l'*inspiration* que dans les mouvements convulsifs des muscles respiratoires, c'est-à-dire dans le *rire*, le *sanglot*, le *hoquet* (Voy. §§ 128, 129, 130). On peut, si l'on veut, reproduire artificiellement ces divers sons. On peut aussi, avec un peu d'exercice, reproduire pendant l'inspiration une grande partie ou la totalité des sons formés ordinairement par le courant de l'expiration. En faisant ainsi résonner la glotte, on peut même dépasser le registre des tons aigus de l'expiration. Il n'y a, au reste, rien d'essentiellement différent dans la production du son dans ces deux circonstances. Le son se produit toujours aux lèvres de la glotte et de la même manière. Le soufflet et le porte-vent sont seulement déplacés ; au lieu d'être le poumon et la trachée-artère, ils sont représentés par l'air extérieur et par le tuyau vocal ; et nous avons déjà vu précédemment qu'on peut tout aussi bien faire parler une anche membraneuse en *soufflant* dans le tube sur l'extrémité duquel elle est appliquée, qu'en *attirant* l'air extérieur au travers de la glotte artificielle qu'elle représente.

Lorsqu'on expérimente sur le larynx humain détaché du corps et fixé sur une soufflerie, et qu'on cherche à faire vibrer les rubans vocaux inférieurs, on remarque qu'ils peuvent entrer en vibration, que la glotte *inter-aryténoïdienne*[1] soit fermée ou qu'elle soit ouverte. Le rapprochement des bords de la glotte cartilagineuse inter-aryténoïdienne est, il est vrai, une condition avantageuse, mais sa fermeture n'est pas *néces-*

---

[1] On désigne sous le nom de *glotte inter-aryténoïdienne* la partie postérieure de l'ouverture glottique, celle qui est comprise, non pas entre les rubans vocaux, mais entre les cartilages aryténoïdes (voy. § 252).

saire à la production du son. Il en est de même sur le vivant. Lorsqu'on examine l'intérieur du larynx sur un chien qui *crie*, on observe souvent alors, en arrière des cordes vocales rapprochées et vibrantes, une ouverture triangulaire, allongée ou ovalaire, bordée par les apophyses antérieures des cartilages aryténoïdes. On a fait la même observation sur des hommes qui s'étaient coupé la gorge au-dessus du larynx. Depuis quelques années on a constaté, à l'aide de l'observation laryngoscopique, qu'un même son pouvait être rendu avec la glotte inter-aryténoïdienne *ouverte* ou *fermée*. La partie de la glotte comprise entre les cartilages aryténoïdes paraît donc étrangère à la production du son.

A quoi peut tenir la persistance de l'ouverture glottique inter-aryténoïdienne au moment de la production de la voix ? Il est extrêmement probable que dans l'état ordinaire la glotte inter-aryténoïdienne reste toujours ouverte, de sorte que le mouvement d'expiration pulmonaire trouve là une sorte d'échappement naturel, au moment où les rubans vocaux tendus et rapprochés opposent à sa sortie un certain obstacle. Chez un certain nombre de personnes qui ne sont pas très-exercées dans l'art du chant, le son produit n'est pas toujours pur, et l'on entend souvent en même temps un bruit expiratoire qui en altère la netteté ; ce bruit est vraisemblablement produit par l'échappement de l'air au travers de l'ouverture inter-aryténoïdienne. C'est probablement pour cette raison aussi que quelques personnes ne peuvent parler en public sans *s'épuiser* promptement, l'air emmagasiné dans le poumon se trouvant dépensé en pure perte par l'ouverture inter-aryténoïdienne. L'art de chanter ou l'art de parler en public, c'est-à-dire l'art de *ménager son vent*, art qui ne s'apprend que par un exercice plus ou moins long, ne résiderait-il pas dans la faculté qu'on acquerrait alors de maintenir fermée, au moment de l'expiration, la glotte inter-aryténoïdienne, et de forcer ainsi tout l'air du poumon de passer entre les lèvres de la glotte proprement dite, pour produire son effet utile ?

Quant à la forme que prend la *glotte proprement dite* (l'espace compris entre les rubans) au moment de l'émission de la voix, elle est la même sur le vivant que celle qu'il faut lui donner sur le cadavre pour obtenir des sons à l'aide d'un courant d'air d'une intensité modérée, c'est-à-dire que les lèvres de la glotte se rapprochent l'une de l'autre, et ne laissent entre elles, sous la pression de l'air qui les fait vibrer, qu'un espace linéaire de 1 millimètre de diamètre environ. C'est ce que Mayo et Rudolphi avaient constaté sur un homme à la suite d'une blessure au cou qui siégeait au-dessus du larynx, et c'est ce qu'on peut voir tous les jours avec le laryngoscope. Cette forme ne varie que dans la production de la voix de fausset (Voyez plus haut).

L'air qui arrive à la glotte, au moment de la parole ou au moment du chant, a une tension supérieure à celle de l'expiration ordinaire. La parole et le chant sont toujours, en effet, accompagnés d'un effort (Voy. § 240). La tension de l'air expiré, modérée dans les efforts de la parole, est équivalente alors à une colonne de 2 ou 3 centimètres de mercure; cette tension fait équilibre à 6 ou 7 centimètres de mercure dans les efforts du chant; elle peut s'élever à 20 ou 24 centimètres dans les cris violents ou au moment des efforts de l'expectoration et de l'éter-nument.

§ 264.

Remarques sur quelques théories de la voix humaine. — La doc-trine de la voix humaine, telle que nous l'avons exposée, est, au moins dans ce qu'elle a d'essentiel, celle qui a été proposée par J. Müller, et développée plus tard, par M. Harless, M. Merkel et M. Fournié. C'est elle, suivant nous, qui se rapproche le plus des phénomènes naturels, et c'est la seule qui ait pour elle l'expérience *directe.* Toutes les autres sont plus ou moins spéculatives, et leurs auteurs se sont toujours efforcés de comparer l'organe vocal de l'homme à un instrument de musique *déterminé.* Suivant nous, c'est à tort. Aucun instrument ne peut être com-paré à l'organe de la voix humaine, ou plutôt l'organe de la voix humaine renferme plusieurs parties qu'on peut comparer à diverses sortes d'ins-truments. Les lèvres de la glotte représentent, en effet, une anche membraneuse élastique, et jusqu'à présent ces anches n'ont été appli-quées à aucun instrument de musique. De plus, l'anche membraneuse de la glotte n'est pas une anche aussi simple que les anches de caout-chouc, car les rubans vocaux inférieurs représentent des lames, non-seulement élastiques, mais encore *contractiles* par elles-mêmes, c'est-à-dire susceptibles tout à la fois de se *tendre,* de se *gonfler* et de *modifier leur état moléculaire.* Ces deux dernières qualités, en changeant leur *épaisseur* et leur *densité,* entraînent sur le vivant des modifications dans la voix que la tension artificielle des cordes vocales, à l'aide de poids, ne peut nous donner. N'oublions pas que les rubans vocaux suivent pour l'élévation du ton la loi des vibrations des anches solides ou des verges; et nous savons que, dans les anches solides et dans les verges, l'épais-seur et la densité de la matière ne sont pas indifférentes (Voy. §§ 254 et 255).

Si la glotte, où se forme le son, peut être comparée à une anche mem-braneuse, le tuyau vocal, où le son se modifie, rappelle, d'autre part, le corps de tuyau des instruments à vent.

L'instrument de la voix humaine a été tour à tour et à diverses reprises comparé à un instrument à cordes ou à un instrument à vent. Si l'on ne veut envisager ces diverses théories qu'au point de vue seule-ment de l'*origine du son,* et non pas comparer le larynx dans son entier à un instrument plutôt qu'à un autre instrument, il est certain que la vérité est dans l'une de ces deux opinions. Dans les anches membra-neuses, le corps vibrant étant les lèvres de l'anche, et le *ton* étant subor-donné au nombre des vibrations, c'est-à-dire à leur tension, ces anches ont plus d'analogie pour l'*origine du son* avec les instruments à cordes qu'avec les instruments à vent. C'est ce qu'avait bien vu Dodart, dans quelques passages de ses écrits tout au moins, car ses Mémoires renferment plus d'une contradiction. Ainsi, il dit quelque part que le *ton* de la voix a pour cause les vibrations de la glotte, vibrations dont le nombre dépend, non de la dimension de l'ouverture de la glotte, mais de la tension des cordes vocales; il dit bien encore que les lèvres de la glotte se mettent en branle, comme lorsqu'un vent impétueux fait vibrer les bords d'un carreau de papier mal collé sur le châssis qui le supporte[1]; mais, plus loin, il semble renoncer à sa doctrine, et il accorde à la *vitesse* et à la *pression* de l'air, à sa sortie par l'ouverture de la glotte, une influence telle sur l'élévation du *ton*, qu'on est tenté de supposer qu'il ne tient plus compte du degré de tension des rubans vocaux.

On a reproché à Ferrein d'avoir comparé les rubans vocaux à des cordes de violon. Il est vrai que les lèvres de la glotte ne sont point des cordes dans la rigueur du mot, et qu'elles ressemblent beaucoup plus à des anches membraneuses de caoutchouc; mais les anches de caoutchouc n'avaient pas encore été inventées, et on ne peut prendre ses points de comparaison que parmi les objets connus. Ferrein connaissait assez l'anatomie, et il l'a bien prouvé, pour savoir que les cordes vocales ne sont pas des fils arrondis fixés à leurs extrémités et libres sur leur parcours, vibrantes à la manière des cordes d'un violon ou d'une guitare; s'il est servi de cette comparaison, c'était pour rendre sa pensée plus claire; c'était, surtout, pour indiquer que la production du son était due aux *vibrations* des lèvres de la glotte, et que la condition principale de l'élévation ou de l'abaissement du ton dépendait de la *tension* différente des cordes vocales. Voilà pourquoi il a dit : « Les lèvres de la glotte sont des cordes capables de trembler et de sonner comme celles d'une viole. L'archet est l'air qui les met en jeu; l'effort de la poitrine, c'est la main qui promène l'archet, etc. »

Les auteurs qui ont comparé la voix humaine à un instrument à vent ont ordinairement choisi la flûte comme point de comparaison. La réalité des vibrations des lèvres de la glotte, au moment de la production du son, nous paraît la meilleure réfutation à opposer à cette comparaison. D'autres l'ont comparée à ce petit instrument à vent désigné sous le nom d'*appeau*[2]. Cette comparaison, proposée par M. Savart, a été reprise et habilement défendue par MM. Masson et Longet. Mais, dans cette théorie, il faut faire plusieurs suppositions démenties par l'expérience. Il faut supposer, d'abord, que l'air est le véritable producteur du son, et que les vibrations des lèvres de la glotte ne sont que consécutives aux vibrations de l'air, ce qui est au moins contestable (Voy. §§ 54 et 255);

---

[1] De là la théorie de Dodart, dite du *châssis bruyant.*

[2] L'appeau est une petite caisse de métal ou d'ivoire, percée d'un trou sur deux des parois opposées. En soufflant par l'une des ouvertures, l'air s'écoule par l'ouverture opposée, en mettant en vibration l'air intérieur, et engendre des sons *variés comme l'intensité du courant de l'air.*

en second lieu, il faut supposer que les rubans vocaux supérieurs, ou toute autre partie située plus haut, peuvent représenter la paroi supérieure de l'appeau, dont la glotte et les rubans vocaux inférieurs représenteraient la paroi inférieure. Si l'on considère les cordes vocales supérieures comme faisant office, par leur rapprochement, de la paroi supérieure de l'appeau, comment expliquer la voix des oiseaux chanteurs qui n'ont que deux cordes vocales? Si l'on considère comme faisant office de paroi supérieure de l'appeau la bouche ou les fosses nasales (dont les ouvertures naturelles sont plus étroites que leurs cavités), comment expliquer qu'avec un larynx dépourvu de toutes les parties qui le surmontent, on puisse, en soufflant par la trachée, faire parcourir au *ton* le registre entier de la voix humaine? Comment expliquer que, dans les expériences, l'intensité du courant d'air ne fasse pas monter le ton d'une manière sensible, pour une même tension des cordes vocales, et pour une même ouverture de la glotte? Comment expliquer que la section des nerfs qui animent les muscles de la glotte sur l'animal vivant soit suivie d'aphonie, alors que l'appeau, que représenterait l'organe vocal, se trouve à peine modifié, et que la vitesse et l'énergie de l'expiration devraient compenser, et au delà, les modifications survenues dans l'ouverture de la glotte? Comment expliquer qu'une simple incision sur le bord libre d'un ruban vocal inférieur chez l'animal vivant ou qu'une simple ulcération de la glotte dans les maladies du larynx entraînent des changements profonds dans la production du son et l'impossibilité absolue des tons élevés? Comment expliquer que l'infiltration séreuse des rubans vocaux abolisse presque complétement la voix? Comment expliquer que, dans les expériences sur le larynx des cadavres, le *desséchement* des rubans vocaux (quand ceux-ci ne sont pas humectés convenablement et par conséquent maintenus élastiques) entraîne promptement l'aphonie? Comment expliquer qu'un poids, même très-faible, placé sur les cordes vocales du larynx du cadavre, ou qu'une simple mucosité déposée sur elles pendant la vie, apportent un trouble profond dans l'émission de la voix? etc.

ARTICLE II.

DE LA PAROLE.

§ 265.

Parole. — Voyelles. — Consonnes. — La parole est la voix *articulée*. La voix est formée dans le larynx par les cordes vocales, aussi bien chez les mammifères que chez l'homme; mais elle n'est articulée que chez lui. Les organes de l'articulation situés le long du tuyau vocal, c'est-à-dire le pharynx, les fosses nasales, le voile du palais, la langue, les joues, les dents et les lèvres, existent pourtant chez les mammifères aussi bien que chez l'homme. Ici intervient donc un acte intellectuel. Les idiots et les crétins ne poussent souvent que des cris inarticulés, quoique le son produit dans le larynx traverse aussi le tuyau vocal.

Les sourds-muets ont aussi un larynx régulièrement conformé, et pour-tant ils ne produisent que des sons ou des cris; à force de persévé-rance on parvient seulement à leur faire prononcer imparfaitement quelques mots.

Les modifications que l'homme doit imprimer au tuyau vocal pour transformer la voix ou le son en paroles sont donc des mouvements volontaires, que l'imitation, secondée par le sens de l'ouïe et par l'intel-ligence, lui apprend à reproduire.

La parole est un produit de l'intelligence humaine, qui ne reçoit du larynx que le son ou l'intonation : cela est si vrai, que la parole peut se passer de la voix, peut se passer du son, peut se passer du larynx. Nous pouvons parler, je le répète, sans qu'il se produise aucun son aux cor-des vocales : c'est ce qui arrive toutes les fois que nous parlons *à voix basse*, ou que nous chuchotons à l'oreille de notre voisin; l'air expiré et *aphone* n'est que modifié, c'est-à-dire articulé par la bouche, les dents, la langue, les fosses nasales. Qu'emprunte donc la parole à la voix ? Elle ne lui emprunte que le son. Pour parler à haute voix, le larynx est néces-saire ; pour parler à voix basse, il ne l'est plus. Aussi peut-on parler bas aussi bien dans l'inspiration que dans l'expiration. Il résulte encore de là que, quand la trachée est coupée en travers ou que l'opération de la trachéotomie a été pratiquée, la *voix* est annéantie, mais la *parole* dite à voix basse ne l'est pas. Beaucoup de faits de ce genre ont été si-gnalés. L'un des plus remarquables l'a été dernièrement (*Gazette médi-cale,* 1856) par M. Bourguet. L'homme dont il est question avait cher-ché à se suicider en se coupant la gorge. Cet homme, qui ne respirait plus par le larynx, mais par une canule placée dans la trachée, pouvait encore parler *à voix basse*. Lorsqu'il parlait, les joues s'aplatissaient; la langue, les dents et les lèvres entraient en action. Comme le tuyau vocal n'était plus traversé par le courant d'air pulmonaire, cet homme, lorsqu'il se disposait à parler, exécutait des mouvements particuliers des joues, pour emmagasiner l'air extérieur dans son *instrument à parole*. Il pouvait parler aussi bien dans l'inspiration que dans l'expiration, et sans interruption, ce qui se conçoit à merveille, puisque son instrument n'avait plus rien de commun avec l'arbre pulmonaire.

Les faits dont nous venons de parler sont bien de nature à montrer que dans la production de la parole, il s'ajoute au son vocal produit dans le larynx un élément psychique des plus importants; mais ce mode de parler est en définitive exceptionnel. La parole ordinaire s'exécute à voix *haute*, et c'est elle qui doit nous occuper. Elle résulte de la combinai-son du son laryngien avec des positions spéciales du pharynx, du voile du palais, de la langue, des joues, des dents et des lèvres.

Les signes sonores qui servent à l'homme pour communiquer avec ses semblables se composent de voyelles et de consonnes. Ces sons, diver-sement associés, composent les syllabes; celles-ci, combinées de diverses manières, composent des sons articulés d'une certaine durée, qui sont les mots. Les voyelles se distinguent surtout des consonnes, parce qu'elles arrivent presque toutes formées de la glotte; ce sont des sons laryngiens presque purs, tandis que les consonnes exigent un travail plus ou moins compliqué des parties supérieures du tuyau vocal.

Voyelles. — La formation des diverses voyelles dépend des formes que prend le tuyau vocal quand il est traversé par le son.

Les modifications qu'éprouve le tuyau vocal dans la formation des diverses voyelles portent principalement sur sa longueur. Willis et Gerdy [1] ont fait autrefois des expériences sur ce sujet, et M. Brücke en a dernièrement tenté de semblables. Elles consistent à reproduire les sons correspondant à chacune des voyelles, en allongeant ou en diminuant de longueur un tube ajouté à l'extrémité d'une languette vibrante. Il résulte de ces expériences qu'il suffit de changements apportés à la longueur du tuyau vocal pour donner à un même son qui sort de la glotte, tantôt la valeur de *a*, tantôt celle de *e*, de *i*, de *o*, de *u*.

La glotte fournit le son ou la sonorité, c'est la masse d'air contenue dans le tuyau vocal qui donne à la voyelle le timbre qui la caractérise. Le *son-voyelle* est donc engendré par les modifications qui surviennent dans le tube ou tuyau vocal.

u. — Pour la production de l'*u* le tube vocal est allongé au maximum : 1° par le déplacement des lèvres en avant, et 2° par l'abaissement du larynx (la racine de la langue se porte, en effet, fortement en arrière, ce qui ne peut avoir lieu que par l'abaissement du larynx).

i. — Pour la production de l'*i* le tuyau vocal est diminué au maximum. De plus, le calibre du tuyau vocal est rétréci par l'application

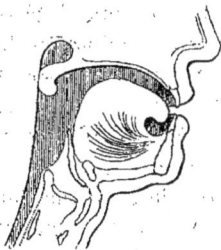 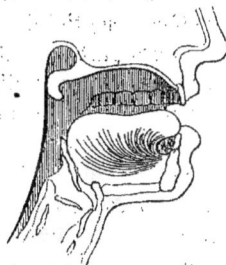

Fig. 138.   Fig. 139.

de la face dorsale contre le voile du palais et la voûte palatine (Voy. fig. 138). Ce rétrécissement explique sans doute la plus grande résonnance des parties solides de la tête, résonnance qui donne à l'*i* son caractère spécial.

[1] M. Gerdy introduisait dans la bouche un petit miroir (non pas pour voir le larynx) pour chercher à saisir les modifications des diverses parties de cette cavité dans l'articulation des mots.

Plus récemment, M. Helmholtz, au moyen de ses *résonnateurs*, a cherché à analyser la nature des sons-voyelles.

a. — Dans le son de l'*a* le tuyau vocal est dans son état le plus naturel, il n'exige aucun effort ; car c'est celui que produit le larynx, la bouche étant modérément ouverte, ainsi que les mâchoires et les lèvres. Le tuyau vocal est plus court que pour l'*u* et plus long que pour l'*i*. Dans la production du son de l'*a*, la langue, à l'état de repos complet, est normalement appliquée sur le plancher inférieur de la bouche (Voy. fig. 139).

Toutes les autres voyelles sont des transitions entre *u, a, i*. Ainsi, par exemple, disposez la bouche pour le son de l'*a*, puis élevez la langue contre la voûte du palais, et de plus en plus, de manière à rétrécir successivement le tuyau vocal, et vous avez *ê, è, é, i*.

D'autres voyelles, souvent désignées sous le nom de *nasales*, diffèrent des précédentes par un retentissement plus complet du son dans les fosses nasales ; ce sont les voyelles *an, in, on, un*. Le son est ici en quelque sorte *projeté* dans les fosses nasales immobiles par un mouvement de la base de la langue. Elles constituent le passage entre les voyelles et les consonnes, lesquelles sont produites comme nous l'allons voir par une sorte de détente.

M. Fournié classe ainsi les voyelles suivant les parties de la bouche qui entrent en jeu pour les produire.

Gutturales, a, o, ou.

Linguo-palatines, ê, è, é, i.

Labio-linguo-palatines, e, u.

Consonnes. — La prononciation des consonnes présente ce caractère général, qu'il y a quelque part dans le canal buccal un rétrécissement permanent ou une fermeture qui, cessant instantanément, imprime au son venu du larynx un caractère particulier.

Le caractère essentiel des sons-voyelles, c'est l'immobilité des parties une fois que ces parties sont accommodées à la production du son. La plupart des consonnes se distinguent des sons-voyelles par le mouvement des parties qui concourent à leur production. En d'autres termes, la consonne est un accident bruyant qui précède ou suit une voyelle, et dans la production duquel la glotte n'entre pas en jeu.

Lorsqu'on compare les consonnes aux voyelles, on constate encore que, pour plusieurs d'entre elles, le son ne peut pas être soutenu comme pour les voyelles. Quelques consonnes pouvant être soutenues à la manière des voyelles, on les a divisées en *consonnes soutenues* et *consonnes non soutenues*.

Consonnes soutenues. — Les mouvements du tuyau vocal déterminent à eux seuls quelques-unes d'entre elles, et la glotte n'entre point en jeu pour les produire. Telles sont les consonnes *s, ch, r, f, th* des Anglais. Le son *s* se produit avec la langue appliquée en avant contre le palais, les dents rapprochées ; le son *ch* se produit avec la langue appliquée contre le palais dans sa partie moyenne, les dents rapprochées ; le *f* se produit les dents supérieures étant presque appliquées sur la lèvre inférieure ; le *th* des Anglais se produit lorsque la pointe de la langue s'applique sur l'arcade dentaire supérieure. Le *r* est déterminé par des mouvements vibratoires imprimés au voile du palais. En joignant l'intonation de la voix, c'est-à-dire le son laryngien, au son produit par le passage de l'air dans le tuyau vocal, le *s* devient *z*, le *ch* devient *j*, le *f* devient *v*. Lorsqu'on chuchote à voix basse, il est à peu près impossible de prononcer le *z*, le *j* et le *v* ; aussi dans les mots qui comportent ces lettres, on dit alors *s* pour *z*, *ch* pour *j*, *f* pour *v*, et les Allemands font souvent cette substitution dans la parole à haute voix.

Consonnes non soutenues. — Ce sont *p*, *b*, *m*, *d*, *t*, *l*, *n*, *k*, *q*, *g*, *gn*, *x*. L'articulation des trois consonnes *p*, *b*, *m* est produite par l'occlusion des lèvres, suivi de l'ouverture subite du tuyau vocal, au moment de la production du son laryngien. La prononciation de *d*, *t*, *l*, *n* est produite par le détachement de la pointe de la langue appliquée contre la voûte palatine. Le son de *m* et de *n* se distingue des autres par une résonnance plus prononcée de l'air dans les fosses nasales [1]. Dans la production du *d* et du *t*, l'application de la pointe de la langue se fait tout à fait en avant

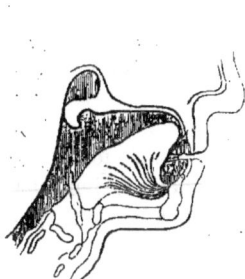
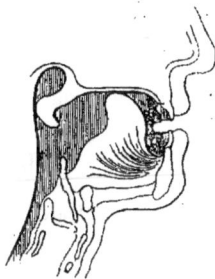
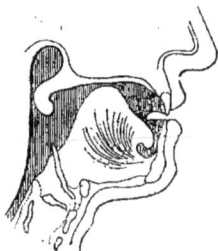

Fig. 140.   Fig. 141.   Fig. 142.

de la voûte palatine, au collet des dents de la mâchoire supérieure (Voy. fig. 140). Dans la production de l'*l* et de l'*n* l'application de la langue a lieu plus en arrière (Voy. fig. 141). L'articulation de *k*, *q*, *g*, *gn* est produite par le détachement de la langue appliquée d'abord contre le palais par sa partie moyenne (Voy. fig. 142). L'articulation de la lettre *x* résulte de la combinaison des deux consonnes *gz* (*exil*), ou de celle des deux consonne *qs* (*exposition*). Remarquons que la plupart des consonnes non soutenues ne peuvent devenir son qu'à la condition d'être jointes à la voyelle qui les suit et que dans la parole à haute voix elles ne prennent naissance dans le tuyau vocal qu'avec l'émission du son laryngien.

En somme, le son laryngien traversant la bouche et les fosses nasales, et principalement la bouche, les formes que celle-ci peut prendre dépendent des organes mobiles qui la forment ou qu'elle renferme. L'articu-

[1] Quand le nez est bouché, les sons *m* et *n* sont facilement remplacés par les sons *b* et *d* ; c'est ainsi qu'on dit enrhubé pour enrhumé, *d*on pour non. M. Czermak a observé le même fait sur une jeune fille dont le voile du palais adhérait à la partie postérieure du pharynx, et chez laquelle, par conséquent, les fosses nasales ne faisaient plus partie du tuyau vocal. Elle disait *bein* pour *mein*, *dein* pour *nein* (*mein*, mon ; *nein*, non).

lation des sons exige donc tout particulièrement le concours de la langue et des lèvres, et surtout le concours de la langue : l'expression de *parole* et celle de *langage* sont synonymes. Quelque importante que soit la langue pour l'articulation des sons, on a vu cependant, après des opérations chirurgicales, ou par suite d'un vice de conformation originel, cet organe disparaître à peu près totalement, sans que la parole ait été abolie. Le jeu des lèvres a pu, jusqu'à un certain point, suppléer au manque de la langue, mais seulement par un exercice et un apprentissage prolongés [1].

§ 266.

De la ventriloquie. — Du bégayement. — On désigne sous le nom de *ventriloquie* une aptitude spéciale que possèdent certaines personnes à produire des sons *articulés*, c'est-à-dire à parler à haute voix, en conservant la bouche fermée ou immobile lorsqu'elle est ouverte; et, en même temps, à imprimer à leur voix un timbre tel, que la voix paraît plus éloignée qu'elle ne l'est réellement. Nous avons dit précédemment que l'on pouvait produire des *sons* à la glotte et pendant l'inspiration et pendant l'expiration; mais entre les sons simples de la voix et du chant et les sons articulés de la parole il y a une différence notable, et il est assez difficile de concevoir comment la parole dans l'engastrimysme peut se produire, ainsi qu'on l'a dit, au moment de l'inspiration. On comprend aisément qu'on puisse produire des *sons* pendant l'inspiration par les vibrations de la glotte; mais on ne voit pas aussi bien quels seraient, dans ce cas, les organes de l'*articulation*. Remarquons cependant que, pour

[1] Voici la classification des consonnes proposée par M. Fournié :

	SIFFLANTES.	MURMURANTES orales.	MURMURANTES nasales.	DEMI-EXPLOSIVES.	EXPLOSIVES.
Glottiques.	h				
Linguo-palatines postérieures.	j (espagnol.)		ng	g	k
Linguo-palatines muqueuses.	ch	j	gn	dj	tch
Linguo-palatines moyennes.	s	z	n	d	d
Linguo-palatines latérales.		l, ll, r			
Labio-dentales.	f	v			
Labiales.			m	b	p

un certain nombre de consonnes, le son glottique n'est donné qu'après que le tuyau vocal s'est disposé pour la production de la consonne. On conçoit dès lors la possibilité de produire, avec beaucoup d'exercice, un certain nombre d'articulations pendant le temps de l'inspiration. Au reste, la plupart du temps, les soi-disant ventriloques [1] produisent leur voix au moment de l'expiration, et c'est en graduant la sortie de l'air, en donnant à la voix un son étouffé, et en conservant une immobilité des lèvres aussi complète que possible, qu'ils peuvent produire une illusion qu'augmente encore leur pantomime.

Quant au bégayement, chacun sait que cette imperfection de la prononciation consiste dans une difficulté particulière à articuler certaines consonnes, d'où des temps d'arrêt, suivis de sortes d'explosions du son. Cette difficulté se produit, tantôt pour certaines consonnes, tantôt pour certaines autres; elle n'est d'ailleurs pas constante, et se reproduit surtout dans des conditions morales particulières. Le véritable siége du bégayement n'est point dans les muscles de la langue, mais dans le système nerveux qui les met en mouvement. La section des muscles de la langue, que quelques chirurgiens avaient imaginée pour guérir le bégayement, peut bien amener la paralysie de quelques portions de la langue par la section des nerfs compris dans l'incision, mais non pas rendre aux bègues l'articulation des sons.

§ 267.

De la voix dans la série animale. — Parmi les vertébrés, les mammifères, les oiseaux, quelques reptiles, ont un larynx, c'est-à-dire un organe disposé pour la production du son. Les poissons, dont la respiration est branchiale et non pulmonaire, n'ont pas de voix [2]. Il en est de même des invertébrés. Parmi ces derniers, quelques-uns cependant font entendre des sons très-aigus (cigale et grillons), mais par un mécanisme tout à fait différent de celui de la voix humaine.

Mammifères. — Les mammifères peuvent produire des sons variés. Le cheval hennit, le chien aboie, le chat miaule, l'âne brait, le taureau mugit, le cochon grogne, le lion rugit, etc. Les modifications de la voix chez les mammifères tiennent à la conformation particulière du larynx, et par-dessus tout à celle des cavités situées au-dessus de la glotte, c'est-à-dire à l'appareil de renforcement du son, appareil résonnant qui varie suivant la forme et la profondeur des fosses nasales, celle des sinus, celle des parties supérieures du pharynx, celle des ventricules du larynx, la conformation de la bouche, etc. Quant à la production du son lui-même, elle est tout à fait la même que chez l'homme. Le son est produit par les vibrations des lèvres de la glotte. Les cordes vocales

---

[1] En particulier, l'*homme à la poupée*, que chacun a pu voir à Paris sur les théâtres et dans les cafés.

[2] Les poissons pourvus de *vessie natatoire* produisent parfois des sons, lorsque l'air s'emmagasine dans ce réservoir ou lorsqu'il s'en échappe.

supérieures, déjà rudimentaires chez l'homme, manquent chez un certain nombre de mammifères, qui n'ont qu'une seule paire de cordes vocales correspondantes aux cordes vocales inférieures de l'homme.

La glotte du cheval est bordée par des cordes vocales simples, assez développées et surmontées de chaque côté par des ventricules dont l'entrée est large. La glotte vocale du cheval ne mesure guère que la moitié de la fente glottique ; la glotte inter-aryténoïdienne est plus développée que chez l'homme. Le hennissement est produit par une succession de mouvements expiratoires saccadés. La tension des cordes vocales diminue pendant la durée d'une expiration complète : les premières saccades sortent en son aigu, les dernières en son grave.

Le larynx de l'âne diffère peu de celui du cheval : il n'y a ici aussi que deux cordes vocales. Les ventricules du larynx sont développés, mais ils n'ont qu'une entrée fort étroite. La voix de l'âne présente une particularité assez remarquable : elle commence, au moment de l'inspiration, par un son aigu, et elle se termine, à l'expiration, par un son plus grave.

Le larynx du bœuf présente d'assez grandes différences avec le larynx des solipèdes. La glotte est courte, les cordes vocales sont à peine détachées sur la surface du larynx ; il n'y a pas de ventricules. La voix du bœuf est beaucoup plus imparfaite que celle du cheval. Elle consiste en un mugissement sourd, ou *beuglement*, assez grave de ton, et très-peu varié.

Le chien a des cordes vocales inférieures nettement détachées et minces sur leur bord. Les supérieures sont à peine indiquées. Les ventricules sont amples ; leur ouverture est étroite. La voix du chien est très-variée dans ses divers modes d'expression ; tantôt il aboie, tantôt il gronde, tantôt il hurle, tantôt il gémit, tantôt il fait entendre une sorte de hennissement de joie. L'échelle des tons qu'il parcourt est assez étendue.

Le chat se distingue des autres mammifères, et aussi de l'homme, par le développement presque égal des cordes vocales inférieures et supérieures. Le miaulement du chat commence par un son très-aigu, qui devient de plus en plus grave, à mesure que la bouche, d'abord ouverte, se ferme. La voix du chat offre, comme celle du chien, une certaine étendue diatonique. Le pouvoir que possède le chat de produire des sons de hauteur variée est surtout remarquable quand il est en chaleur ; sa voix ressemble alors, à s'y méprendre, aux cris d'un enfant. On ne sait pas d'une manière certaine quel rôle jouent les cordes vocales supérieures du chat. Si leur lésion amène des troubles dans la voix, la lésion des cordes inférieures en amène de plus profonds encore. Il est probable que ces dernières sont chez lui, comme chez les autres mammifères, l'organe essentiel de la *production* du son (Voy. § 261).

Le cochon a un larynx qui se distingue surtout par l'insertion antérieure des cordes vocales inférieures, insertion qui se fait au bord trachéal du cartilage thyroïde. Les cartilages aryténoïdes du cochon sont soudés supérieurement; les cordes vocales sont rudimentaires; les ventricules sont profonds et ne communiquent avec l'intérieur du larynx que par une fente étroite. Le cochon a deux sortes de cri : l'un assez grave, ou *grognement*, est le plus habituel; l'autre, très-aigu, est poussé par le cochon lorsqu'on le maltraite et lorsqu'on l'égorge. On peut facilement reproduire le grognement de cochon, en disposant une tête de cochon comme dans l'expérience représentée fig. 137. Il suffit alors de souffler d'une manière saccadée par l'ouverture inférieure de la trachée. Ce bruit correspond au relâchement à peu près complet des lèvres de la glotte, et le timbre particulier à ce bruit est dû à la disposition des fosses nasales. Pour obtenir les sons aigus, il suffit de déterminer la tension des cordes vocales, en ajoutant des poids dans la balance (Voy. fig. 137). Si, au lieu d'une tête de cochon, on dispose de la même manière une tête de chien, on peut obtenir des sons qui ont avec le grondement ou l'aboiement de cet animal une grande analogie; il suffit pour cela de varier le mode d'insufflation.

Beaucoup d'autres mammifères ont une voix, mais la plupart d'entre eux n'en font pas aussi fréquemment usage : tels sont le cerf, le lapin, le lièvre, etc. Les animaux qui hurlent et qui se font entendre la nuit à de grandes distances ont généralement les ventricules du larynx développés. Quelques singes du nouveau continent se distinguent surtout sous ce rapport. Les alouates, ou singes hurleurs, qui vivent en troupes à la Guyane, ont un os hyoïde terminé de chaque côté par un renflement osseux logé dans les apophyses montantes du maxillaire inférieur. Ce renflement osseux, qui est creux, communique avec les ventricules du larynx prolongés sous l'épiglotte et sous la membrane thyrohyoïdienne, et donne à la voix un timbre tout particulier.

Oiseaux. — Les oiseaux ont deux larynx : un *larynx supérieur* et un *larynx inférieur*. Le larynx supérieur, qui occupe la place du larynx des mammifères, et qui est placé à l'ouverture supérieure des voies respiratoires dans le pharynx, ne sert à la voix que d'une manière accessoire. Les cartilages thyroïdes, cricoïdes et aryténoïdes sont ici rudimentaires. L'ouverture par laquelle le cartilage thyroïde s'ouvre dans le pharynx peut être augmentée ou diminuée par les muscles groupés autour d'elle; mais elle ne mérite pas, à proprement parler, le nom de glotte. Le véritable larynx des oiseaux est le *larynx inférieur*. Celui-ci est placé à la partie inférieure de la trachée, au point où la trachée se divise en bronches droite et gauche. Le larynx inférieur se compose de plusieurs parties : 1° d'un renflement dont les parois sont en partie osseuses et en partie membraneuses, et qui correspond à la partie inférieure de la trachée. Ce renflement porte le nom de *tambour*. Le tambour est divisé, au point de jonction des bronches, par une traverse osseuse surmontée par une membrane mince, de forme semi-lunaire. 2° Au point où les deux orifices supérieurs des bronches communiquent avec le tambour, ils sont bordés chacun par deux lèvres ou cordes vocales, dont l'une est la plupart du temps plus développée que l'autre. Il y a, en outre, entre les divers anneaux du larynx inférieur, des muscles plus ou moins nombreux, qui ont pour but de tendre les divers replis membraneux qu'ils soutiennent. Ces muscles existent à peine chez les gallinacés ; il y en a une paire dans l'aigle, le vautour, la buse, le coucou, etc. ; il y en a trois paires dans le perroquet ; il y en a cinq paires dans les oiseaux qui modulent le mieux leur chant, tels que le rossignol, la fauvette, le serin, le pinson, etc. Ces muscles ont tous une insertion commune à la trachée, et ils se fixent d'autre part aux premiers anneaux de la bronche correspondante à chaque glotte. Indépendamment de ces muscles *intrinsèques*, il y a encore d'autres muscles chargés d'abaisser la trachée, et de diminuer ainsi la longueur du tuyau vocal. La longueur du tuyau vocal peut être d'ailleurs modifiée aussi par l'action des muscles élévateurs de l'os hyoïde, lequel est relié au cartilage thyroïde, comme chez les mammifères. Les élévateurs et les abaisseurs de la trachée ne sont pas sans influence non plus sur la tension ou le relâchement des lèvres glottiques du larynx inférieur ; quand les premiers agissent, ils tendent ces lèvres, tandis que les seconds les relâchent.

Ce qui prouve bien manifestement que le larynx inférieur est l'organe vocal des oiseaux, c'est que la voix ne paraît pas sensiblement modifiée quand on coupe la trachée au-dessous du larynx supérieur (chez un mammifère, cette section est suivie de l'aphonie complète). D'un autre côté, on peut produire des sons assez variés avec le larynx inférieur des oiseaux, après qu'on a enlevé le larynx supérieur.

La voix des oiseaux se produit, comme chez les mammifères, par les vibrations des lèvres glottiques. Le rôle de la membrane semi-lunaire qui surmonte la traverse osseuse du tambour n'est pas très-bien déterminé ; il est probable, cependant, qu'elle entre aussi en vibration au moment où la voix se produit. Le tambour est un organe de renforcement analogue aux ventricules du larynx des mammifères. Les différences de longueur du tuyau vocal, déterminées par le jeu des muscles abaisseurs et élévateurs de la trachée, ont bien plus d'étendue chez les oiseaux que chez les mammifères. Elles entraînent sans doute des modifications importantes dans la hauteur du ton (Voy. § 255).

Reptiles. — Parmi les reptiles, quelques-uns ont une véritable voix : tels sont les grenouilles, les crapauds et d'autres batraciens. La cavité du larynx présente sur les côtés des replis membraneux, qui, partant de la base des cartilages aryténoïdes, méritent, à proprement parler, le nom de cordes vocales. C'est là que se produit le bruit du *coassement*. Les grenouilles mâles présentent en outre, de chaque côté du cou, sous l'oreille, un appareil de renforcement consistant en une poche membraneuse élastique, qui s'ouvre dans la bouche sur les côtés de la langue, et qui se gonfle quand l'animal coasse.

Bruits produits par les insectes. — Les insectes produisent des bruits remarquables, en général, par leur acuïté. Les insectes respirent par des trachées, et n'ont rien qui ressemble à un larynx. Le bruit qu'ils produisent résulte soit du frottement de quelques parties du corps les unes contre les autres, soit d'ébranlements déterminés par le jeu des muscles dans des organes spéciaux. Quelques insectes produisent le bruit en frottant leurs cuisses dentelées contre le bord externe de leurs élytres, ou leurs élytres l'une contre l'autre; d'autres frottent leurs élytres contre les anneaux de l'abdomen, ou les anneaux du thorax les uns contre les autres. D'autres, comme les cigales, présentent sur les côtés du corps une petite membrane sèche, tendue sur un cadre corné, à laquelle ils impriment des oscillations répétées, à l'aide de muscles qui agissent sur la membrane de la même manière que les muscles de la chaîne des osselets de l'ouïe sur la membrane du tympan, c'est-à-dire par des mouvements répétés de tension et de détente. D'autres insectes produisent des bruits qui ne dépendent pas du jeu de leurs organes, mais bien de chocs plus ou moins précipités contre les corps sur lesquels ils sont placés : tels sont divers insectes qui rongent le bois, et qui frappent soit avec leurs mandibules, soit avec l'extrémité de leur abdomen résistant.

Indications bibliographiques.

C. AMMAN, Surdus loquens seu Dissertatio de loquelà ; *Amsterdam*, 1702.

Ch. BATTAILLE, Nouvelles recherches sur la phonation av. fig.; *Paris*, 1861. — BENNATI, Recherches sur le mécanisme de la voix humaine ; *Paris*, 1832. — JOHN BISHOP, An experimental inquiry into the cause of the grave and acute tones of the human voice *dans* Philosoph. Transactions ; *Londres*, 1835. — DU MÊME, Experimental researches into the physiology of the human voice ; même recueil, 1836. — LE MÊME, article Voice *dans* Todd's Cyclopædia, t. IV, 1852. — BLANDET, Du mécanisme de la voix humaine, *dans* Gazette médicale, *n*° 37, 1846. — BOURGUET, Nouvelles considérations sur la bronchotomie et sur quelques points de la phonation ; thèse; *Montpellier*, 1844. — LE MÊME, Résultat de l'oblitération de la glotte chez l'homme au point de vue de l'acte de la parole; *dans* Gazette médicale, *n*° 9, 1856. — C. BRUCH, Zur Physiologie der Sprache (*De la physiologie de la parole*); *Bâle*, 1854. — BRÜCKE, Grundzüge der Physiologie und Systematik der Sprachlaute (*Éléments de physiologie et de systématique du langage*) ; *Vienne*, 1856. — BRUN-SÉCHAUD, Propositions physiques, anatomiques et physiologiques sur la voix et son mécanisme, etc. ; thèse ; *Paris*, 1831.

CAGNIARD-LATOUR, Sur la pression à laquelle l'air contenu dans la trachée se trouve soumis pendant l'acte de la phonation, *dans* Comptes rendus de l'Acad. des sciences, t. IV, 1837. — COLOMBAT (de l'Isère), Traité des maladies des organes de la voix, ou recherches, théoriques et pratiques, sur la Physiolog., la pathol., la thérap. et l'hygiène, de l'appareil vocal; *Paris*, 1834. — CZERMAK, Ueber reine und nasalirte Vocale (*Des voyelles pures, et des voyelles nasales, dans* Sitzungsberichte der k.k. Akad. d. W. zu Wien, t. XXVIII, 1857. — LE MÊME, Ueber das Verhalten des weichen Gaumens beim hervorbringen der reinen Vocale (*Rôle du voile du palais dans la prononciation des voyelles pures), dans* Sitzungsberichte der k.k. Akad. der Wissenschaften zu Wien, t. XXIV, 1857. — LE MÊME, Physiologische Untersuchungen mit Garcia's Kehlkopfspiegel (*Recherches physiologiques avec le laryngoscope de Garcia), dans* Sitzungsberichte der k. k. Akad. der Wissenschaften zu Wien, t. XXIX, 1858. — LE MÊME, Einige Beobachtungen ueber die Sprache bei vollständiger Verwachsung des Gaumensegels mit der hinteren Schlundwand.

(*Quelques observations sur la formation de la parole, le voile du palais étant complétement appliqué contre la paroi postérieure du pharynx*), *dans* même recueil, t. XXIX, 1858. — Le même, Der Kehlkopfspiegel und seine Verwerthung für Physiologie und Medicin (*Le laryngoscope et de son utilité pour la physiologie et pour la médecine*); Leipzig, 1860. — Le même, Bemerkungen zur Lehre vom Mechanismus des Larynxverschlusses (*Remarques sur le mécanisme de la fermeture de la glotte*), *dans* Untersuchungen zur Naturlehre des Menschen und der Thiere, VIII, 1861.

Despiney, Physiologie de la voix et du chant; thèse; Paris, 1821. (Réimprimé in-8e; Bourg, 1841). — Dodart, Sur les causes de la voix de l'homme et de ses différents tons, *dans* Mémoires de l'Académie des sciences, années 1700, 1706, 1707. — Donders, Ueber die Natur der Vocale (*Sur la nature des voyelles*), *dans* Archiv für die holländischen Beiträge z. Nat. und Heilkunde, t. 1, 1857. — Le même, Zur klangfarbe der Vocale (*Des qualités du son des voyelles*), *dans* Archiv für die holländ. Beiträge, III, 1863. — Dutrochet, Essai sur une nouvelle théorie de la voix, avec l'exposé des divers systèmes qui ont paru jusqu'à ce jour sur cet objet, thèse; Paris, 1806.

Ferrein, De la formation de la voix de l'homme, *dans* Mém. de l'Acad. des sciences, année 1741. — J.-C. Frick, De theoria vocis dissert; Berlin, 1819.

M. Garcia, Mémoire sur la voix humaine (*présenté à l'Académie des sciences en 1840*); Paris, 1847. — Le même, Recherches sur la voix humaine (*Résumé de ses observations anciennes*), *dans* Comptes rendus Acad. des sciences, 1861. — Gerdy, Note sur la voix *dans* Bulletin des sciences médicales de Férussac; t. VII, 1830; et article *Voix* dans sa *Physiologie didactique et critique*, t. 1er, 2e partie; Paris, 1832. — Guillet, Mémoire sur la mesure des quantités d'air dépensées pour la production des sons de la voix, *dans* Comptes rendus Académie des sciences, 1857.

Harless, Article *Stimme* (voix), *dans* Handwörterbuch der Physiologie de R. Wagner; t. IV, 1853. — H. Haser, Menschliche Stimme etc. für Sänger, Lehrer, und Freunde des Gesanges (*De la voix humaine, etc., à l'usage des chanteurs, des élèves et des amateurs du chant*); Berlin, 1839. — Helmholtz, Ueber die Vocale (*Sur les voyelles*), *dans* Archiv für die holländischen Beiträge zur Natur und Heilkunde; t. I, 1857. — Le même, die Klangfarbe der Vocale (*Sur les différents timbres des voyelles*), *dans* Gelehrte Anzeigen der k. baierschen Akadem. der Wissenschaften, nos 67, 68, 69; München, 1859. — C.-F. Hellwag, Dissertatio de formatione loquelæ; Tübingen, 1784. — Hérissant, Recherches sur les organes de la voix des quadrupèdes et celle des oiseaux, *dans* Mém. de l'Acad. des sciences, année 1753.

W. von Kempelen, Mechanismus der menschlichen Sprache nebst Beschreibung seiner sprechenden Maschine (*Mécanisme de la voix de l'homme avec la description de sa machine vocale*); Wien, 1791. — Kudelka, Ueber Herrn Dr Bruecke's Lautsystem (*Sur le système vocal du docteur Brueckè*), *dans* Sitzungsberichte der k.k. Akad. der Wissenschaften zu Wien; t. XXVIII, 1857. Réponse de M. Bruecke au mémoire de M. Kudelka, même recueil, même volume.

Lehfeldt, Nonnulla de vocis formatione; Dissert. Berlin, 1835. — Liskowius, Physiologie der menschlichen Stimme für Aerzte und Nichtärzte (*Physiologie de la voix humaine à l'usage des médecins et des gens du monde*); Leipzig, 1846.

Malgaigne, Nouvelle théorie de la voix humaine, *dans* Archives gén. de médecine; t. XXV, 1830. — Mandl, De la fatigue de la voix dans les rapports avec le mode de respiration, *dans* Gazette médicale, nos 16 et 18, 1855. — Mayer, Ueber die menschliche Stimme und Sprache (*Sur la voix et la parole humaine*), *dans* Meckel's Archiv f. Anat. und Physiol., 1826. — C. Mayer, Ueber den Bau des Organes der Stimme bei dem Menschen, den Saugethieren und einigen grösseren Vögeln; nebst physiologischen Bemerkungen (*Des organes de la voix chez l'homme, chez les mammifères et chez quelques grands oiseaux, avec des remarques physiologiques*); *dans* Nova acta Acad. Leopoldin. Carol., t. XX, 1852. — C.-L. Merkel, Ueber einige phonetische Streitpunkte (*Sur quelques points contestés de la phonation*), *dans* Schmidt's Jahrbücher; t. C, 1858. — Le même, Die neueren Leistungen auf dem Gebiete der Laryngoscopie und Phonetik (*Des progrès récents de la laryngoscopie dans ses rapports avec la théorie de la voix humaine*), *dans*

Schmidt's Jahrbücher; t. CVIII, 1860. — Le même, Anatomie und Physiologie des menschlichen Stimm-und Sprachorgans (*Anatomie et physiologie des organes de la voix et de la parole chez l'homme*), Leipzig, 1857, 2ᵉ édit. Leipzig, 1863. — Moura-Bourouillou, Cours complet de Laryngoscopie, suivi des applications du laryngoscope à l'étude des phénomènes de la phonation et de la déglutition; *Paris*, 1861. — J. Müller, Voix et Parole dans Traité de Physiologie, t. II, 1838 (*Traduct. française*, 1845 et 1855).

Noeggerath, De voce, linguâ, respiratione, observationes quædam; *Bonn*, 1841.

G. Passavant, Ueber die Verschliessung des Schlundes beim Sprechen (*De l'occlusion du gosier dans le parler*); Dissert. Francfort, 1863. — Petrequin et Diday, Mémoire sur le mécanisme de la voix de fausset, *dans* Gazette médicale, nᵒˢ 8 et 9, 1844.

M. F. Rampont, De la voix et de la parole; thèse; *Paris*, 1803. — A. Rinne, Ueber das Stimmorgan und die Bildung der Stimme (*Des organes de la voix et de la formation de la voix*), *dans* Müller's Archiv, 1850. — F. Romer, The physiology of the human voice; *London*, 1845.

F. Savart, Mémoire sur la voix humaine, *dans* Annales de chimie et de physique, t. XXX, 1825. — Mémoire sur la voix des oiseaux, même recueil, t. XXXII. — Segond, Hygiène du chanteur; *Paris*, 1845. — Le même, Sur la parole, sur les mouvements du larynx, sur les modifications du timbre de la voix humaine, sur la voix inspiratoire, *dans* Archives gén. de médecine, 4ᵉ *série*, t. XVII et XX, 1848 et 1849. — Schuh, Die Bewegungen des weichen Gaumens beim Sprechen und Schlucken (*Mouvements du voile du palais dans la phonation et la déglutition*), *dans* Wiener medicinische Wochenschrift, nᵒ 3, 1858. — Schulthess, Das Stammeln und Stottern (*Le bégaiement et le bredouillement*); *Zürich*, 1830.

L. Türck, Der Kehlkopfrachenspiegel und die Methode seiner Gebrauches (*Le laryngoscope et manière de s'en servir*), *dans* Zeitschrift der k. k. Gesellschaft der Aerizte zu Wien, nᵒ 26, 1858. — Le même, Ueber eine Verbesserung des Laryngoscopischen Verfahrens (*Sur un perfectionnement de l'observation laryngoscopique*), *dans* Sitzungsberichte der k. k. Akad. d. Wissensch. zu Wien; 1859.

Valleix, Du rôle des fosses nasales dans l'acte de la phonation, *dans* Archives génér. de médecine, 2ᵉ *sér.*, t. VIII, 1835. — Vicq d'Azyr, Sur la voix, dans Mém. de l'Acad. des sciences, 1779. — R.-A. Vogel, De larynge et vocis formatione; *Erfurth*, 1747. — E.-Th. Werner, Nonnulla de vitiis loquelæ; *Gryphiæ*, 1848. — A. Wiedemann, De voce humanâ atque de ignotâ hucusque cantûs modulatione quædam; dissert. *Dorpat*, 1836.

CHAPITRE III

SENS DE LA VUE.

§ 268.

Définition. — La vue ou la vision est une sensation particulière qui nous décèle la présence des corps, et nous donne la notion de plusieurs de leurs propriétés sensibles (couleur, figure, volume, état de repos ou de mouvement, etc.). Les objets qui impressionnent l'organe de la vision agissent à distance; ils n'entrent point en contact immédiat avec l'organe du sens, l'œil ne les touche point. Il y a, entre l'œil qui voit et les objets qui sont vus, un agent intermédiaire, véritable excitateur de l'œil. Cet agent intermédiaire, qui vient *impressionner* les parties sensibles de l'œil, est la lumière. On peut donc définir la vue : le sens à l'aide duquel nous connaissons les corps *lumineux* (que ceux-ci soient lumineux par eux-mêmes ou par réflexion).

Pour que les phénomènes de la vision s'accomplissent, trois conditions sont nécessaires. Premièrement, les corps doivent être lumineux : ce qui revient à dire que l'*excitant* du sens de la vue est indispensable à son action. En second lieu, la membrane sensible (rétine) sur laquelle vient agir la lumière doit être intacte et communiquer avec le système nerveux central par l'intermédiaire d'un conducteur (nerf optique), chargé de transmettre les impressions jusqu'au sensoriun. Troisièmement, enfin, il faut encore qu'entre la membrane sensible à la lumière et l'objet lumineux existe un appareil qui rassemble les rayons émanés des objets éclairés, et reproduise sur cette membrane l'image de ces objets. Cet appareil est le globe de l'œil.

Diverses parties accessoires de l'œil concourent aussi, mais indirectement, à l'accomplissement de la sensation visuelle. Tels sont les muscles oculaires, qui donnent au globe de l'œil sa mobilité ; les glandes lacrymales, les paupières, les cils et les sourcils, qui conservent aux milieux transparents de l'œil les qualités nécessaires au passage des rayons lumineux au travers de leur substance.

§ 269.

Rôle du globe de l'œil. — La présence d'un appareil spécial (globe de l'œil) placé sur le trajet des rayons lumineux, entre l'excitant (lumière) et la membrane sentante (rétine), a, dans les phénomènes de la vision, une importance capitale, et dont il est facile de se rendre compte. On peut se convaincre, en y réfléchissant un instant, que si l'appareil optique, représenté par le globe de l'œil, était réduit, à l'instar du sens de l'odorat et du goût, à une simple membrane sensible (représentée ici par la rétine), la vision des objets extérieurs serait complétement abolie. Nous savons, en effet, que la lumière rayonne dans toutes les direc-

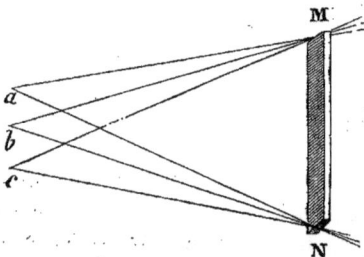

Fig. 143.

tions ; et si nous supposons un point lumineux, isolé dans l'espace, nous ne concevons pas un seul point de l'espace où il soit invisible, et dans lequel, par conséquent, il n'envoie ses rayons. Au lieu de l'espace infini, envisageons par la pensée une rétine, ou bien un écran MN (Voy. fig. 143), et supposons que cet écran reçoive sur sa surface les rayons émanés d'un point lumineux *a*; ce point éclairera *toute* la surface MN. Supposons un second point lumineux *b*, placé près du premier, celui-là éclairera également et simultanément *tous* les points de la surface MN ; un troisième point lumineux *c* éclairera de même également et en même temps *tous* les points de la surface MN.

D'où il résulte que chacun des points d'un objet lumineux ferait naître, dans le même temps, la sensation de lumière sur la totalité du plan représenté par la membrane sentante. Les cônes lumineux MaN, MbN, McN, irradiés de chacun des points a, b, c, se superposant les uns aux autres et agissant simultanément sur toutes les parties du plan MN, chacune des sources lumineuses a, b, c ne pourrait être distinguée comme source séparée, ni, par conséquent, être rapportée à sa position relative. En supposant donc une rétine *nue*, dépourvue d'appareil optique, il est évident que la *figure* des corps ne pourrait nous être donnée par le sens de la vue; tout au plus aurions-nous (comme quelques animaux inférieurs, dans lesquels le sens de la vue n'est, à proprement parler, que le sens de la lumière) la notion vague et confuse de la clarté du jour et de l'obscurité de la nuit. De là la nécessité, en avant de la rétine, d'un organe transparent et réfringent qui réunisse et contracte en foyers chacun des faisceaux de lumière émanés des divers point d'un objet; de telle sorte qu'ils agissent, non plus sur la surface entière de la rétine, mais sur des points isolés et déterminés de cette surface, et qu'ils s'y disposent suivant le même ordre. Tel est, en effet, le rôle du globe de l'œil. Le globe de l'œil, composé de milieux transparents et réfringents, agit donc à la manière de la lentille LR (Voy. fig. 144). Lorsque les cônes de lumière émanés des points a, b, c, ont traversé la lentille LR, ils ne frappent plus le plan MN que suivant les points a', b', c', au lieu d'en éclairer confusément toute la surface [1].

Nous suivrons, dans l'étude du sens de la vue, l'ordre naturel des phéno-

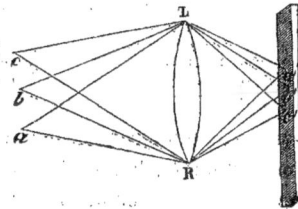

Fig. 144.

mènes; nous étudierons d'abord le mécanisme de la vision ou la théorie de la formation des images dans l'œil, c'est-à-dire que nous envisagerons le globe de l'œil comme appareil d'optique. Nous examinerons ensuite le rôle que jouent dans la vision la rétine, le nerf optique et l'encéphale, et enfin les différentes parties de l'appareil protecteur du globe oculaire.

§ 270.

Le globe de l'œil. — Rappelons en deux mots la constitution du globe oculaire. La charpente du globe de l'œil est essentiellement formée par une coque fibreuse blanche, opaque, la *sclérotique* (Voy. fig. 145, a), laquelle présente en avant une ouverture dans laquelle vient s'enchâsser la *cornée transparente b*. La sclérotique, membrane épaisse et résistante, donne à l'œil sa forme et sa solidité, et contient, appliquées contre elle, deux autres membranes beaucoup plus fines, qui se terminent sur les contours de la cornée transparente; l'une, immédiatement appliquée

---

[1] Les lentilles, en faisant converger les rayons lumineux émanés des objets, *renversent* en même temps les images des objets. Nous étudierons plus loin ce phénomène, et aussi son interprétation dans la vision.

sur la sclérotique, porte le nom de *choroïde* (*c*, fig. 145). Les vaisseaux qui pénètrent dans le globe de l'œil serpentent dans l'épaisseur de la choroïde, évitant ainsi le champ de la vision.

En dedans de la choroïde et appliquée contre elle (la troisième, par conséquent, par ordre de superposition), existe la *rétine* (*d*, fig. 145), membrane de nature nerveuse, qui peut être envisagée comme l'épanouissement du *nerf optique* (*o*, fig. 145), lorsque celui-ci a traversé en arrière les deux membranes précédentes, dans le voisinage de l'axe antéro-postérieur de l'œil. Au point où la cornée s'unit à la sclérotique et dans l'intérieur du globe de l'œil, deux replis s'étendent perpendiculairement à l'axe visuel. L'un, situé plus en avant que l'autre et

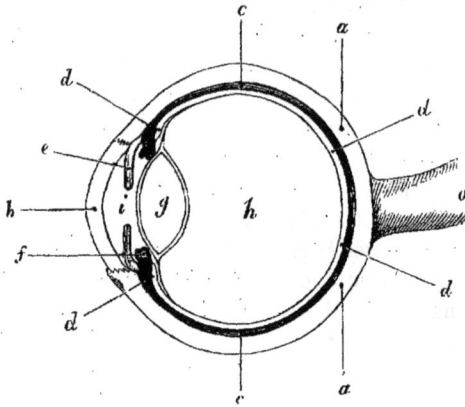

Fig. 145.

COUPE PERPENDICULAIRE DU GLOBE DE L'ŒIL.

aa, sclérotique.
b, cornée transparente.
cc, choroïde.
dddd, rétine.
e, iris.
f, procès ciliaires.
g, cristallin.
h, corps vitré.
i, humeur aqueuse.
o, nerf optique.

qu'on peut apercevoir par transparence au travers de la cornée, porte le nom d'*iris* (*e*, fig. 145) : c'est un diaphragme contractile, présentant au centre une ouverture nommée *pupille*, qui peut s'agrandir ou se rétrécir par la contraction de ses fibres. L'autre repli, placé derrière l'iris, et s'avançant beaucoup moins que lui vers l'axe central de l'œil, ne peut être aperçu que par la dissection du globe oculaire : c'est le corps ciliaire avec ses replis ou procès ciliaires (*f*, fig. 145); il se termine vers la circonférence du cristallin, auquel il sert en quelque sorte de chaton. Le *cristallin* (*g*, fig. 145) est une lentille transparente contenue dans une capsule membraneuse, également transparente ; il est placé de champ, en arrière et à une très-petite distance de l'iris. Entre la face postérieure de la cornée et le cristallin existe un espace (*i*, fig. 145) rempli par l'*humeur aqueuse.* Cet espace est divisé par l'iris en deux compartiments qui communiquent l'un avec l'autre par l'ouverture de la pupille. Ces deux compartiments forment la chambre antérieure et la chambre postérieure de l'œil [1]. Enfin, entre la face postérieure du cristallin et la rétine existe une autre humeur transparente (*h*, fig. 145), remplissant la plus grande partie de la cavité du globe de l'œil. Cette humeur, con-

---

[1] L'espace compris entre la face postérieure de l'iris et la surface antérieure du cristallin (c'est-à-dire la chambre postérieure) est extrêmement petit. On peut considérer l'iris et le cristallin comme *se touchant presque.* Sur la figure 145, l'iris est beaucoup trop éloigné du cristallin.

tenue dans un réseau membraneux extrêmement fin et transparent, se présente dans son ensemble comme un corps demi-solide, et porte le nom de *corps vitré*.

La lumière qui doit arriver à la rétine à donc à traverser une succession de milieux transparents qui sont, à partir d'avant en arrière, la cornée transparente, l'humeur aqueuse, le cristallin et le corps vitré. Mais, en traversant ces différents milieux, les rayons lumineux, émanés des objets éclairés, ne frappent pas la rétine sur le prolongement de la direction suivant laquelle ils arrivent à la surface du globe oculaire. La physique nous apprend, en effet, que lorsqu'un rayon de lumière traverse un corps transparent, ce rayon se dévie de sa direction. Il ne poursuit sa marche primitive que dans deux circonstances : 1° lorsque le rayon lumineux tombe perpendiculairement sur la surface du milieu transparent; 2° lorsque le milieu transparent dans lequel il s'engage présente une *réfrangibilité* semblable à celle du milieu d'où il vient. Or, ces deux conditions, qu'on peut réaliser par l'expérience, en recevant des rayons parallèles de lumière sur des surfaces planes, ou en leur faisant traverser des milieux d'une réfrangibilité semblable, n'existent point pour les milieux transparents de l'œil. Le globe de l'œil est terminé en avant, c'est-à-dire au point où la lumière vient le frapper, par une surface courbe, de telle sorte que la plupart des rayons qui viennent frapper cette surface la rencontrent sous des incidences plus ou moins obliques. En second lieu, les différents milieux solides et liquides de l'œil ont une réfrangibilité supérieure à celle de l'air atmosphérique, d'où procèdent tous les rayons de lumière qui arrivent à l'œil; bien plus, cette réfrangibilité varie dans chacun des éléments transparents de l'œil.

Or, comment les rayons de lumière qui arrivent à la surface de la cornée sont-ils déviés? Quelle est leur marche dans l'intérieur du globe de l'œil? Où s'arrêtent-ils définitivement? Ces diverses questions supposent, pour être résolues, la connaissance de quelques lois fondamentales de physique qu'il faut d'abord rappeler.

§ 271.

De la réfraction. — Propriétés des prismes et des lentilles. — Lorsque des rayons lumineux passent obliquement d'un milieu dans un autre milieu, ils changent de direction, tout en restant dans le plan d'incidence. Ils se rapprochent de la perpendiculaire élevée au point d'incidence, quand le milieu dans lequel ils entrent est plus réfrangible que le milieu d'où ils sortent; ils s'en éloignent, au contraire, si le milieu dans lequel ils entrent est moins réfrangible que le milieu d'où ils sortent. Ce phénomène de déviation des rayons lumineux porte le nom de *réfraction*. Ainsi, par exemple, lorsque le rayon de lumière R (Voy. fig. 146), entre de l'air dans l'eau, au lieu de suivre sa direction primitive R′, il se rapproche de la perpendiculaire (ou normale) P élevée au point d'incidence O, et il prend la direction OR″.

Si nous appelons angle d'incidence l'angle ROP compris entre le rayon incident R et la perpendiculaire P élevée au point d'incidence, et angle de réfraction l'angle P'OR″ compris entre le rayon réfracté et la perpendiculaire au point d'incidence, nous pouvons à volonté faire varier l'inclinaison du rayon incident sur la surface du milieu réfringent : le rapport qui existe entre le sinus de l'angle d'incidence et le sinus de l'angle de réfraction ne change pas, c'est-à-dire, en d'autres termes, que le sinus de l'angle de réfraction croît comme le sinus de l'angle d'incidence et diminue comme lui [1]. Ainsi, soit un rayon lumineux qui passe de l'air dans l'eau; pour une inclinaison donnée du rayon incident, le sinus de l'angle d'incidence est 4 et le sinus de l'angle de réfraction 3 ; pour une inclinaison plus grande du rayon incident, le sinus de l'angle d'incidence étant 8, le sinus de l'angle de réfraction sera 6. Chacun des termes de la fraction augmentant et diminuant dans les mêmes proportions à mesure qu'on fait varier l'incidence, le rapport reste invariablement le même. Dans l'exemple que nous avons choisi, 4/3 est devenu 8/6, or 8/6 égale 4/3 : le rapport des sinus n'est donc pas changé, C'est à ce rapport invariable entre le sinus de l'angle d'incidence et le sinus de l'angle de réfraction qu'on a donné le nom d'*indice de réfraction :* l'indice de réfraction de l'eau est par conséquent 4/3. On conçoit comment on parvient, en faisant successivement passer un rayon de lumière dans les divers corps transparents, à mesurer leurs indices de réfraction. Il y a dans ces diverses déterminations un milieu commun, qui est l'air; par conséquent ces divers rapports sont parfaitement comparables entre eux.

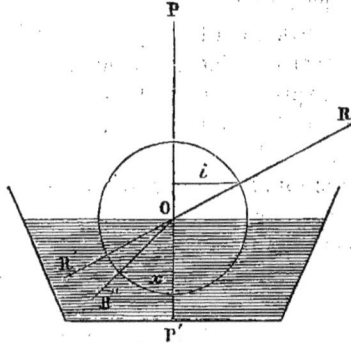

Fig. 146.

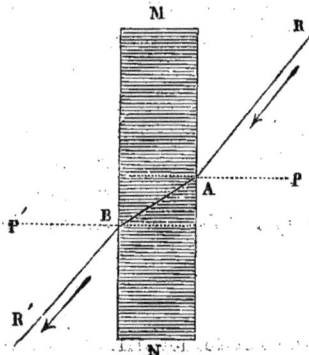

Fig. 147.

Lorsque la lumière traverse de part en part un corps réfringent à faces parallèles, les rayons qui sortent du corps, ou les rayons réfractés, suivent une direction parallèle à celle des rayons incidents. Soit, en effet, MN une masse de verre à faces parallèles (voy. fig. 147) ; le rayon R pénètre dans cette masse sous une certaine incidence et, en la traversant,

---

[1] Le sinus de l'angle d'incidence est mesuré (fig. 146) par la perpendiculaire *i* abaissée du rayon incident sur la normale PP'. Le sinus de l'angle de réfraction est mesuré par *x*, perpendiculaire abaissée du rayon réfracté par la normale PP'.

se rapproche de la perpendiculaire P élevée au point d'incidence A. En sortant du verre, le rayon réfracté R' *s'éloigne* de la perpendiculaire P' élevée au point d'émergence B, d'une quantité précisément égale. L'angle formé par le rayon incident avec la perpendiculaire au point d'incidence est égal à l'angle formé par le rayon émergent avec la perpendiculaire au point d'émergence ; donc ces deux rayons sont parallèles.

L'écartement parallèle entre le rayon émergent et le rayon incident devient plus grand à mesure que la masse réfringente à faces parallèles augmente d'épaisseur. Si la masse de verre était très-peu épaisse, l'écartement serait presque réduit à zéro, et la direction du rayon émergent coïnciderait presque avec celle du rayon incident. Lorsque le rayon incident arrive dans une direction presque perpendiculaire à la surface réfringente, le rayon réfracté, qui sort parallèlement de l'autre côté du corps réfringent, est très-peu distant du rayon incident. Pour de faibles obliquités du rayon incident on peut même admettre que le rayon émergent est *sensiblement* sur le prolongement du rayon incident.

Toutes les fois que la lumière traverse de part en part un milieu réfringent dont les faces d'incidence et d'émergence ne sont pas parallèles, le rayon émergent éprouve une déviation angulaire plus ou moins considérable. Soit un prisme de verre ou d'eau M (Voy. fig. 148) ; le rayon R, réfracté au point d'incidence *a*, se rapproche de la perpendiculaire P, et traverse le prisme suivant *ab*. Au point d'émergence *b*, il s'éloigne

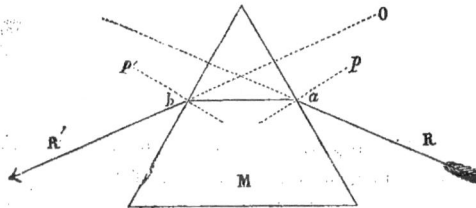
Fig. 148.

de la perpendiculaire P', et suit enfin la direction R'. Le rayon R éprouve par conséquent, sur chacune des faces du prisme, une déviation *dans le même sens*, et sa direction définitive se trouve considérablement modifiée. Cette propriété du prisme explique pourquoi, lorsqu'on voit les objets à travers un prisme dont la base est placée en bas, ces objets paraissent relevés. En effet, supposons un objet placé au point R (Voy. fig. 148) et qu'on regarde à travers le prisme, l'œil étant placé en R'. Cet objet sera vu suivant la projection du rayon R', et par conséquent rapporté au point O. Quand on regarde les objets à travers un prisme dont le sommet est dirigé en bas, les objets paraissent, au contraire, abaissés. Il suffit, pour s'en convaincre, de retourner la figure 148.

Lorsque la surface du milieu réfringent est convexe, on peut la considérer comme composée d'une infinité de petites surfaces planes, dont toutes les perpendiculaires aux plans d'incidence passeraient par le centre de la sphère, à supposer que la surface convexe fût un segment de sphère. Or, il est facile de concevoir que, quelle que soit l'inclinaison des rayons qui, partis d'un point lumineux, tombent sur une surface réfringente de cette nature, ces rayons doivent tendre à se rapprocher du centre. Mais ce rapprochement serait peu considérable, et la réunion en un même lieu des différents rayons émanés de la source lumineuse ne pourrait s'opérer qu'à une assez grande distance en arrière du corps transparent, si celui-ci était terminé à sa face postérieure par une surface plane.

Un milieu transparent, compris entre deux surfaces sphériques convexes en sens opposé, est bien plus propre à concentrer en un même point les divers rayons émanés d'une source lumineuse située en avant de lui. Un corps semblable porte le nom de *lentille*, et le point où il fait converger les rayons qui le traversent porte le nom de *foyer*. Une simple figure fera comprendre cette propriété des lentilles (Voy. fig. 149).

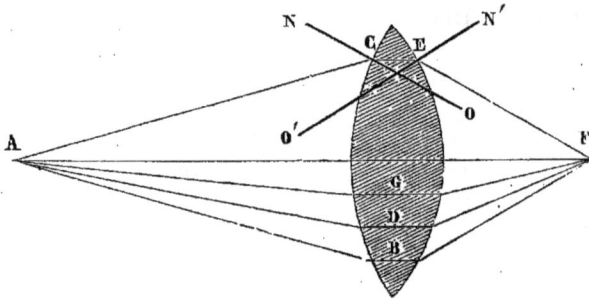

Fig. 149.

Soit A un point lumineux placé en avant d'une lentille. Parmi les rayons lumineux que le point A envoie dans toutes les directions, prenons le rayon AC. Arrivé au point C, ce rayon rencontre la lentille suivant une certaine incidence. En pénétrant dans le verre, dont la réfrangibilité est plus grande que celle de l'air, le rayon AC se rapprochera de la perpendiculaire au point d'incidence NO. Sa direction primitive, qui était AC, deviendra CE. Le rayon CE, arrivé au point d'émergence E, passe du verre dans l'air. La réfrangibilité de l'air étant moins grande que celle du verre, le rayon s'éloignera de la perpendiculaire au point d'émergence N'O', et il prendra la direction EF. Il en est de même pour les divers rayons B, D, G. Le point F, placé sur le prolongement de l'axe de la lentille, est le foyer où tous ces rayons viennent converger. Quant aux rayons qui s'engagent, suivant l'axe de la lentille, dans la direction AF ou dans des points infiniment rapprochés de cet axe, comme alors l'angle d'incidence est nul, l'angle de réfraction est nul également; par conséquent, ils ne sont point déviés, et ils suivent la direction primitive.

A l'aide d'expériences très-simples, ou par le calcul, on démontre que la position du foyer des lentilles, c'est-à-dire le point où viennent converger les rayons émanés d'un point lumineux, varie avec la distance de la source lumineuse. Pour un point lumineux éloigné de la lentille d'une quantité infinie, et dont les rayons arrivent, par conséquent, à la lentille suivant une direction parallèle, le lieu de leur rencontre pour une lentille biconvexe (la seule dont nous nous occupions ici) se nomme *foyer principal;* il est invariable. Pour tous les points lumineux non situés à l'infini, il y a de l'autre côté de la lentille formation d'un foyer qui s'éloigne d'autant plus de la lentille que le point lumineux se rapproche davantage. Lorsque le point lumineux arrive à une distance égale à celle du foyer principal, les rayons qui sortent de l'autre côté de la lentille ne se rencontrent plus, ils deviennent parallèles, ou, en d'autres termes, ils ne se rencontrent qu'à l'infini.

Les lentilles jouissent encore d'une propriété que nous devons rappeler, et dont il est facile de se rendre compte par une simple construction géométrique ; c'est que tout rayon incident, quelle que soit son incidence, *lorsqu'il passe par le centre d'une lentille biconvexe,* sort de la lentille parallèlement à lui-même, et se comporte, par conséquent, comme s'il avait traversé un corps réfringent à faces parallèles. Soient, en effet, une lentille MN (Voy. fig. 150), C et C′ les centres de courbure de chacune des faces de cette lentille. Menons, des centres de courbure C et C′, les rayons CD et C′D′, de manière que ces rayons soient parallèles entre eux. Supposons en D un plan tangent à la lentille (par conséquent perpendiculaire à CD); supposons en D′ un autre plan tangent

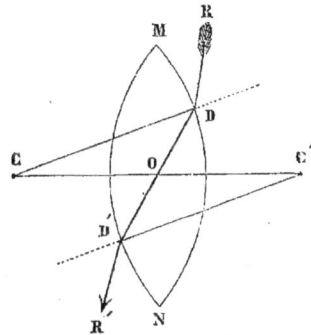

Fig. 150.

à la lentille (par conséquent perpendiculaire à C′D′); ces deux plans seront donc parallèles entre eux. Or, le rayon lumineux R, entrant et sortant de la lentille par deux points placés sur deux plans parallèles, ce rayon sortira de la lentille parallèle à lui-même (Voy. fig. 147). Vu la faible épaisseur des lentilles, on peut négliger la petite déviation parallèle des rayons; tout rayon qui passe par le *centre optique* d'une lentille peut être considéré comme traversant cette lentille en ligne droite. Ainsi, par exemple, on admet que les rayons A, B, C, D (Voy. fig. 151), qui passent par le centre optique O de la lentille MN, sont transmis de l'autre côté de la lentille, en A′, B′, C′, D′, sans déviation sen-

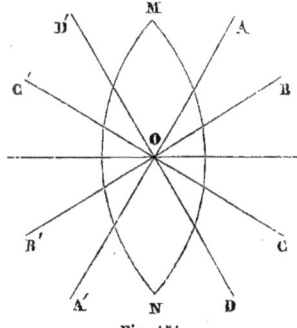

Fig. 151.

sible. Nous reviendrons plus d'une fois sur ce principe. Le *centre optique* des lentilles est toujours situé sur leur axe, mais il n'est pas toujours au centre de l'épaisseur de la lentille. Le centre optique ne correspond mathématiquement au centre de l'épaisseur des lentilles que dans les lentilles biconvexes, dont les rayons de courbure de chacune des faces sont égaux. Lorsque les faces de la lentille ont des rayons de courbure différents, le centre optique est plus rapproché de la surface de la lentille dont le rayon de courbure est plus petit.

§ 272.

De la formation des images. — Jusqu'ici nous n'avons envisagé le pouvoir réfringent des lentilles que dans le cas supposé où la source de lumière est un simple point lumineux. Si l'objet éclairé a une certaine étendue, les rayons lumineux envoyés par chacun des points de cet objet viennent se projeter en arrière de la lentille, de manière à représenter exactement les divers points de cet objet et à en reproduire l'image. Supposons, en effet, trois points pris au hasard sur un corps quelconque, ABC (Voy. fig. 152) : chacun de ces trois points rayonne en tous sens dans l'espace ; mais les seuls rayons dont nous ayons à nous occuper sont ceux compris dans l'aire de la lentille MN. Ce sont les seuls qui, étant réfractés, reproduiront, en arrière de la lentille, la représentation des points d'où ils émanent. Chacun des points A, B, C enverra à la lentille un faisceau de lumière, dont le sommet est au point lumineux, et dont la base est à la lentille. Les rayons lumineux, que chaque point éclairé envoie à une lentille *circulaire*, représentent, par conséquent, un véritable *cône* lumineux. Chacun des rayons de ces cônes sera réfracté suivant les lois que nous avons précédemment établies ; et ces cônes viendront se réunir en foyers distincts, de telle sorte que chaque foyer correspondra à chacun des points lumineux primitifs. Ce que nous disons de trois points lumineux, nous pouvons l'étendre à un nombre infini de points pris sur le corps ABC. Ces divers points, reproduits en arrière de la lentille, donneront, en résumé, l'image du corps lui-même.

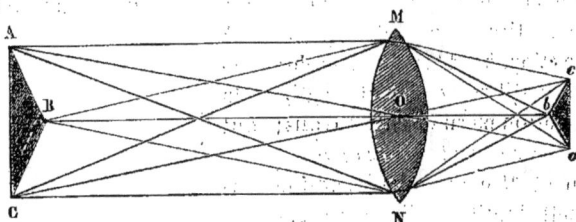

Fig. 152.

En examinant la figure 152, on remarquera que les cônes de lumière MAN, MBN, MCN, émanés des points lumineux A, B, C, correspondent à autant de cônes réfractés MaN, MbN, McN, dont la base est à la lentille et les sommets aux points correspondants de l'image. Or, comme chaque cône lumineux renferme un nombre *infini* de rayons, il y a quelque part, dans chacun des cônes MAN, MBN, MCN, un rayon qui passe nécessairement par le centre optique de la lentille. Ce rayon est AOa, pour le cône MAN ; BOb, pour le cône MCN ; COc, pour le cône MCN. Comme, d'autre part, les rayons qui passent par le centre optique ne sont déviés que d'une quantité si petite, qu'on peut la considérer comme nulle (Voyez plus haut, fig. 151), il s'ensuit que ces rayons non déviés, partis des points lumineux A, B, C, et arrivés aux points *a*, *b*, *c*, expriment à eux seuls la résultante de chacun des cônes lumineux qui procèdent des différents points de l'objet. Voilà pourquoi, lorsqu'on ne cherche que les résultats, on peut faire abstraction du cône lumineux considéré dans sa totalité, et ne tenir compte que du rayon de ce cône qui passe par le centre optique de la lentille et qui résume à lui seul, en définitive, le cône lumineux lui-même.

On remarquera encore, en examinant la figure 152, que l'image qui se forme derrière la lentille est *renversée*, et cela est la conséquence naturelle des propriétés des lentilles et de la direction rectiligne des rayons des cônes qui passent par le centre optique de la lentille. L'inclinaison suivant laquelle ces rayons viennent rencontrer la lentille, se prolongeant sans déviation sensible jusqu'au terme de leur course, qui est le foyer ou l'image, il en résulte que les points placés à la partie inférieure de l'objet occupent la partie supérieure de l'image, et *vice versâ*. On conçoit également que le point placé dans l'axe même du système occupe la même position relative dans l'objet et dans l'image.

§ 273.

De l'œil considéré comme lentille. — Les milieux transparents de l'œil, pris dans leur ensemble, c'est-à-dire les parties transparentes comprises entre la convexité antérieure de la cornée et la convexité en sens opposé du corps vitré (convexité déterminée à la partie postérieure de l'œil par la forme même du globe oculaire); les milieux transparents de l'œil, dis-je, représentent un appareil lenticulaire à couches diverses, tantôt liquides, tantôt solides, mais qui, toutes, offrant une réfrangibilité supérieure à celle de l'air atmosphérique, jouent, par rapport aux rayons lumineux qui arrivent à la surface de la cornée, le rôle d'une lentille, et doivent former, quelque part en arrière d'eux, les images des objets extérieurs. Les notions précédentes trouvent ici leur application, et donnent l'explication générale des phénomènes de déviation que subissent les rayons lumineux avant d'arriver à la rétine.

Si nous entrons plus avant dans l'examen des conditions physiques de la vision, nous ne tardons pas à nous apercevoir que l'œil se distingue sous deux rapports principaux des appareils ordinaires d'optique, ou plutôt que l'œil est le plus merveilleux appareil d'optique que nous puissions imaginer.

En effet, la rétine étant la membrane sentante, celle sur laquelle doit se peindre l'image des objets, et le corps vitré étant appliqué contre la rétine, il en résulte: 1° que le foyer des rayons lumineux émanés des divers points de l'objet a eu lieu à la partie postérieure de l'appareil réfringent, sur cette surface postérieure elle-même, appliquée qu'elle est sur la surface de la rétine ; 2° qu'à quelque distance que soit placé l'objet sur lequel s'exerce la vision, le foyer ou l'image devant toujours se trouver sur la rétine, cela ne peut arriver que par des modifications intérieures de l'œil, c'est-à-dire par une accommodation des milieux réfringents eux-mêmes. Nous examinerons ces deux points avec quelques développements ; ils comprennent la partie la plus importante du problème de la vision.

Dans nos instruments d'optique, le foyer ne se trouve pas ordinairement à la surface postérieure de la lentille. La construction de nos lentilles biconvexes est telle, qu'il se trouve placé à une certaine distance. Si, dans l'œil humain, le foyer se trouve à la surface même des milieux transparents, cela tient à ce que la lentille, représentée par tous les éléments réfringents de l'œil, est une lentille *composée* dont les diverses couches ont des réfrangibilités différentes. La réfrangibilité la plus forte appartient au cristallin, lequel se trouve placé, non au centre de l'œil, mais en avant du centre (Voy. fig. 145). Le cristallin, situé derrière la cornée et l'humeur aqueuse, et en avant de l'humeur vitrée, peut être considéré comme une lentille dans une autre lentille. Or, la réfrangibilité de l'humeur aqueuse, celle de la cornée et celle du corps vitré, étant sensiblement la même (Voy. § 274), le cristallin joue, par rapport aux rayons qui traversent ces trois milieux, le rôle que jouerait une lentille placée dans un milieu homogène, l'air atmosphérique, par exemple : avec cette différence, toutefois, que les rayons qui entrent dans l'œil provenant de l'air atmosphérique, l'humeur aqueuse et la cornée concourent aussi, pour leur part, à la convergence totale. Ainsi, quoique placée à la surface postérieure de l'humeur vitrée, l'image des objets extérieurs n'est pas moins située à une certaine distance de la lentille réfringente par excellence, le cristallin ; et cette distance est mesurée par la distance qui sépare la face

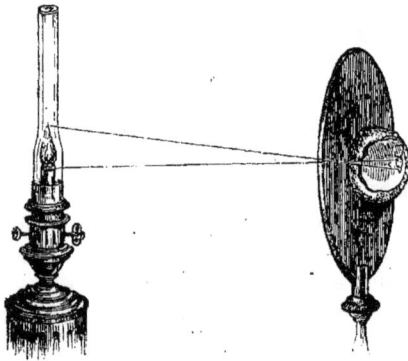

Fig. 153.

postérieure du cristallin du plan de la rétine, c'est-à-dire par toute l'épaisseur de l'humeur vitrée.

La formation, au fond de l'œil ou sur la rétine, de l'image des objets extérieurs, est un fait que l'on peut constater directement, en plaçant devant un œil dont on a enlevé une partie de la sclérotique, pour lui donner plus de transparence, un corps lumineux ou un objet fortement éclairé. En examinant alors la face postérieure de l'œil, on constate directement la formation de l'image. On enlève, par exemple, sur un œil de bœuf les couches superficielles de la sclérotique, puis on l'enchâsse dans un écran opaque (Voy. fig. 153). L'observateur place cet écran entre son œil et la flamme d'une lampe, ou la flamme d'un bec de gaz, de manière que la cornée de l'œil de bœuf soit tournée vers la source lumineuse.

§ 274.

Dimensions des diverses parties du globe oculaire. — Rayons de courbure. — Indices de réfraction. — Les physiciens et les physiologistes ne pouvaient se contenter de ce résultat empirique; ils ont cherché et mesuré les dimensions des diverses parties de l'œil, leurs rayons de courbure, leurs indices de réfraction. A l'aide de ces données, on a pu assigner à chacun des milieux transparents de l'œil le rôle qui lui appartient, et donner ainsi une analyse complète des phénomènes physiques de la vision.

Voici, d'après M. Pouillet, les dimensions moyennes des diverses parties de l'œil humain.

Rayon de courbure de la sclérotique.................. 10 à 11 millimètres.
Rayon de courbure de la cornée.................... 7 à 8   —
Diamètre de l'iris........................ .... 11 à 12   —
Diamètre de la pupille............................. 3 à 7   —
Épaisseur de la cornée........................... 1   —
Distance de la cornée au cristallin................. 3   —
Rayon de courbure de la face antérieure du cristallin.. 7 à 10   —
Rayon de courbure de la face postérieure du cristallin. 5 à 6   —
Épaisseur du cristallin............................ 5   —

Voici, d'après M. Krause, les dimensions des mêmes parties. Les mesures sont plus détaillées et concernent spécialement les épaisseurs et les diamètres. Je transcris ici les moyennes en chiffres ronds :

Dimensions du globe de l'œil.

Diamètre dans l'axe optique....................... 24 millimètres.
Diamètre horizontal............................. 25,5   —
Diamètre vertical................................ 24   —

Épaisseurs des diverses parties de l'œil dans la direction de l'axe optique.

Cornée transparente............................. 1 millimètre.
Humeur aqueuse................................ 2,5   —
Cristallin..................................... 7   —
Corps vitré................................... 12,5   —
Rétine et choroïde réunies....................... 0,2   —
Sclérotique................................... 1,3   —

Épaisseurs des diverses parties du cristallin.

Couche molle antérieure......................... 2   —
Couche moyenne antérieure....................... 1,3   —
Noyau...................................... 2   —
Couche moyenne postérieure...................... 1   —
Couche molle postérieure........................ 0,7   —

Enfin, MM. Brewster et Chossat ont déterminé les indices de réfraction des différents milieux de l'œil. Voici les moyennes de leur calcul :

Air.	I
Cornée.	1,33
Humeur aqueuse.	1,33
Capsule cristalline.	1,35
Couche extérieure du cristallin.	1,35
Couche moyenne.	1,38
Noyau.	1,41
Corps vitré.	1,33

A l'aide de ces résultats numériques, on peut se rendre compte de la mesure suivant laquelle chacune des parties transparentes du globe oculaire influe sur la déviation des rayons lumineux. On remarquera d'ailleurs que la cornée, l'humeur aqueuse et l'humeur vitrée présentent le même indice de réfraction, et que, par conséquent, le cristallin se trouvant enclavé entre des milieux également réfringents, son action convergente propre est nette et isolée [1].

§ 275.

Centre optique de l'œil. — Nous venons de dire, il y a un instant, que les milieux transparents de l'œil, pris dans leur totalité, cornée, humeur aqueuse, cristallin, humeur vitrée, réprésentent une lentille réfringente *composée* dont le foyer est sur la rétine, c'est-à-dire, par conséquent, au point correspondant à la face postérieure du corps vitré. Les milieux réfringents de l'œil, pris *dans leur totalité*, doivent, comme toute lentille, présenter un point situé sur l'axe antéro-postérieur de l'œil où s'entre-croisent tous les axes des cônes lumineux qui entrent dans l'œil (Voy. § 272); ce point est le *centre optique* de l'œil. La position de ce point dépend, et de la courbure de la face antérieure de la lentille composée dont nous parlons, et de la courbure de la face postérieure de ce même ensemble de milieux réfringents. La courbure de la face antérieure est donnée par le rayon de courbure de la cornée, la courbure de la face postérieure est donnée par le rayon de courbure de la sclérotique (la courbure de la rétine est la même que celle de la sclérotique qui forme, en arrière, la charpente solide du globe oculaire). La position du centre optique dépend, d'après ce que nous avons dit précédemment, du rapport de ces deux courbes (Voy. § 271); il doit être placé sur l'axe de l'œil, et plus rapproché de la cornée que de la rétine. Mais la constitution de la lentille formée par tous les milieux transparents de l'œil n'est pas identique; la substance du cristallin est plus réfringente que les autres, et sa face postérieure appartient à un rayon de courbure plus petit que la face antérieure : le cristallin tend donc à reporter un peu en arrière le centre optique de l'œil. En tenant compte de ces diverses

---

[1] Il n'y a pas, mathématiquement parlant, une égalité parfaite entre les indices de réfraction de l'humeur aqueuse, de la cornée et de l'humeur vitrée. Cette différence apparaît dans la troisième décimale que nous avons omise. Mais cette différence est si petite, d'une part, et les mesures qu'on peut prendre sur des parties aussi délicates que les milieux transparents de l'œil sont si difficiles à établir d'une manière rigoureuse, que nous avons cru pouvoir négliger cette légère différence.

conditions, on trouve que le centre optique occupe le point C (Voy. fig. 154 et 155) ; il est situé dans l'intérieur du cristallin, dans un point

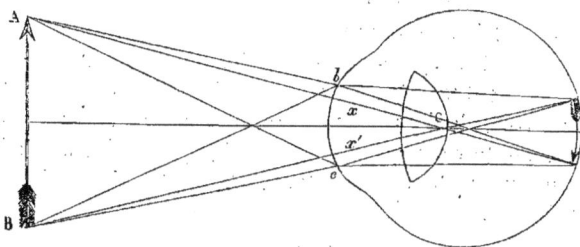

Fig. 154.

voisin de sa face postérieure. C'est, par conséquent, en ce point C que vont se croiser les axes des cônes lumineux qui vont former foyer sur la rétine. La fig. 154 représente deux de ces cônes : dans l'un, bAe, le rayon qui passe par le centre optique est x ; dans l'autre cône bBe, le rayon qui passe par le centre optique est x'.

Le centre optique de l'œil n'est pas au centre du cristallin, comme on le figure souvent. Il ne faut pas oublier, en effet, que le cristallin n'est pas *isolé* dans l'œil comme la lentille d'une loupe simple, mais qu'il forme seulement une *partie* de l'appareil réfringent.

Les cônes lumineux qui

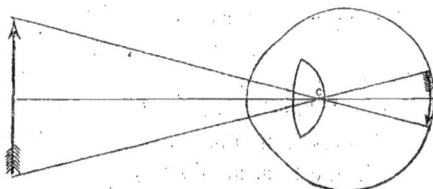

Fig. 155.

vont former l'image sur la rétine ayant pour résultante le rayon qui passe par le centre optique de l'œil, nous nous contenterons désormais de figurer seulement ce rayon comme le représente la figure 155, qui n'est que la figure 154 simplifiée.

§ 276.

Rôle de la cornée et de l'humeur aqueuse. — Le rôle que joue la cornée transparente et l'humeur aqueuse, à en juger par leur indice commun de réfraction, doit être sensiblement le même. La convexité de la cornée transforme le système *cornée-humeur aqueuse* en un milieu à surface courbe antérieure. La direction que prennent les rayons lumineux dans ce système réfringent dépend donc à la fois, et du rayon de courbure de la cornée et de l'indice commun de réfraction. Tout rayon tombant sur la cornée et réfracté par elle se rapproche de l'axe antéro-postérieur de l'œil, et ne change plus de direction dans l'humeur aqueuse.

Il s'en faut que tous les rayons qui traversent la cornée transparente et la chambre antérieure de l'œil concourent ultérieurement aux phénomènes de la vision. Une grande partie, la plus grande partie d'entre eux, arrivant à la face antérieure du diaphragme opaque tendu derrière la cornée (iris), sont *réfléchis* par lui au dehors, traversent en sens inverse la chambre antérieure de l'œil et la cornée transparente. C'est par ces rayons réfléchis que nous connaissons la forme et la couleur de l'iris. Il n'y a que les rayons qui tombent dans l'ouverture centrale de l'iris qui continuent leur trajet dans l'intérieur de l'œil et concourent à la vision : l'iris ne laisse donc pénétrer dans l'œil que les rayons lumineux situés dans le voisinage de l'axe antéro-postérieur de l'œil. Nous verrons dans un instant l'importance de cette disposition pour la netteté de l'image.

§ 277.

Rôle du cristallin. — Le cristallin, étant plus réfringent que l'humeur aqueuse, continue, sur les rayons qui lui arrivent de l'humeur aqueuse, l'action convergente. Lorsque les rayons réfractés par le cristallin arrivent à la face postérieure de cette lentille, il passent dans le corps vitré, c'est-à-dire dans un milieu moins réfringent ; ils tendent par conséquent encore à la convergence (Voy. fig. 149). Le rayon de courbure de la face postérieure du cristallin est d'ailleurs plus petit que celui de la face antérieure (Voy. § 282) ; d'où il résulte que la réfraction des rayons est plus efficace, pour la convergence, à leur sortie du cristallin qu'à leur entrée.

Telle est l'action du cristallin pris en masse, tel est son rôle final ; mais si nous poussons plus loin l'analyse, nous voyons que l'action du cristallin n'est pas aussi simple qu'elle le paraît d'abord. Pour se rendre compte de la complication du problème, il suffit de se rappeler que la substance de cette lentille croît en densité de la surface au centre ; que chacune de ses parties offre des indices de réfraction qui croissent et décroissent suivant l'axe antéro-postérieur de l'œil ; qu'en outre, les rayons de courbure de ses diverses parties ne sont pas les mêmes. Nous ne pouvons entrer ici dans l'analyse mathématique du problème ; il nous suffira de dire que cette différence dans la densité et les courbures des couches successives du cristallin a pour objet de remédier à l'imperfection des images telles qu'on les obtient avec des lentilles à courbures simples, composées d'une substance homogène. L'imperfection de l'image obtenue à l'aide de nos lentilles de verre tient à ce que les rayons qui frappent les points voisins de la circonférence de la lentille se réunissent au foyer plus près de la lentille que les rayons qui la traversent dans les points voisins du centre. C'est ce qu'on appelle, en optique, *l'aberration de sphéricité*. Nous reviendrons sur ce point (Voy. § 281).

§ 278.

Rôle du corps vitré. — L'indice de réfraction du corps vitré étant moindre que celui du cristallin, il s'ensuit, ainsi que nous l'avons dit, que la convergence des rayons lumineux qui ont traversé la lentille cristalline augmente encore au moment où ils s'engagent dans le corps vitré, car ils tendent à s'écarter de la normale au point d'émergence (Voy. § 271 et fig. 149). La marche des rayons lumineux dans le corps vitré est tout à fait comparable à celle que suivent les rayons lumineux qui, à leur sortie d'une lentille, convergent au foyer, en traversant un milieu de même composition que celui qui les contenait avant leur entrée dans la lentille. Le cristallin, en effet, est placé au sein d'une atmosphère transparente, composée de milieux (humeur aqueuse et humeur vitrée) qui réfractent la lumière d'une quantité sensiblement égale. Il en résulte que le degré de convergence des rayons lumineux à leur entrée dans le cristallin est à leur degré de convergence à leur sortie comme le degré de convergence des rayons à l'entrée d'une lentille de verre placée dans l'air est à leur degré de convergence à leur sortie dans l'air. Or, la propriété d'une lentille de verre, ainsi qu'il a été exposé précédemment, est de faire converger les rayons placés dans l'air atmosphérique de manière à les réunir en foyer ; et cette convergence est la conséquence non-seulement de la réfraction des rayons à leur entrée dans la lentille, mais encore de la réfraction à leur sortie. Il en est de même pour le cristallin envisagé dans ses rapports avec l'humeur aqueuse et l'humeur vitrée.

§ 279.

Usages du pigment.—La surface interne de la choroïde est couverte, dans toute son étendue, par une substance noire ou pigment choroïdien. Cette substance recouvre aussi la face postérieure de l'iris (elle prend en ce point spécial le nom d'*uvée*). La rétine recouvrant la choroïde et s'étendant jusqu'aux procès ciliaires, il s'ensuit que le pigment est partout *sous-jacent* à la rétine. Il n'est à découvert qu'à la face postérieure de l'iris que ne recouvre pas la rétine (Voy. fig. 145).

On a dit qu'on apercevait le pigment au travers de la demi-transparence de l'iris, et que c'était lui qui, par sa coloration plus ou moins foncée, déterminait la couleur des yeux. Il n'en est rien. La *coloration* des yeux tient à la présence et à l'arrangement particulier d'autres molécules pigmentaires. Il est certain que l'iris des yeux bruns, gris, noirs, bleus, verts, offre exactement le même aspect lorsqu'on l'envisage par sa face postérieure ; il est toujours coloré en noir, et il est impossible de distinguer par ce côté les yeux bleus des yeux noirs.

Le pigment fait l'office, dans l'œil humain, de cet enduit noir que nous étendons à l'intérieur de tous nos instruments d'optique. La lumière qui pénètre dans l'œil ne peut exercer son effet utile qu'autant que les rayons qui ont frappé la rétine et qui ont produit sur elle l'impression visuelle sont *annulés* ou absorbés, ce qui est la même chose. Si les rayons qui tombent sur la rétine, membrane nerveuse semi-transparente, eussent rencontré derrière elle une surface sur laquelle ils auraient pu se réfléchir [1], ces rayons réfléchis, en traversant la rétine d'arrière en avant et suivant des directions variées, auraient jeté la plus grande confusion dans les phénomènes de la vision. Le pigment manque, plus ou moins complétement, dans les yeux des albinos ; c'est à cette cause qu'est due chez eux l'imperfection de la vision.

Le pigment de la choroïde a donc pour usage d'absorber ou de métamorphoser les rayons à la face postérieure de la rétine (voyez § 288).

Le pigment placé à la face postérieure de l'iris a pour office d'annuler les rayons *réfléchis* par les milieux transparents situés derrière lui. Quelque transparent que soit un corps, en effet, jamais il ne donne passage d'une manière absolue à toute la lumière qui le frappe, il en *réfléchit* toujours une portion. L'uvée s'oppose donc à ce que les rayons réfléchis par les milieux transparents de l'œil soient réfléchis une seconde fois et renvoyés à la rétine.

§ 280.

Rôle de l'iris. — L'iris est un diaphragme opaque, percé à son centre d'une ouverture qui peut s'agrandir ou se rétrécir. L'iris est donc contractile, et les variations dans les dimensions de la pupille dépendent de sa contraction ou de sa dilatation. La dilatation de la pupille ne doit pas être considérée comme un état passif, ou comme la cessation d'action des mouvements de contraction de l'iris. On s'en ferait ainsi une fausse idée. L'agrandissement de la pupille, tout aussi bien que son rétrécissement, est une contraction de l'iris. Les fibres contractiles de l'iris affectent, en effet, deux directions : les unes sont circulaires et bordent l'ouverture pupillaire, à la manière d'un sphincter ; les autres s'étendent, comme des rayons, du centre à la circonférence, et adhèrent avec l'iris à la coque de l'œil. Les premières déterminent, par leur contraction, une diminution dans l'ouverture de la pupille ; la contraction des secondes augmente cette ouverture. Ces deux ordres de fibres agissent isolément dans quelques circonstances. La belladone détermine une dilatation permanente de l'iris en paralysant ses fibres circulaires. L'amaurose agit dans le même sens. La strychnine, la fève de Calabar, et quelques maladies du système nerveux, qui ont pour effet de porter le resserrement de la pupille à ses dernières limites, agissent, au contraire, en paralysant les fibres rayonnées.

On a beaucoup discuté pour savoir si les mouvements de l'iris sont de la nature des mouvements musculaires, ou, en d'autres termes, si les fibres qui le composent sont de la même nature que les fibres constituantes des muscles. Si, au point de vue anatomique, la question a pu être agitée, elle ne pouvait pas l'être sous le rapport physiologique. L'iris exécute des mouvements : ces mouvements sont subordonnés,

---

[1] La lumière qui frappe les corps polis et tous les corps qui ne sont pas parfaitement noirs *se réfléchit*, en tout ou en partie, suivant un angle de réflexion égal à l'angle d'incidence.

dans l'état physiologique, à l'intégrité de ses liens avec le système nerveux, et, lorsque ces liens sont rompus, on peut encore, pendant un certain temps, réveiller directement les contractions par l'application de l'électricité : voilà bien évidemment tous les caractères de la contraction musculaire. Il appartenait d'ailleurs aux anatomistes de nos jours de démontrer que l'iris n'est point analogue aux tissus érectiles auxquels on l'avait hypothétiquement comparé, mais qu'il est constitué par des fibres *lisses*, semblables, quant à leur aspect microscopique et quant à leurs réactions chimiques, à celles des muscles de la vie organique (Voy. § 219).

A l'instar des divers muscles de la vie organique, la contraction de l'iris est complétement involontaire, et elle se manifeste sous l'influence d'un excitant. Ce qu'est le sang pour le cœur, le bol alimentaire pour la couche musculeuse de l'estomac et de l'intestin, la lumière l'est pour l'iris. Mais ici il faut remarquer une chose : dans l'estomac ou dans le cœur, l'excitant agit directement sur la partie qui doit se contracter, parce que cette partie est sensible à l'excitant en même temps que contractile.

L'iris est contractile, il est vrai, mais il est insensible à l'excitation de la lumière, comme d'ailleurs la plupart des parties de l'organisme. La rétine seule jouit de cette propriété. Il en résulte que ce n'est pas sur la partie contractile elle-même qu'agit l'excitant, et que les mouvements de l'iris ne sont qu'indirectement excités par lui. Il en résulte encore que les mouvements de l'iris sont indissolublement liés à l'intégrité de la rétine. Toutes les fois que, par le fait d'une maladie, ou à la suite de la section du nerf optique, la rétine est privée de ses propriétés, l'iris se trouve paralysé.

L'iris, en tant qu'organe contractile, augmente ou diminue le *champ* de la pupille, et laisse ainsi entrer au fond de l'œil une *quantité* plus ou moins considérable de rayons lumineux. L'iris sert à graduer, par conséquent, l'intensité de la lumière qui parvient à la rétine. Il suffit, pour s'en convaincre, d'examiner ce qui se passe dans la pupille d'une personne qui regarde successivement des objets diversement éclairés. Lorsque l'œil se dirige sur des corps très-éclairés, la pupille se resserre ; lorsqu'il se tourne vers des objets peu éclairés, la pupille se dilate. Lorsque l'œil cherche à distinguer les objets au milieu d'une obscurité presque complète, la pupille est à son maximum de dilatation. Si l'on approche vivement une lumière près d'un œil dont on ouvre brusquement les paupières, le resserrement de la pupille est porté à son plus haut point.

L'iris est donc chargé de ne laisser pénétrer dans l'œil que la quantité de lumière proportionnée à la sensibilité de la rétine. La rétine a besoin, pour entrer en jeu avec toute sa perfection, d'une intensité moyenne de lumière, en deçà et au delà de laquelle ses fonctions ne s'exécutent qu'imparfaitement. C'est pour cette raison, pareillement,

que les substances qui agissent sur l'économie, en émoussant la sensibilité de la rétine, déterminent un agrandissement dans le champ de la
pupille ; celles, au contraire, qui exagèrent cette sensibilité, occasion-
nent le resserrement de l'ouverture pupillaire.

On a attribué à l'iris deux autres usages : on a pensé 1° qu'il servait à
corriger l'aberration de sphéricité du cristallin, et 2° que ses mouvements étaient liés aux divers degrés de convergence des rayons lumineux
qui viennent frapper l'œil, de telle sorte que l'état de la pupille aurait
de l'influence sur la vision des objets placés à diverses distances. Ces
deux suppositions paraissent très-contestables. Un examen rapide suffira à le démontrer.

§ 281.

De l'aberration de sphéricité. — On appelle aberration de sphéricité
des lentilles cette imperfection dans la netteté de l'image résultant de
ce que *tous* les rayons lumineux qui traversent les lentilles ne viennent
point concourir rigoureusement en un même foyer. Ce phénomène est
une conséquence nécessaire des courbures des lentilles et de l'homogénéité de leur substance.

Les rayons AB, AB' (Voy. fig. 156), placés dans le voisinage de l'axe

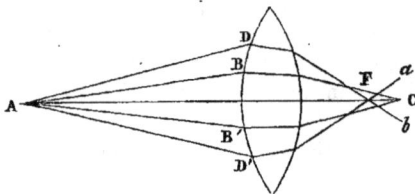

Fig. 156.

de la lentille, étant presque
perpendiculaires à la lentille,
viennent former leur foyer en C.
Les rayons AD, AD' qui rencontrent la lentille sur des
points voisins de sa circonférence, ont une incidence plus
oblique ; ils sortent du milieu
réfringent avec une convergence plus forte et se réunissent en avant
des premiers, en F. Si l'on reçoit sur un plan, placé en C, les rayons

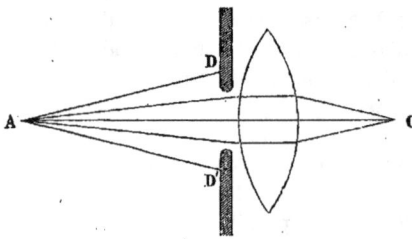

Fig. 157.

BB'é manés du point A, ils
seront représentés sur le plan
par un point ; les rayons DD',
émanés du même point A, seront représentés sur le plan
placé en C, non plus par un
point, mais par un cercle de
diffusion correspondant à la
base du cône aFb.

On remédie à l'aberration de sphéricité, dans la construction des instruments d'optique, en plaçant au-devant des lentilles des diaphragmes
opaques percés d'un trou. Ces diaphragmes suppriment les rayons marginaux, et ne laissent pénétrer dans la lentille que les rayons centraux
ou voisins du centre (Voy fig. 157, et comparez avec la figure 156). Par
ce moyen on donne de la *netteté* aux images, mais il est aisé de voir

qu'en même temps on *diminue leur éclat*, car on supprime une partie de la lumière irradiée du corps lumineux.

§ 282.

Le cristallin dans ses rapports avec l'aberration de sphéricité. — On a comparé l'iris aux diaphragmes des instruments d'optique, et on a pensé qu'il avait pour usage de corriger l'aberration de sphéricité du cristallin ; mais ce n'est là qu'une supposition hypothétique qui repose sur la prétendue identité qui existerait entre le cristallin et une lentille ordinaire. Or, ces deux appareils diffèrent essentiellement. Avant de chercher l'organe destiné à l'aberration de sphéricité du cristallin, il eût fallu démontrer que le cristallin est soumis à cette imperfection, comme les lentilles de nos instruments. Or, l'absence d'homogénéité dans les couches de la lentille cristalline et la diversité des courbures de ses couches successives ne permettent en aucune manière l'assimilation du cristallin avec une lentille de verre, constituée par une substance homogène. Le cristallin est, par lui-même, une lentille aplanétique, c'est-à-dire une lentille telle que tous les rayons qui la traversent se rendent au même foyer. La densité du noyau central du cristallin rapproche le foyer des rayons centraux ; la moins grande réfrangibilité de la partie périphérique du cristallin éloigne le foyer des rayons marginaux, et cela proportionnellement à leur distance de l'axe de l'œil ; les foyers tendent donc à concorder à la même distance du cristallin, et à se confondre. De cette manière, le cristallin fait converger au même foyer tous les rayons qui le traversent, et les images ne gagnent point en netteté aux dépens de leur éclat.

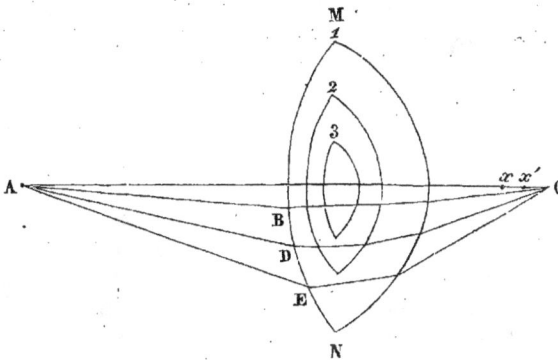

Fig. 158.

Soit MN (Voy. fig. 158) la lentille cristalline extraite des milieux de l'œil qui l'entourent. Soient 1, 2, 3, trois couches emboîtées dont la réfrangibilité croît du dehors au dedans, c'est-à-dire de 1 vers 3. Supposons que le rayon AB, placé dans le voisinage de l'axe, vienne, après avoir traversé les trois couches du cristallin, former son foyer en C. Le rayon marginal AE, qui, dans une lentille ordinaire, aurait formé son foyer en x, se trouve rejeté en C par le peu de réfrangibilité de la couche 1. Le rayon AD, moins marginal que le précédent, a moins de tendance, par conséquent, à rapprocher son foyer de la lentille. Dans une lentille homogène, son foyer correspondrait au point x' ; mais il est rejeté pareillement en C, parce qu'il ne traverse que les couches 1 et 2 (comparez avec la figure 156.)

Quand on envisage l'iris comme un diaphragme destiné à remédier à l'aberration de sphéricité du cristallin, on semble oublier que l'ouverture de la pupille augmente ou diminue à chaque instant avec le degré de clarté des objets lumineux. A mesure que le champ de la pupille augmente, et que, par conséquent, une plus grande quantité de rayons marginaux s'engagent dans le cristallin, les phénomènes de l'aberration de sphéricité de cette lentille devraient se produire et s'exprimer par du trouble dans la vision. Il n'en est rien. La vue des objets n'est pas altérée d'une manière sensible par les changements dans les dimensions de l'ouverture de la pupille. La vision est aussi nette lorsque la pupille est dilatée que lorsqu'elle est contractée.

Il est vrai que l'iris, même au moment de sa dilatation maximum, couvre toujours une petite partie de la circonférence du cristallin, et s'oppose ainsi, d'une manière permanente, à l'entrée des rayons marginaux les plus excentriques. Il est donc possible, sans qu'on puisse cependant l'affirmer, que l'iris agisse sur la portion *toujours masquée* du cristallin, à la manière des diaphragmes placés dans les lunettes aplanétiques.

§ 283.

Des dimensions de la pupille dans la vision des objets rapprochés et dans celle des objets éloignés. — Lorsque les yeux sont alternativement dirigés sur des objets rapprochés, on peut remarquer que l'iris ne reste pas immobile. La pupille se dilate pour les objets éloignés et se resserre pour les objets rapprochés. Voici l'explication qu'on a donnée de ce fait. Les rayons envoyés à l'œil par un objet éloigné étant moins divergents que ceux qui émanent d'un objet rapproché, la dilatation de la pupille aurait pour but, dans le premier cas, de laisser pénétrer dans l'œil les rayons qui ont à traverser les couches du cristallin les plus distantes du centre, et, dans le second cas, le resserrement de la pupille aurait pour but de ne laisser pénétrer dans l'œil que les rayons centraux. On a pensé, dès lors, que ces variations de l'iris avaient pour effet de faire concorder toujours le foyer ou l'image au même point, pour une distance quelconque de l'objet. Cette explication ne peut pas être admise. Elle suppose, en effet, que les divers degrés, dans l'ouverture de la pupille, auraient le pouvoir d'éloigner ou de rapprocher le foyer des rayons formés derrière le cristallin ; elle admet, par conséquent, que la lentille cristalline est, comme nos lentilles de verre, une lentille homogène à plusieurs foyers ; ce qui, nous l'avons vu, n'est pas exact. D'une autre part, une expérience bien simple démontre que la *grandeur* de l'ouverture pupillaire *restant invariable*, l'image des objets placés à des distances variées se forme cependant d'une manière parfaitement *nette* au foyer de la rétine. Faites sur une carte une ouverture *un peu plus petite seulement* que la pupille; appliquez cette carte aussi près que possible du globe de l'œil (Voy. fig. 159,) et observez successivement des objets placés à des distances *diverses*. Vous distinguerez également bien les objets; et cependant vous avez remplacé la pupille par une ouverture invariable. Cette simple expérience vous apprendra encore le véritable rôle de la pupille dans la vision.

Lorsque vous regardez par l'ouverture de la carte, les objets éloignés ne perdent point leur *configuration*, qui reste nette; mais ils perdent beaucoup de leur *clarté*. Le but de

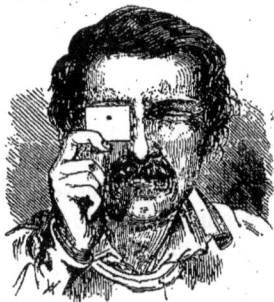
Fig. 159.

la dilatation de la pupille dans la vision des objets éloignés, c'est de suppléer à la diminution dans la clarté des objets. La clarté des objets s'affaiblit, en effet, nécessairement, avec leur éloignement; car la proportion des rayons lumineux envoyés à l'œil par l'objet diminue en proportion du carré de la distance.

En résumé, le champ de la vision augmente et diminue avec le degré de clarté des objets lumineux. Le champ pupillaire augmente quand un objet est peu éclairé, afin de recevoir la plus grande quantité possible de rayons lumineux; il diminue pour les objets très-éclairés, pour que l'œil ne soit point blessé par une clarté trop vive : telles sont les véritables fonctions de l'iris. Cela est si vrai, que, si l'œil se fixe sur un objet très-éloigné, qui est en même temps très-lumineux, la pupille, loin de se dilater, se contracte; et réciproquement, si l'œil se fixe sur un objet très-rapproché et très-peu éclairé, la pupille, loin de se contracter, se dilate.

§ 284.

Accommodation de l'œil pour la vision aux diverses distances. — La membrane nerveuse sur laquelle a lieu l'impression de la lumière étant la rétine, les images des objets doivent nécessairement se former sur la rétine, et toujours sur la rétine. Or, dans nos instruments d'optique, l'image formée au foyer se rapproche de la lentille quand l'objet lumineux s'éloigne; l'image s'éloigne de la lentille, au contraire, quand l'objet lumineux se rapproche (Voy. § 271.) Comment se fait-il que dans l'œil l'image coïncide toujours au même point, et qu'elle soit toujours à la rétine pour toutes les distances de l'objet? Disons-le tout d'abord, c'est parce qu'il s'opère dans les milieux transparents de l'œil des modifications particulières, suivant que l'objet lumineux s'éloigne ou se rapproche ; en un mot, parce que l'œil s'*accommode* pour la vision aux diverses distances.

On conçoit que les changements dans les milieux transparents de l'œil puissent s'accomplir de diverses manières ; soit par des variations dans la longueur de l'axe antéro-postérieur de l'œil, portant plus particulièrement sur le segment oculaire postérieur ; soit par des déplacements du cristallin ; soit, enfin, par des changements appropriés dans les courbures des divers milieux réfringents de l'œil.

Tous les auteurs ne sont pas d'accord sur la manière dont se produisent ces changements intérieurs, et quelques-uns même ont contesté que ces changements aient lieu. Ainsi, par exemple, M. Magendie, examinant, par transparence, l'image d'une lumière au fond de l'œil d'un lapin albinos, et voyant que cette image *persistait*, quand il éloignait ou rapprochait la lumière, conclut de cette expérience que les milieux de l'œil sont tellement disposés que, sans qu'on puisse s'en rendre compte par les lois de la physique, le foyer de l'image est invariable pour toutes les distances de l'objet. Cette conclusion ne découle pas nécessairement du fait observé. Dans l'expérience précitée, l'œil, détaché de ses connexions naturelles, ne peut plus, il est vrai, éprouver de changements intérieurs ; mais l'image de la bougie a pu se former ailleurs que sur la rétine, sur un point quelconque de l'espace qui sépare le cristallin de la rétine, et ne pas paraître changer de place pour l'observateur, qui n'en a la connaissance que par la transparence des parties.

Quelques physiologistes (M. Lehot et d'autres après lui) vont plus loin : ils prétendent qu'il n'est pas nécessaire, sur le vivant, que les images tombent sur la rétine ; qu'elles se forment dans l'intérieur du corps vitré, et que, par conséquent, les foyers des images peuvent occuper des positions diverses, sans qu'il soit nécessaire d'invoquer l'adaptation de l'œil pour la vision aux diverses distances. Cette théorie ne mérite pas d'être discutée. Si la rétine apercevait les *images* à distance dans le corps vitré, on ne voit pas pourquoi elle n'apercevrait pas tout aussi bien à distance les objets extérieurs eux-mêmes ; et à quoi bon, alors, tous les milieux réfringents de l'œil? Des expériences plus concluantes, pour la solution de cette question, seraient celles de M. du Haldat, car elles ont été faites à l'aide du cristallin lui-même. Ces expériences établiraient que les images des objets placés au-devant d'un cristallin de bœuf, enchâssé à l'ouverture d'une chambre obscure, sont toujours placées au même foyer, quelle que soit la distance des objets. Mais ces expériences sont faciles à reproduire au moyen d'une petite chambre noire à daguerréotype disposée à cet effet. On peut se convaincre aisément, par soi-même, que l'image reçue sur l'écran transparent qui forme foyer, *quoique visible* pour une position invariable de l'écran et pour des distances variées de l'objet, est *bien plus nette* dans certaines positions que dans certaines autres. Si l'on dirige le cristallin de bœuf, formant l'objectif de la chambre noire, vers un objet qui occupe les derniers plans du paysage, il faut rapprocher l'écran de l'objectif pour obtenir une *image nette;* il faut, au contraire, éloigner l'écran de l'objectif pour obtenir l'*image nette* d'une maison placée sur les premiers plans du paysage. Il faut donc agir de la même manière qu'avec l'objectif ordinaire du daguerréotype.

M. Pouillet a émis une théorie qui repose sur l'inégalité de densité ou de réfrangibilité des différentes couches du cristallin. Il pense que, parmi les rayons qui traversent le cristallin, il n'y en a qu'une partie qui se réunissent en foyers sur la rétine. Pour les objets rapprochés, les rayons passant par le centre viendraient seuls converger en foyers à la rétine; pour les objets éloignés, les rayons passant par la circonférence du cristallin viendraient seuls converger en foyers à la rétine. Dans le premier cas, le rétrécissement de la pupille, qui accompagne la vision des objets rapprochés, interceptant les rayons marginaux, l'image au foyer résulte de la totalité des rayons réfractés par le cristallin. Dans la vision des objets éloignés, l'élargissement de la pupille permettant aux rayons marginaux de former image à leur point de convergence sur la rétine, les foyers des rayons centraux se trouvent alors situés en avant de la rétine, et ne concourent point à la formation de l'image. Mais on comprend difficilement, dans cette théorie, comment les rayons, après avoir formé leur foyer en avant de la rétine, et poursuivi, après leur rencontre, leur marche dispersive (Voy. § 281, et fig. 156), pourraient ne pas apporter du trouble dans la netteté de l'image, alors qu'ils tomberaient sur la rétine en cercles de diffusion. Cette doctrine suppose, en second lieu, que le cristallin est soumis à l'aberration de sphéricité, et qu'il y a une relation intime entre le degré d'ouverture de la pupille et le phénomène de la vision distincte à diverses distances : or, ces deux suppositions ne sont pas fondées (Voy. §§ 282 et 283).

Nous pourrions multiplier le nombre des citations. Treviranus, M. Vallée, M. Sturm[1], etc., admettent aussi, tout en se plaçant à des points de vue différents, que la structure du globe oculaire est telle que le foyer des images est toujours à la rétine, sans qu'il soit besoin d'in-

---

[1] La doctrine de M. Sturm a joui pendant quelque temps d'une grande faveur parmi les physiciens. Sa démonstration est toute théorique et basée sur l'analyse mathématique. Son auteur a cherché à prouver qu'on peut concevoir un système lenticulaire tel que les images pourraient toujours être reçues sur un écran placé à une distance invariable, pour toutes les distances de l'objet.

Les milieux réfringents de l'œil, dit M. Sturm, n'étant point terminés par des courbes sphériques, mais par des courbes paraboliques, il s'ensuit que le foyer des rayons lumineux, en arrière du cristallin, n'a pas lieu en un point unique, mais que les rayons forment des faisceaux condensés de très-petit diamètre et de très-petite longueur, et *compris entre deux foyers.* Or, suivant M. Sturm, il suffit que des tranches quelconques, prises sur la longueur de ces faisceaux, correspondent à la rétine, pour que l'image suffisamment nette de l'objet y soit représentée (ces faisceaux ayant des dimensions analogues aux éléments constituants de la rétine). M. Sturm ajoute que, même *en deçà* ou *au delà* des foyers des faisceaux, une image nette peut se produire, attendu que, dans les *points voisins* des foyers les faisceaux ont une dimension sensiblement la même que dans l'espace interfocal.

voquer des déplacements dans la position relative des milieux transparents de l'œil. Il nous suffira de signaler quelques expériences très simples, pour démontrer la *réalité* des changements qui s'opèrent dans l'intérieur de l'organe de la vue pour la vision à diverses distances.

1° Placez deux objets de petite dimension, deux épingles, par exemple,

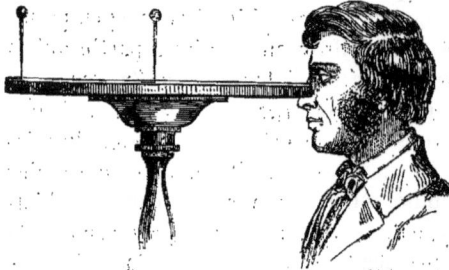

Fig. 160.

à des distances différentes et dans la même direction (Voy. fig. 160). Regardez alternativement chacune d'elles; vous constaterez que l'épingle la plus rapprochée paraît *nébuleuse* quand vous fixez la plus éloignée, et réciproquement. Il en résulte que l'image de l'objet qui n'est pas *directement* fixé par l'œil ne correspond pas mathématiquement à la rétine; l'image de cet objet se traduit alors sur cette membrane, non par des *points focaux*, mais par des *cercles de diffusion*. Il résulte encore de cette expérience, qu'il dépend de nous, par un effort de volonté, de modifier les conditions intérieures de l'œil, pour *accommoder* la distance focale à la distance de l'objet.

2° Fixez, par la pensée, un objet imaginaire placé entre vos yeux et le livre que vous lisez; à l'instant vous sentez qu'il s'opère dans votre œil un effort qui devient parfois douloureux, et vous ne voyez plus les lettres imprimées que comme une masse confuse.

3° Si vous fixez pendant longtemps un objet très-rapproché, il faut un certain temps pour que l'œil redevienne apte à distinguer les objets éloignés : c'est ce qui arrive particulièrement quand on a fait usage de la loupe pendant quelques heures.

Il s'accomplit donc un changement dans l'œil; mais de quelle nature est ce changement? Par quel mécanisme s'opère-t-il? Toutes les suppositions ont été faites; mais ce n'est que depuis peu que la question est entrée dans la voie expérimentale.

Les uns ont pensé que la courbure de la cornée pouvait augmenter, par suite de la compression du globe oculaire par la contraction des muscles droits; mais l'examen le plus attentif de la cornée, à l'aide d'une lunette micrométrique, dont on amène le fil vertical tangent à la cornée, ne permet pas d'apprécier ce prétendu changement de courbure, qui correspondrait à la vision des objets rapprochés. Les recherches d'Young ayant établi que ces changements, pour être efficaces, devraient apporter au rayon de courbure de la cornée une variation de 5 à 7 millimètres, ces changements seraient très-visibles s'ils étaient réels. Young, après avoir combattu l'hypothèse des variations de courbure de la cornée transparente, pour l'explication de la vision distincte à diverses distances, remplace par une autre hypothèse celle qu'il vient de renverser. Il compare le cristallin à un muscle qui aurait en lui-même la propriété de modifier, par ses contractions, ses diverses courbures. Or, s'il y a dans l'économie animale une partie à coup sûr non musculaire, certes, c'est le cristallin.

D'autres ont pensé que la distance qui sépare la rétine du cristallin pourrait être diminuée ou augmentée par l'état de contraction ou de relâchement des muscles droits et des muscles obliques de l'œil. Cette opinion est encore aujourd'hui celle de quelques physiologistes. Le globe oculaire reposant en arrière sur un plan aponévrotique concave, solidement fixé à la base de l'orbite, on conçoit que la contraction simultanée et graduée des quatre muscles droits puisse, en comprimant l'œil d'avant en arrière sur le plan aponévrotique résistant, diminuer l'axe antéro-postérieur de l'œil, et, par conséquent, la distance qui sépare le cristallin de la rétine. On conçoit également que la contraction des muscles obliques puisse agir en sens contraire et augmenter cette distance. Vu le peu de compressibilité des liquides, il faut admettre, dans cette hypothèse, que les membranes du globe oculaire, et en particulier la sclérotique, qui en forme la charpente solide, sont doués d'une certaine élasticité. Si cet allongement ou ce raccourcissement de l'œil, suivant son axe antéro-postérieur, a réellement lieu, comme on le pense, il doit, sous peine d'être inefficace, ne pas être circonscrit dans les limites trop restreintes. De plus, les partisans de cette doctrine ne disent pas si ces variations portent sur tous les éléments transparents de l'œil pris en masse, ou seulement sur certains éléments pris en particulier. Cette explication est donc assez vague et ne repose d'ailleurs sur aucun fait bien constaté.

L'œil est une lentille composée à très-court foyer. Si le cristallin était susceptible de se mouvoir, dans sa totalité, par un mouvement de translation en avant ou en arrière, il lui suffirait de parcourir un trajet très-peu considérable pour accommoder le foyer des rayons lumineux à toutes les distances possibles de l'objet : aussi quelques physiciens ont-ils placé, dans les changements de position de totalité de la lentille cristalline, les phénomènes de l'accommodation. Mais les chambres de l'œil sont remplies par l'humeur aqueuse; la translation en avant du cristallin en masse est-elle possible?

Elle ne pourrait l'être qu'autant que l'humeur aqueuse passerait librement du segment antérieur de l'œil dans le segment postérieur pour prendre la place laissée libre par le cristallin. Il est vrai que M. Ribes a décrit, et que d'autres ont admis, sur les contours du cristallin, de petits canaux par lesquels le passage du liquide pourrait s'opérer; mais c'est en vain qu'on cherche sur les yeux frais les canaux de M. Ribes; personne depuis n'a pu les mettre en évidence. Ajoutez que le cristallin est fixé en arrière, et que sa capsule est intimement adhérente aux membranes du corps vitré.

La doctrine de l'adaptation n'est véritablement entrée dans le domaine
de la démonstration rigoureuse que dans ces dernières années. M. Cramer, en Hollande, et M. Helmholtz, en Allemagne, ont, chacun de leur
côté, démontré par des expériences ingénieuses la nature et le siége des
changements qui s'accomplissent dans l'œil.

M. Cramer a eu recours à une méthode basée sur un fait connu depuis longtemps déjà, d'après les ob-
servations de Sanson et de Purkinje,
mais qu'on n'avait pas encore cherché à utiliser pour cette recherche.
On sait que, lorsqu'on place la
flamme d'une bougie à une certaine
distance d'un œil sain, on peut apercevoir dans l'œil trois images de
cette flamme (Voy. fig. 161). L'image
antérieure *a* est *droite*, et est engendrée par la surface antérieure de
la cornée ; l'image moyenne *c* est
renversée : elle est engendrée par la
face postérieure du cristallin, agis-

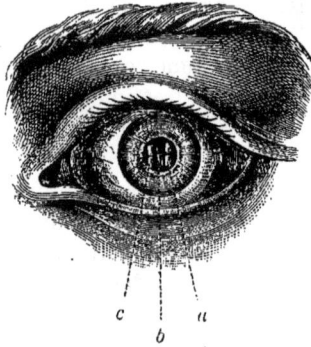

Fig. 161.

sant comme miroir concave ; l'image postérieure *b*, la moins brillante
des trois, est *droite :* elle est engendrée par la face antérieure du cristallin. Il est évident que la position respective de ces diverses images
dépend de la nature et du degré de courbure des miroirs concaves ou
convexes qui les engendrent. Si, à certains moments déterminés, les
rayons de courbure des milieux transparents de l'œil éprouvaient des
changements, ces changements seraient accusés dans les images qui leur
correspondent par un changement de position. Or, c'est précisément
ce qui arrive. Supposons que l'œil du sujet en expérience fixe d'abord
un objet placé à 100 mètres de distance, et qu'il fixe ensuite un objet
placé à 1 mètre : l'observateur remarque qu'au moment où le sujet regarde un objet plus rapproché, il y a dans l'image *b* une *locomotion*, en
vertu de laquelle elle se rapproche du côté de la bougie[1]. Les deux
autres images restent sensiblement immobiles. L'image *b* se rapprochant
du côté de l'observateur, c'est que la surface antérieure du cristallin
s'est déplacée ou déformée ; si les deux autres images n'ont pas changé
leur position relative, c'est que la surface postérieure du cristallin et la
cornée n'ont pas changé. D'où M. Cramer conclut que, dans la vision
des objets rapprochés, le cristallin change de forme en devenant de
plus en plus convexe en avant. Le phénomène dont nous parlons peut
s'observer à l'œil nu ; mais on peut le rendre beaucoup plus sensible en
se servant de l'ophthalmoscope (Voy. plus loin, fig. 167), instrument à
l'aide duquel on peut amplifier de cinq, dix ou vingt diamètres les
images observées.

[1] L'image *b* se rapproche par conséquent de l'image *c*.

M. Helmholtz a constaté, comme M. Cramer, les changements de position des images de Sanson dans l'accommodation de l'œil pour la vision des objets placés à des distances variées. Mais il a fait plus : à l'aide d'un instrument d'une grande précision, il a mesuré, à 1/100e de millimètre près, les variations de la grandeur de l'image correspondantes aux variations dans les rayons de courbure de la face antérieure du cristallin; il a montré dans quelles limites ces changements ont lieu; il a prouvé par le calcul que ces changements sont tout à fait en harmonie avec les lois de l'optique, et qu'ils expliquent parfaitement la vision distincte aux diverses distances.

M. Helmholtz a encore prouvé que, dans la vision des objets rapprochés, la face postérieure du cristallin, quoique ne se déformant pas autant que l'antérieure, augmente cependant de convexité, ce qui se traduit par un changement dans l'image correspondante c. Il a enfin remarqué, de même que M. Hueck, que l'iris est en même temps légèrement projeté en avant dans sa partie pupillaire, et qu'il prend, par conséquent, une forme légèrement convexe.

De ces diverses observations, il résulte que le cristallin, au moment de l'accommodation, tend à se rapprocher de la forme sphérique. L'épaisseur antéro-postérieure de la lentille qu'il représente augmente; les bords de la lentille cristalline sont déprimés et se rapprochent vers le centre.

Les changements de forme du cristallin sont donc démontrés par des expériences précises et rigoureuses. La question qui se présente maintenant est celle-ci : quels sont les agents qui déterminent ces changements?

On sait, depuis les recherches de M. Brücke, celles de M. Bowman et celles plus récentes de MM. Reeken, Rouget et Sée, qu'il y a dans l'intérieur de l'œil des reptiles, des oiseaux, des mammifères et de l'homme un muscle, désigné par M. Brücke sous le nom de *tenseur de la choroïde*, et par M. Bowman sous le nom de *muscle ciliaire*. Ce muscle forme une sorte d'anneau aplati, dont les fibres ont généralement une direction antéro-postérieure. Le bord antérieur de ce muscle, ou sa petite circonférence, répond à l'union de la cornée avec la sclérotique; son bord postérieur, ou sa grande circonférence, se confond insensiblement avec les couches extérieures de la choroïde, et on peut suivre ses fibres jusque vers la partie moyenne de cette membrane. Ce muscle, en se contractant, refoule vers le centre les bords du cristallin et augmente ainsi le diamètre antéro-postérieur de la lentille. Quant aux procès ciliaires, constitués par un appareil vasculaire très-riche, leur rôle n'est pas nettement déterminé. Ou bien ils sont destinés à compenser par leurs divers états de réplétion ou de vacuité les différences de capacité qui résultent des mouvements internes de l'œil; ou bien (comme l'a ingénieusement exposé M. Rouget) ils prennent eux-mêmes une part indirecte aux mouvements d'accommodation. Distendus par le sang, sous l'influence de la contraction du muscle ciliaire, qui les placerait dans une sorte d'état érectile, ils représenteraient un coussin élastique destiné à répartir uniformément la pression du muscle ciliaire sur le pourtour du cristallin [1].

Lorsque nous regardons successivement des objets placés à des distances diverses, nous avons parfaitement conscience qu'il s'accomplit dans notre œil un changement accompagné d'un véritable effort. Or, cet effort est d'autant plus sensible que les objets sont plus rapprochés; il devient même douloureux lorsqu'ils sont très-rapprochés. Si, après avoir fixé pendant longtemps des objets très-rapprochés, nous jetons les yeux sur des objets situés à des distances considérables, sur un vaste panorama, par exemple, nous sentons comme une sorte de *détente* et comme une sensation de bien-être. La construction optique de l'œil paraît donc disposée de telle sorte que, dans l'état de repos de l'œil, le foyer des rayons lumineux sur la rétine correspond à la vision des objets éloignés, et que l'effort d'accommodation s'opère à mesure que la distance des objets diminue. Or, à mesure que la distance des objets à l'œil diminue, la distance de l'image à la lentille cristalline tend à augmenter; il s'ensuit que l'effort qui a lieu concorde parfaitement avec les fonctions du muscle tenseur de la choroïde, dont les contractions déforment le cristallin, augmentent son diamètre antéro-postérieur et, par conséquent, sa réfringence. C'est une locution vulgaire et qui ne manque pas de vérité que de dire de la vision attentive des objets rapprochés qu'elle *tire* les yeux [2].

Ainsi, de même que le globe oculaire se meut dans l'orbite, pour aller en quelque sorte à la recherche des images (comme la main se

[1] Au premier abord, on pourrait objecter à la théorie de l'adaptation, telle que nous venons de l'exposer, que les opérés de la cataracte peuvent cependant voir encore à des distances diverses. Il est vrai que l'absence du cristallin n'empêche pas la vue de se rétablir, mais il n'est pas moins vrai qu'elle est toujours plus ou moins confuse, qu'elle n'est jamais parfaitement nette, et que les points focaux des images qui tombent sur la rétine la rencontrent constamment par des cercles de diffusion plus ou moins étendus, suivant la distance des objets. M. de Græfe, qui s'est livré à cet égard à de récentes recherches, a conclu, d'une série d'expériences tentées à l'aide de l'*optomètre* (voy. § 286), que les individus privés de cristallin, par des opérations chirurgicales, ont perdu la faculté de l'accommodation et, par conséquent, la netteté de la vision.

Ajoutons que la faculté de l'adaptation ou de l'accommodation, n'est tout à fait complète que dans la première moitié de la vie. Vers l'âge de quarante à quarante-cinq ans, la vision devient moins nette, et ce trouble va sans cesse en augmentant. Cette difficulté de l'adaptation provient, d'après M. Donders, non de l'appareil musculaire (muscle ciliaire) annexé au cristallin, mais du cristallin lui-même, qui devient plus dense avec les progrès de l'âge.

On a remarqué depuis longtemps que l'atropine instillée dans l'œil a pour effet de dilater la pupille et d'affecter le pouvoir d'accommodation de l'œil. Mais ce n'est pas l'agrandissement de la pupille qui détermine cet effet; si le pouvoir d'accommodation est diminué, ce n'est pas tout d'abord, ce n'est que peu à peu, et lorsque le liquide, s'infiltrant dans l'œil, vient paralyser le muscle tenseur de la choroïde ou muscle ciliaire.

[2] D'après M. Manz, l'œil des poissons est disposé naturellement pour la vision des objets rapprochés (leur cristallin est à peu près sphérique). L'accommodation s'opérerait dans un sens inverse. Elle aurait pour effet, chez eux, d'aplatir le cristallin, dans le sens antéro-postérieur, pour la vision des objets éloignés.

dirige vers les corps qu'elle veut saisir), de même les milieux réfringents de l'œil se meuvent aussi, mais d'une quantité infiniment plus
petite, pour se mettre en rapport avec les objets diversement éloignés.

§ 285.

De l'aberration de réfrangibilité ou du chromatisme. — Nous avons
précédemment établi que le cristallin n'était pas soumis, comme les lentilles homogènes, à l'aberration de sphéricité ; nous ajouterons que l'œil
humain n'est pas soumis non plus à l'aberration de réfrangibilité ou
chromatisme.

On appelle *chromatisme* le phénomène qui se produit lorsque la lumière traverse des substances transparentes, dont les faces correspondantes ne sont pas parallèles. On sait qu'elle se décompose alors en sept
couleurs primitives, qui sont le violet, l'indigo, le bleu. le vert, le jaune,
l'orangé, le rouge. Les substances transparentes, taillées en forme de
prisme, jouissent de cette propriété au suprême degré. La décomposition de la lumière blanche par les prismes tient à ce que les couleurs
primitives qui la composent sont inégalement réfrangibles. Soit un
faisceau de lumière L (Voy. fig. 162) traversant un prisme P, placé dans
une chambre obscure, la base tournée en haut ; le faisceau sera décom-
posé et viendra former sur l'écran E une image colorée dite *spectre solaire*. La couleur violette, qui est la plus réfrangible, occupera le sommet du spectre, tandis que la couleur rouge, qui est la moins réfrangible,
occupera la partie inférieure de l'image colorée.

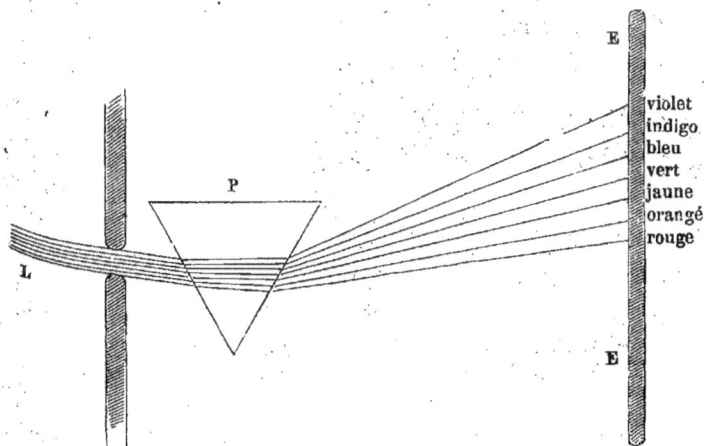

Fig. 162.

Les lentilles décomposent aussi la lumière blanche ; elles jouissent du
pouvoir dispersif, mais à un plus faible degré. Dans le voisinage du centre, les faces de la lentille pouvant être considérées comme sensiblement parallèles, les images reproduites par elle ne sont pas sensiblement colorées ; mais, à mesure qu'on s'éloigne du centre, l'inclinaison

des faces de la lentille se prononce, et la dispersion se produit. Aussi
les images formées au foyer des lentilles simples sont *irisées* sur leurs
bords; elles sont soumises au chromatisme.

Dans l'œil, les divers milieux transparents qui le composent corrigent
réciproquement leur pouvoir dispersif, à l'aide de leur densité et de
leurs courbures différentes. C'est par l'examen attentif de l'œil humain
qu'Euler découvrit les lois de l'achromatisme, et voilà pourquoi, dans
les instruments d'optique, on associe les lentilles, afin d'obtenir des
images qui ne soient point irisées sur leurs bords, comme celles qu'on
obtient avec des lentilles simples. Les instruments ainsi corrigés sont
dits *achromatiques*. L'œil est achromatique.

L'achromatisme de l'œil est la conséquence de l'absence d'aberration
de sphéricité dans la lentille cristalline (Voy. §§ 201 et 282). Dans toute
lentille où la distance focale des rayons réfractés est la même pour tous
les rayons, il n'y a point de chromatisme ou de couleurs irisées sur le
contour des images. Les bordures colorées n'apparaissent qu'avec les
cercles de diffusion, conséquence des distances focales inégales. Or,
comme dans l'œil tout est disposé de façon que l'image, qui n'est que
l'ensemble des foyers, se produise toujours sur le même plan, et d'une
manière parfaitement nette pour toutes les distances de l'objet éclairé,
nous pouvons dire que l'œil est achromatique.

Quelques physiologistes ont combattu cette manière de voir. Voici
l'expérience qu'ils invoquent.
Soit un champ blanc sur un
fond noir (Voy. fig. 163). Si
vous fixez le champ blanc de
la figure 163, il se détache vivement sur le fond noir sur lequel il est placé, et ses bords
sont nets et non colorés ; mais
si vous regardez un point imaginaire placé entre l'œil et le
champ blanc; si, comme on le
dit, vous regardez dans le vide,
c'est-à-dire si vous adaptez
votre vue pour la vision distincte d'un point qui serait
placé en avant ou en arrière

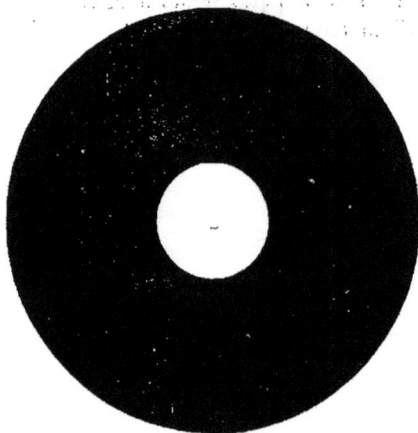

Fig. 163.

du plan d'observation, le champ blanc ne tarde pas à vous apparaître
confusément, et ses bords deviennent colorés. Cette expérience prouve-
t-elle que l'œil n'est point achromatique? Nullement. Elle prouve, au
contraire, que l'œil est disposé pour l'achromatisme, puisque, pour
constater les phénomènes du *chromatisme*, il faut se placer en dehors
des conditions de la vue normale, puisqu'il faut, en un mot, pour faire
apparaître les zones colorées, *s'efforcer de voir un objet sans le regarder*.

C'est exactement comme si l'on prétendait que le foyer des images n'est pas situé à la rétine, parce qu'un objet éloigné, placé sur la projection d'un autre objet plus rapproché que l'on regarde, ne donne sur la rétine que des cercles de diffusion et, par suite, une image confuse (Voy. fig. 160, page 830).

§ 286.

Limite de la vision distincte des objets rapprochés. — Myopie. — Presbytie. — Optomètre et optométrie. — L'œil aperçoit les corps lumineux placés dans l'espace à des distances infinies, et s'accommode par ses changements intérieurs à la vision des objets successivement plus rapprochés. Mais le pouvoir d'accommodation de l'œil a des limites. Lorsque l'augmentation des courbures du cristallin est portée à ses dernières limites, et que l'objet se rapproche encore de l'organe de la vision, la vue cesse d'être possible, au moins d'une manière nette, et nous n'avons plus sur la rétine que l'image confuse des objets. Dans ces circonstances, comme on le conçoit, la confusion vient de ce que les foyers de l'image ne se réunissent plus à la rétine, mais derrière elle, et que les cônes ne tombent plus sur la rétine par leur sommet, mais par des cercles de diffusion.

Soit AB (Voy. fig. 164) un objet *très-rapproché* du globe oculaire. Le cône de lumière qui part du point A, pris sur cet objet, ne formerait son foyer qu'en *a*, c'est-à-dire derrière la rétine. Il en est de même du point B, dont le foyer tomberait en *b*, et ainsi de tout autre point pris sur le corps AB. Les cônes de lumière rencontrent

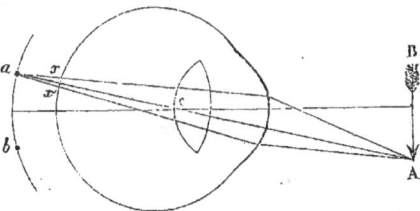

Fig. 164.

donc la rétine, non plus suivant des points focaux, mais suivant de petits cercles de diffusion qui ont pour diamètre *xx'* dans la figure 164. La confusion est d'autant plus grande que les cercles de diffusion sont plus grands et que le foyer réel est plus éloigné de la rétine.

La *vision distincte* cesse d'être possible chez la plupart des hommes, pour toutes les distances moindres de 0m,2.

Il est quelques personnes qui ont la faculté de voir très-distinctement les objets à des distances beaucoup plus petites, à 0m,1, par exemple, et quelquefois à des distances moindres encore; on dit de ces personnes qu'elles sont *myopes*. D'autres ne peuvent rapprocher les objets à une distance de 0m,5 ou 0m,6 sans cesser de les voir distinctement : ce sont les *presbytes*. Ajoutons que, si les myopes ont l'avantage de voir les objets de plus près que les hommes doués d'une vue ordinaire, ils ont le désavantage, bien autrement fâcheux, de ne voir que d'une manière confuse tous les objets situés en dehors des limites restreintes de leur vision distincte. Les presbytes sont mieux partagés que les myopes. Ils voient confusément ce qui les touche de près, mais leur champ visuel peut s'étendre au loin.

Les myopes étant obligés de rapprocher les objets pour les voir distinctement reculent ainsi le foyer de l'image (Voy. § 271). Ce qui rend leurs yeux défectueux, c'est donc que les rayons lumineux qui traversent les milieux réfringents de l'œil se réunissent *en avant* de la rétine lorsque les objets sont situés à une certaine distance des yeux. Les yeux presbytes sont, par contre, ceux dans lesquels les rayons réfractés se réunissent en arrière de la rétine, pour les objets rapprochés.

A quoi tiennent ces deux imperfections? Elles pourraient dépendre ou d'un changement dans la courbure normale des milieux réfringents de l'œil, ou de l'impossibilité où se trouverait l'œil de s'accommoder aux diverses distances. Dans le premier cas, l'excès de courbure, et, par conséquent, de réfringence, entraînerait la myopie : la diminution de courbure, et, par conséquent, de réfringence, entraînerait la presbytie. Dans le cas, au contraire, où on devrait attribuer la myopie et la presbytie au défaut d'adaptation de l'œil aux diverses distances, il faudrait admettre que les changements intérieurs qui s'accomplissent dans l'œil sont, dans ce cas, impossibles ou incomplets.

Malgré l'autorité imposante de J. Müller, qui penche vers cette dernière supposition, nous pensons, avec la plupart des physiologistes, que la myopie et la presbytie tiennent à des variations anormales de courbure dans les milieux transparents de l'œil. Les moyens à l'aide desquels on remédie aux vices de la vision tendent à le démontrer. Chacun sait qu'on corrige ces imperfections par l'emploi des lunettes; que la vue presbyte est modifiée par des verres convexes, qui rapprochent le foyer de la lentille représentée par l'œil, et que la vue myope est corrigée par des verres concaves, qui l'éloignent. Or, si à l'aide des lunettes le myope et le presbyte n'ont pas toujours une vision aussi complète que celle des bons yeux, ils ont cependant le pouvoir de distinguer nettement des objets situés à des distances variées. Le pouvoir d'accommoder l'œil à la distance des objets n'est donc pas anéanti. Si la myopie et la presbytie tenaient au défaut d'adaptation de l'œil, il s'ensuivrait nécessairement que les verres concaves ou convexes diminueraient ou augmenteraient la distance de la vision nette d'une quantité donnée et invariable, qui dépendrait du rapport entre la réfringence de la lentille employée et celle de l'appareil optique représenté par l'œil. Il faudrait au myope et au presbyte autant de lunettes qu'il voudrait distinguer d'objets. On ne voit pas ce qu'on gagnerait à leur emploi, si, en effet, elles n'avaient d'autre but que de déplacer le point de la vision distincte et de le transporter à une distance invariable [1].

---

[1] La vision des objets devient confuse, disons-nous, pour toutes les distances moindres de 0ᵐ,2, et la confusion augmente à mesure que cette distance diminue. C'est ce dont il est facile de se convaincre en plaçant la page d'un livre très-près des yeux. Les carac-

Une expérience très-ingénieuse, due à M. Scheiner, et que chacun peut reproduire à volonté, permet de déterminer, avec une grande exactitude, le point précis de la limite de la vision distincte. Comme cette limite, ainsi que nous l'avons dit, n'est pas la même chez les divers individus, on conçoit l'utilité de l'expérience de M. Scheiner, et l'application qu'on en peut faire dans le choix raisonné des lunettes. Voici cette expérience : on pratique dans un écran (dans une carte, par exemple), et *dans la direction horizontale*, deux trous d'épingle, à une distance moindre que le diamètre de la pupille. On applique l'écran devant l'un des yeux, et on regarde au travers des trous une ligne noire, perpendiculaire, tracée par avance sur une feuille de papier blanc, ou un fil noir collé perpendiculairement sur le carreau d'une fenêtre bien éclairée. Quand l'observateur est très-rapproché de la ligne, celle-ci paraît double; elle n'est vue simple qu'à une certaine distance, qui est précisément la limite de la vision distincte. Lorsque la distance augmente, la ligne n'est plus vue simple; elle redevient double.

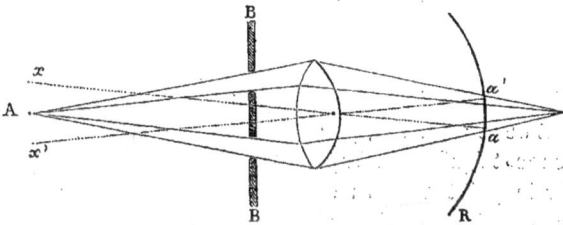

Fig. 165.

Voici ce qui se passe dans l'œil (Voy. fig. 165). Soit A un point pris sur la ligne noire; soit B la coupe de l'écran. Le cône de lumière qui rayonne du point A vers l'œil se trouve partagé en deux, par la partie

tères alors cessent d'être visibles, et l'œil ne distingue plus qu'une masse confuse. Mais si, conservant la même distance entre l'œil et le livre, on interpose une carte percée d'un *simple trou d'épingle*, aussitôt les caractères redeviennent visibles. Cette expérience, indiquée par Lecat dans son *Traité des sensations*, a été diversement interprétée depuis. Lecat me paraît toutefois en avoir donné l'explication la plus satisfaisante. Il attribue la production de l'image, dans ce cas, à l'*inflexion* de la lumière sur les bords de l'ouverture de la carte. L'inflexion ou la diffraction de la lumière au bord de l'ouverture rapprocherait une partie des rayons vers le centre, et contribuerait à augmenter la convergence. Le foyer ou l'image qui, sans cette intervention, tomberait derrière la rétine, se trouverait ainsi reporté en avant.

L'image ainsi reproduite ne présente, d'ailleurs, qu'une faible intensité, et cela se conçoit. D'une part, le diaphragme interposé entre l'œil et l'objet élimine une grande quantité de rayons lumineux, et, d'une autre part, il n'y a que les rayons *infléchis vers le centre* de l'ouverture qui forment l'image. Les rayons *infléchis vers le dehors*, tombant sur l'iris, ne servent point à la vision. L'image produite présente aussi des *dimensions plus grandes* que lorsqu'on regarde l'objet à l'œil nu et à la distance de la vision distincte. Cette amplification de l'image tient à ce que l'œil, placé dans ces conditions exceptionnelles, aperçoit l'objet sur la projection des rayons infléchis. En d'autres termes, ce n'est pas l'objet lui-même qu'on voit alors, mais une image virtuelle de l'objet. L'inflexion agit ici absolument comme la lentille d'une loupe simple.

de l'écran intermédiaire aux deux trous. Le point A envoie donc, par les trous de l'écran, deux petits cônes qui traversent isolément les milieux réfringents de l'œil. Dans la figure 165 l'objet est supposé *très-rapproché* du diaphragme ; dès lors les cônes lumineux se réunissent derrière la rétine (Voy. plus haut fig. 164), et chacun vient former sur la rétine un petit cercle de diffusion en a et a'. Le point A est vu double, et chaque image, un peu amplifiée, est reportée dans la direction des rayons x et x', suivant le centre optique de l'œil.

Lorsque le point A est *beaucoup plus éloigné* de l'écran (Voy. fig. 166),

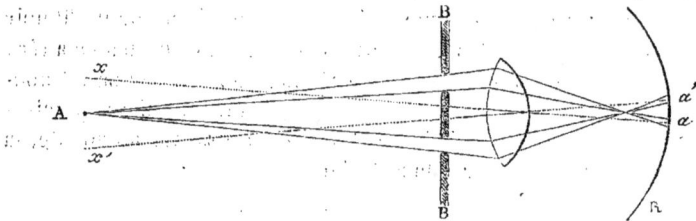

Fig. 166.

les petits cônes de lumière qui passent par les trous de l'écran se réunissent en avant de la rétine, et, poursuivant leur marche après leur intersection, viennent également frapper la rétine par deux cercles de diffusion a et a' : le point A est vu double, et chaque image est également reportée dans la direction des rayons x et x' [1].

Quand le point A est moins rapproché du diaphragme qu'il ne l'est dans la figure 165, et quand il est moins éloigné qu'il ne l'est dans la figure 166, il arrive un moment où il est vu simple. Cela a lieu quand les deux cônes partis du point A éprouvent dans l'œil une convergence telle qu'au lieu de tomber en arrière ou en avant de la rétine, ils correspondent précisément à cette membrane par leurs sommets réunis.

La distance qu'il faut donner à l'objet pour qu'il soit vu simple à l'aide du diaphragme à deux ouvertures dépend, comme on le conçoit, du degré de convergence des milieux transparents de la lentille oculaire, et elle varie comme elle. Si donc on monte le diaphragme à deux ouvertures sur un châssis ; si l'on fixe perpendiculairement un fil sur une lame de verre dépoli, et si l'on dispose le châssis et la lame de verre sur un axe commun et gradué, de manière à pouvoir les rapprocher ou les éloigner l'un de l'autre, au moyen d'un mouvement de vis, on a ainsi un instrument auquel on a donné le nom d'*optomètre*. A l'aide de cet instrument, on peut mesurer la limite de la vision distincte, calculer avec

[1] La preuve que les choses se passent ainsi, c'est que, si, *au moment de l'observation*, on ferme l'ouverture de droite de l'*écran* B, c'est l'image de gauche x' qui disparaît dans l'expérience représentée fig. 165 ; tandis que, dans l'expérience représentée fig. 166, c'est l'image de droite x qui disparaît, quand on ferme l'ouverture de droite.

une grande précision la direction des rayons lumineux dans l'œil, et vérifier un grand nombre de problèmes d'optique.

M. Ruete a proposé de remplacer les lunettes par l'optomètre dans les diverses épreuves du recrutement, où l'on se propose de vérifier si la myopie est ou n'est pas simulée.

§ 287.

L'impression a lieu sur la rétine. — Du punctum cæcum. — De l'ophthalmoscope. — Après avoir passé en revue les phénomènes physiques de la vision, et analysé les conditions nécessaires à la formation des images, il nous reste à exposer le rôle que jouent la rétine et le nerf optique, relativement à l'impression et à la transmission de la lumière.

Et d'abord, sur quelle partie de l'œil se fait l'impression de la lumière? La rétine est-elle la membrane sensitive chargée de recevoir cette impression? Aujourd'hui cela ne fait plus question. La structure nerveuse de cette membrane, sa continuité avec le nerf optique, et, par le nerf optique, avec l'encéphale; la présence constante d'un nerf spécial, et de son expansion sensitive, dans tout organe de sens, ne permettent pas le doute à cet égard.

A une autre époque, un physicien célèbre, Mariotte, et un physiologiste distingué, Lecat, émirent des doutes sur le rôle de la rétine, et transportèrent à la choroïde la faculté de l'impression. Cette opinion reposait sur les arguments suivants : 1° une expérience, faite pour la première fois par Mariotte, prouverait que la partie centrale de la rétine, celle qui correspond à l'insertion du nerf optique, est insensible; 2° le seul point du fond de l'œil où la sensation de la lumière ferait défaut est le seul où la choroïde manque (la choroïde est percée en ce point pour laisser passer le nerf optique); 3° la transparence de la rétine laisse pénétrer les rayons lumineux à travers son épaisseur jusqu'à la choroïde ; 4° un certain nombre de physiologistes d'alors plaçaient le siège de la sensibilité dans la pie-mère, et ils croyaient avoir démontré la continuité de la choroïde avec la pie-mère cérébrale.

L'expérience de Mariotte consiste à tracer, à la même hauteur et à 15 centimètres de distance, deux cercles [1] blancs de 3 centimètres de rayon sur un tableau noir. On se place ensuite en face du tableau, et, fermant l'œil gauche, on fixe le cercle du côté gauche avec l'œil droit : on voit ainsi, non-seulement le cercle qu'on fixe, mais encore celui qui est placé à côté ; mais si on s'éloigne peu à peu du tableau, il arrive un moment où l'on n'a plus que la sensation d'un seul cercle, le cercle du côté gauche, sur lequel la vue est fixée ; le cercle droit cesse d'être vu. Or, le point où l'on ne voit plus qu'une seule image est précisément celui qui correspond à la projection des rayons de l'objet qui cesse d'être vu sur

---

[1] Nous disons deux *cercles*, et non pas deux circonférences. Ce qu'il y a de mieux, c'est de découper deux cercles de papier et de les coller sur un tableau ou sur un fond noir.

la partie de la rétine qui donne insertion au nerf optique. Ce qui le prouve, c'est qu'en s'éloignant de nouveau, la vision des deux objets reparaît, à mesure que le foyer des images change de place sur la rétine.

Cette insensibilité de la rétine dans le *punctum cœcum* est loin d'être absolue, comme l'expérience précédente tendrait à le faire supposer. La sensibilité visuelle est obscure en ce point, mais elle existe encore. Si, en effet, on substitue un corps en ignition à celle des deux images qui disparaît, il n'est plus possible de transformer la sensation des deux objets en une seule. Un corps vivement éclairé impressionne donc encore la portion la moins sensible de la rétine.

On peut concevoir pourquoi la rétine présente au *punctum cœcum* une sensibilité obtuse. Les rayons lumineux qui tombent en ce point traversent, comme d'ailleurs sur toute l'étendue de la rétine, les éléments nerveux semi-transparents sur lesquels ils exercent leur action; mais la rétine n'étant point doublée en ce point par la choroïde et son pigment, la lumière n'est point *annulée* en même temps qu'elle produit son effet utile; elle est, en partie, renvoyée par réflexion au travers de la membrane qu'elle vient de traverser, et il en résulte une confusion qui nuit à la formation de l'image en ce point. Voilà, sans doute, pourquoi l'insertion du nerf optique sur l'œil ne se fait pas dans l'axe visuel, mais sur les côtés, de manière que le siége des images ne corresponde point *en même temps* sur cette même portion des deux rétines, dans les conditions ordinaires de la vision (Voy. § 293).

Le *punctum cœcum* correspondant à l'entrée du nerf optique dans l'œil est circulaire comme le nerf lui-même, mais il n'a pas l'étendue du diamètre de ce nerf. Le nerf optique éprouve une sorte d'étranglement au moment où il pénètre au travers des membranes du globe oculaire. M. Wiesener estime, d'après des expériences délicates de vision, que cette portion peu sensible de la rétine a environ 1 millimètre et demi de diamètre chez l'homme.

Toutes les fois que la vision s'exerce, nous l'avons dit déjà (Voy. § 279), une petite quantité des rayons lumineux qui entrent par la pupille pour gagner la rétine sont *réfléchis* par les milieux transparents de l'œil. Une partie des rayons réfléchis tombent sur la face postérieure de l'iris (sur l'*uvée*) où ils sont annulés, une autre partie est reportée au dehors par l'ouverture pupillaire elle-même. Cette proportion de lumière réfléchie au dehors est trop peu considérable dans l'état ordinaire pour que nous puissions, à son aide, prendre connaissance des parties profondes de l'œil; d'autant plus que l'observateur, en se plaçant devant l'œil qu'il examine, empêche celui-ci d'être suffisamment éclairé.

Mais si, à l'aide d'un miroir convenablement éclairé, on concentre vers l'œil une grande quantité de lumière, et si l'observateur se place de telle manière que, n'étant point sur le trajet des rayons lumineux qui se dirigent vers l'œil qu'il observe, il se trouve cependant sur le trajet des rayons lumineux réfléchis par l'œil, il peut ainsi apercevoir le fond de cet organe. L'observateur peut, en outre, amplifier l'image du fond de l'œil avec l'aide d'un jeu de lentilles placé en arrière du trou central du miroir par lequel il observe, et apercevoir ainsi le réseau sanguin de la rétine (c'est-à-dire les ramifications de l'artère et de la veine centrale de la rétine). Quand l'œil en observation est fortement éclairé par le miroir (*ophthalmoscope*), on peut aussi distinguer le point qui correspond à l'entrée du nerf optique dans l'œil (*punctum cæcum*) : dans ce point, la rétine, dépourvue de pigment à sa face postérieure se distingue des parties voisines par une apparence plus éclairée.

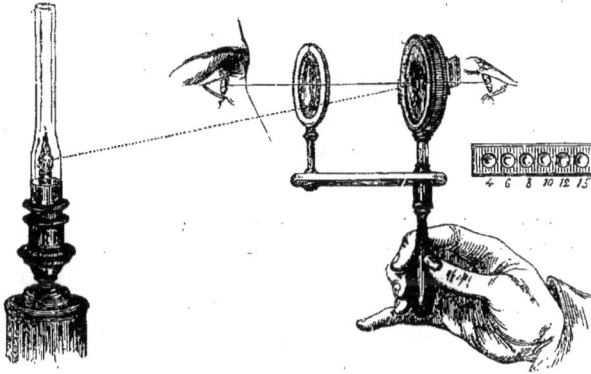

Fig. 167.

OPHTHALMOSCOPE.

MM. Helmholtz, Ruete, Donders, Coccius, Follin, Meyerstein, etc., etc., ont proposé des ophthalmoscopes qui diffèrent les uns des autres par leur construction, mais qui reposent tous sur le principe que nous venons d'établir. La figure 167 représente l'ophthalmoscope que M. Follin a fait construire d'après les données de M. Coccius. C'est un des plus commodes dans l'application. Il se compose d'un miroir très-légèrement concave. L'observateur tient dans sa main ce miroir et dirige vers le visage du sujet en expérience les rayons lumineux émanés d'une lampe. Une lentille placée en avant du miroir concentre les rayons sur l'œil du patient. Le miroir présente à son centre une petite ouverture au travers de laquelle regarde l'observateur. Ce miroir offre, en outre, à sa partie postérieure une double coulisse, dans laquelle glisse à frottement un jeu de petites lentilles qui servent à amplifier 4, 6, 8, 10, 12 ou 15 fois l'objet observé.

§ 288.

Nature de l'impression visuelle. — Vision subjective. — Quel est le mode d'action de la lumière sur la rétine, c'est-à-dire sur les éléments essentiels de la rétine, savoir, les bâtonnets et les cônes? Ce mode d'action est à peu près inconnu, et on ne peut faire à cet égard que des suppositions. Il ne faut pas oublier que pendant la vie la rétine est transparente, que par conséquent la lumière la traverse d'outre en outre, et n'est pas absorbée par elle. Les rayons lumineux qui ont traversé la rétine tombent sur la choroïde enduite de son pigment, et c'est là, c'est-à-dire sur le plan de séparation de la rétine et de la choroïde, que la lumière est réellement *absorbée* ou *transformée*. Suivant l'expression de M. Draper, c'est véritablement ce plan qui représente l'écran sensible. En d'autres termes, l'impression lumineuse a lieu à la surface la plus profonde de la rétine sur la surface rétinienne appliquée sur la choroïde ; et c'est précisément sur cette face de la rétine que se trouvent les bâtonnets et les cônes. Les bâtonnets et les cônes sont, en quelque sorte, de véritables organes de tact par rapport à la couche choroïdienne qu'ils touchent ; ils sentent, en quelque sorte, la lumière à mesure qu'elle est absorbée ou transformée [1].

M. Helmholtz a prouvé, par expérience, que l'intensité de l'impression sur la rétine n'est pas toujours en proportion avec l'intensité de la source lumineuse. Au delà d'un certain degré de lumière, nous jugeons mal ou ne jugeons plus exactement des changements qui surviennent dans la source lumineuse. C'est dans une faible lumière que ces changements sont le mieux appréciés [2]. C'est en vertu de cette propriété de la rétine que, pendant l'obscurité de la nuit (quand celle-ci n'est pas absolue), certains corps de couleur claire, les fleurs blanches par exemple, paraissent beaucoup plus clairs, par rapport aux corps qui les environnent, que pendant le jour ; si bien qu'on ne peut se défendre de la pensée qu'ils sont lumineux par eux-mêmes [3].

— L'ébranlement *sui generis*, déterminé dans la rétine par la lumière, peut être mis en jeu autrement que par son excitant naturel, c'est-à-dire qu'on peut imprimer à la rétine, au travers des membranes et des milieux transparents de l'œil, des ébranlements physiques, qui se traduisent par des sensations *subjectives* de lumière. Ainsi, en se plaçant dans une obscurité complète, et en comprimant fortement le globe ocu-

---

[1] M. Draper suppose que la sensation de lumière n'est fournie aux bâtonnets et aux cônes que sous forme de *chaleur*. Le pigment de la choroïde transformerait (comme cela a lieu au contact de la lumière avec tous les corps *noirs*) la lumière en chaleur, et les diverses couleurs seraient données par les diverses intensités de chaleur que produiraient chacun des rayons du spectre. Toutes les couleurs, comme on le sait, peuvent se réduire en trois couleurs types fondamentales : jaune, rouge et bleu. La couleur jaune donnerait, par sa métamorphose, la plus grande quantité de chaleur, puis viendrait le rouge, et en dernier lieu le bleu.

[2] Tout le monde sait qu'on ne distingue pas sans un certain effort les lettres d'un livre vivement éclairé par le soleil.

[3] Ce fait s'explique aisément. Pour de faibles intensités de lumière, les impressions lumineuses sur l'œil sont proportionnelles aux intensités de la source lumineuse. Pour de vives intensités de lumière, au contraire, les impressions rétiniennes ne sont plus dans les mêmes relations ; elles ne suivent plus la même progression, elles sont relativement plus faibles. Or, comme dans le jour nous sommes accoutumés à comparer les objets à une *forte lumière*, il en résulte que, dans un milieu *faiblement éclairé*, les objets clairs nous paraissent relativement plus éclairés, de même que les ténèbres nous paraissent plus ténébreuses.

laire d'avant en arrière ou sur les côtés, on aperçoit des lueurs plus ou moins intenses, ou des figures lumineuses de diverses formes. Il arrive souvent aussi que, lorsqu'on tourne brusquement les yeux dans l'obscurité, et par un mouvement forcé, on voit apparaître un grand arc lumineux, qui disparaît à l'instant. Dans les efforts qui ont pour conséquence l'afflux du sang vers la tête, le réseau sanguin de la rétine agit par compression sur la portion nerveuse de la membrane et détermine la sensation d'arborisations lumineuses. Ces images lumineuses constituent une des preuves de la spécialité d'action des nerfs des organes des sens. Quel que soit l'excitant à l'aide duquel on cherche à réveiller la sensibilité d'un nerf de sens, celui-ci répond par la sensation qui lui est propre. Dans le phénomène particulier dont nous parlons, la sensibilité de la rétine (expansion du nerf optique) se trouve mise en jeu par compression mécanique.

L'étude des sensations subjectives de lumière offre un grand intérêt, et nous aurons occasion d'y revenir plus loin, dans la discussion de certains points encore controversés de la vision. Pour le moment, disons seulement que la tache lumineuse qui apparaît dans l'œil comprimé a une *forme* analogue à celle du *corps comprimant*. Si l'on comprime l'œil avec la pulpe du doigt, la tache lumineuse, ou le *phosphène*[1], a la forme d'une sorte de croissant; l'extrémité du doigt appliquée à plat sur un des points de la circonférence du globe oculaire agit, en effet, principalement suivant la courbe parabolique qui le termine. Si l'on comprime l'œil avec l'extrémité arrondie d'un crayon, la tache lumineuse est *arrondie;* si l'on taille en carré l'extrémité du crayon, la tache lumineuse est *carrée ;* si l'on taille cette extrémité en triangle, la tache devient *triangulaire.* Les sensations *subjectives* de la rétine ne donnent donc pas seulement la sensation de lumière, elles fournissent encore des *images* lumineuses subordonnées à la forme de l'excitant. Pour reproduire ces diverses expériences, il faut avoir soin de ne comprimer le globe oculaire que très-modérément. Une compression violente détermine, il est vrai, des taches lumineuses d'un grand éclat; mais comme cette compression s'étend par irradiation à toutes les parties de la rétine, celle-ci, ébranlée en masse, donne des effets généraux qui masquent le phénomène.

§ 289.

Durée de l'impression et de la transmission. — La lumière n'agit point d'une manière instantanée sur l'organe de la vision. L'ébranlement de la rétine a une certaine durée; une fois ébranlée, elle ne revient à son état de repos qu'après un laps de temps qui est loin d'être inappréciable. En second lieu, lorsque la lumière a ébranlé la rétine,

[1] C'est ainsi que M. Serres, d'Uzès, désigne les images lumineuses subjectives. M. Serres a publié sur ce sujet un livre rempli d'expériences et de considérations ingénieuses (Voyez la bibliographie du chapitre *Vision*).

l'impression reçue par celle-ci a besoin, pour être transmise au sensorium, d'un espace de temps qu'on peut déterminer. Il peut arriver, par conséquent : 1° que nous ayons encore la sensation d'un objet, alors que celui-ci a cessé d'impressionner la rétine ; 2° que l'objet qui a impressionné la rétine disparaisse, avant même que la sensation soit perçue.

La durée de l'impression et celle de la transmission donnent naissance à un certain nombre d'*illusions d'optique*. Lorsque nous imprimons à un corps incandescent un mouvement rapide de rotation, il semble que nous ayons devant les yeux une circonférence *continue ;* lorsqu'une fusée volante s'élance dans les airs, elle semble conduire à sa suite une longue traînée de feu ; lorsqu'une voiture se meut avec une grande rapidité, les jantes qui réunissent la circonférence des roues avec les moyeux disparaissent ; lorsque les cordes vibrantes résonnent, elles paraissent amplifiées à leur partie moyenne. Évidemment, dans tous ces cas, l'illusion dépend de la *persistance* des impressions, alors que, par son mouvement de translation, l'objet vient successivement impressionner de nouvelles parties de la rétine.

De même, nous attribuons à l'éclair qui déchire la nue une durée qu'il n'a pas réellement ; et, de plus, comme la lueur de l'éclair est instantanée, et que la sensation visuelle ne l'est pas, il s'ensuit qu'au moment où nous le *voyons*, il a déjà disparu, etc.

La durée des impressions de la rétine a été mesurée par divers observateurs. On peut l'évaluer en moyenne à 1/3 de seconde.

Il est un petit appareil des cabinets de physique connu sous le nom de *phénakisticope* (ou phantasmoscope), qui traduit d'une manière saisissante la *persistance* et la *durée* des impressions de la rétine. Il consiste en un disque sur lequel, à des points voisins de la circonférence, on a quinze ou vingt fois figuré un homme ou un animal, pris aux *divers moments successifs* de la course ou du saut. Lorsqu'on imprime à ce disque un mouvement rapide de rotation (lorsqu'il décrit une circonférence entière en moins de 1/3 de seconde), et qu'on regarde dans une glace, au travers d'ouvertures multiples disposées sur le disque, l'homme ou l'animal semble courir ou sauter. En effet, au moment où chaque représentation figurée vient frapper la rétine, l'impression de celles qui la précèdent n'est pas éteinte.

Lorsqu'un corps *opaque*, mû par un mouvement rapide de translation, parcourt un espace égal à son diamètre en un temps moindre que celui de la durée de l'impression de la rétine, il échappe complétement à la vue. Remarquez d'abord que, quelque rapide que soit la course d'un corps *lumineux*, jamais il ne passe inaperçu. Si une balle, si un boulet, lancés par une arme à feu ne peuvent pas être vus, c'est précisément parce que ce sont des corps *opaques*. En effet, l'impression qu'un corps opaque détermine sur la rétine est, relativement à la ligne atmosphérique qu'il parcourt, une privation de lumière. Or, en un endroit quelconque de son trajet, la sensation de la portion de l'espace éclairé que parcourt le corps persiste sur la rétine pendant le temps qu'emploie ce corps à franchir un espace égal à son propre diamètre. Par conséquent, la sensation de l'espace éclairé n'éprouve point d'intermittences ; elle persiste sur tous les points du trajet que parcourt le corps, et celui-ci passe inaperçu : telle est la raison pour laquelle nous ne voyons pas une balle de fusil ou un boulet de canon lorsqu'ils sont dans toute la rapidité de leur course [1].

§ 290.

Dimensions des objets visibles. — Pour être *visibles*, les objets doivent avoir une certaine dimension. Lorsque ces dimensions sont trop faibles, les objets cessent d'être perceptibles à l'œil; ils ne peuvent être vus qu'à l'aide d'instruments grossissants. Quelque considérable que soit le volume d'un corps, il y a pareillement *des détails* de structure qui échappent à l'œil, et que peut seul nous révéler le microscope.

Pourquoi y a-t-il des objets qui se dérobent à notre vue? Est-ce que tous les corps, quelque petits que nous puissions les imaginer, ne rayonnent pas de toutes parts dans l'espace la lumière qu'ils reçoivent? Est-ce que ces rayons ne traversent pas les milieux transparents de l'œil et ne viennent pas peindre sur la rétine l'image de ces corps? Certainement tous ces phénomènes ont lieu, et cependant nous n'avons pas la notion de ces objets. Il y a donc des images qui se peignent sur la rétine et qui ne l'impressionnent point. Voici à quoi tient ce phénomène :

La rétine, comme toutes les membranes et tous les tissus, est constituée par des *éléments anatomiques* qui, pour être très-petits, n'en ont pas moins des dimensions finies et mesurables. Les éléments de la rétine (j'entends les éléments essentiels, car il entre aussi dans sa composition des vaisseaux capillaires et un tissu cellulaire unissant, etc.) sont les mêmes que les éléments du nerf optique dont elle est l'épanouissement. Elle est constituée par des éléments nerveux, qui ont, chez l'homme, $0^{mm},003$ de diamètre. Or, chacun de ces éléments ne transmet et ne peut transmettre à l'encéphale qu'une seule impression en même temps. Il s'ensuit que, lorsque deux points A et B (Voy. fig. 168) d'un objet sont assez rapprochés l'un de l'autre pour que l'angle opposé par le sommet qu'ils sous-tendent sur la rétine soit mesuré par une distance *ab*, moindre de $0^{mm},003$, ces deux points A et B cesseront d'être visibles séparément ; ils tomberont tous les deux sur un même tube nerveux primitif, et ne donneront lieu qu'à une impression mixte. On comprend qu'à plus forte raison, tous les points de l'objet compris entre A et B ne pourront pas être vus. Il en est de même des corps qui, dans leur *tota-*

---

[1] Un corps *lumineux*, au contraire, qui se meut dans l'espace avec la vitesse de la balle et du boulet, non-seulement est aperçu par l'œil dans tous les points de sa course, mais il détermine (en vertu de la persistance des impressions de la rétine) la sensation d'une traînée de feu : témoin la fusée volante.

lité, occupent dans l'espace des dimensions telles, que les rayons émanés des points les plus extrêmes de leur diamètre de figure ne mesurent sur la rétine que des distances moindres de $0^{mm},003$.

Traduisons par un exemple ces données anatomiques. Nous avons dit que la limite la plus rapprochée de la vision distincte était, en moyenne, de $0^m,2$ (Voy. § 286); quelle dimension doit avoir un objet placé à cette distance pour être visible? Évidemment une dimension telle que la distance qui sépare ses deux points les plus extrêmes, dans l'image peinte sur la rétine, ne soit pas inférieure à

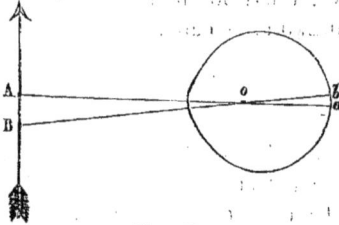

Fig. 168.

$0^{mm},003$. Dans la figure 168, la ligne A*a* et la ligne B*b* représentent les deux axes des cônes lumineux qui, partant des points A et B, se croisent en *o* au centre optique de l'œil, et vont tomber sur la rétine. L'angle *boa* et l'angle BoA sont égaux, car ils sont opposés par le sommet. La distance du centre optique de l'œil à la rétine est connue (elle est d'environ $0^m,013$); le calcul est facile. Le triangle *boa* est au triangle BoA comme 13 millimètres (distance de la rétine *ab* au centre optique *o*) sont à 2 décimètres (distance de l'objet au centre optique *o*). Or, si l'angle *boa*, pour mesure sur la rétine $0^{mm},003$, l'angle BoA aura pour mesure, en AB, $0^{mm},05$ (c'est-à-dire $1/20$ de millimètre). L'expérience directe prouve également que les corps qui n'ont que $1/20$ de millimètre ($0^{mm},05$) sont placés à la limite extrême de la vision.

M. Bergmann, et, plus récemment, M. Helmholtz ont cherché à déterminer par un autre procédé la dimension des objets visibles, la dimension et aussi la forme des éléments de la mosaïque rétinienne. Leur procédé consiste à placer à des distances variées une feuille de papier couverte de lignes noires et blanches alternantes et très-rapprochées. On trace, par exemple, sur une feuille de papier une succession de lignes noires ayant $0^{mm},4$ de diamètre, séparées les unes des autres par une succession d'intervalles blancs (ou de lignes blanches) ayant également $0^{mm},4$ de diamètre. Les lignes et les intervalles sont très-distincts à la limite de la vision distincte, c'est-à-dire à $0^m,2$. On peut même éloigner l'œil d'une certaine quantité sans cesser de voir nettement les lignes blanches et les lignes noires. Mais, quand la feuille de papier est à 1 mètre de l'œil, les bandes blanches commencent à se déformer, et lorsque l'éloignement de la feuille est de $1^m,2$, les bandes blanches apparaissent, les unes comme ondulées, les autres comme formées d'une succession de perles. A une distance encore plus éloignée, le blanc et le noir ne sont plus distincts et ne donnent que la notion d'une masse grisâtre et confuse.

En tenant compte de la distance à laquelle les lignes cessent d'être distinctes, on arrive à déterminer, par un calcul analogue au précédent, la dimension des éléments de la rétine. Si maintenant on veut se rendre compte de la forme alternativement *sinueuse* et *perlée* des images des lignes blanches, on explique facilement cette apparence, en supposant que la mosaïque rétinienne est constituée par de petits polygones à six pans, et si l'on considère comme tout à fait noirs les polygones dont la plus grande moitié est couverte par l'image des lignes noires, et comme tout à fait blancs les polygones dont la plus grande moitié est couverte par l'image des lignes blanches.

Lorsque deux points lumineux, pris sur un objet, sont situés à une distance moindre que 0mm,05, l'impression produite sur la rétine par chacun d'eux n'est donc plus distincte. Il résulte de là que, si l'un des points lumineux est coloré d'une façon et l'autre point coloré d'une autre façon, nous n'avons qu'une sensation mixte produite par le mélange des deux couleurs. Deux substances diversement colorées et mélangées, après avoir été réduites à un état de division tel que les molécules colorées aient moins de 0mm,05 de diamètre, ne donnent que l'impression de la couleur résultant du mélange, alors même que chaque particule a conservé son caractère propre. C'est ainsi que, grâce aux propriétés de la rétine, nous pouvons, avec un très-petit nombre de substances colorées réduites en poudre impalpable, réaliser par des mélanges la série indéfinie des couleurs composées.

§ 294.

De la vue avec des images renversées. — L'une des conséquences de la construction optique de l'œil, nous l'avons vu, c'est que les images des objets sont renversées sur la rétine. Or, c'est un phénomène qui n'a pas peu embarrassé les physiologistes et les philosophes que de savoir pourquoi nous voyons les objets *droits*, quoique leur image soit *renversée* au fond de l'œil.

Buffon a prétendu que, primitivement, nous voyons les objets renversés, et que le toucher et l'habitude peuvent seuls nous faire acquérir les connaissances nécessaires pour rectifier cette erreur. Cette explication a été donnée aussi par Lecat; mais aucun fait ne prouve qu'il en soit ainsi. Cheselden a rapporté, dans les *Transactions philosophiques*, l'observation très-intéressante d'un aveugle-né qui recouvra la vue, et il n'a point remarqué dans son jeune opéré ce prétendu redressement des images.

M. Müller, reproduisant l'ancienne opinion de Berkeley, soutient que, puisque nous voyons tout renversé, nous n'avons pas besoin d'une explication de la vision droite. Rien, avait dit Berkeley, ne peut être renversé, quand rien n'est droit; car les deux idées n'existent que par opposition. M. Müller, et d'autres avec lui, se sont laissé entraîner, à leur insu, dans le monde idéal de Berkeley, et ils ont oublié que, pour l'évêque de Cloyne, les objets visibles ne sont pas extérieurs, qu'ils n'ont ni figure, ni position, ni étendue. Pour nous, qui vivons dans le monde des réalités, nous pensons que les objets existent, qu'ils ne sont pas une simple modalité de notre être, et qu'il y a une parfaite ressemblance entre l'étendue, la figure et la position des corps révélés par la vue, et les mêmes qualités des corps perçus par le toucher. Lorsque nous disons qu'un objet est dirigé d'une certaine façon par rapport à l'horizon, ce n'est pas seulement parce que la vue nous le montre tel, mais encore parce que nous savons et que nous pouvons constater, à l'aide du toucher et *les yeux fermés,* que l'objet en question présente, avec notre corps, exactement les mêmes relations. D'un autre côté, nous savons aussi, à n'en pas douter, que la représentation de cet objet, qui affecte avec notre corps une position déterminée, se trouve disposée sur la rétine dans une situation précisément inverse. Il nous est donné, en effet, dans nos expériences, de voir *directement* cette image imprimée sur la rétine. A moins de récuser le témoignage du toucher, et de prétendre qu'il nous donne des notions fausses sur la *position des* objets, il est impossible de se soustraire à cette double évidence.

Lorsqu'on demande pourquoi nous voyons les objets droits et non renversés, n'est-ce pas comme si l'on demandait pourquoi nous voyons les objets tels qu'ils sont réellement, et non tels que leurs images se peignent sur la rétine? Telle est, en effet, la véritable question.

L'image que l'objet détermine sur la rétine, telle que nous l'apercevons sur un œil disséqué, ne représente que les divers points de la rétine impressionnés par la lumière. Ce n'est point la rétine elle-même, et *comme étendue figurée*, que nous percevons dans la vision, pas plus que ce ne sont les modifications de la membrane pituitaire que nous *sentons* dans l'odorat, pas plus que ce ne sont les modifications de la membrane auditive que nous *entendons*. C'est la lumière que nous voyons, c'est l'odeur que nous sentons, c'est le son que nous entendons. De même, ce que nous sentons dans le toucher, ce sont les objets extérieurs qui mettent en jeu la sensibilité. S'il en était autrement, les organes des sens ne seraient point disposés pour leur fin providentielle; nous ne saurions acquérir la certitude du monde extérieur, et la vie ne serait qu'un rêve perpétuel. Le son, le choc, la lumière, laissent dans l'esprit une idée d'extériorité que rien ne peut dominer, et jamais un homme de sens commun ne prendra pour de simples modalités de son être les effets que ces agents déterminent en lui.

La tendance naturelle, invincible, à reporter à leur véritable source, et non sur le point de l'organisme où ils exercent leur impression, les agents qui mettent en jeu les organes des sens, est si puissante, que, lorsque, par hasard, ces organes entrent en action en l'absence de leurs excitants naturels et par suite d'une cause anormale (hallucinations, songes), nous rapportons au dehors de nous les impressions qu'ils transmettent au sensorium.

L'impression une fois produite, la rétine transmet à l'encéphale la notion de la *direction* des rayons lumineux qui viennent frapper chacune de ses parties élémentaires. L'impression du rayon de lumière a lieu, en effet, grâce à la transparence de la rétine, dans toute l'épaisseur de cette membrane, depuis la face postérieure du corps vitré jusqu'à la choroïde enduite de son pigment. L'impression n'a pas lieu, par conséquent, sur une surface mathématique. Quoique la rétine soit très-mince, l'impression se fait suivant une ligne qui traverse l'épaisseur de cette membrane, et qui indique la *direction linéaire* du rayon de lumière. C'est dans cette direction qu'est rapporté chaque rayon lumineux qui frappe la rétine. C'est ainsi que nous voyons les objets tels qu'ils sont réellement, c'est-à dire tels que le toucher nous les montre par rapport aux parties de notre corps. En un mot, les objets sont vus droits, *parce que nous voyons chacun de leurs points suivant la projection des rayons lumineux qui impressionnent la rétine*[1].

Voici une expérience bien simple, qui prouve de la manière la plus évidente que la rétine ne transmet pas au sensorium l'*image* telle qu'il nous est donné, dans nos expériences, de la voir imprimée sur elle, mais qu'elle nous donne la notion de la direction des rayons lumineux émanés de l'*objet lui-même*. Fixez pendant longtemps, et jusqu'à la fatigue, un corps sombre, se détachant sur un fond éclairé, un clocher par exemple, sur un ciel lumineux ; puis fermez les yeux et placez-vous dans l'obscurité : l'image du clocher persistera dans les yeux fermés, pendant une minute au moins, et donnera lieu à divers phénomènes (Voy. §295); mais ce qu'il nous importe de remarquer en ce moment, c'est qu'alors que les yeux sont fermés, l'image du clocher se présente exactement dans les mêmes rapports avec notre corps que lorsque les yeux étaient ouverts : ainsi, le sommet du clocher est toujours *en haut* et sa base *en bas*. L'ébranlement de la rétine qui, *en l'absence de l'objet*, persiste seul en ce moment pour nous en donner la réprésentation *figurée*, cet ébranlement n'est pas perçu à l'état d'*image peinte sur la rétine*. S'il en était ainsi, à l'instant même où nous fermons les yeux, le clocher devrait nous paraître renversé, car c'est de cette manière que *son image est peinte* au fond de l'œil.

§ 292.

De la vue simple avec les deux yeux. — Axe optique. — Angle optique. — Comment se fait-il que les objets nous paraissent simples, alors qu'ils déterminent deux images correspondantes à chacun des yeux? Comme on voit à peu près aussi bien un objet avec un seul œil qu'avec le secours des deux yeux, on a pensé que dans la vision il n'y avait jamais qu'un seul œil qui agissait à la fois. Cette explication, proposée par Gassendi et développée par Gall, s'appuie sur des faits qui ne man-

---

[1] Dans la vision, nous rapportons toujours la position d'un corps (et par conséquent la position *des diverses parties d'un même corps*) sur la projection des rayons qui viennent frapper la rétine. C'est en vertu de ce même principe qu'un prisme placé au-devant de l'œil *élève* ou *abaisse* les objets que nous regardons au travers de sa masse transparente.

quent pas d'une certaine valeur. Il est positif qu'il y a des individus chez lesquels la portée des yeux est fort inégale, et qui se servent alternativement, et sans s'en rendre compte, de l'un ou de l'autre œil pour distinguer les objets situés à des distances variées. Il est certain également que les individus affectés de strabisme ne voient les objets qu'avec un seul œil, tantôt l'un, tantôt l'autre, et que, lorsqu'ils cherchent à embrasser le même objet avec les deux yeux, celui-ci devient double. Mais ce ne sont là que des faits particuliers qui n'embrassent pas l'ensemble des phénomènes.

Il est un fait incontestable, c'est que, pour que la vision simple s'accomplisse, il faut que les yeux soient dirigés de telle façon que leurs axes optiques AC, BC (Voy. fig. 169) convergent vers l'objet, et se réunissent sur lui en C. Il faut, en d'autres termes, que le sommet de l'*angle optique* ACB soit sur le corps observé [1]. Lorsque ces conditions ne sont pas remplies, l'objet devient double. La diplopie (ou vue double) des strabiques ne tient pas à une autre cause. On peut constater la vérité de ce fait par quelques expériences bien simples.

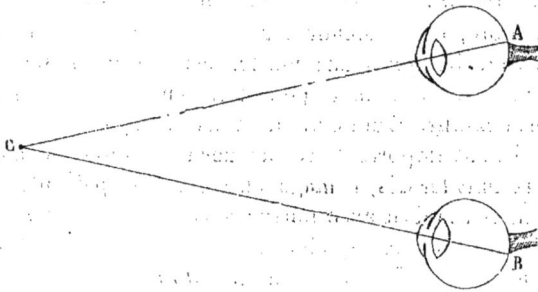

Fig. 169.

Tandis que vous fixez un objet, déplacez l'un des yeux et changez son axe optique en appuyant avec la pulpe du doigt sur le globe de l'œil. À l'instant même l'objet devient double; le sommet de l'angle optique n'est plus à l'objet, et chacun des yeux transmet à l'encéphale une impression séparée.

Si vous conservez dans le champ de la vision un objet médiocrement éloigné, tout en dirigeant vos regards d'une manière plus précise sur un objet intermédiaire plus rapproché, l'objet le plus éloigné devient double. Réciproquement, si vous fixez l'objet le plus éloigné, tout en conservant l'objet intermédiaire dans le champ de la vision, l'objet intermédiaire devient double. Dans le premier cas, comme dans le second, l'objet qui devient double a cessé d'être au sommet de l'angle optique [2].

[1] On désigne sous le nom d'*angle optique* l'angle ACB formé par les axes optiques de l'œil dirigés vers un même point. Le sommet de l'angle optique est donc toujours à l'objet; il varie avec la distance de l'objet. Il ne faut pas confondre l'*angle optique* avec l'*angle visuel* (Voy. § 298).

[2] Ces expériences sont surtout faciles à reproduire à l'aide de corps de petite dimension : avec un crayon, par exemple, debout sur une table.

Autre exemple très-saisissant. Prenez un crayon un peu long appliquez l'une des deux extrémités du crayon entre les deux yeux, à la racine du nez ; maintenez-le dans la direction horizontale à l'aide de la pulpe du doigt (Voy. fig. 170) ; puis fixez successivement, à l'aide des deux yeux, des points divers de la longueur du crayon. La partie du crayon située au delà de l'intersection des deux axes optiques deviendra double, et, suivant que vous regarderez les points a, b, c, d, vous obtiendrez les apparences 1, 2, 3, 4 ; en d'autres termes, à partir du point qu'on fixe, le crayon semble se bifurquer, et on peut faire, pour ainsi dire, voyager la bifurcation à volonté, en changeant successivement le sommet de l'angle optique.

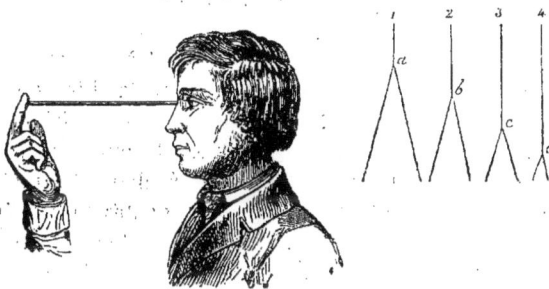

Fig. 170.

La direction des axes optiques de chacun des yeux a une influence telle, dans le phénomène de la vision *simple*, qu'on peut, à l'exemple de M. Wheatstone, transformer en une seule la sensation des deux images produites dans chacun des yeux par des objets semblables. Il suffit, pour cela de placer devant les yeux deux cylindres creux, A et B (Voy. fig. 171), et de les diriger au-devant de deux corps semblables, a, b,

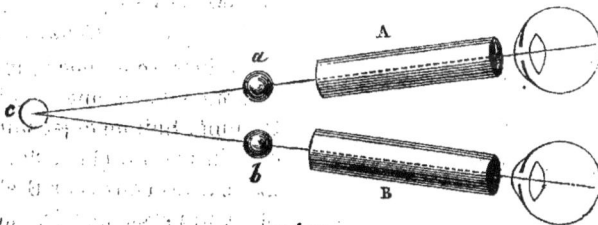

Fig. 171.

(deux petites sphères par exemple), de telle façon que l'angle que formeraient ces cylindres, si on prolongeait leur direction, tomberait au delà des deux objets, en c, par exemple. On n'a plus alors que la sensation d'un *seul* objet, et cet objet est rapporté au point de rencontre des deux axes optiques, en c.

§ 293.

Doctrine des points identiques. — Pour que la vision simple à l'aide des deux yeux ait lieu, il est donc indispensable que les axes optiques de chacun des yeux soient inclinés d'une quantité déterminée par rapport à un plan vertical placé entre l'un et l'autre ; ou, ce qui revient au même, il faut que les images soient reçues sur des points *identiques* ou *harmoniques* des deux rétines. Il y a, en effet, dans chaque rétine, des points déterminés qui ne transmettent au sensorium qu'une seule et même impression, alors qu'ils agissent ensemble. Quand d'autres points des deux rétines entrent simultanément en jeu, ils transmettent au sensorium des impressions isolées, la vue est double.

Quels sont les points *identiques* des deux rétines? Il est facile de les déterminer par une construction géométrique très-simple, en tenant compte des mouvements des axes oculaires dans la vision des objets diversement situés par rapport à l'observateur. Pour la vision des objets placés en haut ou en bas de l'horizon visuel, le mouvement des yeux étant symétrique, les points identiques sont également symétriques, et se correspondent, en haut et en bas, sur chacune des deux rétines ; mais pour la vision des objets situés à gauche ou à droite de l'observateur, il n'en est plus de même : tandis que l'un des yeux se dirige en dedans, l'autre se dirige en dehors. Il en résulte que c'est la partie interne d'une rétine qui correspond à la partie externe de l'autre et réciproquement. En d'autres termes, si l'on détachait les yeux et si l'on superposait les deux rétines sans changer leur position normale, les points *identiques* seraient mathématiquement en contact les uns avec les autres. La figure 172 peut donner une idée de la distribution des points identiques des rétines : ces points correspondent dans les deux yeux aux lettres de même valeur.

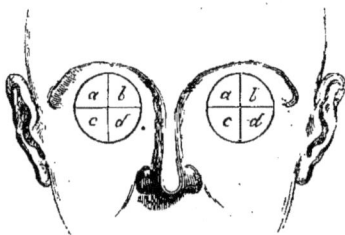

Fig. 172.

Deux points *identiques*, pris sur les rétines, sont donc ceux qui correspondent à un angle optique déterminé. Soit un objet situé en un certain point C (Voy. fig. 173), et fixé par les deux yeux G et D ; cet objet impressionne les deux rétines en *a* et *a'* ; les deux points *a* et *a'* sont *identiques*. Si les yeux fixaient le point D, les points identiques seraient en *b* et *b'* ; si les yeux fixaient le point E, les points identiques des deux rétines seraient en *c* et *c'*. On voit, par l'inspection de la figure, que, quand les yeux passent de la position *aCa'* à la position *bDb'*, c'est-à-dire quand les yeux se dirigent à droite vers le point D, c'est la partie externe de la rétine de l'œil gauche et la partie interne de la rétine de l'œil droit qui se trouvent impressionnées. De même, quand les yeux passent de la position *aCa'* á la position *cEc'*, c'est la portion interne de l'œil gauche et la portion externe de l'œil droit qui entrent en jeu.

Les sensations *subjectives* de la vision (Voy. § 288) sont parfaitement en harmonie avec la doctrine des points identiques. En effet, si l'on presse les deux yeux en même temps *en dehors*, ou en même temps *en dedans,* on donne naissance à deux images lumineuses distinctes et assez éloignées l'une de l'autre ; mais si l'on presse en même temps l'un des deux yeux à l'*angle externe* et l'autre à l'*angle interne*, les deux images paraissent, en quelque sorte, sauter l'une sur l'autre et tendent à se superposer. La fusion des deux taches lumineuses n'est pas toujours complète, et elles débordent souvent l'une sur l'autre,

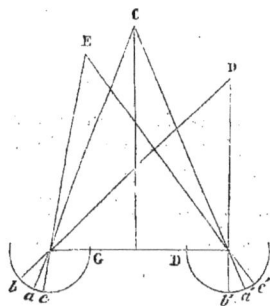

Fig. 137.

ŒIL GAUCHE.   ŒIL DROIT.

parce qu'il est difficile de comprimer exactement des parties identiques des deux rétines. On peut, cependant, en tâtonnant, arriver à fondre les deux images lumineuses en une seule.

Maintenant, on se demande naturellement comment il se fait que les impressions produites sur certains points de la rétine, dits points identiques, ne transmettent à l'encéphale qu'une seule impression.

C'est là, il faut l'avouer, un phénomène au delà duquel nous ne pouvons remonter, et qui a sa cause dans les propriétés mêmes du système nerveux. Ce qu'on peut dire de plus vraisemblable, c'est que les points identiques des deux rétines correspondent à un même côté de l'encéphale ; l'entre-croisement partiel des nerfs optiques dans le chiasma permet tout au moins de le supposer. La figure 174 montre comment l'on peut se représenter la part que prend chaque nerf optique à la constitution des deux réti-

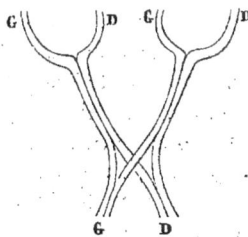

Fig. 174.

nes. Si chaque nerf optique fournit à la fois le segment interne d'une rétine et le segment externe de l'autre rétine, on conçoit que les points identiques correspondent à un même nerf optique, par conséquent, à un même côté de l'encéphale.

Cette distribution du nerf optique, en quelque sorte en *partie double,* n'est pas, au reste, une simple supposition. L'anatomie a débrouillé en partie la disposition des éléments nerveux dans le chiasma, et la pathologie a parfois donné des preuves à l'appui.

Il est une altération de la vue, singulière et rare, qu'on nomme *hémiopie* ou *amaurosis dimidiata.* Cette altération de la vue, observée chez des personnes atteintes d'hypochondrie ou de quelque autre affection nerveuse consiste en ce que les objets paraissent comme *coupés* par moitié. Les individus atteints d'hémiopie ne voient plus que la moitié gauche ou la moitié droite des objets. Tout se passe, dans cette paralysie de la rétine, exactement comme si les points identiques de chaque rétine étaient frappés de paralysie dans les segments qui correspondent à un même nerf optique.

§ 294.

Du stéréoscope. — De la vision des objets à trois dimensions. — M. Wheatstone, dans le but de déterminer les conditions de la vue simple avec les deux yeux, a fait un grand nombre d'expériences, et imaginé un appareil très-ingénieux aujourd'hui dans toutes les mains, nous voulons parler du stéréoscope. Cet instrument peut avoir des formes très-diverses. On fait aujourd'hui des stéréoscopes à dimensions réduites, et qui ressemblent à des lunettes de spectacle. Le stéréoscope, tel que M. Wheatstone l'a d'abord construit (Voy. fig. 175), est composé de

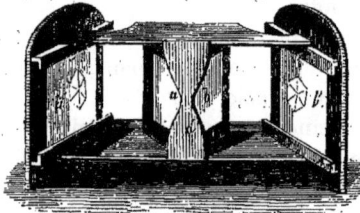

Fig. 175.

deux miroirs plans a, b, réunis en avant par un angle saillant, et formant ensemble un angle de 90 degrés. De chaque côté des glaces a, b sont disposés deux plans a', b', angulairement placés. Ces plans, garnis d'une coulisse, sont destinés à recevoir les représentations graphiques qui doivent se réfléchir dans la glace correspondante. L'observateur se place du côté de l'angle saillant formé par la rencontre des deux miroirs, de manière que son nez corresponde à la pièce de bois d ; il reçoit ainsi dans chacun de ses yeux l'image réfléchie par chaque miroir.

La construction du stéréoscope a été simplifiée. Les miroirs ont été supprimés ; ils étaient tout à fait inutiles. Le stéréoscope, aujourd'hui si répandu, consiste simplement en une boîte de bois, au fond de laquelle on place (sur le même plan) les deux images avec un écartement tel que chacune puisse se peindre isolément dans l'œil correspondant ; chaque œil est dirigé vers l'image placée de son côté par deux ouvertures convenablement disposées.

Lorsque les deux images placées au foyer du stéréoscope sont tout à fait semblables, soit deux carrés, par exemple, ou deux triangles égaux, comme, d'une part, la distance de chaque rétine à l'objet est égale ; comme, d'autre part, l'inclinaison de chaque globe oculaire est égale aussi, les points identiques ou homologues des deux rétines entrent en jeu, et l'image paraît simple. Elle se trouve située au point de jonction des deux axes optiques, exactement comme dans l'expérience représentée dans la figure 171.

Si, au lieu de deux figures *semblables*, on place dans le stéréoscope les deux projections *différentes* d'un solide (telles qu'elles seraient vues par chacun des deux yeux *isolément*, en supposant le solide placé au point de jonction des axes oculaires), l'observateur n'aura également que la notion d'une *seule* image, et cette image fera naître en lui la sensation d'un corps solide, c'est-à-dire la sensation du relief : l'illusion sera complète. Au lieu d'être des figures géométriques, les deux représentations, peintes ou dessinées, peuvent être de toute autre nature. Elles peuvent consister en paysages ou en portraits, exécutés préalablement en double, à l'aide de deux appareils photographiques, dans lesquels les axes des deux verres objectifs ont la même direction qu'auraient les axes optiques de chaque œil pour la distance donnée de l'objet. En présentant les deux épreuves, ainsi obtenues, au foyer du stéréoscope, on obtient l'illusion du relief à un haut degré.

On peut même, sans l'aide du stéréoscope, transformer en une seule les deux images d'un solide, telles qu'elles seraient vues par chacun des yeux. Soit, en effet (Voy. fig. 176), ces deux projections; regardez perpendiculairement les deux projections à une distance de 15 centimètres, dans un endroit bien éclairé, et placez perpendiculairement entre vos yeux un écran (une feuille

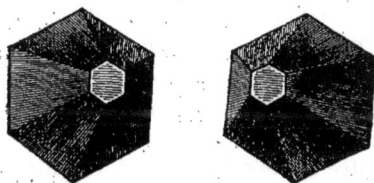

Fig. 176.

de papier, par exemple), de manière que chaque image soit reçue dans l'œil correspondant. A l'instant, la double image se trouve transformée en une seule, et la sensation d'un *cône tronqué*, c'est-à-dire d'un solide, devient manifeste. Avec un peu d'exercice et d'attention, on peut arriver au même résultat, en supprimant l'écran et en fixant avec attention les deux images.

Le stéréoscope, donnant l'apparence du relief à des représentations dessinées ou peintes sur des surfaces planes (carton ou papier), produit donc une *illusion* d'optique, mais une illusion réellement saisissante. Le stéréoscope a donné beaucoup à réfléchir. Prouve-t-il, comme on l'a dit, que ce n'est qu'avec les deux yeux qu'on peut avoir la notion du *relief* des corps, c'est-à-dire de leurs trois dimensions? Mais les borgnes ont, tout comme nous, la notion des corps solides, et il nous suffit de fermer l'un des yeux pour constater immédiatement que nous n'avons pas perdu le pouvoir de distinguer le relief.

L'idée de solidité et de relief n'a pas sa source dans l'organe de la vision. L'idée de solidité et de relief est dans l'esprit. Elle y a été introduite par le toucher, qui peut seul nous la fournir.

Mais cette idée, une fois dans l'esprit, peut être suscitée par le sens de la vue. Les mouvements des globes oculaires dans la vision *binoculaire* (vue avec les deux yeux) éveille en nous la notion de distance, c'est-à-dire la notion de la troisième dimension des corps, ou de leur épaisseur. Dans la vision des objets à trois dimensions, à l'aide des deux yeux, il est évident, en effet, que, lorsque les yeux fixés sur la surface plane d'un corps (un cube par exemple) cherchent ensuite à embrasser l'épaisseur de ce corps, c'est-à-dire sa troisième dimension, l'angle optique change à l'instant et diminue, d'autant plus que les yeux fixent un point plus éloigné sur la surface d'épaisseur. Ce changement dans l'angle optique devient pour nous inséparable de l'idée de changement de plan, et quand cette notion est associée à l'idée de la continuité du corps, il en résulte celle de la solidité.

M. Dove signale deux expériences très-simples et en même temps très-instructives, qui montrent bien que l'idée de distance ou d'épaisseur est liée à la vision binoculaire, c'est-à-dire à la notion instinctive de la valeur de l'angle optique. Prenez un miroir plan de petite grandeur, fixez pendant quelque temps votre propre image dans ce miroir, puis fermez un œil; à l'instant le cadre de la glace ne paraît plus au même plan; il semble s'éloigner de vous. Autre expérience : prenez deux figures tout à fait semblables, soit deux petites épreuves photographiques; placez-les l'une près de l'autre, après avoir couvert l'une d'elles avec une lame de verre épaisse et transparente. Lorsque vous regardez successivement ces deux figures à l'aide des deux yeux, celle qui est sous verre paraît soulevée, c'est-à-dire qu'elle semble ne pas être sur le même plan que l'autre. Regardez maintenant chacune de ces deux figures avec un seul œil, elles vous paraîtront toutes les deux sur le même plan.

La conscience des mouvements que l'appareil moteur de la vision imprime aux globes oculaires, pour les placer dans certaines positions qui correspondent aux divers degrés d'ouverture de l'angle optique, réveille donc dans l'esprit la notion de distance, et, par conséquent, celle d'épaisseur.

Mais ce n'est pas tout : le sens de la vue attache aussi aux *modes variés d'éclairement* des diverses parties des objets l'idée de changement de plans, et nous permet d'acquérir ainsi par l'habitude des notions de perspective non raisonnées, mais sûres et précises.

La preuve démonstrative que l'idée de *solidité* est liée aussi d'une manière étroite aux modes d'éclairement des surfaces nous est fournie par un instrument très-ingénieux de M. Wheatstone, connu sous le nom de *pseudoscope*. La figure 177 représente cet instrument tel que le construit M. Duboscq. Il consiste en une sorte de lorgnette dans laquelle les verres oculaires sont remplacés de chaque côté par un prisme. Les prismes dévient les rayons lumineux, de telle sorte que l'image qui correspondrait dans la vue naturelle à la partie gauche de l'œil correspond à la partie droite, et réciproquement. L'artifice de cet instrument consiste à retourner l'image, et en retournant l'image, il retourne en même temps les *ombres*. Cet instrument fait voir *en creux* les objets en relief, et *en relief* les objets en creux.

Dans la vision *monoculaire* (vision avec un seul œil), les notions tirées de l'angle optique, c'est-à-dire des mouvements convergents des deux yeux, font naturellement défaut. L'une des sources de la connaissance n'existe plus, il ne reste, pour réveiller la notion de solidité, que la consi‑ dération des surfaces diversement éclairées. Aussi, le borgne de date récente se trompe-t-il souvent sur l'épaisseur, c'est-à-dire sur la dis‑ tance. Il est vrai que, par l'exercice, il acquiert beaucoup sous ce rap‑ port, et regagne en grande partie ce qu'il a perdu.

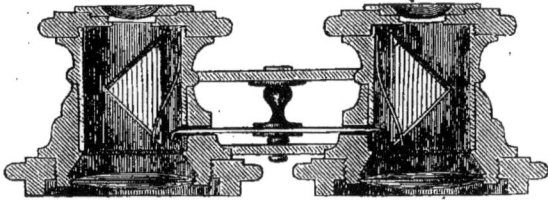

Fig. 177.

On a dit, et on a répété, que les expériences du stéréoscope étaient contradictoires avec la doctrine des points identiques de la rétine. Deux images différentes sur chaque rétine (les deux images du stéréoscope représentent nécessairement des projections un peu différentes l'une de l'autre) ne peuvent donner naissance à une image unique sans que des points insymétriques des deux rétines aient été impressionnés en même temps ; donc, dit-on, la doctrine des points identiques n'est pas fondée. Le stéréoscope ne prouve rien de semblable, et il est fait bien plutôt pour confirmer que pour renverser la théorie dont nous parlons : c'est ce qu'il nous sera aisé de démontrer en peu de mots.

Prenez un livre relié, de médiocre épaisseur ; entr'ouvrez-le très-lé‑ gèrement ; placez-le debout sur une table, le dos tourné vers vous, et placez-vous en face, à une distance assez rapprochée (Voy. fig. 178). Les yeux, fixés sur le dos du livre, voient en même temps *les deux plans fuyants* placés de chaque côté et correspondant aux deux couvertures. Sans changer de place, fermer l'œil droit, il ne restera plus dans le champ visuel de l'œil gauche que le dos du livre, plus le plan fuyant placé à la gauche du livre. Rouvrez l'œil droit et fermez l'œil gauche, il ne reste plus dans le champ visuel que le dos du livre, plus le plan fuyant placé à droite du livre. L'image qui se forme au fond de chaque œil a donc une partie commune, qui est le dos du livre ; de plus, l'œil gauche a, en outre, l'image du plan fuyant de gauche ; l'œil droit, l'i‑ mage du plan fuyant de droite. Or, il est évident que la partie commune des deux images, c'est-à-dire le dos du livre, frappe en ce moment des points identiques des deux rétines *a, b* (Voy. 178), tandis que les deux plans fuyants forment au fond de l'œil des images *isolées* qui tombent en *x* et *z*. Ces deux points, étant situés *tous les deux en dedans* des pré‑ cédents, ne sont pas des points identiques (Voy. § 293). Aussi, tandis que les parties *a, b* de la rétine donnent une seule image du dos du livre, les parties *x*, *z*, au contraire, fournissent chacune leur image particulière dans la sensation, les plans fuyants du livre *pourraient indifféremment ne pas se ressembler ;* comme leur perception est isolée dans chacun des yeux, ils sont aperçus *tous les deux* et donnent naissance à deux images distinctes qui concourent à la perception totale [1].

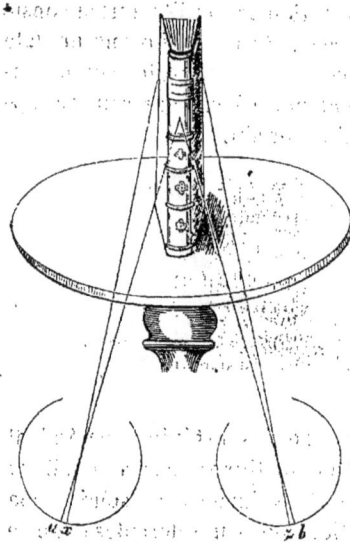

Fig. 178.

En somme, la notion de la solidité est liée, ici, à la combinaison de l'impression commune faite dans les deux yeux avec les impressions particulières faites dans chaque œil en particulier. Le stéréoscope fournit, *toute faite,* la combinaison de ces impressions diverses : voilà pourquoi l'illusion est si grande. La vue ne peut, je le répète, nous donner l'idée de solidité elle-même ; mais l'habitude que nous a donnée le toucher de reconnaître comme des *solides* certains corps qui font naître simultanément dans nos yeux une impression commune et des impressions isolées, cette habitude, dis-je, fait que la solidité des corps devient pour nous inséparable d'un mode déterminé de vision.

§ 295.

Des images consécutives. — Nous avons vu précédemment que l'impression produite sur la rétine par une cause instantanée avait une certaine durée, et que cette durée n'était jamais moindre de 1/3 de seconde. Mais l'ébranlement déterminé dans la rétine par un objet lumineux peut durer beaucoup plus. La durée de cet ébranlement est généralement proportionnée au temps pendant lequel agit l'excitant. Fixez la lumière d'une bougie ou d'une lampe, puis supprimez tout à coup l'excitant, soit en éteignant la lumière, soit en appliquant la main sur les yeux, l'impression produite par l'objet persistera pendant plusieurs secondes et même pendant plusieurs minutes, pour peu que la contemplation de la lumière ait duré longtemps. Substituez à la lumière de la

---

[1] On peut varier cette expérience. Ainsi, on peut mettre le livre à plat sur la table et le disposer de manière que les deux yeux, étant fixés sur lui, embrassent *en même temps* sa surface et une de ses tranches, et seulement sa surface quand un des yeux est fermé. Il est évident que, dans ce cas, il y a encore une image commune aux deux yeux (la surface du livre) et une image particulière à l'un des yeux (la tranche). Les deux premières frappent des points identiques et se superposent, pour n'en former qu'une. La seconde, reçue seulement dans un des yeux, n'est perçue que par lui : elle participe à l'image totale, suivant sa position relative.

bougie ou de la lampe un corps vivement coloré (en rouge, par exemple), et les mêmes phénomènes se reproduiront.

Les images transmises dans ces circonstances au sensorium portent le nom d'images *consécutives*. Ces images présentent des phénomènes curieux. Dans les premiers moments, les images consécutives sont identiques aux images réelles; mais, au bout de quelques instants, ces images, tout en conservant leur forme, prennent une *coloration nouvelle ;* cette coloration nouvelle elle-même ne tarde pas à disparaître, et la coloration primitive reparaît; puis survient de nouveau la coloration accidentelle, et ainsi de suite, jusqu'au moment où l'image disparaît par le retour au repos de la rétine.

Si l'on compare la coloration des images primitives avec celle des images consécutives auxquelles les premières donnent naissance, on constate que les couleurs consécutives sont complémentaires [1] des couleurs primitives. Ainsi, dans l'exemple que nous avons choisi, la couleur de l'image lumineuse consécutive au rouge sera le vert.

Les images *subjectives* (Voy. § 238) produites par la pression du globe oculaire présentent également des colorations variées. L'ordre dans lequel elles se succèdent n'est pas toujours le même : cela dépend de la sensibilité de l'individu, de la durée et de l'intensité de la compression. Lorsque les *phosphènes* sont déterminés par une pression violente, ils parcourent presque toutes les couleurs du spectre, et le repos de la rétine (c'est-à-dire la couleur *noire*, ou l'absence de couleur) n'arrive qu'après des oscillations nombreuses. Le point de départ des phosphènes, quant aux alternatives de coloration, peut être assimilé à celui de la couleur blanche. Lorsqu'en effet on fixe le soleil (source de lumière blanche), on remarque aussi que les images consécutives parcourent les diverses couleurs du spectre, et que la rétine n'arrive au repos qu'après des oscillations nombreuses, pendant lesquelles les mêmes colorations reviennent et disparaissent à plusieurs reprises, sans ordre bien manifeste.

§ 296.

Des illusions de coloration. — Jusqu'ici, nous n'avons parlé que des images consécutives qui apparaissent dans le champ de la vision quand les yeux se sont fermés; mais il peut aussi se produire des *illusions de coloration* et des images consécutives lorsque les yeux restent ouverts.

Voici, entre autres, un phénomène bien curieux et qui vient encore à l'appui de la doctrine des points identiques. Si l'on place perpendi-

---

[1] Les sept couleurs du spectre solaire qui, par leur réunion, donnent la lumière blanche, sont réductibles en trois couleurs principales, le *jaune*, le *bleu*, le *rouge*. Les autres couleurs du spectre, le *violet*, l'*indigo*, le *vert*, l'*orangé*, pouvant être produites par le mélange des précédentes, sont dites *couleurs mixtes*. D'où il résulte que l'association d'une couleur principale avec l'une des couleurs mixtes (provenant elles-mêmes du mélange

culairement un écran entre les yeux, et si l'on reçoit isolément dans l'œil gauche un faisceau de lumière rouge, et dans l'œil droit un faisceau de lumière verte, on ne perçoit qu'une seule impression, celle de la lumière *blanche*. Il en est de même pour tous les faisceaux de lumière qui représentent deux couleurs complémentaires. Les portions identiques

des deux autres couleurs principales correspond à l'association des trois couleurs principales c'est-à-dire au blanc. On donne le nom de *couleurs complémentaires* à deux couleurs, l'une principale et l'autre mixte, lesquelles, recomposées entre elles, donnent du

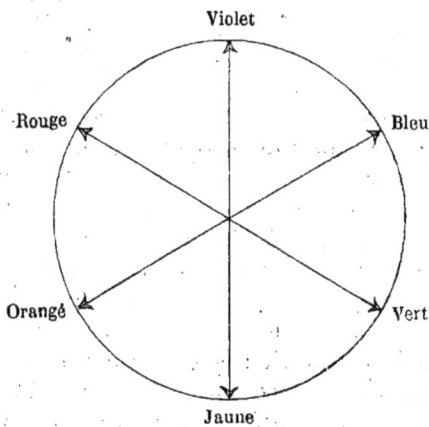

Fig. 179.

blanc. Le vert est complémentaire du rouge ; l'orangé est complémentaire du bleu ; le violet est complémentaire du jaune. On peut, pour fixer les idées, disposer les couleurs du spectre autour d'un cercle, de manière que les couleurs complémentaires se correspondent aux

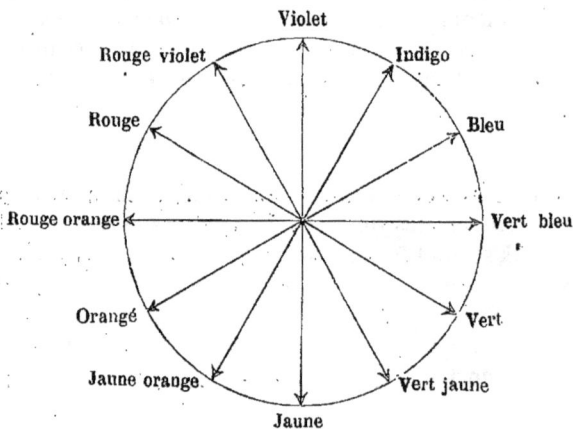

Fig. 180.

extrémités des diamètres (Voy. fig. 179). Les couleurs voisines les unes des autres dans la figure 179 peuvent être associées entre elles, et la couleur résultante est également complémentaire des couleurs correspondantes pareillement associées (Voy. fig. 180).

des deux rétines ne donnent, en effet, naissance qu'à une seule image, et celle-ci résultant de la superposition de deux couleurs complémentaires, il en résulte la sensation de la lumière blanche. Ce fait nous explique comment, sous certaines conditions d'incidence, les signaux de lumière sur les chemins de fer (généralement ces signaux consistent en feux rouges ou verts) ont pu induire en erreur les conducteurs de trains et leur faire croire à des feux de lumière blanche, alors que ces feux étaient diversement colorés.

De cette expérience, et d'autres dans lesquelles, au lieu de deux couleurs complémentaires, on met en usage des faisceaux de lumière diversement colorés, on peut tirer, avec M. Fechner, cette loi générale : lorsque deux impressions frappent deux points identiques des deux rétines, ou lorsqu'elles frappent le même point d'une seule rétine, le résultat est le même, il n'y a qu'une seule impression, qui est la *résultante* des deux impressions.

Si, après avoir longtemps fixé un écran de couleur rouge, on porte les yeux sur le plafond blanc d'un appartement, on voit apparaître sur le plafond une tache verte qui bientôt devient rougeâtre, puis de nouveau verte, et ainsi de suite, etc. On peut varier les conditions du phénomène en choisissant d'autres couleurs ; les résultats se reproduisent toujours les mêmes, c'est-à-dire que la couleur complémentaire apparaît sur le champ blanc. D'où il résulte que l'ébranlement déterminé sur la rétine par un faisceau de lumière colorée éveille, en se prolongeant, un ébranlement qui fait apparaître la couleur complémentaire. Ce qui a lieu pour une même rétine, se produit aussi sur les points identiques de l'autre rétine. L'impression d'une couleur sur une rétine éveille sur le point identique de l'autre rétine l'impression de la couleur complémentaire. Exemple : fermez l'un des deux yeux, fixez avec l'œil ouvert, et pendant longtemps, un cercle rouge ; puis fermez cet œil, ouvrez celui qui était fermé, et dirigez-le sur un fond blanc, vous verrez apparaître une auréole verte, etc.

§ 297.

Images et couleurs par irradiation. — Applications aux arts. — L'ébranlement communiqué à la rétine par la lumière ne se traduit pas seulement par la persistance plus ou moins durable des impressions de la rétine et par l'apparition des couleurs consécutives ; l'ébranlement se transmet *au delà* des points de la rétine, qui sont directement frappés par la lumière. C'est ce dernier phénomène qui donne naissance à ce que les physiciens appellent *images par irradiation* et *couleurs par irradiation*.

Cette extension des effets de la lumière dans les points voisins de ceux qui sont soumis à son action immédiate explique pourquoi de deux cercles de même rayon, tracés sur des fonds différents, celui dont la surface est noire et le fond blanc (Voy. fig. 181, A) paraît plus petit que celui dont la surface est blanche et le fond noir (Voy. fig. 181, B). Dans le premier cas A, l'ébranlement de la rétine est bien plus intense pour le fond et empiète sur l'image du cercle noir ; dans le second cas B, l'ébranlement causé par le cercle blanc empiète sur l'image du fond. C'est pour la même raison que les compositeurs d'imprimerie se trompent, dans le principe, sur la véritable grandeur des o.

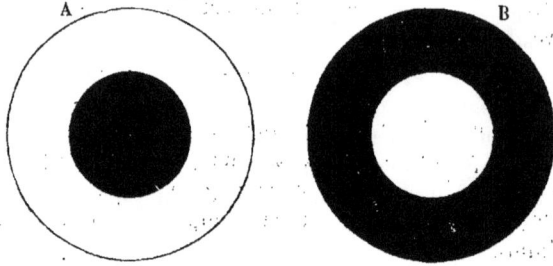

Fig. 181.

Si les objets soumis à l'observation ne sont pas blancs ou noirs [1], s'ils sont colorés d'une manière quelconque, l'irradiation déterminée sur la rétine ne consiste plus simplement alors dans l'extension de l'image qui donne à la dimension des objets un accroissement apparent, il survient un autre effet. Les parties de la rétine ébranlées par irradiation, ou par voisinage, semblent se mettre dans un état opposé avec celles qui sont directement frappées par la lumière, et ce n'est pas la couleur de l'objet qu'elles reproduisent, mais sa couleur complémentaire. Les objets paraissent entourés d'une bande colorée, dite bande ou couleur par *irradiation*. Pour vérifier le fait, il suffit de considérer d'une manière soutenue un disque rouge vivement éclairé sur un fond blanc. Au bout de quelques minutes, on voit apparaître autour du disque rouge une couronne verte plus ou moins foncée. Si le disque était d'une autre couleur, l'auréole serait complétement de cette couleur.

Cette propriété remarquable de la rétine dans la sensation visuelle a été mise à profit et dans la peinture et dans l'industrie des tissus. Elle montre comment on peut augmenter la valeur des tons par de simples associations de couleurs, comment, au contraire, on peut diminuer cette valeur ou éteindre les couleurs, ainsi qu'on le dit, de manière à donner à l'œil, tantôt l'éclat et la vivacité du coloris, tantôt la douceur et le fondu des teintes.

Deux couleurs complémentaires, placées l'une près de l'autre, semblent, en effet, beaucoup plus riches en couleur que lorsqu'elles sont séparées. La raison en est simple : chacune d'elles réveille sur ses limites la sensation de la couleur qui la borde et augmente d'autant son

---

[1] Le blanc est la réunion de toutes les couleurs ; le noir est l'absence de toute lumière et par conséquent de toute couleur. Le blanc et le noir, seuls, n'ont par conséquent point de couleurs complémentaires.

éclat. Deux ou plusieurs couleurs qui ont à peu près le même ton perdent de leur valeur lorsqu'elles sont placées les unes près des autres ; car, loin d'augmenter leur éclat, l'auréole par irradiation, qu'elles déterminent sur la rétine, ne fait qu'amortir leur impression.

§ 297 *bis*.

Phénomènes entoptiques. — Dans quelques circonstances qui s'écartent des phénomènes ordinaires de la vision, on voit apparaître dans le champ visuel certaines apparences dont la source est dans l'œil lui même, et qui tiennent à la nature des éléments anatomiques qui entrent dans sa construction. Tantôt ces images sont déterminées par l'ombre portée sur la rétine par certaines parties, moins translucides que les autres, qui entrent dans la structure des milieux transparents de l'œil, tels que les vaisseaux et les noyaux de cellules ; tantôt ces apparences sont, au contraire, de véritables images lumineuses. Nous avons parlé déjà des *phosphènes* déterminés par les ébranlements mécaniques de la rétine en l'absence de la lumière (Voy. §§ 291 et 293). Il ne s'agit pas ici de phénomènes du même genre. Ceux dont il nous reste à parler prennent, au contraire, naissance sous l'influence de la lumière.

Dans les conditions ordinaires de la vision, la quantité de lumière qui entre dans l'œil d'une part, et d'autre part le petit volume des éléments anatomiques (noyaux de cellules) qui composent le corps vitré, font que ces parties, un peu moins transparentes que le reste de la masse vitrée, ne sont pas mêmes soupçonnées ; en d'autres termes, ils ne projettent pas sur la rétine d'ombre sensible [1].

Mais, si, par expérience, on ne laisse pénétrer dans l'œil qu'un mince filet de lumière, comme, par exemple, en regardant une source lumineuse à travers un trou d'aiguille pratiqué dans un écran opaque, ce filet de lumière, dirigé suivant l'axe optique de l'œil, n'est pas sensiblement dévié, et les parties moins transparentes qu'il rencontre sur sa route se dessinent sur la rétine par des ombres portées qui parsèment le champ lumineux.

Dans la vision ordinaire, c'est-à-dire lorsque la lumière pénètre librement dans l'œil par l'ouverture pupillaire, les vaisseaux qui circulent dans l'épaisseur de la rétine ne sont pas aperçus ; mais, en se plaçant dans certaines conditions particulières de vision, on peut faire apparaître le réseau vasculaire ; en d'autres termes, on peut faire naître l'impression de l'ombre portée par les vaisseaux sur le fond éclairé de la rétine. Plusieurs procédés peuvent conduire à ce résultat. Faites entrer dans l'œil un faisceau de lumière par une voie tout à fait anormale, en concentrant, par exemple, avec une lentille, la lumière d'une lampe

---

[1] Il ne saurait y avoir, d'ailleurs, on le conçoit aisément, que les noyaux placés dans les parties les plus reculées du corps vitré qui puissent projeter un cône d'ombre capable d'atteindre le corps vitré.

sur un point de la sclérotique ; la lumière, pour arriver à la rétine, devra traverser la choroïde (membrane essentiellement vasculaire), et on conçoit facilement que l'ombre portée par les vaisseaux se détachera sur le fond plus clair de la rétine ; on verra, d'ailleurs, cette ombre se déplacer avec les mouvements de la source lumineuse. Cette expérience révèle encore un fait curieux, sur lequel nous avons déjà appelé l'attention, et qui met bien en évidence la propriété qu'a la rétine de reporter ce qui l'affecte dans la direction suivant laquelle lui viennent dans la vision normale les impressions du dehors. Ainsi, l'image obscure des vaisseaux n'est pas vue par l'œil au point où la sclérotique reçoit le faisceau de lumière, mais à l'extérieur, dans la direction de la cornée transparente, et suivant l'axe optique de l'œil. Tous les mouvements de la source lumineuse entraînent des mouvements analogues dans l'image, toujours aperçue dans le champ normal de la vision.

On peut rendre visibles les vaisseaux propres de la rétine, c'est-à-dire ceux qui circulent au fond de l'œil, en agitant devant la cornée un écran opaque percé d'une petite ouverture et placé devant une source vive de lumière. Au bout de quelque temps, on aperçoit alors l'ombre des vaisseaux, ou, si l'on veut, leur image se détachant comme des traînées moins éclairées sur un fond lumineux. La figure 182, qui représente les vaisseaux de la rétine, tels qu'ils apparaissent lorsqu'on examine le fond de l'œil à l'ophthalmoscope, peut donner une idée de la sensation qu'on éprouve dans cette expérience.

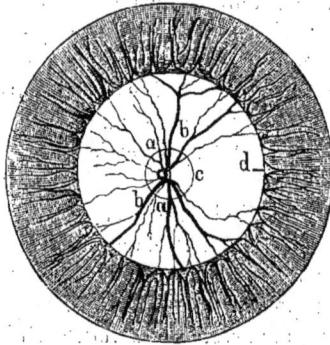

Fig. 182.

LA RÉTINE VUE A L'OPHTHALMOSCOPE.

a, a, rameaux de l'artère centrale de la rétine.
b, b, rameaux de la veine centrale de la rétine.
c, punctum cæcum, c'est-à-dire point correspondant à l'entrée du nerf optique.
d, circonférence interne de l'iris.

Mais ce n'est pas toujours à l'état d'*ombre portée* que les éléments anatomiques de l'œil apparaissent dans le champ de la vision. Ils peuvent aussi donner naissance à des images lumineuses.

Fixez une nuée blanche, ou un champ de neige, en un mot, un fond blanc vivement éclairé par le soleil : au bout de quelque temps apparaîtront devant vos yeux, à une distance de 1 ou 2 mètres, de petits points brillants, dont l'éclat est proportionné à la clarté du plan que l'on contemple. Le lieu où apparaissent ces points correspond aux parties centrales de la rétine. Les points brillants se multiplient en peu de temps, et l'on constate qu'ils forment des séries, et une sorte de dessin toujours le même, toujours situé au même lieu. Ces points brillants, disposés en série, exécutent des mouvements dans une direction toujours la même et avec une même vitesse. Lorsqu'on ferme les yeux, cette apparence s'évanouit presque à l'instant [1]. Les points brillants dont nous venons de parler sont dans un rapport direct avec les globules de sang qui circulent dans les vaisseaux rétiniens. Les globules semi-transparents agissent à la manière de petites lentilles et concentrent sur les éléments de la rétine la lumière qui les traverse.

§ 298.

Notions fournies par le sens de la vue sur l'état de repos ou de mouvement des corps, sur leur distance, sur leur grandeur. — De l'angle visuel. — La rétine ne nous fait rigoureusement distinguer que la quantité, la direction et la couleur des rayons lumineux qui viennent frapper notre œil. Cependant, avec des données aussi peu nombreuses, nous pouvons porter sur les objets que nous voyons des jugements extrêmement variés. Non-seulement nous jugeons de leur forme et de leur coloration, mais encore nous apprécions leur grandeur, leur distance, leur état de repos ou de mouvement. La rétine à elle seule ne saurait nous donner toutes ces notions, qui sont le résultat de l'éducation ; mais ces appréciations étant associées par l'habitude à certains mouvements ou à certains états de l'œil, ces mouvements et ces états deviennent ensuite les éléments mêmes de nos jugements.

Ainsi, à l'aide du sens de la vue, on juge de l'état de repos ou de l'état de mouvement des corps, en partie par la fixité ou le déplacement de l'image sur la rétine, c'est-à-dire par la direction permanente ou variable des rayons lumineux ; en partie, aussi, par le mouvement des yeux, qui suivent l'objet quand cet objet se meut. Cela est vrai, du moins, pour les corps qui se meuvent en travers de l'axe optique. Quand le mouvement a lieu dans la direction même de l'axe optique, l'image n'est point déplacée sur la rétine, et si la vue nous donne alors l'idée d'un déplacement, c'est en vertu des changements qui surviennent dans l'ouverture de l'angle optique ; c'est surtout parce que l'image diminue ou augmente sur la rétine, et que l'idée de grandeur est toujours liée à celle de distance. Cette liaison entre la grandeur et la distance des objets n'est nulle part plus saisissante que dans la fantasmagorie. Des figures, dont la grandeur augmente et diminue rapidement sur un plan immobile, paraissent s'avancer ou s'éloigner quand tous les objets intermédiaires, capables de servir de point de comparaison, ont disparu. D'un autre côté, toutes les fois que la distance de l'objet à l'œil est assez considérable pour qu'un rapprochement ou un éloignement de l'objet à cette distance ne puisse se traduire par une modification sensible de l'angle optique, ou par une augmentation ou une diminution appréciable dans les dimensions de l'image projetée sur la rétine, il paraît immobile. Si la réflexion nous avertit que l'objet peut se mouvoir,

[1] Quelques observateurs doués d'une grande sensibilité peuvent observer ces apparences pendant un certain temps, après avoir fermé les yeux. Elles peuvent donc donner lieu aussi à des images *consécutives* (§ 295).

s'il s'agit, par exemple, d'une personne qui marche devant nous à une très-grande distance, ou d'un vaisseau placé en pleine mer, il est impossible d'affirmer si la personne ou le vaisseau s'éloignent ou se rapprochent.

Les notions que nous donne la vue, relativement au mouvement des corps, nous exposent à une foule d'illusions qui ne tiennent point aux impressions de la rétine, mais à des appréciations inexactes, que la réflexion seule peut détruire. C'est ainsi que le voyageur qui descend en bateau le cours d'une rivière croit voir fuir la rive; c'est ainsi que, placé dans un wagon de chemin de fer, immobile sur la voie, le voyageur se croit entraîné en sens opposé d'un convoi qui croise celui où il se trouve; c'est ainsi que le soleil paraît tourner autour de la terre et la lune se mouvoir en sens inverse des nuages, etc. L'image produite sur la rétine s'est réellement mue dans tous ces cas, mais la réflexion seule peut nous enseigner si ce mouvement de translation de l'image est dû au mouvement de l'objet ou au mouvement de l'observateur, l'un ou l'autre de ces mouvements déterminant sur la rétine identiquement les mêmes effets.

Dans le principe, les notions relatives à la *distance* des objets sont confuses, et le sens de la vue a besoin, sous ce rapport, d'une véritable éducation, ainsi que le prouvent et l'observation des enfants nouveau-nés et celle de l'aveugle-né auquel Cheselden rendit la vue. Cette éducation s'accomplit sans réflexion et d'une manière en quelque sorte nécessaire; les animaux ont, comme l'homme, la notion des distances. Nous avons vu précédemment que, pour la vision des objets placés à des distances diverses, il se passait dans l'œil des changements organiques qui avaient pour résultat de faire coïncider toujours les foyers des divers points de l'image à la rétine. Ces mouvements, destinés à accommoder l'œil à la distance de l'objet, et l'effort qui les accompagne, s'associent avec la distance de l'objet qui les occasionne, et deviennent ainsi les signes et en quelque sorte la mesure de cette distance [1].

On désigne sous le nom d'*angle visuel* l'angle sous lequel est vu un objet, c'est-à-dire l'angle formé au centre optique de l'œil (Voy. fig. 183), par les rayons partis des extrémités de l'objet [2]. L'angle AcB est donc l'angle visuel sous lequel est vu l'objet AB. Si l'objet AB est transporté en A'B', l'angle visuel devient A'cB'; l'angle visuel diminue, par conséquent, avec la distance de l'objet. Mais le degré d'ouverture de l'angle visuel, on le conçoit, ne fournirait à lui seul que des notions trompeuses sur la distance, car le corps ab, plus rapproché de l'œil que A'B', sous-tend exactement le même angle. C'est donc surtout, ainsi que nous le

[1] Nous avons vu précédemment que la vision *binoculaire* contribue aussi à nous donner la notion des distances par la conscience du travail musculaire en harmonie avec le degré de convergence des deux yeux.

[2] On peut également, on le conçoit, mesurer l'angle visuel du côté opposé, c'est-à-dire du côté de la rétine. En effet, l'angle AcB (Voy. fig. 183) est égal à l'angle *xcz*, opposé qu'ils sont par le sommet. Pour la même raison, l'angle A'cB' = l'angle *tcs*.

disions, la conscience du mouvement d'*accommodation* qui s'accomplit dans notre œil pour la vue des objets diversement distants, et aussi la conscience du mouvement de convergence des yeux dans la vision binoculaire, qui nous servent de guide.

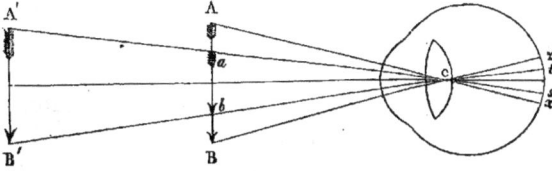

Fig. 183.

La quantité des rayons lumineux que chaque objet envoie à l'appareil de la vision contribue aussi à nous faire juger de la distance des objets. A mesure qu'un objet s'éloigne, ses détails nous échappent, il devient moins net, moins éclairé, la quantité de lumière qu'il envoie à l'œil diminuant en raison du carré des distances. L'état de *clarté* d'un même objet, placé successivement à des distances diverses et apprécié par la rétine, est donc aussi un signe de distance. Ici la sensibilité de la rétine joue le principal rôle [1].

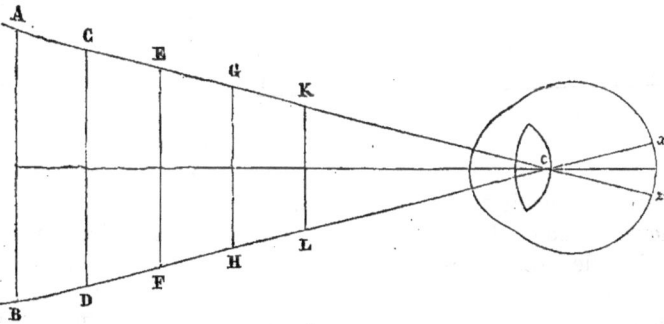

Fig. 184.

Comment jugeons-nous de la *grandeur* des objets? Si cette notion n'était due qu'aux dimensions de l'image produite sur la rétine, tous les objets compris dans un même *angle visuel* (Voy. fig. 184), donnant sur la rétine une image d'égale mesure, seraient sentis comme des objets de mêmes dimensions. Les objets AB, CD, EF, GH, KL, très-différents

---

[1] C'est à la sensibilité de la rétine qu'il faut attribuer une illusion de distance signalée dernièrement par M. Dove. Si l'on pose un écran opaque percé d'une ouverture de quelques millimètres devant une source lumineuse, et qu'on regarde cette lumière par l'ouverture, en plaçant un prisme devant son œil, on voit un spectre coloré dont le rouge paraît plus rapproché de l'œil que le bleu. Cette illusion tient à ce que la rétine est plus sensible pour le rouge que pour le bleu (l'œil voit encore la couleur rouge à une distance où la couleur bleue lui échappe); dès lors le rouge lui paraît plus rapproché et le bleu plus éloigné. Ce phénomène mériterait d'être pris en considération par les peintres : il peut servir aux effets de perspective ou les contrarier.

de grandeur, placés à des distances diverses, et compris dans le même angle visuel AcB, forment, en effet, des images égales xz sur la rétine. Mais la notion de distance intervient; il en résulte que, bien que l'image de AB soit égale sur la rétine à l'image de KL, nous conclurons que le corps AB est plus grand que le corps KL, lorsque nous aurons *jugé* qu'il est plus éloigné.

Les idées de grandeur et de petitesse des corps n'existent que par comparaison. Dans l'état ordinaire, nous jugeons ces dimensions par opposition, c'est-à-dire parce que l'organe de la vue embrasse en même temps un certain nombre d'objets : c'est pour cette raison que la lune au zénith nous paraît beaucoup plus petite que lorsqu'elle est à l'horizon. De même, nous ne pouvons juger de la distance réelle d'un objet quand il n'existe pas d'objets intermédiaires ou de points de repère. La vue ne peut nous donner aucune idée de la distance prodigieuse qui sépare le soleil et la lune de la terre, et nous croyons presque toucher à un clocher dont le sommet se détache sur le ciel au travers d'une fenêtre ouverte, quand nous n'apercevons ni les champs ni les près qui nous séparent de lui.

La notion de la *forme* des corps est une notion simple, en tant qu'il ne s'agit que des surfaces, et elle tient à la situation réciproque des points affectés de la rétine. Mais nous ne connaissons réellement la *solidité* des corps que par le toucher. La *mémoire* donne au corps que l'on envisage les faces qu'on apercevrait si on en changeait la situation. Les impressions de la rétine ne peuvent nous donner que la notion des surfaces. Alors même que nos yeux embrassent en même temps les faces d'un corps angulairement inclinées les unes par rapport aux autres, la rétine ne reçoit que les projections *planes* de ces diverses faces. Les dimensions de ces faces sur la rétine varient suivant l'inclinaison sous laquelle elles sont vues. Ce sont les positions respectives de ces faces, les conditions variables de lumière et d'ombre résultant de leur inclinaison, et aussi les points impressionnés de la rétine (Voy. §§ 293 et 294) qui réveillent l'idée de solidité *introduite dans l'esprit par le toucher.*

§ 299.

Transmission des impressions par le nerf optique. — Les impressions de la rétine sont transmises à l'encéphale par le nerf optique et seulement par le nerf optique. Les branches du nerf trijumeau, qui se rendent au globe oculaire et qui donnent à la conjonctive sa sensibilité et aux milieux transparents de l'œil les conditions organiques en vertu desquelles leurs qualités dioptriques sont entretenues, agissent en favorisant et en assurant les fonctions de la rétine, mais ne peuvent, en aucun cas, suppléer le nerf optique. Lorsque celui-ci est coupé, détruit ou comprimé par une altération ou une tumeur placée sur son trajet, la vue est anéantie, ou profondément troublée.

Le nerf optique, de même que la rétine, dont il n'est que la continuation, est complétement insensible aux irritations mécaniques. Les chirurgiens qui ont pratiqué l'extirpation de l'œil ont constaté le fait sur l'homme; les physiologistes l'ont souvent piqué, pincé et cautérisé sur les animaux, sans déterminer de sensation douloureuse.

L'irritation et la section du nerf optique ne causent point de douleur, mais elles déterminent des effets analogues à ceux qu'on obtient en comprimant la rétine par un coup porté sur l'œil, ou par une pression vive du globe oculaire. Cette irritation, cette section, donnent lieu à une sensation subjective de lumière. Le nerf optique révèle donc sa fonction spéciale sous l'influence des irritations mécaniques.

Lorsqu'on a pratiqué la section du nerf optique, et, par conséquent, rompu les communications qui existaient entre la rétine et l'encéphale, l'iris est devenu immobile et s'est dilaté (Voy. § 280). Si, dans ces conditions, on excite le bout du nerf optique qui tient à l'encéphale, l'iris se contracte. La sensation de lumière, déterminée dans l'encéphale par l'excitation du nerf optique, produit sur l'iris, par l'intermédiaire du nerf moteur oculaire commun, les mêmes effets que la sensation de lumière transmise par la rétine elle-même. Lorsque le nerf moteur oculaire commun, qui tient sous sa dépendance les mouvements de l'iris, est également coupé en arrière du ganglion ophthalmique, l'iris est devenu immobile, et le phénomène ne se produit plus.

Les nerfs optiques, nés isolément de chaque côté de l'encéphale, se réunissent avant de pénétrer dans les globes oculaires, et forment un entre-croisement tout particulier, désigné sous le nom de *chiasma*. Dans l'homme et les mammifères, l'entre-croisement n'est pas total; il n'est que partiel. Il est probable que l'entre-croisement ne devient total que dans les animaux chez lesquels la position des yeux sur les parties latérales de la tête ne permet jamais aux yeux de fixer en même temps le même objet. L'entre-croisement partiel est en rapport avec la vision simple au moyen des deux yeux (Voy. §§ 292, 293).

Lorsqu'après la section d'*un seul* nerf optique on excite le bout cérébral du nerf, on observe que les *deux iris* se contractent. La sensation subjective de lumière, qui détermine, en pareil cas, la contraction de l'iris, a été transmise aux deux côtés de l'encéphale, chaque nerf optique contenant, en arrière du chiasma, les éléments des deux rétines. De même, lorsqu'on a mis à découvert sur un mammifère les tubercules quadrijumeaux, on remarque que l'excitation des tubercules d'*un seul* côté entraîne des contractions dans *les deux* iris.

Les nerfs optiques transmettent l'impression de la lumière aux points de l'encéphale où ils prennent naissance, c'est-à-dire aux tubercules quadrijumeaux (Voy. § 369).

§ 300.

Des mouvements du globe de l'œil. — Le globe de l'œil est mis en mouvement par six muscles, qui sont les quatre muscles droits et les deux obliques. Grâce à ces mouvements, le champ de la vision est singulièrement augmenté, et l'homme peut, sans changer sa position, embrasser une étendue considérable, qui s'agrandit encore par les mouvements de la tête sur la colonne vertébrale et des vertèbres cervicales entre elles.

Des noms divers, tirés de l'action qu'ils exercent sur le globe de l'œil, ont été donnés aux muscles qui le meuvent. C'est ainsi que le droit externe a reçu le nom d'*abducteur*, le droit interne celui d'*adducteur*, le droit supérieur celui d'*élévateur*, le droit inférieur celui d'*abaisseur*, les deux muscles obliques les noms de *rotateurs*. La plupart de ces dénominations ne donnent pas de l'action des muscles de l'œil une idée bien précise. Il n'est pas exact de dire que l'œil est abaissé ou qu'il est élevé, ni qu'il se porte en dedans ou en dehors; l'œil ne subit aucun transport d'un lieu dans un autre. Tous les mouvements du globe de l'œil sont des mouvements de rotation, et, par conséquent, tous les muscles de l'œil sont des muscles *rotateurs*, dans l'acception rigoureuse du mot. L'œil, maintenu en avant par les voiles palpébraux, et en arrière par un plan aponévrotique concave, ne peut que rouler, en quelque sorte, dans cette capsule, solidement fixée au pourtour osseux de l'orbite. Les mouvements qu'exécute le globe de l'œil, analogues à ceux qu'exécuterait une sphère pleine mobile dans une sphère creuse, peuvent être rapportés à trois directions principales : la direction horizontale, la direction verticale, la direction antéro-postérieure. Les mouvements de l'œil se passent autour de trois axes fictifs : un *axe horizontal*, un *axe vertical*, un *axe antéro-postérieur*. Les muscles droit supérieur et droit inférieur meuvent le globe de l'œil autour de l'axe horizontal; les muscles droit externe et droit interne le meuvent autour de l'axe vertical; les muscles grand et petit oblique le meuvent autour de l'axe antéro-postérieur. Le grand et le petit oblique s'insérant sur la partie externe du globe oculaire, le mouvement de rotation opéré par le premier s'accomplit de dehors en dedans, celui qu'imprime le second s'opère de dedans en dehors. On comprend aisément comment ces divers muscles, en associant leurs contractions, produisent des mouvements de rotation variés à l'infini, et dirigent ainsi la cornée dans tous les sens imaginables [1].

Quelques physiologistes attribuent aux muscles moteurs du globe oculaire le pouvoir de changer, par leurs contractions, les dimensions antéro-postérieures du globe de l'œil, de faire varier la distance qui sépare la rétine du cristallin, et d'accommoder ainsi l'œil au degré d'éloignement des objets. Les uns prétendent que les contractions des muscles droits ont pour effet d'aplatir le globe oculaire sur lequel ils s'enroulent,

---

[1] Le muscle grand oblique agissant sur l'œil par l'intermédiaire de la poulie de réflexion fixée à l'arcade orbitaire, et son insertion sur le globe oculaire ayant lieu au côté externe et en même temps *postérieur* de ce globe, il s'ensuit que la direction de la portion agissante de ce muscle tend non-seulement à faire éprouver au globe de l'œil un mouvement de rotation autour de l'axe antéro-postérieur de l'œil, mais en même temps aussi (à supposer qu'il agisse seul) à porter légèrement la pupille en dehors et en bas.

et d'allonger ainsi son diamètre antéro-postérieur. Les autres pensent qu'en appliquant fortement l'œil contre la capsule fibreuse qui le soutient, les muscles droits déterminent, en se contractant, un changement précisément inverse, et amènent un raccourcissement dans le diamètre antéro-postérieur. Le même désaccord règne en ce qui concerne l'action des muscles obliques. Ces changements dans la forme du globe de l'œil, pris en masse, sont donc loin d'être prouvés, et nous avons vu précédemment (§ 284) qu'ils ne sont nullement nécessaires pour expliquer l'accommodation de la vue aux diverses distances. J'ajouterai encore que, si l'accommodation, pour la vision à diverses distances, était sous l'influence des agents qui impriment à l'œil ses directions diverses, il en résulterait que la contraction des muscles de l'œil agirait à la fois sur l'étendue des diamètres et sur la direction du globe oculaire, et on comprendrait difficilement que l'œil pût se mouvoir sans qu'il survînt du trouble dans la vision, car il n'y a aucune relation entre la *distance* et la *direction* des objets.

Les muscles de l'œil sont animés par trois nerfs : le nerf moteur oculaire commun, qui répand ses filets dans les muscles droit supérieur, droit inférieur, droit interne et petit oblique ; le nerf moteur oculaire externe, qui anime le muscle droit externe ; le nerf pathétique, qui se porte au muscle grand oblique. On s'est demandé pourquoi les muscles de l'œil recevaient leurs nerfs de tant de sources différentes et pourquoi un seul et même nerf, le nerf moteur oculaire commun, par exemple, n'envoyait pas ses filets à tous les agents musculaires qui meuvent le globe oculaire. Diverses explications ont été proposées. Il est probable que cette disposition est en rapport avec ce que nous avons appelé les points identiques des rétines. En effet, dans les mouvements de rotation du globe oculaire autour de l'axe horizontal, c'est-à-dire dans la rotation vers le haut ou vers le bas, les points identiques des deux rétines étant symétriquement situés au-dessus et au-dessous de l'axe horizontal, les muscles droits supérieurs agissent ensemble ainsi que les muscles droits inférieurs, et l'harmonie des mouvements est assurée par l'action d'un seul et même nerf, le nerf moteur oculaire commun. Mais, dans les mouvements de rotation du globe oculaire autour de l'axe vertical et autour de l'axe antéro-postérieur, les points identiques des deux rétines ne se meuvent plus symétriquement ; les deux muscles qui meuvent l'œil autour de l'axe vertical, ainsi que les deux muscles qui le meuvent autour de l'axe antéro-postérieur, reçoivent chacun leurs nerfs d'une source différente. Le droit externe d'un côté agit avec le droit interne du côté opposé, pour faire exécuter la rotation autour de l'axe vertical, et ils reçoivent leurs nerfs, l'un du moteur oculaire commun, l'autre du moteur oculaire externe. Le grand oblique d'un côté agit, dans les phénomènes de la vision, avec le petit oblique du côté opposé, pour faire exécuter la rotation autour de l'axe antéro-postérieur ; ils reçoivent leurs nerfs, l'un du pathétique, l'autre du moteur oculaire commun.

Le nerf moteur oculaire commun participe en conséquence à tous les mouvements de l'œil. Il agit seul sur le globe oculaire dans les mouvements symétriques d'élévation et d'abaissement, qui présentent aux objets des points identiques des deux rétines; il agit avec le nerf moteur oculaire externe pour les mouvements associés autour de l'axe vertical; il agit avec le nerf pathétique pour les mouvements associés autour de l'axe antéro-postérieur.

§ 301.

Orbites. — Les orbites creusées dans les parties supérieures de la face représentent des cavités protectrices, qui abritent l'organe de la vision. Les orbites qui contiennent l'œil, les paupières qui le recouvrent, les sourcils qui le surmontent, et l'appareil lacrymal qui l'humecte, ont un but commun de protection : leur ensemble a reçu le nom de *tutamina oculi.*

La cavité osseuse de l'orbite est une sorte de pyramide à quatre pans, dont le sommet, situé en arrière, correspond au trou qui donne passage au nerf optique, et dont la base, obliquement coupée d'avant en arrière et de dedans en dehors, sert de support aux paupières. Le globe de l'œil n'occupe que la partie la plus évasée de cette cavité osseuse; toute la partie rétrécie de l'orbite est remplie par les muscles, les nerfs et les vaisseaux de l'œil, et aussi par un coussinet graisseux qui garnit tous les interstices, et concourt (ainsi que le plan aponévrotique concave dont nous avons parlé) à maintenir l'œil dans sa situation fixe et à faciliter ainsi ses mouvements. Lorsqu'une partie de ce tissu adipeux a été résorbée, le globe de l'œil s'enfonce un peu dans l'orbite. C'est ce qui arrive dans toutes les maladies longues et lorsque l'amaigrissement est considérable.

Les orbites sont obliquement dirigées en dehors, d'une quantité telle, que, si on prolongeait par la pensée leurs axes du côté postérieur, ils se rencontreraient à l'apophyse basilaire de l'occipital. La direction des axes optiques de l'œil n'est pas la même que celle des orbites. La vision des mêmes objets avec les deux yeux détermine, en effet, dans les axes optiques une convergence plus ou moins prononcée vers le plan médian. Le nerf optique, qui suit à peu près, dans son trajet, l'axe de l'orbite, ne correspond donc pas exactement au prolongement des axes optiques, et son point d'insertion sur le globe oculaire se fait un peu en dedans de cet axe. Le *punctum cœcum*, placé à l'insertion du nerf optique sur la rétine (lequel n'est doué, nous l'avons vu, que d'une sensibilité obscure pour la lumière), n'étant pas situé dans l'axe optique, il en résulte que dans les mouvements associés des deux yeux, lorsque l'image produite au fond de l'un des yeux correspond à cette partie peu sensible de la rétine, l'image produite en même temps au fond de l'autre œil n'y correspond pas.

§ 302.

Sourcils. — Les sourcils sont formés par une éminence de l'os fron-tal, par le muscle sourcilier, par la peau qui recouvre ce muscle, et par des poils courts dirigés en dehors et plus ou moins abondants, suivant les individus et suivant les races. Les peuplades méridionales ont géné-ralement les sourcils plus épais que les peuplades du Nord. L'homme et le singe sont les seuls êtres, à proprement parler, qui aient des sour-cils; quelques animaux présentent cependant en ce point des poils longs et roides. Les sourcils atténuent l'intensité des rayons lumineux venus d'en haut, et protégent l'œil contre la lumière directe du soleil. L'homme augmente la saillie qui forme le sourcil en les *fronçant* par la contraction du muscle sourcilier, et protége ainsi plus efficacement le globe de l'œil.

La saillie sourcilière, et surtout les poils du sourcil, enduits d'hu-meur sébacée, détournent la sueur du front du champ de la vision. Les sourcils contribuent aussi à l'expression de certains sentiments. Ils s'élèvent et s'écartent l'un de l'autre dans l'expression de la joie et de l'espérance; ils s'abaissent et se rapprochent dans l'expression de la colère et de la crainte. Les mouvements du sourcil sont sous la dépen-dance du nerf facial ou de la septième paire, qui anime la plupart des muscles de la face.

§ 303.

Paupières. — Les paupières sont des voiles mobiles, destinées à soustraire momentanément l'organe de la vision à l'action de la lumière. Elles sont au nombre de deux chez l'homme. Quelques animaux ont trois paupières : deux sont transversales comme chez l'homme; la troi-sième est verticale : on désigne souvent cette dernière sous le nom de *membrane clignotante*. Chez les oiseaux, cette membrane s'avance au-de-vant de l'œil, de l'angle interne vers l'angle externe, et recouvre com-plétement le globe oculaire. Chez les ruminants et les solipèdes, elle recouvre seulement une partie du globe de l'œil, et elle est pourvue à sa base d'un cartilage irrégulier et d'un coussinet graisseux. Dans l'es-pèce humaine, la membrane clignotante n'existe qu'à l'état rudimen-taire : elle est réduite à un simple repli de la conjonctive dans l'angle interne de l'œil.

Des deux paupières de l'homme, la supérieure est plus développée que l'inférieure ; et à elle seule elle recouvre environ les trois quarts du globe oculaire au moment de l'occlusion. Les paupières renferment dans leur épaisseur une portion du muscle orbiculaire, des cartilages (*cartilages tarses*), un tissu cellulaire dépourvu de graisse, et dont la laxité est en rapport avec la fréquence et la rapidité du mouvement; à l'extérieur, les paupières sont recouvertes par la peau; à l'intérieur, par un repli de la conjonctive, qui tapisse aussi le globe de l'œil. Leur bord libre est pourvu de poils ou cils. Les paupières contiennent encore dans leur épaisseur, entre les cartilages tarses et la conjonctive, un appareil glandulaire (glandes de Meibomius), dont le produit de sécrétion est versé par des canaux excréteurs au nombre de trente ou quarante sur le bord libre des paupières. Le bord libre des paupières, ainsi que les cils, se trouvent ainsi enduits d'un vernis gras, analogue à la matière sébacée.

L'humeur de Meibomius retient les larmes sur le globe de l'œil, et s'oppose à leur écoulement sur la joue, tandis qu'elles cheminent vers l'angle interne de l'œil, pour s'engager dans les points lacrymaux et gagner les fosses nasales. Les cartilages tarses, placés dans l'épaisseur des paupières, ont un double effet. En premier lieu, ils conservent la forme des paupières et s'opposent à leur renversement dans les mouvements qu'elles exécutent; secondement, ils appliquent uniformément les paupières à la surface du globe oculaire, et étalent ainsi le liquide protecteur (larmes) avec régularité, dans les mouvements de clignement. Les mammifères n'ont que des cartilages tarses rudimentaires, représentés par une petite bande cartilagineuse, placée près du bord libre des paupières : cette bande s'oppose au plissement en travers de la paupière, au moment de la contraction de l'orbiculaire des paupières: chez eux, le *corps clignotant*, pourvu d'un cartilage, concourt d'ailleurs à étaler les larmes sur la cornée.

Les paupières peuvent se rapprocher ou s'écarter, c'est-à-dire se fermer ou s'ouvrir. Le mouvement d'occlusion est sous l'influence du muscle orbiculaire des paupières; le mouvement contraire est sous l'influence du muscle élévateur de la paupière supérieure. La paupière supérieure agit surtout dans ces divers mouvements; la paupière inférieure n'y concourt que pour une très-faible part. Elle s'élève un peu au moment de l'occlusion, en vertu de la contraction active du muscle orbiculaire qui entre dans son épaisseur; elle s'abaisse légèrement au moment de l'ouverture, par la cessation d'action du muscle orbiculaire. Elle peut, d'ailleurs, être encore légèrement abaissée, lorsque le globe oculaire se tourne en bas, entraînée qu'elle est par le repli conjonctival qui l'unit au globe de l'œil.

Pendant le sommeil, les paupières se ferment et restent fermées sans que la volonté intervienne. Il n'est pas probable, cependant, qu'en ce moment le muscle orbiculaire soit dans un état *permanent* de contraction (la permanence dans la contraction ne s'observe nulle part : Voy. §§ 220, 235). La tonicité du muscle orbiculaire l'emporte vraisemblablement sur celle du muscle releveur de la paupière supérieure, et l'équilibre du repos des muscles est en faveur du premier (Voy. § 227).

Les mouvements d'occlusion et d'ouverture des paupières sont soumis à la volonté. Le premier est sous l'influence du nerf facial ou de la septième paire, qui anime le muscle orbiculaire; le second est sous l'influence du nerf moteur oculaire commun ou de la troisième paire, qui anime le muscle élévateur de la paupière supérieure. Pendant l'état de veille, ces deux muscles agissent tour à tour, de même que les muscles respiratoires, sans que nous en ayons conscience, pour déterminer ce qu'on appelle le *clignement*.

Le clignement a pour effet d'étendre continuellement les larmes à la surface de l'œil et d'entretenir cet organe dans des conditions d'humidité favorables à la vision : il survient par action reflexe, et sous l'influence d'une sensation qui a son point de départ à la surface de la conjonctive. Lorsqu'on résiste volontairement au clignement, cette sensation, ordinairement non perçue, devient un sentiment de picotement assez vif, qui entraîne bientôt le besoin irrésistible de l'occlusion des paupières. La section intra-crânienne du nerf de la cinquième paire, qui entraîne l'abolition de la sensibilité de la conjonctive, entraîne comme conséquence l'abolition du besoin de cligner (Voy. chap. *Innervation*, § 355).

En résumé, les mouvements des paupières permettent à l'œil de se soustraire à l'action incessante de la lumière, quoique cependant nous puissions encore alors distinguer, au travers des voiles palpébraux, la clarté du jour de l'obscurité de la nuit. Ces mouvements mettent le globe oculaire à l'abri du contact des corps extérieurs et s'opposent à l'introduction des corps étrangers d'un petit volume; ils étalent à la surface de l'œil une humeur lubrifiante (larmes), et ils concourent à diriger cette humeur vers l'angle interne de l'œil dans le canal nasal.

Les cils qui garnissent les paupières concourent avec les sourcils, et plus efficacement qu'eux, à soustraire l'œil à l'influence d'une lumière trop vive; ils servent encore à retenir les poussières qui voltigent dans l'atmosphère, et s'opposent à leur entrée dans l'œil.

§ 304.

Appareil lacrymal. — L'appareil lacrymal se compose chez l'homme de plusieurs parties : 1° la *glande lacrymale,* glande acineuse, analogue pour la composition aux glandes salivaires (Voy. § 169), logée en partie dans la cavité de l'orbite, vers la paroi externe et supérieure, dans la fossette dite lacrymale, et en partie dans l'épaisseur de la partie externe de la paupière; 2° les *canaux excréteurs* de la glande lacrymale, qui s'ouvrent isolément, au nombre de huit ou dix du côté externe, à la face postérieure de la paupière supérieure; 3° les *points lacrymaux*, un pour chaque paupière; ces points sont de petites ouvertures placées à l'angle interne de l'œil, sur le bord libre des paupières; le point lacrymal de la paupière supérieure regarde en bas; le point lacrymal de la paupière inférieure regarde en haut; l'ouverture des points lacrymaux est en même temps inclinée vers le globe de l'œil; 4° les *conduits lacrymaux*, étendus des points lacrymaux au sac lacrymal; ces conduits, très-fins, occupent l'épaisseur des paupières, entre la conjonctive et le muscle orbiculaire des paupières; le supérieur se dirige en haut, l'inférieur en bas ; après quoi ils se coudent l'un et l'autre, deviennent horizontaux et vont s'ouvrir dans le sac lacrymal sur sa paroi antérieure, au-dessous du tendon de l'orbiculaire des paupières ; 5° le *sac lacrymal*, placé à l'angle interne de l'œil, dans la gouttière lacrymale ; 6° le *canal nasal*, creusé dans les os de la face et tapissé par une membrane muqueuse, faisant suite à celle du sac lacrymal et des conduits lacrymaux ; ce canal est cylindrique, un peu aplati sur les côtés, légèrement incurvé, et fait communiquer le sac lacrymal avec les fosses nasales, dans le méat inférieur desquelles il vient s'ouvrir.

Les larmes, sécrétées par les glandes lacrymales, sont formées par un liquide clair, limpide, inodore, légèrement salé. Les larmes contiennent environ 99 parties d'eau sur 100, du chlorure de sodium, des phosphates de soude et de chaux, des traces de quelques autres sels, et une petite proportion de matière organique. Les larmes, sécrétées par les glandes lacrymales, sont incessamment versées à la surface du globe oculaire ; elles sont étendues à sa surface par les mouvements des voiles palpébraux, gagnent les points lacrymaux, les conduits lacrymaux, le sac lacrymal, le canal nasal, et entrent dans les fosses nasales, où elles se mélangent avec les mucosités de ces cavités. Dans l'état ordinaire, la quantité des larmes est telle, qu'elle suffit à la lubrifaction de l'œil ; une petite partie, exposée à l'air sur la surface du globe de l'œil, est entraînée par évaporation ; le faible excédant s'écoule dans les fosses nasales, par les voies que nous avons indiquées. Lorsque la quantité des larmes est anormalement augmentée sous l'influence des impressions morales vives (douleur ou joie), les voies étroites des points lacrymaux et des conduits lacrymaux ne suffisent plus à entraîner l'excédant du côté des fosses nasales, et les larmes, accumulées à la surface du globe de l'œil, s'écoulent sur la joue, malgré le vernis gras dont est enduit le bord libre des paupières. En ce moment, d'ailleurs, la quantité des larmes qui traversent les points lacrymaux, les conduits lacrymaux, le sac lacrymal et le canal nasal est notablement augmentée, ainsi que le prouve le besoin de se moucher qui accompagne le larmoiement. Dans l'état normal et pendant la veille, les larmes, étalées à la surface oculaire par le mouvement de clignement, doivent se diriger vers l'angle *interne* de l'œil pour s'engager dans les points lacrymaux, et de là dans les fosses nasales. Les larmes sont dirigées du côté interne de l'œil, et par la direction du bord libre de la paupière inférieure, qui forme un plan incliné en dedans, et par le mouvement de clignement lui-même, car, au moment où il se produit, la commissure externe des paupières se porte légèrement en dedans.

Arrivées à l'angle interne de l'œil, les larmes passent dans les points lacrymaux, qui, inclinés vers la surface du globe de l'œil, baignent dans le liquide. Le diamètre capillaire des conduits lacrymaux, et la tendance au vide qui se forme dans le canal nasal au moment de l'inspiration suffisent à les y faire pénétrer. Au moment du clignement, les paupières, qui se rapprochent, pressent sur le globe oculaire, par conséquent sur les larmes qui humectent la conjonctive, et le liquide s'échappe par la seule voie qui lui est offerte, c'est-à-dire par les points lacrymaux. Les larmes passent des conduits lacrymaux dans le sac lacrymal, et, de là, dans le canal nasal, d'où elles s'introduisent enfin dans les fosses nasales. Ajoutons qu'au moment du clignement, le muscle orbiculaire des paupières, en se contractant, exerce sur le sac lacrymal une pression qui doit favoriser l'écoulement des larmes dans le canal nasal.

Pendant le sommeil, la sécrétion des larmes est vraisemblablement très-ralentie; l'écoulement vers les fosses nasales est favorisé par la pesanteur, du côté opposé à celui sur lequel a lieu le décubitus. Les larmes cheminent alors de l'angle externe de l'œil vers l'angle interne, le long des replis conjonctivaux qui réunissent le globe de l'œil aux paupières[1]. Les larmes sécrétées du côté du décubitus remontent, par accumulation successive, du côté de l'angle interne de l'œil et gagnent ainsi les points lacrymaux. Il est vrai de dire cependant que l'occlusion des paupières est rarement assez complète pour que le cours des larmes puisse surmonter les effets de la pesanteur. La plupart du temps, les larmes s'écoulent au dehors, du côté du décubitus, sur l'angle externe de l'œil, et, au réveil, on trouve sur cette partie le résidu salin de leur évaporation.

§ 305.

De la vue dans la série animale. — L'appareil de la vision et les conditions optiques de l'œil sont à peu près les mêmes dans la classe des *mammifères* que dans l'espèce humaine : il n'y a guère de différence que dans le volume relatif du globe oculaire, et dans l'ouverture pupillaire, qui, à l'état de resserrement, prend quelquefois une forme allongée, au lieu de la forme circulaire[2]. Quelques animaux, qui passent la plus grande partie de leur vie sous terre, sont remarquables par la petitesse du globe de l'œil : telles sont les taupes. Chez d'autres, qui vivent dans l'eau (cétacés), le cristallin a de l'analogie avec celui des poissons et se rapproche de la forme sphérique. La différence entre la réfrangibilité de l'eau dans laquelle vivent ces animaux et la réfrangibilité des milieux transparents de l'œil est, en effet, beaucoup moindre qu'entre celle de l'air atmosphérique et celle des humeurs de l'œil des animaux aériens. La convergence des rayons derrière la lentille cristalline eût été beaucoup amoindrie chez les animaux aquatiques, si l'exagération des courbures du cristallin n'eût rétabli l'équilibre.

La choroïde de l'œil des mammifères offre souvent, dans le fond de

---

[1] On a dit aussi que les paupières fermées ne se joignaient que par la lèvre externe de leur bord libre, et qu'il en résultait ainsi un petit canal triangulaire dont le globe de l'œil formerait une des parois. Cela est douteux.

[2] Cette fente est allongée *transversalement* chez le cheval et chez la plupart des animaux domestiques. Elle est allongée *verticalement* chez le chat et chez la plupart des carnassiers nocturnes.

l'œil et au-dessous de la rétine, une tache brillante à reflets métalliques, à laquelle on a donné le nom de *tapis,* et qui, réfléchissant en partie la lumière qui a traversé la rétine, donne aux yeux des animaux, envisagés sous certaines incidences, un éclat tout particulier. Le tapis est vert doré chez le bœuf, jaune doré chez le chat, bleu argenté chez le cheval, etc. Le tapis doit nuire à la netteté de la vision des objets (Voy. § 279); mais il donne sans doute aux animaux une sensibilité plus vive à la lumière, la rétine étant *retraversée* en ce point par une partie de la lumière qui n'a point été absorbée par la choroïde. En vertu de cette disposition, les animaux peuvent, sans doute, se guider mieux que l'homme dans une demi-obscurité.

L'œil est placé chez les mammifères dans des orbites dont la direction est telle que les yeux sont dirigés plus ou moins directement sur les côtés. Il n'y a guère que l'homme, les singes et les oiseaux de proie nocturnes dont les orbites soient disposés de manière que la vue s'exerce en avant et simultanément avec les deux yeux. Quelques poissons présentent cependant aussi les deux yeux sur le même côté du corps, soit à la partie dorsale, soit sur l'un des côtés.

L'appareil lacrymal des mammifères se compose d'une glande lacrymale simple ou double, placée à l'angle externe de la cavité orbitaire. Les carnassiers, les rongeurs, les pachydermes, quelques ruminants, présentent, en outre, à l'angle interne de la cavité orbitaire, sous l'origine de la membrane clignotante, une autre glande, dite *glande de Harder,* laquelle fournit une humeur épaisse et blanchâtre, qui s'accumule souvent à l'angle correspondant des paupières. Cette glande existe aussi en vestige chez les solipèdes. Les larmes sont prises également par des points lacrymaux, qui les conduisent, par un sac lacrymal et un canal nasal, à l'entrée des cavités nasales. Quelques rongeurs, les lièvres en particulier, ont les points lacrymaux remplacés par une fente en forme de croissant, qui établit une large communication entre la surface conjonctivale et les fosses nasales. Les cétacés, qui vivent dans l'eau, et dont l'œil est, comme celui des poissons, continuellement lubrifié par le liquide ambiant, n'ont point d'appareil lacrymal.

Les *oiseaux* ont le sens de la vue très-développé. Ceux d'entre eux qui planent à de grandes hauteurs dans l'atmosphère paraissent distinguer très-nettement des objets de petit volume placés à la surface du sol. Les oiseaux présentent dans le centre du globe oculaire un repli rayonné qui s'avance du fond de l'œil vers la face postérieure du cristallin et auquel on donne le nom de *peigne.* Ce repli, infiltré de pigment choroïdien, est formé par un prolongement de la choroïde et recouvert à sa surface par une expansion de la rétine. Il augmente l'étendue de la surface sentante, mais on ignore de quelle manière il peut concourir à la vision. Les oiseaux de haut vol, qui aperçoivent les objets à de grandes distances, ont, en général, le cristallin peu bombé; ceux qui vivent ordinairement dans l'eau, et qui plongent pour poursuivre leur proie, ont un cristallin à surfaces plus convexes ; il se rapproche de celui des cétacés et des poissons.

Les oiseaux ont des glandes lacrymales ordinairement doubles : l'une située à l'angle externe de l'œil, l'autre à l'angle interne (glande de Harder). Les larmes s'écoulent par deux trous situés à l'angle interne de l'œil, passent dans le sac nasal, et de là dans les fosses nasales.

Les *reptiles* ont souvent trois paupières : quelquefois, cependant, les paupières manquent complétement (serpents) ; le globe oculaire est alors, comme chez les poissons, recouvert seulement par une conjonctive transparente. Il y a chez la plupart d'entre eux des glandes lacrymales rudimentaires. Le cristallin a des formes variables ; les reptiles aquatiques l'ont beaucoup plus bombé que les reptiles terrestres. Chez quelques reptiles, on trouve aussi des vestiges de peigne. Quelques reptiles inférieurs, tels que les protées et les cécilies, qui vivent dans les eaux des cavernes obscures et souterraines, ou qui se creusent des trous dans les lieux sombres et humides, ont des yeux rudimentaires, formés par une capsule remplie d'un liquide transparent, tapissée intérieurement par une expansion nerveuse, et recouverte de pigment à la surface extérieure : le point de la capsule dirigé à la surface en est seul dépourvu. Les yeux sont cachés sous les téguments, au milieu du tissu cellulaire sous-cutané. Ces animaux n'ont qu'une vue très-imparfaite.

Les *poissons* manquent de paupières. Leurs yeux, continuellement baignés par le liquide ambiant, sont dépourvus d'appareil lacrymal. Les yeux des poissons sont grands, peu mobiles ; le cristallin est sphérique, leur cornée presque plate, l'iris très-peu contractile. La rétine des poissons carnassiers, qui poursuivent leur proie et paraissent la distinguer à d'assez grandes distances, présente des plis rayonnés qui rappellent le peigne des oiseaux. Les yeux des myxines, comme ceux des protées, sont placés sous les téguments, et même sous les muscles ; ils sont constitués également par une capsule, enduite extérieurement et dans une certaine étendue d'un pigment foncé. La peau et les muscles placés au-devant de l'œil ne sont pas des diaphragmes tout à fait opaques ; il suffit, en effet, de placer sa main entre les yeux et la lumière du soleil ou celle d'une lampe pour distinguer encore la lueur de la source lumineuse. Les myxines[1] distinguent probablement seulement la clarté du jour de l'obscurité de la nuit, comme d'autres animaux inférieurs.

Parmi les *articulés*, les insectes et les crustacés ont des yeux d'une structure toute particulière. Leurs yeux, dits *composés* ou à *facettes*, sont constitués par l'agglomération d'un nombre considérable de petits tubes rayonnés ou de cônes divergents, dont l'ensemble vient se terminer à la surface, suivant une courbe plus ou moins étendue. Ces cônes, terminés

---

[1] Il y a, dans la plupart de nos cours d'eau, une myxine très-commune, longue de 5 à 6 centimètres, de la grosseur d'un ver de terre, à laquelle on donne vulgairement le nom de *chatouille*, et dont les pêcheurs se servent pour amorcer.

à leur base libre par de petites cornées à forme polygonale, renferment dans leur intérieur une humeur analogue au corps vitré, reçoivent un filet nerveux à leur extrémité profonde, et sont enduits à leur intérieur par un pigment foncé (Voir fig. 185). Chacun des deux yeux, qui n'a que quelques millimètres de diamètre, renferme souvent de dix à vingt mille de ces petits tubes. La cornée, qui ferme chacun de ces petits cônes, est enduite de pigment sur la plus grande partie de son étendue, excepté au centre, où elle présente un point transparent que la lumière peut traverser.

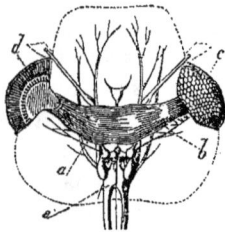

Fig. 185.

YEUX A FACETTES (insectes).

c, œil entier.
d, œil divisé horizontalement pour montrer la direction des cônes.
a, b, nerfs optiques.

Les yeux à facettes, quoique différant assez notablement des yeux des animaux supérieurs, donnent néanmoins aux insectes et aux crustacés des images assez exactes des objets extérieurs. Les cônes, étant divergents et disposés comme les rayons d'un segment de sphère, ne laissent parvenir à la terminaison nerveuse placée dans leur fond que les rayons dirigés *suivant leur axe*. Tous les autres rayons, qui tombent plus ou moins obliquement sur les parois intérieures enduites de pigment, sont absorbés. La représentation de l'image se fait, par conséquent, sur des milliers de points, qui correspondent chacun à des points *isolés* de l'objet extérieur. L'image de cet objet se trouve en quelque sorte représentée par une mosaïque d'une extrême finesse, dont chaque segment microscopique correspond aux dimensions des éléments nerveux placés à l'extrémité profonde des cônes.

L'appareil optique placé au-devant du nerf de la vision des insectes a donc sensiblement les mêmes effets que le globe oculaire des animaux supérieurs (Voy. § 269). Il est vrai, cependant, que, si la vision des insectes et des crustacés est assez nette, une grande quantité de lumière se trouve absorbée par les parois des cônes, et la clarté des objets doit y perdre.

On conçoit que l'étendue du champ visuel, avec les yeux à facettes, dépend du segment de sphère représenté par l'ensemble des cônes. Le prolongement de l'axe des cônes les plus extérieurs détermine cette étendue ; sur un œil plat, elle est bien moindre que sur un œil convexe.

Dans la vue de près ou de loin, avec les yeux à facettes, l'*accommodation* n'est pas nécessaire, car l'objet qui envoie la lumière suivant l'axe du cône est toujours vu distinctement comme point.

L'œil à facettes des crustacés *aquatiques* est le même que celui des crustacés *terrestres* et des insectes.

Les articulés n'ont pas tous des yeux à facettes. Quelques-uns, les annélides en particulier, ont des yeux *simples*, constitués par une rétine enduite extérieurement de pigment, un corps vitré et une cornée.

Dans beaucoup d'insectes et dans quelques crustacés, les deux espèces d'yeux coexistent. Les yeux simples, au nombre de trois, ou plus, sont le plus souvent placés sur le sommet de la tête, entre les deux yeux à facettes. Il est probable que les yeux simples ne voient que de près, et sont surtout en rapport avec la vue de l'aliment, tandis que les autres yeux, donnant à l'animal la notion des corps éloignés, le dirigent dans son vol ou dans ses mouvements.

Les yeux composés des crustacés sont généralement portés sur un pédicule mobile, inséré au fond d'une fossette particulière. Ce pédicule peut, par ses mouvements, augmenter l'étendue du champ visuel.

Les *mollusques* céphalopodes ont des yeux analogues à ceux des animaux supérieurs. Les poulpes et les seiches ont deux gros yeux logés dans les parties latérales de la tête, composés d'une sclérotique, d'une choroïde, d'une rétine, d'une cornée, d'un corps vitré, d'un cristallin; il y a quelquefois des rudiments de paupières. Les gastéropodes (limaçons, etc.) ont les yeux portés sur des pédoncules saillants, mais ces yeux sont moins parfaits que les précédents : ils ne consistent guère qu'en une vésicule, enduite de pigment, remplie d'une humeur vitrée, et présentant en avant un point transparent. Quelques mollusques acéphales, et peut-être aussi quelques *animaux rayonnés*, présentent sur quelques points du corps des vésicules enduites de pigment, qu'on désigne quelquefois sous le nom de *points oculaires*, et qui leur donnent sans doute la faculté de distinguer la lumière du jour de l'obscurité de la nuit.

Indications bibliographiques.

Ch. ARCHER, On the adaptation of the human eye to varying distances, *dans* Proceed. of the Royal Society, t. IX, en extrait *dans* Union médicale, p. 380, 1859. — AUBERT, Ueber den Einfluss der Entfernung des Objects auf das indirecte Sehen (*De l'influence de l'éloignement de l'objet sur la vue indirecte*), *dans* Untersuchungen zur Naturlehre des Menschen und der Thier*, t. IV, 1858. — LE MÊME, Ueber die durch den electrischen Funken erzeugten Nachbilder (*Sur les images consécutives provoquées par l'étincelle électrique*), *dans* Untersuchungen zur Naturlehre des Menschen und der Thiere, t. V, 1858. — AUBERT et FÖRSTER, Untersuchungen über den Raumsinn der Retina (*Recherches sur l'étendue sensible de la rétine*), *dans* Archiv für Ophthalmologie, t. III, 1857. — F. AUGUST, Ueber eine neue Art stereoscopischer Erscheinungen (*Sur une nouvelle sorte de phénomènes stéréoscopiques*), *dans* Poggendorf's Annalen der Physik und Chemie, t. CX, 1860. — Ch. M. BARTELS, Beiträge zur Physiologie des Gesichtssinnes (*Contribution à la physiologie de la vision*), Berlin, 1834. — BECKER et ROLLET, Beiträge zur Lehre vom Sehen der dritten Dimension (*Contributions à l'étude de la vision dans la perception de la 3e dimension des corps*), *dans* Untersuchungen zur Naturlehre, etc. de Moleschott, t. VIII, 1861. — Ch. BELL, On the motions of the eye, etc., *dans* Philosoph. Transact. *Lond.* 1823. — N. BEREND, Ueber eine neue Theorie zur Erklärung des Aufrechtsehens (*Nouvelle théorie pour l'explication de la vue droite avec les images renversées*), *dans* Ammon's Journal für Chirurgie, t. VII, 1847. — BERGER, De oculi humani functione accommodativa Diss. *Berlin*, 1857. — BERGMANN, Anatomisches und Physiologisches über die Netzhaut des Auges (*Recherches anatomiques et physiologiques sur la rétine*), *dans* Zeitschrift für rationelle Medicin, 3e sér., t. I, 1857. — A.-A. BERTHOLD, Das Aufrechterscheinen der Gesichtsobjecte (*Du redressement des images visuelles*), 2e édition, Göttingen, 1834. —

Breton, Adaptation de la vue aux différentes distances obtenues par une compression mécanique opérée sur le globe de l'œil, *dans* Comptes rendus de l'Acad. des sciences, II, n° 25, 1856. — Le même, Note sur une propriété du cristallin de l'œil humain, *dans* Comptes rendus de l'Acad. des sciences, t. L, 1860. — Brewster (David), On the anatomical and physical structure of the cristalline lenses of animals, *dans* Philosophical Transactions, 1836. — E. Bronner, Cases of colour-blindness, *dans* Medical Times and Gazette, 1856. — Brown-Séquard, Recherches expérimentales sur l'action de la lumière et sur celle d'un changement de température sur l'iris dans les diverses classes des vertébrés. Deux communications, *dans* Comptes rendus de l'Acad. des sciences, t. XXV, 1847. — Le même, Recherches expérimentales sur l'influence excitatrice de la lumière, du froid et de la chaleur sur l'iris, *dans* Journal de physiologie, t. II, 1859. — Brücke, Ueber, den inneren Bau des Glaskörpers (*Sur la structure intérieure du corps vitré*), *dans* Müller's Archiv, 1843. — Le même, Ueber die physiologische Bedeutung der stabförmigen Körper und der Zwillingszapfen im Auge der Wirbelthiere (*Sur la signification physiologique des divers Éléments de la rétine dans l'œil des vertébrés*), *dans* Müller's Archiv, 1844. — Le même, Ueber das Verhalten der optischen Medien des Auges gegen die Sonnenstrahlen (*Comment se comportent les milieux optiques de l'œil vis-à-vis des rayons du soleil*), *dans* Müller's Archiv, 1845. — Le même, Ueber das Leuchten der menschlichen Augen (*De la phosphorescence de l'œil humain*), *dans* Müller's Archiv, 1847. — Le même, Untersuchungen über subjective Farben (*Recherches sur les couleurs subjectives*), *dans* Poggendorff's Annalen, 1851. — Le même, Ueber die Wirkung complementär gefärbter Gläser beim binocularen Sehen (*De l'influence des verres colorés par les couleurs complémentaires, dans la vision binoculaire*), *dans* Poggendorff's Annalen, n° 12, 1853. — J. Budge, Ueber die Bewegung der Iris für Aerzte und Physiologen (*Des mouvements de l'iris au point de vue médical et physiologique*), *Braunschweig*, 1855. — Buffon, Dissertation sur les couleurs accidentelles, *dans* Mémoires de l'Acad. des sciences, 1743. — F. Burchardt, Ueber Binocularsehen und Irradiation (*De la vision binoculaire et de l'irradiation*), *dans* Verhand. der naturf. Gesellschaft in Basel, 1854. — A. Burckhardt, Ueber das Sehen von Gegenständen innerhalb unserer Augen (*Sur la vision des objets placés à l'intérieur de notre œil*), *dans* Bericht über die Verhandlungen der naturforschenden Gesellschaft in Basel, t. VII, 1847. — A. Burow, Beiträge zur Physiologie und Physik des menschlichen Auges (*Mémoire sur la Physiologie et la physique de l'œil humain*), *Berlin*, 1842. — Le même, Der gelbe Fleck im eigenen Auge sichtbar (*La tache jaune visible dans son propre œil*), *dans* Müller's Archiv, 1854. — Le même, Ueber den Einfluss peripherischer Netzhautpartien auf die Regelung der accommodativen Bewegungen des Auges (*De l'influence des parties périphériques de la rétine pour la régularisation des mouvements d'accommodation de l'œil*), *dans* Archiv für Ophthalmologie, t. VI, 1860. — W. Busch, Einiges über die Wirkung des Musculus superior oculi (*Quelques mots sur l'action du muscle droit supérieur de l'œil*), *dans* Müller's Archiv, 1852. — Le même, Zur Wirkung des M. orbicularis palpebrarum, *dans* Archiv für Ophthalmologie, t. IV, 1858.

Chevreul, Sur l'influence que deux couleurs peuvent avoir l'une sur l'autre quand on les voit simultanément, *dans* Mémoires de l'Institut, t. XI, 1832. — Le même, De la loi du contraste simultané des couleurs et de ses applications, Paris, 1839. — Le même, Note sur quelques expériences de contraste simultané des couleurs, *dans* Comptes rendus de l'Acad. des sciences, 1858. — Chossat, Mémoire sur le pouvoir réfringent de l'œil. — Sur la courbure des milieux réfringents de l'œil, *dans* Annales de chimie et de physique, t. VIII, et t. X, 1818 et 1819. — Claparède, Beitrag zur Kenntniss des Horopters (*Contributions à la connaissance de l'horoptre*), *dans* Archiv für Anat. und Physiologie (*Müller's Archiv*), 1859. — A. Claudet, On the Stereomonoscope, a new instrument by which an apparently single picture produces the stereoscopic Illusion, *dans* Philosophical Magazine, t. XVI, 1858. — Clavel, Sur les fonctions des muscles de l'œil dans la vision ; 2 mémoires, *dans* Comptes rendus de l'Acad. des sciences, t. XXXIII, 1851. — Th. Clemens, Farbenblindheit während der Schwangerschaft nebst einigen zeitgemässen Erörterungen über Farbenblindheit und deren Ursache im Allgemeinen (*Perte de la notion des couleurs pen-*

dant la grossesse, et quelques considérations sur les causes de ce phénomène en général), *dans* Archiv für physiologische Heilkunde, 1858. — Coccius, Die Anwendung des Augenspiegels nebst Angabe eines neuen Instrumentes (*De l'emploi de l'ophthalmoscope, avec la description d'un nouvel instrument*), Leipzig, 1853. — C. S. Cornelius, Die Theorie des Sehens und räumlichen Vorstellens (*Théorie de la vue et de la notion de l'espace*), Halle, 1861. — A. Cramer, Het Accommodatievermogen der oogen (*Sur le pouvoir d'accommodation de l'œil*), Harlem, 1853. — J. Czermak, Beitrag zur Lehre vom Accommodationsvermögen des Auges (*Contribution à la doctrine de l'accommodation de l'œil*), *dans* Verhandlungen der physikalisch-medicinischen Gesellschaft in Würzburg, t. I, 1850. — Le même, Ueber das Accommodationsvermögen des Auges (*Sur le pouvoir d'accommodation de l'œil*), *dans* Prager Vierteljahrschrift, t. III, 1854. — Le même, Ueber das Accommodations-phosphen, *dans* Sitzungsberichte d. k. k. Akad. d. Wissenschaften zu Wien, t. XXVII, 1857.

D'Arcy, Mémoire sur la durée de la sensation de la vue, *dans* Mémoires de l'Acad. des sciences, 1765. — A. Desmoulins, sur l'usage des couleurs de la choroïde, chez les animaux vertébrés, *dans* Journal de physiologie de Magendie, t. IV, 1824. — Le même, Mémoire sur le rapport qu'a l'étendue des surfaces de la rétine et du nerf optique des oiseaux avec l'énergie et la portée de leur vue, *dans* Journal de physiologie de Magendie, t. III, 1823. — C. Donders, Beitrag zur Lehre von den Bewegungen des menschlichen Auges (*Mémoire sur les mouvements de l'œil humain*), *dans* Holländische Beiträge de van Deen, Donders et Moleschott, 1847. — Le même, Ueber den Zusammenhang zwischen dem Convergiren der Sehaxen und dem Accommodationszustande der Augen (*Sur la liaison qui existe entre la convergence des axes visuels et le pouvoir d'accommodation des yeux*), *dans* Holländische Beiträge de van Deen, Donders et Moleschott, t. I, 1848. — Le même, Beitrag zur Bestimmung des Sitzes der entoptischwahrnehmbaren Gegenstände im Auge (*Détermination de la position des images entoptiques ou subjectives des objets placés dans l'œil*), *dans* Griesinger's Archiv, t. VIII, 1849. — Le même, Winke betreffend den Gebrauch und die Wahl der Brillen (*Coup d'œil sur l'usage et le choix des lunettes*), *dans* Archiv für Ophthalmologie, t. IV, 1858. — Le même, Beiträge zur Kenntniss der Refractions-und Accommodations-Anomalien (*Contribution à la connaissance des anomalies de réfraction et d'accommodation*), *dans* Archiv für Ophthalmologie, t. VI, 1860. — Le même, Astigmatismus und cylindrische Gläser, Berlin, 1862. — F. Dornblüth, Die Sinne des Menschen (*Les sens de l'homme*), à l'usage des gens du monde, Leipzig, 1857. — W. Dove, Stereoskop mit beweglichen Bildern (*Le stéréoscope à images mobiles*), *dans* Poggendorf's Annalen t. C, 1857. — Le même, Ueber das Binocularsehen durch verschieden gefärbte Gläser (*De la vue binoculaire à travers des verres diversement colorés*), *dans* Poggendorf's Annalen t. CI, 1857. — Le même, Ueber die Unterschiede monocularer und binocularer Pseudoskopie (*De la différence de la pseudoscopie monoculaire et binoculaire*), *dans* Poggendorf's Annalen d. Phys. und Chemie, t. C, 1857. — Le même, Ueber den Einfluss des Binocularrechens bei Beurtheilung der Entfernung durch Spiegelung und Brechung gesehener Gegenstände (*De l'influence de la vision binoculaire, sur le jugement que nous portons sur l'éloignement des objets aperçus dans un miroir ou au travers d'une lentille*), *dans* Poggendorf's Annalen, t. IV, 1858. — Le même, Ueber Stereoscopie, *dans* Poggendorf's Annalen der Physik und Chemie, t. CX, 1860. — Dulong, Sur l'adaptation de l'œil, *dans* Journal des savants, année 1818.

R. Eitner, de symptomatologia musculorum oculi bulbum moventium rectorum et obliquorum; Dissert. Berlin, 1857. — J. Engel, Ein Beitrag zur Physik des Auges (*Contribution à la physique de l'œil*), *dans* Prager Vierteljahrschrift, t. XXV, 1850.

Th. Fechner, Ueber einige Verhältnisse des binocularen Sehens (*Sur quelques particularités de la vue binoculaire*), *dans* Verhandlungen der sächsischer Gesellschaft der Wissenschaften zu Leipzig, 1860. — A. Fick, Erörterung eines physiologisch-optischen Phänomens (*Explication d'un phénomène physiologique d'optique*). L'auteur recherche pourquoi une ligne *horizontale* paraît moins grande qu'une ligne *verticale* de même longueur, *dans* Zeitschrift für rationelle Medicin, nouv. sér., t. II, 1852. — Le même, Einige Versuche über die chromatische Abweichung des menschlichen Auges (*Quelques expé-*

riences sur le chromatisme de l'œil humain), dans Archiv für Opthalmologie, t. II, 1856. — LE MÊME, Neue Versuche über die Augenstellungen (*Nouvelles recherches sur les mouvements des yeux*), dans Untersuchungen zur Naturlehre des Menschen und der Thiere, t. V, 1858. — A. FICK et DU BOIS-REYMOND, Ueber den blinden Fleck im Auge (*De la tache jaune dans l'œil*), dans Müller's Archiv, 1853. — L. FICK, Ueber Akkommodation, dans Müller's Archiv, 1853. — LE MÊME, Bemerkungen zur Physiologie des Sehens (*Observation sur la physiologie de la vision*), dans Müller's Archiv, 1854. — FOLTZ, Accommodation artificielle ou mécanique de l'œil à toutes les distances, dans Comptes Rendus de l'Académie des sciences, et dans Gazette médicale, nos 10 et 13, 1857. — LE MÊME, Recherches d'anatomie et de physiologie sur les voies lacrymales, dans Journal de physiologie, t. V, 1862. — FORBES, Sur l'adaptation de l'œil, *dans* Comptes rendus de l'Acad. des sciences, 1845. — LE MÊME, Ueber die Dimensionen und das Brechungsvermögen des Auges (*Sur les dimensions de l'œil, et sur son pouvoir convergent*), dans Schmidt's Iahrbücher, t. LXX, 1851. — R. FÖRSTER, Ueber das Näherstehen der tieferen Doppelbilder bei Lähmung des M. obliquus superior (*De l'apparition des doubles images dans la paralysie du muscle grand oblique*) dans Verhandlungen der Breslauer med. Section d. schles. Gesellschaft für vaterl. Cultur, Breslau, 1860. — LE MÊME, Ueber die Grenzen der Empfindung auf der Retina (*Des limites de sensibilité de la rétine*), dans Verhandlungen der Breslauer med. Section der schles. Gesellschaft f. vaterl. Cultur, Breslau, 1860. — L. FOUCAULT et J. REGNAULT, Sur quelques phénomènes de la vision au moyen des deux yeux, *dans* Comptes rendus de l'Acad. des sciences, t. XXVIII, 1849.

L. GLMÜNDT, Ueber das binoculare Doppelsehen (*Sur la vue binoculaire double*) Würzburg, 1859. — P. N. GERDY, Mémoire sur quelques points de la vision, dans Bulletins de l'Académie de médecine, t. II, 1838, t. V et VI, 1840. — GIRAUD-TEULON, Mécanisme de la production du relief dans la vision binoculaire, *dans* Gazette médicale, n s 45, 47 et 48, 1857. — LE MÊME, Théorie de l'ophthalmoscope, etc., *dans* Gazette médicale, nos 7 et 8, 1859. — LE MÊME, De l'influence sur la fonction visuelle des verres de lunette, etc. dans Gazette médicale, nos 8 et 9, 1860. — LE MÊME, De l'unité du jugement ou des sensations dans l'acte de la vision binoculaire, ou de la vision simple et en relief avec deux yeux, *dans* Comptes rendus de l'Acad. des sciences, t. LI, 1860. — LE MÊME, Physiologie et pathologie fonctionnelle de la vision binoculaire, suivies d'un aperçu sur l'appropriation de tous les instruments d'optique à la vision avec les deux yeux, l'ophthalmoscopie et la stéréoscopie, *Paris*, 1861. — LE MÊME, Causes et mécanisme de la polyopie monoculaire, dans Comptes rendus de l'Acad. des sciences, 1862. — VON GRÆFE, Wie Kranke deren eines Auge am Staar operirt ist, sehen, etc. (*Comment les malades opérés de la cataracte voient*), dans Archiv für ophthalmologie, t. II, 1856. — ALFRED GRÆFE, Klinische Analyse der Motilitätsstörungen des Auges (*Analyse clinique des troubles de la motilité des yeux*) Berlin, 1858. — LE MÊME, Beiträge zur Lehre über den Einfluss der Erregung nicht indentischer Netzhautpunkte (*Contributions à l'étude de l'influence de l'excitation des points non identiques des rétines*), dans Archiv für Ophthalmologie, t. V, 1859. — GRASSMANN, Zur Theorie der Farbenmischung (*De la théorie du mélange des couleurs*), dans Poggendorf's Annalen, no 5, 1853. — L. GUARINI, L'Iride si muove per semplice erettismo vascolare oppure per opera di fibre muscolosi, dans Omodei Annali univers., oct. 1844. — B. GUDDEN, Ueber das Verhältniss der Centralgefässe des Auges zum Gesichtsfelde (*Des rapports des vaisseaux centraux de l'œil avec le champ de la vision*), dans Müller's Archiv, 1849. — GUÉPIN, L'œil et la vision, *Paris*, 1856.

DU HALDAT, Recherches sur la vision, *dans* Annales de chimie et de phys., 3e sér., t. LXXXVIII, 1844. — G. R. HALL, On the structure and mode of action of the Iris, dans Edinburgh medical and surgical Journal, juill. 1844. Extrait dans Archives génér. de médecine, 1844. — A. HANNOVER, Bidrag til Odets Anatomie, Physiologie og Pathologie (*Mémoire sur l'œil, anat., physiol. et pathol.*), Copenhague, 1850. — LE MÊME, Das Auge; Beiträge zur Anatomie, Physiologie und Pathologie dieses Organs (*L'œil; mémoire sur l'anat., la physiol. et la pathol. de cet organe*), Leipzig, 1852. — LE MÊME, Zur Anatomie und Physiologie der Retina, *dans* Zeitschrift für wissenschaftliche Zoologie, t. V, 1853. — R. HASENCLEVER, Die Raumvorstellung aus dem Gesichtssinne (*La notion de l'espace tirée du sens de la vue*), Berlin, 1842. — A. HASENPATT, De accommodandi facultate, *Berlin*, 1854. — V. HASNER, Ueber das Binocularsehen (*Sur la vue binoculaire*), dans Abhandlungen der böhmischer Gesellschaft der Wissenschaften zu Prag, t. X, 1859. — TH. HAYDEN, On the function of yellow spot in producing unity of visual perception in binocular vision, dans Atlanta Journal med. and surgical, juill. 1858. — G. HEERMANN, Ueber die Bildung der Gesichtsvorstellungen aus den Gesichtsempfindungen (*De la formation des représentations visuelles à l'aide des impressions rétiniennes*), Leipzig, 1836. — F. HEGELMAYER, Ueber das Gedächtniss für Linearanschaungen (*Sur la mémoire des appréciations linéaires, ou des dimensions*), dans Physiologische Archiv für Heilkunde, t. XI, 1852. — H. HELMHOLTZ, Beschreibung eines Augenspiegels zur Untersuchung der Netzhaut im lebenden Auge (*Description d'un ophthalmoscope pour l'examen de la rétine de l'œil sur le vivant*), Berlin, 1851. — LE MÊME, Ueber die Theorie der zusammengesezten Farben (*De la théorie du mélange des couleurs*), dans Müller's Archiv, 1852. — LE MÊME, Ueber die im Auge eintretende Veränderungen bei Accommodation (*Des changements qui surviennent dans l'œil pendant l'accommodation*), dans Berichte der k. k. Acad. d. Wiss. zu *Berlin*, février 1853. — LE MÊME, Physiologische Optik, dans Allgemeine Encyclopädie der Physik, publiée par G. KARSTEN, Ire livr., Leipzig, 1856. — LE MÊME, Ueber physikalische Ursache der Harmonie und Disharmonie (*Des causes physiques de l'harmonie et de la cacophonie*, dans Amtliche Bericht über d. 34 Versammlung deutscher Naturforscher und Aerzte zu *Carlsruhe*, 1859. — LE MÊME, Physiologische Optik, 2e partie, dans KARSTEN's Allgemeine Encyclopädie der Physik, *Leipzig*, 1860. — LE MÊME, Ueber die normalen Bewegungen des Menschlichen Auges (*Sur le mouvement de l'œil humain dans l'état normal*), dans Archiv für Ophthalmologie, 1862. — HENKE, Die Oeffnung und Schliessung der Augenlieder und des Tränensackes (*De l'ouverture et de la fermeture des paupières et du sac lacrymal*), dans Archiv für Ophthalmologie, t. IV, 1858. — LE MÊME, Nachträgliche Bemerkungen über die Wirkung der Augenlied-Muskeln (*Remarques supplémentaires sur l'action des muscles des paupières*), dans Archiv für Ophthalmologie, t. V, 1859. — LE MÊME, Der Mechanismus der Accommodation fur Nähe und Ferne (*Mécanisme de l'accommodation pour la vue rapprochée et éloignée*), dans Archiv für Ophthalmologie, t. VI, 1860. — J. HERSCHEL, Remarks on colour-blindness, dans Proceedings of the Royal Society, t. X, mai 1859. — HILGARD, Contributions to the physiology of sight, *Cambridge*, 1856. — HOLKE, Disquisitio de acie oculi dextri et sinistri, Leipzig, 1830. — E. HOME, Expériences sur la vision (*Action des muscles sur l'accommodation*), dans Bibliothèque britannique, t. IV, 1797. — HUECK, Die Axendrehung des Auges (*De la rotation de l'œil sur son axe*), Dorpat, 1838. En analyse dans Archives gén. de médecine, 1841. — LE MÊME, Die Bewegung der crystallinse, fig. (*Des mouvements de la lentille cristalline*), Leipzig, 1841.

V. JÆGER, Ueber die Einstellungen des dioptrischen Apparats im menschlichen Auge (*Des propriétés de l'appareil dioptrique de l'œil humain*), Wien, 1861. — JUDÉE, Étude sur les sens (*externes et internes*), dans Gazette des hôpitaux, n°s 6 et 44, 1856. — JURIN, Essay upon distinct and indistinct vision, dans Complete system of optiks de R. SMITH, *Cambridge*, 1738.

J.-H. KNAPP, Ueber die Lage und Krümmung der Oberflächen der menschlichen Krystallinze und den Einfluss ihrer Veränderungen bei der Accommodation auf die Dioptrik des Auges (*Des courbures de surface du cristallin de l'homme, de leur influence et de leurs changements pour l'accommodation des milieux dioptriques de l'œil*), dans Archiv für Ophthalmologie, t. VI, 1860. — A. KÖLLIKER, Experimenteller Nachweis von der Existenz eines Dilatator pupillæ (*Preuve expérimentale de l'existence d'un dilatateur de la pupille*), dans Zeitschrift für wissenschaftliche Zoologie, t. VI, 1854. — B. KRAMER, Physiologische Abhandlung über das Accommodationsvermögen der Augen, traduit du hollandais par Doden (*Dissert physiol. sur le pouvoir d'accommodation des yeux*), Leer, 1855. — C. KRAUSE, Einige Bemerkungen über den Bau und die Dimensionen des menschlichen Auges (*Quelques remarques sur la composition et les dimensions de l'œil humain*), dans Meckel's Archiv, 1832. — W. KRAUSE, Die Brechungsindices der durchsichtigen Medien des menschlichen Auges (*Des indices de réfraction des milieux transparents de l'œil humain*), Hannover, 1855.

C. Landsberg, Beschreibung eines neuen Optometers und Ophthalmodiastimeters (*Description d'un nouvel optomètre et d'un ophthalmodiastimètre*), dans Mittheilungen des Gewerbe-vereins für das Königreich, Hannover, 1859. — C. Langenhaun, Quid sit, quod objecta inversa in retina imagine sensu recta percipiantur disseritur, dissert. *Berlin*, 1858. — F. Laser, De achromasia oculi humani dissert. *Königsberg*, 1858. — J. Z. Laurence, Remarques sur la sensibilité de l'œil aux couleurs, dans Archives génér. de médecine, sept. 1861 (*Extrait du Glasgow medical Journal*, juill. 1861). — Leaming, On the use of the foramen Sœmmering of the eye, dans The American Journal of medical sciences, juill. 1855. — Lecat, Traité des sensations, t. II, de la Vue, *Paris*, 1767. — C.-J. Lehot, Nouvelle théorie de la vision, 4 mémoires, avec supplément, *Paris*, 1823, 1824, 1825, 1826, 1827, 1829. — G.-A. Leonhard, De variis oculorum speculis illorumque usu, *Leipzig*, 1854. — Liebreich, De l'ophthalmoscope et de son usage, dans Gazette hebdomadaire de méd. et de chirurgie, nº 27, 1857. — J.-B. Listing, Beitrag zur physiologischen Optik (*Mémoire d'optique physiologique*), *Göttingen*, 1845. — Le même, Beiträg zur physiologischen Optik (*Contribution à l'optique physiologique*), *Göttingen*, 1847. — Le même, Article : Dioptrik des Auges, dans R. Wagner's Handwörterbuch der Physiologie, t. IV, 1853. — Lovering, On a curious phenomenon relating to vision, dans Proceedings of the American Association for the advancement of science, *Boston*, 1850. — Loyer, Théorie de la vision, dans Comptes rendus de l'Acad. des sciences, t. XXXIII, 1851. — N. Lubimoff, Recherches sur la grandeur apparente des objets, dans Comptes rendus de l'Acad. des sciences, 1858. — G. J. Luchtmanus, Dissert. de mutatione axis oculi secundum diversam distantiam objecti ejusque causa, *Utrecht*, 1832.

T.-H. Mac-Gillavry, Onderzœkingen over de hœgrootheid der accommodatie (*Recherches sur les limites du pouvoir d'accommodation*), Dissert., *Utrecht*, 1858. — W. Mackenzie, On the vision of objects on and in the eye, dans Edimb. med. and surg. Journal, t. LXIV, 1845. — Magendie, Sur l'insensibilité de la rétine chez l'homme, dans Journal de Physiol. expérimentale, t. V, 1825. — J. Maissiat, Lois générales de l'optique. Analyse et discussion des principaux phénomènes physiologiques et pathologiques qui s'y rapportent, thèse conc., *Paris*, 1843. — J. Mannhardt, Bemerkungen über der Accommodationsmuskel und die Accommodation, dans Archiv für Ophthalmologie, t. IV, 1858. — W. Manz, Ueber den wahrscheinlichen Accommodationsapparat des Fischauges (*Sur l'appareil probable de l'accommodation dans l'œil des poissons*), publié par A. Ecker, *Freiburg*, 1857. — Le même, Anatomisch-physiologische Untersuchungen über die Accommodation des Fischauges (*Recherches anatomo-physiologiques sur l'accommodation de l'œil du poisson*), Diss. *Freiburg*, 1858. — Mariotte, Nouvelle découverte touchant la vue, dans ses œuvres, *Lahaye*, 1740. — L. Martinet, Note relative au phénomène du phosphène, dans Comptes rendus de l'Acad. des sciences, t. XXXI, 1850. — Maunoir, De l'ajustement de l'œil aux différentes distances, dans Annales d'oculistique, 1843. — H. Mayer, Zur Physik des Auges (*Sur la physique de l'œil*), dans Prager Vierteljahrschrift, t. IV, 1851. — Le même, Ueber die Schätzung der Grösse und der Entfernung der Gesichtsobjecte aus der Convergenz der Augenachsen (*Sur l'appréciation de la grandeur et de la distance des objets d'après la convergence des axes oculaires*), dans Poggendorff's Annalen, t. LXXXV, 1852. — Le même, Ueber den Einfluss der Aufmerksamkeit auf die Bildung des Gesichtsfeldes, etc. (*De l'influence de l'attention sur l'étendue du champ de la vision*), Beitrag zur Lehre von der Schätzung der Entfernung aus der Convergenz der Augenaxen (*De l'estimation de l'éloignement des objets tirée de la convergence des axes oculaires*), dans Archiv für Ophthalmologie, les deux mémoires dans le tome II, 1856. — Le même, Ueber den Sanson'schen Versuch (*Sur l'expérience dite de Sanson*), dans Zeitschrift für rationelle medicin, t. V, 1846. — Meyer (de Leipzig), Ueber sphärische Abweichung des menschlichen Auges (*De la non-sphéricité de l'œil humain*), dans Poggendorff's Annalen, nº 8, 1853. — G. Meissner, Beiträge zur Physiologie des Sehorgans (*Contributions à la physiologie de l'organe de la vue*), *Leipzig*, 1854. — Le même, Ueber die Bewegungen des Auges, nach neuen Versuchen (*Des mouvements de l'œil. Expériences nouvelles*), *dans* Zeitschrift für rationelle Medicin, 3e *série*, t. VIII, 1860. — J. Mile, De la cause qui dispose l'œil pour voir distinctement les objets placés à différentes distances, *dans* Journal de Physiologie de Magendie, t. IV, 1824. — L. Moser, Ueber das Auge (*Sur l'œil*), *dans* Dove's Repertorium der Physik, t. V, 1844. — A. Müller, Ueber das Beschauen der Landschaften mit normaler und abgeänderter Augenstellung (*Sur la contemplation du paysage avec les yeux, soit dans leur situation normale, soit dérangés de leur situation normale*), *dans* Poggendorf's Annalen, t. LXXXVI, 1852. — H. Müller, Ueber die entoptischen Wahrnehmungen der Netzhautgefässe, als Beweismittel für die Lichtperception durch die nach hinten gelegenen Netzhautelemente (*De la perception entoptique des vaisseaux de la rétine comme preuve que l'impression de la lumière se fait dans l'épaisseur de tous les éléments de la rétine*), *dans* Verhandlungen d. physik. med. Gesellschaft zu Würzburg, t. V, 1855. — Le même, Wirkung des Ciliarmuskels (*Action du muscle ciliaire*), *dans* Verhandlungen der phys.-medic. Gesellschaft zu *Würlzburg*, déc. 1855. — Le même, Ueber den Accommodationsapparat im Auge der Vögel, besonders der Falken (*De l'appareil de l'accommodation, dans l'œil des oiseaux, spécialement chez le faucon*), *dans* Archiv für Ophthalmologie, t. III, 1857. — Le même, Ueber einen ringförmigen Muskel am Ciliarkörper des Menschen und über den Mechanismus der Accommodation (*Sur un muscle annulaire procédant du corps ciliaire chez l'homme, et du mécanisme de l'accommodation de la vue*), *dans* Archiv für Ophthalmologie, t. III, 1857. — J. Müller, Zur vergleichenden Physiologie des Gesichtsinnes des Menschen und der Thiere (*Physiologie comparée du sens de la vue chez l'homme et les animaux*), Leipzig, 1826. — Le même, Ueber die phantastis-chen Gesichtserscheinungen (*Sur les phénomènes de vision subjective*), Coblenz, 1826; et article Vue, de sa Physiologie, t. II. — Le même, Ueber den Bau der Augen bei den Insecten und Crustaceen (*Sur la structure de l'œil des insectes et des crustacés*), 3 mémoires, *dans* Müller's Archiv, 1829.

A. Nagel, Observationes quædam ophthalmoscopicæ, Berlin, 1855. — Le même, Ueber die gemeinschaftliche Thätigkeit beider Augen (*Sur l'action commune des yeux*), contre la doctrine des points identiques, *dans* Verhandlungen des Naturhistorischen medicinischen Vereins zu *Heidelberg*, t. XVI, 1860. — Le même, Das Sehen mit zwei Augen und die Lehre von den identischen Netzhautstellen (*De la vue avec les deux yeux et de la doctrine des points identiques*), Leipzig, 1861. — Th. Nunneley, On the organs of vision, their anatomy and physiology, London, 1858.

H. W. Olbers, Dissert. de oculi mutationibus internis, *Göttingen*, 1780. — J. Oppel, Bemerkungen zur Stereoscopie, ins besondere zur Erklärung des Glanzes zweibarfiger Bilder (*Observations sur la stéréoscopie, et éclaircissement sur l'apparence de deux images diversement colorées*), *dans* Poggendorf's Annalen der Phys. und Chemie, t. C, 1857.

P.-L. Panum, Physiologische Untersuchungen über das Sehen mit zwei Augen, *Kiel*, 1858. — Le même, Die scheinbare Grösse der gesehenen Objecte (*De la grandeur apparente des objets*), *dans* Archiv für Ophthalmologie, t. V, 1859. — J. Plateau, Essai d'une théorie générale comprenant l'ensemble des apparences visuelles qui succèdent à la contemplation des objets colorés, et de celles qui accompagnent cette contemplation, *dans* Annales de chim. et de phys., t. LVIII, 1835. — Le même, Application curieuse de la persistance des impressions de la rétine, 4 mémoires, *dans* Bulletins de l'Académie des sc. de Belgique, 1850. — W. Pole, On colour-blindness, *dans* Philosophical Magazine and Journal of science, avril 1857. — W. Porterfield, A treatise on the eye, and phenomena of vision, Edinburgh, 1759. — A. Prevost, Essai sur la vision binoculaire, *Genève*, 1843; et en extrait *dans* Bibl. univ. de *Genève*, 1843. — J. Purkinje, Beiträge zur Kenntniss des Sehens in subjectiver Hinsicht (*Contributions à l'étude de la vision, au point de vue subjectif*), *Prag*, 1819; la seconde partie de cet opuscule a paru à *Berlin* en 1825. — Le même, Commentatio de examine physiologico organi visus, etc., *Vratislawiæ*, 1823. — Le même, Article « Sinne im allgemeinen » (*Les sens en général*), *dans* R. Wagner's Handwörterbuch der Physiologie, t. III, 1849. — Le même, Die Topologie der Sinne im allgemeinen, etc. (*Topographie générale des sens, etc.*), *dans* Prager Vierteljahrschrift, 1854.

V. Recklinghausen, Netzhautfunctionen (*Fonctions de la rétine*), *dans* Archiv für Ophthalmologie, t. V, 1859. — G. V. Reeken, Ontleedkundig onderzoek van den toestel voor accommodatie van het oog (*Recherches sur le pouvoir d'accommodation de l'œil*) *dans* Donders onderzoekingen, *Utrecht*, 1854-55. — J. REGNAULD, Sur la fluorescence des milieux de l'œil, *dans* Journal de Physiologie de Brown-Séquard, t. II, 1859. — R. REMAK, Ueber das Verhalten der Irismuskeln bei seitlicher Beleuchtung der Netzhaut (*De la manière d'être du muscle Irien quand on éclaire une portion de la rétine*), *dans* Deutsche Klinik, n° 27, juill. 1855. — RIBES, Mémoire sur les procès ciliaires, de leur action sur le cristallin, l'humeur vitrée et l'humeur aqueuse, *dans* Mémoires de la société d'émulation, t. VIII, 1817. — RITTERICH, Ueber das Einigungsvermögen der Augen (*Sur la vision simple avec les deux yeux*), *dans* Archiv für physiologische Heilkunde, t. XI, 1852. — LE MÊME, Zur Lehre vom Schielen und über das Anpassungsvermögen der Augen (*Sur le loucher, et sur le pouvoir d'accommodation des yeux*), Leipzig, 1856. — ROGER, Ueber die Structur und Function der Iris (*Structure et fonctions de l'iris*), *dans* Froriep's Notizen, 1843. — Ross, Ueber den Mechanismus der Thränenableitung und den Antheil des M. orbicularis palpebrarum an derselben (*Sur le mécanisme du cours des larmes, et sur la part qu'y prend le muscle orbiculaire des paupières*), *dans* Zeitschrift für die gesammte Medicin d'Oppenheim, t. XXXV, 1847. — TH. RUETE, Das Ophthalmotrope, *Göttingen*, 1846. (*L'ophthalmotrope est une représentation artificielle de l'œil*). — LE MÊME, Lehrbuch der Ophthalmologie (*Traité d'ophthalmologie*), *Braunschweig*, 1854. — ROUGET, Appareil de l'adaptation de l'œil chez les oiseaux, les principaux mammifères et l'homme, *dans* Comptes rendus de l'Acad. des sciences, t. I, n° 20 et n° 26, 1856. — LE MÊME, Note sur la convexité de l'iris et la non-existence d'une chambre postérieure de l'œil, *dans* Gazette médicale n° 50, 1856. — LE MÊME, Des fonctions de la choroïde, *dans* Journal de Physiologie, 1861.

H. A. SAEMANN, De speculo oculi ; *Königsberg*, 1854. — SCHELSKE, Zur Farbenempfindung (*Sur la sensation des couleurs*), *dans* Archiv für Ophthalmologie, IX, 1862. — SCHERFFER, Dissertation sur les couleurs accidentelles, *dans* Journal de Physique de Rozier, t. XXVI, 1785. — SCUHR, Bemerkungen über die Bewegungen der Iris (*Remarques sur les mouvements de l'iris*), *dans* Griesinger's Sechswochenschrift, t. VII, 1847. — MARC SÉE, De l'accommodation de l'œil et du muscle ciliaire ; thèse, *Paris*, 1856. — A. SEEDECK, Ueber den bei manchen Personnen vorkommenden Mangel an Farbsinn (*Sur le manque de sensibilité à certaines couleurs, observé chez quelques personnes*), *dans* Poggendorf's Annalen der Phys. und Chemie, t. XLII, 1837. — SERRE (d'Uzès), Essai sur les phosphènes ou anneaux lumineux de la rétine, fig., *Paris*, 1853. — LE MÊME, Recherches sur la vision binoculaire simple et double et sur les conditions physiologiques du relief, *Bruxelles*, 1856. — J. SETSCHENOW, Ueber die Fluorescenz der durchsichtigen Augenmedien beim Menschen und einigen anderen Saugethieren (*De la fluorescence des milieux transparents de l'œil chez l'homme et quelques autres mammifères*), *dans* Archiv für Ophthalmologie, t. V, 1859. — SPENCER THOMSON, The structure and function of the eye, *London*, 1857. — J.-G. STEINBUCH, Beitrag zur Physiologie der Sinne (*Contribution à la Physiologie des sens*), *Nürnberg*, 1811. — C. STELLWAG, Beiträge zur Lehre vom Accommodations vermögen des menschlichen Auges (*Contributions à la doctrine de l'accommodation de l'œil humain*), *dans* Wiener Zeitschrift der Gesellschaft der Aerzte, mars 1850. — LE MÊME, Theorie des Augenspiegels, etc. (*Théorie de l'ophthalmoscope*), *Wien*, 1854. — STURM, Mémoire sur la théorie de la vision en deux parties, *dans* Comptes rendus de l'Acad. des sciences, t. XX, 1845. — V. SZOKALSKI, Essai sur la sensation des couleurs, *Bruxelles*, 1840. — LE MÊME, Influence des muscles obliques de l'œil sur la vision, *Gand*, 1840. — LE MÊME, Du centre de rotation de l'œil, *dans* les Comptes rendus de l'Acad. des sciences, 1843.

R. TEUSCHER, De identitate retinarum oculi qualitativa, *Iéna*, 1845. — THOMAS, Beobachtungen über gewisse Erscheinungen welche sich an den krystallinsen verschiedener Thiere beobachten lassen (*Remarques sur quelques phénomènes qu'on peut voir dans la lentille cristalline de quelques animaux*), *dans* Sitzungsberichte d. k. k. Akad. d. Wissenschaften zu *Wien*, t. VI, 1851. — G.-T. TOURTUAL, Die Sinne des Menschen, etc. (*Les sens de l'homme*), *Munster*, 1827. — LE MÊME, Die Chromasie des Auges (*Du chromatisme de l'œil*), *dans* Archiv für Anat. und Physiol. de Meckel 1830. — LE MÊME, Die Erscheidung des Schattens und deren Physiologische Bedingungen, etc. (*Des images consécutives et de leurs causes physiologiques*), Berlin, 18;0. — LE MÊME, Die Dimension der Tiefe im freien Sehen und in stereoskopischen Bilde (*Des dimensions de la profondeur dans la vision ordinaire et dans la vision stéréoscopique.* — La profondeur signifie ici la troisième dimension des corps solides ; *Münster*, 1842. — LE MÊME, Beobachtungen über den Einfluss des undeutlichen Sehens auf die Entstehung subjectiver Farben (*Observations sur l'influence qu'exerce la vue indistincte sur le développement des couleurs subjectives*), dans Medicinisches Correspondenzblatt rheinischer und westphälischer Aerzte ; avril, 1844. — G. TREVIRANUS, Zur Lehre von den Gesichtswerkzeugen und dem Sehen des Menschen und der Thiere (*Des organes et du sens de la vision chez l'homme et les animaux*), Brême, 1828. — LE MÊME, Resultäte neuer Untersuchungen über die Theorie des Sehens, etc. (*Résultats des nouvelles recherches sur la théorie de la vision*), Brême, 1837.— TROUES- SART, *Recherches sur quelques phénomènes de la vision*, Brest, 1854. — LE MÊME, Méca- nisme et causes de la polyopie monoculaire, dans Comptes rendus de l'Acad. des sciences, 1862. — J. TYNDALL, On a peculiar case of colour-blindness dans Philosophical magazine and Journal of science, t. XI, 1856.

UEBERWEG, Zur Theorie der Richtung des Sehens (*Théorie de la vision droite avec les images renversées*), dans Zeitschrift für rationelle Medicin, t. V, 1858.

L.-L. VALLÉE, Mémoires sur la théorie de l'œil, dans Comptes rendus des séances de l'Acad. des sciences, t. IX, XI, XII, XIV, 1839-1843. — LE MÊME, Théorie de l'œil, Paris, 1843. — LE MÊME, Sur la théorie de l'œil, dans Comptes rendus de l'Acad. des sciences, t. XXV, 1847. — LE MÊME, Sur la théorie de l'œil, dans Comptes rendus de l'Acad. des sciences, t. XXX, 1850. — LE MÊME, Sur la théorie de l'œil (deux mémoires), dans Comptes rendus de l'Acad. des sciences, t. XXXIII, 1851. — LE MÊME, Sur la théorie de l'œil (deux mémoires), dans Comptes rendus de l'Acad. des sciences, t. XXXIV, 1852. — LE MÊME, Cours élémentaire complet sur l'œil et la vision chez l'homme et les animaux vertébrés qui vivent dans l'air, Paris, 1858. — LE MÊME, Complément physico-mathématique de la vision, dans Comptes rendus de l'Acad. des sciences, t. LI, 1860. — LE MÊME, Théorie de l'œil (suite), dans Comptes rendus de l'Acad. des sciences, 1861. — VIERORDT, Die Wahrneh- mung des Blutlaufs in der Netzhaut des eigenen Auges (*De la contemplation de la circu- lation dans la rétine de son propre œil*), dans Archiv für physiologische Heilkunde, 1856. — LE MÊME, Versuche über die Zeitverhältnisse dès Accommodationsvorganges im Auge (*Recherches sur les phénomènes de l'Accommodation dans l'œil, sous le rapport de la durée*), dans Archiv für physiologische Heilkunde. *Nouv. sér.*, t. I, 1857. — LE MÊME, Ueber die Messung der Sehschärfe (*De la mesure de l'étendue de la vue*), dans Archiv für Ophthalmologie, t. IX, 1862. — B. VITTADINI, Osservazioni ed esperimenti sulla vista e sul gusto, *Milan*, 1853. — A.-W. VOLKMANN, Neue Beiträge zur Physiologie des Gesichtssinnes (*Nouvelles contributions à la physiologie de la vision*), Leipzig, 1836. — LE MÊME, Art. « Sehen » dans R. Wagner's Handwörterbuch der Physiologie, t. II, 1844. — LE MÊME, Das Tachistoskop, ein Instrument, welches bei Untersuchung des momentanen Sehens den Gebrauch des electrischen Funkens ersetzt (*Le Tachistoscope, instrument qui remplace l'emploi de l'étincelle électrique dans les recherches sur la vue instantanée*), dans Verhandl. der sächsicher Gesellschaft der Wissenschaften, zu *Leipzig*, 1859. — LE MÊME, Die stereoskopischen Erscheinungen in ihrer Beziehung zu der Lehre von den identischen Netzhautpunkten (*Les phénomènes stéréoscopiques dans leurs rapports avec la doctrine des points identiques des rétines*), dans Archiv für Ophthalmologie, t. V, 1859. — VON RECKLINGHAUSEN, Zur Theorie des Sehens (*Sur la théorie de la vue*), dans Poggendorf's Annalen der Physik und Chemie, t. CX, 1860. — A. WALLER, Observations on various points connected with the physiology of vision ; il est question surtout des phosphènes et de leur application au diagnostic des affections de la rétine, dans Edinburgh medical and surgical Journal, avril 1849. — J. WARE, Observations relative to the near and distant sight of different persons, dans Philosoph. Transactions, *Lond.*, 1813. — WARTHON JONES, Lectures on the anatomy and physiology of the eye, dans The medical Times ; févr. 1844. — TH. WEBER, Unterscheidung zweier wesentlich verschiedener Arten von Accommodation des Auges, etc. (*Distinction de deux modes différents d'accommodation de l'œil*), *dans* Archiv für physiologische Heilkunde, 1855. — E.-H. Weber, Tractatus de motu Iridis, *Leipzig*, 1821. — H. Welcher, Ueber Irradiation und einige andere Erscheinungen des Sehens (*Sur l'irradiation et sur quelques autres phénomènes de la vision*), *Giessen*, 1852. — W.-C. Wells, Observations and experiments on vision, *dans* Philosoph. Transactions, *Lond.*, 1811. — Ch. Wheatstone, On some remarkable and unobserved phenomena of binocular vision, *dans* Philosoph. Transactions ; *London*, 1838. — Le même, On the physiology of vision, *dans* Philosophical Transactions, 1852. — E. Wiesener, Observationes de macula Mariottiana, *Gryphiæ*, 1859. — G. Wilson, On the cause of colour-blindness, *dans* Monthly Journal, sept. 1854. — Wollaston, On semi-accessation of the optic nerves, *dans* Philosoph. Trans. ; *Lond.*, 1824. — W. Wundt, Ueber das Sehen mit einem Auge (*De la vision avec un seul œil*), *dans* Zeitschrift für rationelle Medicin, t. VII, 1859. — Le même, Ueber die Bewegungen des Auges (*Sur les mouvements de l'œil*), *dans* Verhandlungen des naturhistorich-medicinischen Vereins zu *Heidelberg*, 1859. — Le même, Zur Geschichte der Theorie des Sehens (*Sur l'histoire de la théorie de la vision*), *dans* Zeitschrift für rationelle Medicin, t. VII, 1859. — Le même, Beiträge zur Theorie der Sinneswahrnemung (*Contribution à la théorie des sensations*), *dans* Zeitschrift für rationelle Medicin, t. XII et t. XIV, 1861. — Le même, Ueber die Bewegung der Augen (*Sur les mouvements des yeux*), *dans* Archiv für Ophthalmologie, t. VIII, p. 1 et p. 88, 1862.

T. Young, On the mechanism of the eye, *dans* Philosophical Transactions, 1801, trad. française, *dans* Bibliothèque britannique, t. XVIII.

A. Zander, Der Augenspiegel, seine Form und sein Gebrauch (*L'ophthalmoscope, sa forme et son usage*), *Leipzig* et *Heidelberg*, 1859. — W. Zehender, Anleitung zum Studium der Dioptrik des menschlichen Auges (*Introduction à l'étude de la dioptrique de l'œil humain*), *Erlangen*, 1856. — Zenneck, Ueber das Aufrechtsehen (*Sur la vision droite avec des images renversées*), *dans* Ammon's Journal für Chirurgie, t. VI, 1847. — F. Zöllner, Ueber eine neue Art von Pseudoscopie, etc. (*Sur une nouvelle sorte de pseudoscopie*), *dans* Poggendorf's Annalen der Physik und Chemie, t. CX, 1860.

CHAPITRE IV

SENS DE L'OUIE.

§ 306.

Définition. — Organe de l'ouïe. — L'ouïe est le sens qui nous donne la notion du son.

Le *mouvement vibratoire* des corps peut être perçu par l'homme par d'autres organes que celui de l'audition. Ainsi, il peut sentir à l'aide du toucher les oscillations d'une corde qui vibre ; et le son du canon peut ébranler à distance le corps d'un sourd, de même qu'il brise les vitres, sans qu'on puisse dire qu'il est *entendu*. Le mouvement vibratoire des corps n'est donc pas le *son* lui-même, physiologiquement parlant. Il ne devient son qu'à la condition d'impressionner l'organe de l'ouïe, animé par un nerf spécial, dit nerf acoustique. Il en est de même pour les autres organes des sens. Lorsqu'un aveugle-né reconnaît, au toucher, les *couleurs artificielles* déposées sur les corps, il n'a pas plus la notion des couleurs que le sourd n'a celui du son : il ne voit pas par le bout des doigts, mais il sent des surfaces *polies* et des surfaces plus ou moins *ru-*

gueuses, et il a appris qu'on donne à ces diverses surfaces des noms de couleurs différentes.

L'organe de l'ouïe, ou l'oreille, se compose, chez l'homme, de trois parties : 1° oreille externe, ou pavillon, et conduit auditif externe; 2° oreille moyenne ou caisse du tympan ; 3° oreille interne ou labyrinthe.

Le pavillon de l'oreille de l'homme est une lame cartilagineuse assez irrégulière, présentant des éminences et des dépressions diverses, pouvant être mû, mais dans de très-faibles limites, par les muscles auriculaires, en haut (auriculaire supérieur), en avant (auriculaire antérieur), en arrière (auriculaire postérieur). Le muscle auriculaire antérieur a aussi, et surtout, pour effet d'attirer à lui la petite languette cartilagineuse triangulaire située en avant du conduit auditif, à laquelle on donne le nom de *tragus*, et d'agrandir ainsi l'ouverture du conduit auditif externe.

La lame cartilagineuse qui compose le pavillon est formée de plusieurs pièces réunies entre elles par des ligaments fibreux et par des muscles rudimentaires. Les diverses pièces du pavillon peuvent donc rigoureusement *jouer* les unes sur les autres ; mais tous ces mouvements sont fort obscurs chez l'homme et imperceptibles.

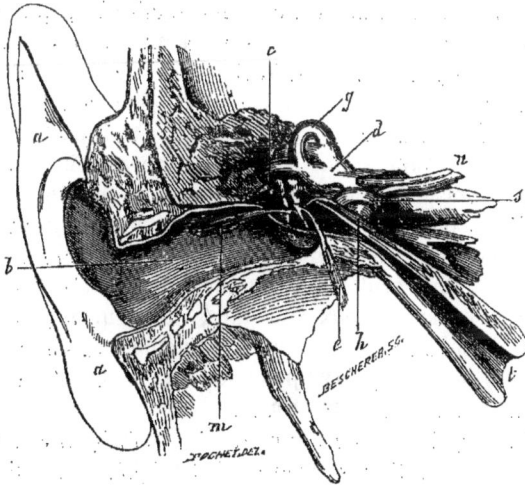

Fig. 186.

a, a, pavillon de l'oreille.
b, conduit auditif externe.
c, la chaîne des osselets.
d, vestibule.
e, muscle *antérieur* du marteau.
g, canaux semi-circulaires.

h, muscle *interne* du marteau.
s, limaçon.
m, muscle *externe* du marteau.
n, nerf acoustique.
t, trompe d'Eustache.

Le conduit auditif externe (Voy. fig. 186, b), cartilagineux en dehors, osseux en dedans, se termine à la membrane du tympan. Il a une longueur d'environ 3 centimètres, et il est légèrement coudé par en haut.

La membrane du tympan est tendue, à l'extrémité du conduit auditif externe, sur un cadre osseux qui fait corps avec l'os temporal. Cette membrane n'est pas placée perpendiculairement à l'extrémité du conduit; elle fait, avec la paroi inférieure de ce conduit, un angle de 45 degrés environ (Voy. fig. 186).

Les osselets de l'ouïe, contenus dans la caisse du tympan, adhèrent entre eux par des articulations. La chaîne continue qu'ils forment mesure toute l'étendue transversale de la caisse du tympan. Elle se fixe du côté externe, à l'aide du manche du marteau, sur la paroi interne de la membrane du tympan. A l'autre extrémité de la chaîne, la base de l'étrier vient s'appliquer sur la fenêtre ovale (Voy. fig. 187).

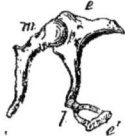

Fig. 187.
CHAÎNE DES OSSELETS DE L'OUÏE.
m, marteau.
e, enclume.
l, lenticulaire.
e', étrier.

La caisse du tympan, bornée en dehors par la membrane du tympan, présente en dedans, deux ouvertures qui la font communiquer avec l'oreille interne ou labyrinthe. Ces deux ouvertures sont la fenêtre ronde et la fenêtre ovale. Ces deux orifices sont terminés par des membranes, et la fenêtre ovale est, de plus, couverte par la base de l'étrier. La caisse du tympan n'offre rien de remarquable en haut et en bas. En arrière, elle présente l'ouverture des cellules mastoïdiennes, qui sont à peu près pour l'oreille ce que sont les sinus pour les fosses nasales. En avant, la caisse du tympan présente l'orifice de la trompe d'Eustache, qui établit sa communication avec l'arrière-gorge (Voy. fig. 186, t).

L'oreille interne, ou labyrinthe, est formée de trois parties : une partie centrale nommée vestibule, une partie antérieure ou limaçon, une partie postérieure ou canaux semi-circulaires (Voy. fig. 187). Les canaux semi-circulaires communiquent avec le vestibule. Ils sont renflés en ampoules aux points de communication. Le limaçon communique aussi avec le vestibule, mais seulement par une de ses *rampes* (le limaçon est formé par deux canaux osseux spiroïdes, qui forment ensemble deux tours et demi de spire et communiquent seulement au sommet). L'autre rampe aboutit à la caisse du tympan ; son orifice, fermé par une membrane, n'est autre que la fenêtre ronde.

C'est dans le labyrinthe que viennent s'épanouir les branches du nerf acoustique. Ses ramifications nerveuses sont baignées par le liquide dont ces cavités sont remplies (Voy. fig. 188).

§ 307.

Notions d'acoustique applicables à l'audition. — Déjà, à propos de la voix humaine, nous avons signalé la plupart des propriétés du son (Voy. § 253). Nous ajouterons ici quelques données, spécialement applicables à l'organe de l'ouïe.

Les vibrations d'un corps sonore qui se communiquent à l'air ambiant ou à tout autre milieu, gazeux, liquide ou solide, se transmettent comme la lumière dans toutes les directions. Il en résulte que l'*intensité* du son décroît rapidement avec la distance, et que ce décroissement s'opère comme le carré de la distance. Mais si l'intensité du son décroît rapidement lorsque celui-ci se propage *librement* dans toutes les directions et dans un espace indéfini, il n'en est plus de même lorsque les ondes sonores sont dirigées dans un espace limité, dans un tube cylindrique, par exemple. Les ondes sonores qui s'engagent dans un tube de ce genre, suivant la direction de son axe, conservent indéfiniment, sauf la petite perte due aux frottements, la même intensité; car à tous les points du cylindre les tranches d'air qui résonnent ont une même mesure, celle de la section du cylindre.

Le son se propage dans les milieux gazeux, dans les milieux liquides et dans les milieux solides, car tous ces corps peuvent vibrer; mais la vitesse de propagation n'est pas la même; tandis qu'elle est d'environ 333 mètres par seconde dans l'air tranquille, elle est de 1,400 ou 1,500 mètres par seconde dans l'eau, et de 3,000 mètres environ par seconde dans les solides.

Les membranes vibrent comme tous les corps; elles peuvent entrer en vibration, soit par percussion directe, à l'aide d'un corps solide, soit par influence, lorsqu'on fait vibrer, par exemple, un corps sonore dans leur voisinage; en d'autres termes, elles sont aptes à recevoir les vibrations que l'air leur transmet. Ces vibrations deviennent très-sensibles sur les membranes tendues, par les dessins qu'offre, au moment où elles vibrent, la poussière dont on les couvre. En général, le nombre des ventres et des lignes nodales est en rapport avec celui des vibrations (Voy. § 254). Des *pressions différentes*, appliquées à chacune des faces d'une membrane tendue, exercent une influence capitale sur son pouvoir résonnant. En effet, si on fait le vide dans un vase dont l'ouverture supérieure est fermée par une membrane, il devient très-difficile de faire vibrer cette membrane, c'est-à-dire d'y faire apparaître les dessins dont nous parlions. Si l'on augmente la tension de l'air à l'intérieur du vase, la même difficulté se présente, les conditions sont en effet les mêmes; dans ce dernier cas seulement, l'excès de pression est à la face interne de la membrane, au lieu d'être à sa face externe.

La propagation des vibrations des corps gazeux aux corps solides et aux corps liquides, celle des corps solides aux corps liquides, etc., a été étudiée avec soin par M. Müller. Voici une série de résultats expérimentaux qu'on consultera avec fruit :

I. Les ondes sonores des corps solides se transmettent avec plus de force à d'autres corps solides mis en communication avec eux qu'à l'eau; mais la transmission des ondes a bien plus d'intensité quand elle s'opère des corps solides à l'eau que quand elle s'opère des corps solides à l'air.

II. Les ondes sonores de l'air se transmettent très-difficilement à l'eau;

mais elles se communiquent très-facilement à ce liquide par l'intermédiaire d'une membrane tendue.

III. Des ondes sonores qui se propagent dans l'eau, et qui traversent des corps solides limités, ne se communiquent pas seulement avec force aux corps solides, mais encore se transmettent des surfaces de ce corps dans l'eau, de manière que le son dans l'eau, au voisinage du corps solide, est entendu *fort* là où il eût été entendu faible d'après la seule transmission dans l'eau.

IV. De minces membranes conduisent le son dans l'eau sans affaiblissement, qu'elles soient ou non tendues.

V. Des masses d'air résonnent dans l'eau, lorsque l'air est renfermé dans des membranes ou des corps solides, et produisent ainsi un renforcement considérable du son.

VI. Les ondes sonores qui passent de l'air dans l'eau, par l'intermédiaire d'une membrane tendue, sont transmises sans changement dans la hauteur du ton.

VII. Les ondes sonores se transmettent de l'air à l'eau, sans changement notable d'intensité, alors même que les membranes se trouvent tendues sur un corps solide résistant, qui est *seul* en contact avec le liquide.

§ 308.

Rôle de l'oreille externe. — La partie essentielle de l'organe de l'ouïe est l'oreille interne, dans laquelle viennent se ramifier les expansions du nerf acoustique ; c'est la partie où s'opère l'impression. Les autres parties (oreille moyenne et oreille externe) doivent être envisagées comme des organes de perfectionnement.

Les corps de toute nature pouvant transmettre le son, les os de la tête et le rocher, pourraient encore remplir ce rôle si l'oreille externe et l'oreille moyenne faisaient défaut, et la notion du son ne serait pas perdue pour cela ; c'est ce qu'on observe dans beaucoup d'animaux. L'oreille externe et l'oreille moyenne de l'homme et des animaux supérieurs sont vraisemblablement des appareils en rapport avec les diverses *qualités* du son, l'intensité, la hauteur et le timbre.

L'oreille externe (conque et conduit auditif) peut être regardée comme un organe collecteur du son. On considère que l'inclinaison la plus favorable du pavillon de l'oreille avec les parois latérales de la tête est celle qui représente un angle de 30 à 45 degrés.

La perte du pavillon de l'oreille n'empêche pas l'audition, et la *hauteur* des sons n'en est pas non plus modifiée. La perte du pavillon n'entraîne qu'une certaine dureté de l'ouïe, c'est-à-dire qu'elle ne nuit qu'à l'intensité du son. Le pavillon de l'oreille est donc un cornet acoustique, et on peut s'en convaincre en dirigeant artificiellement la conque du côté où l'on veut distinguer un son confus ; mais c'est un cornet qui est loin d'avoir chez l'homme la puissance qu'il a chez les animaux, où non-seulement il jouit d'une grande mobilité, mais où il offre une forme conique beaucoup plus favorable à la collection des sons.

Quant à la forme singulière de la conque auditive, elle est encore une énigme pour la physiologie. On a dit que le pavillon à peu près immobile de l'homme, et dont la forme se rapproche plutôt d'un plan que d'un cornet, était mal disposé pour renvoyer les ondes sonores dans le conduit auditif, et qu'il paraissait plutôt destiné à les amortir qu'à les renforcer. On a dit aussi que les dimensions variées des saillies et des dépressions du cartilage auriculaire, ainsi que sa composition assez complexe (il est composé de plusieurs cartilages réunis par des ligaments fibreux), devaient l'empêcher de vibrer jamais à l'unisson d'aucun son (Voy. § 253) ; vibrations propres qui eussent été nuisibles à l'audition. On a dit enfin que cette forme était destinée à présenter, dans toutes les directions possibles, une surface perpendiculaire à la direction des ondes sonores, et à diriger toujours une portion des ondes vers l'orifice du conduit auditif externe.

Les recherches expérimentales faites sur lui-même par M. Schneider donnent gain de cause à cette dernière supposition. M. Schneider bouche le conduit auditif externe de l'une de ses oreilles (soit l'oreille gauche) avec un petit tampon de coton, puis il remplit toutes les anfractuosités de la conque auditive du même côté avec une composition liquide (1 partie de cire, 3 parties d'huile), de manière qu'après le refroidissement, la conque est transformée en une surface plane. Après quoi il enlève le coton qui préservait les parties profondes contre l'introduction de la composition cireuse, et le conduit auditif externe redevient libre. Ecoutant alors un corps sonore placé derrière lui ou devant lui, à égale distance des deux oreilles, l'observateur constate que ce corps est beaucoup mieux entendu par l'oreille droite, dont la conque est restée libre, que par l'oreille gauche. Si l'observateur tourne alors son oreille gauche du côté où vient le bruit, il arrive tout à coup un moment où il entend aussi bien avec cette oreille qu'avec l'autre : c'est le moment où le conduit auditif externe se trouve dans la direction précise du corps résonnant. D'où il résulte que la conque auditive, à peu près inutile pour tous les sons qui nous arrivent dans la direction même de l'oreille, est très-utile pour tous les sons qui nous arrivent en avant et en arrière, et dans toutes les directions obliques par rapport à l'axe du conduit auditif externe. Lorsque M. Schneider remplissait les conques auditives de ses deux oreilles avec la composition en question, il ne pouvait plus distinguer si le son provenait du côté gauche ou du côté droit, toutes les fois qu'il n'était pas dans la direction du conduit auditif. Les divers phénomènes dont nous venons de parler étaient plus marqués encore lorsque la face interne de la conque auditive était enduite comme la face externe, lorsque, en d'autres termes, la conque tout entière était noyée dans la composition cireuse.

Les ondes sonores s'engagent dans le conduit auditif externe et se dirigent vers la membrane du tympan; elles y circulent dans un canal à peu près cylindrique et ne perdent rien de leur intensité (Voy. § 307). Les vibrations sonores du conduit auditif externe proviennent de plusieurs sources : les unes ont pénétré directement du dehors, d'autres ont été réfléchies par le pavillon de l'oreille; enfin, pour ne rien omettre, d'autres encore ont été communiquées à l'intérieur du canal par ses parois cartilagineuses et osseuses. Les vibrations des parois cartilagineuses et osseuses du canal proviennent, soit de la conque, par continuité de tissu, soit directement de l'air extérieur, et cheminent à travers les os, en même temps que les vibrations aériennes parcourent le conduit auditif externe. D'après ce que nous avons dit précédemment (Voy. § 307), il est évident que les vibrations *solides* parviennent plus tôt à la circonférence de la membrane du tympan que les vibrations *aériennes* n'arrivent à la surface de la même membrane.

§ 309.

Membrane du tympan. — Osselets de l'ouïe. — Cette membrane reçoit les vibrations sonores par sa circonférence (vibrations des parois solides du canal auditif externe) et par sa surface (vibrations aériennes du canal). Il est probable que ce double mode d'influence contribue à faire entrer plus facilement la membrane en vibration.

La membrane du tympan favorise la transmission du son, d'une part, parce qu'une membrane tendue est plus facilement impressionnable aux ondes sonores qu'un corps plein, et, en second lieu, parce que les ondes sonores se transmettent *ensuite* plus facilement à des corps solides sur lesquels la membrane est tendue [1].

La tension de la membrane du tympan est subordonnée à la chaîne des osselets de l'ouïe, laquelle établit d'un autre côté la *continuité* de la membrane avec les parties profondes de l'oreille. Les osselets de l'ouïe sont au nombre de quatre : le *marteau*, l'*enclume*, le *lenticulaire*, l'*étrier* (Voy. fig. 178). Ces petits os, articulés entre eux, éprouvent de légers mouvements, déterminés par les muscles du marteau et de l'étrier. Ces mouvements sont circonscrits dans de faibles limites, car le commencement de la chaîne est adhérent, par le manche du marteau, à la surface interne de la membrane du tympan, et la fin de la chaîne adhère, par la base de l'étrier, à la membrane de la fenêtre ovale. La chaîne des osselets est donc une sorte de tige qui traverse la caisse du tympan à la manière de l'*âme* des instruments; mais elle en diffère par sa mobilité.

Les muscles de la chaîne des osselets sont au nombre de quatre : les muscles *interne*, *externe*, *antérieur* du marteau et le muscle de l'*étrier*. Le muscle interne du marteau s'insère d'un côté sur la portion cartilagineuse de la trompe d'Eustache, et de l'autre sur le manche du mar-

---

[1] Savart a démontré ces deux points par l'expérience directe.

teau; en se contractant, il tire la membrane du tympan en dedans, avec le marteau, qui adhère à cette membrane. On peut, à juste titre, le désigner sous le nom de *tenseur* de la membrane du tympan. Le muscle de l'étrier, qui s'insère d'un côté à la pyramide (petite éminence située dans la caisse du tympan), et de l'autre côté au collet de l'étrier, applique, lorsqu'il se contracte, la base de l'étrier sur la fenêtre ovale. Il est, par l'intermédiaire de la chaîne des osselets, l'antagoniste du muscle tenseur de la membrane du tympan. Le muscle antérieur du marteau, fixé d'un côté à l'épine du sphénoïde, et de l'autre au sommet de l'apophyse longue du marteau, est aussi un antagoniste du muscle tenseur de la membrane du tympan. Le muscle externe du marteau, étendu de la partie osseuse voisine du cadre de la membrane du tympan à l'apophyse courte du marteau, est pareillement un antagoniste du muscle interne du marteau.

La membrane du tympan peut donc être tendue par les muscles de la chaîne des osselets. Cette tension est involontaire, car la contraction du muscle interne du marteau est soustraite à l'influence de la volonté [1].

L'expérience directe a appris que, lorsqu'une membrane tendue vibre sous l'influence des ondulations sonores aériennes qui lui arrivent, elle rend toujours un même son (celui qui correspond à sa tension) quelle que soit la hauteur du son aérien qui la met en branle. L'expérience a encore appris qu'une membrane tendue, et au contact de l'air sur ses deux faces, entre le plus facilement possible en vibration quand le son aérien qui la met en branle est *à l'unisson* de celui qu'elle produirait si on la faisait vibrer directement. Il est donc probable que la membrane du tympan proportionne sa tension de manière à vibrer à l'unisson des sons qui lui arrivent. La membrane du tympan aurait dès lors le pouvoir de *s'accommoder* par ses degrés divers de tension aux tons qui lui arrivent, de manière que celui-ci puisse être entendu distinctement. Il en serait ici de la *sensation distincte de l'ouïe* comme de la *vision distincte*, pour l'exercice de laquelle les milieux transparents de l'œil (le cristallin) *s'accommodent* à la distance des objets.

Les expériences montrent encore qu'une membrane tendue vibre difficilement, même par des sons d'une *grande intensité*, quand ceux-ci sont inférieurs pour la hauteur à ceux que rendrait la membrane elle-même pour le degré de tension qu'elle possède. Il est donc probable que la membrane du tympan est mise dans un état de tension forcée toutes les fois qu'un son très-intense et de nature à blesser l'ouïe se produit. La membrane du tympan et les muscles qui la meuvent peuvent être, sous ce rapport, envisagés comme des organes protecteurs du sens de l'ouïe.

Les paralysies du nerf facial qui siégent au-dessus de l'endroit d'où se détache le filet nerveux qui anime le muscle tenseur de la membrane

[1] Quelques personnes peuvent contracter à volonté le muscle interne du marteau et tendre ainsi la membrane du tympan. Ce sont des exceptions rares.

du tympan sont accompagnées d'une sensibilité de l'ouïe pour les sons violents, qui tient vraisemblablement au défaut de tension de la membrane. Les observations de ce genre ne sont pas rares. M. Landouzy a récemment publié l'histoire d'un malade affecté de paralysie du nerf facial, chez lequel le bruit d'une arme à feu produisait une douleur atroce.

La membrane du tympan n'est pas indispensable à l'exercice du sens de l'ouïe. Elle peut être perforée et l'ouïe n'en persister pas moins; mais, suivant M. Bonnafont, qui a rassemblé un grand nombre de cas de ce genre, l'appréciation des tons *très-bas* ou *très-élevés* n'est plus aussi exacte.

Le marteau et l'enclume peuvent disparaître aussi sans que l'ouïe soit entièrement perdue. Lorsque le lenticulaire et l'étrier disparaissent, le liquide contenu dans l'oreille interne s'écoule : le sens de l'ouïe n'est pourtant pas absolument perdu. L'oreille peut encore sentir le son ou plutôt le bruit, mais la perception des principales qualités du son (en particulier la notion du ton) n'est plus possible.

D'après M. Bonnafont, les conditions physiques d'une bonne oreille musicale consistent dans une juste harmonie entre la membrane du tympan et le jeu des muscles du marteau. Chez les chanteurs émérites, il a constaté que la membrane du tympan présente une direction telle, qu'elle est en état de recueillir les sons qui s'engagent dans le conduit auditif par tous les points de sa surface. Une membrane du tympan trop oblique, c'est-à-dire trop inclinée, rend l'oreille rebelle à certains sons.

§ 310.

Trompe d'Eustache. — La trompe d'Eustache, s'ouvrant dans le pharynx, établit une communication entre l'air extérieur et l'air intérieur de la caisse du tympan. L'existence de la trompe est constante chez tous les animaux qui ont en même temps une caisse du tympan. La trompe est destinée à maintenir l'*air intérieur* de la caisse à la même pression, ou sensiblement à la même pression que l'air extérieur. Les différences de pression entre les deux surfaces d'une membrane entravent en effet le jeu des vibrations. Toute membrane tendue vibre au *mieux*, c'est-à-dire le plus facilement, quand elle est pressée sur ses deux faces par des pressions égales (Voy. § 307).

Lorsque nous nous transportons brusquement dans un milieu d'une densité différente, nous éprouvons une surdité passagère, parce que l'équilibre ne s'établit pas immédiatement entre le milieu extérieur et la caisse du tympan. La communication par la trompe n'est ni béante ni largement ouverte : cet équilibre ne s'opère qu'au bout d'un certain temps [1]. C'est ce qu'on observe quand on descend sous l'eau dans la

[1] La trompe communique avec l'arrière-gorge par un conduit qui, dans sa partie pro-

cloche à plongeur, ou quand on entre dans la chambre d'un appareil à air comprimé ; c'est ce qu'on observe encore quand on s'élève en ballon et qu'on se trouve *brusquement* transporté dans des couches d'air d'une densité inférieure à celles de la surface du sol.

L'oblitération de la trompe entraîne une dureté de l'ouïe qui peut devenir très-grande. La communication de la caisse du tympan avec l'extérieur étant rompue, la petite quantité d'air qui y existait se trouve peu à peu absorbée en grande partie, et, par conséquent, raréfiée. Lorsque le canal de la trompe n'est pas complétement oblitéré, on remédie à cette imperfection par des injections d'air.

La trompe sert donc à établir la communication de l'air extérieur avec la caisse, de manière à entretenir l'égalité de pression sur les deux faces de la membrane du tympan, et aussi à écouler vers le pharynx les mucosités de la caisse. A-t-elle encore d'autres usages ? Est-ce par la trompe que l'homme qui parle entend sa propre voix ? La trompe augmente-t-elle la résonnance du son, à la manière du tuyau des instruments à vent ?

On peut objecter à la première supposition que la trompe est moins bien disposée pour transmettre le son que les parties dures qui l'environnent. D'ailleurs, nous nous entendons parler, surtout par les ondes sonores aériennes qui viennent frapper l'oreille externe, quand l'air résonnant est sorti au dehors. Quand nous entendons le son de notre voix, ce n'est pas seulement le *son laryngien*, tel qu'il arrive de la glotte dans le pharynx, que nous entendons, mais c'est la *voix articulée*, c'est-à-dire le son modifié par la langue, les lèvres, les dents, etc. Quant à la seconde supposition, elle n'est pas admissible ; il faudrait, pour cela, que la trompe fût un canal béant largement ouvert, ce qui n'est pas, au moins chez l'homme. On ne voit pas d'ailleurs en quoi cela pourrait servir à l'audition ; on voit bien mieux, au contraire, en quoi cela pourrait lui nuire.

§ 311.

Oreille interne. — Les vibrations sonores arrivent à l'oreille interne par plusieurs voies, soit par l'air de la caisse, soit par la chaîne des osselets de l'ouïe, mise en vibration par les vibrations de la membrane du tympan, soit enfin par les parois osseuses de la cavité du tympan.

Les vibrations des parois osseuses qui entourent la cavité du tympan proviennent, soit des oscillations vibratoires des diverses parties de l'oreille externe, soit des vibrations générales des os de la tête. Lorsque nous plaçons une montre entre les dents, le tic-tac du balancier arrive à l'oreille externe avec bien plus de force que lorsque la montre est placée à côté de la bouche, à une même distance de l'oreille externe. Dans

fonde, est extrêmement étroit. Ce conduit est ordinairement fermé : il ne s'ouvre que pendant les mouvements de déglutition, mouvements qui font exécuter au pavillon de la trompe des excursions assez considérables. (Warthon Jones, Toynbee, J. Jago.)

cette expérience, une grande partie des vibrations est transmise par les dents à l'os maxillaire supérieur, et de proche en proche jusqu'au rocher et au labyrinthe. Dans les conditions ordinaires de l'audition, il y a donc aussi une partie des vibrations qui sont transmises par les os à l'oreille interne. Il est vrai que dans l'audition normale le corps vibrant n'est pas relié avec l'oreille interne par une succession continue de solides, comme dans l'expérience précédente. L'air ambiant est l'agent ordinaire de transmission du son, et nous savons que les vibrations se transmettent moins facilement d'une manière directe aux solides, qu'ils ne se transmettent à ces mêmes parties solides à l'aide de membranes tendues qu'elles supportent (§ 307). Il en résulte que, dans les conditions *ordinaires* de l'audition, les ondes transmises directement par les os du crâne ont une intensité moindre que celles qui parviennent à l'oreille interne par l'oreille externe et moyenne.

Les ondes sonores qui, de l'intérieur de la caisse du tympan, se transmettent à l'oreille interne peuvent suivre des voies différentes : la voie aérienne, ou bien la voie des osselets. Les ondes aériennes frappent sur la paroi interne de la caisse du tympan où se trouve la fenêtre ronde, et les oscillations se transmettent à la membrane qui ferme cette fenêtre. Les vibrations qui arrivent à la fenêtre ovale lui sont, au contraire, particulièrement et directement transmises par la chaîne des osselets, qui les ont reçues eux-mêmes de la membrane du tympan. La membrane qui ferme la fenêtre ronde de l'oreille interne a pour effet de faciliter la transmission à l'oreille interne des vibrations aériennes de la caisse du tympan, et elles n'en changent point le ton (Voy. § 307, II et VI). Les oscillations qui parviennent à la fenêtre ovale par l'intermédiaire de la chaîne des osselets doivent avoir plus d'intensité que les autres, car ce sont des oscillations de solides. Par la même raison aussi, les ondes sonores qui arrivent à la fenêtre ovale du vestibule par la chaîne des osselets doivent parvenir plus tôt à leur destination que celles qui arrivent au limaçon par la fenêtre ronde (§ 307).

La fenêtre ovale s'ouvre dans le vestibule; la fenêtre ronde s'ouvre dans le limaçon. Les ondes sonores qui s'introduisent dans le vestibule et celles qui s'introduisent dans le limaçon arrivent, en résumé, dans le liquide de l'oreille interne. Le vestibule et les canaux semi-circulaires contiennent à leur intérieur des parties membraneuses continues entre elles, qui représentent un sac dans le vestibule et des tubes membraneux dans les canaux semi-circulaires (Voy. fig. 188, *d, d', f, f, f*). Le vestibule et les canaux semi-circulaires membraneux représentent, en quelque sorte, un autre vestibule et d'autres canaux semi-circulaires inclus dans le vestibule et dans les canaux semi-circulaires osseux. Cette oreille *interne membraneuse*, sur laquelle viennent se diviser les branches vestibulaires du nerf acoustique, et qui est remplie de liquide (endolymphe), n'adhère pas aux parois osseuses : elle en est séparée par un autre liquide (périlymphe). Le limaçon n'a pas de partie intérieure membraneuse ; il ne contient qu'un seul liquide, qui communique avec la périlymphe du vestibule par l'aqueduc vestibulaire du limaçon.

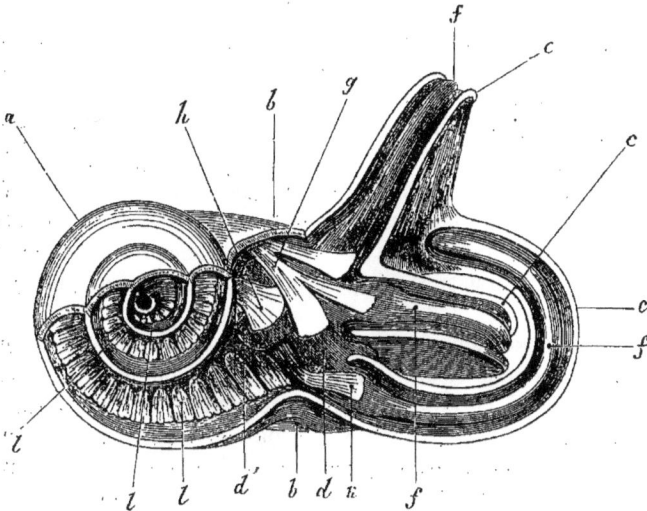

Fig. 188.

OREILLE INTERNE.

a, limaçon.
bb, vestibule osseux.
c, c, c, canaux semi-circulaires osseux.
d, vestibule membraneux (utricule).
d', vestibule membraneux (saccule).
f, f, f, canaux semi-circulaires membraneux.
g, branche nerveuse du vestibule membraneux, allant à l'utricule et aux ampoules des

canaux semi-circulaires supérieur et horizontal.
h, branche nerveuse du vestibule membraneux allant au saccule.
k, branche nerveuse allant à l'ampoule inférieure du canal semi-circulaire inférieur.
l, l, l, anses nerveuses terminales de la branche limacéenne sur la lame spirale du limaçon.

Le liquide intérieur du vestibule membraneux et des canaux semi-circulaires membraneux, c'est-à-dire l'endolymphe, contient une poussière fine, dite poussière auditive, composée par des cristaux microscopiques de carbonate de chaux. Il est probable que cette poussière a pour but d'augmenter la *secousse* auditive, et, par conséquent, l'impression que les vibrations du liquide opèrent sur les ramifications nerveuses (Voy. § 307, III).

Les vibrations qui passent de la périlymphe à l'endolymphe n'éprouvent aucun affaiblissement en traversant les parois de l'oreille interne membraneuse (Voy. § 307, IV).

On a cherché à fixer le rôle de chacune des trois parties fondamentales de l'oreille interne ; mais on n'a guère émis sur ce sujet que des suppositions.

Le vestibule et les canaux semi-circulaires sont plus essentiels, sans doute, que le limaçon, car les premiers sont plus constants que le dernier chez les animaux. Le vestibule et les canaux semi-circulaires qui lui font suite, recevant surtout les ondes sonores par l'intermédiaire de la chaîne des osselets, c'est-à-dire les ondes sonores de la membrane du tympan et du conduit auditif externe, on a pensé qu'ils étaient surtout en rapport avec les vibrations sonores qui frappent et traversent l'oreille externe. Le limaçon, au contraire, enchâssé dans les parties solides de la tête, dépourvu de sac membraneux intérieur, et ne communiquant avec l'oreille externe que par l'intermédiaire de la colonne d'air de la caisse tympanique, a paru plus propre à recevoir les vibrations qui parviennent à l'oreille interne par les os de la tête.

On a dit que la fenêtre ronde ne devait transmettre au limaçon que des ondes sonores d'une faible intensité, et qu'elle était destinée à suppléer la fenêtre ovale dans les moments où la base de l'étrier, fortement appliquée sur la membrane qui la ferme par la contraction du muscle de l'étrier, ne permettait plus à cette membrane d'entrer en vibration. C'est là une supposition toute gratuite. Chaque fenêtre a son rôle à remplir.

M. Auzoux fait remarquer que les liquides qui remplissent l'oreille interne de l'homme et des animaux supérieurs sont entourés de parties solides, et que si l'oreille interne ne communiquait avec la caisse du tympan que par la fenêtre ovale, les mouvements vibratoires communiqués par la chaîne des osselets au liquide de l'oreille interne eussent été très-limités, les liquides étant sensiblement incompressibles. Au contraire, l'existence de la fenêtre ronde et l'élasticité de la membrane qui la ferme permettent à la membrane de la fenêtre ovale de céder sous la pression des mouvements de l'étrier. En d'autres termes, la pression exercée sur le liquide de l'oreille interne, au niveau de la fenêtre ovale, par le moyen de la tige des osselets, cette pression, disons-nous, serait transmise par le liquide du vestibule au liquide de la rampe vestibulaire, du liquide de la rampe vestibulaire au liquide de la rampe limacéenne (puisqu'au sommet du limaçon ces deux rampes communiquent ensemble); enfin, du liquide de la rampe limacéenne à la membrane de la fenêtre ronde, qui, étant élastique, cède du côté de l'oreille moyenne, sous l'influence de cette pression. Après quoi l'élasticité de l'air contenu dans la caisse faisant l'office d'un ressort, la membrane de la fenêtre ronde reprend sa place au moment même où la base de l'étrier cesse de presser sur la fenêtre ovale. Il résulterait de là une succession de mouvements de va-et-vient, ou de vibrations isochrones avec les vibrations transmises dans le liquide par la chaîne des osselets. Cette doctrine, en harmonie avec le rôle de la membrane du tympan et avec la nécessité de l'existence de l'air dans la caisse tympanique, pour l'exercice normal de l'audition, mériterait d'être étudiée expérimentalement, et elle constitue un progrès dans l'étude encore si peu avancée de l'audition, et dans la fixation du rôle des diverses parties de l'oreille interne.

On a dit que le limaçon était l'organe qui nous permettait d'apprécier la hauteur du ton; que la lame spirale du limaçon, lame moitié osseuse, moitié membraneuse, entrant en vibration avec les liquides qui la baignent, transmettait aux nerfs qui s'épanouissent à sa surface (Voy. fig. 179) une impression correspondante à l'idée du ton. Mais l'impression causée sur les nerfs du vestibule et des canaux semi-circulaires, par les vibrations des liquides et des parties membraneuses du vestibule et des canaux semi-circulaires, est la même pour un même ton, car elle correspond, là aussi, à un nombre de vibrations donné. On ne voit donc pas trop comment les nerfs qui s'épanouissent sur la lame spirale jouiraient, à cet égard, d'une aptitude que ne partageraient pas les branches nerveuses du vestibule et des ampoules des canaux semi-circulaires [1].

M. Kölliker a constaté que les fibres nerveuses terminales du limaçon ne sont qu'appliquées sur la lame spirale du limaçon, et qu'elles *flottent* ainsi librement dans le liquide qui le remplit. Comme, d'un autre côté, les branches nerveuses terminales du vestibule et des ampoules des canaux semi-circulaires se trouvent contenues dans l'épaisseur des membranes vestibulaires et ampullaires, il en résulte une certaine différence dans la manière dont chacune des branches nerveuses reçoit l'impression; mais il n'est guère possible de dire en quoi cette différence peut consister.

On a attribué aux canaux semi-circulaires la propriété de nous faire apprécier la direction du son. On s'est fondé surtout sur leur direction variée, qui correspond aux trois dimensions des corps (hauteur, longueur et largeur); mais il faudrait d'abord démontrer que nous jouissons de la faculté d'apprécier la direction du son autrement que par un acte de réflexion, ou que par la différence entre l'intensité des ébranlements produits dans chaque oreille (Voy. § 313).

M. Helmholtz, dans un récent et très-savant ouvrage d'acoustique, a émis sur le phénomène capital de l'audition, c'est-à-dire sur le pouvoir qu'a l'oreille de distinguer les sons de diverses hauteurs, une doctrine basée sur des expériences nombreuses et délicates. Il émet cette pensée qu'il doit y avoir dans l'oreille, et notamment dans la partie sentante, c'est-à-dire dans les nerfs qui se ramifient dans l'oreille interne, des éléments qui vibrent à l'unisson de certains tons et non de certains autres : en d'autres termes, que chaque son qui frappe l'oreille, met en vibration des éléments déterminés. La sensation comparée des éléments anatomiques impressionnés deviendrait ainsi pour nous les signes des différents tons.

§ 312.

De la durée de l'impression auditive. — Estimation de la hauteur du son. — Estimation des sons combinés. — La durée de l'impression

---

[1] M. Auzoux suppose que la finesse de l'ouïe pourrait bien dépendre de *l'étendue* du limaçon. En coulant dans le conduit auditif externe (sur des têtes sèches) de l'alliage d'imprimerie, on obtient en relief la forme des diverses parties de l'oreille interne, et en particulier du limaçon (la chaleur du métal en fusion suffit pour carboniser le tissu osseux, qu'on détache ensuite par fragments). Or, il est aisé de constater que les dimensions et même la forme de cet organe varient beaucoup suivant les individus. Tantôt le limaçon décrit 1 tour 1/2 de spire, tantôt 2, tantôt 2 1/2, tantôt 3.

auditive n'est pas instantanée, et elle ne s'éteint pas immédiatement avec la cause qui la fait naître. Il en est ici absolument de même que dans la vision (Voy. § 289).

La durée de l'impression auditive peut être mesurée d'une manière approximative par la limite inférieure des sons perceptibles. Nous avons vu (§ 253) que cette limite correspondait à 32 oscillations simples par seconde. La durée de l'impression auditive peut donc être estimée 1/32 de seconde. La démonstration directe peut être facilement fournie à l'aide de la roue dentée de Savart, ou de la sirène de Cagniard-Latour, instruments dans lesquels le *son* est formé par une succession de *chocs*, au lieu de l'être par une succession de vibrations élastiques. Lorsque les chocs de ces deux instruments ne dépassent pas 32 par seconde, l'oreille distingue ces chocs; lorsque leur nombre dépasse 32, l'oreille ne perçoit plus qu'un *son continu*, parce que la durée de l'impression produite par chacun des chocs sur la membrane auditive est plus grande que l'intervalle qui les sépare. Le phénomène qui se produit ici est tout à fait analogue à celui en vertu duquel l'*œil* voit une circonférence ignée lorsqu'on fait tourner rapidement un charbon en ignition.

La possibilité de distinguer les uns des autres les différents tons varie singulièrement suivant les individus. Chacun distingue aisément les tons de la gamme et même les demi-tons, les dièzes et les bémols placés entre deux notes consécutives; mais, lorsque deux tons sont très-rapprochés, il faut une oreille exercée pour les distinguer l'un de l'autre; il faut, comme on le dit, avoir l'oreille musicale. La finesse de l'ouïe peut être, à cet égard, portée très-loin par l'exercice. M. Seebeck affirme qu'on peut arriver ainsi à distinguer un son qui ne diffère d'un son voisin que par 1/1200e dans le nombre des vibrations. Une oreille exercée distingue également des sons différents qui résonnent ensemble, alors même que ces sons sont consonnants ou harmoniques.

Quand nous disons une oreille exercée, nous voulons dire une personne exercée qui écoute avec les deux oreilles; car une seule oreille ne jouit pas de ce pouvoir. Voici une expérience très-simple, due à M. Weber, et qui le prouve clairement. Prenez deux montres dans la même main et placez-les ensemble près d'une oreille. Vous distinguerez nettement la succession des chocs résultant des battements combinés, mais il vous sera impossible de distinguer le tic-tac de l'une du tic-tac de l'autre, quoique en réalité ces deux instruments ne rendent pas des sons de même hauteur. Placez maintenant une montre à chaque oreille, et alors seulement vous constaterez qu'elles résonnent différemment. Des expériences analogues ont été faites plus récemment par M. Dove et par M. Fechner, à l'aide de diapasons convenablement disposés, tantôt avec les oreilles libres, tantôt en bouchant l'une d'entre elles. Il résulte de là qu'une seule oreille combine les tons, c'est-à-dire qu'elle ne perçoit qu'une résultante dont la hauteur est en rapport avec les tons composants. Les deux oreilles seules distinguent deux tons différents qui résonnent ensemble.

§ 313.

Estimation de l'intensité du son. — De la direction de la distance du son. — MM. Renz et Wolff ont dernièrement cherché à apprécier par expérience quel est le degré de sensibilité de l'organe de l'ouïe pour l'appréciation de l'intensité des sons. Une montre est placée sur un support vertical matelassé, support disposé de manière à pouvoir se mouvoir dans une glissière sur un plateau horizontal. En avant du support contre lequel est appliquée la montre est un écran fixe, également matelassé en avant et en arrière pour s'opposer à toute réflexion des ondes sonores. Au centre de l'écran fixe est un trou qui correspond horizontalement au centre de la montre, et par lequel les ondes sonores du mouvement de la montre sont transmises à l'oreille. Les lois de la propagation du son étant, en ce qui regarde l'intensité, les mêmes que pour la propagation de la lumière, il s'ensuit que l'intensité du son de la montre décroît comme le carré de la distance de la source sonore à l'oreille, ce qui permet de comparer les intensités.

Voici les résultats les plus saillants de ces expériences : 1° L'éloignement qu'il fallait donner à la montre pour que le son ne fût plus perçu variait suivant les jours, ce qui prouve que la sensibilité de l'organe auditif n'est pas toujours la même (il en est ainsi sans doute pour tous les autres organes des sens). 2° Lorsque deux sons de différente intensité sont entendus immédiatement l'un après l'autre, la sûreté du jugement porté sur leur intensité comparative s'accroît avec l'accroissement dans la différence d'intensité des deux sons. 3° Toutes les autres circonstances étant égales, lorsque la différence d'intensité des deux sons est dans le rapport de 10 à 7, on peut encore les distinguer l'un de l'autre. Deux sons, l'intensité de l'un étant représentée par 10, tandis que l'intensité de l'autre le serait par 9, ne peuvent plus être distingués l'un de l'autre. D'où il résulte que le pouvoir de distinguer l'*intensité* du son est beaucoup moins étendu que le pouvoir d'en distinguer la *hauteur* [1].

La *direction* du son peut être appréciée, ainsi que nous l'avons fait pressentir, en la rapportant au côté de l'oreille la plus ébranlée, et aussi par le mouvement instinctif qui nous porte à chercher, par le déplacement du corps, le point de l'espace qui correspond à la plus grande intensité du son. Lorsque l'homme renfermé dans sa demeure entend les bruits du dehors ou le passage lointain d'une voiture, il peut affirmer

---

[1] M. Scott Alison a fait sur le même sujet des expériences intéressantes. Soit un même ton offert à chaque oreille ; si l'on augmente l'*intensité* de l'un des deux, le son intense seul est entendu par l'oreille à laquelle il correspond. La sensation paraît comme non avenue dans l'autre oreille. Mais, aussitôt que les sons offerts à chacune des oreilles, quoique n'étant pas de même intensité, ne sont plus de même ton (c'est-à-dire de même hauteur), immédiatement ils sont entendus par chaque oreille en particulier.

que le bruit se passe dans la rue, parce que le maximum d'intensité du bruit qui parvient à son oreille correspond à ce côté de l'appartement qu'il occupe, mais il lui est impossible de décider à quelle extrémité de la rue il a lieu. Il lui serait également impossible d'affirmer que le bruit se rapproche ou s'éloigne, si la réflexion, qui ne dépend pas du sens de l'ouïe, ne l'avait depuis longtemps accoutumé à juger qu'un son fort qui s'affaiblit est un son qui s'éloigne, et qu'un son faible qui devient plus intense est un son qui se rapproche. La *distance* du corps sonore n'étant présumée que par les divers degrés d'intensité du son, l'appréciation de la distance du son est donc une opération de l'esprit.

Lorsque le ventriloque fait successivement entendre des voix qui paraissent sortir de la cave, du grenier, de la cheminée ou de la rue, ce sont ses intentions, exprimées par sa voix naturelle ou par sa pantomime, qui expliquent les *illusions de direction*. Il a d'ailleurs soin d'enfler ou de diminuer le son pour faire naître l'*illusion de distance*.

§ 314.

Nerf de l'audition. — Le nerf qui préside au sens de l'ouïe est le nerf auditif. Ce nerf reçoit sur ses expansions vestibulaires et limacéennes l'impression des vibrations sonores, et les conduit à l'encéphale. La branche vestibulaire est la plus importante; elle correspond à la partie fondamentale de l'oreille. On a vu quelquefois la branche limacéenne détruite avec le limaçon chez l'homme, sans que le sens de l'ouïe ait été aboli, ni même troublé d'une manière profonde dans ce qu'il a d'essentiel; nouvelle preuve que le limaçon n'est pas, dans l'oreille interne, le seul appréciateur du ton.

La destruction totale du nerf acoustique entraîne la perte de l'ouïe. Les lésions du nerf acoustique et son irritation directe paraissent éveiller de la douleur chez les animaux. On sait que les ébranlements violents du nerf acoustique dans les sons d'une *intensité extrême*, sont douloureux, même lorsque les vibrations sonores sont transmises au travers de l'organe auditif. Il est probable que la sensation auditive, déterminée par l'excitation directe du nerf auditif, présente le même caractère; c'est une sorte de sensation auditive exagérée. Lorsque l'on comprend l'oreille interne dans un courant galvanique un peu énergique, en plaçant l'un des pôles dans le conduit auditif externe, et l'autre dans l'arrière-bouche, du côté de la trompe d'Eustache, le passage du courant fait naître un *bourdonnement* continu.

Le sens de l'ouïe est sujet, comme le sens de la vue, à des sensations *subjectives*. Lorsqu'un bruit longtemps prolongé a frappé l'oreille, lorsqu'on a voyagé pendant plusieurs jours dans une voiture sur le pavé, il reste souvent dans l'oreille une sensation de roulement, qui ne disparaît qu'après le repos du sommeil. Les sons un peu intenses font naître à leur suite dans l'oreille un bruit particulier, dit *tintement* d'oreille, qui rappelle les images consécutives de la vision. Les sensations subjectives de l'audition sont communes dans l'insomnie, dans l'indigestion et dans toutes les congestions vers le cerveau. Les hallucinations de l'ouïe sont les plus communes et les plus variées.

§ 315.

Du sens de l'ouïe dans la série animale. — La partie essentielle et fondamentale du sens de l'ouïe correspond à l'oreille interne de l'homme. A mesure qu'on descend l'échelle animale, les parties accessoires du sens de l'ouïe, telles que la conque auditive, le canal auditif externe, la membrane du tympan, la caisse du tympan, les osselets de l'ouïe, disparaissent. L'oreille interne, qui se montre seule dans les animaux inférieurs pourvus du sens de l'ouïe, se présente aussi chez eux avec une complication qui va sans cesse en décroissant. Le limaçon, les canaux semi-circulaires peuvent disparaître, et l'organe de l'ouïe n'est plus représenté alors que par le *vestibule membraneux*, c'est-à-dire par un sac rempli de liquide, dans lequel nagent de petites concrétions calcaires plus ou moins volumineuses; et sur les parois internes de ce sac viennent se ramifier les expansions d'un nerf spécial. Le sac auditif placé profondément dans l'épaisseur des parties osseuses, cartilagineuses ou testacées, ou plus superficiellement sous les parties molles, reçoit les vibrations sonores (aériennes ou aquatiques, suivant que l'animal vit dans l'air ou dans l'eau) par l'intermédiaire des vibrations des parties qui le recouvrent.

Mammifères. — L'appareil auditif des mammifères diffère peu de l'appareil auditif de l'homme, et le sens de l'ouïe est généralement très-développé chez eux. L'appareil collecteur du son, c'est-à-dire la conque auditive, présente, chez la plupart d'entre eux, une *forme* et une *mobilité* qui leur permettent de percevoir des sons de faible intensité, et d'en apprécier assez exactement la direction.

En dirigeant en arrière le cornet auditif, les animaux timides peuvent fuir devant le danger, et proportionner leur course à l'intensité du bruit. Le cornet auditif dirigé en avant concourt, avec le sens de l'odorat, à guider les animaux chasseurs qui poursuivent leur proie. Tantôt le cornet auditif, formé par des cartilages plus ou moins épais et solides, est droit (cheval, âne, chat, lièvre, lapin, etc.); tantôt les cartilages plus minces sont plus ou moins étalés, et les oreilles retombent sur les côtés de la tête (chien de chasse, chien épagneul, éléphant, etc.) : dans ce dernier cas, l'animal qui écoute soulève la portion pendante de la conque, de manière que, tantôt elle touche sur les côtés de la tête par son bord postérieur, tantôt par son bord antérieur, etc.

Le canal auditif externe est plus ou moins long, suivant les espèces. Tandis qu'il mesure 5 ou 6 centimètres chez les solipèdes et les ruminants, il est très-court chez les carnassiers. La cavité du tympan, séparée du canal auditif externe par la membrane du tympan, présente des différences peu essentielles, qui ne portent que sur ses dimensions. Chez quelques animaux, les cellules osseuses mastoïdiennes et les cellules osseuses supérieures ont un grand développement, et augmentent d'autant sa cavité. La trompe d'Eustache, courte et assez étroite chez les bœufs et la plupart des ruminants, est très-dilatée chez le cheval, où elle forme ce qu'on appelle les *poches gutturales*. La chaîne des osselets, le vestibule osseux, les canaux semi-circulaires osseux, le vestibule membraneux, les canaux semi-circulaires membraneux, et enfin le limaçon ne présentent rien de particulier. Comme chez l'homme, la cavité du tympan communique avec le vestibule par l'intermédiaire de la fenêtre ovale sur laquelle s'applique la base de l'étrier, et avec le limaçon par l'intermédiaire de la fenêtre ronde. Les muscles qui meuvent les osselets de l'ouïe, c'est-à-dire le muscle interne du marteau et le muscle de l'étrier, acquièrent chez nos grands animaux domestiques (le cheval et le bœuf) un développement qui permet de les bien étudier.

Oiseaux. — L'appareil de l'ouïe est à peu près aussi complet chez les oiseaux que chez les mammifères, sauf le pavillon de l'oreille, qui fait défaut. Le conduit auditif externe, placé sur les côtés de la tête, est formé par un canal ostéo-membraneux qui traverse le temporal. La caisse du tympan, séparée de ce conduit par une membrane du tympan, offre un grand développement, parce qu'elle communique avec les cellules osseuses dont sont creusés presque tous les os du crâne. La caisse communique avec l'arrière-bouche, par l'intermédiaire des trompes d'Eustache, formée dans toute leur étendue par un canal osseux revêtu d'une membrane muqueuse. Les trompes se réunissent ensemble au point où elles correspondent avec l'arrière-bouche.

L'oreille interne des oiseaux est formée d'un vestibule, de canaux semi-circulaires et d'un limaçon. Celui-ci est peu développé, et il ressemble à celui des lézards et des serpents. Il n'est point contourné en spirale, mais formé d'un canal osseux terminé en cul-de-sac, presque droit. Il est d'ailleurs partagé, par une cloison délicate qui règne dans le sens de sa longueur, en deux rampes (rampe vestibulaire, rampe tympanique) comme celui des mammifères.

Reptiles. — Les reptiles n'ont ni conque auditive, ni canal auditif externe. La membrane du tympan est à fleur de tête ou cachée sous la peau. Elle n'existe pas toujours, quelques reptiles inférieurs (protées, cécilies, axolotls, tritons) étant dépourvus de caisse du tympan. Lorsque la caisse existe, ce qui est le cas le plus fréquent, elle communique généralement d'une manière très-large avec l'arrière-bouche. La trompe d'Eustache est tellement évasée, que la caisse semble une sorte de diverticulum de la gorge. Les osselets de l'ouïe sont souvent réduits au nombre de deux. Lorsque la membrane du tympan manque, ces osselets, fixés du côté de l'oreille interne sur la fenêtre ovale, s'attachent de l'autre côté au derme cutané.

L'oreille interne est complète chez les reptiles pourvus d'écailles, c'est-à-dire les sauriens et les ophidiens (lézards, crocodiles, serpents);

elle est composée d'un vestibule, de canaux semi-circulaires et d'un limaçon. Chez eux, l'oreille interne communique, par conséquent, avec la cavité du tympan, par la fenêtre ovale (fenêtre vestibulaire), et par la fenêtre ronde (fenêtre limacéenne). Le limaçon est d'ailleurs non contourné, et à peu près droit. Chez les reptiles dépourvus d'écaille, c'est-à-dire les batraciens (grenouilles, crapauds, etc.), il n'existe pas de limaçon, ni, par conséquent, de fenêtre ronde. L'oreille interne, réduite au vestibule et aux canaux semi-circulaires, ne communique plus avec le tympan que par la fenêtre ovale. Les reptiles nus, dépourvus de caisse du tympan, dont nous avons parlé plus haut, manquent également de limaçon. Le liquide contenu dans l'oreille interne des reptiles contient, comme celui des oiseaux et des mammifères, une poussière composée de cristaux calcaires microscopiques. Cette poussière ne se présente sous forme de petites pierres d'un certain volume que dans les reptiles les plus inférieurs.

Poissons. — Les poissons n'ont ni oreille externe, ni caisse du tympan, ni limaçon. Leur oreille est réduite à la partie membraneuse du vestibule et des canaux semi-circulaires. Tantôt il y a trois canaux semi-circulaires, tantôt il y en a deux, tantôt il n'y en a qu'un. Le vestibule et les canaux semi-circulaires représentent un ensemble membraneux fermé de toutes parts. Comme il n'y a plus ni osselets de l'ouïe, ni cavité du tympan, il n'y a ni fenêtre ovale, ni fenêtre ronde. Tantôt l'oreille interne membraneuse est logée dans la substance cartilagineuse des os de la tête (poissons cartilagineux) ; tantôt elle est en partie engagée dans les os du crâne, et libre en partie dans la cavité crânienne, et appliquée contre l'encéphale (poissons osseux). L'oreille interne membraneuse reçoit les expansions du nerf auditif, et est remplie d'un liquide dans lequel on trouve des concrétions calcaires d'un volume plus ou moins considérable.

Articulés. — Beaucoup d'insectes ne présentent rien qui ressemble à un appareil d'audition, et pourtant ces animaux paraissent, en beaucoup d'occasions, être sensibles aux ébranlements sonores. Il est probable que chez ces animaux, comme d'ailleurs chez les rayonnés et chez beaucoup de mollusques, les vibrations sonores peuvent être senties, non comme son, mais comme ébranlement du toucher.

Les crustacés ont un appareil auditif élémentaire placé, de chaque côté, à la base des antennes extérieures ; il consiste en un petit sac membraneux rempli de liquide, et sur lequel vient s'épanouir un nerf spécial.

Mollusques. — Les céphalopodes dibranchiaux (poulpes, sèches, calmars) sont les seuls mollusques dans lesquels on ait constaté, d'une manière positive, l'existence de l'appareil auditif. Il consiste en deux petits sacs membraneux placés de chaque côté dans l'épaisseur du cartilage céphalique. Le sac, rempli de liquide, contient une pierre relativement volumineuse, et sur ces parois membraneuses vient se distribuer un nerf spécial.

Indications bibliographiques.

Asbury, Remarques sur les fonctions et sur quelques états particuliers de l'organe de l'ouïe, *dans* Bibliothèque médicale, 1818. — Autenrieth et Kerne, Beobachtungen über die Function einzelner Theile des Gehörs (*Recherches sur les fonctions de quelques parties de l'oreille*), *dans* Reil's Archiv, t. IX, 1809. — Auzoux, chapitre Audition, *dans* Leçons élémentaires d'anatomie et de physiologie, 2e édition, *Paris*, 1858.

Bonnafont. Mémoire sur les osselets de l'ouïe et sur la membrane du tympan, *dans* Comptes rendus de l'Acad. des sciences, 1858, et mémoire séparé, *Paris*, 1859. — Brandt, Ueber Verschiedenheit des Klanges (*Des différences de timbre*), dans Poggendorf's Ann., t. XXII, 1861. — G. Breschet, Recherches anatomiques et physiologiques sur l'organe de l'ouïe et de l'audition chez l'homme et les animaux vertébrés, fig. 1836-1838. — Bressa, Ueber die Nützen der Eustachischen Röhre (*Des usages de la trompe d'Eustache*), *dans* Reil's Archiv für die Physiologie, t. VIII, 1807-1808. — C. Bruhns, Ueber das deutliche Hören (*De l'audition distincte*), dissert Göttingen, 1857. — E. Burdach, Annotationes anatomico-physiologicæ de aure externa. Königsberg, 1857.

A. Clarke, De l'audition après la perforation de la membrane du tympan extrait *dans* Journal de Physiologie de Brown-Séquard, t. I, 1858. — M. Claudius, Physiologische Bemerkungen über das Gehörorgan der Cetaceen (*Remarques physiologiques sur l'organe acoustique des cétacés*), Kiel, 1858. — Curtis, Treatise on the physiology and diseases of the ear. 2e édit., *Londres*, 1818.

A. Dumeril, Sur les organes des sens, et en particulier sur ceux de l'ouïe, du goût et de l'odorat dans les poissons, *dans* Comptes rendus de l'Acad. des sciences, 1858.

J. Erhard, Zur Physiologie des Gehörorgans (*De la physiologie de l'ouïe*), *dans* Archiv für Anat. und Physiologie, 1863. — Esser, Mémoire sur les diverses parties de l'organe auditif, dans Ann. des sciences natur., t. XXVI, 1832.

F. Fessel, Ueber die Empfindlichkeit des menschlichen Ohres für Höhe und Tiefe der musikalischen Töne (*De la sensibilité de l'oreille humaine pour les tons musicaux élevés et pour les tons bas*), *dans* Poggendorf's Annalen der Physik und Chemie, t. CX, 1860. — Fick, Akustisches Experiment (*Expériences d'acoustique*), *dans* Müller's Archiv, 1850. — Flourens, Recherches sur les conditions fondamentales de l'audition et les diverses causes de surdité, *Paris*, 1825. — M. Frank, Praktische Anleitung zur Erkenntniss und Behandlung der Ohrenkrankheiten (*Instructions pratiques pour la connaissance et le traitement des maladies de l'oreille*), Erlangen, 1845.

Von Gaal, Die Krankheiten des Ohres (*Les maladies de l'oreille*), *Vienne*, 1841. J. Gottschalk, De tuba Eustachii in aure hominis et animalium, *Berlin*, 1852.

Harless. Article Hören (ouïe). *dans* Wagner's Handwörterbuch der Physiologie, t. IV, 1853. — Hauff, Ueber die willkürliche Bewegung des Trommelfells (*Sur le mouvement volontaire de la membrane du tympan*), *dans* Würtembergisches Correspondenzblatt, n° 17, 1050. — Helmholtz, Die Lehre von den Tonempfindungen (*Théorie du son, comme sensation*), Braunschweig, 1862. — Le même, Ueber die Combinationstöne (*Sur les tons combinés*), *dans* Poggendorf's Annalen der Phys. und Chemie, t. XCIX, 1856. — J. Hyrtl, Vergleichende anatomische Untersuchungen über das innere Gehörorgan des Menschen und der Säugethiere (*Recherches d'anatomie comparée sur l'oreille interne de l'homme et des mammifères*), *Prag*, 1845.

J. M. Itard, Traité des maladies de l'oreille et de l'audition, *Paris*, 1821.

J. Jago, On the functions of the tympanum, *dans* Proceedings of the Royal Society, t. IX, 1858.

P. A. Kayser, Considérations physiologiques sur l'audition. Thèse, *Strasbourg*, 1822. — Kölliker, Ueber die letzten Endigungen des Nervus cochleæ und die Function der Schnecke (*Sur la terminaison de la branche cochléenne et sur les fonctions du limaçon*), *Würzburg*, 1854. — W. Kramer, Die Erkenntniss und Heilung der Ohrenkrankheiten (*De la connaissance et du traitement des maladies de l'oreille*), 2e édit. Berlin, 1836. — Le même, Beiträge zur Ohrenheilkunde (*Contribution à la médecine des oreilles*), *Berlin*,

1845. — Le même, Zur Physiologie des Menschlichen Gehörorgans (*Sur la physiologie de l'organe de l'ouïe chez l'homme*), *dans* Deutsche Klinik, n° 35, sept. 1855, et *dans* Froriep's Notizen, t. III, 1856.

H. Landouzy, Effets de l'électrisation sur l'exaltation de l'ouïe dans la paralysie faciale, *dans* Comptes rendus de l'Acad. des sciences, 1858. — Ch. Lespès, Mémoire sur l'appareil auditif des insectes, *dans* Annales des sciences naturelles. Zoologie, 4e *série*, t. IX, 1858. — C. Lincke, Handbuch der theoretischen und praktischen Ohrenheilkunde (*Manuel théorique et pratique des maladies de l'oreille*), t. I, Leipzig, 1837. — Luschka, Ueber die willkührliche Bewegung des Trommelfells (*Sur le mouvement volontaire de la membrane du tympan*), *dans* Archiv für physiologische Heilkunde, t. IX, 1849.

Magendie, Sur les organes qui tendent ou relâchent la membrane du tympan et la chaîne des osselets, etc., *dans* Journal de Physiologie de Magendie, t. I, 1821. — A. Magnus, Beiträge zur Anatomie des mittleren Ohres (*Contribution à l'anatomie de l'oreille moyenne*), *dans* Archiv für pathologische Anat. und Physiologie, t. XX, 1860. — J. Moorhead, Contribution to the Physiology of hearing, *dans* the Lancet n°s, 10 et 11, 1859. — J. Müller, Chapitre : ouïe, *dans* Traité de Physiologie, t. II, 1845.

G. Pilcher, Some points in the Physiology of the tympanum, *dans* Associat. medical Journal, 1854. — A. Politzer, Recherches physiologiques sur l'organe et sur la fonction de l'ouïe, *dans* Comptes rendus de l'Acad. des sciences, 1861.

Renz et Wolf, Versuche über die Unterscheidung differenter Schallstärken (*Recherches sur l'appréciation des bruits d'intensité différente*), *dans* Archiv für physiologische Heilkunde, 1856. — S. Ringer, On the alteration of the pitch of sound by conduction through different media *dans* Proceedings of the Royal Society, t. X, 1859. — A. Rinne, Beiträge zur Physiologie des Ohres (*Contributions à la physiologie de l'oreille*), *dans* Prager Vierteljahrsschrift, t. I, 1855.

F. Savart, Recherches sur les usages de la membrane du tympan et de l'oreille externe, *dans* Journal de Physiologie de Magendie, t. IV, 1824. — Le même, Leçons de Physique professées au collége de France (*Acoustique*), dans le journal *l'Institut*, année 1839. — Schmalz, Erfahrungen über Krankheiten des Gehörs, etc. (*Recherches sur les maladies de l'ouïe, etc.*) Leipzig, 1846. J.-A. — Schneider, Die Ohrmuschel und ihre Bedeutung beim Gehör (*Le pavillon de l'oreille et son rôle dans l'audition*), Dissert. Marburg, 1855. — E.-L. Scott, Inscription automatique des sons de l'air au moyen d'une oreille artificielle. En extrait dans les Comptes rendus de l'Acad. des sc., 1861. — A.-E. Sturm, De organo auditus cum organo visus comparato, dissert. Breslau, 1857. — James Sym, An Inquiry into the mechanical functions of the ear, *dans* Edinburgh medical and surgical Journal, t. LV, 1841. — Swan, Observations on some points relating to the Physiology and pathology of the ear, *dans* Medico-chirurg. Transactions, t. IX, 1818.

J. Toynbee, On the mode in which sonorous undulations are conducted from the membrana tympani to the labyrinth in the human ear, *dans* Philosophical Magazine, janv. 1860.

P.-J. Vidal, De la Physiologie de l'organe de l'ouïe, *Paris*, 1837. — J. Waterston, On the theory of sound, *dans* Philosophical Magazine, t. XVI, 1858. — E. Weber, De aure et auditu hominis et animalium, *Leipzig*, 1820. — Ed. Weber, Ueber den Mechanismus des Menschlichen Gehörorgans (*Sur le mécanisme de l'organe de l'ouïe chez l'homme*), *dans* Verhandl. der Sächsisch. Gesellschaft der Wissenschaften, 1851.

CHAPITRE V.

SENS DE L'ODORAT.

§ 316.

Définition. — **Des odeurs.** — Le sens de l'odorat est celui qui nous donne la notion des odeurs. Quant à dire ce qu'il faut entendre par l'odeur d'un corps, la chose n'est pas aussi aisée à définir qu'elle semble. Pour les uns, les odeurs sont une sorte de mouvement vibratoire des corps se propageant comme un fluide impondérable, et transmis à la membrane muqueuse olfactive. Pour d'autres, les odeurs sont des particules impalpables des corps, des vapeurs, ayant assez d'analogie avec les gaz odorants. Cette dernière opinion, la plus généralement adoptée, est aussi celle qui paraît la plus vraisemblable. Certaines substances odorantes perdent, en effet, avec le temps, leur odeur, et, avec leur odeur, les parties volatiles auxquelles cette odeur était attachée. La diminution dans le poids des matières odorantes exposées au contact de l'air, quelque faible qu'elle soit, tend aussi à le démontrer.

Des quantités extrêmement faibles de matières odorantes suffisent pour réveiller sur la membrane muqueuse des fosses nasales la sensation de l'odeur. L'expérience de tous les jours le démontre. Du papier qui a contenu du tabac ou du musc s'imprègne des parties odorantes volatiles de ces substances, conserve pendant des mois ou des années leur odeur caractéristique, et réveille la sensibilité de la muqueuse olfactive. En diluant une substance odorante avec de l'eau, jusqu'à ce qu'elle soit devenue inappréciable pour l'odorat, on peut estimer ainsi à quelle dose elle cesse d'être odorante. On peut également introduire un volume donné de gaz odorant dans un volume donné d'air atmosphérique et essayer le mélange à l'odorat, jusqu'aux limites extrêmes de la sensibilité olfactive. On pourrait, de cette manière, grouper en séries les gaz et les liquides odorants, et dresser une sorte de table des odeurs, d'après leur degré d'énergie sur la membrane olfactive, qui vaudrait bien la plupart des classifications proposées en ce genre. L'hydrogène sulfuré est encore sensible à l'odorat dans un mélange d'air atmosphérique qui n'en contient que deux millionièmes de son volume. L'organe de l'odorat est un réactif plus sensible que ceux de la chimie; l'homme reconnaît encore par l'odorat la présence de certains corps placés à dessein dans l'air, alors que les réactifs de la chimie sont impuissants à les déceler. Ne nous étonnons pas, dès lors, si la plupart des altérations de l'air déterminées par la présence des matières odorantes sont encore enveloppées d'obscurité, si le parfum des fleurs et si beaucoup d'autres odeurs ne peuvent pas être mis en évidence d'une manière positive à l'aide des moyens dont nous disposons aujourd'hui.

§ 317.

Organe de l'odorat. — Siége de l'odorat. — L'organe de l'odorat consiste essentiellement en une membrane muqueuse vasculaire douée d'un grand nombre de nerfs, et appliquée sur les parois osseuses des fosses nasales. Cette membrane se développe sur des cornets (cornets supérieurs, moyens, inférieurs), et dans des sinus (sinus frontaux, ethmoïdaux, maxillaires, sphénoïdaux), c'est-à-dire sur des parties saillantes et dans des anfractuosités qui multiplient sa surface. Les animaux, qui ont l'odorat plus développé que l'homme, présentent une muqueuse nasale plus étendue, c'est-à-dire des saillies et des enfoncements plus nombreux.

Le siége réel de l'odorat ne s'étend pourtant pas à toute l'étendue de la membrane muqueuse qui recouvre les fosses nasales et ses dépendances. Les sinus ne paraissent que des parties de perfectionnement ou des sortes de *diverticulum*, destinées à *emmagasiner*, en quelque sorte, l'air odorant, en le plaçant en dehors du courant de l'inspiration et de l'expiration, et à *prolonger* ainsi l'impression. Le véritable siége de l'odorat n'existe que sur les parties de la membrane muqueuse des fosses nasales, dans lesquelles vont se distribuer les nerfs olfactifs, c'est-à-dire les parties les plus supérieures. Telle est la membrane qui recouvre la voûte des fosses nasales, celle qui revêt les parties supérieures des parois des fosses nasales jusqu'à la naissance des cornets moyens et la partie supérieure de la cloison. La figure 189 (page suiv.) représente la distribution du nerf olfactif sur les parois latérales des fosses nasales.

On peut, par expérience, démontrer que toutes les parties de la membrane muqueuse des fosses nasales ne sont pas aptes à sentir les odeurs. Il suffit pour cela de placer dans les fosses nasales un tube de verre un peu fin, communiquant avec un vase fermé contenant un gaz odorant. Lorsqu'on place le tube presque horizontalement sur le plancher inférieur des fosses nasales, l'air inspiré par le tube ne donne pas lieu à la sensation de l'odeur ; lorsque le tube est dirigé par en haut, du côté de la voûte des fosses nasales, l'odeur est vivement perçue ; il faut avoir soin cependant, dans cette expérience, de ne pas engager le tube par en haut, aussi loin qu'il peut aller. Quand il se rapproche de la voûte des fosses nasales, l'odeur devient, en effet, à peine perceptible. Le courant d'air entraîne alors rapidement l'air odorant dans les poumons, et il est hors de la portée des sinus où il semble qu'il doive *s'accumuler pour affecter, pendant un certain temps*, les nerfs placés au sommet de l'appareil olfactif.

Les sinus ne paraissent donc pas inutiles à l'olfaction, ainsi que nous le disions en commençant, mais ils ne jouent qu'un rôle accessoire en prolongeant la durée de l'impression. La membrane qui les tapisse est, en elle-même, incapable de recevoir l'impression odorante ; elle ne reçoit pas de filets nerveux du nerf olfactif, et c'est à peine si l'on y peut suivre des filets nerveux provenant d'autres sources. Les sinus frontaux et maxillaires mis à découvert chez l'homme, à la suite d'opérations chirurgicales, ont paru tout à fait insensibles à l'impression de substances très-odorantes qu'on en approchait avec précaution.

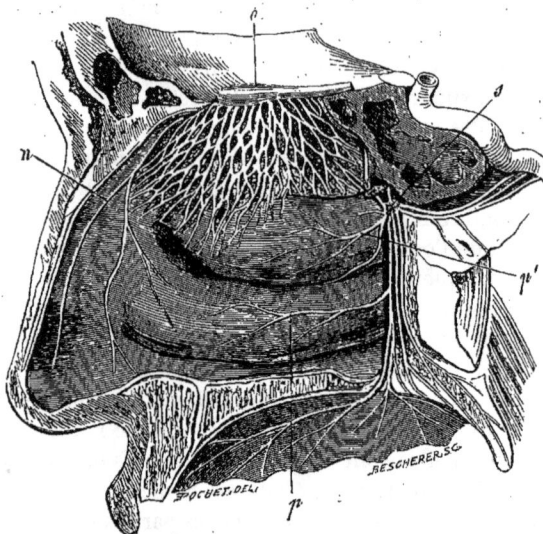

Fig. 189.

o, le nerf olfactif et ses ramifications.
n, filet ethmoïdal du rameau nasal de la branche ophthalmique du nerf
    de la cinquième paire.
p, rameau nasal du grand nerf palatin.
p', rameau externe du nerf sphéno-palatin.
s, ganglion sphéno-palatin.

§ 318.

De l'olfaction dans ses rapports avec la respiration. — Pour que les odeurs produisent leur impression particulière sur la membrane muqueuse olfactive, il faut que l'air, qui en est le véhicule, soit mis en circulation dans les fosses nasales par les mouvements respiratoires. Lorsque nous sentons une odeur agréable, nous multiplions coup sur coup les mouvements inspiratoires pour remplir les diverses parties des fosses nasales et y accumuler l'air odorant. Il est aisé de constater qu'en pareil cas l'odeur persiste dans le nez, quelques instants encore après la suppression de la substance odorante. Si l'on a inspiré une odeur très-vive, qu'on ferme les narines immédiatement après, et qu'on continue ensuite à inspirer et à expirer par la bouche, il semblerait d'après cela que le gaz odorant, qui reste renfermé pendant quelque temps dans les fosses nasales, dût éveiller, pendant tout ce temps, la sensation de l'odeur qui lui est propre; il n'en est rien cependant; la sensation ne dure guère plus alors que si l'on avait laissé l'air circuler librement dans le nez. Le sens de l'odorat paraît donc s'émousser promptement par la répétition d'une même impression. La facilité avec laquelle on s'accoutume à une odeur, si bien même qu'elle devient inaperçue, est connue de tout le monde. C'est encore pour cette raison que les personnes affectées de maladies des poumons ou du larynx, ou de caries dentaires, et dont l'haleine exhale une odeur désagréable, ne s'aperçoivent pas elles-mêmes de la fétidité des gaz expirés. Il ne faut pas conclure de là, comme on l'a fait quelquefois, que l'odoration n'est possible que dans les mouvements inspiratoires, et qu'elle ne se produit pas dans les mouvements d'expiration. Si la muqueuse nasale des personnes dont nous parlons reste insensible aux odeurs qu'elles exhalent, cela tient à ce que la persistance de l'impression a amorti, et, à la longue, aboli la sensation. Lorsqu'au moment d'une mauvaise digestion, on expulse les gaz de l'estomac par le nez, on perçoit parfaitement l'odeur de ces gaz.

Si l'on ferme avec ses doigts les fosses nasales, au moment de l'inspiration, et si l'on fait passer le courant d'air odorant par la bouche, pour le rendre ensuite par le nez, la sensation produite de cette manière sur la membrane muqueuse olfactive est, il est vrai, moins vive que lorsque l'air odorant a pénétré tout d'abord dans les fosses nasales, au moment de l'inspiration. Cela tient très-vraisemblablement, au mécanisme différent de l'inspiration et de l'expiration. Au moment de l'inspiration, le vide qui tend à se former dans la poitrine attire l'air des parties supérieures, c'est-à-dire celui des fosses nasales et de tous leurs sinus, avec une certaine énergie. L'air du dehors, attiré pour combler le vide qui tend à s'opérer dans les parties supérieures du trajet respiratoire, a donc une grande tendance à renouveler l'air des sinus et à y faire pénétrer ainsi l'air odorant. Au moment de l'expiration par le nez, au contraire, l'air qui vient des poumons passe par la partie la plus large des fosses nasales et n'a qu'une très-faible tendance à déplacer l'air contenu dans les anfractuosités nasales pour s'y substituer.

Le nez, placé comme une sorte de cornet ostéo-cartilagineux à la partie antérieure et supérieure des fosses nasales concourt à la perfection du sens de l'odorat, en dirigeant vers la voûte des fosses nasales le courant de l'inspiration. L'air inspiré se brise ainsi contre la voûte, et sa dispersion dans les sinus se trouve favorisée. Lorsque le nez manque, l'olfaction est profondément troublée, parce qu'au moment du vide inspiratoire le courant d'air suit le plus court chemin pour arriver aux poumons, en glissant le long du plancher inférieur des fosses nasales. On remédie à cette infirmité à l'aide d'un nez artificiel, qui joue le même office que le nez naturel.

Le rôle capital que jouent les phénomènes mécaniques de la respiration, dans l'exercice de l'odorat, nous explique comment on peut se rendre presque insensible aux odeurs qu'on veut éviter, ou du moins en atténuer considérablement l'impression sans fermer les fosses nasales. Il suffit, pour cela, de respirer largement la bouche ouverte, de manière que le courant d'air passe presque entièrement par la bouche. L'air des cavités nasales est alors à peine renouvelé et la sensation considérablement affaiblie. En fermant complétement les narines avec les doigts, et en respirant et en expirant seulement par la bouche, l'air n'est plus renouvelé dans les fosses nasales, et l'odeur passe inaperçue.

§ 319.

Différence dans la sensibilité olfactive. — L'impressionnabilité aux odeurs n'est pas la même chez tous les individus. Elle peut varier dans des limites très-étendues. Ces différences dépendent et de l'habitude et de l'état du système nerveux. Beaucoup de substances, odorantes pour certaines personnes, sont tout à fait sans odeur pour d'autres ; tel est le parfum peu développé de certaines fleurs, du réséda et des violettes, par exemple. De même que certaines personnes sentent ce que d'autres ne sentent pas, de même les animaux dont l'odorat est développé ont la notion de beaucoup d'odeurs que nous ne soupçonnons même pas. C'est ainsi que le chien reconnaît à la piste l'odeur de son maître, quelques heures après son passage, et alors même que d'autres personnes ont passé par les mêmes lieux. C'est ainsi que les chiennes en chaleur exhalent une odeur que le mâle reconnaît de loin, et qui lui fait souvent parcourir d'assez grandes distances.

Il est des substances qui affectent agréablement l'odorat de certaines personnes, et qui sont désagréables ou même repoussantes pour d'autres ; l'assa fœtida est de ce nombre, et nous pourrions citer mille autres exemples. Les odeurs, même les plus suaves pour la plupart des autres hommes, deviennent pour quelques-uns le sujet de répulsions qui peuvent aller jusqu'à la syncope. Je ne parle pas ici de l'effet prolongé des odeurs fortes, qui amènent chez la plupart des hommes la migraine, la nausée et l'évanouissement.

Chacun sait que les odeurs éveillent souvent les désirs vénériens. Elles sont un excitant puissant du système nerveux, et la thérapeutique pourrait, sans doute, les utiliser.

§ 320.

Nerf olfactif. — Le nerf olfactif, ainsi que nous l'avons dit, est le nerf qui donne à la muqueuse nasale la sensibilité spéciale qui la rend apte à recevoir l'impression des odeurs. C'est lui qui transmet à l'encéphale les impressions reçues par la membrane muqueuse, dans laquelle il distribue ses expansions périphériques. L'absence congénitale du nerf olfactif est toujours accompagnée d'une *anosmie* complète ; il en est de même de sa destruction morbide. On peut détruire le nerf olfactif sur les animaux sans produire des désordres trop graves. Pendant cette opération, les animaux se montrent insensibles aux irritations qui portent sur ce nerf ; la section et l'irritation mécanique passent inaperçues. Le nerf olfactif n'est impressionné que par son excitant spécial ; c'est-à-dire qu'il l'est par les odeurs, et par les odeurs seulement, de même que le nerf optique ne l'est que par la lumière. Il est probable d'ailleurs que, si les divers modes d'excitation du nerf olfactif ne sont point ressentis comme sensation tactile ni comme sensation douleur, il est probable, dis-je, qu'ils éveillent la sensation propre aux impressions de ce nerf, c'est-à-dire l'odeur [1].

Le nerf olfactif est bien le nerf de l'olfaction. Non-seulement l'absence congénitale ou la destruction morbide de ce nerf le prouvent, mais aussi l'expérience. M. Schiff prend cinq jeunes chiens allaités par leur mère. Sur quatre d'entre eux, il pratique dans le crâne la section du nerf olfactif ; sur le cinquième, il pratique une section en arrière des lobes antérieurs du cerveau, au delà des racines des nerfs olfactifs. Tous ces chiens se rétablissent promptement. Le dernier reste dans son état normal, au moins en ce qui regarde le sens de l'odorat ; il sait encore se diriger de lui-même vers les mamelles de sa mère. Quant aux autres, ils ne savent plus les trouver, et pour les entretenir vivants, il faut les nourrir artificiellement. Lorsqu'on les éloigne du nid, ils ne peuvent plus retrouver leur gîte. Lorsqu'on leur introduit un liquide dans la bouche, ils exécutent d'ailleurs les mouvements de succion. Ils restent insensibles à l'odeur de l'hydrogène sulfuré et d'autres gaz fétides qui font fuir d'autres petits chiens non opérés et du même âge.

Lorsqu'on place un flacon d'ammoniaque sous le nez d'un animal ainsi opéré, il finit par se débattre et par se gratter le nez avec sa patte. Mais la sensation provoquée chez lui est bien plus lente à se manifester que chez les chiens non opérés. L'ammoniaque émet, comme on sait, des vapeurs qui irritent vivement toutes les membranes muqueuses. Si la sensibilité olfactive de la muqueuse nasale a disparu, la sensibilité générale n'en persiste pas moins, car celle-ci est sous l'influence du nerf de la cinquième paire. Il arrive en ce moment à la muqueuse nasale ce qui arrive aussi à la membrane conjonctive. Lorsqu'on approche des yeux un flacon d'ammoniaque, l'animal cherche pareillement à se débarrasser de la cause d'excitation.

Le sens de l'odorat est sujet à des sensations *subjectives*, mais ces sensations sont moins connues et moins fréquentes que celles de l'ouïe et de la vue. Les hallucinations du sens de l'odorat, chez les aliénés, portent presque toujours sur des sensations d'odeurs désagréables ; ils se plaignent presque constamment alors qu'on leur donne des aliments corrompus ou mélangés de matières fécales.

Quant à la direction suivant laquelle les odeurs parviennent au sens de l'odorat, il est évident que ce sens est tout à fait impuissant à nous la faire connaître. Lorsque les odeurs nous sont apportées par les vents, le sens de l'odorat n'est pour rien dans le jugement que nous portons sur

---

[1] On sait qu'il en est ainsi pour le nerf optique. Toute excitation de ce nerf est sentie, non comme *tact* ou comme *douleur*, mais comme *lumière*.

leur direction, et en pareille matière, on risque fort, d'ailleurs, de se tromper.

§ 321.

Du sens de l'odorat dans la série animale. — Le sens de l'odorat est généralement plus développé chez les mammifères que chez l'homme. Les cornets présentent, chez la plupart d'entre eux, des prolongements osseux papyracés, qui multiplient beaucoup l'étendue de la membrane muqueuse pituitaire. Les sinus frontaux sont très-spacieux; la plupart des autres sont rudimentaires. Les volutes osseuses plus ou moins compliquées, dont l'ethmoïde est découpé, remplacent en grande partie les sinus ethmoïdaux.

C'est principalement au développement du cornet inférieur que les ruminants, les carnivores et les rongeurs doivent la multiplication des surfaces olfactives. Chez les premiers, le cornet inférieur se divise à son bord libre en deux lames papyracées, dont l'une se recourbe et s'enroule par en haut et l'autre par en bas. Chez les seconds (chiens, lièvres, lapins), le cornet inférieur se divise et se subdivise en lames et en lamelles, qui rappellent la disposition des lames et lamelles du cervelet. Chez le chien, l'ethmoïde, découpé en lames, multiplie considérablement, dans la partie supérieure des fosses nasales, la surface olfactive. Chez le cheval, les cornets sont moins compliqués : le supérieur se recourbe en lame de haut en bas, et l'inférieur de bas en haut.

Le nez des mammifères est généralement peu détaché des os de la face. Chez les solipèdes et les ruminants, les naseaux, qui jouissent d'ailleurs d'une certaine mobilité et d'une grande sensibilité, proéminent peu en avant. Chez le cochon, le sanglier, la taupe, la musaraigne, le nez se prolonge en avant, sous forme de groin ou de museau; chez l'éléphant et le tapir, le prolongement acquiert de plus grandes dimensions, le nez se transforme en trompe, et devient surtout un organe de toucher.

La plupart des mammifères présentent, sur le plancher inférieur des fosses nasales, dans le voisinage de l'insertion de la cloison perpendiculaire, et dans l'épaisseur de la pituitaire, un organe allongé, probablement de nature glanduleuse, auquel on donne le nom d'*organe Jacobson*. Ce corps, très-petit dans les carnassiers, est plus développé dans les ruminants, et plus encore dans les rongeurs; il reçoit des filets nerveux du nerf olfactif et du nerf de la cinquième paire. On suppose que cet organe (qui manque chez l'homme) est en rapport avec l'olfaction; mais on ignore complétement quel est son mode d'influence.

Oiseaux. — Les oiseaux n'ont pas de sinus; ils ont de chaque côté trois cornets simples. La surface olfactive n'offre donc point un grand développement. Les lobes olfactifs d'où procèdent les nerfs de l'olfaction sont pourtant assez développés. Les oiseaux de proie, et les palmipèdes qui vivent de poissons vivants, se distinguent surtout sous ce rapport. Les oiseaux ne paraissent pas cependant avoir une grande finesse d'odorat. C'est bien plutôt la vue, excellente chez eux, que l'odorat qui les guide, quand ils recherchent leur nourriture.

Reptiles. — Les reptiles ont des cavités nasales peu spacieuses, constituées par deux canaux s'ouvrant à l'extérieur par des narines et communiquant avec la bouche par deux trous dont est percée la voûte palatine. Chez les reptiles nus, les canaux nasaux sont simplement recouverts par la membrane muqueuse. Chez les reptiles écailleux, on trouve des cornets plus ou moins développés. Les nerfs olfactifs des reptiles gagnent la narine correspondante par un canal osseux et cartilagineux spécial, creusé dans les os du crâne.

Poissons. — Les poissons vivant dans l'eau, l'appareil olfactif n'est pas disposé pour être traversé par le courant d'air de la respiration. Cet appareil consiste chez eux en deux petites cavités terminées en cul-de-sac, s'ouvrant au dehors par deux ouvertures ou narines. Le fond de ces sacs est généralement garni de plis, tantôt groupés comme des rayons autour d'un point central, tantôt rangés en feuillets parallèles. Ce sac reçoit les filets nerveux du nerf qui se détache du lobe olfactif de l'encéphale. L'eau qui apporte les odeurs sur la membrane olfactive des poissons ne peut être que lentement renouvelée, car il n'y a pas de courant continu d'entrée et de sortie. L'odorat est chez eux très-imparfait.

Invertébrés. — On ne connaît pas l'organe de l'odorat des articulés (insectes, arachnides, crustacés), des mollusques et des rayonnés. Il est certain cependant qu'un certain nombre d'invertébrés, et en particulier les insectes, ne sont pas dépourvus du sens de l'olfaction. Les mouches, les abeilles et les fourmis sont attirées de loin par le miel, le sucre, la viande, etc. Quelques physiologistes supposent que ce sont les antennes ou les tentacules qui sont ici le siége de l'odorat. Cuvier et Duméril pensaient que l'olfaction des insectes s'effectue sur les stigmates, petits bourrelets renflés, placés à l'ouverture des trachées, sur le passage du courant d'air de la respiration.

Indications bibliographiques.

P. BALDINI, De odorum mechanismo in corpore humano, *dans* Rœmer, Dissert. med. Nuremberg, 1797. — P. BÉRARD, Article OLFACTION du Dict. de méd. en 30 vol., t. XXII, 1840. — F. BIDDER, Neue Beobachtungen über die Bewegungen des weichen Gaumens und über der Geruchsinn (*Nouvelles observations sur les mouvements du voile du palais et sur le sens de l'odorat*); Dorpat, 1838. — LE MÊME, article « RIECHEN » *dans* R. Wagner's Handwörterbuch der Physiologie, t. I, 1842.

H. CLOQUET, Osphrésiologie, ou traité des odeurs, du sens et des organes de l'olfaction, Paris, 1821.

DESCHAMPS, Des maladies des fosses nasales et de leurs sinus, *Paris*, 1803. — DUMÉRIL, Dissertation sur l'organe de l'odorat et sur son existence dans les insectes, *dans* Magasin encyclopédique, an V (1796). — AUG. DUMÉRIL, Des odeurs, de leur nature, et de leur action physiologique, thèse, fac. des sciences, *Paris*, 1840. — LE MÊME, Sur les organes des sens, et en particulier sur ceux de l'odorat et du goût dans les poissons, *dans* Comptes rendus de l'Acad. des sciences, 1858. — G.-J. Duverney, Sur l'organe de la vue et de l'odorat, *dans* Mémoires de l'Académie des sciences, t. I, 1678.

Fourcroy, Mémoire sur l'esprit recteur de Boërhaave, l'arôme des chimistes français *dans* Annales de chimie, t. XXVI, 1798. — R. Frölich, Ueber einige Modificationen des Geruchsinnes (*Sur quelques modifications du sens de l'odorat*), *dans* Sitzungsberichte d. k. Akad. d. Wissenschaften zu Wien, t. VI, 1851.

Linné, Amœnitates academicæ, t. III, 1756. — Lorry, Observations sur les parties volatiles et odorantes, etc. *dans* Mém. de la Société royale de médecine, 1785. — P. Lussana, Sul centro nervoso olfactivo *dans* Gazetta medica Italiana, n° 51, 1855.

Malherbe, Sur les propriétés olfactives de la muqueuse palatine, *dans* Journ. des connaiss. méd. chirurgicales, *sept.* 1852.

E. Œhl, Sul nervo e sul organo olfatorio, *Milan*, 1858. — Von Poll, De partibus quæ in homine olfactui inserviunt, *Leyde*, 1735.

M. Schiff, Der erste Hirnnerv ist der Geruchsnerv (*Le nerf olfactif est bien le nerf de l'odorat*), *dans* Untersuchungen zur Naturlehre des Menschen und der Thiere, t. VI, 1859.

CHAPITRE VI.

SENS DU GOUT.

§ 322.

Définition. — Le sens du goût est celui qui nous donne la notion des saveurs. La saveur est la sensation particulière qui résulte de l'action des corps sapides sur l'organe du goût. Les corps n'agissent sur le sens du goût qu'à l'état liquide[1]. Toutes les fois que le corps placé dans la bouche est complétement insoluble, il ne fait naître sur la langue que la sensation du toucher. Il ne faut pas confondre avec la sensation gustative les impressions que font naître sur la langue les corps *froids*, les corps *chauds*, les corps *acides, alcalins, astringents* ; ces corps agissent aussi, et de la même manière, sur d'autres membranes muqueuses, sur la conjonctive, par exemple; ce sont des sensations tactiles de contact, de constriction, de température.

§ 323.

Siége et organe du goût. — L'organe principal du goût est la langue. Cependant, toutes les parties de la langue ne paraissent pas également

---

[1] M. Stich a dernièrement publié une série d'expériences, d'où il résulte que les *substances gazeuses* peuvent aussi stimuler le sens du goût. M. Stich a étudié, sous ce rapport, la vapeur de chloroforme, la vapeur d'acide acétique, l'hydrogène sulfuré, l'acide carbonique, le protoxyde d'azote. Dans toutes ces expériences, le nez était hermétiquement fermé. L'hydrogène sulfuré, le protoxyde d'azote et les vapeurs de chloroforme ont un goût *sucré*; l'acide carbonique et les vapeurs d'acide acétique, un goût légèrement *acide* et agréable. M. Stich s'est assuré que l'action des gaz avait bien lieu sur le sens du goût, et non sur le sens de l'odorat, en répétant ces expériences sur des personnes qui avaient perdu le sens de l'odorat.

aptes à l'impression des saveurs; et, de plus, d'autres parties que la langue peuvent certainement transmettre les impressions gustatives. La langue possède à sa surface une membrane muqueuse pourvue de papilles nombreuses, de formes différentes à sa pointe et à sa base, et riches en vaisseaux et en nerfs. Les papilles qui se trouvent à la pointe sont fines et dites filiformes; sur le dos de la langue, elles sont plus volumineuses et ont généralement une forme conique; enfin, en arrière, elles se présentent sous une apparence particulière, qui leur a fait donner le nom de caliciformes, c'est-à-dire qu'elles sont constituées par une papille disposée en forme de couronne, du milieu de laquelle surgit une papille plus grosse, lâchement enchatonnée dans la couronne. Les papilles de la langue sont très-développées, et, comme une sorte de gazon épais, elles peuvent retenir les liquides sapides dans leurs intervalles et prolonger la sensation du goût. La disposition caliciforme surtout paraît très-propre à cet usage, et c'est aussi la partie postérieure de la langue qui jouit de la sensibilité gustative la plus prononcée.

A diverses reprises, on a tenté un grand nombre d'épreuves pour assigner quelles sont, dans la bouche, les parties sur lesquelles peut s'opérer la sensation gustative. L'expérimentation n'est pas aussi facile qu'on pourrait le penser. Pour essayer chaque partie de la membrane muqueuse de la bouche, il faut se servir de matières sapides dissoutes, ou tout au moins solubles, et il est difficile de s'opposer à leur diffusion dans des points voisins de ceux sur lesquels porte l'expérimentation.

Les procédés consistent à déposer, à l'aide de petites éponges fixées à des tiges de baleine, ou à l'aide de pinceaux fins, ou à l'aide de tubes de verre retenant les liquides par capillarité, des substances sapides sur divers points de la bouche. Dans leurs recherches sur le sens du goût, MM. Guyot et Admyrault ont imaginé un procédé assez ingénieux pour isoler la partie libre de la langue et pour la soustraire momentanément à l'action des substances d'épreuve : ils l'entouraient d'un petit sac de parchemin ramolli, qui s'appliquait hermétiquement sur elle.

MM. Vernière, Guyot et Admyrault, Panniza, Valentin, Schirmer, Stich, Klaatsch, Drielsma, etc., se sont principalement livrés à cette recherche.

La langue est non pas l'unique siége du goût, comme on le pensait autrefois (Boerhaave, Duverney), mais le principal. Encore la langue tout entière n'est pas sensible à l'impression des saveurs : elle ne l'est qu'à la base, dans une assez grande étendue [1], à la pointe et sur les bords [2]. Cette sensation est nulle sur la partie moyenne de la face supérieure, et à la face inférieure de la langue.

[1] Dans l'étendue du tiers postérieur de la surface de la langue (Stich et Klaatsch).
[2] La sensibilité *gustative* décrit pour ainsi dire, sur les bords de la langue, une sorte de bande de 5 à 6 millimètres de largeur.

On a remarqué depuis longtemps que des sujets auxquels on avait enlevé la langue, ou que des jeunes enfants privés de langue dès le moment
de leur naissance, n'avaient pas perdu toute sensation gustative (de Jus-
sieu, 1718). Les expériences ont également démontré que les piliers
antérieurs du voile du palais sont sensibles aux impressions gustatives,
ainsi que la portion membraneuse du voile du palais la plus rapprochée
de la voûte palatine.

Les autres portions de la muqueuse du voile du palais, les piliers postérieurs, la luette, la muqueuse qui recouvre la portion osseuse de la
voûte palatine, la muqueuse des joues, des lèvres, des gencives sont insensibles aux impressions sapides.

Ainsi, en résumé, la base, les bords et la pointe de la langue, les piliers antérieurs du voile du palais et une partie très-circonscrite du voile
du palais ; telles sont les parties qui paraissent être chez l'homme le
siége du sens du goût. Il faut même remarquer qu'à l'exception de la
pointe et des bords de la langue, où le sens du goût ne paraît exister que
comme une sentinelle avancée destinée à nous renseigner sur les substances alimentaires, il faut remarquer, dis-je, que le siége du sens du
goût est surtout placé à l'arrière-bouche, et qu'il forme, au niveau de
l'isthme du gosier, une couronne ou une sorte d'anneau complet constitué en bas par la base de la langue, sur les côtés par les piliers antérieurs du voile du palais, et en haut par la partie correspondante du voile
du palais. La plus grande étendue des surfaces gustatives est placée au
point où les substances sapides passent de la bouche dans le pharynx,
et en s'observant avec quelque soin, on remarque que le sens du goût
est surtout prononcé au moment de la déglutition.

Les substances amères, à saveur très-prononcée, telles que la coloquinte et le sulfate de quinine, ont surtout été employées dans ce genre
d'expériences. Les matières sucrées, salées et acides peuvent l'être également. Les sensations gustatives, déterminées par les substances salées,
sucrées ou acides, apparaissent plus vite que la sensation des amers,
mais la sensation de l'amer, plus lente à se produire, persiste beaucoup
plus longtemps. Il ne faut pas oublier que beaucoup de substances alcalines, acides, astringentes, âcres, déterminent des sensations tactiles et
non des sensations gustatives.

Une précaution indispensable pour assurer la rigueur des résultats
dans ce genre d'expériences, c'est de fermer le nez avec les doigts, afin
de ne point rapporter au sens du goût ce qui appartient à l'odorat (Voy.
§ 326). Les expérimentateurs n'ont pas toujours tenu compte de cette
condition essentielle. Une autre précaution sur laquelle M. Drielsma,
dans ses expériences récentes, a particulièrement insisté, c'est de bien
rincer la bouche entre chaque épreuve, et de porter *d'abord* sur le point
essayé un pinceau imbibé d'eau distillée, pour bien s'assurer que toute
sensation gustative antécédente est totalement évanouie.

§ 324.

Causes adjuvantes qui favorisent la gustation. — Lorsqu'on cherche, par expérience, à déterminer si une partie de la langue ou de la bouche est sensible aux saveurs, on est obligé de se placer dans des conditions qui ne sont pas tout à fait celles de l'état normal. On dépose, en effet, la substance sapide dans tel ou tel point, et on attend le résultat, la bouche ouverte et immobile, afin que les substances sapides ne se répandent pas au delà du point en expérience. Il n'en est pas de même lorsque le goût s'exerce. En ce moment, au contraire, la langue s'applique plus ou moins fortement au palais et se promène dans les diverses parties de la cavité buccale. L'application de la langue contre la voûte palatine favorise certainement le goût. Quand on a déposé une substance sapide, même sur les parties incontestablement douées de l'impressionnabilité aux saveurs, le goût se prononce bien plus fortement quand on ferme la bouche et qu'on presse la langue contre le palais. Ce n'est pas le palais qui goûte en ce moment, l'expérience directe est positive à cet égard ; mais l'application de la langue contre la voûte palatine comprime les papilles gustatives et exagère leur action par le frottement, sans qu'on puisse s'en rendre un compte bien exact.

La déglutition, qui fait passer dans le pharynx les aliments divisés par la mastication, favorise la sensation gustative ; elle exprime et fait, en quelque sorte, passer à la filière le bol alimentaire sur les parties les plus sensibles de l'appareil gustateur. La mastication, par ses frottements répétés et par le jeu incessant de la langue et de toutes les parties molles, vient en aide au sens du goût ; la salive, en dissolvant les matières sapides solubles et non dissoutes, favorise aussi l'exercice du sens.

De même que le sens de l'odorat, le sens du goût a besoin, pour s'exercer bien complétement, d'une impression lente et répétée. Le gourmet qui veut acquérir quelques données précises sur le goût d'une substance sapide promène cette substance dans toutes les parties de la bouche, et ne l'avale qu'après un contact prolongé.

§ 325.

De l'étendue du goût et de ses variétés. — Le goût est un sens beaucoup moins fin que l'odorat, c'est-à-dire qu'il n'apprécie la saveur des substances sapides qu'à des doses beaucoup plus élevées que le sens précédent (Voy. § 316). On peut s'en convaincre en dissolvant dans l'eau les substances sapides et en cherchant quel degré de dilution il faut donner à ces substances pour qu'elles cessent d'être appréciées comme saveurs. Une dissolution sucrée, qui ne contient que 1 pour 100 de sucre, est tout à fait *insipide*. Lorsque de l'eau distillée ne contient que 1/2 pour 100 de sel marin, elle paraît également tout à fait sans saveur [1]. Les dissolu-

---

[1] C'est ainsi que l'eau ordinaire (de rivière, de puits, de fontaine), qui renferme ordinairement 1, 2 ou 3 pour 1000 (c'est-à-dire 1, 2 ou 3 grammes par kilogramme) de ma-

tions très-amères conservent de la saveur, alors qu'on les étend d'une plus grande quantité de liquide ; mais, ici encore, le sens du goût reste bien loin en arrière du sens de l'odorat. L'amertume d'une dissolution d'extrait de coloquinte n'est plus perçue par le goût, quand la dissolution ne contient que 1 partie d'extrait pour 5000 parties d'eau.

La sensibilité gustative est extrêmement variable. Certaines personnes semblent à peu près indifférentes à la nature et à la qualité des mets ; d'autres, au contraire, se livrent avec immodération aux jouissances de la table. Toutefois, il faut prendre garde ici de confondre les sensations du goût avec les sensations de l'odorat ; car ce qu'il y a de plus savoureux, de plus subtil dans le sens du goût, ne lui appartient pas, mais dépend du sens de l'odorat.

§ 326.

Rapport du goût avec l'odorat. — Lorsqu'on mange de la viande, du pain, du lait, du beurre, de l'huile, on distingue assez nettement si la viande est de la viande de bœuf, de mouton, de veau ou de gibier, si le beurre est de bonne ou de mauvaise qualité, si l'huile a goût d'olive ou si elle a goût de noix, cependant les sensations agréables ou désagréables qu'on ressent alors cessent complétement lorsqu'on ferme les fosses nasales, et qu'on s'oppose ainsi à l'introduction des vapeurs odorantes dans les fosses nasales par la partie supérieure du pharynx (Voy. § 318). Si l'on continue à manger les substances dont nous venons de parler, *le nez fermé et les yeux bandés*, il est complétement impossible d'en distinguer aucune. Il est tout à fait impossible de distinguer également, de cette manière, si l'on boit de bon ou de mauvais vin : le bouquet caractéristique du liquide a disparu. Les aliments paraissent alors sans goût ; on ne ressent que leur saveur *salée* ou *sucrée*. Il en est de même quand on boit du café, du thé, du chocolat, et qu'on se place dans les mêmes conditions expérimentales. Tout arome disparaît, il ne reste plus que la saveur *amère*, ou *sucrée*, suivant la manière dont ces boissons sont accommodées.

Le même phénomène se produit lorsqu'un coryza (rhume de cerveau) a rendu la muqueuse nasale insensible aux odeurs. Les seules saveurs qui persistent alors sont les saveurs *sucrées, amères, salées, acides*. Le sens du goût est donc bien plus restreint qu'il ne nous paraît, et la plupart des jouissances qu'il semble nous procurer ne lui appartiennent pas.

Le sens du goût ne reconnaît, par conséquent, que quatre sortes de substances sapides, ou que quatre qualités des corps : l'*amer*, le *sucré* (ou le *doux*), l'*acide*, le *salé* [1].

tières salines nous paraît tout à fait sans goût. Elle est d'ailleurs pour nous une boisson beaucoup plus hygiénique que l'eau distillée.

[1] Dans les expériences relatives au siége du goût, il faut donc faire usage des substances sucrées, salées, acides et amères, comme, par exemple, de *sel*, de *sucre*, de *vinaigre*, de *sulfate de quinine*.

§ 327.

Rapport du goût avec la digestion. — Le siége du goût, étant particulièrement situé à la base de la langue, se trouve en quelque sorte associé avec la déglutition. L'attrait des sensations gustatives nous invite à la déglutition et, par conséquent, à la réplétion de l'estomac. Quant à la sensation de *dégoût* qui survient, dit-on, quand l'estomac est convenablement rempli d'aliments, il faut avouer qu'elle est assez trompeuse et qu'elle se trouve souvent en défaut. Les animaux ont, sous ce rapport, beaucoup plus de raison que l'homme, ou, pour mieux dire, plus d'instinct.

La merveilleuse aptitude que possèdent les animaux de repousser les aliments nuisibles et de choisir ceux qui leur conviennent ne dépend pas du sens du goût, mais du sens de l'odorat; elle ne succède pas à la préhension de l'aliment, mais elle la précède.

§ 328.

Des nerfs du goût. — Des sensations subjectives du goût. — La langue reçoit ses filets nerveux de trois sources principales (Voy. fig. 190) :

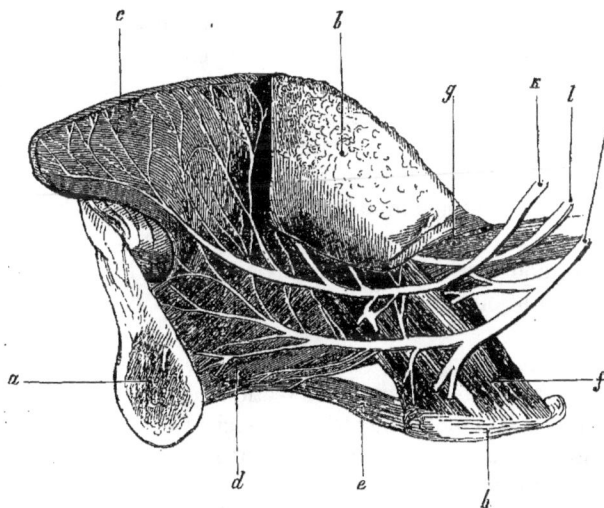

Fig. 190.

a, coupe de l'os maxillaire inférieur.
b, face dorsale de la langue.
c, coupe verticale de la langue.
d, muscle génio-glosse.
e, faisceau hyoïdien du muscle génio-glosse.
f, muscle hyo-glosse.

g, muscle stylo-glosse.
h, os hyoïde.
k, nerf lingual.
l, nerf glosso-pharyngien.
m, nerf hypoglosse.

du nerf lingual, branche de la cinquième paire; du nerf glosso-pharyngien et du nerf hypoglosse. La langue reçoit encore des filets nerveux, qui viennent du nerf facial, par l'intermédiaire de la corde du tympan [1].

Le nerf hypoglosse, qui répand ses filets dans les muscles de la langue,

[1] Voyez, pour les usages de la corde du tympan, le paragraphe 357.

est le nerf qui préside à ses mouvements ; il est évidemment tout à fait étranger à la sensation du goût (Voy. § 361).

Le nerf lingual traverse la langue et vient, au contraire, se terminer spécialement à la muqueuse qui recouvre la langue depuis sa pointe jusqu'à la jonction des deux tiers antérieurs avec le tiers postérieur. La membrane muqueuse qui recouvre le tiers postérieur de la langue reçoit ses filets du nerf glosso-pharyngien.

M. Panniza et M. Valentin, qui refusent à la pointe de la langue la sensibilité gustative, pour la localiser sur la base de la langue et aux piliers du voile du palais, considèrent naturellement le nerf glosso-pharyngien comme le nerf du goût, et ne donnent au nerf lingual que la faculté de percevoir les impressions tactiles, lesquelles sont très-vivement ressenties à la pointe de la langue, ainsi que nous le verrons plus loin.

M. Panniza a tiré de ses expériences les conclusions suivantes : 1° L'excision des nerfs hypoglosses n'est accompagnée que de la paralysie des muscles de la langue ; la sensibilité tactile et la sensibilité gustative sont conservées : observation répétée depuis par tous les physiologistes. 2° L'excision des deux nerfs linguaux anéantit la sensibilité tactile de la langue : le mouvement et la sensibilité gustative seraient conservés. Le chien mange avec plaisir de la viande, du pain et du lait ; mais il les rejette, si l'on mélange ces matières avec une décoction de substance très-amère, de coloquinte, par exemple. 3° L'excision des deux nerfs glosso-pharyngiens est suivie de l'anéantissement du goût. Les mouvements et la sensibilité tactile sont seuls conservés. L'animal mange tout ce qu'on lui donne sans la moindre répugnance. A l'état normal, il éprouve un insurmontable dégoût pour la coloquinte ; or, un animal auquel on a coupé les deux nerfs glosso-pharyngiens mange indifféremment de la viande qui a séjourné dans une macération de coloquinte, et il boit même le liquide.

Mais, depuis les expériences de M. Panniza, d'autres observateurs ont noté que les résultats qui suivent la section des divers nerfs de la langue ne sont pas aussi tranchés que le physiologiste italien les décrit. MM. Alcock et John Reid, par exemple, qui ont aussi coupé sur les chiens les glosso-pharyngiens, ont remarqué que l'animal ne montre, quand on lui présente des aliments imprégnés de coloquinte, qu'un peu moins de dégoût qu'auparavant. M. Panniza, pour douer le nerf glosso-pharyngien de la fonction gustative, conteste nécessairement les propriétés gustatives de la pointe et des bords de la langue. Or, il est constant que ces parties sont aussi le siége du goût, et il est certain que le nerf glosso-pharyngien ne va pas jusque-là, et que ces parties sont sensibilisées par le nerf lingual. Ajoutons encore qu'il y a dans la science plusieurs faits de paralysie du nerf de la cinquième paire (d'où procède le nerf lingual), accompagnés de la perte de la sensibilité tactile *et du goût*, à la pointe et sur les bords de la langue du côté paralysé ; tandis qu'en arrière cet organe avait conservé ses deux modes de sensibilité.

Remarquons encore que si le nerf glosso-pharyngien était le nerf exclusif de la gustation, il est certain que tous ses filets ne posséderaient pas la faculté gustative, car il donne la sensibilité tactile à la muqueuse linguale et pharyngienne, dans une étendue bien supérieure au siége du goût ; il serait donc tout au moins un nerf à double fonction et il se distinguerait par là des autres nerfs des organes des sens dont nous avons parlé jusqu'ici. Cette double fonction du nerf glosso-pharyngien rend toute naturelle la supposition que le nerf lingual, tout en étant un nerf de sensibilité tactile, préside aussi, en même temps, à la sensibilité gustative des parties antérieures de la langue, là où cette sensibilité existe.

Le sens du goût donne quelquefois lieu à des sensations *subjectives*. On range généralement parmi les sensations gustatives de ce genre celles qu'on fait naître en appliquant sur la langue les deux pôles d'une pile. Cependant, il est probable que la sensation est provoquée ici par *décomposition* des liqueurs salines de la bouche. On croit avoir remarqué, en effet, que le goût *acide* est perçu au pôle positif, et le goût *alcalin* au pôle négatif ; or, c'est précisément de cette manière que se groupent les acides et les bases dans la décomposition des sels par le courant galvanique. La sensation dure, d'ailleurs, pendant toute la durée du courant, de même que l'action chimique.

Des sensations *subjectives* du goût peuvent être éveillées par des modifications purement nerveuses ; mais la plupart du temps la sensation n'est subjective qu'en apparence, et elle s'opère à l'aide des substances déposées dans l'intérieur de la bouche par les sécrétions. Dans le diabète sucré, la plupart des malades n'accusent point de goût sucré dans la bouche, et quand cela a lieu, on peut mettre en évidence le sucre déposé par sécrétion dans les liquides buccaux. Le sucre qui circule dans les vaisseaux sanguins des diabétiques, et qui se trouve en contact, par transsudation, avec les nerfs du goût, dans l'épaisseur même de la langue, ne paraît pas éveiller la sensation gustative. On pourrait, il est vrai, objecter que l'absence du goût sucré chez les diabétiques dont le sang contient du sucre, dépend de l'habitude qui aurait émoussé la sensation ; mais, s'il en était ainsi, on ne comprendrait pas que les diabétiques reconnussent le sucre aussi bien que les personnes saines, quand il en existe dans leurs aliments ; et c'est ce qui arrive. Les sensations subjectives du goût ne paraissent donc pas s'opérer aux dépens des liquides placés dans l'*épaisseur* des organes de la gustation. S'il en était autrement, nous aurions sans cesse le goût du sang ; or, ce goût n'est éveillé que lorsque le sang est épanché dans la bouche même.

§ 329.

Du sens du goût dans la série animale. — Le sens du goût est beaucoup moins développé chez les animaux que chez l'homme. Ce n'est pas le sens du goût, mais bien le sens de l'odorat, qui les guide dans le choix des aliments, car ce choix précède la préhension de l'aliment. L'incertitude qui existe encore sur le siége précis du sens du goût, chez l'homme, est plus grande à mesure qu'on descend dans la série animale. Il est vraisemblable que la partie supérieure des voies digestives (pharynx), qui partage chez l'homme, avec la base de la langue, la propriété de transmettre les impressions du goût, préside seule à cette sensation chez la plupart des espèces animales où la langue fait défaut, ou bien chez ceux où cet organe, transformé en appareil de préhension, est corné ou armé d'appendices en forme de dents.

La langue des *mammifères* ressemble, en général, à celle de l'homme. La langue du chien est couverte de papilles molles et nombreuses, comme dans l'espèce humaine. Celle des grands ruminants, celle du chat et des animaux du même genre, présentent des papilles inclinées en arrière, renfermées dans un étui corné, plus ou moins épais. Quand l'animal ruminant broute, ces papilles concourent à fixer la langue sur la touffe d'herbe qu'il veut saisir; quand l'animal carnassier lèche la proie qu'il a déchirée, la surface rugueuse de la langue tend à faire sortir le sang dont il se délecte. D'autres mammifères ont la langue à peu près dépourvue de papilles; tels sont les fourmiliers, les échidnés, les cétacés, etc.

Les *oiseaux* ont le sens du goût assez obtus; ils avalent leur nourriture presque sans la mâcher. Leur langue est généralement dure et demi-cartilagineuse, surtout du côté de la pointe. Les granivores, en particulier, se distinguent sous ce rapport. Les oiseaux de proie, qui vivent de chair, ont la langue plus charnue.

Quelques *reptiles* ont une langue épaisse et charnue; mais elle est plus souvent mince, protractile, quelquefois bifide, et constitue principalement chez eux un organe de préhension destiné à saisir les insectes dont ils se nourrissent.

Les *poissons* ont une langue rudimentaire. Chez beaucoup d'entre eux elle est à peine mobile, et garnie, comme la plupart des autres parties de la cavité buccale, de prolongements cornés ou osseux, qui aident l'animal à retenir la proie. Si les poissons sont encore doués du sens du goût, celui-ci doit être confiné à la partie supérieure des voies digestives, ou bien, ce qui est plus probable, les cavités de l'odorat sont aussi chez eux le siége des impressions du goût.

Dans les invertébrés, il n'y a plus rien qui ressemble à la langue. Si la notion des saveurs existe chez eux (les insectes l'ont sans doute), elle a son siége dans les parties molles de la bouche, des suçoirs ou des trompes.

Indications bibliographiques.

BIDDER, Article « SCHMECKEN » *dans* R. Wagner's Handwörterbuch der Physiologie, t. III, 1846. — BRILLAT-SAVARIN, Physiologie du goût, 5e *édit. Paris*, 1838.
CHEVREUL, Des différentes manières dont les corps agissent sur l'organe du goût, *dans* Journal de Physiologie de Magendie, t. IV, 1824.

Flemming, Ueber den Ekel (*Sur le dégoût*), *dans* Med. Correspondenz-Blatt d. wissenschaft. Vereins für Aerzte und Apoth. Mecklembourg, 1843.

L. Guarini, Quelques observations relatives à l'action de la corde du tympan dans la gustation, *dans* Annales médico-psychologiques? 1843. — Guyot et Admyrault, Mémoire sur le siége du goût chez l'homme, *Paris*, 1830. — Les mêmes, Sur le siége du goût chez l'homme, *dans* Archives gén. de médecine, 2ᵉ série, t. XIII, 1837. — Guyot, Note sur l'anesthésie du sens du goût, *dans* Comptes rendus de l'Acad. des sciences, t. I, n⁰ 23, 1856.

W. Horn, Ueber den Geschmacksinn des Menschen (*Sur le sens du goût chez l'homme*), *Heidelberg*, 1825.

Panniza, Ricerche sperimentali sopra i nervi, *Pavie*, 1834. — E. Picht, De gustus et olfactus nexu, præsertim argumentis pathologicis et experimentis illustrato, *Berlin*, 1829.

J. Rosenthal, Ueber den electrischen Geschmack (*Sur la sensation du goût sous l'influence électrique*), *dans* Archiv für Anat. und Physiologie (*Müller's Archiv*), 1860.

R. Schirmer, Nonnullæ de gustu disquisitiones, dissert. *Greifswald*, 1856. — Le même, Einiges zur Physiologie des Geschmacks (*Sur la physiologie du goût*), *dans* Deutsche Klinik, n⁰ˢ 13, 15, 18, 1859.— A. Stich, Ueber die Schmeckbarkeit der Gase (*Sur la saveur des gaz*), *dans* Annalen des Charité-Krankenhauses zu Berlin, 1857. — Le même, Beiträge zur Kenntniss der Chorda Tympani (*Contribution à l'étude des fonctions de la corde du tympan*), même recueil, 1857. — A. Stich, Ueber das Ekelgefühl (*Sur le sentiment du dégoût*), *dans* Annalen des Charité-Krankenhauses zu Berlin, t. VIII, 1858. — Stich et Klaatsch, Ueber den Ort der Geschmackvermittlung (*Sur le lieu de l'impression des saveurs*), *dans* Archiv für patho'ogische Anat. und Physiologie, t. XIV, 1858. — Le même, Ueber das Gefühl im Munde mit besonderer Rücksicht auf Geschmack (*Du toucher dans la bouche, dans ses rapports avec le sens du goût*), *dans* Archiv für pathologische Anat. und Physiologie, t. XVII, 1859.

A. Vernière, Sur le sens du goût, *dans* Répertoire gén. d'anat. et de physiol. de Breschet, t. IV, *Paris*, 1827, et dans Journal des progrès, t. III et IV, 1827.

CHAPITRE VII.

SENS DU TOUCHER.

§ 330.

Définition. — Le sens du toucher, répandu sur toute l'enveloppe cutanée, est celui qui nous fournit les notions les plus nombreuses et les plus variées. Le toucher est le premier des sens; il est en même temps le plus répandu dans l'échelle animale, et il subsiste seul quand les autres ont disparu. Nous lui devons la sensation de *douleur* causée par les agents mécaniques, sensation que les nerfs spéciaux des organes des sens sont incapables de transmettre au sensorium, car ils ne la ressentent point. Le toucher nous avertit de la *présence* des corps; il nous éclaire sur leur *forme*, sur leur *consistance*, sur leur *poids*, sur leur *température*. Le toucher nous fait connaître la *situation* des corps par rapport à notre propre corps et par rapport aux corps environnants, et conduit ainsi l'esprit, par une transition insensible, à la notion du *nombre*, à celle de l'*étendue* et à celle de l'*espace*. Le toucher, en nous fournissant les preuves les plus démonstratives de l'existence des corps, nous distingue et nous sépare par là même du monde extérieur, et nous donne la conscience de notre existence propre.

Le toucher peut s'exercer par toute la surface de la peau, par toutes les parties du corps dites *sensibles;* mais certains départements de l'enveloppe générale possèdent, ainsi que nous le verrons, une finesse que n'ont pas les autres. La peau qui recouvre la paume des mains, et surtout la face palmaire des doigts, se distingue sous ce rapport, et comme elle se trouve en même temps développée sur des segments mobiles qui peuvent embrasser les corps et se mouler à leur surface, elle est par excellence le siège du toucher.

En général, nous ne *touchons* guère les objets qu'avec les mains; d'autres parties, telles que les lèvres, la langue, jouissent d'une sensibilité au moins égale à la sienne; mais elles sont accommodées à d'autres fonctions, et, par conséquent, moins disposées à cet usage. Quant aux autres parties du corps, généralement recouvertes par les vêtements, le toucher y est beaucoup plus obscur.

On a souvent donné le nom de sensibilité *tactile* à la sensibilité générale, et limité le sens du *toucher* à la sensibilité de la paume de la main. Cette distinction est vague et mal déterminée. L'attention est nécessaire à l'exercice de tous les organes de sens, à l'exercice du toucher comme à celui de la vue et à celui de l'ouïe. Le son d'une pendule qui frappe les heures passe souvent inaperçu à l'oreille, et dans une grande contention d'esprit les yeux parcourent machinalement le texte d'un livre sans le lire réellement. Il en est de même du toucher; il ne mérite véritablement ce nom que lorsqu'il est accompagné d'un degré d'attention suffisant. Il y a entre le tact et le toucher la même différence qu'il y a entre voir et regarder, entendre et écouter. Ces mots, qui expriment des choses différentes, correspondent pourtant aux mêmes organes de sens. Il en est de même pour le sens du toucher; son organe (la peau animée par les nerfs) est le même partout; il peut différer en divers points par le degré de la sensibilité; mais les notions qu'il fournit sont essentiellement les mêmes.

Le toucher existe donc, à des degrés divers, sur toutes les surfaces tégumentaires sensibles. La peau et l'extrémité de la langue sont des organes de toucher par excellence; mais la conjonctive, les fosses nasales, la bouche, le gosier, la partie supérieure de l'œsophage, la fin de l'intestin, le vagin, le canal de l'urètre, sont sensibles aussi, quoique plus obscurément, à l'impression des corps extérieurs. Toutes ces parties reçoivent directement leurs nerfs de l'axe cérébro-spinal.

Les surfaces tégumentaires internes, c'est-à-dire les membranes muqueuses de l'intestin, de la vessie, des canaux excréteurs des glandes, ne nous donnent jamais de véritables notions de toucher. La membrane interne des vaisseaux est dans le même cas. Nous ne sentons pas le sang circuler dans nos vaisseaux, pas plus que nous ne sentons l'aliment cheminer dans l'intestin. Les surfaces tégumentaires internes sont sensibles cependant, mais leur sensibilité est *obscure* comme celle de toutes les parties qui reçoivent leurs nerfs du système ganglionnaire du grand sympathique. La sensibilité des membranes tégumentaires internes ne nous donne point les notions du toucher proprement dit, mais elle peut se traduire comme *douleur*.

La peau, réellement organisée pour le toucher, ne peut d'ailleurs exercer efficacement son action qu'autant que les impressions sont circonscrites dans certaines limites. Lorsque ces limites sont dépassées, la sensation du toucher devient facilement aussi une sensation de *douleur*, devant laquelle toutes les appréciations du toucher disparaissent.

§ 331.

Diverses sortes de toucher. — Pour peu qu'on réfléchisse un instant à la manière dont le toucher s'exerce, on ne tarde pas à se convaincre que la sensibilité cutanée ne peut nous donner, *à elle seule*, toutes les notions qu'on lui attribue. Lorsque nous touchons un corps et que nous jugeons qu'il est chaud ou qu'il est froid ; lorsque, promenant notre main sur la surface d'un corps, nous jugeons de sa forme et de son volume, la sensibilité cutanée est seule venue en aide ici à notre jugement. Mais, lorsque nous disons d'un corps qu'il est *résistant*, qu'il est *dur* ou qu'il est *mou*, lorsque nous jugeons qu'il est *pesant* ou qu'il est *léger*, évidemment ces notions ne nous sont pas fournies par la sensibilité cutanée seule ; elles supposent une certaine somme de force musculaire déployée, soit pour constater la résistance ou la cohésion du corps, soit pour s'opposer à sa chute en raison de sa gravité. C'est le sentiment instinctif du degré de contraction musculaire qui nous sert de mesure pour l'appréciation de ces diverses qualités du corps. Le toucher comprend donc deux ordres de phénomènes : les uns sont circonscrits à la sensibilité cutanée, les autres mettent en jeu tout à la fois la sensibilité cutanée et la contraction musculaire. La contraction des muscles, qui survient ici comme auxiliaire de la sensibilité cutanée, lui est subordonnée. Partout, ainsi que nous le verrons, les phénomènes moteurs sont intimement liés dans leurs manifestations avec les phénomènes de la sensibilité.

Le toucher n'est possible qu'autant que les nerfs qui se distribuent à la peau sont dans leur état d'intégrité. Si une paralysie des nerfs de *sensibilité* (Voy. § 342), du membre supérieur, par exemple, a rendu la peau de la main tout à fait insensible, et aboli ainsi le toucher, l'homme non-seulement ne distingue plus à l'aide de son membre ni la forme des corps, ni leur température, mais il n'est plus averti de leur présence, et il les laisse tomber quand on les dépose dans sa main sans qu'il s'en aperçoive. L'homme a perdu, avec la sensibilité, le pouvoir d'associer la contraction musculaire nécessaire pour soutenir le poids du corps ; mais la vue peut venir en aide au membre qui, paralysé du sentiment, conserve encore son mouvement. Averti de la présence du corps qu'on place dans sa main, le patient peut le soutenir alors sans le laisser échapper; ses yeux font en quelque sorte l'office de la sensibilité tactile qui fait défaut, et lui donnent la mesure de la contraction nécessaire pour le maintenir en équilibre. La paralysie de la sensibilité dans les membres inférieurs, avec conservation du mouvement, est accompagnée pareillement d'un grand trouble de la locomotion. L'homme ne sent plus alors le sol sur lequel il marche, et la notion du point par lequel il touche terre faisant défaut, l'équilibre devient très-difficile à conserver[1]. La vue, il est vrai, peut lui venir en aide dans une certaine mesure; mais il lui faut une longue éducation, et la progression dans les ténèbres est presque impossible.

L'existence d'un sens spécial qu'on désignerait sous le nom de *sens musculaire*, ou de *sens d'activité musculaire*, n'est rien moins que démontrée. Ce qui est vrai, c'est que le jeu des muscles et celui des articulations déterminent dans les nerfs musculaires (les muscles, beaucoup moins sensibles que la peau, le sont néanmoins) et dans les nerfs de toutes les parties dont les rapports sont modifiés par le mouvement, déterminent, dis-je, des sensations qui nous instruisent sur la position de nos membres et sur les états de nos muscles. Ce qui est vrai encore, c'est que la perte de la sensibilité dans un membre, ou que la section des racines postérieures des nerfs qui vont à ce membre, entraîne naturellement la perte de ces sensations, et par conséquent la notion du mouvement, celle de la position et celle de la mesure dans le mouvement.

On a cherché dernièrement, en s'appuyant sur des faits pathologiques, à séparer la *sensibilité tactile* de la *sensibilité-douleur*, et on a pensé que la transmission de ces deux ordres d'impressions cheminait par des éléments nerveux différents, qui pouvaient être isolément paralysés. Cette manière de voir n'est pas suffisamment justifiée. Les impressions du toucher et les impressions de la douleur ne sont que des modes différents d'expressions, ou en d'autres termes, que des degrés divers de sensibilité. Il y a, il est vrai, des paralysies incomplètes de la sensibilité dans lesquelles les attouchements de la peau ne sont pas ressentis, et dans lesquelles le pincement de la peau et les piqûres ne causent point de douleur et n'éveillent que l'impression de simples attouchements; mais, dans l'ivresse de l'éther et du chloroforme, n'assistons-nous pas, d'une manière en quelque sorte graduée, à l'extinction de la sensibilité? Quand l'ivresse commence, les attouchements commencent par n'être plus sentis; quand l'ivresse est plus avancée, les piqûres, les brûlures, les plaies par instruments tranchants sont encore senties, mais sans dou-

---

[1] Pour que l'homme qui marche conserve son équilibre, il faut nécessairement que la verticale qui passe par le centre de gravité de son corps tombe en même temps sur la *base de sustentation*, c'est-à-dire sur l'espace couvert par la plante des pieds, ou sur le parallélogramme qui les réunit. Dans l'état normal, la *sensibilité* de la peau du pied, en nous donnant la notion des points du sol *touchés*, et par conséquent en nous faisant connaître leurs relations avec notre corps, maintient instinctivement le centre de gravité du corps dans la verticale qui passe par la base de sustentation.

leur, et comme de simples attouchements; enfin, quand l'ivresse est complète, la sensibilité est complétement abolie.

§ 332.

De l'organe du toucher. — La peau est par excellence l'organe du toucher, à la condition qu'elle soit en communication avec le système nerveux. Toutes les parties de la peau ne sont pas douées cependant de la sensibilité tactile. La couche superficielle, ou l'épiderme, couche dépourvue de vaisseaux et de nerfs, est tout à fait insensible, et destinée seulement à protéger la couche profonde (derme) sur laquelle elle se déploie. Les véritables organes du toucher sont les *papilles,* saillies situées à la superficie du derme, constituées, comme le derme auquel elles appartiennent, par un tissu cellulo-fibreux assez résistant, dans l'intérieur duquel circulent des vaisseaux et des nerfs. M. Wagner et M. Kölliker ont constaté que toutes les papilles cutanées ne reçoivent pas de nerfs, comme on l'avait cru jusqu'à présent. Par conséquent, il y a des papilles *tactiles* et des papilles qui ne le sont point (Voy. fig. 191, 192, 193). M. Meissner a décrit aussi (à la paume de la main, à la plante du

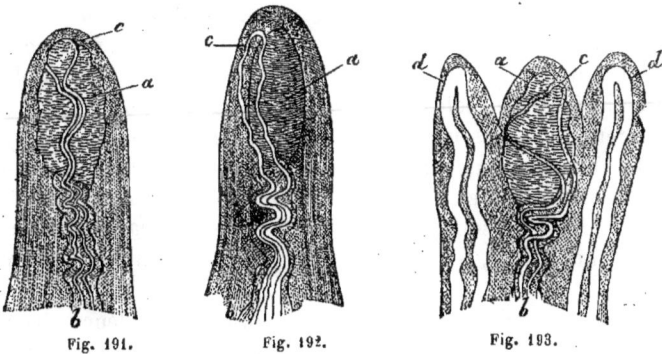

Fig. 191.   Fig. 192.   Fig. 193.

Fig. 191 et 192. Deux papilles isolées. — Fig. 193. Trois papilles réunies.

a, renflement en forme de pomme de pin existant dans les papilles pourvues de nerfs (ou corpuscule de Meissner).
b, tubes nerveux primitifs entrant dans les papilles pourvues de nerfs.
c, terminaison supposée des tubes nerveux primitifs.
d, anse vasculaire dans les papilles dépourvues de nerfs.

pied, sur les lèvres, à la langue, au mamelon, au gland, au clitoris), dans les papilles pourvues de nerfs, un renflement particulier (Voy. a, fig. 191, 192, 193). M. Wagner attribue à ce renflement la nature nerveuse, et il suppose qu'il n'est que l'extrémité terminale, renflée, des tubes nerveux primitifs. M. Kölliker a montré que ce renflement, qui a la forme d'une sorte de petite pomme de pin, est situé, dans toutes les papilles *pourvues de nerfs*. Les nerfs réduits à leurs éléments primitifs, circulent autour de la papille, s'appliquent sur le petit corps dont nous parlons et paraissent s'y terminer [1]. Le petit renflement placé dans les papilles pourvues de nerfs est constitué par un tissu fibreux plus résistant que celui qui compose le reste de la papille. M. Kölliker lui donne pour usage de servir de soutien au filet nerveux au moment du toucher, et d'empêcher ce filet de céder et de *fuir*, pour ainsi dire, sous les impressions tactiles. Ce petit corps, qui existe dans les papilles *sensibles* de la paume de la main et de la plante du pied, aurait une certaine analogie, quant au rôle qu'il joue, avec les ongles. On sait que ceux-ci, en effet, dans le toucher avec la main, contribuent à l'exactitude de l'application de la pulpe du doigt sur les objets explorés, en formant un plan de soutènement opposé à la compression [2].

Les papilles cutanées sont très-visibles à la langue, où l'épiderme leur forme une sorte d'étui, et leur conserve ainsi leur indépendance. Partout ailleurs, les papilles de la peau sont couvertes plus ou moins complétement par l'épiderme, de manière que leur individualité disparaît. A la paume des mains, et particulièrement à l'extrémité palmaire des dernières phalanges, elles sont disposées suivant des lignes courbes qui forment des séries concentriques visibles à l'extérieur. Dans les autres points de la peau, elles sont irrégulièrement distribuées, et tout à fait dissimulées par l'épiderme.

La peau seule nous donne ce qu'on peut appeler les notions *délicates* du toucher. M. T. Weber a démontré par l'expérience directe (sur un homme dont le bras et l'avant-bras dénudés par un phlegmon présentaient les muscles *à nu*) que les parties dépourvues de peau ne ressentent point les impressions du toucher, ni même des pressions faibles. Il faut comprimer les muscles assez énergiquement pour que leur sensibilité entre en jeu. Les différences de température de l'eau, entre 0° et 40°, ne sont point ressenties. Lorsque l'eau est à une température plus élevée, le patient éprouve simplement un sentiment de douleur.

Les nerfs sensibles, touchés partout ailleurs qu'à leur extrémité périphérique dans la peau, ne donnent point les sensations du toucher, mais celles de la douleur, et de plus, la détermination du lieu de la douleur ne correspond point au lieu où le nerf cutané est impressionné sur son parcours. Le sentiment de la douleur est rapporté en un certain point qui correspond à la terminaison périphérique des filets nerveux du nerf; en d'autres termes, c'est la partie dans laquelle se termine le nerf sensible qui *souffre*. Submergez complétement le coude et les par-

---

[1] On a cru pendant longtemps que les filets nerveux des papilles se terminaient en anse (ils sont ainsi figurés sur les planches 191, 192, 193). Il résulte de recherches plus approfondies que cette disposition n'est qu'apparente. Les anses dont il est question ne sont pas les dernières extrémités des nerfs. Dans la peau, comme dans les autres organes, les nerfs se terminent par des extrémités libres renflées en forme de cellules.

[2] Les papilles de la face palmaire des doigts ont en moyenne 0^{mm},05 de longueur; il y en a dans cette région cinquante environ par millimètre carré de surface. M. Meissner calcule qu'il y a une papille nerveuse sur quatre papilles.

ties voisines du bras et de l'avant-bras dans de l'eau à 0°, au bout de quelques instants vous ressentirez dans les doigts, non pas un sentiment de température, mais un sentiment de douleur, principalement le long des branches terminales du nerf cubital, dans les derniers doigts. Le nerf cubital est, en effet, assez superficiel au coude et facilement accessible, par conséquent, au refroidissement. Chacun sait pareillement que quand on froisse ou que l'on comprime le nerf cubital à son passage derrière l'épitrochlée, on ressent immédiatement une douleur vive dans le petit doigt et l'annulaire. Lorsque les amputés souffrent dans leurs moignons, la douleur nerveuse est rapportée aux extrémités périphériques du nerf du moignon, et par conséquent dans le membre qui fait défaut. Ces faits ne doivent point être perdus de vue en pathologie. Ils nous expliquent pourquoi la partie dite *douloureuse* par le patient n'est pas toujours celle où siége le mal.

§ 333.

Différences du toucher dans les diverses parties de la peau. — La couche épidermique qui recouvre les papilles du derme, n'offre pas partout la même épaisseur. Dans certains points, la couche épidermique est très-mince, comme aux lèvres, par exemple ; dans d'autres, elle est très-épaisse, et les papilles cutanées se trouvent comme noyées dans l'épiderme. Le talon, par exemple, offre une couche épidermique de 4 ou 5 millimètres d'épaisseur, et quelquefois même de 1 centimètre. Certaines impressions qui déterminent de la douleur sur des parties recouvertes d'un épiderme très-fin ne causent sur d'autres parties qu'un simple sentiment de toucher.

Une partie qui a perdu son épiderme transforme en douleurs tous les attouchements : c'est ce qu'on observe souvent sur le derme dénudé des vésicatoires. Les papilles en elles-mêmes, et lorsqu'elles sont dépourvues de leur épiderme protecteur, ont donc une sensibilité exagérée, qui, loin de favoriser la délicatesse du toucher, lui fait, au contraire, obstacle.

Le degré de sensibilité de la peau offre de grandes variations suivant les régions, quand on l'estime à la manière de M. Weber. Ce moyen d'estimation consiste à chercher quelle distance il faut donner à deux pointes qui touchent en même temps la peau, pour que ces deux pointes produisent deux impressions séparées et soient *senties isolément*. Ce procédé donne bien la mesure de la *finesse* du toucher. Ouvrez un compas, appliquez les pointes de ce compas sur les lèvres, appliquez-les ensuite sur la joue ou sur le dos de la main, etc., et vous constaterez que si les deux pointes ont été senties *distinctement* sur les lèvres, avec un écartement de 4 millimètres, par exemple, cet écartement ne donnera sur les joues que la sensation d'un seul contact, et il faudra, pour que la double sensation se produise en ce point, que l'écartement des pointes soit porté à 8 ou 9 millimètres environ. Ces expériences ont été faites par M. Weber sur tous les points du corps ; il est loisible à chacun de les répéter, et de constater la réalité des résultats.

La possibilité de distinguer ainsi deux impressions simultanées varie beaucoup suivant les régions, et on peut sous ce rapport construire une véritable échelle de sensibilité. Il faut dire que cette échelle n'est pas absolument invariable pour tous les individus, et qu'on peut aussi observer sur soi-même des différences qui ne sont pas les mêmes à tous les moments ; mais ce qui importe dans ces déterminations, c'est bien moins leurs valeurs absolues que leurs valeurs relatives.

La partie la plus sensible à ce genre d'expériences, c'est la pointe de la langue. Celle-ci distingue les deux impressions lorsque l'écartement des pointes du compas n'est que de 1 millimètre. La partie la moins sensible est la région du dos. Dans cette partie, on ne distingue les deux impressions que quand elles sont séparées par la distance relativement considérable de 50 millimètres environ : cette région est donc, en quelque sorte, cinquante fois moins sensible que la pointe de la langue. L'extrémité des doigts de la main (c'est-à-dire la face palmaire de la dernière phalange ou la pulpe des doigts) vient après la langue : elle distingue deux impressions, séparées seulement de 1^{mm},5 l'une de l'autre ; elle est donc à peu près aussi sensible que la langue. Les autres phalanges des doigts ne distinguent les deux impressions qu'à une distance de 3 millimètres : c'est aussi le degré de finesse de la sensibilité des lèvres. Celui des joues et des paupières est beaucoup moindre : il est de 7 à 9 millimètres. La différence qui existe entre la finesse des impressions du toucher à la peau des joues et à la peau des lèvres rend compte d'un phénomène singulier. Prenez un compas ; ouvrez-le, je suppose, de 4 ou 5 millimètres, puis placez les pointes sur la joue. En ce lieu, l'écartement n'est pas apprécié, et le contact ne détermine qu'une seule impression. Mais maintenez le compas contre la joue, tout en le descendant du côté des lèvres ; aussitôt que le compas arrive dans le voisinage des lèvres, il semble que le compas *s'ouvre*, parce qu'en ce point la sensibilité est capable d'apprécier *les deux* impressions des pointes.

Le degré de sensibilité de la peau, ainsi mesuré à l'aide du compas, prouve que la sensibilité va en décroissant des extrémités des membres vers le tronc. Aussi la finesse du toucher est moindre à l'avant-bras qu'à la main, moindre au bras qu'à l'avant-bras. Elle est moindre à la jambe qu'au pied, moindre à la cuisse qu'à la jambe. En comparant les membres entre eux, on constate également qu'elle est moindre au membre inférieur qu'au membre supérieur. On constate encore qu'elle est moindre à la face dorsale de la main et du pied qu'à leur face plantaire, moindre à la face dorsale des membres que dans le pli des articulations, etc.

A quelles causes attribuer les différences dont nous venons de parler ? Évidemment ces causes sont d'ordre nerveux. Elles sont sans doute en rapport avec la richesse ou la pauvreté, en nerfs, des divers départements de la peau.

De récentes expériences de M. Czermak ont déjà jeté quelque jour sur ce sujet. Cet observateur a dernièrement comparé la finesse du toucher de l'enfant à celle de l'adulte, en se servant de la méthode du compas. Sur quatre enfants de dix à douze ans, il a trouvé que l'écartement qu'il faut donner aux pointes de l'instrument (pour que les deux impressions tactiles soient isolément senties) peut être diminué chez les enfants, et cela dans toutes les régions. M. Goltz a obtenu plus récemment des résultats analogues. Ces expériences confirment le calcul de M. Harting, qui, en étudiant la distribution des nerfs dans la peau de l'enfant, est arrivé à ce résultat, que la quantité des fibres nerveuses primitives est plus grande chez l'enfant que chez l'adulte, pour une même surface de peau.

M. Czermak a encore constaté que là finesse du toucher de la peau du ventre n'est pas la même chez la femme, avant et pendant la grossesse, c'est-à-dire quand la peau n'est pas distendue, ou quand elle l'est. Il a fait les mêmes observations sur des points de la peau artificiellement distendus. Ces divers résultats sont conformes aux précédents. La distribution nerveuse de la peau n'est pas changée, tandis que la surface à laquelle correspond cette distribution augmente [1].

L'inégalité dans la puissance tactile de la peau introduit des différences très-remarquables dans le jugement que nous portons sur la forme et même sur le volume des corps. Appliquez sur la langue l'extrémité d'un crayon taillé en triangle, reportez ensuite cette extrémité sur la joue. Dans le premier cas vous avez la sensation d'un corps de forme triangulaire ; dans l'autre, une sensation de contact pure et simple, ou celle d'un corps mousse tout au plus. Prenez une natte de cheveux, appliquez-la sur la joue, vous n'en sentirez pas les détails ; appliquez-la sur les lèvres, ou sur la langue, ou bien appliquez-y la pulpe des doigts, ces détails deviennent distincts.

---

[1] L'attention et l'exercice doivent être pris aussi en considération dans les jugements que nous portons à l'aide du toucher sur l'étendue des corps ; nous voulons parler de la possibilité où nous sommes de distinguer par le toucher deux impressions simultanées et peu distantes l'une de l'autre. Lorsqu'on répète pendant une heure ou deux les expériences précédentes, on constate, en effet, que la distance minimum suivant laquelle nous pouvons encore distinguer deux impressions peut diminuer de moitié, ou même des trois quarts, par l'exercice aidé de l'attention.

C'est par la même raison que la finesse du tact est plus grande chez les aveugles que chez le commun des hommes. M. Goltz, qui a essayé la finesse du tact chez les aveugles, à l'aide du procédé de M. Weber, a constaté qu'elle était peu supérieure à celle des autres hommes dans les premières années, mais que cette différence allait croissant et qu'elle était très-remarquable chez les aveugles de vieille date.

MM. Wolkman et Fechner ont dernièrement constaté un fait intéressant, et qui rattache sous un certain rapport le sens du toucher au sens de la vue. Lorsqu'on pratique, sur un point de la peau du bras, les expériences de M. Weber, et qu'après un grand nombre d'épreuves, la faculté de distinguer les distances minimum a augmenté en ce point, cette augmentation dans la finesse des appréciations du toucher existe en ce moment aussi sur l'autre bras (auquel on n'avait pas touché), dans le point symétrique correspondant.

Dans les points de la peau où la finesse du toucher est le moins développée, on se trompe également sur le volume du corps, *tel que la main nous le donne*, parce qu'en effet, la distance *minimum* suivant laquelle nous pouvons reconnaître deux points séparés nous sert d'unité de mesure. Ainsi, lorsque, par exemple, nous sentons distinctement les deux pointes d'un compas écartées de 9 millimètres et placées sur la joue, il nous est impossible d'apprécier le degré d'écartement ; ou bien, si nous le comparons avec les notions les plus habituelles fournies par le toucher des doigts, nous jugeons cet écartement beaucoup plus petit qu'il n'est. Dans nos jugements, en effet, nous rapportons tout à une commune mesure, c'est-à-dire à la sensibilité de la main, qui devient ainsi une sorte d'arbitre. Aux deux pointes du compas on peut substituer un corps d'un petit volume. On conçoit, d'après cela, que si on applique ce corps, par exemple, dans le dos ou sur d'autres régions d'un toucher peu délicat, il devient impossible d'acquérir, non-seulement sur sa forme, mais même sur son volume, des notions conformes à celles que nous donne le toucher des mains ou des lèvres.

MM. Dorn et Panum, Aubert et Kammler ont cherché à apprécier le degré de sensibilité de la peau par un autre procédé que celui employé par M. Weber. Ce procédé consiste à appliquer sur une surface de peau, toujours la même (soit 1 millimètre carré), des corps diversement pesants, et à rechercher quel degré *minimum* doit avoir ce poids pour être senti. La finesse du toucher, appréciée de cette manière, ne conduit pas aux mêmes résultats que précédemment, et cela se conçoit aisément, car par ces deux méthodes on étudie deux ordres de phénomènes différents. Il résulte d'un grand nombre d'épreuves faites sur des hommes et sur des femmes dont on avait bandé les yeux, que la partie sur laquelle l'impression est la plus fine est le visage, car en ce point un poids de 2 milligrammes est senti. La pulpe des doigts ne sent distinctement qu'autant que le poids est au moins de 10 à 15 milligrammes. Il n'est pas inutile de faire remarquer que la pulpe des doigts est la seule partie de la peau (avec la plante des pieds) qui soit dépourvue de poils ; or, au visage, la pression transmise dans le sein de la peau par les racines des poils contribue, sans doute, à la finesse de l'impression. De nombreuses expériences faites au front, au bras, à l'avant-bras, à la main, à la cuisse, etc., ont d'ailleurs montré qu'il n'y a pas le moindre rapport entre la notion de la pression et la faculté de distinguer (suivant la méthode de Weber) deux impressions peu distantes l'une de l'autre. Ainsi l'appréciation de distance est la même, que les points voisins soient chargés de 3 grammes ou qu'ils soient chargés de 1,000 grammes.

§ 334.

Appréciation de la température. — Lorsqu'un corps placé à la surface de la peau paraît chaud ou froid, ce n'est jamais que par une appréciation comparative avec la chaleur de notre propre corps que nous portons un jugement (la chaleur animale est, en moyenne, de + 37°). Le corps nous paraît chaud quand sa température l'emporte sur celle de la main qui le touche ; il paraît froid dans le cas contraire. Le plus souvent la main, comme d'ailleurs tous les organes éloignés du centre de la circulation, est à une température inférieure de quelques degrés à la température moyenne du corps (§ 163) ; il en résulte que les corps qui accusent, au thermomètre, une température de + 37°, + 36°, + 35°, + 34°, nous paraissent chauds à la main. On conçoit aussi comment des corps peuvent paraître chauds quand on les applique sur certaines parties de la peau, et froids quand on les applique sur d'autres ; comment la main est parfois chaude par rapport au visage, tandis qu'elle est froide par rapport aux aisselles ou à la face interne des cuisses. Dans tous ces cas nous ne jugeons que des différences.

Le toucher des corps ne peut, en aucun cas, remplacer les appréciations rigoureuses et absolues du thermomètre ; il ne peut pas non plus nous faire sentir les différences légères de température. En essayant successivement, à l'aide de la main, un même corps diversement échauffé, il est rare qu'on puisse distinguer des différences plus petites que 2 ou 3 degrés centigrades. En trempant chacune des mains en même temps dans deux vases remplis d'eau, à des températures presque semblables, on peut cependant arriver à distinguer 1/2 degré centigrade de différence.

Cette appréciation comparative est d'ailleurs très-limitée, et n'est possible que pour des températures qui s'éloignent peu, en plus ou en moins, de la température normale du corps. Pour des températures relativement très-chaudes ou relativement très-froides, le pouvoir de distinguer les différences de température est très-borné ; le sentiment *douleur* masque alors le résultat de l'impression tactile.

La *nature* du corps joue un rôle capital dans l'appréciation de la température et dans le jugement que nous pouvons porter à l'aide du toucher. Tous les corps, en effet (nous ne parlons pas des corps vivants), ont une tendance naturelle à se mettre en équilibre de température avec les corps qui les avoisinent. Lorsque nous saisissons avec les mains un corps *bon conducteur* de la chaleur, il nous paraît plus froid qu'un autre, parce qu'il enlève à la main plus de chaleur qu'un autre corps mauvais conducteur. Les métaux, qui sont de bons conducteurs, nous paraissent plus froids que les pierres et le bois (corps mauvais conducteurs), quoique leur température absolue soit rigoureusement la même. Un métal *échauffé* nous paraît également plus chaud qu'un corps non métallique, porté à la même température.

La chaleur spécifique des corps conduit à des erreurs analogues dans les appréciations de la température à l'aide du toucher. Chauffez à un égal degré de température une masse de zinc, une masse de cuivre et une masse de mercure ; le cuivre et le zinc paraîtront plus chauds que le mercure. La chaleur spécifique du cuivre et du zinc est plus considérable que celle du mercure ; ils ont absorbé plus de chaleur que le mercure pour s'élever d'un certain nombre de degrés, ils en rendent conséquemment davantage pour s'abaisser d'un même nombre de degrés[1]. D'où il faut conclure que la température des corps ne nous est pas donnée par le toucher comme par le thermomètre. Ce que nous sentons par le toucher, ce sont les *pertes* ou les *acquisitions* de chaleur éprouvées par la peau, au contact du corps.

Il est impossible de se rendre un compte exact du mécanisme de la sensation de température à l'aide du toucher. Lorsque la main touche un corps chaud, elle gagne de la chaleur, les papilles s'échauffent ; lorsque la main touche un corps froid, elle perd de la chaleur, les papilles se refroidissent. De là, sans doute, un mouvement obscur de dilatation ou de contraction des papilles et des éléments nerveux qu'elles renferment.

L'impression de chaleur ou de froid éprouvée par la peau est proportionnée à l'étendue de la surface du contact. Un corps d'une température plus élevée qu'un autre, et qui ne touche la peau que par quelques points, n'éveille pas aussi vivement la sensation de température qu'un autre corps d'une température moins élevée, et qui touche la peau sur une grande surface.

Les degrés extrêmes de température déterminent des sensations douloureuses qui peuvent aller jusqu'à la brûlure, jusqu'à la congélation. La douleur de la brûlure est une des plus vives que l'homme puisse ressentir. Lorsqu'un corps très-chaud est touché par la peau, l'épiderme et le derme se dessèchent, et ce desséchement peut être porté jusqu'à la désorganisation. Lorsque le corps ressent un grand degré de froid, il survient des frissons, des tremblements ou des claquements de dents, et le toucher se trouve alors fort affaibli. Cet affaiblissement est dû, sans doute, à une modification dans le contenu des tubes nerveux primitifs.

La sensibilité à la température est celle qui s'évanouit le plus tard dans les paralysies incomplètes de la sensibilité. Darwin parle de paralytiques qui avaient perdu la possibilité de distinguer par le toucher la forme et les aspérités des corps et qui pouvaient encore percevoir par la peau la notion de la chaleur. Des observations de ce genre ont été faites de nos jours. Elles ne prouvent pas cependant (comme on a cru pouvoir le conclure) qu'il y ait un sens pour la température, et un sens pour le toucher (ou la *pression*), sens qui seraient dévolus à des nerfs de sensibilité spéciale différente. MM. Wunderlich et Fick ont dernièrement tenté quelques expériences qui nous paraissent établir que la *sensibilité-pression* et la *sensibilité-température*, ne sont que des modifications ou des degrés d'une même impression. On applique sur la peau une feuille de papier, ou de collodion, ou de cuir, dans laquelle on a pratiqué une ouverture circu-

---

[1] Chaleur spécifique du cuivre 0,09 ; chaleur spécifique du zinc 0,09 ; chaleur spécifique du mercure 0,03.

laire de 2 millimètres de diamètre, afin de localiser l'impression dans une petite étendue; puis on touche la peau par cette petite fenêtre, tantôt avec un pinceau, tantôt avec une petite baguette de métal ou de verre échauffé. A la paume de la main il n'y a point d'erreur; au bras, à l'avant-bras et au visage, l'attouchement et la température ne sont pas toujours distincts; dans la région du dos il est impossible de les distinguer. Il est probable que si sur les parties les plus sensibles il était possible de toucher une seule fibre nerveuse sensitive, il en serait de même que sur les parties douées d'un toucher moins délicat. Pour déterminer une sensation définie, il faut donc que plusieurs éléments nerveux soient impressionnés en même temps. Il est probable que circonscrite aux éléments nerveux superficiels, l'impression donne la notion de température, et que la notion de toucher proprement dit ou de pression dépend de l'ébranlement simultané des éléments nerveux superficiels et profonds [1].

§ 335.

Appréciation de la résistance et du poids. — Ainsi que nous l'avons dit, le degré de solidité d'un corps, l'obstacle que ce corps oppose au déplacement, ou l'effort commandé par son poids exigent l'intervention de la contraction des muscles. Si le toucher entre en jeu, en ce moment, pour nous faire connaître en même temps les autres propriétés du corps, il n'en est pas moins vrai que c'est le degré de la contraction musculaire qui nous éclaire sur les qualités de dureté, de mollesse, de résistance, de poids.

Remarquons que, dans le toucher proprement dit, alors que nous ne prenons connaissance que de la forme ou de la température d'un corps, la contraction des muscles est étrangère, il est vrai, au jugement que nous formons sur ces qualités, mais qu'elle *intervient* encore pour promener successivement la main sur les diverses parties de l'objet, ou pour fléchir les doigts qui l'embrassent.

Lorsque les corps soutenus dans la main sont d'un poids médiocre, le sentiment de la contraction musculaire nécessaire pour faire équilibre à son poids nous conduit à des appréciations assez exactes, que l'exercice rend plus rigoureuses. La différence qui existe entre un poids de 100 grammes et un poids de 105 grammes peut être assez facilement appréciée ainsi, à l'aide de la main droite ; la main gauche est beaucoup plus inhabile à ce genre d'expériences; cela dépend sans doute de l'habitude. Pour des poids très-lourds, ou pour des poids très-légers, nous ne pouvons acquérir ainsi que des notions très-imparfaites.

§ 336.

Illusions du toucher. — Chatouillement, etc. — La main de l'homme est placée à l'extrémité d'un levier mobile qui la dirige dans tous les

---

[1] Il n'y a pas de toucher sans pression ; il n'y a pas de pression sans déformation des tissus et, par conséquent, sans un ébranlement plus ou moins profond.

sens; elle est fractionnée en segments nombreux, opposables, chacun en particulier, à l'un d'entre eux (pouce); elle peut ainsi prendre les positions les plus diverses, varier et multiplier ses points de contact avec les objets : elle est un organe de toucher par excellence. Lorsqu'on saisit avec chaque main un corps différent, ces deux corps ne confondent point leur impression en une impression unique; ils sont perçus chacun en particulier. La main peut cependant fournir une illusion assez singulière (Voy. fig. 194). Lorsqu'on promène sur une table un petit corps arrondi

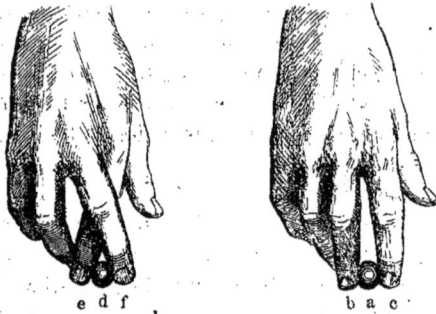

a, une boule de cire, par exemple, avec la pulpe des doigts indicateur c et médius b rapprochés l'un de l'autre, on sent bien distinctement un corps arrondi, et on ne sent qu'un seul corps; mais si l'on engage l'indicateur sous le médius, de manière à placer le petit corps dans l'angle formé par la rencontre du bord externe de

Fig. 194.

l'indicateur e et du bord interne du médius f, immédiatement il semble que l'on touche *deux* corps arrondis au lieu d'un. On peut constater le même phénomène en croisant le médius avec l'annulaire, ou l'indicateur avec l'annulaire, ou l'annulaire avec le petit doigt, ou le médius avec le petit doigt, ou l'indicateur avec le petit doigt, etc.

L'illusion dont nous parlons tient évidemment au changement artificiel apporté à la *relation normale* des surfaces sensibles. On peut la faire naître encore en plaçant un corps sphérique entre les deux genoux croisés; ou, comme l'a indiqué récemment M. Czermak, en introduisant ce corps sphérique entre les lèvres. Tant que les deux lèvres sont dans leurs rapports normaux, le corps paraît unique : aussitôt que l'expérimentateur change le rapport normal des deux bords libres des lèvres en tirant l'une à gauche et l'autre à droite, le corps semble double, et la distance supposée entre les deux corps est estimée d'autant plus grande que les lèvres se correspondent par des points plus éloignés.

Aristote avait déjà donné une explication satisfaisante de ce phénomène. Il dépend très-certainement de ce que les filets nerveux de chaque département de la surface sentante périphérique sont dans un rapport constant et déterminé avec le cerveau, rapport qu'il n'est pas en notre pouvoir de changer. Dans l'expérience de la main et dans celle des lèvres, chaque surface sentante donne la notion d'une demi-sphère solide *complétée par l'imagination*. Quand les parties sentantes (les deux doigts ou les deux lèvres) sont dans leur situation normale, les deux surfaces sphériques senties se regardent et concourent toutes deux à la sensation d'un corps unique. Quand la position respective des parties sensibles n'est plus normale, chaque partie impressionnée donne l'idée d'une sphère appliquée à chaque partie, par conséquent de deux sphères.

Dans les opérations de la rhinoplastie, quand on renverse par en bas un lambeau de la peau du front pour former un nez, c'est par la même raison que les attouchements sur le nez nouveau ne sont pas rapportés entre les yeux et la bouche, mais au front.

— Le *chatouillement* est une sensation particulière du toucher, accompagnée souvent d'un rire involontaire et convulsif. Certaines parties de la peau sont, à cet égard, plus sensibles que d'autres, et ce ne sont pas celles qui sont les plus sensibles au toucher. La plante du pied, en effet, se distingue surtout sous ce rapport, et elle juge assez mal de la forme des objets. On peut exciter la sensation du chatouillement sur les parties latérales du nez, sous le dessous des yeux, avec les barbes d'une plume, tandis que la pulpe des doigts est à peu près insensible à ce genre d'excitation. Les sensations voluptueuses du tact sont du même genre ; elles constituent, en quelque sorte, le pendant de la douleur, et ne sont peut-être qu'un ébranlement nerveux contenu dans certaines limites. Les parties les plus finement douées pour le toucher éprouvent vivement les sensations voluptueuses.

— Les sensations *subjectives* du toucher sont fréquentes. C'est à elles qu'il faut rapporter la plupart du temps le sentiment de la douleur, et nous ne pourrions indiquer leurs divers modes sans passer en revue le cadre nosologique : tantôt ce sont des douleurs de pression ou de tension, tantôt des douleurs lancinantes, tantôt ce sont des sensations de froid ou de fraîcheur, tantôt des sensations de chaleur, etc., etc. [1]

§ 337.

Du sens du toucher dans la série animale. — Le toucher n'existe pas chez les animaux avec la même perfection que chez l'homme. Chez eux, la sensibilité, répartie sur la membrane dont la surface du corps est recouverte, s'exerce la plupart du temps d'une manière passive, et mérite plutôt le nom de sensibilité tactile que celui de toucher proprement dit. Les poils (crins, soies, laine), les plumes, les enveloppes cornées ou calcaires, qui recouvrent le corps de beaucoup d'animaux, n'abolissent pas la sensibilité tactile, autant qu'on pourrait le penser, car ces parties transmettent aux tissus sensibles sous-jacents les ébranlements qu'ils éprouvent, mais ils limitent singulièrement le nombre des notions que l'animal peut tirer du contact des corps. Il est averti de leur présence, mais la température et la forme ne peuvent être appréciées par lui que d'une manière très-imparfaite.

Parmi les *mammifères*, quelques-uns présentent certaines parties plus

---

[1] Nous avons déjà fait remarquer que les sensations subjectives de chaleur et de froid ne sont pas toujours accompagnées de l'élévation ou de l'abaissement de la température animale.

ou moins bien disposées pour le toucher. Le singe a ses quatre membres terminés par des mains, disposition qui a valu à l'ordre tout entier le nom de *quadrumanes ;* mais ces mains présentent de nombreuses imperfections. Les singes ne peuvent mouvoir leurs doigts séparément: leur pouce, beaucoup plus court, ne peut être opposé aussi aisément aux autres doigts, et la paume des mains, servant en même temps à la progression, se couvre d'un épiderme calleux. Quelques singes ont la queue *prenante,* c'est-à-dire que cet organe très-mobile leur sert à embrasser les corps et à les saisir comme avec une main.

Les solipèdes, les ruminants, les carnivores, chez lesquels l'extrémité des membres est terminée par un sabot simple ou double, ou par des griffes et par une peau calleuse, n'ont, à l'aide du pied, qu'un toucher très-imparfait. La sensibilité, émoussée par la substance cornée, s'accommode en ce point avec les fonctions locomotrices; mais elle n'est pas cependant tout à fait abolie, et on conçoit que l'animal puisse avoir avec le pied la notion distincte de la *résistance,* de la *solidité* et de la *consistance.* Chez les animaux dont nous parlons, la corne repose d'ailleurs sur un derme dont l'élément papillaire est très-développé, et qui doit, par conséquent, ressentir avec une certaine vivacité les ébranlements communiqués par le sol ou par les corps extérieurs. Chez les solipèdes et les ruminants, les lèvres reçoivent une grande quantité de nerfs; elles sont très-mobiles chez les premiers, et sont utilisées pour le toucher.

Les carnivores (le chien, par exemple) ont l'ouverture des fosses nasales garnie d'un tissu dépourvu de poils, toujours humide, très-sensible, qui leur sert aussi à toucher les objets. Chez le cochon, le sanglier, l'éléphant, le tapir, la taupe, la musaraigne, le nez, prolongé en forme de groin ou de trompe, constitue un organe de toucher qui acquiert chez l'éléphant une grande perfection.

Quelques animaux présentent sur la lèvre supérieure des poils longs et roides, qui transmettent aux tissus sensibles sur lesquels ils s'implantent les ébranlements qu'ils reçoivent : telles sont les moustaches du chat, du rat, du phoque, etc. Les piquants du hérisson et du porc-épic avertissent aussi, de la même manière, l'animal de la présence des corps extérieurs.

Les *oiseaux* couverts de plumes, et dont les membres antérieurs sont transformés en ailes pour le vol, ont les pattes couvertes d'écailles à la face dorsale et tapissées inférieurement par une peau peu riche en nerfs et sur laquelle s'étend un épiderme épais et résistant : ils n'ont, par les pattes, qu'un toucher très imparfait. Lorsque l'oiseau veut toucher, c'est en général le bec qui lui sert à cet usage. Implanté dans un derme riche en filets nerveux, le bec transmet les ébranlements qu'il reçoit, à la manière de la corne du sabot du cheval et des enveloppes solides des articulés.

Les *reptiles* n'ont point d'organe spécial du toucher. Ceux qui sont recouverts d'une peau nue et humide (batraciens) paraissent doués d'un toucher plus délicat que ceux qui ont le corps revêtu d'écailles. Quelques reptiles, dont la langue est très-protractile, s'en servent, sans doute, non-seulement comme organe de préhension, mais aussi comme organe de toucher. Chez les serpents, le corps tout entier peut remplir un pareil office, en s'enroulant autour du corps.

Quelques *poissons* présentent sur les côtés de l'ouverture buccale des prolongements plus ou moins développés nommés *barbillons*. Ces prolongements reçoivent des nerfs, et sont de véritables organes de toucher. Les nageoires, particulièrement celles qui sont placées sur les côtés, et qui sont suspendues dans les chairs (Voy. § 250), peuvent aussi transmettre les impressions tactiles.

Les *articulés*, recouverts de tests cornés (insectes) ou calcaires (crustacés), sentent les ébranlements du dehors par toute l'enveloppe de leur corps; ils présentent aussi du côté de la tête des prolongements (*antennes* ou *palpes*) qui jouissent d'un toucher plus délicat. Lorsqu'on touche ces prolongements, l'animal se déplace vivement, se retourne en boule ou s'envole, etc. Les *mollusques* et les *zoophytes*, dont la peau est généralement molle et humide, ont une sensibilité obtuse répandue sur la surface du corps. Quelques-uns d'entre eux présentent des prolongements très-développés et souvent multiples (*bras* ou *tentacules*), qui paraissent doués d'une sensibilité plus vive que le reste du corps ; tels sont les céphalopodes, les polypes, les hydres, etc.

Indications bibliographiques.

H. AUBERT et KAMMLER, Untersuchungen über den Druck und Raumsinn der Haut (*Recherches sur le sens appréciateur de la pression et de l'étendue, sur la peau*), *dans* Untersuchungen zur Naturlehre des Menschen und der Thiere, t. V, 1858.

R. F. BATHYE, An Experimental Inquiry into the existence of a sixth sense, here called the sense of force, *dans* Monthly Journ. of med. *févr.* 1855. — BEAU, Recherches cliniques sur l'anesthésie, suivies de considérations sur la sensibilité, *dans* Archives gén. de médecine, 4e série, t. XVI, 1848. — BELFIELD-LEFÈVRE, Recherches sur la nature, la distribution et l'organe du sens tactile, *Paris*, 1837. — BROWN-SÉQUARD, Sur la sensibilité tactile et sur le moyen de la mesurer dans l'anesthésie et l'hyperesthésie, *dans* Journal de Physiologie, t. I, 1858. — C. BRUNNER, Ueber die Wirkungen, welche verschiedene Substanzen durch Berührung auf nervenschwache Personen ausüben (*Sur les effets que déterminent diverses substances sur le toucher des personnes nerveuses*), Berne, 1848.

J. CZERMAK, Tastsinn (*Sur le sens du toucher*), *dans* Sitzungsberichte der k. k. Acad. d. Wissenschaften zu Wien. *Mars*, 1855. — LE MÊME, Zur Lehre vom Raumsinn der Haut (*Sur le sens de l'étendue dans la peau*), *dans* Untersuchungen zur Naturlehre des Menschen und der Thiere, t. I, 1856.

F. A. R. DOHRN, De varia variarum cutis partium ponderum impositorum discrimina sentiendi facultate. Kiliæ, 1859. — LE MÊME, Ueber die Druckempfindlichkeit der Haut (*Sur la sensibilité de la peau à la pression*), *dans* Zeitschrift für rationelle Medicin, 3e série, t. X, 1861.

A. FICK, Zur Physiologie des Tastsinns (*Sur la physiologie du toucher*), *dans* Untersuchungen zur Naturlehre des Menschen und der Thiere, t. VII, 1860.

GERDY, Mémoire sur le tact, et les sensations cutanées, *dans* Journal l'Expérience, 1842.

F. GOLTZ, De spatii sensu cutis, dissert. Königsberg, 1858. — GOLTZ, Ein neues Verfahren die Scharfe des Drucksinns der Haut zu prüfen (*D'une nouvelle méthode pour apprécier la délicatesse du toucher au degré de pression*), dans Centralblatt, für die med. Wissenschaften, n° 18, 1863. — GRAVES, Observations on the sense of touch, dans Edinburgh new philosophical Journal, t. XLI, 1836. — GUENIOT, D'une hallucination du toucher particulière à certains amputés, *dans* Journal de physiologie, 1861.

HEYD, Der Tastsinn der Fussohle als Æquilibrirungsmittel des Korpers beim Stehen (*Le toucher du pied envisagé comme moyen d'équilibration dans la station*), dissert. Tübingen, 1861.

C.-J. INDERFURTH, De sensus in cute aberrationibus, *Bonn*, 1832.

A. KAMMLER, Experimenta de variarum cutis regionum minima pondera sentiendi virtute. Diss. Breslau, 1858. — A. KÖLLIKER, Ueber den Bau der cutispapillen und die sogenannten Tastkörperchen (*Sur la structure des papilles, et sur ce qu'on appelle les corpuscules du tact*), dans Zeitschrift für wissenschaft. Zoologie, t. I, 1852. — W. KRAUSE, Die terminalen Körperchen der einfach sensiblen Nerven (*Les corpuscules terminaux des nerfs de la sensibilité générale*), Hannover, 1860. — LE MÊME, Ueber die function der Vater'schen Körperchen (*Sur la fonction des corpuscules de Pacini*), dans Zeitschrift für rationelle Medicin, t. XVII, 1862.

O. LANDRY, Recherches physiologiques et pathologiques sur les sensations tactiles, dans Archives gén. de médecine, *juill. et sept.* 1852. — R. LICHTENFELS, Ueber das Verhalten des Tastsinnes bei Narcosen der Centralorgane geprüft nach der Weber'schen Methode (*Du toucher pendant le narcotisme du syst. nerveux central; études faites à l'aide du procédé de Weber*). Le narcotisme était produit par la belladone, l'atropine, la daturine ou la morphine, *dans* Sitzungsberichte d. k. k. Akad. der Wissenschaften zu Wien, t. VI, 1851. — H.-F. LINDEMANN, De sensu caloris, *Hale*, 1857.

G. MEISSNER, Beiträge zur Anatomie und Physiologie der Haut (*Contributions à l'anatomie et à la physiologie de la peau*), Leipzig, 1853. — LE MÊME, Zur Lehre vom Tastsinn (*Sur la théorie du toucher*), dans Zeitschrift für rationelle Medicin, n. sér., t. IV, 1854. — LE MÊME, Untersuchungen über den Tastsinn (*Recherches sur le toucher*), dans Zeitschrift für rationelle Medicin, t. VII, 1859.

J. PURKINJE, De examine physiol. organi visus et systematis cutanei, *Breslau*, 1823.

RUMPELT, Der Tastsinn als organ in physico-psychischer Beziehung (*L'organe du toucher sous le rapport physico-psychique*), dans Häser's Archiv, t. VIII, 1846.

J.-F. SCHRÖTER, das Menschliche Gefühl oder Organ des Getastes (*De la sensibilité chez l'homme ou de l'organe du toucher*), Leipzig, 1814. — E.-H. SIEVEKING, The Aesthesiometer (*Instrument pour mesurer la finesse du toucher suivant la méthode de M. Weber*) dans the Britisch and foreign Review, *janv.* 1858. — LE MÊME, On the relation of common and tactile sensibility in disease, *dans* the British and foreign Review, *oct.* 1858. L. STUART, Sense of touch and its relation to the vitality of blood, dans the Lancet, *mai* 1849.

TÜRCK, Vorläufige Ergebnisse von Experimentaluntersuchungen zur Ermittlung der Haut-Sensibilitäts-Bezirke (*Résultats des recherches expérimentales pour déterminer l'étendue des cercles de sensibilité de la peau*), dans Sitzungsberichte der kais. kö. Akademie der Wissenschaften zu Wien, t. XXI, 1856.

G. VALENTIN, Ueber die Dauer der Tasteindrüke (*Sur la durée des impressions du toucher*) dans Archiv für physiologische Heilkunde, t. XI, 1852. — A.-W. VOLKMANN, Ueber den Einfluss der Uebung auf das Erkennen raümlicher Distanzen (*De l'influence de l'habitude pour la connaissance de l'étendue*), dans Verhandlungen der k. Sächsische Gesellschaft der Wissenschaften zu *Leipzig*, 1858.

E.-H. WEBER, De subtilitate tactus diversa in diversis partibus; *dans* l'ouvrage intitulé, De pulsu, resorptione, auditu et tactu, Leipzig, 1834. — LE MÊME, Artisch « Tastsinn und das Gemeingefühl » (*Toucher et sensibilité générale*), dans R. Wagner's Handwörterbuch der Physiologie, t. III, 1849. — LE MÊME, Beweise dass nur die Tastorgane fähig sind uns die Empfindungen von Wärme, Kälte und Druk zu verschaffen (*Preuves que les organes du toucher sont seuls capables de nous fournir les notions de chaleur, de froid et de pression*), dans Müller's Archiv, 1849. — LE MÊME, Ueber den Raumsinn und die

Empfindungskreise (*Sur le sens de l'étendue et sur les cercles de sensibilité*), *dans* Leipziger Berichte, 1852. — LE MÊME, Ueber den Mangel des Tastsinnes an Theilen die von der Haut entblösst sind (*Sur l'absence du tact sur les parties dépouillées de la peau*), *dans* Archiv für physiologische Heilkunde de Vierordt, 1855. — R. WILLIS. On the special function of the Skin, *dans* London médical Gazette, 1843. — A. WUNDERLI, Beitrag zur Kenntniss des Tastsinns (*Contribution à la connaissance du toucher*), Dissert. Zürich, 1860. — W. WUNDT, Ueber den Gefühlsinn mit besonderer Rucksicht auf dessen räumliche Wahrnehmungen (*Sur le sens du toucher avec des réflexions sur les appréciations que nous donne ce sens sur l'étendue*), *dans* Zeitschrift für rationelle Medicin, t. IV, 1858.

CHAPITRE VIII.

FONCTIONS DU SYSTÈME NERVEUX (INNERVATION).

SECTION I.

Propriétés générales du système nerveux.

§ 338.

Rôle du système nerveux. — Le système nerveux, composé de masses centrales et de prolongements périphériques répandus dans les diverses parties de l'organisme, est le siége de la sensibilité, celui des perceptions sensoriales et des facultés intellectuelles et affectives; il est l'agent incitateur des mouvements volontaires et involontaires, et il tient sous sa dépendance, dans une certaine mesure, les fonctions de nutrition.

Composition et structure. — Tubes nerveux, cellules nerveuses. — Le système nerveux des animaux vertébrés se compose d'un axe central renfermé dans le canal rachidien et dans la cavité du crâne (axe cérébro-rachidien), et de prolongements périphériques (nerfs), qui établissent la communication entre les organes sensibles ou contractiles et le centre perceptif et excitateur. Les nerfs sont donc surtout des conducteurs.

La division dont nous parlons n'est pas aussi tranchée qu'on pourrait le penser. En effet, les conducteurs nerveux qui partent de l'axe cérébro-rachidien, ou qui y arrivent, ne se perdent pas immédiatement dans la masse nerveuse, mais continuent leur trajet dans l'épaisseur même de l'axe cérébro-rachidien, de manière à donner à certaines parties des centres nerveux le rôle de conducteurs. D'une autre part, les nerfs eux-mêmes présentent, sur leur trajet périphérique, des masses isolées ou *ganglions;* organes peu volumineux, il est vrai, mais qui offrent dans leur structure et leurs fonctions une certaine analogie avec les centres nerveux eux-mêmes.

Les animaux sans vertèbres, et par conséquent sans canal rachidien et sans cavité crânienne, manquent d'axe cérébro-rachidien. Leur système nerveux central n'est plus composé que de ganglions, reliés entre eux par des filets de communication qui établissent l'unité du système ; c'est de ces ganglions que procèdent les prolongements périphériques, c'est-à-dire les nerfs qui vont se distribuer dans les organes.

Les nerfs sont composés par des éléments microscopiques bien définis, auxquels on donne le nom de *tubes nerveux primitifs*. Les tubes nerveux sont formés de trois parties : 1° une enveloppe, sans structure apparente; 2° une substance intérieure, demi-liquide, ou *moelle nerveuse ;* 3° une fibre molle, centrale, placée au centre de la moelle nerveuse.

Les tubes nerveux, accolés entre eux suivant la direction longitudinale du nerf et réunis par un tissu conjonctif assez résistant (névrilemme), constituent le nerf lui-même. Les tubes nerveux primitifs présentent des dimensions assez variables, suivant les régions où on les examine. Ces dimensions peuvent varier de 0mm,005 à 0mm,02 de diamètre. Les tubes nerveux les plus fins se rencontrent dans les nerfs des organes des sens et dans les racines postérieures des nerfs rachidiens.

Sur un nerf pris chez l'animal vivant, c'est-à-dire sur un nerf *tout à fait frais*, les *tubes nerveux* apparaissent, au microscope, comme de petits cylindres *transparents homogènes* (Voy. fig. 195 *b*). Il est difficile, il est même impossible de distinguer l'un de l'autre le contenant et le contenu. Mais, au bout de peu de temps, la *moelle nerveuse* intérieure, qui était fluide, se *coagule* d'une manière plus ou moins régulière, et alors le tube nerveux primitif devient variqueux (Voy. fig. 195 *a*). La coagulation de la moelle nerveuse donne souvent aux tubes nerveux l'apparence représentée dans la figure 196 *a*.

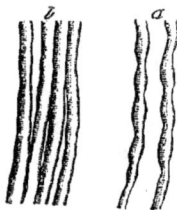

Fig. 195.

a, tubes nerveux devenus variqueux après la mort. *b*, tubes nerveux pris sur l'animal vivant.

Après la coagulation spontanée de la moelle nerveuse, on aperçoit parfois dans le tube primitif une partie centrale plus claire qu'on peut quelquefois isoler, et à laquelle on a donné le nom d'*axe central* (cylinder-axis) des tubes nerveux (Voy. fig. 196, *b*). Cet axe existe dans tous les tubes nerveux primitifs, et en constitue la partie la plus essentielle. Si on ne l'aperçoit pas toujours distinctement dans les tubes primitifs, après la coagulation de la moelle nerveuse, c'est que cette coagulation altère les rapports normaux des parties et en masque la présence.

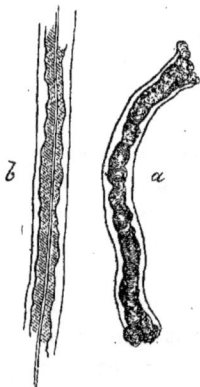

Fig. 196.

Sur les nerfs pris chez l'animal vivant, l'axe central n'est pas visible, non plus que l'enveloppe du tube primitif lui-même, parce que toutes ces parties sont transparentes. Mais, à l'aide de certains réactifs, on peut faire apparaître presque instantanément l'axe central. En imbibant la pièce avec de l'acide gallique ou de l'acide chromique, on parvient facilement au résultat.

L'axe central (ou *cylinder-axis*) des tubes nerveux primitifs est constitué par une substance albuminoïde, qui offre à peu près les mêmes réactions que la fibrine. La moelle nerveuse placée entre cet axe et la gaîne du tube nerveux primitif est formée par une substance grasse. Sur le vivant, les axes fibrineux des tubes nerveux primitifs sont donc entourés d'une huile demi-solide qui les *isole* des axes des tubes voisins.

Les centres nerveux contiennent aussi des tubes nerveux primitifs. Ce sont eux qui composent les parties *blanches* des centres nerveux. Le tissu conjonctif interposé entre les tubes nerveux est plus mou dans l'épaisseur des centres nerveux que dans les nerfs, et les tubes ne peuvent pas être séparés aussi aisément les uns des autres sans déchirures ; mais leur structure est la même.

Il y a dans le système du grand sympathique, outre les tubes nerveux dont nous venons de parler, d'autres fibres nerveuses plus fines que celles qu'on rencontre dans les nerfs et dans les parties blanches des centres nerveux. Ces fibres généralement grisâtres ont environ $0^{mm},002$ de diamètre ; il est difficile de distinguer le contenu du contenant. Ce sont bien des fibres nerveuses et non des fibres de tissu conjonctif, comme on l'a dit souvent. Ces fibres en effet entrent en communication avec les cellules nerveuses dans les ganglions : or ces communications sont caractéristiques des fibres ou tubes nerveux. Les fibres nerveuses, *grises* ou *de la vie organique,* comme on les appelle quelquefois, ne diffèrent pas essentiellement des tubes nerveux des nerfs rachidiens. Elles paraissent correspondre à l'axe central (*cylinder-axis*), des tubes nerveux, axe sur lequel la gaîne d'enveloppe serait immédiatement appliquée.

Les parties *grises* des centres nerveux (cerveau et moelle) contiennent, outre les tubes nerveux (qui circulent aussi dans leur épaisseur), des éléments vésiculeux ; ce sont les corpuscules nerveux ou cellules nerveuses (Voy. fig. 197). Ces éléments se rencontrent également dans les ganglions.

Les cellules nerveuses sont des cellules à enveloppe très-fine, remplies d'un contenu finement granulé, et pourvues d'un noyau. Leurs dimensions sont très-variables : elles ont depuis $0^{mm},005$ jusqu'à $0^{mm},1$ de diamètre. (Elles sont, dans ce dernier cas, sur la limite des objets visibles à l'œil nu.)

Un point de science qui laisse encore à désirer est celui qui concerne les connexions des cellules nerveuses avec les tubes nerveux primitifs. Ce qui est bien certain, c'est que ces connexions existent. Les travaux de MM. Ehrenberg, Valentin, Purkinje, Müller, Stannius, Remak, Hannover, Will, Günther, Robin, Wagner, Stilling, Schilling, Kölliker, Bidder, Owsjannikoff, Kupffer, Lenhossek, Luys, etc., etc., le démontrent de la manière la plus évidente. Mais un certain nombre de questions restent encore irrésolues et demandent de nouvelles recherches.

Toutes les cellules nerveuses communiquent-elles avec des tubes nerveux ; en est-il de libres ou d'indépendantes (fig. 197, a)?

Il est des tubes nerveux qui paraissent n'avoir qu'une seule communication avec les cellules nerveuses, de manière que ces cellules semblent être l'origine renflée de ces tubes. Cette disposition (fig. 197, b) est-elle réelle, ou n'est-elle qu'une apparence trompeuse qui dépendrait de la rupture d'autres communications

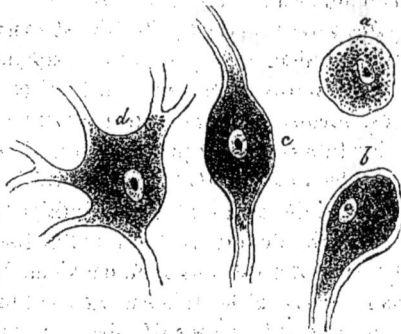

Fig. 197.

amenée par la préparation de l'objet placé sous le microscope?

Ce qui paraît mieux démontré, c'est que parmi les cellules il en est qui sont pourvues seulement de deux prolongements (fig. 197, c), c'est-à-dire que la cellule se trouve sur le trajet d'un tube nerveux, lequel s'abouche par une extrémité et sort par l'autre. (Ce mode de communication a été particulièrement rencontré dans les ganglions placés sur le trajet des racines postérieures des nerfs rachidiens. Robin, Wagner.) Ce qui résulte encore de la plupart des observations microscopiques, c'est que les cellules nerveuses qui entrent dans la composition de la substance grise de la moelle et de l'encéphale présentent des prolongements multiples (Voy. fig. 197, d) qui, pour n'avoir pas été suivis très loin, vu la délicatesse des parties, n'en sont pas moins les vestiges de communications multiples avec les tubes nerveux. Les cellules multipolaires dont nous parlons présentent généralement trois ou quatre prolongements.

§ 340.

Du cours des tubes nerveux. — Origines et terminaisons. — Les tubes nerveux qui entrent dans la composition des nerfs s'accolent les uns aux autres, ainsi que nous l'avons vu. L'inspection microscopique montre que les tubes nerveux ne commencent point et ne finissent point dans les nerfs, mais qu'ils se prolongent dans leur continuité, depuis les centres nerveux d'où ils émanent, jusqu'à l'organe dans lequel ils se répandent. Accolés dans les nerfs, les tubes nerveux ne communiquent point les uns avec les autres. Lorsqu'une branche se détache d'un nerf pour se porter à un autre, c'est-à-dire lorsque deux nerfs s'anastomosent, les tubes ne s'abouchent point entre eux, comme les vaisseaux sanguins ; ils passent simplement d'une branche à l'autre, en continuant, dans la nouvelle branche à laquelle ils s'accolent, leur trajet indépendant.

La figure 198 représente un mode d'échange fréquent entre les éléments tubuleux des nerfs. Les tubes nerveux *d*, *e* du nerf AC passent dans le nerf BD et font ultérieurement partie de ce nerf : les tubes *f*, *g* du nerf BD passent dans le nerf AC et vont se répandre avec ce nerf dans les organes.

Comment les tubes nerveux qui ont cheminé dans les nerfs se comportent-ils dans les centres nerveux (moelle et cerveau)? Rien n'autorise à admettre que les tubes nerveux primitifs se terminent dans les centres par des extrémités libres : toutes les observations, au contraire, démontrent que ces tubes, partout continus à eux-mêmes, s'abouchent avec

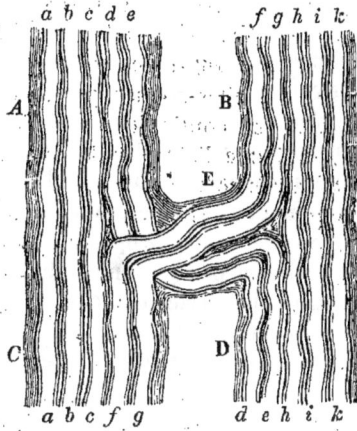

Fig. 198.

les cellules de la substance grise, sans présenter nulle part de solutions de continuité.

Comment les nerfs se terminent-ils à la périphérie? Les tubes nerveux ont-ils des extrémité *libres* dans les organes, ou bien se réfléchissent-ils par des *anses* de retour pour revenir vers leur point de départ? On a cru pendant quelque temps que la disposition en anses était générale. On croyait l'avoir constatée dans les papilles de la peau, et on croyait être certain aussi qu'elle se montrait dans les muscles ; mais, ainsi que nous l'avons dit précédemment, ces anses ne sont pas le dernier terme de la distribution périphérique des tubes nerveux. On sait positivement que les tubes nerveux se terminent dans la peau et les muscles par des extrémités libres sous forme de renflements ou de plaques terminales. Les terminaisons périphériques des nerfs n'ont pas été étudiées avec autant de soin dans les autres tissus, et la science laisse encore à désirer sous ce rapport. On a constaté en outre que les tubes nerveux primitifs, arrivés à l'état d'isolement (après les divisions successives du tronc nerveux), se dépouillent de leur gaine et de leur moelle isolante, de telle sorte qu'à l'extrémité terminale, ils sont réduits à l'axe central ou cylinder-axis [1].

On peut donc systématiser d'une manière générale l'ensemble du système nerveux, et considérer ce système comme formé par une multitude innombrable de tubes microscopiques en communication dans

[1] Cette disposition pourrait expliquer comment les divers points de la peau sont sensibles, quoique tous les points ne reçoivent pas de filets nerveux. L'*axe central* s'étant dépouillé de la matière grasse isolante qui l'entoure, l'agent nerveux ne serait plus isolé à l'extrémité de ses conducteurs, et il existerait en ces points une sorte d'atmosphère nerveuse répandue dans les parties intermédiaires.

les centres nerveux, avec les cellules de la substance grise, et rayonnant vers la circonférence, en se séparant peu à peu les uns des autres, pour se terminer dans les divers tissus. Les tubes nerveux des nerfs se mettent dans l'épaisseur de la moelle épinière en communication avec les cellules de la substance grise, qui occupe le centre de cet organe, et ces cellules elles-mêmes, par leurs prolongements, forment une sorte de réseau en continuité avec les masses encéphaliques. Nous verrons plus tard que l'ablation du cerveau n'entraîne pas la suppression de toute influence nerveuse sur le corps de l'animal décapité. La moelle, quoique plus particulièrement conductrice, exerce néanmoins par elle-même une action propre sur les organes : n'oublions pas qu'elle renferme intérieurement une substance grise analogue à celle qu'on rencontre à la surface et dans la profondeur de l'encéphale, et que les racines des nerfs sont en connexion avec les cellules qui composent essentiellement cette substance.

§ 341.

Transmission des impressions sensitives, et de l'excitation motrice par les nerfs. — L'examen le plus superficiel des fonctions nerveuses démontre qu'il y a dans ce système deux sortes d'actions, ou, pour exprimer la chose plus clairement, deux sortes de *courants*, l'un qui marche de la périphérie vers le centre, c'est-à-dire des organes vers les centres nerveux ; l'autre qui marche du centre à la périphérie, c'est-à-dire des centres nerveux vers les organes. Lorsque j'approche ma main ou mon doigt trop près du feu, et que je le retire pour éviter la brûlure, l'impression de température déterminée par le foyer de combustion à la surface de la peau chemine par les nerfs jusqu'au centre nerveux, où elle est perçue (courant *centripète*) ; puis le centre nerveux réagit, et les muscles entrent en contraction sous l'influence de l'excitation motrice dirigée en sens opposé (courant *centrifuge*).

Ce qui prouve que les nerfs sont bien les conducteurs de l'impression sentie à la peau, ce qui prouve qu'elle n'a pas cheminé par d'autres tissus, c'est qu'il suffit que les nerfs soient divisés en un point quelconque de leur trajet pour que cette transmission se trouve suspendue. La transmission n'ayant plus lieu, l'impression n'est plus transportée aux centres nerveux ; elle n'est plus sentie, la douleur est comme non avenue.

Ce qui prouve que l'excitation motrice se transmet par les nerfs aux parties contractiles, c'est que, si le nerf ou les nerfs *moteurs* de la partie sont divisés sur un point quelconque de leur trajet, la volonté est devenue impuissante à faire mouvoir le membre ; celui-ci ressent encore la douleur, mais il ne peut plus s'y soustraire.

Autre exemple : Lorsque l'œil est frappé par une vive lumière qui vient faire impression sur la rétine, celle-ci, transmise au cerveau par le nerf optique, réagit en sens opposé par les nerfs ciliaires, et l'iris se contracte, etc.

Les fibres nerveuses [1], dans lesquelles les impressions cheminent de la périphérie au centre par un courant *centripète*, et celles dans lesquelles les impressions cheminent du centre à la périphérie par un courant *centrifuge*, sont accolées entre elles dans la plupart des nerfs, et aussi dans les centres nerveux; elles ne sont isolées et distinctes qu'en certains points seulement, ainsi que nous l'allons voir. C'est parce que ces deux sortes d'éléments sont groupés et intimement réunis ensemble dans la plupart des nerfs, que leur section entraîne le plus souvent et l'*insensibilité* et la *privation du mouvement volontaire* dans les parties où ces nerfs vont se distribuer.

Dans les exemples que nous avons choisis, l'excitant *chaleur* et l'excitant *lumière* peuvent être remplacés, on le conçoit, par tout autre excitant de la sensibilité; les phénomènes produits sont identiques. La stimulation peut même être portée, non plus sur les expansions périphériques des nerfs, mais sur un point quelconque de leur trajet; le résultat ne change point. Ainsi, lorsqu'on met à nu un nerf *sensitif* sur un point quelconque de son parcours, et qu'on vient à exciter mécaniquement ou chimiquement ce nerf, on éveille sur l'animal une sensation de douleur, toutcomme si on avait excité la partie sensible d'où il procède. Lorsqu'on vient à exciter, au contraire, un nerf *moteur* sur un point quelconque de son parcours, la sensibilité n'entre point en jeu, mais les parties contractiles, dans lesquelles ce nerf va répandre ses filets, se contractent à l'instant.

Si l'on excite un nerf *mixte*, c'est-à-dire un nerf contenant à la fois des fibres sensitives et des fibres motrices, il se développe instantanément deux effets partant du point excité : l'un suit la direction centrifuge et fait contracter les muscles, l'autre suit la direction centripète et éveille la sensibilité.

§ 342.

De la distinction des fibres nerveuses sensitives et des fibres nerveuses motrices dans les nerfs rachidiens. — Les impressions sensitives et l'incitation motrice cheminent donc en sens inverse et par deux ordres d'éléments nerveux différents. Cette distinction est fondamentale dans l'étude du système nerveux, et nous y reviendrons plus d'une fois. Il est nécessaire de nous y arrêter un instant et d'établir le fait sur des données expérimentales positives.

L'existence, dans le système nerveux, de deux sortes d'éléments, les uns présidant à la sensibilité, les autres au mouvement, avait été pressentie et supposée plus d'une fois par les physiologistes; elle n'a reçu la consécration expérimentale que de nos jours. Le physiologiste anglais

---

[1] Nous employons ici, et nous emploierons dans le cours de cet article, l'expression de *fibres nerveuses*, parce que c'est l'expression la plus usitée; mais il ne faut pas oublier que les fibres nerveuses sont plutôt des *tubes*.

Charles Bell (1811), en établissant que les fibres nerveuses conductrices du sentiment et les fibres conductrices du mouvement sont *groupées isolément* dans le point où les nerfs se détachent de la moelle épinière, et qu'elles jouissent de propriétés bien distinctes, a fait une des plus belles découvertes de la physiologie.

MM. Magendie, Müller, Valentin, Longet, et beaucoup d'autres, ont répété les expériences de Charles Bell; ils les ont étendues et complétées. Si le fait fondamental, mis en lumière par ces expériences, a soulevé dans le principe une opposition qui n'a jamais manqué aux grandes découvertes, cette opposition même, en multipliant les expériences, a contribué à rendre le fait plus évident encore.

La démonstration peut être faite sur tous les vertébrés. Dans le principe, les continuateurs de Charles Bell, l'avaient tentée le plus souvent sur les reptiles, parce que ces animaux sont faciles à se procurer, parce que le procédé opératoire est plus simple, parce qu'enfin ce sont des animaux à sang froid, qui supportent longtemps, sans périr, la plupart des mutilations. Mais l'expérience faite sur de grands mammifères (tels que chiens, moutons, chevaux), quoique plus difficile à pratiquer, est bien plus probante, en ce qui concerne les applications à l'espèce humaine. En opérant avec soin, non-seulement on peut conserver vivants les animaux pendant quelques heures, mais ils peuvent guérir des suites de l'opération.

Voici comment on procède : on ouvre le canal rachidien, par la partie postérieure (supérieure chez les animaux quadrupèdes), en coupant d'abord les parties molles et en divisant ensuite avec précaution les lames vertébrales, à l'aide de ciseaux à lames très-fortes. La dure mère rachidienne, mise à nu par l'ouverture du canal rachidien, est incisée. Les *racines postérieures* des nerfs, recouvertes par le feuillet viscéral arachnoïdien, apparaissent. On coupe très-doucement, avec des ciseaux fins, les insertions du ligament dentelé sur les parties latérales de la moelle, afin de découvrir les *racines antérieures* des nerfs. Cela fait, on laisse reposer pendant quelque temps l'animal, puis on procède à l'expérience.

L'expérience peut être faite soit sur les racines *intactes*, soit sur les racines *divisées*. Elle consiste à les exciter tour à tour à l'aide de stimulants variés et à examiner les résultats. La stimulation peut avoir lieu à l'aide des agents mécaniques, des agents chimiques ou des agents galvaniques. L'excitation mécanique est préférable; c'est celle qui donne les résultats les plus nets et les plus franchés. Le courant galvanique ne doit pas être employé (du moins pour mettre en évidence les propriétés dont nous parlons). Quand le courant, en effet, dépasse une certaine limite, il survient dans l'action nerveuse un phénomène particulier, dont nous parlerons plus loin (§ 347) et qui complique les résultats.

La moelle étant mise à nu sur l'animal vivant, et les racines postérieures et antérieures des nerfs conservant leurs connexions naturelles avec la moelle, voici ce qu'on observe. Si l'on vient à toucher avec la pointe d'un scalpel ou à presser légèrement avec les mors d'une pince la *racine postérieure*, l'animal accuse immédiatement, par ses cris et son agitation, une vive douleur. Il cherche souvent à fuir, c'est-à-dire qu'il exécute des mouvements; mais ces mouvements sont des mouvements d'ensemble qui ne portent pas plus spécialement sur les membres ou sur les parties auxquelles correspond la racine du nerf rachidien en expérience que sur toute autre partie. Ces mouvements généraux correspondent à la sensibilité mise en jeu. Si l'on excite la *racine antérieure* seule, l'animal ne crie ni ne s'agite; il reste tout à fait impassible. Le membre dans les muscles duquel vont se distribuer les branches nerveuses correspondantes au nerf rachidien en expérience éprouve, au contraire, immédiatement, un mouvement convulsif, une espèce de secousse; toutes les autres parties restent dans le repos.

Déjà on peut conclure de ce premier fait que la racine antérieure est une racine de mouvement, c'est-à-dire qu'elle éveille la contraction dans les muscles, et que la racine postérieure est une racine de sensibilité, c'est-à-dire qu'elle conduit aux centres nerveux l'impression *douleur*.

En modifiant l'expérience, on peut se convaincre encore, de la manière la plus claire, que la direction du courant nerveux suivant lequel cheminent les impressions qui mettent en jeu la sensibilité n'est pas la même que la direction du courant excito-moteur; le premier est bien centripète, c'est-à-dire qu'il marche dans la racine postérieure, en se dirigeant *vers la moelle* (en venant, par conséquent, des branches périphériques du nerf, ou des organes, vers les centres nerveux), tandis que le second est bien centrifuge, c'est-à-dire qu'il marche dans la racine antérieure du nerf, en se dirigeant de la moelle *vers les organes*.

En effet, la racine postérieure d'un nerf rachidien étant divisée par sa partie moyenne (Voy. fig. 199), si l'on irrite le bout périphérique *p*, on n'obtient rien, l'animal ne bouge ni ne crie; pas le moindre mouvement convulsif dans la partie

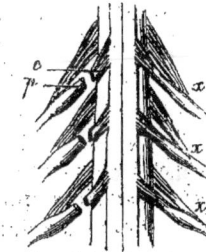

Fig. 199.

MOELLE VUE PAR SA PARTIE POSTÉRIEURE.

p, bout *périphérique* de la racine postérieure après la section.
c, bout *central* de la racine postérieure après la section.
x,x,x, les deux racines des nerfs intacts.

correspondant au nerf en expérience. Si l'on irrite le bout central *c* de la même racine, il se produit une douleur vive, une grande agitation [1].

La racine antérieure du nerf étant à son tour divisée par sa partie moyenne (Voy. fig. 200), l'irritation du bout central *c* n'est point ressen-

[1] Le bout *périphérique* de la racine *divisée* ne tient plus au centre nerveux; il correspond aux organes ou aux tissus, c'est-à-dire qu'il est continu avec la portion du nerf qui se distribue dans les parties. Le bout *central* est celui qui tient à la moelle; il n'est plus en communication, par conséquent, qu'avec les centres nerveux.

tie par l'animal et ne détermine aucun mouvement. L'irritation du bout périphérique *p* n'est point non plus ressentie, mais elle est suivie d'un mouvement convulsif dans la partie correspondant aux divisions terminales du nerf.

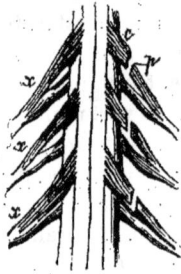

Les nerfs sont donc composés de deux sortes de filets nerveux : filets nerveux pour la sensibilité, filets nerveux pour le mouvement. Au sortir du canal rachidien, les deux racines des nerfs se sont accolées et ne forment plus qu'un tronc commun, d'où procèdent les branches nerveuses. Dans ces branches, les deux éléments *sensitif* et *moteur* sont intimement confondus et forment ainsi des nerfs *mixtes*.

Fig. 200.

MOELLE VUE PAR SA PARTIE ANTÉRIEURE.

x,x,x, les deux racines des nerfs intacts.

p, bout *périphérique* de la racine antérieure après la section.

c, bout *central* de la racine antérieure après la section.

Au moment de leur distribution terminale dans les organes, les éléments nerveux d'ordre différent tendent à s'isoler. Les nerfs, pénétrant dans les parties sensibles et dans les parties contractiles, abandonnent les filets sensibles aux organes doués de sensibilité (la peau, par exemple) et les filets moteurs aux organes contractiles (muscles). Il ne faudrait pas croire, cependant, que la distribution des filets sensitifs ou moteurs soit exclusive. Les organes contractiles, ou les muscles, quoique doués d'une moindre sensibilité que la peau, ne sont pas complètement insensibles aux impressions mécaniques : ils contiennent donc aussi des tubes nerveux de sensibilité. Il en est de même de la peau; il est vrai qu'elle reçoit presque exclusivement des filets de sensibilité; mais le derme contient, au milieu de ses faisceaux fibreux, des *fibres musculaires lisses*, qui lui donnent un certain degré de rétractilité; elle possède donc aussi, mais en faible proportion, des fibres nerveuses motrices. La proportion des éléments sensitifs ou moteurs est subordonnée au rôle des tissus dans lesquels ces éléments vont se terminer; et ce n'est que dans la profondeur des tissus et à leurs confins périphériques que les deux éléments nerveux, jusque-là confondus, se partagent inégalement entre eux.

Les nerfs qui se détachent de la moelle épinière constituent donc des nerfs mixtes, aussitôt après la réunion de leurs racines, et il est impossible de constater isolément, ensuite, leurs propriétés motrices et leurs propriétés sensitives sur les divers points de leur trajet périphérique. Il n'en est pas de même des nerfs qui naissent de l'encéphale. Plusieurs d'entre eux présentent, pendant un assez long trajet, soit des propriétés motrices comme les racines antérieures des nerfs, soit des propriétés sensitives comme les racines postérieures des nerfs rachidiens [1]. Ici en-

---

[1] C'est même sur les nerfs de la face de l'*âne* (nerf de la cinquième paire et nerf de la septième paire) que Charles Bell a établi tout d'abord, par expérience, la distinction des nerfs sensitifs et des nerfs moteurs.

core apparaît la division fondamentale du système nerveux en ses deux éléments fonctionnels. L'un des nerfs crâniens, surtout (nerf trijumeau ou de la cinquième paire), ressemble beaucoup, par son mode d'origine, aux nerfs rachidiens, et comme il conserve, pendant la plus grande partie de sa distribution, l'indépendance de ses racines, il se prête facilement à l'expérience (Voy. § 355).

L'expérimentation sur les nerfs crâniens vient corroborer les résultats obtenus sur les racines des nerfs rachidiens, et comme les résultats peuvent être obtenus ici par de simples plaies sans étendue, ils répondent à cette objection souvent répétée : qu'il n'est pas permis de conclure que tous les effets observés dans le système nerveux d'un animal affaibli par l'hémorrhagie, se fussent manifestés de la même manière, si l'animal était resté dans son état normal.

L'anatomie ne montre aucune différence appréciable entre les éléments des racines postérieures et ceux des racines antérieures des nerfs rachidiens. Ce sont les mêmes tubes nerveux primitifs. L'inspection microscopique montre seulement que leur diamètre est plus fin dans les racines postérieures que dans les racines antérieures. Ce qui différencie mieux, anatomiquement, les racines antérieures et les racines postérieures, c'est que ces dernières présentent sur leur trajet, à un centimètre environ de la moelle, un renflement ou ganglion (voy. fig. 199 et 200). C'est immédiatement après ce ganglion que les deux racines des nerfs se réunissent pour former le tronc commun ou mixte. Le ganglion situé sur la racine postérieure des nerfs rachidiens ne paraît pas traversé par tous les filets nerveux de la racine postérieure. Il est, d'ailleurs, constitué par des tubes nerveux diversement enchevêtrés, et par des cellules nerveuses en relation avec eux. Les nerfs crâniens, doués de sensibilité, présentent aussi, à peu de distance de leur origine, des renflements du même genre. Au point de vue physiologique, la signification de ces ganglions nous échappe complétement. Il est évident que ce n'est pas à leur existence que les racines des nerfs doivent leurs fonctions de sensibilité. Lorsqu'on excite, en effet, la racine postérieure d'un nerf, l'animal est aussi sensible à cette excitation qu'à celle du nerf excité au delà du ganglion ; pourtant, dans le premier cas, le ganglion n'est pas sur le chemin de l'impression sentie.

La propriété que possèdent les nerfs de conduire les impressions sensitives de la périphérie au centre, et les incitations motrices du centre à la périphérie, paraît être moins inhérente à leur constitution propre qu'à leurs connexions. Les expériences de MM. Gluge et Thiernesse semblent le démontrer. Ils coupent chez plusieurs chiens le nerf lingual et le nerf hypoglosse (ces deux nerfs sont voisins l'un de l'autre ; le premier est un nerf sensitif, le second un nerf moteur) ; puis ils mettent en présence le bout central [1] du nerf lingual avec le bout périphérique [2] du nerf hypoglosse.

[1] Le bout *central* du nerf lingual est celui qui tient à l'encéphale.
[2] Le bout *périphérique* du nerf hypoglosse est celui qui tient à la langue.

Au bout de six semaines les deux nerfs se sont réunis par une cicatrice complète, et on constate dans la cicatrice l'existence de fibres nerveuses. Or, il n'est pas possible, en excitant le nerf lingual ainsi uni au nerf hypoglosse, de faire contracter les muscles de la langue. La partie périphérique du nerf hypoglosse en vertu de ses nouvelles connexions est devenue un nerf sensitif. L'action nerveuse s'y exerce maintenant dans le sens centripète. Si, au contraire, les deux bouts du nerf hypoglosse préalablement divisés se sont réunis ensemble par cicatrice, on fait aisément contracter les fibres charnues de la langue en excitant ce nerf au-dessus de la cicatrice, la fonction du nerf se rétablit ce qu'elle était autrefois, et l'action nerveuse s'exerce comme par le passé dans la direction des incitations motrices, c'est-à-dire dans la direction centrifuge.

§ 343.

De la distinction des fibres nerveuses motrices et des fibres nerveuses sensitives dans l'axe cérébro-spinal. — Les nerfs se détachant de la moelle épinière par deux ordres de racines à fonctions distinctes, Charles Bell avait émis la pensée que les *faisceaux* de la moelle épinière sur lesquels ces racines prennent leur insertion (ou plutôt, physiologiquement parlant, dans lesquels *plongent* les racines postérieures et d'où *émergent* les racines antérieures), avait émis, dis-je, la pensée que ces faisceaux avaient aussi des fonctions distinctes. Il avait donc supposé que les faisceaux postérieurs de la moelle, de même que les racines postérieures des nerfs, étaient des conducteurs de sensibilité; et que les faisceaux antérieurs de la moelle, de même que les racines antérieures des nerfs, étaient conducteurs des incitations motrices. Cette supposition, séduisante par sa simplicité, ne s'étant pas trouvée d'accord avec l'expérience, Charles Bell y renonça plus tard; mais elle fut reprise en France par M. Longet, qui crut l'avoir démontrée [1]. Les expériences de M. Brown-Séquard, de M. Van Deen, de M. Schiff, de M. Chauveau, etc., ont prouvé jusqu'à l'évidence que cette doctrine ne peut plus être admise aujourd'hui. La supposition physiologique dont nous parlons avait en outre engendré une erreur anatomique, que les recherches plus approfondies de l'histologie ont rectifiée de nos jours. On pensait, en effet, sans d'ailleurs l'avoir anatomiquement démontré, que les faisceaux postérieurs de la moelle épinière étaient composés par la série des tubes nerveux des racines postérieures des nerfs, remontant *directement* vers l'encéphale. De même, on supposait que les faisceaux antérieurs étaient composés par la série des tubes nerveux des racines antérieures des nerfs descendant *directement* de l'encéphale vers les organes. Quant aux faisceaux latéraux de la moelle, il n'y avait point de place pour eux dans cette doctrine, et on les confondait un peu arbitrairement avec les faisceaux antérieurs, sous le nom de faisceaux antéro-latéraux [2].

[1] Voyez le paragraphe 366, consacré à l'étude des fonctions de la moelle épinière.
[2] On désigne sous le nom de faisceaux *postérieurs* de la moelle épinière le segment ner-

Il est démontré aujourd'hui que les racines des nerfs, les racines antérieures comme les racines postérieures, traversent les fibres nerveuses longitudinales de la moelle et procèdent des cornes de la substance·grise centrale, soit au niveau même du point où elles se détachent de la moelle, soit à des distances plus ou moins éloignées de ce point.

La distinction, *dans les centres nerveux*, des éléments dévolus à la sensibilité, et des éléments incitateurs du mouvement, est hérissée de difficultés. La science est aujourd'hui en possession de quelques résultats bien déterminés, tirés d'expériences variées, entreprises par des expérimentateurs différents, et à des points de vue divers, offrant par conséquent toutes les garanties d'exactitude désirables; mais il existe encore plus d'une lacune.

Avant tout, il faut remarquer que, des parties à fonctions différentes entrant dans la composition d'un même cylindre (moelle) et d'une même masse sphérique (encéphale), l'expérimentation doit être conduite avec beaucoup de circonspection, pour ne pas attribuer les fonctions d'une partie nerveuse à une autre partie voisine en rapport de contiguïté intime avec elle.

Lorsqu'on agit avec les précautions convenables sur une moelle mise à découvert, on peut constater pourtant, et tous les expérimentateurs sont d'accord sur ce point, que les faisceaux postérieurs de la moelle sont *sensibles*. M. Chauveau a nettement établi que cette sensibilité est plus vive dans les points voisins des racines postérieures de la moelle que dans les autres. A quoi tient cette sensibilité? Dépend-elle des fibres longitudinales qui entrent dans la constitution du faisceau postérieur, ou bien des éléments des racines postérieures des nerfs qui traversent ce faisceau pour se rendre à la substance grise? M. Brown-Séquard et M. Chauveau penchent vers cette dernière opinion, à laquelle M. Schiff a donné un grand caractère de probabilité. En effet, dans la région dorsale et dans la région lombaire de la moelle, les fibres des racines des nerfs sont trop nombreuses et trop disséminées pour qu'on puisse interroger isolément la substance propre des faisceaux postérieurs de la moelle; mais à la région cervicale, ces racines sont plus circonscrites, moins divergentes dans les éléments de la moelle, et on peut toucher isolément les fibres longitudinales du faisceau postérieur : or, en ce point, le fais-

---

veux compris dans toute l'étendue de la moelle entre le sillon médian postérieur et la ligne d'insertion des racines postérieures des nerfs rachidiens.

Les faisceaux *antérieurs* de la moelle sont compris entre le sillon médian antérieur et la ligne d'insertion des racines antérieures des nerfs rachidiens.

Les faisceaux *latéraux* comprennent l'espace qui existe, sur les côtés, entre les deux séries d'insertions des racines antérieures et des racines postérieures des nerfs rachidiens.

Les faisceaux de la moelle ne sont pas des *cordons* dans la rigueur du mot, comme on les appelle quelquefois. Ils sont accolés intimement les uns aux autres et confondus sur leurs limites, de telle sorte que leur ensemble forme comme une espèce de cylindre blanc, *continu*, au centre duquel se trouve placée la substance grise de la moelle. Les faisceaux de la moelle n'ont donc pas de limites anatomiques réelles.

ceau postérieur n'est pas sensible, c'est du moins ce qui résulte d'un grand nombre d'expériences de M. Schiff.

Si donc les faisceaux postérieurs de la moelle paraissent sensibles en quelques points, cette sensibilité n'est pas propre aux faisceaux eux-mêmes, mais elle paraît être empruntée aux racines postérieures des nerfs. Aucune autre partie de la moelle n'est sensible : ni les faisceaux antérieurs, ni les faisceaux latéraux, ni la substance grise intérieure de la moelle.

Les faisceaux antérieurs de la moelle sont insensibles aux excitations. En outre, lorsqu'on les excite, il ne survient pas de mouvements dans les parties situées au-dessous de l'excitation. Si des mouvements se montrent parfois, on peut affirmer que l'excitation n'a pas été circonscrite aux fibres longitudinales du faisceau antérieur, mais qu'elle a atteint les racines antérieures des nerfs qui traversent ce faisceau dans les divers points de son épaisseur. D'un autre côté, nous verrons plus tard que la section des faisceaux antérieurs, et même la section simultanée des faisceaux antérieurs et latéraux, n'entraîne pas la perte des mouvements des parties situées au-dessous de la section. Les faisceaux antérieurs ne conduisent pas *directement* les incitations motrices qui viennent du cerveau. On ne peut donc pas dire que les faisceaux antérieurs de la moelle sont moteurs, pas plus qu'on ne peut dire que les faisceaux postérieurs sont sensitifs, *dans le sens qu'on attache à ces expressions, lorsqu'on les applique aux racines antérieures et aux racines postérieures des nerfs.*

La substance grise de la moelle est insensible. Son excitation n'amène point de mouvements dans les parties.

On peut faire pour l'encéphale la même observation que pour la moelle. La substance grise et la substance blanche de l'encéphale sont insensibles à nos divers agents d'excitation. Les phénomènes de sensibilité ou de mouvement qui succèdent quelquefois ici à l'excitation proviennent de la stimulation des racines *intra-médullaires* des nerfs.

Nous examinerons plus loin, avec les détails nécessaires, ces divers points, que nous ne pouvons qu'indiquer ici. (Voy. *Moelle épinière*, § 366.)

MM. Jacubowitsch et Owsjannikoff, dans une série de recherches microscopiques sur l'origine des nerfs, ont cherché à démontrer qu'il y a, dans la substance grise des centres nerveux, dans l'encéphale, ainsi que dans la moelle, deux classes de *cellules nerveuses*, différant les unes des autres anatomiquement et physiologiquement. Les cellules avec lesquelles communiqueraient les tubes nerveux du mouvement seraient de *grandes cellules*, d'un diamètre trois ou quatre fois plus considérable que celui des autres. Les cellules des tubes nerveux de sensibilité seraient *beaucoup plus petites*, claires, gris-blanchâtre [1].

---

[1] M. Kölliker avait déjà décrit les *grandes cellules* (0^{mm},1 de diamètre) dans les cornes antérieures de la substance grise de la moelle. Suivant MM. Jacubowitsch et Owsjannikoff, les *petites cellules* sont groupées dans les cornes postérieures de la substance grise de la moelle ; la substance grise des hémisphères cérébraux ne contient que de

§ 344.

De l'action réflexe. — Des sympathies. — On donne le nom d'action réflexe à la propriété du système nerveux en vertu de laquelle des *mouvements* succèdent à des *impressions*, sans que ces impressions aient été *senties* ou *perçues*.

Il ne faut pas croire que les mouvements réflexes soient des mouvements exceptionnels. Ils s'accomplissent sans cesse dans l'animal vivant, sur presque tous les points, et ils jouent dans la physiologie du système nerveux un rôle considérable. Les mouvements réflexes desservent les fonctions de la vie de nutrition au même titre que les mouvements volontaires desservent la vie de relation.

Dans les mouvements que nous avons passés en revue précédemment (livre II, chap. 1er), ceux-ci étaient précédés d'une sensation ou d'une volition dont le mouvement était en quelque sorte la réponse. Lorsqu'au contraire une impression chemine sur les fibres sensitives vers la moelle ou vers l'encéphale, et qu'elle se *réfléchit* ensuite, dans une direction centrifuge, sur les filets moteurs, sans que l'homme ou les animaux en soient avertis, le système nerveux opère ce qu'on appelle une *action réflexe*.

L'action réflexe est un mode d'action très-fréquent du système nerveux. On peut mettre sur son compte la plupart des mouvements involontaires. L'action réflexe a d'ailleurs besoin, pour entrer en jeu, que les nerfs soient en communication avec les centres nerveux. Elle suppose la participation du système nerveux central, tout comme pour les impressions perçues et les mouvements volontaires. Le mouvement de clignement en vertu duquel la paupière s'abaisse périodiquement sur le globe oculaire pour étaler les larmes à sa surface, se produit par action réflexe. L'impression est ici le contact de l'air, qui tend à dessécher la conjonctive et détermine involontairement la contraction de l'orbiculaire des paupières. Le cheminement du bol alimentaire depuis l'œsophage jusqu'au rectum est déterminé par une action du même genre. L'aliment impressionne les filets nerveux sensitifs, sans que cette impression soit perçue, et la couche musculaire sous-jacente entre en contraction. C'est par action réflexe que sont mus les liquides dans les canaux excréteurs contractiles des glandes, etc.

Le pouvoir réflexe a son siége dans l'axe cérébro-spinal. Tandis que l'action nerveuse dans laquelle interviennent l'impression *perçue* et le mouvement *volontaire* exige, pour se manifester, la *continuité* du cer-

petites cellules; les nerfs olfactif, optique, acoustique, procèdent de *petites cellules*; il en est de même de la portion ganglionnaire du nerf de la cinquième paire; la portion non ganglionnaire du nerf procède de *grandes cellules*. Tous les autres nerfs encéphaliques naîtraient à la fois de grandes et de petites cellules, mais dans des proportions variées. D'après les mêmes auteurs, la substance grise du cervelet renfermerait dans sa couche superficielle de *grandes cellules*, et dans sa couche profonde de *petites cellules*. Les cellules des hémisphères cérébraux communiquent entre elles par des prolongements multiples. Il en est de même pour les cellules du cervelet.

veau avec la moelle, et disparaît lorsque l'encéphale est séparé de la moelle, le pouvoir réflexe, au contraire, est bien moins localisé. Il suffit que les nerfs sur lesquels cette action s'exerce tiennent à un *tronçon* de l'axe cérébro-spinal, pour qu'il se manifeste. Lorsqu'on décapite un animal à sang froid et qu'on excite vivement un de ses membres, ce membre se contracte. Il est évident que le courant centripète n'a pas pu dépasser la moelle, et qu'il s'est transformé dans la moelle en un courant centrifuge ou réflexe. D'un autre côté, lorsqu'on décapite un mammifère et qu'on vient immédiatement à irriter la conjonctive, la paupière se ferme. L'action réflexe s'est opérée *centripétalement* par le nerf de la cinquième paire (nerf sensible), et *centrifugalement* par le nerf de la septième paire (nerf moteur). Il est vrai qu'ici il est plus difficile d'affirmer que l'impression n'a pas été *sentie* et que le mouvement n'a pas été *voulu*. Cependant, comme toutes les causes qui suspendent l'arrivée du sang à l'encéphale entraînent immédiatement la perte de connaissance, et partant l'insensibilité, il est permis de penser qu'on a affaire ici à une action réflexe de la moelle allongée.

Les phénomènes de l'action réflexe peuvent être étudiés avec beaucoup d'avantage sur les animaux à sang froid, décapités ou même séparé sen fragments plus ou moins nombreux. Sur les animaux à sang chaud, le pouvoir réflexe disparaît très-promptement; il existe réellement, mais la constatation des phénomènes ne peut être faite qu'avec difficulté.

Les phénomènes de l'action réflexe ne se bornent pas à faire naître le mouvement dans les parties excitées, ils mettent souvent en jeu un *grand nombre* de parties.

Lorsqu'on opère sur un animal à sang froid, voici ce qu'on observe. Vient-on à saisir vivement, entre les mors d'une pince, la patte d'une grenouille décapitée, ou bien à brûler cette patte avec un corps en ignition ou avec un acide énergique, on voit survenir, non pas seulement un mouvement convulsif dans la patte excitée, mais une contraction simultanée des quatre membres. L'intensité de l'excitant a une influence manifeste sur le degré du mouvement produit. Le point sur lequel porte l'excitation n'est pas non plus sans importance. L'irritation de la surface cutanée donne des effets bien plus marqués que tous les autres points, et que les viscères intérieurs en particulier. On remarque que l'animal a besoin d'un moment de *repos* pour répondre par de nouvelles contractions à l'excitant. On remarque encore qu'une seule excitation suffit pour amener des mouvements qui se *répètent* quelquefois pendant quelques secondes. Du reste, le mouvement qui succède à l'irritation des parties perd peu à peu de son énergie. Au bout de quelque temps, l'excitation d'un membre n'entraîne bientôt plus que la contraction de ce membre lui-même, et à la fin, le mouvement est seulement borné aux muscles sous-jacents à l'irritation.

Au lieu de décapiter simplement l'animal, on peut diviser le tronc par la partie moyenne, et les membres postérieurs de l'animal se contractent encore sous l'influence de leur excitation directe. Le pouvoir réflexe est bien évidemment alors localisé dans le fragment de moelle auquel appartiennent les nerfs qui vont se répandre dans la partie excitée. On ne confondra point ce qui arrive ici avec la contractilité des muscles, séparés du corps de l'animal vivant (contractilité qui survient en dehors de l'influence de la moelle (Voy. § 220), car les contractions par action réflexe n'ont pas lieu seulement dans la cuisse touchée, mais encore dans la cuisse *du côté opp·sé*.

Toutes les fois que l'encéphale et la moelle sont enlevés sur l'animal vivant, toute trace d'action réflexe disparaît. La contraction fibrillaire due à la contractilité des muscles a bien encore lieu localement, mais jamais on ne voit la contraction survenir dans des lieux *voisins* ou *éloignés* du point excité. L'action réflexe disparaît également toutes les fois que la partie de l'axe cérébro-spinal correspondante aux nerfs de la partie excitée est détruite ou enlevée. Lorsque, sur un animal vivant, on excite la muqueuse du voile du palais ou du gosier avec la barbe d'une plume, on fait naître des mouvements involontaires de déglutition ou de vomissement. Après l'enlèvement du bulbe rachidien, centre d'où procèdent les nerfs du pharynx, l'excitation du gosier ne fait plus naître ces mouvements.

L'abolition de l'action réflexe sur l'animal, dans les parties correspondantes à la destruction de l'axe cérébro-spinal, prouve que les ganglions du grand sympathique, qui persistent après cette mutilation, ne peuvent pas être envisagés comme de petits centres nerveux, agissant en vertu d'une action propre, comparable à celle de l'axe cérébro-spinal.

Lorsque sur une grenouille décapitée, dont la moelle est intacte, on vient à exciter les viscères, on voit survenir les mêmes phénomènes qu'après l'excitation de la peau, c'est-à-dire que les membres sont agités de mouvements, moins vifs il est vrai, mais cependant très-évidents. Lorsque les parties de la moelle dans lesquelles vont se rendre les filets de communication du grand sympathique ont été enlevées, l'excitation des viscères est incapable de faire de nouveau mouvoir, par action réflexe, les membres d'une grenouille décapitée, car la chaîne nerveuse est absolument abolie entre les viscères et les membres. Les muscles des viscères sont devenus également incapables de se mouvoir par action réflexe [1].

---

[1] Lorsqu'on a détruit la moelle épinière d'une grenouille décapitée à l'aide d'une tige métallique introduite et promenée dans le canal rachidien, on peut encore, il est vrai, déterminer des mouvements dans le canal alimentaire par l'excitation directe de l'intestin. Mais ces mouvements durent peu, et l'excitation ne tarde pas à rester sans réponse. Les ganglions sympathiques ont besoin, pour exercer leur action *durable*, d'emprunter leur action excito-motrice à la moelle. Lorsque la moelle est intacte, l'excitation intestinale est suivie de mouvements pendant tout le temps que vit l'animal décapité, c'est-à-dire des journées entières.

Lorsque sur un animal décapité on partage la moelle, non pas par une section perpendiculaire à sa longueur, mais en la divisant dans sa totalité, et longitudinalement, en deux moitiés, l'une droite et l'autre gauche, l'action réflexe persiste ; mais elle se montre uniquement dans le côté excité. Elle peut être bornée aux parties excitées ; elle peut aussi se traduire par des mouvements dans des parties autres que la partie excitée, mais toujours du même côté que l'excitation. Ainsi, en pinçant fortement le membre postérieur, le membre antérieur du même côté peut entrer en contraction.

Les actions réflexes peuvent être groupées en deux classes principales. Les unes se rattachent principalement aux fonctions de la vie de relation ; les autres se rattachent plus particulièrement aux fonctions de la vie de nutrition. C'est à ce dernier groupe qu'appartient cet ordre de phénomènes désignés assez vaguement en physiologie sous le nom de *sympathies*.

Lorsqu'on examine dans l'économie vivante les mouvements dus à l'action réflexe, il est aisé de se convaincre que ces mouvements peuvent se produire, soit sur des muscles de la vie animale, soit sur des muscles de la vie organique. Presque tous les mouvements des muscles intérieurs, ainsi que nous l'avons dit, sont de cet ordre ; mais un certain nombre de mouvements involontaires des muscles du tronc ou des membres sont aussi produits de la même manière ; telles sont, par exemple, les convulsions qui succèdent à la présence des vers dans le tube intestinal, les crampes, les contractions spasmodiques des muscles des membres, du diaphragme, etc., succédant à des irritations non perçues des organes intérieurs, etc. S'il est vrai que nous pouvons contracter à volonté les muscles respiratoires, augmenter et diminuer l'amplitude de leur action, il n'est pas moins vrai que, la plupart du temps, ces mouvements s'accomplissent d'une manière involontaire, et pendant le sommeil, et pendant la veille. Les mouvements respiratoires succèdent à une impression, la plupart du temps non sentie, mais qui ne tarde point à se transformer en une sensation douloureuse, lorsque le besoin de respiration n'est pas satisfait. Les actes mécaniques de la respiration soustraits, la plupart du temps, à l'empire de la volonté, se produisent donc par une véritable action réflexe. Un apoplectique qui a perdu connaissance et qui approche la main de sa tête, un homme endormi qui agite ses membres, exécutent des mouvements du même ordre.

Les phénomènes dits *sympathiques* rentrent dans les mouvements par action réflexe. Tout phénomène de sympathie, quel que soit son point de départ dans le système nerveux périphérique, exige, pour son accomplissement, que l'excitation produite se transmette, par l'intermédiaire des nerfs, aux centres nerveux, les seuls qui soient aptes à réfléchir l'excitation motrice.

Les sympathies qu'entretiennent entre elles les diverses parties d'un organe ou d'un tissu, et que la pathologie met souvent en évidence, se propagent par l'intermédiaire du système nerveux. Les mouvements produits alors par action réflexe sont moins évidents que ceux dont nous avons parlé jusqu'à présent, mais ils n'en sont pas moins réels. C'est par une *réaction* qui porte particulièrement sur les tuniques *contractiles* des vaisseaux que les phénomènes de nutrition et de sécrétion se trouvent modifiés sur des points plus ou moins éloignés du tissu ou de l'organe malade, et que l'inflammation se propage. On peut se rendre compte ainsi de la transformation du coryza en catarrhe, de la gonorrhée en orchite; c'est ainsi que les maladies de l'œil passent d'un côté à l'autre, que le rhumatisme parcourt un grand nombre d'articulations, que, dans l'état physiologique et pathologique, la mamelle se gonfle en même temps que l'utérus, etc.

Nous venons de parler des tuniques contractiles des vaisseaux. Les nerfs qui se rendent à ces tuniques et auxquels on donne le nom de nerfs *vaso-moteurs* (ou mieux, vasculo-moteurs), ces nerfs, dont la physiologie longtemps obscure est devenue de nos jours l'objet d'un grand nombre de recherches (voy. § 377 *bis*), procèdent du grand sympathique, non-seulement pour les vaisseaux du thorax, de l'abdomen, du cou et de la tête, mais aussi pour les vaisseaux des membres. Aux membres, les filets vasculo-moteurs s'associent, il est vrai, aux nerfs de la vie animale et se distribuent avec eux, mais ils procèdent en réalité du grand sympathique qui les leur fournit à l'origine des paires rachidiennes.

En somme ces nerfs, comme d'ailleurs le grand sympathique lui-même, procèdent de la moelle et du bulbe.

Notons encore en passant que si les excitations transmises aux nerfs vasculo-moteurs déterminent la contraction des vaisseaux, les excitations fortes ou prolongées déterminent dans ces nerfs un état tout particulier ou une sorte de paralysie consécutive sur laquelle nous reviendrons (§ 377 *bis*).

§ 345.

Mouvements involontaires succédant à une impression sentie. — L'action réflexe proprement dite consiste en un mouvement involontaire succédant à une impression non sentie; mais on peut rapprocher de ces phénomènes d'autres mouvements qui surviennent d'une manière *invo-lontaire* à l'occasion de sensations *perçues*, sensations dont le siége peut être plus ou moins éloigné des parties qui se meuvent. Ainsi, par exemple, lorsqu'on irrite la luette ou le voile du palais avec la barbe d'une plume, il survient bientôt des mouvements involontaires de vomisse-ment, mouvements qui mettent en jeu des muscles de la vie organique (estomac), et des muscles de la vie animale (diaphragme, muscles abdo-minaux). Le seul souvenir d'un objet répugnant peut déterminer des efforts involontaires de vomissements.

Lorsqu'on excite la membrane pituitaire, on détermine l'éternument, c'est-à-dire la contraction involontaire des muscles de l'appareil respiratoire. Lorsqu'une parcelle d'aliment est entrée dans la partie supérieure du larynx, il survient une toux involontaire, destinée à la rejeter au dehors. La plupart des efforts de toux, succédant à une irritation ou à un picotement *senti*, sont du même genre. On en peut dire autant du tremblement des membres et du claquement des dents, qui surviennent à la suite d'une vive impression de froid à la surface cutanée.

Le mouvement involontaire, succédant à des sensations perçues, peut se montrer, non-seulement sur les muscles de la vie animale, mais aussi, quoique plus rarement, sur des muscles de la vie organique. Les sensations douloureuses qui ont lieu à la peau tantôt accélèrent les mouvements du cœur, et tantôt les ralentissent, et les impressions morales, qui déterminent des dérangements d'entrailles, agissent vraisemblablement en accélérant les contractions du tube digestif.

Les divers mouvements dont nous venons de parler, bien qu'involontaires, ne sont pas des mouvements réflexes, parce qu'il y a entre le point de départ et la réaction un phénomène psychique de perception qui en change complétement le caractère.

Tout mouvement réflexe implique l'ignorance absolue de l'impression ; de sorte que la réaction qui la suit est véritablement fatale. En d'autres termes, et malgré l'opinion de Whytt et de M. Volkmann que M. Pflüger a cherché à faire revivre, on peut affirmer que la force excito-motrice de la moelle est une force aveugle.

§ 346.

Comment on peut se rendre compte de l'action réflexe, et des phénomènes analogues. — Pour qu'une impression, ou pour qu'une irritation portant sur une partie sensible soit perçue ou sentie par l'animal, et pour qu'il réagisse volontairement, il faut que la partie sensible communique avec la moelle, et que la moelle communique avec l'encéphale. Si l'on pratique une section qui interrompt la communication de la moelle avec l'encéphale, l'impression ne sera plus *sentie*, et le mouvement *volontaire* sera anéanti. Le siége de la sensibilité et le point de départ des mouvements volontaires sont donc dans l'encéphale et non dans la moelle.

Puisqu'un animal *décapité* exécute des mouvements des membres et du tronc, quand on excite un point de la peau, l'action réflexe n'a évidemment pas son siége dans l'encéphale, car la *moelle* suffit seule alors à sa manifestation. Mais cette action n'est pas seulement possible dans la moelle, car le *tronçon céphalique* de l'animal peut exécuter aussi des mouvements quand on l'excite convenablement. Donc, le siége de l'action réflexe n'est pas localisé dans un point particulier du système nerveux, comme le sont la sensibilité et le principe des mouvements volontaires. L'action réflexe a son siége dans *toute* la longueur de la moelle et dans la moelle allongée [1]. Les sections multiples de la moelle, laissant à chacune des parties correspondantes aux segments nerveux la possibilité de se contracter sous l'influence des excitants directs, le prouvent manifestement.

Il n'est donc pas nécessaire que les fibres nerveuses, qui des organes se rendent à la moelle remontent vers l'encéphale, pour que l'incitation motrice soit réfléchie vers les organes. La moelle agit, par elle-même, comme centre nerveux, en transformant des impressions en mouvements. Seulement, lorsque l'encéphale a été retranché (et avec l'encéphale la *sensibilité* et la *volonté*), ces phénomènes s'accomplissent automatiquement, sans conscience.

Nous avons dit que l'excitation d'un membre postérieur, sur un animal *décapité*, peut faire contracter non-seulement ce membre, mais encore le membre postérieur voisin et même le membre ou les membres antérieurs. Cette généralisation de l'incitation motrice est en rapport avec les communications que les fibres nerveuses entretiennent entre elles par l'intermédiaire des cellules nerveuses de la moelle. On conçoit qu'à l'aide de ces communications multiples, les impressions qui des organes vont à la moelle, se réfléchissent ensuite, sous forme de mouvement, vers les organes, les unes par le même nerf, d'autres par le nerf opposé, d'autres par des paires voisines, d'autres, enfin, par des paires plus ou moins éloignées.

La moelle épinière ne doit donc pas être envisagée seulement comme un conducteur d'impressions et d'incitations volontaires, dirigeant les premières vers l'encéphale et recevant les autres de l'encéphale pour les envoyer par les nerfs vers les organes. Elle reçoit, sans que l'encéphale intervienne, et par conséquent sans les percevoir, les impressions du dehors, et elle renvoie des incitations motrices involontaires.

Pour que l'action réflexe puisse s'exercer dans la moelle, ainsi que dans la moelle allongée (protubérance et bulbe), il est nécessaire que les racines des nerfs soient en connexion avec la substance grise de la moelle épinière, ou avec les amas de substance grise de la moelle allongée. La substance grise (qui n'est, en somme, que l'assemblage des cellules nerveuses) est le centre ou la condition *sine qua non* de l'action nerveuse ; la faculté de réaction lui appartient : c'est dans son sein que les conducteurs centripètes se transforment en conducteurs centrifuges. Au reste, la nécessité de cette connexion entre les tubes nerveux et la substance grise n'est pas propre aux conducteurs nerveux de l'action réflexe ; elle est générale dans le système nerveux, et les conducteurs de la sensibilité perçue et des incitations motrices volontaires y sont soumis dans les points spéciaux du système nerveux auxquels ils correspondent. La substance blanche des centres nerveux est constituée, en effet, ainsi

---

[1] Quand la moelle allongée est détruite sur le segment céphalique de l'animal, tout mouvement réflexe est anéanti dans cette partie. Les hémisphères cérébraux n'en sont donc point le siége.

que les nerfs, par l'accolement des tubes nerveux primitifs, et la seule substance qui appartienne en propre aux *centres*, c'est la substance grise, ou l'ensemble des cellules nerveuses. Partout les tubes nerveux (soit à l'état de cordons nerveux, soit à l'état de masses nerveuses) établissent une communication entre les organes moteurs et sensibles et les masses nerveuses *grises*. Aussi a-t-on considéré avec raison la substance grise comme le centre fondamental de l'action nerveuse, comme le foyer même de l'innervation. La moelle, la moelle allongée, le cerveau et tous ses renflements, possèdent, dans leur épaisseur ou à leur surface, des amas de substance grise plus ou moins étendus, auxquels viennent aboutir et d'où partent les conducteurs nerveux des impressions et du mouvement.

Le centre où aboutissent les fibres nerveuses qui apportent l'impression, et d'où rayonnent les fibres qui déterminent le mouvement, est donc partout la substance grise. D'après cela, le siége de l'action réflexe est dans la substance grise de la moelle et de la moelle allongée, et dans toute l'étendue de cette substance.

Ces diverses propositions sont aujourd'hui d'une évidence palpable. S'il était besoin de les appuyer sur l'expérience, il suffirait de rappeler cette expérience de M. Chauveau qui consiste à pratiquer sur la moelle, entre la région dorsale et la région lombaire, une incision circulaire comprenant toute la substance blanche, et laissant intacte, seulement la substance grise centrale. Or lorsqu'on excite convenablement *un* membre *postérieur* on observe des contractions réflexes dans *les* membres *antérieurs*.

§ 347

Des phénomènes intimes de l'action nerveuse. — Lorsqu'on examine la substance cérébrale, la substance de la moelle épinière, ou le tissu des nerfs au moment où un animal éprouve et manifeste une vive douleur, ou au moment où il exécute des mouvements, l'œil ne peut absolument saisir aucun changement ni dans les centres nerveux, ni dans les nerfs. Le transport des impressions du dehors au dedans, et le transport des incitations motrices du dedans au dehors, démontré par l'expérience, n'est accompagné d'aucun phénomène particulier visible à l'œil.

Diverses hypothèses ont été invoquées successivement pour expliquer le transport des impressions et de l'incitation motrice dans les nerfs. On a parlé de changements moléculaires qui accompagneraient tous les phénomènes de sensibilité ou de mouvements. On a comparé les nerfs à des cordes tendues dont les extrémités, placées à la périphérie, transmettraient les impressions par des sortes de vibrations centripètes, tandis que d'autres nerfs, ou les mêmes, par des vibrations en sens opposé, transmettraient le mouvement aux muscles. On a supposé que les nerfs étaient parcourus par des courants de liquides, et on les a assimilés à des espèces de vaisseaux particuliers. On a fait circuler aussi, dans l'intérieur des nerfs, une sorte de fluide impondérable qui, sous le nom d'*esprits animaux*, a joué un grand rôle dans les ouvrages physiologiques ou philosophiques du dix-septième et du dix-huitième siècle. Toutes ces suppositions n'ont pas besoin aujourd'hui d'être réfutées. Nous ferons remarquer seulement que, si l'anatomie de structure a démontré que les tubes nerveux contiennent une substance demi-solide ou *moelle nerveuse*, cela ne confirme en rien la doctrine d'une prétendue circulation de liquide dans les nerfs. Il y a au centre de cette moelle un axe solide qui ne se meut point, et la substance que renferment les nerfs est d'une consistance telle, qu'elle ne peut se prêter à des mouvements analogues à ceux du sang dans ses vaisseaux. D'ailleurs le système nerveux manque d'organe d'impulsion.

Ce qui est certain, c'est que la moelle nerveuse et l'axe que contiennent les tubes nerveux doivent être dans leur état d'intégrité, pour que les phénomènes de l'action nerveuse puissent se produire ; il faut de plus qu'il y ait *continuité* des tubes nerveux. La *contiguïté* ne suffit pas aux phénomènes de transmission, soit du courant centripète, soit du courant centrifuge. Si, en effet, le nerf AB (Voy. fig. 201) est divisé dans sa continuité par une section S, l'excitation portée sur le bout B, qui correspond aux organes, ne se transmet plus en A vers les centres nerveux, sous forme d'impression sensible ; et réciproquement, l'excitation qui porte sur le point A ne réveille plus la contraction des organes du côté de B. On a beau maintenir en contact les deux bouts de la section au point S, le nerf a perdu ses fonctions conductrices centripètes et centrifuges. Le nerf perd également ses propriétés conductrices, lorsqu'au lieu de le diviser en travers, on applique simplement sur lui une ligature. La ligature, comme la section, interrompt également, en effet, la *continuité du contenu* des tubes nerveux. Ces deux

Fig. 201.

expériences suffisent pour démontrer que l'assimilation des nerfs avec les conducteurs métalliques de nos appareils galvaniques n'est pas fondée ; car dans une pile le *rapprochement* des deux extrémités du conducteur suffit pour rétablir la continuité du courant.

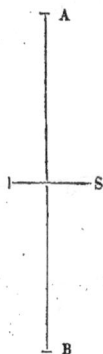

D'autres expériences démontrent encore, de la manière la plus claire, que si les phénomènes de l'action nerveuse ne manquent pas d'analogie avec les phénomènes électriques, ce n'est pas en comparant les nerfs aux conducteurs métalliques de nos appareils électro-dynamiques qu'on peut arriver à établir un parallèle utile.

Quoique les nerfs soient très-sensibles à l'*excitation* galvanique, ainsi que nous l'avons dit plusieurs fois déjà, et que cette excitation soit la plus propre à réveiller la sensibilité dans les filets sensitifs et l'incitation motrice dans les filets moteurs, cela ne veut pas dire que les nerfs soient de bons conducteurs de l'électricité. Cela tient à d'autres conditions, sur lesquelles nous reviendrons dans un instant.

Les nerfs *sont de mauvais conducteurs de l'électricité :* l'expérience la plus simple le démontre aisément. Supposons que le courant d'une pile très-faible passe par un fil métallique et qu'un galvanomètre soit compris dans le circuit, l'aiguille du galvanomètre sera déviée d'une certaine quantité, proportionnée à la section du fil et à l'intensité du courant de la pile. Interposons maintenant dans le courant un segment de nerf : immédiatement le courant cesse de passer, et l'aiguille du galvanomètre revient au zéro du cadran indicateur.

Les nerfs ne conduisent pas mieux l'électricité que de l'eau légèrement salée ; or, l'eau, ainsi qu'on le sait, conduit des millions de fois moins bien que les métaux, à égalité de section. Les nerfs ne conduisent pas mieux l'électricité que les autres parties animales, et il y a des parties animales qui conduisent beaucoup mieux le courant que les nerfs eux-mêmes : les muscles sont de ce nombre. M. Matteucci estime que les muscles conduisent l'électricité quatre fois mieux que les nerfs [1]. Les nerfs conduisent l'électricité, à peu près comme les tendons, et sensiblement de même qu'un fil de coton, ou de toute autre matière, imbibé d'eau salée. Lorsqu'autrefois on voulait assimiler les courants nerveux aux courants des piles, on disait que les nerfs étaient de bons conducteurs ; on commençait par affirmer un fait inexact.

Les nerfs, bien que mauvais conducteurs du courant de la pile, n'en présentent pas moins, lorsqu'on les interroge d'une certaine manière, des traces d'électricité. Ils ont cela de commun avec les muscles et avec d'autres organes (Voy. § 225). Ainsi, quand on réunit à l'aide d'un conducteur métallique la *surface naturelle* d'un nerf avec sa *surface de section,* on obtient un faible courant qui chemine dans le conducteur métallique interposé de la surface naturelle du nerf vers la surface de section ; c'est aussi la direction du courant des muscles. De même que pour les muscles, le circuit métallique interposé n'est traversé par aucun courant, quand on touche deux points *symétriques* de la surface de section, ou deux points *symétriques* de la surface naturelle ; il est traversé, au contraire, par un courant très-faible, quand ces points sont *insymétriques* (Voy. § 225).

Les propriétés électriques des nerfs sont plus difficiles à mettre en évidence que les propriétés électriques des muscles, et les courants qu'on obtient ainsi sont extrêmement faibles, ce qui s'accorde avec ce que nous savons sur les actions chimiques qui président à la nutrition des parties, celles-ci étant beaucoup moins actives, dans les nerfs que dans les muscles. Il s'ensuit que, pour constater dans les nerfs les propriétés dont nous parlons, M. Dubois-Reymond a dû recourir à des instruments d'une sensibilité extrême. Le galvanomètre multiplicateur dont il s'est servi est composé d'un fil de cuivre de $0^{mm},1$ de section, faisant de 10,000 à 15,000 tours. De plus, pour que les indications four-

---

[1] D'après M. Eckhard, les muscles conduisent une fois et demie mieux que les nerfs.

nies par ce multiplicateur, *extrêmement sensible*, ne fussent pas trompeuses, il fallait que l'aiguille du multiplicateur ne *bougeât* pas, quand
les deux extrémités du fil étaient plongées dans un liquide *indifférent*;
en d'autres termes, il fallait faire usage d'*électrodes* [1] impolarisables.
Pour remplir cette condition, M. Dubois-Reymond fait communiquer
les deux extrémités du fil du galvanomètre avec deux lames de platine
(Voy. fig. 202, *p*, *p'*) maintenues *à poste fixe*, par deux supports isolants,

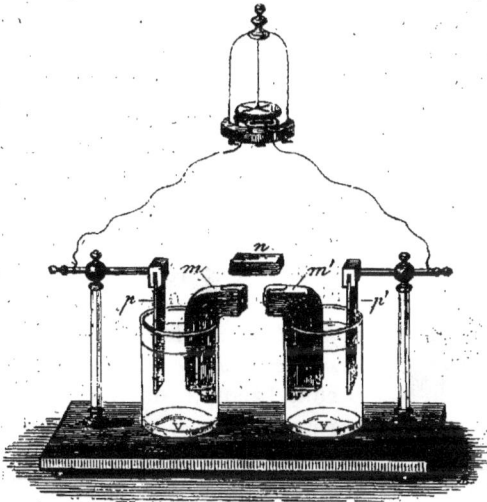

Fig. 202.

dans deux verres V, V'remplis d'une dissolution concentrée de chlorure de sodium [2]. Dans les deux verres V' et V plongent deux petites
masses de papier à filtre (Voy. fig. 202, *m*, *m'*, et fig. 203) complétement
imbibées de la même dissolution de chlorure de sodium. Avant de pro-

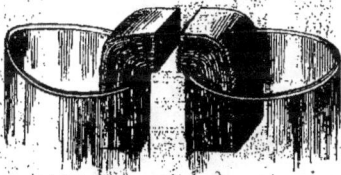

Fig. 203.

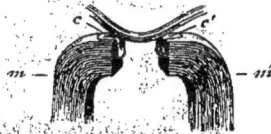

Fig. 204.

céder à l'expérience, on met en rapport les deux petits paquets *m*, *m'*,
en appliquant sur eux un autre paquet *n* (également formé de papier
imbibé); c'est-à-dire qu'on ferme ainsi le circuit humide de la figure 202.
Si l'aiguille du galvanomètre *ne bouge pas*, c'est qu'il n'y a pas trace

[1] On désigne sous le nom d'*électrodes* les pôles métalliques par où débouchent, pour
ainsi dire, les courants.
[2] Les lames de platine *p*, *p'* sont enduites de vernis dans les portions qui ne sont pas
immergées, et aussi au point qui correspond au contact de l'air avec le niveau du liquide.

de courant dans l'appareil, et tout est convenablement disposé pour l'expérience. On enlève le paquet n, et c'est à son lieu et place qu'on dispose le nerf ou toute autre partie animale sur laquelle on veut expérimenter. De cette manière, on évite les contacts métalliques. Comme la solution saline qui infiltre les masses de papier m, m' pourrait agir par imbibition sur le nerf ou sur les parties animales d'épreuve, et les altérer, on place sur chaque paquet m, m' un fragment de vessie (Voy. fig. 204, c, c') préalablement imbibé d'une dissolution d'albumine ou de sérum du sang (analogue, par conséquent, au liquide normal qui infiltre les tissus animaux).

Lorsqu'on ferme le circuit galvanométrique à l'aide d'un nerf disposé comme le représente la figure 204, c'est-à-dire lorsque les deux pôles humides m, m' du galvanomètre touchent deux points pris sur la *surface naturelle* du nerf, l'aiguille du galvanomètre reste immobile et n'accuse point le passage d'un courant. Lorsque, au contraire, le circuit galvano-

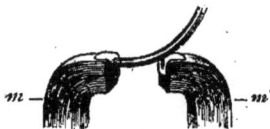

Fig. 205.

métrique est fermé à l'aide du nerf disposé comme le représente la figure 205, c'est-à-dire lorsque l'un des pôles (m) touche la *surface de section* du nerf, et l'autre pôle (m') la *surface naturelle* du nerf compris dans le circuit, l'aiguille du galvanomètre accuse le passage d'un courant dont la direction est celle que nous avons indiquée.

Lorsqu'on ne cherche pas à déterminer la *direction* et l'*intensité* du courant dont il est question, et qu'on veut simplement le constater, on peut se servir aussi d'une *patte galvanoscopique*. C'est tout simplement

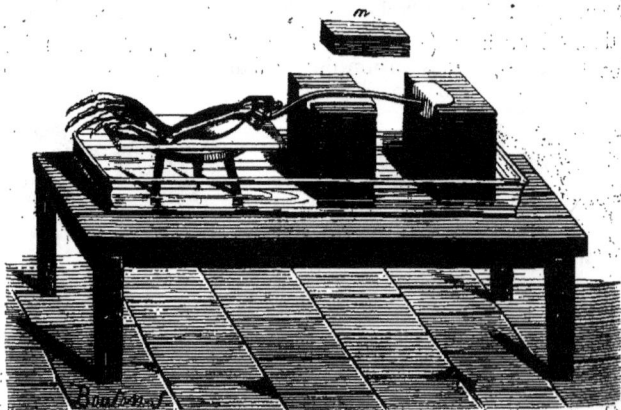

Fig. 206.

une patte de grenouille séparée de l'animal et à laquelle on conserve adhérent le nerf sciatique sur la plus grande longueur possible (Voy. fig. 206). Cette patte est isolée sur un plateau de verre; on applique l'extrémité du nerf (*surface de section*) sur la masse de papier imbibé *m'*, tandis qu'une portion de la *surface naturelle* du nerf repose sur une autre masse *m*. Les deux masses de papier reposant dans une auge commune remplie d'une dissolution de chlorure de sodium, le circuit humide se trouve fermé par le nerf, et le courant qui se développe se traduit dans la patte de grenouille par une contraction.

Nous avons dit que les nerfs sont d'assez mauvais conducteurs du courant voltaïque (ils ne sont pas meilleurs conducteurs que les autres tissus); d'autre part, les *courants provoqués* dont nous venons de parler ne peuvent être obtenus, de même que les courants musculaires, que par un artifice expérimental, et il est probable que dans les *nerfs normaux*, pas plus que dans les muscles, ces courants ne sont jamais à l'état de liberté (Voy. § 225).

Mais les nerfs jouissent d'une propriété qu'ils possèdent seuls et que ne partage aucun autre tissu; cette propriété, que M. Dubois-Reymond désigne sous le nom de *force électro-tonique*, dénote en eux l'existence à l'*état statique* d'une force particulière.

Voici comment on peut mettre en évidence cette propriété remarquable. Soit N un fil humide (Voy. fig. 207), avec lequel le galvanomètre B se trouve en rapport par ses deux extrémités *c* et *d*. Faites passer un courant dans le fil N, en appliquant les deux pôles d'une pile en *a* et *b*; il est évident que le galvanomètre ne bougera pas. Le courant de la pile passera tout entier dans le segment du fil humide interposé

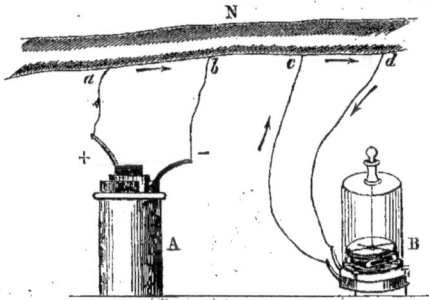

Fig. 207.

entre les pôles de la pile, de *a* en *b*. Maintenant, supposons que N, au lieu d'être un fil humide, représente un nerf vivant, et que l'expérience soit disposée exactement de la même manière. Au moment où le courant de la pile A passera par le nerf N, le galvanomètre B accusera en même temps le passage d'un courant, dont la direction est figurée par les flèches (Voy. fig. 207); c'est-à-dire que non-seulement le segment du nerf compris entre les deux points d'application des pôles de la pile est traversé par un courant, mais encore le nerf *tout entier* est traversé en ce moment par un courant de même sens.

On peut tirer de cette expérience la conclusion que les molécules du nerf sont, pendant le repos du système nerveux, dans un *état statique d'équilibre*, et qu'elles passent à l'*état électro-dynamique*, au moment où le courant passe. De plus, on peut en inférer encore que ce changement a lieu en même temps dans toute l'étendue du nerf; car non-seulement on constate qu'un courant apparaît dans le nerf, quand on place le galvanomètre d'essai *au-dessous* de la partie du nerf comprise dans le courant de la pile, mais il se montre également quand on place le galvanomètre *au-dessus* de la partie du nerf soumise à l'action du courant.

L'état moléculaire du nerf *à l'état statique* a été représenté par M. Dubois-Reymond par une succession de molécules péripolaires (Voy. fig. 208 A). L'état *dynamique* correspondrait à un changement dans l'état électrique des molécules nerveuses, en vertu duquel celles-ci se polariseraient comme les molécules liquides d'une pile, en se correspondant par des pôles de nom contraire (Voy. fig. 208 B).

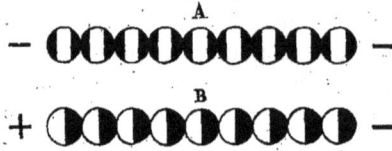

Fig. 208.

De ces diverses expériences M. Dubois-Reymond conclut que, dans les phénomènes de l'action nerveuse, il suffit qu'un changement moléculaire se développe sur un point même très-circonscrit d'un circuit nerveux, pour entraîner dans toute l'étendue du nerf un changement moléculaire, d'où résulte le développement d'un courant nerveux.

On conçoit aisément comment la *force électro-tonique* a servi à M. Dubois-Reymond pour expliquer les phénomènes de la contraction musculaire *induite* (Voy. p. 671). Soit en effet (Voy. fig. 209) une patte de gre-

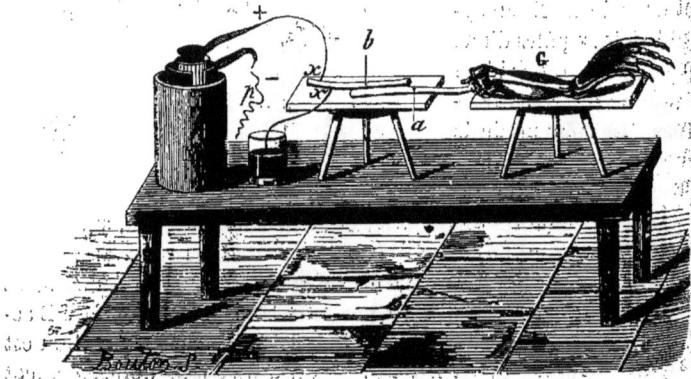

Fig. 209.

nouille G placée sur un support de verre, et dont le nerf sciatique *a* est appliqué contre le nerf sciatique *b* d'une autre patte de grenouille. Lorsqu'on plonge le pôle *p* de la pile M dans le verre rempli de mercure qui est à côté de lui, c'est-à-dire, en d'autres termes, quand on fait passer un courant voltaïque dans le nerf *b* par les points *x* et *x'*, toute l'étendue du nerf *b* est parcourue en ce moment par un courant (d'après l'expérience représentée fig. 207). Mais l'état modifié du nerf *b* réagit (quand la pile n'est pas trop faible) sur la force électro-tonique du nerf *a*, dont l'équilibre est rompu; d'où le développement, dans le nerf *a*, d'un courant qui fait entrer la patte G en contraction.

Le courant de la pile M peut d'ailleurs, on le conçoit, être appliqué sur le nerf *b* de deux manières (Voy. fig. 209). Ou bien le courant peut être dirigé dans ce nerf du point *x* au point *x'* comme le représente la figure (courant *descendant*), ou bien il peut être dirigé de telle sorte que le point *x* corresponde au pôle positif, et représente, par conséquent, l'entrée du courant, tandis que le point *x* correspondrait au pôle négatif et représenterait, par conséquent, la sortie du courant (courant *ascendant*). Lorsqu'on fait passer de ces deux manières le courant d'un couple de Bunsen (comme cela est représenté dans la figure), on observe la contraction secondaire de la patte G à la fermeture et à l'ouverture du courant, que celui-ci soit ascendant ou descendant. Mais lorsque la source d'électricité est très-faible, on n'obtient plus la contraction secondaire de la patte G qu'à la *fermeture* du courant descendant et qu'à l'*ouverture* du courant ascendant. M. Chauveau a fait dernièrement sur ce sujet un grand nombre d'expériences intéressantes, en variant les dispositions des parties. Ces phénomènes rentrent d'ailleurs dans les lois générales des effets physiologiques de l'électricité appliquée aux nerfs, effets que nous examinerons avec plus de développements dans le paragraphe suivant.

La force électro-tonique peut nous donner la clef d'un autre phénomène, jusqu'ici inexpliqué, et auquel M. Dubois-Reymond donne le nom de *contraction paradoxale*. Supposons que le nerf A (Voy. fig. 210) se divise dans son trajet en deux branches *m* et *b*; si, à l'aide d'une pile *un peu forte*, on fait passer un courant par les points *c* et *d*, non-seulement l'état électro-tonique de la fibre nerveuse *eb* sera modifié, mais de proche en proche aussi celui des autres fibres du nerf, de telle sorte que non-seulement la fibre *eb* fera contracter les parties musculaires dans lesquelles se répandent ses filets terminaux, mais les fibres *m* feront aussi contracter les muscles dans lesquels elles se répandent, si ce sont des fibres nerveuses motrices; ou elles réveilleront

Fig. 210.

la sensibilité, si ce sont des fibres nerveuses sensitives [1]. Il résulte de là que, lorsqu'on veut mettre en évidence les propriétés spéciales des racines des nerfs rachidiens, il faut plutôt avoir recours à l'excitation mécanique qu'à l'excitation galvanique (Voy. § 342). Quand on emploie le courant de la pile dans ce genre d'expériences, il arrive que les racines excitées réagissent *au delà* du ganglion intervertébral sur les fibres nerveuses de la racine opposée, et font naître simultanément les effets

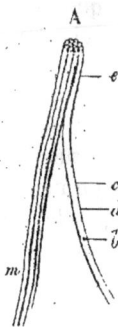

---

[1] Ajoutons que, lorsque les expériences de cette nature portent sur des nerfs qui se distribuent dans des parties contractiles, on constate pareillement, en examinant les divers moments de la contraction, l'influence de la *direction* du courant appliqué sur le nerf *eb* (Voy. § 348).

de l'excitation des deux racines, c'est-à-dire des résultats mixtes qui introduisent une cause d'erreur dans les résultats [1].

Les propriétés *électro-toniques* des nerfs cessent avec la coagulation du contenu des tubes nerveux.

Rappelons encore un phénomène que nous avons mentionné déjà, phénomène que les observateurs ont noté depuis longtemps, et qui se révèle dans toutes les expériences qui portent sur les nerfs. Ce phénomène, qu'on désigne quelquefois sous le nom de *loi de Waller*, consiste en ce que l'excitabilité des nerfs séparés des centres nerveux disparaît peu à peu de l'*origine du nerf vers la terminaison périphérique* [2]. Le même fait peut s'observer aussi sur les nerfs de l'animal mort, alors même que les nerfs sont encore en continuité avec l'axe cérébro-spinal.

D'un autre côté, M. Remak a souvent observé, en appliquant l'électricité voltaïque ou l'électricité d'induction aux divers organes de l'homme vivant, que l'excitabilité des nerfs intacts semble diminuer du centre à la circonférence ; que, pour répondre avec une même énergie à l'excitation, les membres inférieurs ont besoin d'une plus forte dose d'électricité que les membres supérieurs, et que les muscles des pieds sont de tous les muscles ceux qui ont besoin de la plus forte excitation.

§ 348.

Action de l'électricité sur le système nerveux. — Le fluide électrique est l'excitant le plus propre à mettre en jeu l'action nerveuse, et cela dépend très-probablement des propriétés dont nous venons de parler.

L'électricité peut être appliquée à l'économie animale de bien des manières. On peut l'appliquer sur les parties recouvertes de la peau, et généralement on se propose alors de déterminer un ébranlement plus ou moins énergique, dans les organes superficiels et profonds placés sur le passage du courant, c'est-à-dire de produire une commotion, une douleur plus ou moins vive. On emploie généralement à cet effet l'électricité de *tension*, c'est-à-dire la décharge des appareils d'électri-

---

[1] C'est ainsi qu'on a cru que les *racines antérieures* des nerfs rachidiens jouissaient d'une certaine sensibilité, parce que dans quelques conditions leur excitation est accompagnée de signes non équivoques de douleur sur l'animal en expérience. Mais toute trace de sensibilité disparaît dans les racines antérieures quand la racine postérieure correspondante est coupée. Dans les expériences dont nous parlons, la sensibilité a cheminé par la racine postérieure, en vertu d'un phénomène analogue à celui qui est représenté dans les figures 209 et 210. Il n'est point nécessaire d'invoquer ici, comme on l'a fait, l'existence de filets *sensitifs récurrents* qui remonteraient du ganglion intervertébral vers la moelle, par les racines antérieures.
Quand on a coupé la *racine antérieure* d'un nerf rachidien, et qu'on excite par le galvanisme le bout qui tient au ganglion intervertébral, on constate quelquefois aussi des signes de sensibilité, quand la racine postérieure est intacte. Ceci est, de même, une conséquence de ce que M. Dubois-Reymond désigne sous le nom de *contraction paradoxale*.
[2] Lorsqu'un nerf vient d'être séparé des centres nerveux, ou bien lorsqu'il vient d'être comprimé entre les mors d'une pince, il y a un moment pendant lequel son excitabilité est augmentée (Rosenthal, Faivre); mais c'est là un phénomène de courte durée.

cité *statique* (machine électrique, bouteille de Leyde, ou condensateurs variés). D'autres fois on a recours à l'électricité *dynamique*, c'est-à-dire au courant de la pile. Les effets de cette électricité ne sont pas tout à fait les mêmes; c'est moins la tension que la quantité d'électricité mise en mouvement qui agit alors sur les organes, et les effets produits sont ici bien moins violents. Quand ces courants sont énergiques et long-temps soutenus, ils peuvent produire en même temps des effets chimi-ques et même des effets calorifiques, effets étrangers à la mise en jeu de l'excitabilité des tissus. D'autres fois, enfin, on a recours à des courants d'*induction*, lesquels peuvent être envisagés, au point de vue physique, comme tenant le milieu entre les deux sources d'électricité précé-dentes.

Nous avons dit déjà que les divers organes, eu égard à leur conducti-bilité électrique, peuvent être assimilés à des liquides faiblement salins; qu'ils sont sensiblement analogues quant à leur pouvoir conducteur, et que les nerfs eux-mêmes, bien que l'électricité agisse sur eux d'une ma-nière spéciale (ainsi d'ailleurs que les actions chimiques et mécaniques), ne conduisent pas mieux l'électricité que les autres tissus.

Les actions spéciales déterminées par l'électricité dans l'économie ani-male consistent donc essentiellement en des phénomènes de mouvement et de sensibilité; c'est-à-dire que les propriétés qui distinguent les sys-tèmes musculaires et nerveux se trouvent mises en jeu par cet excitant.

Nous avons vu précédemment que l'électricité appliquée directement aux muscles, alors même que ceux-ci ne communiquent plus avec le système nerveux central, et alors même qu'ils sont séparés du corps de l'animal vivant, éveille en eux la propriété qui les caractérise, c'est-à-dire la contractilité. Ici, nous envisagerons l'électricité dans ses rap-ports avec les éléments excitables du système nerveux, c'est-à-dire avec les nerfs. Cette étude remonte aux premiers temps de l'électricité, et elle a donné naissance à un nombre considérable de travaux. Volta, Galvani, Ritter, Aldini, Pfaff, Marianini, Nobili, Delarive, Matteucci, Dubois-Reymond, et plus récemment, MM. Pflüger, Eckhard, Rosenthal, Martin-Magron et Rousseau, Regnault, Bernard, Wundt, Baierlacher, Chau-veau[1], etc., et se sont particulièrement appliqués à cette étude.

L'électricité, envisagée comme agent excitateur des fonctions du sys-tème nerveux, a des propriétés communes avec les excitants mécani-ques et chimiques. Comme eux, elle fait naître la *douleur*, quand on l'ap-plique aux nerfs sensitifs; comme eux, elle excite le mouvement, quand on l'applique aux nerfs moteurs; comme eux, elle fait naître *à la fois* le mouvement et la douleur, quand on l'applique à un nerf mixte; comme

[1] Nous signalons au lecteur l'excellent travail de M. Chauveau, intitulé *Théorie des effets physiologiques de l'électricité appliquée à l'organisme animal* (Voy. la bibliographie à la fin du chapitre de l'innervation). Il y trouvera une analyse judicieuse des travaux de la plupart de ses devanciers, et un nombre considérable d'expériences faites avec une rare sagacité.

eux, elle éveille la sensation de lumière, quand on l'applique à la rétine ou au nerf optique, la sensation du son quand le courant traverse le nerf acoustique, etc.

Nous nous occuperons d'abord de l'action des courants *induits* sur les nerfs, c'est-à-dire des courants produits par ce qu'on appelle les *bobines d'induction*. Cette électricité ne met en mouvement que de petites quantités d'électricité, et celle-ci a toujours une certaine tension; aussi ces courants, qu'on peut d'ailleurs graduer à volonté, de manière à les rendre aussi faibles que l'on veut, sont-ils très-propres à l'excitation des nerfs. Ajoutons que leur action est sensiblement instantanée, comme la durée du courant induit lui-même, d'où il suit que les résultats de cette action sont plus simples que ceux du courant de la pile, lequel est un courant durable.

Je rappellerai d'abord une des premières expériences de M. Chauveau. Quoiqu'elle ne porte point sur les nerfs, mais sur les muscles, elle n'en est pas moins instructive ; elle nous donnera la clef de phénomènes analogues qui se montreront sur les nerfs, et qu'on a quelquefois attribués, mais à tort, à une action propre des nerfs. On découvre un muscle sur un animal vivant, et on attend que l'excitabilité du nerf qu'il reçoit ait disparu. On place alors l'un des rhéophores [1] sur la surface du muscle, et l'autre sur le tendon de ce muscle. Lorsque le courant est fort, le muscle se contracte, quelque disposition qu'on donne au courant, c'est-à-dire, soit que le rhéophore positif corresponde au muscle, soit qu'il corresponde au tendon. Mais, lorsqu'on a affaibli *suffisamment* le courant, le muscle ne se contracte pas lorsque le rhéophore positif repose sur lui, c'est-à-dire lorsque le muscle est situé au *point d'entrée* de l'électricité; il se contracte, au contraire, lorsque le rhéophore négatif repose sur le muscle, c'est-à-dire lorsque le muscle est au *point de sortie* de l'électricité. Ceci nous apprend que la tension du courant qui traverse le muscle est plus forte au point de sortie qu'au point d'entrée. Cela est si vrai, que, si nous diminuons la tension au point de sortie ; si, par exemple, le rhéophore négatif, qui est appliqué sur le muscle, offre une grande surface, la contraction ne se manifeste plus.

Découvrons maintenant le nerf sciatique d'une grenouille ; appliquons l'un des rhéophores sur le tronc de ce nerf et l'autre rhéophore sur la cuisse ou sur la patte de l'animal ; si le courant est fort, les muscles de la jambe se contracteront, quelle que soit la direction du courant. Si ce courant est suffisamment faible, l'effet de ce courant sera nul si le rhéophore positif repose sur le nerf ; la contraction de la patte, animée par le nerf, se montrera, au contraire, si le rhéophore négatif est appliqué sur le nerf. On peut couper le nerf, au lieu de le laisser dans son état de continuité avec les centres nerveux, et appliquer l'un des rhéophores sur le

---

[1] Rhéophore (de ῥεῖν, couler, et φέρειν, porter), porte-courant. On donne ce nom aux fils métalliques qui terminent chacun des pôles de la pile. Le rhéophore positif correspond au pôle positif de la pile ; le rhéophore négatif correspond au pôle négatif.

bout périphérique de ce nerf convenablement isolé, et l'autre rhéophore sur les muscles correspondant à la distribution périphérique du nerf, on obtient les mêmes résultats, c'est-à-dire une contraction quand le courant est ascendant, et point de contraction quand il est descendant [1].

Voici une autre expérience bien démonstrative. On applique le rhéophore positif sur le tronc du nerf facial d'un cheval, et le rhéophore négatif sur le tronc du nerf facial opposé. Si le courant est suffisamment faible, les muscles qui sont animés par le nerf sur lequel repose le rhéophore négatif sont les seuls qui se contractent.

Il résulte de ces expériences, que M. Chauveau a variées de beaucoup d'autres manières, que les courants agissent sur le point par lequel ils sortent du nerf, à la manière des excitants mécaniques. Les phénomènes se passent comme si le nerf sur lequel repose le rhéophore négatif était excité en ce point par les mors d'une pince, par exemple [2].

On conçoit aisément, d'après ce qui précède, pourquoi, lorsque les deux rhéophores d'un courant (même de faible intensité, comme les précédents) sont appliqués *tous les deux* sur le tronc d'un nerf, la contraction des muscles animés par ce nerf se manifeste, quelle que soit la position respective des rhéophores. En effet, que le courant soit ascendant ou qu'il soit descendant, c'est-à-dire que le rhéophore positif soit plus loin du centre que le négatif, ou réciproquement, le rhéophore négatif n'en est pas moins appliqué sur le nerf, et les effets de la tension du courant à sa sortie s'exercent sur le nerf dans le point correspondant.

Ce dernier fait, du reste, n'est exact qu'autant que le nerf est tout à fait frais et que, par conséquent, il possède partout à peu près la même excitabilité. Au bout de quelque temps, et en vertu du principe posé précédemment (§ 347), c'est-à-dire en vertu de la décroissance de l'excitabilité des nerfs du centre à la périphérie, il résulte que, lorsqu'un courant faible est appliqué à un nerf dont l'excitabilité est diminuée, le courant descendant fait contracter le muscle, alors que le courant ascendant n'a plus ce pouvoir. Dans le courant descendant, en effet, le rhéophore négatif correspond à une région du nerf où l'excitabilité est moins affaiblie ; dans le courant ascendant, au contraire, le rhéophore négatif est appliqué sur une portion du nerf qui n'est plus suffisamment excitable.

De même, lorsque sur un nerf frais on écrase avec une pince la portion du nerf comprise entre les deux rhéophores, le courant descendant seul fait contracter les muscles. L'écrasement du nerf, en effet, en détruisant la continuité des tubes nerveux, ne change point la conductibi-

---

[1] Le courant *ascendant* est celui qui traverse les parties en se dirigeant de la circonférence au centre, c'est-à-dire du rhéophore *positif* appliqué sur le muscle au rhéophore *négatif* appliqué sur le nerf. Le courant *descendant* est celui dans lequel les rhéophores sont appliqués dans un sens opposé.

[2] MM. Baierlacher et Fick ont également appelé l'attention sur la prédominance d'action du rhéophore négatif dans l'éveil des actions nerveuses.

lité du nerf pour le courant de la pile, mais il s'oppose à l'action du nerf sur les muscles quand le nerf est excité au-dessus de l'écrasement. Quand donc le rhéophore négatif est au-dessus de l'écrasement, il n'y a point de contraction ; celui-ci a lieu, au contraire, quand il est au-dessous.

Les expériences précédentes expliquent encore un fait sur lequ elles, physiologistes et les physiciens ne sont pas parfaitement d'accord. Lorsque le courant traverse un nerf, de manière que les deux rhéophores sont placés au même niveau et transversalement au diamètre du nerf, on remarque que les effets produits par le courant ont moins d'intensité que quand ceux-ci sont espacés suivant la direction longitudinale. Cette différence s'explique en ce que, dans ce courant transversal, la section du conducteur interpolaire n'est plus représentée par la surface de section du nerf, mais en quelque sorte par la surface de longueur du nerf tout entier.

Les expériences précédentes peuvent être répétées à l'aide de l'électricité statique ou de tension en se servant de la décharge de faibles condensateurs. On peut constater aussi de cette manière la supériorité d'action de l'électricité à son point de sortie des tissus.

L'application du courant de la pile au tissu des nerfs présente des caractères spéciaux sur lesquels nous devons maintenant nous arrêter. Les courants d'induction, comme les décharges de l'électricité statique, offraient un caractère d'instantanéité que n'a plus le courant de la pile.

Lorsqu'on applique la pointe d'un scalpel ou un agent chimique sur un nerf, la sensibilité ou le mouvement des parties sont mis en jeu pendant toute la durée de l'excitation. La disparition de la douleur, ou celle du mouvement, concorde avec la suppression de l'excitant. Il n'en est pas de même avec le courant de la pile. En général, le résultat (douleur ou mouvement) se montre *au moment* de l'application de l'électricité : il ne se manifeste plus pendant que le courant passe (à moins que la pile ne soit composée d'un très-grand nombre de couples, et que, par conséquent, elle n'ait une forte tension) : il peut apparaître de nouveau *au moment* où le courant *cesse* de passer. L'électricité de la pile n'est donc pas, pour le système nerveux, un excitant tout à fait analogue aux excitants chimiques ou mécaniques ; preuve nouvelle qu'il y a entre la force nerveuse et la force électro-motrice certains rapports que les progrès de la science tendent de jour en jour à rendre plus frappants.

Dans toutes les expériences qu'on peut faire à l'aide du courant de la pile, une condition des plus essentielles, et dont il importe de tenir grand compte, c'est de bien déterminer l'*intensité* du courant de l'appareil électro-moteur employé, car cette intensité détermine des effets variables comme elle. Il importe aussi que les courants employés soient des courants à *force constante*, car les variations dans l'intensité des courants déterminent des effets analogues à ceux que produisent l'*établissement* et la *rupture* des courants. C'est surtout pour n'avoir pas tenu suffisamment compte de ces diverses conditions, que les expérimentateurs se sont quelquefois trouvés en désaccord sur les effets des appareils hydro-électriques appliqués à l'étude des courants nerveux.

M. J. Regnauld a dernièrement proposé de faire usage, dans les recherches d'électro-physiologie, de courants très-faibles produits par une pile thermo-électrique bismuth et cuivre, où l'on peut à volonté augmenter ou diminuer le nombre des couples. Cette pile, dont chaque couple n'a guère qu'une tension équivalente à 1/150ᵉ d'un couple de Daniell, offre encore cet avantage que la différence des températures des soudures pouvant facilement être maintenue invariablement de 100 degrés (eaubouillante, glace fondante) pendant toute la durée de l'expérience, on a ainsi à sa disposition un courant tout à fait constant.

Le procédé de M. Regnauld a ce double avantage de permettre d'étudier l'action sur le système nerveux de courants peu intenses et constants, et de les graduer en faisant concourir l'effet d'un nombre plus ou moins grand de couples.

Lorsqu'on fait passer un courant dans un nerf, on peut opérer de deux manières. Ou bien le courant est appliqué sur le nerf de manière qu'il se dirige du centre à la périphérie (c'est-à-dire que le rhéophore + de la pile est placé sur le nerf du côté du centre nerveux, et le rhéophore − du côté de la périphérie), *courant descendant*. Ou bien le courant est dirigé de la périphérie au centre (c'est-à-dire que le rhéophore + de la pile est placé du côté périphérique, et le rhéophore − du côté central), *courant ascendant* [1].

Supposons d'abord que le nerf excité par le courant soit un nerf *mixte* (le nerf sciatique de la grenouille isolé des tissus voisins, par exemple). Voici ce qu'on observe (Regnauld, Bernard) :

1° Il faut au moins deux couples bismuth et cuivre pour obtenir des effets sensibles, et quelquefois il faut en employer jusqu'à sept, ce qui prouve déjà que l'excitabilité du système nerveux n'est pas la même chez tous les individus, ni probablement à tous les moments.

2° Le passage de l'électricité dynamique dans le nerf doué de toute son excitabilité détermine la contraction des muscles qu'il anime à la *fermeture* du courant *descendant*.

3° Le passage de l'électricité dynamique dans le nerf doué de toute son excitabilité détermine la contraction des muscles qu'il anime à la *fermeture* du courant *ascendant*. La force nécessaire pour amener ce résultat dépasse toujours celle qui amène la contraction à la fermeture du courant *descendant*.

4° Pendant tout le temps que le courant passe et au moment de l'*ouverture* du courant (*descendant* ou *ascendant*), on n'observe rien.

Quand on agit, non plus sur le nerf intact, mais sur le nerf sciatique

---

[1] On désigne aussi le courant *descendant* sous le nom de courant *direct*, et le courant *ascendant* sous le nom de courant *inverse*. Nous éviterons ces expressions, qui prêtent à la confusion.

séparé de ses communications avec la moelle (ou sur un animal dont on a détruit la moelle), voici ce qu'on observe : 1° contraction à la *fermeture* du courant *descendant ;* 2° contraction à l'*ouverture* du courant *ascendant.*

Lorsqu'au lieu d'employer des courants faibles et gradués on augmente l'énergie des courants en se servant dès l'abord d'un grand nombre de couples, on obtient les résultats notés par la plupart des observateurs, c'est-à-dire des contractions à la fermeture et à l'ouverture du courant descendant, aussi bien qu'à la fermeture et à l'ouverture du courant ascendant.

M. Nobili a publié sur ce sujet un mémoire bien connu des physiciens et des physiologistes. Il faisait usage d'une pile au moins équivalente, pour l'énergie, à cinquante des couples de la pile de M. Regnauld. Les faits observés par lui et par ceux qui ont répété ses expériences dépendent de la force des courants déployée dès l'origine pour exciter les nerfs. M. Nobili partage en cinq périodes le degré d'excitabilité des nerfs sous l'influence du courant de la pile.

Les faits observés par MM. Regnauld et Bernard sur le nerf sciatique séparé de la moelle correspondent à la troisième période de Nobili, c'est-à-dire à cette période où l'excitabilité des nerfs commençait à être assez diminuée pour compenser la trop forte énergie du courant employé.

EXPÉRIENCES DE NOBILI.		COURANT DESCENDANT.	COURANT ASCENDANT.
1re période...	Fermeture.	Contraction.	Contraction.
	Ouverture.	Contraction.	Contraction.
2e période....	Fermeture.	Contraction.	0
	Ouverture.	Contraction faible.	Contraction.
3e période....	Fermeture.	Contraction.	0
	Ouverture.	0	Contraction.
4e période....	Fermeture.	Contraction.	0
	Ouverture.	0	0
5e période....	Fermeture.	0	0
	Ouverture.	0	0

M. Pflüger découvre le nerf sciatique de plusieurs grenouilles; il applique aux uns un courant *très-faible,* aux autres un courant de *moyenne intensité,* aux autres un courant *fort.* Voici le résultat de ces expériences comparatives.

EXPÉRIENCES DE PFLÜGER.	COURANT DESCENDANT.	COURANT ASCENDANT.
Courant *faible*............	Fermeture, contraction. Ouverture 0	Fermeture, contraction. Ouverture 0
Courant *moyen*..........	Fermeture, contraction. Ouverture, contraction.	Fermeture, contraction. Ouverture, contraction.
Courant *fort* : un élément de Bunsen............	Fermeture, contraction. Ouverture 0	Fermeture 0 Ouverture, contraction.

On peut voir par ce tableau, très-symétrique, que les effets des courants faibles sont les mêmes que ceux observés par MM. Bernard et Regnauld sur le nerf sciatique *intact*. Ajoutons que les résultats obtenus avec des courants faibles, par MM. Matteucci, Bezold, Rosenthal, Schiff, Chauveau, sont également identiques.

Ritter a donné un tableau sur les effets amenés par la fermeture et l'ouverture du courant, tableau analogue à celui de Nobili, mais plus détaillé, et sur lequel on voit apparaître des effets étudiés plus tard par MM. Pflüger, Eckhard, Wundt, Rosenthal, Heidenhain et Bezold. Voici en quoi consistent ces effets :

Je suppose qu'on découvre un nerf et qu'on comprenne un segment plus ou moins étendu de ce nerf dans le courant d'une pile de force moyenne. Le muscle dans lequel se distribue le nerf se contracte au moment où le courant vient à être fermé ; puis, pendant tout le temps que le courant passe dans le nerf, le muscle reste au repos. C'est là un fait bien connu. Mais de plus, dit M. Eckhard, pendant tout le temps que dure le passage du courant dans le nerf, l'*excitation du nerf* sur un autre point de son parcours (au-dessus ou au-dessous) n'est plus capable de faire entrer en contraction le muscle dans lequel il répand ses filets.

M. Pflüger a montré que le résultat annoncé tient à ce que M. Eckhard s'est servi dans ses expériences d'un *courant trop fort;* que si, au contraire, on emploie un courant faible, l'excitabilité du nerf, bien loin d'être anéantie ou même amoindrie par le passage du courant, est, au contraire, augmentée. Ceci, pour le dire en passant, prouve la nécessité de se servir dans toutes les expériences de ce genre de *courants d'une commune mesure*.

M. Pflüger a poursuivi cette étude, entrepris un grand nombre d'expériences, et publié plusieurs mémoires sur ce sujet. Voici, en substance, les résultats auxquels il est parvenu, et qu'il a résumés sous forme de lois :

1° Lorsqu'on applique sur un nerf un courant faible *ascendant*, l'excitabilité de ce nerf est augmentée *en avant* du courant (en d'autres termes, le nerf est devenu plus excitable quand on l'excite entre les centres nerveux et le point où est appliqué le courant); c'est ce que M. Pflüger nomme le *katelectrotonus ascendant*.

2° Lorsqu'on applique sur un nerf un courant faible *descendant*, l'excitabilité de ce nerf est augmentée *en avant* du courant (c'est-à-dire entre le point où est appliqué le courant et la périphérie); c'est ce que M. Pflüger nomme le *katelectrotonus descendant*.

3° Lorsqu'on applique sur un nerf un courant faible *ascendant*, l'excitabilité de ce nerf est diminuée *derrière* le courant (c'est-à-dire entre le point où est appliqué le courant et la périphérie); c'est ce que M. Pflüger nomme l'*anelectrotonus* descendant.

4° Lorsqu'on applique sur un nerf un courant faible *descendant*, l'excitabilité de ce nerf est diminuée *derrière* le courant (c'est-à-dire entre les centres nerveux et le point où est appliqué le courant); c'est ce que M. Pflüger nomme l'*anelectrotonus* ascendant.

M. Rosenthal, qui (après MM. Eckhard et Pflüger) a cherché quelle influence le courant *direct* et le courant *inverse* d'une pile faible exercent sur un nerf lorsqu'ils le traversent pendant un certain temps, formule ainsi ses conclusions : Tout courant constant, qui traverse pendant un certain temps un nerf, place ce nerf dans des conditions telles, que son pouvoir incito-moteur est augmenté pour l'ouverture d'un courant semblable à celui qui agit et pour la fermeture d'un courant de sens opposé, le pouvoir incito-moteur du nerf en expérience est, au contraire, diminué pour la fermeture du premier et pour l'ouverture du second.

MM. Wundt, Heidenhain et Bezold résument leurs expériences à peu près dans les mêmes termes que M. Rosenthal [1].

Jusqu'ici il n'a été question que des nerfs mixtes. Comment se comportent les nerfs *moteurs* et les nerfs *sensitifs*, c'est-à-dire quels effets obtient-on de l'application du courant de la pile aux racines *antérieures* et aux racines *postérieures* des nerfs rachidiens? Avec des courants forts ou de moyenne intensité, les effets obtenus sont ceux de l'excitation des racines, c'est-à-dire de la sensibilité à l'ouverture et à la rupture des courants pour les racines postérieures; des mouvements convulsifs à l'ouverture et à la rupture du courant pour les racines antérieures. Mais avec les courants faibles, ces racines se comportent-elles comme les nerfs mixtes? Y a-t-il aussi du mouvement, seulement à la fermeture du courant (racines antérieures), et de la sensibilité seulement à la fermeture du courant (racines postérieures)? MM. Matteucci et Longet avaient cru (en agissant notamment sur les racines motrices) que le cou-

---

[1] M. Wundt distingue deux modifications différentes, déterminées par l'action du courant sur les nerfs. La première, connue depuis Ritter et décrite par M. Pflüger, de beaucoup la plus importante, se manifeste par l'action suffisamment prolongée du courant. Outre cette modification, M. Wundt en décrit une autre, qui est fugace, et qui ne se montre que par l'action très-courte et pour ainsi dire instantanée du courant de la pile. Cette modification différerait de l'autre, en ce que tous les phénomènes observés seraient ici de sens opposé.

rant se comportait autrement que sur les nerfs mixtes, c'est-à-dire que le mouvement se produisait à l'ouverture du courant descendant. MM. Martin-Magron et E. Rousseau ont signalé les causes d'erreur auxquelles doivent être attribués ces résultats et fait rentrer les actions nerveuses des racines des nerfs dans les lois générales que nous avons exposées. Plus récemment, M. Schiff a montré, non-seulement sur les grenouilles, mais encore sur les mammifères, que les racines antérieures des nerfs (celles qui sont capables d'exciter des mouvements) se comportent absolument comme les nerfs mixtes, quand on applique sur elles des courants faibles.

Quelques-uns des phénomènes étudiés dans ce paragraphe [1] et dans le précédent tendent à établir entre l'action nerveuse et l'action électrique une certaine analogie. Mais, indépendamment des différences déjà signalées entre ces deux agents, en voici une autre qui n'est pas moins remarquable.

§ 349.

Vitesse de transmission des courants nerveux. — Cette transmission, si on l'envisage dans ses rapports avec celle de l'électricité, est infiniment plus lente. Il semble que les changements moléculaires des éléments nerveux aient besoin d'un certain temps pour se produire. M. Helmholtz a fait le premier sur ce sujet un grand nombre d'expériences sur les grenouilles. L'appareil employé par M. Helmholtz est très-simple et très-ingénieux. Il consiste en une pile dans le circuit métallique de laquelle est compris un galvanomètre. La durée des oscillations de l'aiguille est calculée par avance. Une patte de grenouille est introduite dans le circuit, et tellement disposée, que le plus faible raccourcissement de la patte, amené par la contraction de ses muscles, produit la

---

[1] Il n'est question dans ce chapitre que des applications *immédiates* de l'électricité *sur le tissu nerveux lui-même*. C'est seulement ainsi que, au point de vue physiologique, on peut se former, relativement à l'influence des courants électriques et aux rapports de ces courants avec les courants nerveux, des idées justes et précises. Mais on peut encore éveiller la sensibilité et le pouvoir incito-moteur des nerfs, en appliquant l'électricité dans des points plus ou moins distants des nerfs, à la surface tégumentaire, par exemple. Ces expériences ont surtout été tentées dans un but thérapeutique. Les appareils dans lesquels l'électricité se trouve à l'état statique ou de *tension* sont ceux qui déterminent sur le système nerveux les effets de commotion les plus énergiques. L'électricité accumulée sur des conducteurs et à un état de forte tension traverse facilement les tissus et généralise plus aisément ses effets. Aussi, toutes les fois qu'on veut agir sur l'ensemble du système nerveux, a-t-on recours à la machine électrique ou à la bouteille de Leyde. Les appareils d'électricité dynamique, tels que les divers appareils d'induction, sont préférables quand il s'agit de faire des applications localisées. L'application du courant, indépendamment des effets de sensibilité, éveille la contractilité du tissu musculaire sous-jacent, et comme les tissus qui recouvrent les nerfs sont aussi bons, si ce n'est meilleurs conducteurs de l'électricité que les nerfs eux-mêmes, le courant se transmet aux branches nerveuses voisines par l'intermédiaire des tissus ambiants (peau et muscles). Il s'ensuit que la contraction, qui ne se manifeste qu'entre les deux points touchés par les rhéophores, quand le courant est faible, se généralise, au contraire, aux muscles voisins ou éloignés, animés par le nerf ou les nerfs compris dans le courant d'induction, quand celui-ci a une tension suffisante.

rupture du courant entre la pile et le galvanomètre. A l'aide d'un artifice mécanique, l'excitation du nerf de la patte est *simultanée* avec la
fermeture du courant du galvanomètre. La patte se contracte, et le
courant se rompt. Le chemin parcouru par l'aiguille du galvanomètre,
au moment de la rupture, indique le temps employé par le courant nerveux pour amener la contraction du muscle. En procédant ainsi,
M. Helmholtz a reconnu que la vitesse du courant nerveux était d'environ 32 mètres par seconde [1].

M. Valentin a dernièrement répété les expériences de M. Helmholtz,
à l'aide d'un appareil d'une grande précision, et fondé sur les mêmes
principes. Cet appareil consiste essentiellement en un *chronomètre* à
deux cadrans. Ce chronomètre est mis en marche par un mouvement
d'horlogerie. L'aiguille du *premier* cadran exécute un tour complet
en 10 secondes ; ce cadran étant divisé en 100 degrés, chaque degré
correspond à 1/10 de seconde. L'aiguille du *second* cadran exécute une
révolution complète pendant que celle du premier parcourt 1 degré ; et
comme ce deuxième cadran est divisé aussi en 100 parties, chaque degré
correspond ici à 1/1000 de seconde.

L'aiguille du premier cadran se meut librement ; mais la marche de
l'aiguille du second cadran peut être momentanément suspendue sous
l'influence d'un *électro-aimant*, lorsqu'un courant voltaïque, convenablement dirigé, parcourt l'hélice métallique qui entoure la masse métallique de l'électro-aimant.

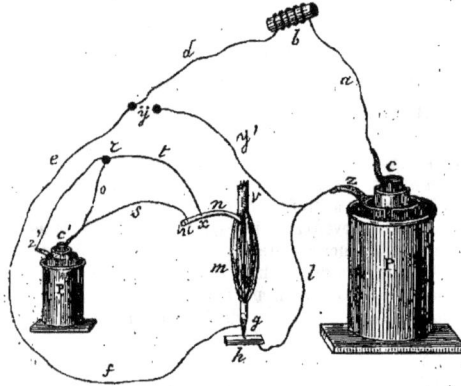

Fig. 211.

Ceci posé, voici comment on procède à l'expérience. On prend une
patte de grenouille, dont on ne conserve que la masse musculaire du
mollet *m* (Voy. fig. 211), le nerf sciatique, le tendon d'Achille et un
fragment d'os.

[1] La vitesse de l'électricité est, d'après les évaluations de M. Wheatstone et celles de
M. Fizeau, à peu près la même que celle de la lumière, c'est-à-dire de plus de 500,000
kilomètres (ou 500 millions de mètres) par seconde. La vitesse des courants nerveux sur

On suspend la patte de grenouille sur un montant en bois, à l'aide du fragment d'os v, et on adapte à l'extrémité inférieure du tendon d'Achille un petit cylindre composé d'une matière isolante (ivoire), terminé inférieurement par une pointe métallique g. Cette pointe métallique affleure une lame métallique h, convenablement maintenue au contact de g par des vis et par un ressort (de telle manière que le plus faible raccourcissement du muscle m, même un raccourcissement de $0^m,1$ entraîne la rupture du contact entre g et h).

En examinant la figure 211, on voit que le courant de la grande pile P (courant fort) peut circuler le long d'un conducteur métallique fermé, suivant *cabdefghlz*. Ce courant est destiné à transformer la petite masse de fer b en électro-aimant, et à suspendre pendant sa durée la marche de l'aiguille du deuxième cadran, au mécanisme duquel elle est annexée. Le courant de la petite pile P' (courant faible) est destiné au nerf n, dont l'excitation sera suivie de la contraction du muscle m. Le courant de la pile P' peut suivre deux directions. Il peut se diriger soit dans la direction *c'orz'*, soit dans la direction *c'suxtrz'*. Comme ce courant est très-faible, il a bien plus de tendance à suivre la première direction que la seconde. En effet, dans la première direction, tout le circuit est métallique, tandis que dans la seconde il rencontre la résistance du fragment de nerf (*ux*) interposé. Ainsi, quand les courants sont disposés comme ils le sont dans la figure, le courant passe tout entier par *c'orz'*; il ne suivra la direction *c'suxtrz'* que quand on viendra à rompre la communication du fil métallique o avec le point r.

L'expérience consiste précisément dans la rupture du contact r. L'expérimentateur rompt la communication de o avec r à l'aide d'un mécanisme particulier, qui lui permet de noter sur le chronomètre le *moment précis* de la rupture. Le courant de la pile P' passe immédiatement par le segment de nerf *vx*; il se développe dans le nerf n un courant nerveux, le muscle m se contracte, le contact gh est rompu (par la contraction du muscle), le courant de la grande pile P cesse de passer, le cylindre de fer doux b perd son aimantation, et l'aiguille du second cadran commence à se mouvoir. Au moment où l'expérimentateur a rompu le contact *or*, une petite sphère métallique, convenablement disposée (et qui n'est point représentée sur la figure), s'échappe et tombe d'une certaine hauteur. Au moment où la sphère métallique tombe en y, le circuit métallique de la grande pile P se trouve fermé *par elle*, suivant *cabdyy'z*; le cylindre de fer doux b devient de nouveau un aimant, et l'aiguille du second cadran s'arrête.

Une série d'expériences préliminaires avait fait connaître la *durée de chute* de la sphère métallique. Le temps que le courant nerveux a employé pour parcourir le fragment de nerf et amener la contraction mus-

---

leurs conducteurs (nerfs) serait donc environ seize millions de fois moins rapide que celle des courants électriques sur les conducteurs métalliques de nos appareils télégraphiques.

culaire peut donc être facilement calculé : il est égal à la durée de chute de la sphère métallique diminuée de la fraction de temps pendant laquelle l'aiguille du second cadran du chronomètre s'est mue. Or, cette dernière fraction de temps est fournie par l'instrument lui-même, car elle correspond au point où l'aiguille du second cadran s'est arrêtée.

Les résultats de M. Valentin concordent d'une manière complète avec ceux de M. Helmholtz.

Certains phénomènes, sur lesquels nous avons déjà appelé l'attention dans l'histoire des sensations, et en particulier dans celle de la vue et de l'ouïe, peuvent au reste conduire à des résultats analogues, et prouver aussi que les courants nerveux sont relativement assez lents. En effet, si le bruit produit par les chocs successifs des dents d'une roue contre une languette métallique se transforme, pour l'oreille, en un *son continu*, quand le nombre des chocs est de 32 par seconde, cela tient sans doute à ce que le temps qu'il faut à l'impression, pour cheminer de l'oreille au centre de perception par le nerf acoustique, est plus considérable que l'intervalle compris entre deux chocs successifs. Lorsqu'un pianiste exécute sur son instrument une cadence aussi rapide que sa volonté peut le lui permettre, il ne dépasse pas dix chocs par seconde. Chaque mouvement du doigt se compose de deux temps ; il faut, en effet, que les *extenseurs* le relèvent et que les *fléchisseurs* l'abaissent. Les nerfs transmettent ici l'excitation motrice du centre à la périphérie vingt fois par seconde, par des conducteurs nerveux, dont on peut évaluer la longueur à 1 mètre. On pourrait donc estimer ici la vitesse du courant nerveux à 20 mètres par seconde, si la contraction musculaire s'opérait instantanément sous l'influence de l'excitant, et s'il n'y avait un certain temps de consommé pour qu'elle puisse se produire. Lorsqu'on applique la pulpe du doigt sur la circonférence d'une roue dentée, on peut *sentir* les inégalités de la roue jusqu'au moment où il passe environ 80 dents sous le doigt par seconde. La vitesse de l'impression, qui chemine du doigt à l'encéphale, est donc ici de 1/80 de seconde, pour une longueur de 1 mètre (distance du doigt à l'encéphale), ou de 80 mètres par seconde.

De tout ceci, on peut conclure que, si la véritable valeur de la vitesse du courant nerveux n'est pas rigoureusement déterminée par expérience *chez l'homme vivant*, il n'en est pas moins vrai que cette vitesse est *infiniment moins considérable* que celle de l'électricité et de la lumière.

§ 350.

Des poissons électriques [1]. — Quelques poissons présentent, sur divers points du corps, des appareils particuliers, qui offrent une certaine

---

[1] Alors que la bouteille de Leyde et le courant dynamique de la pile n'étaient pas connus, on nommait les poissons électriques poissons *trembleurs*. On supposait que la commotion qu'ils faisaient éprouver était causée par des vibrations rapides analogues à celles des corps sonores en *vibration*. On sent combien cette explication était peu satisfaisante.

ressemblance avec des piles voltaïques. A l'aide de ces appareils, les poissons électriques peuvent, lorsqu'ils sont touchés, ou même spontanément, donner naissance à des décharges qui offrent, avec celles de nos machines, une remarquable analogie. Les conducteurs métalliques, placés en contact avec leurs corps, transmettent l'action électrique comme les conducteurs de nos appareils. Les corps non conducteurs interceptent cette action. On peut même faire briller l'étincelle électrique, lorsqu'on fait passer la décharge de la torpille ou celle du gymnote par des circuits métalliques *interrompus*. Enfin, le courant qui traverse les fils métalliques conducteurs (mis en rapport convenable avec les organes électriques de ces poissons) peut produire tous les effets des courants électro-dynamiques : il donne la commotion, il produit des élévations de température dans les fils, il aimante les aiguilles d'acier introduites dans les tours de spire des conducteurs.

L'organe électrique des *torpilles*, placé de chaque côté du corps de l'animal, est composé d'une série de colonnettes ou prismes dirigés perpendiculairement, du dos de l'animal vers son ventre. Ces prismes, au nombre d'environ 500, dans chaque appareil, sont essentiellement composés de *parties membraneuses* et de *liquides albumineux* interposés. La partie membraneuse consiste dans une quantité considérable de petits diaphragmes, ou lamelles superposées et empilées les unes sur les autres. Les lamelles sont en nombre considérable, car les prismes ayant 4 centimètres de hauteur contiennent 1,500 à 2,000 diaphragmes. Ces petits diaphragmes, qui n'ont guère que 0^{mm},004 d'épaisseur, sont séparés les uns des autres par des espaces de 0^{mm},02 remplis par le liquide. Cet appareil reçoit des nerfs qui, venant s'appliquer contre la surface inférieure des diaphragmes, baignent ainsi dans le liquide de l'espace situé au-dessous d'eux.

L'appareil électrique du *gymnote* (anguille de Surinam) a de l'analogie avec le précédent ; il est placé aussi sur les côtés du corps de l'animal, mais ses dimensions sont beaucoup plus grandes, car il a environ 60 centimètres de longueur. En outre, les diaphragmes adossés dans les séries de pyramides n'ont point leurs surfaces disposées comme ceux de la torpille ; ces lamelles sont perpendiculaires à la direction du corps, de sorte que l'une de leurs surfaces regarde la tête et l'autre la queue. Aussi, tandis que dans la torpille le courant est dirigé de la surface dorsale à la surface ventrale, dans le gymnote le courant est dirigé de la tête à la queue. En d'autres termes, l'extrémité dorsale des pyramides de l'appareil de la torpille représente le pôle positif, tandis que dans le gymnote ce pôle correspond à l'extrémité céphalique de l'organe.

Les **poissons électriques** sont : les *torpilles* (*torpedo Risso, torpedo unimaculata, torpedo marmorata, torpedo Galvanii*), le *silure* (*silurus electricus*), le *gymnote* (*gymnotus electricus*), le *tetraodon electricus*, le *trichiurus electricus*.

Dans ces dernières années, on a découvert les propriétés électriques dans d'autres poissons encore, qui sont : *gymnaschus niloticus, mormyrus longipinnis, mormyrus oxyrhynchus, mormyrus dorsalis.*

Il y a, de chaque côté du corps du gymnote, environ quarante-huit séries de diaphragmes. Chaque série contient environ 4,000 diaphragmes sur lesquels sont appliqués des filets nerveux; ces diaphragmes sont également séparés par des espaces remplis de liquide.

Les diaphragmes de l'appareil du gymnote sont plus compliqués que ceux de la torpille. M. Pacini, qui a étudié dernièrement ces organes avec beaucoup de soin, a reconnu qu'ils étaient formés de deux parties superposées : l'une qu'il appelle *corps cellulaire*, et l'autre, très-fine, qu'il appelle *lamelle fibrillaire*. Ces deux éléments membraneux sont aussi séparés l'un de l'autre par un liquide. M. Pacini, qui cherche à établir la ressemblance de ces organes avec des piles, compare la membrane fibrillaire à la cloison de porcelaine poreuse qui sépare les deux liquides en réaction dans la pile de Bunsen.

L'organe électrique du *mormyrus longipinnis*, décrit par M. Kölliker, est analogue aux précédents; il est formé par quatre séries de diaphragmes placés longitudinalement sur les côtés de la queue, deux de chaque côté. Chacune de ces séries est composée de 140 à 150 diaphragmes, séparés les uns des autres par des intervalles de 0^mm,1 remplis d'un liquide albumineux.

L'organe électrique du *silure* a été étudié par M. Pacini. Il présente des caractères particuliers qui le distinguent des précédents; il n'est point formé de séries parallèles et symétriques. Il se compose de plans membraneux entre-croisés dans toutes les directions, et formant par leurs entre-croisements des alvéoles octaédriques d'une capacité d'environ 1 millimètre cube, et remplis d'un liquide albumineux. En outre, cet organe forme une masse alvéolaire qui enveloppe *tout le corps de l'animal*, moins les nageoires et l'extrémité du museau. Il s'ensuit que l'animal est plongé dans son organe électrique comme dans un sac. Le silure étant complétement enveloppé par son organe électrique, le courant de décharge n'a pas de direction déterminée; il peut sortir d'un point quelconque de sa surface. Dans le silure, il y a une masse abondante de tissu adipeux, qui forme une couche continue interposée entre l'appareil électrique et le corps de l'animal. Le silure, entouré d'un tissu *mauvais conducteur*, se trouve ainsi *isolé* au milieu de son appareil. Les autres poissons électriques, dont l'appareil est placé de chaque côté du corps, ne présentent point de masses analogues de tissu adipeux, parce que la direction du courant a une tendance naturelle, au moment de la décharge, à compléter son circuit au travers de l'appareil lui-même, comme dans les piles dont on met les pôles en rapport; tandis que, au contraire, dans le silure, enveloppé de *toutes parts* par l'appareil, le courant aurait à chaque décharge, traversé le corps de l'animal par le chemin le plus court.

Ce qu'il y a de bien remarquable dans tous les poissons dont nous venons de parler, c'est que la décharge de l'organe électrique est *volontaire*. On peut toucher impunément un poisson électrique, même en mettant en rapport les deux pôles opposés de l'organe électrique, sans ressentir aucune commotion ; mais si l'on vient à irriter l'animal, la décharge peut se produire et se répéter à chaque irritation.

Nos appareils électriques ne nous offrent rien de semblable. Si nous touchons un réservoir où se trouve accumulée de l'électricité à l'état de tension, la décharge a lieu *au moment même* du contact. D'un autre côté, si nous établissons la communication entre les deux pôles d'un appareil électro-dynamique, le passage du courant s'opère d'une manière *continue*.

Au bout de quelque temps, et à la suite de commotions répétées, la décharge des poissons devient de plus en plus faible, ce qui prouve que l'électricité fournie par l'appareil ne se produit pas instantanément, et qu'il lui faut un certain temps pour s'y accumuler. Après plusieurs heures de repos, le courant a repris toute sa force. Il est donc vraisemblable que l'électricité renfermée dans l'appareil électrique des poissons s'y trouve à l'état de tension ou à l'état *statique*. Mais il reste toujours à démontrer pourquoi les deux électricités accumulées dans l'appareil ne se reconstituent pas nécessairement, quand on établit la communication entre le pôle positif et le pôle négatif de l'organe, et comment le système nerveux qui est en communication avec lui, par des nerfs volumineux, peut lui donner ou lui retirer cette propriété. Parmi les faits jusqu'à présent connus de l'électricité, c'est le magnétisme qui offre le plus d'analogie avec ce phénomène singulier. Sur un aimant, en effet, l'électricité se trouve accumulée aux deux pôles et s'y maintient à l'état statique, tant que l'aimant est en repos. On a beau joindre les deux pôles de l'aimant à l'aide de conducteurs métalliques, ceux-ci n'accusent le passage d'aucun courant, et ne déterminent aucune commotion. Il n'en est plus de même lorsque l'aimant est mû par un mouvement rapide : son électricité passe alors immédiatement à l'état dynamique ; elle détermine des courants dans les conducteurs convenablement placés, et elle excite des commotions, etc.

Il est remarquable que lorsque le poisson lance sa décharge, sous l'influence des nerfs qui vont se porter à l'organe électrique, les nerfs agissent par action centrifuge, exactement comme quand ils déterminent la contraction des muscles.

L'appareil électrique des poissons est un appareil spécial, qui n'a point son analogue dans les animaux vertébrés. Cet appareil, qui sert aux poissons de moyen d'attaque ou de défense, est, il est vrai, sous l'influence du système nerveux ; mais il n'est pas le système nerveux lui-même. On n'a jamais observé de phénomènes analogues à ceux des poissons électriques sur les animaux vertébrés dépourvus d'un *organe électrique* spécial. Le rôle du système nerveux, dans ses rapports avec l'organe électrique des poissons, paraît consister à mettre cet appareil dans les conditions nécessaires pour que l'électricité développée par les phénomènes chimiques de la nutrition se maintienne en ce point à l'état de séparation, et ne se recombine pas sur place, comme cela a lieu dans la trame de tous les tissus (Voy. §§ 225 et 226). En effet, lorsque les nerfs qui se rendent à l'organe électrique sont divisés, ou lorsque le lobe nerveux d'où ces nerfs se détachent est enlevé (ce lobe est placé à la partie supérieure de la moelle, où il forme un renflement qu'on peut comparer aux olives du bulbe rachidien), l'organe électrique perd promptement ses propriétés.

§ 351.

Influence du système nerveux sur les fonctions de nutrition. — Les fonctions de nutrition, c'est-à-dire celles de respiration, d'absorption, de sécrétion, etc., se rencontrent dans tous les êtres organisés; elles sont communes aux animaux et aux végétaux. Ce qui distingue essentiellement les animaux des végétaux, c'est le *mouvement* et la *sensibilité*. Le système nerveux est propre aux animaux. Il tient sous sa dépendance les organes du mouvement : c'est le système nerveux qui anime les muscles, et leur permet de mouvoir les parties solides sur lesquelles ils se fixent; c'est lui qui donne la sensibilité aux organes, et établit ainsi entre l'animal et le monde extérieur les rapports les plus variés. Mais le système nerveux est-il sans influence sur les fonctions de nutrition?

La plante immobile sur le sol où elle a pris racine absorbe, respire, sécrète et se nourrit sans intermédiaire d'un système organique analogue au système nerveux. L'animal qui naît, prend naissance aux dépens d'un blastème de cellules qui paraît uniforme dans l'origine; les tissus se développent et s'accroissent alors que le système nerveux n'existe pas encore, et ce système lui-même se développe et s'accroît comme eux. Sur l'animal et sur l'homme, arrivés à leur complet développement, la suppression ou la section des nerfs d'une partie, d'un membre, par exemple, qui entraîne dans ce membre la paralysie de la sensibilité et celle du mouvement, n'entraîne pas nécessairement la suspension des phénomènes de la nutrition, et le membre, quoique séparé de ses liens avec le système nerveux, continue encore à vivre. Un muscle séparé du système nerveux continue donc à se nourrir et conserve son pouvoir excito-moteur. M. Brown-Séquard a constaté que la contractilité musculaire n'avait pas disparu deux ans après la section des nerfs d'un membre sur l'animal : ajoutons qu'une longue portion avait été réséquée pour se mettre en garde contre la cicatrisation.

Ce n'est pas à dire pourtant que le système nerveux soit sans influence sur les fonctions de nutrition. En ce qui concerne les muscles dont il est ici question, on sait que la section de leurs nerfs, en déterminant leur inaction, les prédispose à une dégénérescence graisseuse progressive, qui se termine par leur atrophie. N'oublions pas, d'ailleurs, que les fonctions les plus essentielles de la vie organique sont accompagnées de *mouvements* chez l'animal. La respiration et la circulation en particulier ne sont possibles qu'autant que le jeu des puissances musculaires, qui agrandissent la cage thoracique, sont dans leur état d'intégrité. Il suffit de léser sur les animaux supérieurs certains points du système nerveux pour entraîner la cessation des mouvements de la poitrine, et pour amener immédiatement la mort. La cessation des mouvements de l'estomac, de ceux des intestins, entraîne pareillement, en peu de temps, des désordres graves dans la digestion. Les lésions de l'axe cérébro-spinal retentissent promptement sur les *mouvements* du cœur, et amènent une profonde perturbation dans la circulation, ou même sa cessation quand elles sont très-étendues, etc.

En dehors de l'influence exercée par le système nerveux sur les mouvements des organes dans l'accomplissement des fonctions de nutrition, l'expérience démontre que les sécrétions sont plus ou moins modifiées lorsque les nerfs qui se rendent aux organes sécréteurs sont divisés. La nutrition elle-même (tout au moins celle des tissus dans lesquels le mouvement nutritif est actif) est manifestement, à un certain degré, sous la dépendance des nerfs. (Voy., pour plus de détails, § 377 et 377 *b*'s).

Il y a des animaux qui, placés aux degrés inférieurs de l'échelle zoologique, ne présentent point de système nerveux distinct, et qui, cependant, vivent et se nourrissent. On n'en tirera pas la conclusion que le système nerveux est étranger aux fonctions de nutrition chez les animaux supérieurs pourvus de ce système. De même, les animaux inférieurs dont nous parlons présentent des mouvements manifestes ; ils sont composés d'un tissu homogène et contractile : en tirera-t-on la conclusion que le systèm nerveux, qui fait ici défaut, est étranger aux mouvements des muscles dans les animaux supérieurs ?

§ 351 *bis.*

Des régénérations des nerfs et du rétablissement des fonctions nerveuses. — Lorsqu'un nerf a été divisé, les parties dans lesquelles il envoyait ses filets périphériques sont instantanément privées de la sensibilité et du mouvement. Plus tard, il peut arriver ou que les fonctions de sensibilité et de mouvement soient anéanties pour toujours, ou qu'elles se rétablissent peu à peu au bout d'un temps plus ou moins long. Lorsque le sujet de l'observation est un homme ou un animal adulte, il faut attendre ce résultat au moins trois ou quatre mois. Lorsqu'il s'agit d'un animal très-jeune, le rétablissement de la fonction est beaucoup plus rapide : on voit la sensibilité et le mouvement commencer à réapparaître au bout de huit à quinze jours, pour se rétablir progressivement et complétement au bout d'un temps plus long. Lorsque la fonction est rétablie et qu'on examine le nerf qui avait été divisé, on trouve la plaie nerveuse cicatrisée, c'est-à-dire que les deux bouts séparés se sont réunis et que le nerf a repris sa continuité. Si l'on examine le nerf à l'aide des instruments grossissants, on constate qu'au milieu des éléments du tissu conjonctif qui ont préludé à la réunion des parties, et qui constituent la plus grande masse de la cicatrice, apparaissent des tubes nerveux de nouvelle formation, qui vont sans cesse augmentant de nombre et qui finissent par envahir le tissu de réunion.

Les éléments nerveux de nouvelle formation ne naissent point par genèse spontanée au milieu du tissu de cicatrice; ils procèdent à la fois du bout supérieur et à la fois du bout inférieur du nerf coupé par formation progressive, jusqu'à ce qu'ils se fusionnent au point où ils se rencontrent.

Toutes les blessures des nerfs, avons-nous dit, ne se cicatrisent pas, ou tout au moins ne se réunissent pas par une cicatrice *nerveuse.* Il faut, en effet, pour que le nerf coupé se reconstitue dans sa continuité, que les deux bouts du nerf coupé soient maintenus l'un près de l'autre. Lorsque les parties ne se correspondent pas ou que le nerf a subi une trop grande perte de substance ou que les deux bouts, bien que maintenus en regard l'un de l'autre, sont à plusieurs centimètres [1], la cicatrice peut se former encore, mais elle ne devient pas nerveuse et la fonction ne se rétablit pas.

Tandis qu'il se passe au niveau de la section ou de la résection nerveuse, un travail de cicatrice qui peut se terminer par le rétablissement de la continuité du nerf, d'autres phénomènes surviennent dans le bout périphérique du nerf, qui ne sont pas moins curieux et que Waller a mis en pleine lumière.

Aussitôt qu'un nerf est coupé, il survient rapidement dans le bout périphérique des modifications ou plutôt une dégénérescence qui s'étend peu à peu jusqu'aux dernières ramifications du nerf. Cette altération des tubes nerveux consiste dans la disparition progressive de la moelle nerveuse contenue dans les tubes. En sorte qu'au bout de peu de temps les tubes nerveux du bout périphérique du nerf ne consistent plus qu'en cylinder-axis entourés de la gaîne vide des tubes.

Lorsque la plaie faite au nerf doit se cicatriser, on voit, à mesure que les éléments nerveux se montrent dans le tissu de la cicatrice, on voit, dis-je, le bout périphérique du nerf se reconstituer par la réapparition de la moelle nerveuse. Cette restauration bien étudiée par M. Schiff et par M. Vulpian est lente. Plus d'une année après la lésion nerveuse, on trouve encore sur l'animal adulte que le diamètre des fibres nerveuses du bout périphérique d'un nerf coupé est encore inférieur au diamètre normal.

[1] La cicatrisation peut encore se faire quand les deux bouts sont à une distance de 1, 2, 3, 4 centimètres 4 ou 5 centimètres d'écartement chez les animaux, telle paraît être la limite au delà de laquelle la cicatrice nerveuse ne s'opère plus.

SECTION II.

Propriétés des diverses parties du système nerveux.

ARTICLE I.

DES NERFS.

§ 352.

Nerfs rachidiens. — Nerfs crâniens. — Les nerfs qui se détachent de l'axe cérébro-rachidien ont été divisés par les anatomistes en nerfs rachidiens et en nerfs crâniens, c'est-à-dire en nerfs qui se détachent du centre nerveux contenu dans le rachis, et en nerfs qui se détachent du centre nerveux renfermé dans la boîte crânienne. Cette division n'est pas seulement anatomique, elle est encore physiologique. Tandis que tous les nerfs rachidiens se comportent de même, et naissent par deux ordres de racines ayant des propriétés spéciales, les nerfs crâniens n'ont, pour la plupart, qu'une origine simple ou une seule racine ; ceux qui naissent par deux ordres de racines, et qui se rapprochent ainsi des nerfs rachidiens, offrent d'ailleurs, dans leur distribution ultérieure, des caractères propres que ne présentent point les nerfs rachidiens.

Les nerfs *rachidiens*, au nombre de 31 paires (8 cervicales, 12 dorsales, 5 lombaires, 6 sacrées), après s'être détachés de la moelle par deux ordres de racines (Voy. fig. 199 et 200), l'une antérieure, l'autre postérieure, convergent vers le trou de conjugaison, et se réunissent bientôt en un tronc commun. Les racines d'origine du nerf ont à peine mélangé leurs filets en un tronc commun, que ce tronc se divise à sa sortie du trou de conjugaison en deux branches terminales, lesquelles contiennent à la fois des filets sensitifs et des filets moteurs. Les nerfs rachidiens, à leur sortie du trou de conjugaison, sont donc des nerfs *mixtes*.

Les nerfs rachidiens, peu après leur union en un tronc commun, se divisent en deux branches qui divergent à la sortie du trou de conjugaison. L'une des branches se porte en avant, l'autre en arrière.

Les *branches postérieures* se portent dans les muscles postérieurs du tronc et dans la peau de cette région. Les *branches antérieures* se portent vers la partie antérieure du tronc et forment les plexus cervicaux, brachiaux, lombaires et sacrés qui alimentent les muscles et la peau du cou, les muscles et la peau des membres supérieurs et des membres inférieurs.

Les nerfs rachidiens président à la contraction des muscles du tronc et des membres ; ils donnent aux muscles la sensibilité obscure qu'ils présentent ; ce sont eux enfin qui donnent à la peau du tronc, à celle des membres et à celle de la partie postérieure de la tête, la sensibilité tactile qui lui est propre. Le segment antérieur de la tête reçoit ses filets sensitifs d'un nerf crânien (le nerf de la cinquième paire, ou trijumeau).

Les nerfs *crâniens* naissent dans des points variés de l'encéphale, et sortent par les trous de la base du crâne. Il y a douze paires de nerfs crâniens (classification de Sœmmering), qui sont : 1° les nerfs *olfactifs ;* 2° les nerfs *optiques ;* 3° les nerfs *moteurs oculaires communs ;* 4° les nerfs *pathétiques ;* 5° les nerfs *trijumeaux ;* 6° les nerfs *moteurs oculaires externes ;* 7° les nerfs *faciaux ;* 8° les nerfs *auditifs ;* 9° les nerfs *glosso-pharyngiens ;* 10° les nerfs *pneumogastriques ;* 11° les nerfs *spinaux ;* 12° les nerfs *hypoglosses.*

Les nerfs olfactif, optique et acoustique nous ont déjà occupé (Voy. §§ 320, 299, 314), dans l'étude des sensations. Nous avons vu que l'excitation mécanique, chimique ou galvanique éveille en eux la sensation qui leur est propre. Ils agissent comme conducteurs, à la manière des autres nerfs ; ils reportent dans les points de l'encéphale où ils se terminent l'impression reçue à leur extrémité périphérique, et c'est dans l'encéphale lui-même que l'impression devient lumière, son, etc. Lorsqu'un de ces nerfs est détruit sur un point quelconque de son trajet intracrânien, la sensation disparaît. La portion du nerf qui reste adhérente à l'organe de sens, et qui est séparée de l'encéphale, a perdu ses propriétés conductrices. Le point réel de l'encéphale où vont se terminer les racines des nerfs olfactifs n'est pas très-bien connu [1]. On ne peut guère poursuivre les racines de ce nerf au delà de la partie postérieure du lobe antérieur du cerveau, dans le fond de la scissure de Sylvius. Le nerf optique paraît se terminer dans les tubercules quadrijumeaux (Voy. § 369). Le nerf auditif paraît se terminer au bulbe rachidien, dans l'épaisseur de la substance grise placée à la face postérieure du bulbe. Le siége *encéphalique* des divers organes des sens n'est donc pas encore suffisamment déterminé.

§ 353.

Nerf moteur oculaire commun. — Ce nerf se détache des pédoncules cérébraux dans le sillon qui sépare les pédoncules de la protubérance annulaire. L'origine apparente de ce nerf a lieu sur l'étage inférieur des pédoncules cérébraux. Le nerf moteur oculaire commun va se distribuer à tous les muscles de l'œil, sauf le droit externe et le grand oblique, c'est-à-dire qu'il donne le mouvement au droit supérieur, au droit inférieur, au droit interne, au muscle petit oblique et au releveur de la paupière supérieure ; de plus, il fournit au ganglion ophthalmique ce qu'on appelle sa courte racine. Cette racine, après avoir traversé le ganglion, donne naissance aux nerfs ciliaires qui vont à l'iris. C'est à ces nerfs que l'iris doit de pouvoir diminuer l'ouverture de la pupille : ils président à la contraction du sphincter irien. Lorsque le nerf moteur oculaire commun est coupé sur les animaux, ou lorsqu'il est détruit ou comprimé par

---

[1] L'origine des nerfs, aux points où i s *se séparent* des centres nerveux, ne représente que leur origine *apparente.* On peut suivre plus ou moins profondément les fibres d'un nerf dans le centre nerveux lui-même. C'est ce qu'on appelle poursuivre son origine *réelle.* C'est une recherche difficile, attendu le peu de consistance de la substance nerveuse.

des tumeurs sur le vivant, on voit survenir la *paralysie* des muscles de l'œil et la dilatation permanente de la pupille.

La paralysie des muscles dans lesquels se distribue le nerf moteur oculaire commun se traduit à l'extérieur par un *prolapsus* de la paupière supérieure, dû à la paralysie du muscle releveur de la paupière supérieure; il s'ensuit aussi un *strabisme externe*. Le strabisme externe s'explique aisément par la paralysie du muscle droit interne et par la persistance de la tonicité (Voy. § 227) dans le muscle droit externe resté intact.

On a quelquefois signalé exceptionnellement des rameaux nerveux du nerf moteur oculaire commun, qui se rendaient dans le *droit externe* et dans le grand oblique. Dans l'appréciation symptomatique de la lésion nerveuse, le prolapsus de la paupière supérieure et la dilatation de la pupille devront donc passer avant le strabisme.

Le nerf moteur oculaire commun est un nerf de mouvement. Mais ne contient-il que des filets moteurs, et ne renferme-t-il pas quelques filets de sensibilité?

Lorsqu'on excite le nerf moteur oculaire commun sur les animaux, dans la cavité orbitaire, les animaux accusent de la douleur; le nerf est légèrement *sensible*. Cette sensibilité est-elle empruntée au nerf ophthalmique dans le trajet intracrânien, le long du sinus caverneux, ainsi que le pense M. Longet, ou bien est-elle due à une petite proportion de fibres sensitives destinées à la sensibilité musculaire? C'est ce qui n'est pas parfaitement déterminé. Les recherches de MM. Jacubowitsch et Owsjannikoff sur l'origine réelle des nerfs encéphaliques s'accordent mieux avec la dernière supposition.

Chez l'animal récemment tué, il est facile de montrer l'influence motrice de ce nerf sur les muscles de l'œil; il suffit d'exciter le nerf avec une pince ou avec les pôles d'une pile faible pour exciter des contractions dans tous ces muscles, et aussi dans l'iris.

Les expérimentateurs (M. Nuhn en particulier) ont constaté pareillement sur l'homme décapité que l'excitation du nerf moteur oculaire commun entraîne la contraction de la pupille.

§ 354.

Nerf pathétique. — Ce nerf a son origine apparente en arrière des tubercules quadrijumeaux, sur les côtés de la valvule de Vieussens. Le nerf pathétique est destiné à un seul muscle de l'œil, le muscle grand oblique. Lorsqu'on vient à exciter ce nerf dans l'intérieur du crâne, sur un animal récemment tué, on aperçoit sur le globe oculaire un léger mouvement de rotation de dehors en dedans; et, lorsque la voûte osseuse de l'orbite est enlevée, on constate directement que ce mouvement est déterminé par les contractions du muscle grand oblique.

§ 355.

Nerf trijumeau (ou trifacial, ou de la cinquième paire). — Le nerf trijumeau naît de l'encéphale par *deux racines*. Il offre, sous ce rapport, avec les nerfs rachidiens une certaine analogie. L'une de ces racines est, en effet, une racine sensitive, et l'autre une racine motrice. Ces deux racines ont leur origine apparente au même point, sur les côtés de la protubérance annulaire, là où les fibres transversales de la protubérance prennent le nom de pédoncules cérébelleux moyens.

L'expérience a prouvé, de la manière la plus certaine, que la *petite* racine de ce nerf est une racine motrice, tandis que la *grosse* racine est une racine sensitive. La grosse racine, ou racine sensitive, présente, comme les racines postérieures des nerfs rachidiens, un renflement ganglionnaire peu après son origine. Ce renflement est connu sous le nom de ganglion de Gasser. La réunion de la portion sensitive du nerf trijumeau avec sa portion motrice n'a lieu qu'au delà du ganglion, comme pour les nerfs rachidiens. Mais ce qui établit entre les nerfs rachidiens et le nerf trijumeau une différence essentielle, c'est que la portion ganglionnaire ou sensitive du nerf trifacial ne se réunit pas entièrement à la portion non ganglionnaire pour former un nerf mixte. Loin de là, il n'y a qu'une faible partie de la portion ganglionnaire du nerf qui se réunisse à la portion non ganglionnaire pour former la branche *maxillaire inférieure*. Les deux branches supérieures du nerf de la cinquième paire sont exclusivement fournies par la racine sensitive : ce sont la branche *ophthalmique* et la branche *maxillaire supérieure*.

Les branches ophthalmique et maxillaire supérieure sont donc des nerfs sensitifs, tandis que la branche maxillaire inférieure est un nerf mixte.

Le nerf de la cinquième paire donne, par sa branche supérieure (ophthalmique), la sensibilité du globe oculaire, à la conjonctive, à la muqueuse nasale et à ses sinus, à la peau du front jusqu'à la partie supérieure de la tête, à la paupière supérieure, à la partie supérieure du nez. Par sa branche moyenne (maxillaire supérieur), il donne la sensibilité à la muqueuse nasale, à la trompe d'Eustache, à la partie supérieure du pharynx, au voile du palais, à la voûte palatine, aux gencives, aux dents, à la paupière inférieure, à la partie inférieure du nez, aux joues, à la lèvre supérieure. La branche inférieure du nerf de la cinquième paire (nerf maxillaire inférieur) donne la sensibilité à la peau des tempes, à une partie de l'oreille externe, à la partie inférieure du visage, à la lèvre inférieure, au plancher inférieur de la bouche, aux deux tiers antérieurs de la langue. Cette branche donne le mouvement, par ses filets moteurs, aux muscles temporaux, masséters, ptérygoïdiens externes et internes, ventres antérieurs des digastriques, mylohyoïdiens, tenseurs du palais (péristaphylins externes). En résumé, la cinquième paire donne la sensibilité à presque tous les téguments cutanés et muqueux de la face (Voy. fig. 212). En outre elle donne le mouvement à un groupe de muscles qui agissent pendant la mastication.

On peut exciter directement le nerf de la cinquième paire dans l'intérieur du crâne, après avoir soulevé le cerveau avec précaution; on constate ainsi que la portion ganglionnaire est douée d'une vive sensibilité.

La section intracrânienne du tronc entier de la cinquième paire, au moment de son passage sur le sommet du rocher, entraîne immédiatement l'abolition de la sensibilité de toutes les parties que nous venons de signaler, et la paralysie des muscles auxquels il donne des filets.

La section intracrânienne du nerf de la cinquième paire s'opère, sur l'animal vivant, à l'aide d'un petit instrument très-délié, qu'on introduit en avant du conduit auditif externe, en perforant l'os temporal, après avoir mesuré par avance, dans le crâne ouvert d'un animal de même espèce, la profondeur à laquelle il faut faire pénétrer l'instrument, et la direction qu'il faut lui donner pour diviser le nerf. Cette section est accompagnée d'une *très-vive* douleur, ce qui établit directement encore que ce nerf est doué d'une grande sensibilité. D'un autre côté, lorsque, après avoir enlevé le cerveau sur un animal, on détache les origines du nerf de la cinquième paire de la protubérance, on peut exciter le bout périphérique de la grosse racine sans déterminer le moindre mouvement dans les parties auxquelles va se distribuer ce nerf. Lorsque l'excitation porté sur la petite racine, les muscles auxquels va se porter le nerf maxillaire inférieur entrent en contraction, et comme ces muscles sont principalement des muscles *masticateurs*, la mâchoire inférieure se rapproche de la supérieure. Cette expérience, souvent répétée par les observateurs, prouve que la partie sensible du nerf correspond à la grosse racine, et la partie motrice à la petite. Elle prouve encore que, dans le nerf maxillaire inférieur, la portion nerveuse qui fait contracter les muscles vient de la petite racine du nerf trijumeau, car l'irritation de la grosse racine, qui, elle aussi, concourt à la formation du nerf maxillaire inférieur, n'est suivie d'aucun mouvement dans les muscles de la mâchoire.

C'est à la racine non ganglionnaire du trijumeau, et à la portion motrice du nerf maxillaire inférieur, qui lui fait suite, que Bellingeri a

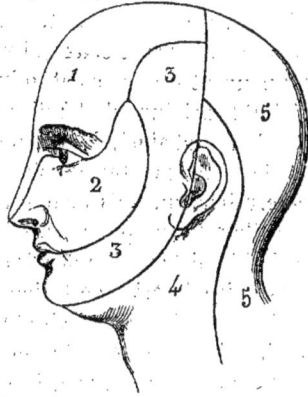

Fig. 212.

1, distribution cutanée de la branche ophthalmique.
2, distribution cutanée de la branche maxillaire supérieure.
3, 3, distribution cutanée de la branche maxillaire inférieure.
4, distribution cutanée des branches antérieures des nerfs cervicaux.
5, 5, distribution cutanée des branches postérieures des nerfs cervicaux.

donné le nom de *nerf masticateur*. Cette dénomination est plutôt physiologique qu'anatomique, car elle s'applique à un nerf qui n'est pas isolé dans toutes les parties de son trajet. Il est vrai que les filets fournis aux muscles et ceux qui vont se distribuer à la peau et aux muqueuses peuvent être souvent suivis à l'aide du scalpel et rapportés à leur véritable origine, c'est-à-dire à la racine motrice ou à la racine sensitive, et qu'on peut ainsi, à la rigueur, séparer le nerf maxillaire en ses deux parties composantes, sensitive et motrice, depuis son origine jusqu'à sa terminaison. Mais il faut dire que la dissection peut induire en erreur, car elle est, en quelques points tout au moins, un peu artificielle. La véritable distribution des fibres sensitives et des fibres motrices du nerf maxillaire inférieur est bien plus rigoureusement déterminée par l'expérience, qui consiste à irriter directement la racine motrice du nerf de la cinquième paire après l'enlèvement du cerveau. La dissection des rameaux du nerf maxillaire inférieur aurait toujours laissé quelque incertitude dans l'esprit, pour savoir quels sont les filets du nerf maxillaire inférieur qui viennent de la racine ganglionnaire, et quels sont ceux qui viennent de la racine non ganglionnaire; c'est en tenant compte des résultats fournis par les expériences physiologiques que l'anatomie est parvenue à rapporter les divisions de ce nerf à leur véritable source.

Influence du nerf de la cinquième paire sur les organes des sens. — Lorsque le nerf de la cinquième paire a été coupé sur un animal dans l'intérieur du crâne, la sensibilité et le mouvement ont disparu dans les parties animées par ce nerf. Le mouvement de clignement ne s'opère plus sur l'œil du côté correspondant à la section du nerf. La sensibilité de la conjonctive est en effet anéantie : la sensation de picotement déterminée par le contact de l'air sur cette membrane n'est plus sentie, le besoin de cligner n'existe plus. On peut promener les barbes d'une plume, appliquer la pulpe du doigt sur le globe de l'œil, l'animal n'en a pas connaissance, et les paupières restent immobiles.

Quand l'animal survit à l'opération, on constate qu'au bout de quelques jours la cornée devient opaque; elle s'ulcère même parfois, et l'œil se perd en se vidant. Dans le principe, on avait pensé que cette altération de l'œil devait être attribuée au desséchement de l'œil (par cessation du mouvement de clignement, les larmes n'étant plus étalées à la surface du globe oculaire), et à l'action irritante des poussières et des autres influences extérieures. Mais M. Magendie, qui, le premier, avait observé les désordres dont nous parlons, avait déjà constaté que, ni la section du nerf de la septième paire (suivie de la paralysie du sphincter des paupières), ni l'excision des paupières, opérations qui mettent à découvert le globe oculaire, quoique suivies d'ophthalmie, ne sont capables de produire dans le globe oculaire une affection semblable à celle qui résulte de la section de la cinquième paire. MM. Snellen et Donders ont confirmé la justesse de cette observation, et, comme

M. Magendie, ils ont constaté pareillement que l'extirpation de la glande lacrymale n'entraîne point l'opacité de la cornée.

Les désordres qui surviennent dans la nutrition du globe de l'œil après la section du nerf de la cinquième paire tiennent donc évidemment à la suppression d'action de la branche ophthalmique de ce nerf.

Le mode de cette action, resté jusqu'à ce jour assez obscur, nous semble avoir été dernièrement élucidé, avec beaucoup de sagacité, par M. Snellen. L'auteur, après avoir constaté d'abord que des tissus dont les nerfs ont été coupés sont tout aussi capables que les autres de s'enflammer sous l'influence des agents mécaniques et chimiques, montre, par des expériences, que des irritations mécaniques peuvent, après la section du nerf facial (nerf de la septième paire), donner lieu à des altérations de nutrition qui ne diffèrent en rien de celles qui suivent la section du trijumeau. M. Snellen constate également, comme l'avait déjà observé M. Schiff, que l'application d'une suture aux paupières (d'un animal dont on a coupé le nerf de la cinquième paire), pour empêcher le contact de l'air, retarde un peu, mais n'empêche ni le développement ni l'intensité de l'inflammation oculaire. L'expérimentateur se demande alors si les corps étrangers et durs, contre lesquels l'animal se choque à chaque instant avec son globe oculaire découvert et privé de sensibilité, ou avec son globe oculaire, couvert de paupières également insensibles, ne seraient pas capables de produire une inflammation de la cornée avec ses suites. L'auteur imagine alors un nouveau procédé. Après avoir coupé le nerf de la cinquième paire à un lapin et fermé les paupières du côté lésé par une suture, il fixe au-devant de l'œil, par quelques fils, l'oreille du même côté (l'oreille *reste encore sensible* après la section du trijumeau). De cette façon, l'œil se trouve soustrait aux influences traumatiques.

Dans une première expérience, la cornée resta parfaitement transparente jusqu'au sixième jour, moment où les fils de la suture tombèrent avec la suppuration des paupières. Les fils étant tombés, le pus s'amassa dans l'œil entr'ouvert, la cornée devint opaque et les phénomènes ordinaires ne tardèrent pas à se manifester. Dans une autre expérience, au moment où les fils se relâchèrent, on renouvela les points de suture, et le succès fut tel que, jusqu'au dixième jour, c'est-à-dire jusqu'au moment de la mort de l'animal, la cornée garda son état normal. M. Snellen tire de ses expériences la conclusion que les altérations qui surviennent au globe de l'œil, à la cornée en particulier, sont l'effet des causes traumatiques, alors que l'œil, privé de sensibilité, a perdu la faculté de se soustraire aux influences du dehors.

Cette conclusion est celle que M. Brown Séquard dès 1849 tirait des observations faites après la section du nerf sciatique. Il avait remarqué que les ongles du membre inférieur se déformaient, que les poils tombaient par places, qu'il survenait à la longue des ulcérations, et il avait attribué ces divers effets à la perte de la sensibilité et aux frottements contre le sol qui en étaient la conséquence.

M. Schiff a récemment répété les expériences de M. Snellen. Sur cinq lapins, les résultats généraux (consignés dans la thèse de M. Hauser) ont été sensiblement les mêmes [1].

La cinquième expérience de M. Schiff est surtout saisissante. On pratiqua sur un jeune lapin la section du nerf trijumeau des deux côtés, et on conserva l'animal par l'alimentation artificielle (il faut alimenter artificiellement l'animal, car la sensibilité de la muqueuse buccale et le jeu des mâchoires sont abolis). L'œil gauche fut fermé par suture et protégé par l'oreille. L'œil droit fut seulement fermé par suture. Le cinquième jour, dans la matinée, l'animal fut trouvé mort (de faim). La cornée de l'œil gauche était saine ; la cornée de l'œil droit était opaque.

La section du rameau carotidien, qui établit la communication entre le ganglion cervical supérieur du grand sympathique et le ganglion ophthalmique, entraîne aussi des altérations de nutrition dans l'œil, mais elles ne sont pas à beaucoup près aussi marquées. Elles consistent particulièrement dans l'injection des vaisseaux de l'iris et de la conjonctive (Voy. § 377).

Un phénomène souvent observé après la section du nerf de la cinquième paire dans l'intérieur du crâne, c'est le *rétrécissement* de la pupille, rétrécissement qui diminue peu à peu. Or, le même phénomène survient aussi sur les animaux auxquels on a coupé le filet carotidien, qui fait communiquer le ganglion ophthalmique avec le ganglion cervical du grand sympathique ; il est, dès lors, assez probable que la section intracrânienne de la cinquième paire a en même temps porté sur le filet de communication dont il est question, filet qui passe très-près des racines de la cinquième paire [2]. Le rétrécissement momentané de la pupille peut être expliqué par la paralysie des *fibres rayonnées* de l'iris, lesquelles sont sous l'influence du grand sympathique (Voy. § 373), et par la persistance de l'action tonique du *sphincter* de l'iris, lequel est sous l'influence du nerf moteur oculaire commun (Voy. § 353).

Lorsque le nerf de la cinquième paire est coupé dans l'intérieur du crâne, il survient aussi des troubles dans l'organe de l'odorat, troubles qu'il est assez difficile d'expliquer. L'expérience apprend peu de chose à cet égard, car tout ce qui est relatif aux odeurs est difficile à bien

---

[1] M. Schiff signale, en outre, l'injection des vaisseaux de l'iris et de la conjonctive comme conséquence de la lésion de la cinquième paire, et comme *prédisposition* à l'inflammation du globe de l'œil, lorsque celui-ci n'est pas protégé par la paupière et par *l'oreille*. Mais il n'est pas démontré que la paralysie des vaisseaux (d'où l'injection) n'est pas ici, comme ailleurs, déterminée par la portion du filet du grand sympathique qui procède du rameau carotidien, et qui se rend au ganglion ophthalmique, filet qui passe sur le sommet du rocher, dans le voisinage de la cinquième paire.

[2] M. Schiff, qui a observé le rétrécissement de la pupille sur le lapin, ne l'a point observé sur le chat et sur le chien. Cela ne tiendrait-il pas au rapport un peu différent du filet anastomotique du grand sympathique ?

apprécier sur les animaux. On sait seulement qu'alors la muqueuse nasale éprouve des modifications de nutrition. Elle rougit ; elle devient molle et saignante ; la sécrétion en est augmentée (Schiff), et l'odorat paraît très-affaibli. On sait qu'un simple coryza suffit pour altérer profondément l'odorat.

La paralysie de la cinquième paire est quelquefois accompagnée d'une certaine dureté de l'ouïe. La section intracrânienne de ce nerf sur les animaux apprend peu de chose sur ce point [1]. Si l'ouïe est troublée, cela provient sans doute de la cessation d'influence des filets nerveux qui se détachent du ganglion otique (venant indirectement du nerf maxillaire inférieur), et qui vont se porter au vestibule, c'est-à-dire à la membrane qui contient les *liquides auditifs*.

S'il est vrai que le nerf lingual (branche du maxillaire inférieur) tient sous sa dépendance non-seulement la sensibilité tactile de la langue, mais encore la sensibilité gustative de ses bords et de sa pointe, il est évident que la section intracrânienne de ce nerf entraîne à la fois l'abolition de ces deux modes de sensibilité (Voy. §§ 323, 328).

Lorsque le nerf de la cinquième paire est coupé, la sécrétion de la salive est ralentie. L'excitation du nerf augmente, au contraire, cette sécrétion, ce dont on s'est convaincu sur des animaux chez lesquels on avait établi des fistules aux canaux excréteurs [2]. La glande sous-maxillaire et la glande sublinguale reçoivent leurs nerfs du ganglion sous-maxillaire et du ganglion sublingual, et ces ganglions sont en communication avec le nerf lingual de la cinquième paire, et avec la corde du tympan de la septième paire, auxquels il faut joindre quelques filets du grand sympathique accolés à l'artère linguale et à ses divisions. La glande parotide reçoit des filets de la branche auriculo-temporale de la cinquième paire, à laquelle viennent se joindre des filets de la septième paire.

§ 356.

Nerf moteur oculaire externe. — Ce nerf, qu'on pourrait appeler aussi nerf abducteur de l'œil, se répand dans le muscle droit externe. La distribution de ce nerf dans un seul muscle, tandis que le nerf moteur oculaire commun se distribue dans les autres muscles de l'œil, est vraisemblablement en rapport avec le mode d'association des mouvements des deux yeux dans l'exercice de la vision (Voy. § 300).

---

[1] Quand on coupe le nerf de la cinquième paire dans l'intérieur du crâne, il peut arriver qu'on coupe en même temps le nerf acoustique. Il faut donc se méfier des résultats.
[2] Lorsqu'on se propose d'activer la sécrétion des glandes salivaires par l'excitation du nerf de la cinquième paire, il faut que l'excitant (on s'est particulièrement servi dans ces expériences du courant de la pile ou du courant des appareils d'induction) soit appliqué sur les branches correspondantes aux glandes en expérience, et il faut que ces branches soient intactes. Lorsque les branches ont été coupées, ce n'est pas, comme on pourrait le croire, l'excitation du bout périphérique, mais bien celle du bout central, qui active la sécrétion (Voy., pour plus de détails, § 377 *bis*.).

L'expérience qui consiste à exciter directement ce nerf dans l'intérieur du crâne est une expérience difficile. Ce nerf prenant naissance sur les confins postérieurs de la protubérance, à l'endroit où les faisceaux du bulbe rachidien s'engagent sous les fibres transversales de la protubérance, on ne peut parvenir jusqu'à lui qu'en soulevant toute la masse encéphalique. En procédant avec beaucoup de précautions, M. Longet a constaté que l'animal paraît insensible à son excitation.

Lorsqu'on a enlevé le cerveau, on peut exciter le bout périphérique du nerf à l'aide d'excitants variés, et constater directement qu'il fait contracter le muscle droit externe, de sorte que le globe oculaire se tourne en dehors. Lorsque ce nerf est paralysé isolément sur l'homme vivant, la pupille se trouve portée en dedans en vertu de la tonicité persistante du muscle antagoniste (le muscle droit interne).

§ 357.

Nerf facial. — Le nerf facial naît, en dehors du précédent, dans le sillon de séparation de la protubérance annulaire et du bulbe rachidien. Il s'engage bientôt dans l'aqueduc de Fallope, et sort du crâne par le trou stylo-mastoïdien. Le nerf facial anime les muscles occipital, auriculaire postérieur, auriculaire supérieur, auriculaire antérieur, frontal, sourcilier, orbiculaire palpébral, grand zygomatique, petit zygomatique, canin, élévateur propre de la lèvre supérieure, élévateur commun de l'aile du nez et de la lèvre supérieure, myrtiforme, transverse du nez, pyramidal, orbiculaire des lèvres, buccinateur, triangulaire, carré, muscle de la houppe du menton, peaucier, ventre postérieur du digastrique, stylo-hyoïdien, muscle interne du marteau, muscle de l'étrier.

Lorsqu'on excite les principales branches du nerf facial qui se distribuent à la face, l'animal se montre très-sensible à l'excitation ; lorsqu'on l'excite à sa sortie du crâne, c'est-à-dire au-dessous du trou stylo-mastoïdien, il est sensible encore, mais beaucoup moins. La sensibilité de ce nerf à la face provient en très-grande partie des filets sensitifs de la cinquième paire, qui presque partout marchent accolés avec lui et sont confondus dans le même névrilemme. Ces deux nerfs, en effet, se distribuent ensemble à presque toutes les parties molles du visage : l'un (nerf facial) abandonne surtout ses filets dans les muscles, l'autre (nerf de la cinquième paire) se porte en majeure partie dans les téguments cutanés et muqueux.

Le nerf facial, à son origine, est-il un nerf purement moteur ? est-il tout à fait insensible ? La démonstration directe n'est pas facile, quoiqu'elle ait été annoncée. Si l'on cherche à exciter le nerf facial à son origine, sans détruire le cerveau, il faut, en effet, soulever celui-ci et le renverser, pour découvrir la partie antérieure du bulbe rachidien. Or, cette expérience n'est guère possible sans déchirure, et l'animal est alors tellement abattu, qu'on ne peut guère tirer de conclusions positives de l'expérimentation; mais on peut chercher à résoudre le problème par voie indirecte.

Les paralysies de la cinquième paire, qui entraînent la perte de la sensibilité dans les téguments de la face, ne sont point accompagnées de la perte du mouvement. Réciproquement, dans la paralysie du nerf facial, qui entraîne la paralysie du mouvement, la sensibilité des téguments est conservée du côté correspondant de la face.

Lorsque le nerf de la cinquième paire a été coupé dans le crâne, les branches du nerf de la septième paire, qui se répandent à la face, sont devenues très-peu sensibles à l'excitation, et quelques-unes même ne paraissent plus l'être. C'est donc principalement l'adjonction de la branche auriculo-temporale de la cinquième paire au niveau du trou stylo-mastoïdien, celle des filets sus-orbitaires, sous-orbitaires et mentonniers de la cinquième paire, au niveau des trous de même nom, qui communiquent au nerf facial la vive sensibilité que montre l'animal *intact*, lorsqu'on irrite les branches de la septième paire. Mais il n'en faut pas conclure que le nerf facial est absolument insensible.

Le nerf facial est *légèrement* sensible à sa sortie du trou stylo-mastoïdien, alors qu'il n'a pas encore reçu les anastomoses du nerf de la cinquième paire, et, de plus, sa sensibilité n'est pas éteinte complétement lorsque le nerf de la cinquième paire a été divisé dans le crâne. Cette sensibilité obscure, le nerf facial la doit à des filets propres, qui font partie de son tronc originel.

Lorsqu'on examine les origines du nerf facial, on remarque qu'il se détache du bulbe par deux racines : l'une, qui constitue la plus grande partie du nerf; l'autre, très-petite, qui lui est tout à fait accolée. Est-ce cette petite racine (nerf de Wrisberg) qui lui donne la sensibilité obscure dont il jouit, et la petite intumescence qu'on observe au *coude* du nerf facial, en son trajet dans l'aqueduc de Fallope, est-elle un renflement ganglionnaire analogue à celui qu'on observe sur les racines postérieures des nerfs rachidiens et sur la racine sensitive de la cinquième paire ? Ce sont là des suppositions qui ne sont pas suffisamment démontrées [1]. Mais ce qui ressort de l'expérience, c'est que le nerf facial n'est pas exclusivement moteur avant ses anastomoses avec la cinquième paire, et qu'il est légèrement sensible par lui-même [2].

[1] Quelques expériences de M. Bernard tendent à faire supposer que le nerf de Wrisberg n'est pas complétement assimilable à la racine sensitive de la cinquième paire. Ce nerf devrait être envisagé, au moins en partie, comme une racine du système sympathique encéphalique, et l'intumescence gangliforme du nerf de la septième paire devrait être considérée comme un ganglion de ce système (Voy. § 377).

[2] Il ne faut pas forcer les faits et vouloir se faire sur les propriétés exclusivement sensitives ou exclusivement motrices des nerfs des idées trop absolues. La distinction est nette et tranchée pour les racines originaires des nerfs rachidiens ; elle l'est aussi pour les branches du nerf de la cinquième paire ; mais la distinction est loin d'être aussi tranchée pour la plupart des autres nerfs crâniens. La localisation des tubes nerveux conducteurs du mouvement dans tels ou tels nerfs n'est en rien nécessaire à la doctrine de Charles Bell ; ces éléments différents conservent leur signification, alors même qu'ils sont accolés dans les nerfs, alors même qu'ils sont accolés dans les centres nerveux. Tantôt ils appa-

Le nerf facial est le seul qui fournisse des filets moteurs aux muscles de la face. On peut, après avoir mis à mort un animal et lui avoir enlevé l'encéphale, irriter mécaniquement le bout périphérique du nerf facial, et faire contracter ainsi les muscles du visage. Dans les paralysies du nerf facial, les muscles d'un côté de la face étant paralysés, les muscles du côté sain entraînent le visage de leur côté, en vertu de leur force tonique et la face prend une expression particulière.

Influence du nerf de la septième paire sur les organes des sens. — Quand ce nerf est paralysé sur l'homme, ou quand on l'a coupé sur un animal, à la sortie du trou stylo-mastoïdien, le muscle orbiculaire des paupières ne se contracte plus; les paupières ne peuvent plus s'abaisser sur le globe de l'œil. L'œil du côté paralysé paraît même plus grand que l'autre, en vertu de la tonicité persistante du muscle releveur de la paupière supérieure animé par le nerf moteur oculaire commun. Il peut résulter de cette paralysie des troubles graves dans la vision, et il y a ordinairement un état inflammatoire chronique de la membrane conjonctive, par suite du contact prolongé de l'air. Les muscles du globe de l'œil peuvent toutefois suppléer en partie le mouvement de clignement; ce n'est plus la paupière qui étale les larmes sur le globe de l'œil, c'est l'œil lui-même qui se meut sous la paupière. Les larmes s'écoulent sur la joue, parce que les points lacrymaux n'ont plus leur direction normale (Voy. § 304).

Dans les paralysies du nerf facial, on a souvent observé un affaiblissement remarquable de l'odorat, qui est assez difficile à expliquer. On l'a attribué à la paralysie des muscles qui entourent l'orifice extérieur des narines, paralysie qui, tout en n'empêchant pas le courant d'air de traverser les fosses nasales, s'opposerait à l'écartement actif des narines, qu'on regarde comme une cause adjuvante assez essentielle de l'odorat[1].

Le nerf facial anime les muscles des osselets, c'est-à-dire le petit muscle de l'étrier, et le muscle interne du marteau. La paralysie du nerf facial est quelquefois accompagnée d'une sensibilité douloureuse de l'audition, qui dépend sans doute de ce que la membrane du tympan ne peut plus remplir son rôle protecteur (Voy. § 309).

---

raissent distincts au moment où les nerfs se séparent des centres, tantôt ils sont accolés au lieu d'être séparés. Les tubes nerveux ne s'anastomosant point entre eux, cela importe peu. Les tubes nerveux, qu'ils marchent séparément vers leur destination ultérieure, ou qu'ils se rassemblent et se rapprochent dans un névrilemme commun, n'en conservent pas moins, jusqu'à leur terminaison, les propriétés qui leur sont propres. Les filets sensitifs du nerf de la cinquième paire et les filets moteurs du nerf facial, réunis entre eux dans les branches auriculo-temporales, susorbitaires, sous-orbitaires et mentonnières, ne président pas moins, les uns à la sensibilité des parties, et les autres au mouvement musculaire. Ces filets seraient accolés entre eux et formeraient un tronc unique dès le moment où ils se séparent des centres nerveux, que cela ne changerait point le rôle qu'ils sont appelés à jouer.

[1] On peut aussi attribuer l'influence du facial sur l'odorat au filet qui se détache du coude du facial, sous le nom de grand nerf pétreux superficiel (filet supérieur du nerf vidien), et qui, après avoir traversé le ganglion sphéno-palatin, va se répandre dans les fosses nasales, en formant la plus grande partie du nerf naso-palatin. Le nerf facial exercerait sur l'odorat une influence du même ordre que le nerf de la cinquième paire (Voy. § 355).

brane séreuse, comparable à un sac sans ouverture : ils ont pour revêtement une simple couche de cellules d'épithélium, et ils communiquent largement avec le tissu conjonctif sous-arachnoïdien, par l'intermédiaire du troisième et du quatrième ventricule.

L'axe cérébro-rachidien est donc, sur l'animal vivant, baigné par une couche de liquide, et ce liquide peut passer librement de la cavité crânienne dans la cavité rachidienne, et réciproquement. M. Magendie, qui a attiré le premier l'attention des physiologistes sur ce liquide, estime que sur l'homme sain sa quantité doit être d'environ 60 grammes. Il peut augmenter dans des proportions considérables; c'est ce qu'on observe dans l'hydrorachis et dans l'hydrocéphalie.

L'analyse du liquide cérébro-rachidien, extrait de la cavité rachidienne des animaux vivants, a été faite plusieurs fois. Ce liquide est très-riche en eau (98 parties sur 100), il renferme du chlorure de sodium, d'autres sels, une très-faible proportion d'albumine, et quelques matières extractives. On peut le comparer à du sérum du sang dans lequel la proportion d'albumine serait très-diminuée. Les substances solubles injectées dans le sang passent avec facilité dans ce liquide. Il n'est pas impossible, ainsi que le fait remarquer M. Magendie, que les substances qui modifient ou qui suspendent les fonctions du système nerveux agissent par cette voie. L'action, en effet, doit ainsi se généraliser promptement à tout le système nerveux central.

Lorsqu'on a enlevé le liquide céphalo-rachidien, en faisant une ponction aux membranes de la moelle d'un animal vivant, les vaisseaux de la pie-mère cérébro-rachidienne laissent exhaler les parties séreuses du sang au travers de leurs parois, et comme la pie-mère est très-riche en vaisseaux, ce liquide se reproduit avec une grande rapidité. Au bout de vingt-quatre heures, il existe en aussi grande quantité qu'avant l'opération.

Lorsqu'on donne issue à ce liquide, par une piqûre pratiquée dans l'espace interoccipito-atloïdien, on remarque que le premier flot de liquide sort *en jet*. D'après M. Magendie, les centres nerveux seraient dès lors, dans l'état normal, soumis à une certaine pression de la part du liquide qui les baigne. C'est à la soustraction de cette *pression normale* que M. Magendie attribue le trouble des facultés locomotrices, qui succède à l'issue au dehors du liquide céphalo-rachidien. Les animaux, en effet, après cette opération, *chancellent* sur leurs jambes comme s'ils étaient ivres, et leur corps s'affaisse, tantôt d'un côté, tantôt de l'autre.

M. Longet, qui a répété ces expériences, a constaté que *la section des muscles de la nuque*, qu'on pratique pour mettre à nu l'espace occipito-atloïdien, *suffit* pour amener un trouble profond dans les mouvements; il a pareillement constaté qu'en déterminant l'issue au dehors du liquide céphalo-rachidien, sans diviser les muscles de la nuque, la démarche des animaux ne présentait aucune modification notable [1].

---

[1] Pour arriver à donner issue au liquide céphalo-rachidien sans diviser les muscles

Nous sommes, en ce qui concerne le rôle du liquide céphalo-rachidien, assez disposé à considérer ce liquide, avec M. Foltz, comme un *coussin protecteur* (ou, ainsi qu'il le dit, comme une sorte de ligament suspenseur des centres nerveux), en vertu duquel la substance nerveuse ne repose pas immédiatement sur les parois osseuses de la cavité encéphalo-rachidienne. L'encéphale et la moelle se trouvent, grâce à ce liquide, supportés dans une sorte de bain, où ils perdent la majeure partie de leur poids (principe d'Archimède). En tenant compte de la densité du liquide céphalo-rachidien et de celle de la masse nerveuse, on trouve, en effet, que cette dernière doit perdre ainsi les 98/100 de son poids. On conçoit dès lors comment le liquide céphalo-rachidien peut amortir, dans une proportion considérable, la violence des chocs transmis aux centres nerveux.

§ 364.

Des mouvements du cerveau. — Lorsque sur un animal on enlève une partie plus ou moins étendue de la voûte du crâne, on remarque (soit que la dure-mère reste intacte, soit qu'on l'enlève aussi avec les os) que la masse encéphalique éprouve un double mouvement. Elle est alternativement soulevée à chaque mouvement de respiration, et aussi à chaque pulsation artérielle. Ce double mouvement, on peut aussi l'observer sur l'enfant nouveau-né, au niveau des fontanelles, c'est-à-dire dans les espaces membraneux non encore comblés par l'ossification. Les mouvements d'ensemble de la masse encéphalique ont d'ailleurs peu d'étendue. Sur les individus qui ont subi l'opération du trépan, qui ont perdu, ou par accident ou par maladie, une portion plus ou moins étendue des os de la voûte du crâne, le tissu cellulo-fibreux qui remplace l'os absent permet aussi de constater, surtout par le toucher, les mouvements de soulèvement dont nous parlons.

Mais, de ce que l'impulsion due aux battements des artères et à l'influence des mouvements respiratoires se fait sentir sur le cerveau, lorsqu'il existe une ouverture anormale à la voûte crânienne, ou sur les points encore membraneux de cette voûte, en résulte-t-il que sur l'animal sain, ou sur l'homme adulte, chez lequel la voûte du crâne est complétement ossifiée, de semblables mouvements aient lieu? La boîte close

postérieurs du cou, on peut enlever les lames postérieures d'une vertèbre dorsale. Dans une autre série d'expériences, M. Longet découvre l'espace interoccipito-atloïdien et attend que l'équilibre des mouvements se *soit rétabli*, ce qui a lieu au bout de quarante-huit heures environ. Alors il donne issue au liquide par ponction, et il ne remarque rien d'anormal dans les mouvements. M. Longet attribue la titubation des animaux, pendant les deux jours qui suivent la section des muscles postérieurs du cou, à la flexion angulaire de la tête sur l'atlas, flexion qui déterminerait sur les pédoncules du cervelet des tiraillements auxquels l'animal s'accoutumerait peu à peu. Il est plus probable que ce trouble des mouvements est la conséquence directe de la suppression *brusque* des points d'attache de la masse des muscles du dos, muscles qui jouent un rôle capital dans l'équilibre de la station.

et inextensible du crâne ne constitue-t-elle pas un obstacle absolu à des mouvements de ce genre ? Examinons.

Lorsque, après avoir pratiqué, à l'aide d'une couronne de trépan, une ouverture circulaire au crâne d'un animal, on fixe *hermétiqu'ment* dans cette ouverture un tube de verre qu'on remplit d'eau, le liquide introduit dans ce tube s'abaisse à chaque mouvement inspiratoire, et s'élève, au contraire, à chaque mouvement d'expiration. On a conclu de cette expérience que, sur l'animal vivant, dont le crâne est intact, la masse encéphalique s'abaisse sur elle-même, pendant l'inspiration, dans l'intérieur du crâne, et qu'au moment de l'expiration, elle comble le *vide* qui s'était formé entre sa surface et l'intérieur de la cavité crânienne. Mais pour qu'un pareil *vide* pût se former, il faudrait que le cerveau fût entraîné par en bas, au moment de l'inspiration, par une force tellement considérable, que la chose est évidemment invraisemblable [1]. Si on ajoute un robinet au tube de verre solidement fixé à l'ouverture du crâne, et qu'on ferme ce robinet après avoir complétement rempli d'eau le tube, la colonne liquide reste parfaitement immobile, et pendant l'inspiration et pendant l'expiration. On a, dans cette expérience, substitué une colonne d'eau incompressible à un os inextensible ; on s'est donc mis en garde contre l'influence de la pression atmosphérique, et on a prouvé directement qu'il *ne se forme pas de vide* dans la cavité crânienne, au moment de l'inspiration.

Mais a-t-on réellement prouvé ainsi qu'il n'y a point de mouvement dans la masse encéphalique ? Ne peut-on pas concevoir que l'encéphale puisse éprouver de faibles déplacements, sans pourtant qu'à aucun moment la cavité du crâne cesse partout d'être remplie ? Le liquide céphalo-rachidien, par exemple, qui communique si facilement de la cavité du crâne dans le canal rachidien, ne peut-il éprouver des déplacements alternatifs correspondant aux gonflements et aux affaissements alternatifs de l'encéphale ? L'état de réplétion et l'état de vacuité intermittente des sinus encéphaliques peuvent d'ailleurs s'accommoder avec les mouvements de la masse nerveuse.

Si la cavité céphalo-rachidienne était *complétement* fermée et remplie par les masses nerveuses et par le liquide céphalo-rachidien, tout mouvement serait impossible, les liquides étant sensiblement incompressibles. Mais on sait parfaitement que les masses nerveuses, le liquide qui les entoure et les membranes qui les contiennent ne remplissent pas entièrement le canal rachidien. Il y a entre les parois osseuses du rachis et les enveloppes de la moelle, tout le long de l'épine, et surtout dans la région lombaire, un espace rempli de tissu conjonctivo-adipeux, qui communique avec le tissu conjonctif extra-rachidien, par l'intermédiaire des nombreux et larges trous de conjugaison, de telle sorte que

[1] Cette force devrait faire équilibre, en effet, à une colonne de mercure de 77 centimètres d'élévation, dont la base serait représentée par la surface du cerveau.

les enveloppes de la moelle peuvent facilement céder d'une certaine quantité sous le flux et le reflux du liquide céphalo-rachidien qu'elles contiennent.

Il est donc vraisemblable que la respiration et la circulation déterminent dans la masse nerveuse plutôt des *ébranlements* que de véritables mouvements.

§ 365.

Influence du sang sur le système nerveux central. — Influence des poisons, de l'éther, du chloroforme. — L'influence du sang sur les fonctions du système nerveux est une influence de premier ordre, surtout chez les animaux à sang chaud. Les animaux à sang froid peuvent encore se mouvoir et leurs diverses fonctions s'exercer pendant un temps plus ou moins long après la suppression de la circulation, après l'excision du cœur, par exemple ; tandis que les mammifères, dont le système nerveux central ne reçoit plus de sang, sont promptement frappés de mort.

Lorsqu'on lie les deux artères carotides sur un animal, sur un chien, par exemple, il ne paraît éprouver rien de bien fâcheux ; mais il ne faut pas oublier que le cerveau reçoit aussi du sang par les artères vertébrales. On a vu pareillement sur l'homme l'oblitération des deux artères carotides ne pas entraîner la mort de l'individu. On possède plusieurs exemples d'oblitération spontanée des deux artères carotides chez l'homme, sans qu'il soit survenu d'accidents notables du côté du système nerveux. Mais la marche lente et *progressive* de l'oblitération en explique sans doute l'innocuité. Il serait hasardeux d'arguer de ces faits, et surtout des résultats de l'expérimentation sur les chiens et les lapins, pour conclure à l'innocuité probable de la ligature *simultanée* des deux carotides. Cette ligature simultanée a été pratiquée une seule fois chez l'homme, et elle a été suivie de mort. Les ligatures pratiquées à des intervalles de temps suffisant pour permettre le développement des voies circulatoires collatérales (bien qu'ayant amené parfois des désordres momentanés, tels qu'hémiplégies temporaires, état comateux, délire, vertiges, syncopes, céphalalgie) peuvent être suivies de guérison complète.

La ligature simultanée des artères vertébrales et des artères carotides est généralement suivie de la mort des animaux. MM. Tenner et Kussmaul ont constaté que chez les lapins la ligature de ces quatre artères détermine des accidents épileptiformes constamment suivis de mort. Dans quelques cas exceptionnels, la ligature des deux carotides et des deux vertébrales n'a pas amené la mort des *chiens;* mais on a constaté par l'autopsie que la circulation s'était rétablie par voie collatérale (par les artères du rachis, par les œsophagiennes et les cervicales ascendantes).

Chez le cheval, où, contrairement à ce qui a lieu chez la plupart des animaux, les artères vertébrales sont presque rudimentaires, la ligature des artères carotides seules, lorsqu'elle est pratiquée simultanément, entraîne, chez lui, des accidents épileptiformes suivis de la mort des animaux. Cette ligature représente, chez lui, celle des quatre troncs artériels chez le lapin.

La décapitation, qui entraîne la cessation immédiate de l'action du sang sur le système nerveux encéphalique, entraîne la mort immédiate des animaux et de l'homme. Il ne reste plus dans les deux segments qu'une excitabilité momentanée du système nerveux, qu'on peut mettre en évidence en excitant des mouvements dans les parties par des procédés divers; mais ces mouvements sont de l'ordre des mouvements réflexes; ils succèdent à des impressions non *senties* (Voy. § 344). La rupture du cœur ou d'un gros tronc vasculaire entraîne rapidement la suspension de l'influence du sang sur l'axe nerveux cérébro-spinal et est suivie d'une mort presque subite.

M. Brown-Séquard et M. Vulpian ont démontré dans de nombreuses expériences que la soustraction du sang amène chez les animaux supérieurs, la disparition presque instantanée de la sensibilité et de la force excito-motrice. Ces expériences ont consisté soit à lier l'aorte par une ligature, soit à déterminer sur les animaux des hémorrhagies graves, (Brown-Séquard), soit à interrompre la circulation en injectant dans les vaisseaux qui se rendent au cœur des poudres inertes qui transforment rapidement le sang en une masse immobile. (Vulpian.) Le système nerveux est interrogé pendant les moments qui succèdent à l'expérience. L'enlèvement de la ligature, ou une injection de sang pris sur un animal de même espèce et préalablement défibriné (pour se mettre en garde contre les effets funestes de la coagulation de la fibrine), rétablissent en peu de moments la sensibilité et la force excito-motrice. Il en est de même sur les animaux qui viennent de succomber à une hémorrhagie. Il suffit d'injecter du sang dans les artères et d'entretenir la respiration artificielle, pour voir reparaître la force excito-motrice. La sensibilité ne reparaît pas, car ce serait ressusciter l'animal. Mais les mouvements par action réflexe reprennent toute leur énergie.

L'influence du sang sur les parties périphériques du système nerveux (nerfs) n'est pas moins remarquable. Dans ces dernières expériences, on conçoit que les effets déterminés par la suppression du sang se produisent plus lentement, et dépendent dans une certaine mesure de l'espèce à laquelle appartient l'animal. M. Brown-Séquard pratique la ligature des deux artères fémorales; la sensibilité des pattes dure encore 20 minutes chez le lapin, 30 minutes chez le chien, 40 à 50 minutes chez le cochon d'Inde.

Lorsque M. Vulpian injectait de la poudre inerte (lycopode) dans la partie inférieure de l'aorte abdominale, pour anéantir la circulation des muscles postérieurs, les mouvements volontaires disparaissaient d'abord, puis la sensibilité.

Lorsqu'on pratique chez l'homme la ligature de la principale artère d'un membre, les mêmes phénomènes se produisent peu à peu; la circulation collatérale nouvelle remplace les voies anciennes de la circulation et les fonctions nerveuses se rétablissent. Ajoutons qu'en supprimant brusquement le sang qui affluait à un membre, la ligature amène un refroidissement auquel le chirurgien doit remédier.

Action des poisons. — C'est généralement sur le système nerveux que s'exerce l'action des poisons. Un poison n'agit guère qu'autant que l'absorption l'introduit dans le torrent circulatoire, et que la circulation le porte sur les diverses parties du système nerveux [1].

L'action des poisons n'est pas aussi simple qu'elle le paraît, et les phénomènes de l'empoisonnement présentent plus d'une obscurité. Les poisons absorbés aux surfaces tégumentaires, muqueuses ou cutanées, ou portés dans le sein des tissus, doivent, pour exercer leur action, être portés vers le système nerveux *par le courant sanguin.* Quand les poisons sont directement déposés sur le système nerveux, soit sur la moelle mise à nu, soit sur l'encéphale, les phénomènes de l'empoisonnement ne surviennent pas instantanément. Bien plus, les phénomènes d'intoxication se manifestent dans ces conditions beaucoup plus tardivement que quand on dépose le poison sous l'épiderme ou dans le tissu sous-cutané, sur un point quelconque du corps; ce qui tient évidemment à ce que l'absorption qui doit introduire le poison dans le sang est moins facile et moins prompte dans les parties peu vasculaires (surface des centres nerveux) que dans les organes riches en vaisseaux (peau et muqueuses). Les substances toxiques, pour agir sur le système nerveux et déterminer l'empoisonnement, doivent donc arriver dans l'intimité de ce système par l'*intermédiaire du song.* Cette condition tient sans doute à ce que la circulation seule peut généraliser l'effet de la substance dans l'ensemble tout entier du système. Il se peut faire aussi que les substances toxiques n'aient point par elles-mêmes une influence chimique directe sur la matière nerveuse, et que leur effet réel consiste à modifier les éléments du sang, de telle sorte que ceux-ci deviennent impropres (et même nuisibles) à l'entretien des fonctions nerveuses.

Ce qui n'est pas moins surprenant dans les phénomènes de l'empoisonnement, c'est la faible dose à laquelle quelques poisons peuvent agir. M. Marshall-Hall a constaté qu'il suffit de 1/1000 de grain (0^{gram},00005) d'acétate de strychnine pour empoisonner une grenouille, et M. Harley a montré plus récemment qu'il suffit d'injecter dans l'abdomen ou dans le poumon d'une grenouille 1/8000 de grain (0^{gram},000006) du même sel de strychnine pour amener sur une grenouille le tétanos

---

[1] Quelques poisons, tout en étendant leur action sur l'ensemble du système nerveux, commencent par détruire la propriété contractile des muscles. Quand la dose de ces poisons est suffisante pour amener la mort en un court espace de temps, les phénomènes nerveux ont à peine le temps de se produire, et on peut dire que c'est par l'abolition directe de la contractilité des muscles (cœur et muscles de la respiration) que l'animal succombe (sulfocyanure de potassium, upas-antiar).

au bout de huit à dix minutes, et la mort au bout d'une ou deux heures. Aussi est-il permis de dire que les animaux (la grenouille en particulier) sont, pour la strychnine, des réactifs plus sensibles que ceux de la chimie. L'acide cyanhydrique (acide prussique) agit aussi, comme chacun sait, à des doses extrêmement faibles ; mais il n'est pas facile de les apprécier aussi rigoureusement, parce que c'est un corps plus difficile à manier.

La rapidité des phénomènes d'empoisonnement dépend de deux conditions : 1° de la nature du poison ; quand le poison est capable d'agir à faible dose, la rapidité de l'empoisonnement est grande, par cette raison que les premières parcelles de poison introduites dans le sang suffisent pour déterminer des effets toxiques ; 2° des parties sur lesquelles le poison est déposé ; les divers tissus, en effet, n'absorbent pas avec la même facilité (Voy. *Absorption*, §§ 68 et suiv.).

MM. Bernard, Kölliker, Harley, Bezold, Martin-Magron et Buisson, Vella, Türk, Kiedrowski, Vulpian, Rosenthal, etc., ont étudié, dans ces dernières années, l'action d'un certain nombre de poisons sur l'économie animale, et analysé, avec beaucoup de soin, l'influence exercée par ces substances sur les divers systèmes de l'économie. Nous ne pourrions, sans sortir des bornes de cet ouvrage, placer sous les yeux du lecteur le détail de ces expériences, qu'on consultera avec fruit dans les ouvrages originaux [1]. Nous nous bornerons à consigner ici les résultats les plus saillants.

L'un des poisons dont les effets ont été le mieux étudiés, c'est le *curare*, dont nous avons parlé déjà (Voy. p. 661) ; poison qui jouit de la propriété de paralyser tout d'abord les éléments excito-moteurs du système nerveux. Quand on introduit un fragment de curare sous la peau d'une grenouille, l'empoisonnement se produit silencieusement, sans convulsions, sans contractions tétaniques, et au bout de deux à cinq minutes l'animal est mort, c'est-à-dire que la respiration a cessé, et que ses membres et tout son corps sont dans un état complet de flaccidité. Mêmes phénomènes chez les animaux à sang chaud, seulement la mort est plus rapide.

Quand on ouvre une grenouille empoisonnée par le curare, on constate que le cœur n'a pas cessé de battre. On l'a même vu continuer de battre, quoique plus faiblement, pendant vingt-quatre heures. Les muscles de la locomotion restent contractiles à l'excitation directe pendant plusieurs heures. M. Kölliker a constaté que la contractilité est également conservée dans les muscles intérieurs (muscles lisses). Les membres préservés contre l'action du poison, par la ligature des vaisseaux qui s'y rendent, peuvent se contracter encore sous l'influence des excitations qui portent sur un point quelconque de la *surface cutanée du corps empoisonné*, ce qui prouve que les éléments sensibles (fibres sensitives) du système nerveux n'ont pas été attaqués par le poison. Les mouvements réflexes sollicités

[1] Voy. la bibliographie, à la fin du chapitre de l'*Innervation*.

ainsi par la persistance de la sensibilité disparaissent peu à peu; par conséquent la sensibilité qui les éveillait s'éteint. Lorsque l'extinction de la sensibilité et celle du pouvoir réflexe de la moelle sont consommées, on peut encore, pendant quelque temps, solliciter des contractions dans les muscles par l'*excitation directe*. La contractilité musculaire disparaît donc la dernière. Il semble même que le curare prolonge la durée de cette propriété. La rigidité cadavérique qui vient y mettre un terme survient plus tard dans les muscles d'un animal empoisonné par le curare que dans les muscles d'un animal qui a succombé à un autre genre de mort [1].

Le premier effet du curare est donc de détruire l'action des éléments centrifuges du système nerveux, c'est-à-dire l'action excito-motrice de la moelle. Le nerf sensitif jouit encore de ses propriétés, mais son excitation, non plus que la volonté de l'animal sont incapables de se traduire par une contraction. L'action excito-motrice de la moelle est la première frappée et les nerfs moteurs perdent leurs propriétés du centre à la circonférence. Les nerfs sensitifs, dont l'action s'éteint la dernière, perdent leurs propriétés de la circonférence au centre [2].

La *strychnine*, portée par l'absorption dans le sein du système nerveux, attaque et abolit les propriétés des éléments sensitifs de ce système, tandis qu'elle paraît n'avoir point d'action sur les nerfs moteurs [3]. Ce qui caractérise essentiellement la strychnine, au point de vue des effets visibles qu'elle détermine sur l'animal, ce sont les contractions tétaniques qui s'emparent de tous les muscles du corps, et qui reviennent par accès. C'est pendant un accès de ce genre que l'animal succombe, par suite du tétanos des muscles de la respiration, et, par conséquent, par asphyxie. L'action du poison suffirait pour entraîner la mort; mais celle-ci est précipitée par le manque de respiration; c'est ce qu'a prouvé dernièrement M. Pavy en prolongeant beaucoup la vie des chiens empoisonnés par la strychnine, par l'établissement d'une respiration artificielle.

M. Harley, en administrant successivement ou simultanément à un animal du curare et de la strychnine, a observé des faits curieux. Une grenouille reçoit de 1/500 de grain ($0^{gram},0001$) de curare; au bout de trois minutes l'effet du poison se fait sentir par la paralysie de tout le système locomoteur. On lui donne alors 1/20 de grain ($0^{gram},0025$) de strychnine;

---

[1] Le curare ne paraît pas être un poison tout à fait aussi violent que la strychnine. Il résulte des expériences de M. Kölliker et de celles de M. Vulpian que, quand on a donné à une grenouille $0^{gr},0001$ (c'est-à-dire 1 dixième de milligramme) de curare, l'animal qui paraît mort, étant conservé dans de la mousse humide (mais non dans l'eau), ressuscite pour ainsi dire au bout de quatre jours. Les mouvements du cœur n'ont pas cessé, et ont entretenu la vie de l'animal.

[2] Rappelons que l'extinction centrifuge des propriétés des nerfs moteurs et l'extinction centripète des propriétés des nerfs sensitifs, constitue la loi générale de la cessation d'action des fonctions nerveuses. Le curare ne fait pas exception à cette loi.

[3] La *strychnine*, de même que la *morphine*, la *narcotine*, la *picrotoxine* paraissent même exagérer l'action excito-motrice de la moelle.

les contractions tétaniques de la strychnine apparaissent au bout de cinq minutes. Quand on intervertit l'ordre, on voit survenir d'abord les contractions tétaniques de la strychnine, que fait bientôt cesser l'administration du curare. Mais voici qui est plus merveilleux. On introduit simultanément dans l'abdomen d'une grenouille 1/500 de grain de curare et 1/40 de grain de strychnine. Au bout de dix minutes les contractions tétaniques de la strychnine apparaissent ; au bout de vingt minutes, paralysie et flaccidité complète des membres et du tronc. Le lendemain la grenouille est rétablie. M. Harley conclut de cette expérience que ces deux substances se neutralisent dans l'organisme.

M. Vella a fait sur le chien des observations analogues. Il introduit la strychnine dans l'estomac, les contractions tétaniques caractéristiques apparaissent ; il injecte une solution de curare dans le sang, les contractions se suspendent. Il injecte dans la masse du sang d'un autre chien un mélange de strychnine et de curare ; la dose de chacune de ces substances aurait tué l'animal ; ce mélange n'a point de vertus toxiques.

D'après M. Funke, l'action de la strychnine sur le système nerveux consisterait dans l'activité de ce système exagérée jusqu'à épuisement. Lorsqu'on applique, dans l'état normal ou de repos, sur la substance des nerfs, de la moelle ou de l'encéphale, un papier de tournesol, on constate que cette substance est parfaitement neutre. Lorsque le système nerveux a été soumis à une activité prolongée et exagérée, la substance nerveuse présente une réaction acide (nous avons vu quelque chose d'analogue dans les muscles). Or, quand l'animal succombe aux contractions tétaniques de la strychnine, les centres nerveux et les nerfs de l'animal présentent la réaction acide.

Le *sulfocyanure de potassium* agit en abolissant d'abord la contractilité des muscles (Bernard). Ceux-ci ne répondent plus aux excitants directs. Ils ont perdu leur contractilité. L'animal succombe à la paralysie du cœur. Lorsqu'on empêche l'arrivée du poison dans un membre, en liant les vaisseaux qui s'y rendent, l'excitation des parties empoisonnées amène encore par action réflexe des contractions dans le membre situé au delà de la ligature. Plus tard le système nerveux s'affecte à son tour.

L'*upas-antiar* (suc de l'*antiaris toxicaria*, arbre de la famille des artocarpées) agit comme le sulfocyanure de potassium. Le premier effet de ce poison est d'anéantir la contractilité dans les muscles, aussi il tue rapidement l'animal en arrêtant les mouvements du cœur, ainsi d'ailleurs que l'avait constaté M. Brodie. Cet effet est prompt chez les mammifères (une ou deux minutes) ; un peu plus lent sur les grenouilles, animaux à circulation et absorption plus lente (cinq à huit minutes). L'animal succombe sans convulsions (Kölliker, Pélican, Martin-Magron, Kühne).

La *vératrine* (alcaloïde extrait des graines de la cévadille, ou *veratrum sabadilla*) est encore un poison qu'on pourrait appeler musculaire, c'est-à-dire que le premier effet qu'il produit se montre du côté des muscles, qui perdent promptement leur contractilité. Le cœur s'arrête promptement et perd son excitabilité aux excitants. L'excitabilité des nerfs sensibles n'est pas anéantie, mais seulement diminuée (Kölliker, Kühne).

La *conicine* (alcaloïde d'aspect huileux extrait de la grande ciguë) et la *nicotine* (alcaloïde d'aspect huileux extrait du tabac) ont des effets tout à fait analogues à ceux du curare. La nicotine seule détermine chez l'animal quelques secousses tétaniques qui durent peu. L'un et l'autre de ces alcaloïdes paralysent les nerfs moteurs et ne paraissent pas affecter les nerfs de la sensibilité, pas plus que la contractilité musculaire. Le cœur continue à battre longtemps encore après la mort de l'animal.

L'*opium* et l'*acide cyanhydrique* paraissent exercer leur principale action sur la substance même des centres nerveux, probablement sur la substance grise, ainsi que l'indique la disparition rapide des actions réflexes dans l'encéphale et la moelle.

L'action des *venins* a une grande analogie avec celle des poisons végétaux que nous venons de passer en revue ; mais on n'a pas analysé avec autant de précision l'influence qu'ils exercent sur les divers éléments du système nerveux et sur le système musculaire. M. Vulpian a récemment appelé l'attention des physiologistes sur un fait d'un autre ordre qui n'est pas moins curieux. Les recherches de M. Vulpian ont porté sur les venins cutanés de quelques batraciens. Il a constaté que le venin cutané du triton est un poison pour le chien [1], pour le cochon d'Inde, pour la grenouille ; mais qu'il n'est point un poison pour le triton lui-même. Le venin de la salamandre terrestre fait périr les grenouilles, et non les salamandres. Le venin cutané de la salamandre et celui du triton font périr les crapauds, tandis que le venin du crapaud n'est pas toxique pour le crapaud. Le venin du triton paraît avoir de l'analogie avec les poisons qui anéantissent d'abord la contractilité musculaire ; on remarque, en effet, chez les animaux auxquels on l'a inoculé, que les contractions du cœur s'affaiblissent rapidement, ainsi que la contractilité musculaire.

Éther et chloroforme. — Par son action sur les centres nerveux, l'inhalation des vapeurs d'éther ou de chloroforme anéantit la sensibilité. Ces vapeurs placent l'homme et les animaux dans une sorte d'ivresse rapide et momentanée ; la peau perd sa sensibilité, les organes des sens deviennent ensuite insensibles à leurs excitants naturels ; l'organe de l'ouïe est celui qui s'endort le dernier. Il arrive souvent que le patient auquel on pratique une opération douloureuse entend ce qu'on dit autour de lui, et même voit confusément l'opérateur, bien qu'il n'ait pas la conscience de ce qu'on lui fait. Quelquefois il semble exprimer de la douleur par des cris ou par des contractions dans les muscles du visage, et cependant il ne se souvient plus de rien au réveil. Ces cris, ces mouvements sont

---

[1] Pour tuer un chien, il a fallu rassembler le venin cutané de plusieurs tritons. Il est probable que ce venin serait aussi un poison pour des animaux de plus forte taille, et même pour l'homme, s'il était inoculé à dose suffisante. Les naturalistes ont depuis longtemps signalé les ophthalmies contractées pendant la dissection du triton.

donc de l'ordre des contractions musculaires sans conscience, c'est-à-dire de l'ordre des phénomènes réflexes. Lorsque l'éthérisation ou la chloroformisation sont complètes, les muscles sont devenus lâches, et, lorsqu'on les coupe, ils se rétractent bien moins que dans l'état normal. Lorsqu'un animal est profondément plongé dans le sommeil de l'éther ou du chloroforme, les excitants appliqués à la peau sont incapables de susciter des contractions dans les muscles du tronc ou des membres. Les muscles intérieurs, animés par le grand sympathique, perdent plus tard la propriété de réagir par des contractions : ils répondent encore aux excitants qui portent sur la membrane muqueuse, alors que l'excitation qui porte sur les muscles extérieurs ne détermine plus le moindre mouvement [1].

Lorsque les nerfs sont mis à découvert sur un animal anesthésié par le chloroforme ou par l'éther, l'excitation directe du nerf fait contracter les muscles dans lesquels ce nerf répand ses filets. Si par conséquent un nerf mixte ne transmet plus les impressions sensitives, il est encore capable de transmettre, du côté des muscles, l'excitation motrice. Il survient ici ce qui arrive sur les membres séparés du corps (par conséquent des centres nerveux), et qui, bien évidemment, ne sont plus sensibles (Voy. § 220).

Pendant le sommeil de l'éther et du chloroforme, les mouvements respiratoires sont notablement ralentis. Lorsque ce sommeil devient mortel, ce qui est arrivé malheureusement quelquefois, c'est par la suspension des phénomènes mécaniques de la respiration, et par la suspension de l'action du système nerveux sur les mouvements du cœur, que la mort arrive en un court espace de temps.

Le ralentissement dans les mouvements de la respiration entraîne l'échange incomplet des gaz dans le poumon ; le sang veineux se débarrasse incomplétement de l'acide carbonique. Si le sommeil est longtemps prolongé, l'acide carbonique s'accumule dans le sang, et le sang qui circule dans le système artériel n'a plus sa couleur rutilante, ainsi qu'on a pu le constater sur les animaux. Lorsque l'éthérisation ou la chloroformisation sont poussées jusqu'à la mort des animaux, la cause de la mort est donc assez complexe. Elle dépend d'abord de l'action de l'éther ou du chloroforme sur le système nerveux, action qui tend à ralentir les mouvements des muscles respiratoires et les mouvements du cœur [2] par

[1] M. Durham a fait récemment des expériences dans le but de déterminer les modifications locales qui surviennent dans l'encéphale durant le sommeil de l'éther et du chloroforme. Sur des chiens auxquels il avait préalablement enlevé une portion de la voûte du crâne, il a constaté que durant le sommeil du chloroforme les vaisseaux de la pie-mère, et notamment les veines, sont distendus et gonflés, et que cette distension disparait peu à peu à mesure que l'ivresse du chloroforme se dissipe. Les vaisseaux reprennent, quand l'animal est revenu à lui-même, un volume qui n'est pas le quart de celui qu'ils avaient pendant le sommeil anesthésique. Ils étaient d'un violet foncé, et ils redeviennent rosés et même pâles.

[2] Lorsqu'on place un cœur arraché de la poitrine d'un animal vivant dans une atmosphère remplie de vapeurs d'éther ou de chloroforme, le cœur cesse de battre plus tôt que lorsqu'on le laisse à l'air libre.

l'intermédiaire des nerfs que ces muscles reçoivent. Les troubles de l'hématose surviennent secondairement, et le sang, incomplétement revivifié, n'excite plus suffisamment les centres nerveux. La mort par le chloroforme est une syncope compliquée d'asphyxie.

§ 366.

Moelle épinière. — La moelle épinière est *continue* avec l'encéphale. Elle conduit à l'encéphale les impressions qui lui arrivent par les racines postérieures des nerfs : elle conduit de l'encéphale aux organes, par les racines antérieures des nerfs, les incitations du mouvement; elle est donc un organe de transmission. En outre, la moelle contient, dans toute sa longueur, une masse intérieure de substance grise; elle a donc aussi une action propre ; elle est un centre d'innervation.

Lorsque la moelle est coupée en travers sur un animal, ou lorsqu'elle est altérée ou détruite chez l'homme dans toute son épaisseur, les parties qui reçoivent leurs nerfs de la portion de moelle située au-dessous de la lésion sont paralysées du sentiment et du mouvement volontaire. Les impressions ne sont plus senties, les mouvements ne sont plus voulus. Mais les mouvements dus à l'action réflexe de la moelle ne sont pas abolis (Voy. §§ 344 et 345).

Lorsque la moelle est divisée *au-dessus* des points qui fournissent les nerfs destinés à animer les muscles de la respiration, cette section devient beaucoup plus grave pour les animaux, de même que ses altérations sont alors aussi beaucoup plus funestes chez l'homme. Ainsi, la moelle étant divisée entre la dernière vertèbre cervicale et la première vertèbre dorsale, tous les muscles costaux sont paralysés, mais le diaphragme continue encore à se contracter, ainsi que les muscles supérieurs de la cage thoracique (sterno-cléido-mastoïdien, trapèze, grand dentelé, pectoraux). Lorsque la moelle est coupée plus haut, on paralyse successivement tous les muscles respiratoires, et l'asphyxie devient menaçante [1].

Tous ces faits, sur lesquels nous avons déjà insisté précédemment, révèlent l'action conductrice de la moelle; mais quelle est la voie que suivent les impressions sensitives pour remonter dans la moelle jusqu'à l'encéphale? quelle est la voie que suivent les incitations motrices pour redescendre par la moelle dans les racines antérieures des nerfs? C'est ce que nous devons examiner.

Rappelons d'abord quelques notions d'anatomie. Ce que l'on sait, ce que les recherches histologiques ont démontré, c'est que les racines des

---

[1] Suivant Ch. Bell, il y aurait dans la moelle épinière une portion spécialement en rapport avec les mouvements de respiration. Cette portion serait le *faisceau latéral*. D'après lui, le faisceau latéral de la moelle donnerait naissance aux nerfs facial, spinal, glosso-pharyngien, pneumogastrique, diaphragmatique, *respiratoire externe du tronc* (l'une des branches du plexus brachial), et aux nerfs intercostaux. Cette supposition n'est justifiée ni par l'anatomie ni par les expériences physiologiques.

nerfs rachidiens, *tant les antérieures que les postérieures*, pénètrent dans la substance grise de la moelle, et entrent en relation avec cette substance (Voy. fig. 214). Une fois engagées dans la substance grise de la moelle, les racines des nerfs communiquent avec les cellules nerveuses contenues dans cette substance. D'une autre part, les cellules de la substance grise sont en communication avec les fibres longitudinales de la moelle (Schilling, Bidder, Wagner, Remak, Owsjannikoff, Kupfer). Ajoutons encore qu'indépendamment des prolongements des cellules de la substance grise, continus avec les tubes nerveux des cordons de la moelle, et avec les tubes nerveux qui entrent dans la constitution des racines des nerfs, il est d'autres tubes nerveux qui servent à établir des anastomoses entre les diverses cellules, non-seulement d'un même côté, mais d'un

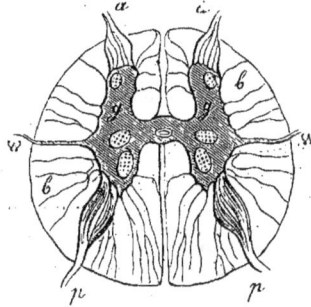

Fig. 213.

COUPE DE LA MOELLE CERVICALE DE L'HOMME
(d'après M. Lenhossek).

a, a, racines antérieures des nerfs rachidiens.
p, p, racines postérieures des nerfs rachidiens.
gg, substance grise de la moelle avec son canal central.
bb, substance blanche de la moelle.
w, w, deux racines du nerf spinal (accessoire de Willis).

côté à l'autre de la moelle. C'est par l'intermédiaire des anastomoses des cellules entre elles que les phénomènes de l'*action propre* de la moelle peuvent être interprétés. On conçoit, en effet, que les conducteurs du sentiment (tubes nerveux des racines postérieures) peuvent se trouver en continuité avec les conducteurs du mouvement (tubes nerveux des racines antérieures) dans l'intérieur même de la moelle, à l'aide des cellules de la substance grise [1].

En somme, ce qui résulte des recherches les plus récentes sur la structure de la moelle, c'est que nulle part les fibres des racines des nerfs ne se réfléchissent ou ne se coudent par en haut pour remonter immédiatement vers l'encéphale par la substance blanche de la moelle, comme on les a longtemps décrites. Les fibres nerveuses de la substance blanche, qui composent ce qu'on nomme les cordons antérieurs, les cordons postérieurs et les cordons latéraux de la moelle, ne sont en rapport avec les fibres des racines des nerfs que par l'intermédiaire des cellules de la substance grise dans l'intérieur de laquelle plongent ces racines.

Les fibres qui composent la substance blanche de la moelle sortent par toute la surface de la substance grise et sous des angles très-aigus,

---

[1] D'après les travaux les plus récents de l'école de Dorpat (entrepris sous la direction de M. Bidder), les cellules de la substance grise de la moelle sont toutes *multipolaires*, c'est-à-dire que chaque cellule communiquerait avec une fibre en relation avec l'encéphale, avec une fibre sensitive en relation avec l'organe sensible ; avec une fibre motrice en relation avec l'organe contractile ; enfin chaque cellule fournirait une fibre anastomotique qui établirait la communication des cellules du côté gauche avec celles du côté droit.

et elles diffèrent par leur *finesse* des fibres qui entrent dans la composition des racines des nerfs.

Les expériences physiologiques relatives à la transmission des impressions sensitives et à la transmission des incitations motrices par la moelle, sont entourées de plus de difficultés encore que l'étude anatomique, et cela se conçoit aisément. La seule manière possible d'étudier le rôle des divers faisceaux de la moelle épinière consiste à les couper les uns ou les autres sur les divers points de leurs parcours et à examiner sur l'animal vivant les conséquences de ces sections. Mais il n'est guère possible de pratiquer la section *nette et isolée* des faisceaux, car les faisceaux ne sont pas des choses limitées. Ils se confondent, au contraire, insensiblement les uns avec les autres, en formant à la substance grise de la moelle une enveloppe corticale *continue*. En outre, la substance grise elle-même se prolonge en avant (cornes antérieures) et en arrière (cornes postérieures) dans l'épaisseur même de la substance blanche, si bien qu'il est difficile, si ce n'est impossible, de couper transversalement la substance blanche (en arrière ou en avant) sans léser en même temps plus ou moins profondément la substance grise.

Ces réserves faites, il n'en est pas moins vrai que les expériences tentées sur la moelle épinière depuis une quinzaine d'années par MM. Brown-Séquard, Schiff, Van Deen, Van Kempen, Chauveau, etc., ont mis en lumière un grand nombre de faits importants. La difficulté d'exécuter des expériences parfaitement nettes, c'est-à-dire toujours identiques et comparables, explique suffisamment les résultats incomplets ou peu probants obtenus parfois par divers observateurs. Mais dans le nombre, aujourd'hui considérable, des expériences pratiquées, il en est heureusement un assez grand nombre qui ont donné naissance à des phénomènes toujours les mêmes, et dont les résultats peuvent être considérés comme définitivement acquis à la science. Nous nous attacherons surtout à ces résultats.

A une époque déjà éloignée, Bellingeri, Rolando, M. Calmeil avaient remarqué que la section des faisceaux postérieurs de la moelle n'était pas suivie de la perte de la sensibilité dans les parties qui reçoivent leurs nerfs de la portion de la moelle sous-jacente à la section.

Ce résultat, plus tard contesté, a été reconnu de nos jours parfaitement conforme à l'observation. Les expériences ont été faites sur des grenouilles, des oiseaux, des mammifères de toute espèce. Les animaux auxquels on met la moelle épinière à nu pour pratiquer la section des faisceaux postérieurs de la moelle perdent, a-t-on objecté, une grande partie de leur sensibilité et de leur faculté locomotrice ; de là, a-t-on ajouté, une grande incertitude dans l'appréciation exacte des résultats. Cette objection n'est pas fondée. Il est vrai que les efforts violents de l'animal pendant l'opération, l'hémorrhagie qui l'accompagne, la contusion involontaire de la portion de moelle mise à nu, entraînent immédiatement après l'opération, c'est-à-dire après l'ouverture du rachis, un épuisement momentané. Mais en laissant reposer l'animal, il recouvre en peu de temps la sensibilité et l'intégrité des mouvements. C'est alors seulement qu'on pratique la section des faisceaux postérieurs. Or, que cette section soit pratiquée à la région dorsale, à la région cervicale, ou à la région lombaire, on peut constater que la sensibilité est conservée dans les parties sous-jacentes à la section, tout comme dans les parties sus-jacentes. Il y a plus, au bout de peu de temps, on constate que la sensibilité des parties sous-jacentes à la section (la sensibilité des membres postérieurs, par exemple) est augmentée. Cette augmentation de la sensibilité, signalée par M. Brown-Séquard, a été constatée depuis par tous les observateurs, et en particulier par M. Schiff et par M. Van Kempen. L'animal, d'ailleurs, peut guérir, et on constate alors que cette hypéresthésie (ὑπέρ, préposition qui indique excès; αἴσθησις, sensibilité), qui a été croissant pendant les premières heures, va peu à peu en déclinant dans les semaines qui suivent [1].

Au moment où on pratique la section des faisceaux postérieurs de la moelle à l'aide d'un ténaculum à lame concave sur le tranchant, l'animal éprouve une vive douleur. Nous avons vu précédemment (§ 343) que ce phénomène de sensibilité était causé par la section des filets des racines postérieures des nerfs qui traversent, à des hauteurs diverses, le faisceau postérieur pour gagner la substance grise. A la région cervicale de la moelle, où les racines postérieures des nerfs s'engagent dans la moelle d'une manière moins divergente, on peut couper les faisceaux postérieurs, dans l'intervalle de deux racines, sans que les animaux accusent la moindre douleur (Van Deen, Schiff).

Autre expérience. M. Brown-Séquard pratique, à l'aide d'un ténaculum à lame convexe sur le tranchant, la section de toute l'épaisseur de la moelle, en respectant les faisceaux postérieurs. L'animal ne paraît point éprouver de douleur. Au moment de l'expérience, on remarque dans les membres postérieurs des secousses convulsives qui durent quelques minutes. Après quoi, on constate que le train postérieur est paralysé du mouvement et du sentiment. Dans quelques expériences analogues, M. Schiff a vu quelquefois persister des traces de sensibilité dans les membres postérieurs; mais il s'est assuré que, dans ces cas, une portion de la substance grise (celle des cornes postérieures) n'avait pas été comprise dans la section. Quand cette section était complète, toute sensibilité avait disparu.

Autre expérience. M. Brown-Séquard pratique la section de la *moitié* postérieure de la moelle, comprenant la totalité des faisceaux postérieurs, la moitié postérieure des faisceaux latéraux et la moitié posté-

---

[1] L'hypéresthésie qui se déclare à la suite de la section des faisceaux postérieurs se montre aussi dans les autres lésions de la moelle; ainsi, on l'observe après la section des faisceaux antérieurs ou des faisceaux latéraux. Elle paraît tenir à l'action de l'air sur la substance grise de la moelle. M. Brown-Séquard s'est assuré qu'elle disparaît quand on place la région opérée de l'animal dans une atmosphère d'hydrogène.

rieure de la substance grise. La sensibilité est *diminuée* dans le train postérieur de l'animal.

Autre expérience. Section de la *moitié* antérieure de la moelle, comprenant la totalité des faisceaux antérieurs, la moitié antérieure des faisceaux latéraux, la moitié antérieure de la substance grise. La sensibilité est *diminuée* dans le train postérieur de l'animal.

Il est donc très-vraisemblable, d'après cela, que la sensibilité est transmise, du côté de l'encéphale, par la substance grise de la moelle. Voici des expériences qui le démontrent directement.

M. Brown-Séquard a remarqué que, quand on fait pénétrer un bistouri au travers d'un faisceau latéral jusqu'au centre de la moelle et qu'on détruit la substance grise (par ce procédé on ne peut la couper qu'en partie), la sensibilité est extrêmement diminuée dans toutes les parties sous-jacentes. M. Schiff pratique la section des faisceaux postérieurs de la moelle au niveau de la dernière vertèbre dorsale, puis il coupe les faisceaux antérieurs et les faisceaux latéraux deux vertèbres plus haut. Le segment inférieur de la moelle n'est donc plus continu avec le segment supérieur que par la substance grise, et encore les cornes de celle-ci ont été plus ou moins comprises dans la section. Après cette opération, délicate à exécuter, la sensibilité des membres postérieurs, d'abord un peu émoussée, reparaît bientôt, et s'exalte jusqu'à l'hyperesthésie.

Cette dernière expérience prouve non-seulement que la substance grise conduit à l'encéphale les impressions de la sensibilité, mais elle tend à prouver que les faisceaux antérieurs et les faisceaux latéraux sont incapables, de même que les faisceaux postérieurs, d'opérer cette transmission. Voici, d'ailleurs, les preuves directes de cette incapacité.

Si on coupe isolément les faisceaux antérieurs de la moelle, dit M. Brown-Séquard, la sensibilité reste intacte dans les parties sous-jacentes. Il en est de même lorsqu'on coupe isolément les faisceaux latéraux. Si on coupe toute l'épaisseur de la moelle, sauf les faisceaux antérieurs et les faisceaux latéraux, en ayant soin de sectionner complétement la substance grise, dit M. Schiff, il ne reste plus traces de sensibilité dans les parties sous-jacentes à la section.

M. Schiff fait remarquer que les lésions incomplètes de la substance grise entraînent, non pas des insensibilités locales et partielles, mais un affaiblissement général de la sensibilité, dans les parties sous-jacentes à la lésion. Il ajoute encore qu'il ne paraît pas y avoir de différence de conductibilité entre la partie centrale de la substance grise de la moelle et la substance grise des cornes antérieures et postérieures.

La substance grise de la moelle (qui transmet ainsi vers le cerveau les impressions des parties nerveuses sensibles) est *insensible* par elle-même, c'est-à-dire qu'elle ne ressent l'action ni des agents chimiques, ni des agents mécaniques, ni des agents galvaniques. Cette propriété de la substance nerveuse grise, depuis longtemps connue, et sur laquelle nous

Le nerf facial fournit, un peu avant sa sortie par le trou stylo-mastoï-dien, un rameau assez volumineux, qu'on désigne sous le nom de *corde du tympan*. Ce rameau traverse de part en part la caisse du tympan, et sort du crâne par un petit orifice situé au voisinage de l'épine du sphé-noïde. Ce nerf s'accole au nerf lingual et va se terminer avec lui dans la membrane muqueuse de la langue. Beaucoup de suppositions ont été faites sur le rôle de ce nerf singulier, mais il faut bien dire qu'il reste encore à cet égard à éclaircir plus d'une obscurité.

On a constaté parfois des altérations du goût dans le côté de la langue correspondant au nerf facial paralysé. Ces altérations ont été notées à diverses époques. Tels sont les faits rapportés par MM. Roux, Bernard, Hénoch, Romberg, etc. M. Stich, dans un mémoire publié récemment, passe en revue tous les faits de ce genre, et fait remarquer que dans les cas où l'on a observé le trouble du goût, la cause de la paralysie du nerf facial siégeait toujours sur un point plus ou moins périphérique du nerf facial. Le goût n'est pas troublé, au contraire, quand le siège de la cause paralysante se trouve à la base de l'encéphale. M. Stich en conclut que, si la corde du tympan a de l'influence sur le sens du goût, elle le doit à des filets du trijumeau accolés à elle et fonctionnant comme nerfs du goût [1]. Ce qui est certain, c'est que la corde du tympan, quelle que soit l'origine réelle des filets de gustation qu'elle renferme, a une influence propre dans l'appréciation des saveurs. Un homme auquel on avait en-levé la moitié de l'os maxillaire inférieur avec la corde du tympan et le nerf facial immédiatement à sa sortie du trou stylo-mastoïdien, le nerf lingual *étant conservé*, sentait très-bien la saveur d'une dissolution con-centrée de sel appliquée par M. Stich à l'aide d'un pinceau, sur la pointe et sur les bords du côté correspondant de la langue. Mais tantôt il ac-cusait une sensation acide, tantôt une sensation sucrée. Il en fut de même avec l'extrait de quassia amara, dont la saveur amère ne fut pas nettement distinguée. La détermination des diverses saveurs était, au contraire, parfaitement nette à la base de la langue dans les points cor-respondants aux divisions du nerf glosso-pharyngien.

Lorsqu'on excite directement sur les animaux vivants la corde du tympan, on n'observe pas le moindre frémissement dans les muscles de la langue. D'une autre part, cette excitation éveille chez l'animal des signes manifestes de sensibilité. La corde du tympan contient donc des filets de sensibilité, et elle exerce sur le goût et sur la sensibilité tactile de la langue un rôle analogue à celui de la branche linguale de la cin-quième paire, dont elle partage la distribution.

L'excitation de la corde du tympan favorise la sécrétion de la glande

[1] M. Stich suppose que les filets de la cinquième paire ne s'accolent pas seulement à la corde du tympan après la sortie de la base du crâne; mais il pense que, à la partie supérieure même du rocher, le nerf facial reçoit des anastomoses de la cinquième paire qui l'accompagnent pendant son trajet dans l'aqueduc de Fallope. Cette supposition a déjà été faite autrefois par M. Longet, qui a cherché à expliquer de cette façon la *sensi-bilité* du tronc du nerf facial à sa sortie du trou stylo-mastoïdien.

sous-maxillaire. Les expériences de M. Bernard ont montré qu'en même temps que la salive coulait abondamment, sous l'influence de l'excitation de ce nerf, en même temps, les veines de la glande ramènent, en ce moment, non plus du sang brun, mais du sang rouge. (Voy. § 172 *bis*.)

La branche auriculo-temporale (probablement les filets de cette branche qui procèdent du nerf facial) exerce sur la sécrétion de la glande parotide une influence analogue à celle que la corde du tympan exerce sur la sécrétion sous-maxillaire. On sait qu'on peut exciter la sécrétion de la salive parotidienne en touchant la muqueuse des joues avec du vinaigre. Or, M. Bernard a remarqué que, quand on a coupé la branche auriculo-temporale, cet effet ne se produit plus. D'un autre côté, on favorise la sécrétion par l'excitation directe de cette branche nerveuse. M. Ludwig, en excitant directement le nerf facial dans le conduit auditif interne (après avoir enlevé le cerveau et lié les carotides), a remarqué que de deux papiers rouges de tournesol placés dans chaque canal de Sténon, celui qui correspondait au nerf facial excité était ramené au bleu (on sait que la salive est légèrement alcaline).

Quant aux mouvements des muscles du voile du palais, ils ne sont point, comme on l'a cru, sous l'influence du nerf facial. La galvanisation du nerf facial dans le crâne ne fait point contracter ces muscles, tandis que la galvanisation du nerf glosso-pharyngien et celle du nerf pneumogastrique les font manifestement entrer en contraction. M. Debrou, par d'habiles dissections, a d'ailleurs démontré que le nerf glosso-pharyngien anime la plupart de ces muscles [1].

§ 358.

Nerf glosso-pharyngien. — Le nerf glosso-pharyngien prend son origine sur les côtés du bulbe rachidien, au-dessus du pneumogastrique. Ce nerf est manifestement mixte dès son origine, c'est-à-dire composé de filets sensitifs et moteurs. Lorsqu'on excite ce nerf sur l'animal vivant, aussitôt après sa sortie du crâne, sur le chien ou sur le chat, on obtient de faibles signes de sensibilité. Les recherches anatomiques de M. Debrou et les expériences physiologiques de M. Volkmann prouvent que ce nerf tient sous sa dépendance quelques muscles du pharynx et du voile du palais (stylo-pharyngiens, constricteur moyen, péristaphylins internes et palato-staphylins).

Le nerf glosso-pharyngien ne donne pas seulement des filets aux muscles et des filets de sensibilité à la muqueuse des parties où il distribue ses filets ; il communique aussi à la base de la langue la sensibilité gustative dont elle jouit. La faible sensibilité de ce nerf tient, sans doute, à ce qu'une grande partie de ses filets est dévolue à la sensibilité spéciale du goût (Voy. § 328).

---

[1] Nous avons vu plus haut (§ 353) que le péristaphylin externe reçoit ses filets de la racine motrice du nerf maxillaire inférieur (branche de la cinquième paire).

§ 359.

Nerf pneumogastrique. — Le nerf pneumogastrique, né sur les côtés du bulbe rachidien, au-dessous de l'origine du glosso-pharyngien, sort du crâne par le trou déchiré postérieur, en compagnie du glosso-pharyngien et du spinal, fournit des rameaux au pharynx, au larynx, au cœur, aux poumons, à l'estomac, et tient ainsi sous sa dépendance trois grandes fonctions de l'économie : la respiration, la circulation et la digestion.

Le nerf pneumogastrique, au moment où il sort du crâne par le trou déchiré postérieur, est accolé au nerf spinal, et il présente sur son trajet un petit renflement ganglionnaire. Plus tard, le spinal n'est plus seulement accolé à ce nerf, mais il lui fournit une branche anastomotique assez considérable. De plus, ces deux nerfs naissent de la moelle dans des points différents ; tandis, en effet, que le pneumogastrique se détache du bulbe rachidien sur le prolongement de la ligne qui, à la moelle, donne insertion aux racines postérieures des nerfs, le nerf spinal se détache du faisceau latéral de la moelle cervicale et du bulbe. La présence d'un ganglion sur le pneumogastrique, son absence sur le spinal, le mode d'origine de ces deux nerfs, et un certain nombre de faits que nous analyserons bientôt, ont porté quelques physiologistes à confondre ces deux nerfs en une seule description, et à les comparer à une paire rachidienne dont le pneumogastrique serait la racine sensitive, et le spinal la racine motrice. Ces deux nerfs, en se fondant ensuite ensemble (en partie au moins), formeraient par leur accolement un certain nombre de branches mixtes.

Cette manière de voir, proposée par M. Bischoff et habilement soutenue par M. Longet, a été, il y a déjà longtemps, abandonnée par M. Bischoff, comme contraire aux faits.

Il est certain, en effet, et toutes les expériences faites depuis ce temps le démontrent, que le nerf pneumogastrique est un nerf *mixte*, dès son origine encéphalique. La sensibilité du nerf pneumogastrique ne fait doute pour personne. Lorsqu'on l'irrite ou lorsqu'on le coupe sur un point quelconque de son trajet, les animaux accusent une vive douleur. Mais ce qui prouve que ce nerf n'est pas seulement un nerf de sentiment, c'est que son irritation dans le crâne, alors qu'il n'a encore reçu ni l'anastomose du spinal, ni celle d'autres nerfs, c'est que cette irritation, dis-je, détermine des contractions dans les muscles constricteurs supérieurs et inférieurs du pharynx, dans quelques-uns des muscles du voile du palais (Bischoff et Reid), et aussi dans les muscles de l'œsophage et de l'estomac (Valentin). De plus les animaux sur lesquels on a pratiqué l'ablation complète des nerfs spinaux dans le crâne [1] présentent encore des mouvements dans les parties où vont se distribuer les

[1] Voy. § 360, à l'article du nerf spinal, le procédé mis en usage à cet effet par M. Bernard.

branches du pneumogastrique. Ce dernier argument, il est vrai, ne constitue pas une certitude, mais seulement une présomption, attendu que le nerf pneumogastrique pourrait emprunter des filets moteurs à ses autres anastomoses, au-dessous du trou déchiré postérieur. Mais l'excitation directe du pneumogastrique dans le crâne, et avant toute anastomose, ne peut laisser subsister aucun doute à cet égard.

La facilité avec laquelle on peut couper au cou le nerf pneumogastrique, et aussi l'importance de sa distribution (cœur, poumons, estomac), ont conduit depuis longtemps les physiologistes à examiner les effets de cette section. Rappelons que, lorsqu'on coupe le nerf pneumogastrique au cou, on ne tranche pas seulement le nerf, tel qu'il se détache du bulbe rachidien : le tronc du pneumogastrique, au cou, contient le faisceau interne du spinal qui fait corps avec lui ; il a reçu aussi quelques filets anastomotiques (provenant du glosso-pharyngien et de l'hypoglosse). La section au cou du nerf pneumogastrique, en supprimant l'action de ce nerf, supprime en même temps celle des autres fibres nerveuses qui lui sont accolées.

Influence du nerf pneumogastrique sur la digestion et l'absorption. — Le nerf pneumogastrique, envoyant par sa branche pharyngienne des rameaux aux muscles du pharynx, contribue à la déglutition. Si la section du pneumogastrique au cou ne trouble pas la déglutition pharyngienne, c'est que cette section est toujours pratiquée *au-dessous* de l'origine de la branche pharyngienne. Pour couper le nerf pneumogastrique *au-dessus* de la branche pharyngienne, il faudrait remonter profondément sous la mâchoire : nul doute qu'alors la déglutition ne fût gênée.

Au reste, ce n'est pas seulement par les filets du pneumogastrique que sont animés les muscles du pharynx. S'il est vrai que l'excitation du pneumogastrique dans le crâne fait contracter le constricteur supérieur et le constricteur inférieur, l'excitation du spinal dans le crâne fait également contracter les constricteurs du pharynx, et avec plus d'énergie que le pneumogastrique lui-même[1]. Dans ses expériences d'extirpation du nerf spinal, M. Bernard a toujours noté une certaine gêne de la déglutition.

L'œsophage et l'estomac reçoivent leurs nerfs de sensibilité et de mouvement du nerf pneumogastrique et du nerf spinal. L'excitation du nerf pneumogastrique dans le crâne amène des mouvements non équivoques dans les parties dont nous parlons; celle du spinal également. Ces filets sont confondus dans le pneumogastrique pris au cou.

En paralysant le mouvement, la section du nerf pneumogastrique au cou entrave les phénomènes de la déglutition œsophagienne et suspend l'influence mécanique de l'estomac sur la digestion (Voy. §§ 26 et 29). La

[1] Le glosso-pharyngien fait aussi contracter le constricteur moyen (Voy. § 358). Le grand sympathique fournit aussi des filets au larynx. C'est, en définitive, du plexus pharyngien formé par des filets du spinal, du pneumogastrique, du glosso-pharyngien et du grand sympathique, que procèdent les nerfs du pharynx.

masse alimentaire n'est plus successivement promenée dans l'estomac, et ses diverses parties ne sont plus soumises à l'action des sucs digestifs. Quand on retire cette masse de l'estomac d'un animal dont les nerfs pneumogastriques sont coupés, on trouve que sa surface est en partie chymifiée ; mais le centre est à peu près intact.

L'action du nerf pneumogastrique sur la digestion ne paraît pas être bornée exclusivement à ces phénomènes mécaniques. Sur des chiens à fistule gastrique, on peut constater que la quantité du suc gastrique est généralement diminuée après la section des pneumogastriques. La réaction acide de ce suc tantôt persiste, et tantôt disparaît : le lait injecté dans l'estomac se coagule, ou ne se coagule point.

M. Schiff, qui a pratiqué un très-grand nombre de fois la section des nerfs pneumogastriques, a constaté que sur vingt-trois opérations de ce genre le suc gastrique était resté *faiblement acide* treize fois, et que douze fois l'estomac ne sécrétait plus qu'un liquide à réaction *neutre*. Il a constaté, en outre, que la neutralité de la sécrétion gastrique coïncidait avec la gêne apportée par la section de ces nerfs dans les phénomènes de la respiration, gêne qui n'est pas la même pour tous les animaux.

Lorsque l'aliment est avalé *sans être divisé*, il reste souvent trois ou quatre jours dans l'estomac (Nasse). Les aliments réduits en bouillie et introduits à petites doses successives dans l'estomac d'animaux dont les nerfs pneumogastriques sont coupés peuvent encore être digérés et servir à la réparation [1].

Si les animaux succombent fatalement au bout d'un temps plus ou moins long à la section des pneumogastriques, cela tient surtout à l'influence exercée par ces nerfs sur d'autres organes, sur les poumons, par exemple [2].

La disparition des aliments liquides placés dans l'estomac des chiens dont les pneumogastriques sont coupés prouve que l'absorption n'est pas suspendue. On peut objecter, il est vrai, que l'absorption s'est produite dans l'intestin. Mais, quand on injecte des substances vénéneuses dans l'estomac des chiens dont on a lié le pylore et dont les pneumogastriques sont coupés, cette section n'empêche pas le poison de pénétrer dans les vaisseaux et d'amener l'empoisonnement. Il y a peut-être un peu plus de lenteur dans le phénomène ; la section des nerfs peut entraîner, en effet, dans les circulations locales, des effets de congestion qui ralentissent le cours du sang (Voy. § 112). Il ne faut pas oublier, lorsqu'on pratique ces expériences, que dans quelques animaux (le cheval, par exemple) l'estomac absorbe très-peu, même quand les nerfs pneumogastriques sont intacts (Voy. § 60).

---

[1] Nous avons vu que d'autres liquides que le suc gastrique concourent, dans le tube alimentaire, à la digestion des substances albuminoïdes.

[2] On a vu des chiens survivre à cette section quatre, cinq, six, sept, huit et dix semaines. (Expériences de M. Sédillot, expériences plus récentes de M. Nasse, de M. Schiff, etc.)

M. Pincus a dernièrement pratiqué la section des nerfs pneumogastriques, non pas au cou, comme les expérimentateurs qui l'ont précédé,
mais sous le diaphragme, vers l'extrémité inférieure de l'œsophage, près
de l'estomac. Ce nouveau mode d'expérience, mis en usage sur des
chiens et sur des chats, a conduit l'auteur à des résultats curieux. Les
animaux étaient à jeun depuis vingt-quatre heures, au moment de l'opération ; et immédiatement après on leur faisait avaler du lait. On mettait
à mort l'animal au bout de vingt-quatre ou trente heures, et on trouvait : 1° le lait *non coagulé* dans l'estomac ; 2° le liquide stomacal était
non pas acide, mais *alcalin ;* 3° la membrane muqueuse était fortement
hyperhémiée, et on trouvait même des hémorrhagies interstitielles
sous la membrane muqueuse. Ce triple résultat a été constant.

La section des nerfs pneumogastriques au cou, et celle des mêmes
nerfs au niveau de l'orifice œsophagien de l'estomac entraînent donc des
résultats différents. L'auteur fait remarquer que les changements profonds dans la sécrétion (qui d'*acide* est devenue *alcaline*, et, par conséquent, impropre à la digestion stomacale), et dans la coloration de la
membrane muqueuse (par injection vasculaire), doivent être attribués,
dans ces expériences, non pas à la section des pneumogastriques, mais à
celle des rameaux du grand sympathique qui, dans toute la portion thoracique des pneumogastriques, viennent se joindre aux troncs de ces
deux nerfs et les accompagnent dans leur distribution ultérieure. Les
expériences de M. Pincus sur les diverses portions viscérales du grand
sympathique, dont il sera question plus loin (§ 377), montrent que les
lésions du grand sympathique sont, tout le long de l'intestin, suivies des
mêmes effets.

Influence du pneumogastrique sur les mouvements du cœur. — L'influence
qu'exerce le système nerveux et en particulier le pneumogastrique sur
les mouvements du cœur a déjà été examinée plus haut (§ 112,
page 295). Nous n'ajouterons ici que quelques remarques complémentaires. On sait que le cœur reçoit ses nerfs de deux sources : des filets
cardiaques du pneumogastrique et de la portion cervicale du nerf grand
sympathique.

Lorsque les deux pneumogastriques ont été coupés sur l'animal, il
survient une accélération remarquable des battements du cœur. Cet
effet n'est pas déterminé seulement par l'agitation et l'émotion insépara-
bles de toute opération : il persiste pendant les jours qui suivent. Le
nombre des battements du cœur est souvent presque doublé. M. Nasse
a constaté qu'ils s'élèvent de 100 à 130 ou 190 sur les chiens. En même
temps que les battements du cœur augmentent de fréquence, ils perdent de leur énergie. Les nerfs pneumogastriques exercent donc une
certaine influence sur les mouvements du cœur, mais ils ne les commandent pas absolument, puisque ceux-ci persistent.

Quel genre d'influence le nerf pneumogastrique exerce-t-il sur le cœur?
MM. Ed. Weber et Budge, ayant fait passer le courant *énergique* d'un

appareil d'induction par le tronc du nerf pneumogastrique des mammifères, des oiseaux et des poissons, ont observé les premiers un fait des plus curieux, dont nous avons déjà parlé. Le cœur suspend ses contractions aussitôt que le courant passe dans le nerf pneumogastrique. Le pneumogastrique et le spinal paraissent, du reste, jouir à cet égard des mêmes propriétés, car le même phénomène se produit, soit qu'on applique l'excitant électrique aux racines du pneumogastrique, soit qu'on l'applique aux racines du nerf spinal. On a dit que le grand sympathique, excité de la même manière, c'est-à-dire par un *courant énergique*, ne donne rien de semblable; qu'au contraire, les contractions du cœur seraient alors accélérées.

Dirons-nous avec quelques auteurs que l'effet du pneumogastrique sur le cœur est de le mettre au repos, tandis que le grand sympathique aurait une action contraire, et que c'est de l'association de ces deux actions contraires que résulte le *rhythme* des mouvements du cœur?

Mais, n'avons-nous pas vu (§ 112) que si, au lieu d'employer des courants *énergiques*, on se sert, pour exciter le pneumogastrique, de courants *ordinaires* ou de courants *faibles*, on obtient des résultats précisément contraires : c'est-à-dire que l'excitation de ce nerf, loin d'amener alors la paralysie du cœur, amène au contraire l'accélération de ses mouvements? Quant au grand sympathique, dont nous ne parlerons ici qu'en passant, ne sait-on pas aujourd'hui, que les courants *très-énergiques* n'ont pas, comme on l'a cru d'abord, le pouvoir d'accélérer les mouvements du cœur, mais bien plutôt celui de les entraver? D'où il résulte que les deux nerfs agissent, si ce n'est dans la même mesure, du moins d'une manière analogue, sur les mouvements cardiaques, et que l'opposition qu'on a cherché à établir entre eux n'existe pas.

Les excitations *ordinaires* ou *faibles* appliquées sur les nerfs intacts paraissent donc n'agir que par voie directe ou *centrifuge*, tandis que dans les excitations galvaniques *énergiques* l'action *centripète* qui se produit du côté des centres, agit violemment sur eux, les ébranle, et entrave pour un moment l'action nerveuse.

Tout ce qui excite avec énergie le système nerveux central, produit identiquement les mêmes effets. Telles sont les émotions morales vives qui peuvent aller jusqu'à la syncope. Telles sont les douleurs violentes de quelque nature qu'elles soient et sur quelque point qu'elles se montrent. Telles sont les excitations violentes des nerfs sensibles sur des points quelconques de l'enveloppe cutanée.

Lorsqu'on plonge des cœurs de grenouille dans de l'eau salée, ils cessent bientôt de se contracter spontanément, et de plus ils deviennent insensibles aux excitants. Lorsqu'on les plonge ensuite dans l'eau pure, ils recommencent à battre spontanément, et ils recouvrent aussi leur contractilité. M. Vulpian, qui a fait connaître ces résultats, suppose que l'eau salée agit sur les rameaux des nerfs pneumogastriques contenus dans l'épaisseur des fibres charnues du cœur, à la manière des courants d'induction sur le tronc de ces mêmes nerfs.

MM. Eulenburg et Ehrenhaus plongent des cœurs de grenouille dans une dissolution étendue de digitaline ($0^{gr},05$ de digitaline pour 125 grammes d'eau); le cœur continue à battre spontanément quelques instants, puis il cesse, recommence, cesse encore, et ainsi de suite, avec de grandes intermittences de 1 minute à 1 minute 1/2. Peu à peu le nombre des contractions diminue entre les intermittences. Il est vraisemblable que cette action de la digitale sur le cœur s'exerce pareillement par l'intermédiaire du nerf pneumogastrique, c'est ce que tendent à prouver aussi les expériences de M. Traube signalées page 302.

Influence du pneumogastrique sur la respiration. — Lorsqu'on a coupé *les deux* pneumogastriques sur un animal, il survient, la plupart du temps, un trouble immédiat de la respiration, et tous les signes de la suffocation apparaissent. Les animaux ne succombent point après la section d'*un seul* nerf pneumogastrique : on n'observe alors chez eux qu'un changement dans le timbre de la voix et un trouble passager de la digestion. On a plus d'une fois pratiqué chez l'homme la section d'*un* nerf pneumogastrique dans un but chirurgical. M. Fano a dernièrement rapporté l'observation d'une résection de l'un des nerfs pneumogastriques, pratiquée accidentellement chez l'homme par Roux. Il s'agissait d'une tumeur cancéreuse siégeant sur le côté du cou. Un fragment de l'artère carotide et du nerf pneumogastrique furent enlevés. L'homme succomba, il est vrai, au bout d'une semaine, mais à d'autres accidents qu'à ceux de la résection du nerf pneumogastrique. On ne remarqua absolument rien d'anormal dans la *mécanique* respiratoire, et on ne trouva rien de pathologique dans les poumons après la mort. La seule chose observée fut une modification dans le timbre de la voix.

Si l'animal est jeune, il succombe en peu d'instants, après la section des *deux* nerfs pneumogastriques. Les animaux plus âgés résistent mieux, mais ils ne tardent pas, en général, à succomber par asphyxie, au bout de peu d'heures, ou tout au plus de quelques jours. L'asphyxie est due à la paralysie des muscles de la glotte. Les lèvres de la glotte ne se maintenant plus écartées l'une de l'autre, à chaque mouvement respiratoire, par l'action de leurs muscles dilatateurs, l'air, qui se précipite dans le vide amené par la dilatation pulmonaire et qui s'engage avec une certaine force dans l'orifice comparativement étroit du larynx, déprime les cordes vocales *sans résistance*, et tend à obturer le conduit aérien. Cette difficulté de respirer augmente les efforts d'inspiration de l'animal, et les effets dont nous parlons s'exagèrent encore [1]. C'est

---

[1] Chez les *vieux* animaux la glotte inter-aryténoïdienne, comprise entre les apophyses cartilagineuses et résistantes des aryténoïdes, présente, ainsi que l'a remarqué M. Longet, une ouverture *constante*, alors même que les cordes vocales sont appliquées l'une contre l'autre. La rigidité des cartilages aryténoïdes s'oppose à leur affaissement sous la pres-

pour cela que, dans toutes les expériences où l'on veut prolonger la vie de l'animal, on fait une large incision à la trachée au-dessous du larynx.

Malgré cette opération accessoire, les animaux succombent souvent très-rapidement, et ce n'est que par un hasard heureux qu'on peut les conserver vivants pendant un mois ou deux. Quand on pratique l'autopsie des animaux qui, quoique pourvus d'une ouverture à la trachée, ont succombé en quelques heures, on trouve des parcelles alimentaires engagées dans le larynx et jusque dans les bronches, et il est évident que ce sont ces corps étrangers qui, obstruant l'arbre aérien, ont déterminé l'asphyxie. La section des pneumogastriques a, en effet, non-seulement privé du mouvement les muscles de la glotte, mais elle a rendu insensible la muqueuse laryngienne, et l'animal ne cherche pas à se débarrasser par des efforts d'expiration des substances qui ne mettent plus en jeu la sensibilité de la muqueuse, et dont il n'a pas conscience. On a proposé, pour remédier à ce genre de mort, de placer dans l'incision pratiquée à la trachée une canule recourbée, volumineuse, qui, remplissant le calibre intérieur de l'arbre aérien, permet le libre accès de l'air extérieur et s'oppose mécaniquement à l'entrée dans les voies aériennes des aliments qui traversent le pharynx.

Les nerfs qui animent les muscles du larynx sont les laryngés supérieurs et les laryngés inférieurs ou récurrents. Dans la section du nerf pneumogastrique au cou, les laryngés supérieurs ne sont pas toujours compris dans la section; ils peuvent continuer d'être en relation avec l'encéphale; mais ils n'animent qu'un seul muscle du larynx, et encore ce muscle n'est pas un dilatateur (Voy. § 252); tandis que le laryngé inférieur, qui se détache beaucoup plus bas du pneumogastrique, à la partie supérieure de la poitrine, est toujours situé au-dessous de la section cervicale du pneumogastrique.

Le tronc du nerf pneumogastrique comprend au cou, ainsi que nous l'avons déjà dit, les filets anastomotiques du spinal. Or, les filets par lesquels les nerfs laryngés communiquent le mouvement aux muscles du larynx proviennent-ils exclusivement du nerf pneumogastrique, ou exclusivement du nerf spinal, ou de l'un et de l'autre? Deux voies expérimentales peuvent conduire à la solution de cette question : 1° l'excitation dans le crâne des racines originaires du nerf pneumogastrique et des racines originaires du nerf spinal; 2° la destruction du nerf spinal, suivant le procédé de M. Bernard. L'excitation directe de la racine du nerf pneumogastrique dans le crâne, sur l'animal fraîchement décapité, fait naître des contractions, non-seulement dans les muscles précédemment énumérés, mais encore dans les crico-aryténoïdiens postérieurs. L'exci-

sion de l'air inspiré. Chez les jeunes animaux, le peu de développement des apophyses antérieures des cartilages aryténoïdes et la souplesse de toutes les parties du larynx font qu'au moment de l'inspiration la glotte se ferme à peu près complétement, quand les pneumogastriques n'animent plus les muscles glottiques.

tation de la racine du spinal amène des contractions dans la plupart des muscles du larynx. D'un autre côté, l'ablation complète du nerf spinal est suivie de troubles profonds dans la voix (Voy. § 360) ; mais la respiration continue, et la glotte offre encore un libre passage à l'entrée et à la sortie de l'air. Il résulte de là que les muscles du larynx reçoivent des filets moteurs à la fois du pneumogastrique et à la fois du spinal. Les filets du pneumogastrique ont pour effet, sans doute, ainsi que le remarque M. Bernard, de mettre le larynx dans les conditions de dilatation nécessaires à la respiration, tandis que les filets empruntés au nerf spinal, par les nerfs laryngés, sont en rapport avec les mouvements des muscles qui rapprochent les lèvres de la glotte, lorsque cet organe se dispose pour la production du son.

Le nerf pneumogastrique fournit à la trachée, aux bronches, aux poumons, de nombreuses branches, qui, se réunissant à des branches venues de la portion cervicale du grand sympathique, forment un plexus autour de la racine des poumons et accompagnent les bronches dans leurs subdivisions terminales. La plupart des expérimentateurs sont d'accord pour attribuer la mort lente des animaux, après la section des nerfs pneumogastriques, aux désordres qui surviennent du côté des poumons.

Peu après cette section, les mouvements respiratoires perdent de leur fréquence ; il n'est pas rare de voir diminuer leur nombre de moitié. Nous avons souvent observé que, quelques minutes après la section des pneumogastriques, le nombre des mouvements respiratoires, qui était chez les lapins de 70 à 80 avant l'opération, tombait brusquement à 40 et même à 30 par minute.

Si l'on pratique l'autopsie des animaux qui ont succombé, on trouve un engouement pulmonaire, accompagné d'engorgement sanguin, des exsudations séro-œdémateuses, et parfois une hépatisation pulmonaire rappelant celle de la pneumonie. Les bronches sont remplies de mucosités. Le mucus bronchique a empêché l'arrivée de l'air jusqu'aux extrémités radiculaires des bronches, et l'échange des gaz, qui constitue l'essence de la respiration, est devenu de plus en plus impossible ; l'animal a succombé à une asphyxie lente.

Pourquoi les bronches, qui ne sont plus animées par le nerf pneumogastrique, ont-elles alors une tendance anormale à l'engorgement muqueux ? On a fait observer que les fibres musculaires des bronches animées par le nerf pneumogastrique [1], étant paralysées par la section de ce nerf, ne pouvaient plus expulser les mucosités continuellement sécrétées à leur surface. Mais il n'est pas probable que, dans l'état normal, la membrane muqueuse des bronches sécrète des mucosités qu'elle écou-

[1] Les bronches sont contractiles, et, de plus, leur contractilité est manifestement sous l'influence du nerf pneumogastrique. Il suffit, pour s'en convaincre, d'ouvrir la poitrine d'un animal, de lier la trachée sur un tube, de remplir le poumon par ce tube avec de l'eau à 30 ou 40 degrés centigrades, et de faire passer un courant par les bouts périphériques des nerfs pneumogastriques préalablement coupés. On voit, au bout de peu d'instants, le liquide monter dans le tube, en vertu de la rétraction des bronches.

lerait par l'orifice supérieur du larynx. M. Traube suppose que les mucosités de la partie supérieure des voies digestives, ainsi que les liquides
de l'alimentation, s'engagent dans le larynx, où elles ne sont plus senties,
et, de là, dans les extrémités des bronches, dont elles amènent peu à
peu l'engorgement. L'explication de M. Schiff, appuyée par les recherches de MM. Wundt, Panum et Arnsperger, nous paraît plus vraisemblable : il attribue la mort à l'engorgement sanguin, qui survient par paralysie des vaisseaux ; engorgement d'où résultent des épanchements
interstitiels et une double pneumonie. Les altérations inflammatoires des
poumons ont été constatées d'ailleurs par la plupart des observateurs.

M. Snellen a récemment constaté, sous la direction de M. Donders,
qu'en appliquant sur le tronc du nerf pneumogastrique un courant d'induction, non-seulement on obtient l'effet signalé par MM. Weber et
Budge, savoir : la suspension momentanée des mouvements du cœur,
mais aussi la suspension momentanée des mouvements respiratoires.
Cette suspension momentanée se produit pendant l'inspiration, c'est-
à-dire pendant l'état actif des puissances respiratoires. Après quelques
instants de repos, survient un certain nombre de mouvements courts et
précipités.

Les expériences de M. Snellen ont prouvé de plus, et c'est un phénomène qui a depuis été constaté par tous les expérimentateurs, que l'action qu'exerce le nerf pneumogastrique sur les mouvements respiratoires est une action réflexe. Lorsque les nerfs pneumogastriques sont
coupés, on constate en effet que l'excitation du bout périphérique est
sans action sur la mécanique respiratoire (nous savons que cette excitation agit sur les mouvements du cœur), tandis que l'excitation du bout
central produit les mêmes résultats sur les mouvements respiratoires
que l'excitation du nerf intact.

Nous avons vu précédemment que l'excitation des nerfs pneumogastriques agit sur le cœur de deux façons, par action directe et par voie réflexe, lorsque l'excitation est vive. Le rôle du pneumogastrique en ce
qui concerne la mécanique respiratoire ne s'exerce que par voie réflexe, c'est-à-dire que l'action chemine de la muqueuse pulmonaire vers
les centres nerveux, lesquels réagissent à leur tour sur les nerfs qui se
rendent aux muscles de la cage thoracique.

Nous avons vu que les excitations vives des nerfs périphériques de la
sensibilité peuvent entraîner par action réflexe le ralentissement des
mouvements du cœur. Le ralentissement des mouvements respiratoires
peut aussi en être la conséquence ; c'est ce que M. Schiff a constaté
par expérience en excitant notamment les principales branches du nerf
de la cinquième paire. C'est ainsi sans doute que doivent être inter-
prétées les expériences de M. Rosenthal, expériences auxquelles leur
auteur donne un autre sens [1].

[1] M. Rosenthal irrite le nerf pneumogastrique au-dessous de l'origine du nerf laryngé
supérieur, ou bien le nerf laryngé supérieur lui-même. Ces deux expériences donneraient

Nerf spinal. — Le nerf spinal ou *nerf accessoire de Willis*, se distingue
de tous les nerfs crâniens par la singularité de ses origines. Chez l'homme,
il naît sur les côtés du bulbe rachidien, et ses insertions multiples s'étendent inférieurement le long de la moelle cervicale jusqu'au niveau de la
cinquième paire cervicale environ. Dans quelques mammifères, et, entre
autres, dans le cheval, les insertions de ce nerf descendent jusqu'au niveau de la première paire dorsale. L'insertion a lieu sur le faisceau latéral de la moelle, plus près des racines postérieures des nerfs cervicaux
que des antérieures. Le nerf, ainsi constitué par la réunion de nombreux
filets, remonte dans le crâne, d'où il ressort par le trou déchiré postérieur intimement accolé au nerf pneumogastrique. Pendant son passage
dans le trou déchiré postérieur, il se partage en deux parties : une branche externe, qui reste libre, et une branche interne, qui s'accole et
s'unit au nerf pneumogastrique. Il est remarquable que la branche interne ou anastomotique du nerf spinal correspond à la partie du nerf qui
se détache du bulbe rachidien, tandis que la branche externe, ou branche libre, correspond aux filets de ce nerf qui se détachent le long de la
moelle cervicale.

Lorsqu'on excite le nerf spinal dans son trajet intrarachidien, il se
montre insensible aux irritations mécaniques. Lorsqu'on excite le nerf
spinal dans son trajet intracrânien, il offre des traces de sensibilité.
D'autre part, lorsqu'on excite, à sa sortie du trou déchiré postérieur, la
branche *externe* du nerf spinal, elle se montre insensible comme la portion intrarachidienne du nerf auquel elle fait suite. D'où on peut conclure que le nerf spinal est surtout un nerf moteur.

Déjà (§ 359) nous avons indiqué les divers muscles à la contraction
desquels le nerf spinal préside, par sa branche interne ou anastomotique, conjointement avec le nerf pneumogastrique. Quant à sa branche
externe, elle se porte en dehors et va se diviser dans les muscles trapèze
et sterno-cléido-mastoïdien, en s'associant avec les branches du plexus
cervical.

L'anastomose du nerf spinal avec le pneumogastrique dans le trou déchiré lui-même ne permet pas de le couper au cou, au-dessus de l'anastomose. D'autre part, les origines multiples de ce nerf rendent la section complète de sa portion intracrânienne presque impossible, ou bien
il faut faire subir aux animaux une mutilation telle, qu'ils succombent
en peu d'instants. M. Bernard a imaginé un procédé très-ingénieux, à l'aide
duquel il est possible d'enlever complétement ce nerf sur l'animal vi-

des résultats différents. La première déterminerait l'arrêt du diaphragme en contraction,
et la seconde l'arrêt du diaphragme en relâchement. D'après la manière de voir de M. Rosenthal, le nerf pneumogastrique agirait dans ces deux cas par voie réflexe. Le tronc du nerf
contiendrait des filets dont l'excitation amènerait par voie réflexe la contraction du diaphragme ; le nerf laryngé supérieur contiendrait des filets qui auraient pour effet d'exercer
sur les centres nerveux une action paralysante (Voy. § 377 *bis*).
Relativement à l'influence du nerf du nerf pneumogastrique sur l'action *glycogénique*
du foie, voir le paragraphe 187.

vant, et d'étudier ainsi les modifications qui surviennent après son enlèvement. Ce procédé consiste à saisir le spinal à sa sortie du trou déchiré postérieur, et à opérer, *par arrachement*, la destruction de toutes ses origines [1]. Dans toutes ses expériences, M. Bernard a d'ailleurs vérifié, par l'autopsie des animaux, que l'extirpation était complète. Il n'est pas nécessaire de pratiquer une incision à la trachée pour entretenir la respiration.

Le premier résultat de ces expériences, c'est que les animaux survivent à l'extirpation du nerf spinal. Le nerf spinal étant enlevé, les mouvements auxquels préside le nerf pneumogastrique persistent. Le spinal ne représente donc pas l'élément moteur d'une paire nerveuse, dont le pneumogastrique serait l'élément sensitif. Tout ce qu'on observe alors chez l'animal au repos, c'est la *disparition de la voix* et une *certaine gêne de la déglutition*.

Après l'arrachement d'un seul nerf spinal, la voix devient rauque ; après l'arrachement des deux nerfs spinaux, l'aphonie est complète. Quand l'animal veut faire entendre un son, il ne parvient qu'à produire un *souffle expiratoire*, comme quand on expire avec force, mais point de voix. Quant à la respiration, elle continue à s'opérer comme à l'état normal, *même sur les très-jeunes animaux*.

Les filets du spinal qui entrent dans la constitution des nerfs laryngés ont donc sur les muscles du larynx une influence qu'avec M. Bernard nous appellerons *vocale*. Ils sont destinés à donner à l'ouverture de la glotte et à la tension des cordes vocales les conditions propres au son, au moment où la glotte devient organe de la voix par la volonté de l'animal. En d'autres termes, les muscles du larynx forment un système moteur qui peut réaliser deux fonctions distinctes, parce que les deux puissances nerveuses motrices qui l'animent sont distinctes et indépendantes dans la transmission de leur influence. Le larynx est tour à tour un organe de phonation et un organe de respiration ; l'appareil musculaire laryngien est tantôt un appareil vocal, quand le spinal l'excite ; tantôt un appareil respiratoire, quand le pneumogastrique seul l'influence (Voy., pour plus de détails, § 252).

La gêne de la déglutition qui survient après l'ablation des nerfs spinaux s'explique naturellement par la suppression des filets nerveux que le spinal envoie aux muscles du pharynx (Voy. § 359). La déglutition n'est d'ailleurs pas abolie, à cause de la persistance des filets pharyngiens provenant du pneumogastrique et du glosso-pharyngien. (Voy. §§ 358 et 359). Si on n'observe point la gêne de la déglutition après la section du nerf pneumogastrique au cou, là où le spinal a déjà fourni sa branche anastomotique, c'est que la section a lieu au-dessous de l'origine du rameau pharyngien.

Lorsqu'au lieu de détruire le nerf spinal dans son entier, on pratique

---

[1] La méthode de M. Bernard donne des résultats complets sur les chats et les lapins. Elle échoue presque toujours sur le chien, ainsi qu'il le remarque lui-même.

seulement la section de sa *branche externe*, en conservant la branche interne anastomotique, la voix et la déglutition restent tout à fait intactes ; seulement les muscles trapèzes et sterno-cléido-mastoïdiens, dans lesquels va se distribuer la branche externe du spinal, sont paralysés en partie [1]. Le thorax n'est plus maintenu aussi solidement *comme point fixe, au moment de l'effort* (Voy. § 240) : les animaux n'exécutent plus qu'avec peine les mouvements qui exigent une certaine énergie de contraction.

Il va sans dire que l'ablation totale du nerf spinal, amenant également la paralysie incomplète des sterno-mastoïdiens et des trapèzes, entraîne les mêmes effets dans les phénomènes du mouvement.

§ 361.

Nerf hypoglosse. — Ce nerf se détache du bulbe rachidien sur le prolongement du sillon collatéral antérieur de la moelle. Il paraît être essentiellement moteur. Le nerf hypoglosse est le plus reculé des nerfs crâniens ; il sort du crâne par le trou condylien antérieur. On peut arriver sur lui, en laissant l'encéphale dans son état d'intégrité, par l'intervalle qui sépare postérieurement l'occipital de la première vertèbre. On peut ainsi se convaincre qu'en l'excitant à son origine, il est insensible à l'excitation. Le nerf hypoglosse est toujours sensible au cou, mais, en ce point, d'autres fibres nerveuses se sont accolées au tronc principal, pendant son trajet. Le nerf hypoglosse s'anastomose, en effet, avec le pneumogastrique, et largement avec les deux premières branches du plexus cervical.

Le nerf hypoglosse anime les muscles de la langue (hyo-glosse, stylo-glosse, génio-glosse, et muscles propres de la langue). Par sa branche descendante, à la formation de laquelle concourent les deux premières paires cervicales, il anime les muscles omoplato-hyoïdiens, sterno-hyoïdiens, thyro-hyoïdiens.

Lorsqu'on coupe le nerf hypoglosse sur l'animal vivant, le mouvement de la langue est aboli. La sensibilité tactile et gustative de l'organe persiste. Le chien auquel on présente à boire cherche en vain à *laper*. En abolissant les mouvements de la langue, la section du nerf hypoglosse gêne beaucoup aussi la déglutition (Voy. § 26).

Lorsque le nerf hypoglosse vient d'être coupé, et qu'on excite le bout périphérique du nerf, on fait naître des contractions dans les muscles de la langue et dans ceux que nous avons énumérés.

---

[1] Leur paralysie n'est pas complète. Ces muscles reçoivent encore des filets nerveux par l'intermédiaire du plexus cervical et du plexus brachial.

ARTICLE II.

FONCTIONS DE L'AXE CÉRÉBRO-SPINAL.

§ 362.

Composition. — Membranes. — Le système nerveuxcentral, contenu dans le canal rachidien et dans la boîte encéphalique, contient un
élément de plus que les nerfs : il renferme de la substance grise. La
substance blanche des centres nerveux est constituée par des tubes primitifs semblables à ceux qu'on trouve dans les nerfs. La substance grise
est formée par les cellules nerveuses, et aussi par les tubes nerveux
qui circulent au milieu d'elles (Voy. § 339). Ce sont les cellules nerveuses assemblées en masse qui donnent aux parties du système nerveux où on les rencontre une teinte grise. Cette teinte tient à ce que les
cellules contiennent un pigment particulier. Elle est plus ou moins
prononcée, selon l'abondance plus ou moins grande des cellules relativement à l'élément tubuleux, et suivant la teinte du pigment, qui varie,
suivant les régions, du jaune rosé au gris noirâtre.

Dans la moelle, la substance grise est rassemblée au centre. Elle se
trouve placée plus particulièrement à la surface, dans le cerveau et le
cervelet. Cependant, on la rencontre aussi dans la profondeur de l'encéphale, par exemple, dans l'épaisseur de la protubérance, dans celle
des tubercules quadrijumeaux, dans la couche optique, dans le corps
strié, etc. La substance grise paraît être partout *insensible* à l'irritation
directe ; mais elle n'en joue pas moins dans le système nerveux central
un rôle capital, quoiqu'il ne nous soit pas donné d'en pénétrer le mys-
tère. C'est elle surtout qui établit la différence entre les nerfs et les
centres nerveux. Les nerfs, composés de filets nerveux conducteurs de
sentiment, et de filets nerveux conducteurs de mouvement, entrent en
communication dans les centres nerveux avec la substance grise. Quand
ces communications sont rompues, toutes les propriétés des nerfs s'éva-
nouissent.

La substance blanche de la moelle est formée par l'accolement de
fibres nerveuses en relation avec les cellules de la substance grise centrale. La substance blanche de l'encéphale est pareillement formée par
l'accolement d'une infinité de fibres ou de tubes nerveux en relation
avec les cellules des divers amas extérieurs et intérieurs de substance
grise que renferme l'encéphale. La différence qui existe entre la
masse de la substance blanche de l'encéphale et celle de la moelle a
porté quelques anatomistes à supposer qu'il y avait dans le cerveau
des fibres propres, qui ne se continueraient pas avec celles de la moelle
et des nerfs. C'est un point qu'il n'a pas encore été possible de décider.
Quant à la substance grise, elle n'est point *continue* dans son ensemble,
comme la substance blanche ; les amas de cellules qui la constituent
sont placés, tantôt au centre (moelle, protubérance, couches opti-

ques, etc.), tantôt à la surface (hémisphères cérébraux, cervelet, corps striés, etc.). Mais s'il n'y a pas continuité des masses ou des amas, il y a continuité des éléments par l'intermédiaire des prolongements des cellules, prolongements qui constituent les tubes nerveux eux-mêmes, et qui entretiennent entre les divers éléments du système nerveux des communications multiples.

L'axe cérébro-spinal est entouré par des membranes protectrices, ou *méninges*, qui sont du dehors au dedans la *dure-mère*, l'*arachnoïde* et la *pie-mère*. La dure-mère, membrane fibreuse résistante, douée, en certains points seulement, d'une faible sensibilité, forme dans la cavité du crâne des cloisons solidement fixées aux os. Ces cloisons soutiennent le cerveau dans les diverses attitudes et dans les ébranlements de la locomotion. L'arachnoïde, membrane séreuse destinée à favoriser les mouvements obscurs du cerveau, ne contient dans sa cavité qu'une quantité très-faible de liquide, ainsi d'ailleurs que les autres membranes séreuses (Voy. § 118). Le liquide dit *céphalo-rachidien*, liquide propre au système nerveux central, n'est pas contenu dans l'intérieur du sac représenté par la séreuse. Ce liquide est placé sous le feuillet viscéral de l'arachnoïde, entre ce feuillet et la pie-mère. La pie-mère est une membrane cellulo-vasculaire, presque entièrement formée par des vaisseaux; elle est, en quelque sorte, la membrane nourricière de l'axe cérébro-spinal. Les vaisseaux qui arrivent au système nerveux, au lieu de pénétrer immédiatement dans son épaisseur, se répandent à sa surface, se divisent à l'infini dans la pie-mère, et pénètrent, à l'état capillaire, dans la substance délicate du cerveau et de la moelle. La pie-mère du cerveau peut concourir aussi, dans une certaine mesure, à la protection de l'organe, car elle offre quelque résistance à la déchirure. Quant à la pie-mère de la moelle, elle forme à cette partie de l'axe nerveux une enveloppe très-résistante, qu'on pourrait comparer au névrilemme des nerfs, si elle n'était en même temps très-vasculaire.

§ 363.

Liquide céphalo-rachidien. — Lorsqu'on a coupé les muscles du dos à un animal vivant, enlevé les lames vertébrales, et mis ainsi à nu la moelle entourée de ses membranes, on constate qu'en pratiquant une piqûre sur les méninges, il s'écoule aussitôt une certaine quantité d'un liquide transparent. On peut également donner issue à ce liquide, en pratiquant une ponction sur les membranes, dans l'espace qui sépare la première vertèbre de l'occipital. Le liquide céphalo-rachidien a son siége, ainsi que nous venons de le dire, à la surface du cerveau et de la moelle, dans les mailles très-lâches du tissu cellulaire sous-arachnoïdien, et il communique aisément de la boîte crânienne dans le canal rachidien, en suivant la voie de continuité du tissu cellulaire. Ce liquide communique également avec les ventricules du cerveau. Les ventricules latéraux du cerveau ne sont pas tapissés, comme on l'a cru, par une véritable mem-

avons précédemment insisté (§ 343), a été vérifiée de nouveau par tous les observateurs (Brown-Séquard, Broca, Schiff, Chauveau, etc.).

Les divers faisceaux de la moelle, faisceaux postérieurs [1], faisceaux latéraux et faisceaux antérieurs, ne paraissent donc point servir à la transmission des impressions sensitives.

Quelle voie les impressions sensitives, parvenues à la substance grise de la moelle épinière, suivent-elles pour remonter vers l'encéphale? Restent-elles dans la moitié latérale correspondante de la moelle, ou passent-elles de l'autre côté en totalité ou en partie? En d'autres termes, les impressions sensitives, amenées dans un côté de la moelle par les racines postérieures du même côté, cheminent-elles par en haut dans la même moitié de la moelle, ou bien passent-elles du côté opposé par les commissures de la moelle, ou bien sont-elles transmises à la fois par l'un et l'autre côté? En un mot, cette transmission est-elle *directe*, *croisée*, ou à la fois l'un et l'autre, c'est-à-dire *mixte*?

Un grand nombre de tentatives ont été faites sur ce point. Elles peuvent être ramenées à deux expériences fondamentales. La première consiste à pratiquer une section transversale par laquelle on divise dans sa totalité toute une moitié latérale de la moelle. Cette section peut être faite sur la région dorsale, la région lombaire ou la région cervicale. La seconde, déjà exécutée par Galien, consiste à couper les commissures de la moelle dans une certaine étendue, c'est-à-dire à séparer la moitié droite de la moitié gauche de la moelle par une section longitudinale plus ou moins étendue, pratiquée au fond du sillon médian postérieur.

Lorsqu'on divise transversalement une moitié latérale de la moelle, qu'arrive-t-il? On observe, chez l'animal auquel cette section a été pratiquée à la région dorsale, que la sensibilité est conservée dans le

---

[1] D'après M. Schiff, les faisceaux postérieurs de la moelle auraient une fonction propre, qui consisterait à conduire non pas la *sensibilité douleur*, mais la sensibilité tactile. Lorsqu'on a isolé les faisceaux postérieurs et qu'on a coupé au même niveau les faisceaux antérieurs, les faisceaux latéraux et la substance grise, de sorte que le segment supérieur de la moelle ne communique plus avec l'inférieur que par les faisceaux postérieurs, l'animal, paralysé de la partie postérieure du corps, ne *ressent plus la douleur*. Quand on pince, quand on pique, quand on brûle le train postérieur, il ne crie ni ne s'agite. Mais il suffit, dit M. Schiff, de le toucher même très-légèrement sur la même partie pour qu'il ouvre les yeux et dresse les oreilles, en un mot, pour que son attention soit éveillée; d'où M. Schiff conclut que les faisceaux postérieurs conduisent les impressions du *tact*; tandis que les sensations de *douleur* et celles de *température* sont transmises par la substance grise.

L'expérience invoquée par M. Schiff ne nous paraît pas démonstrative. M. Schiff dit bien que l'animal piqué, brûlé ne crie ni ne s'agite, mais M. Schiff a-t-il constaté que son attention n'a pas été éveillée par les excitants violents, tout aussi bien que par le simple attouchement? Une portion de la substance grise, conservée dans les cornes postérieures (si difficiles à détruire entièrement, quand on conserve les faisceaux postérieurs), ne suffirait-elle pas à expliquer cette persistance d'une sensibilité rudimentaire? La peau est, de toutes les parties de l'animal, la plus sensible; on peut encore constater sur elle les derniers vestiges de la sensibilité quand celle-ci a disparu dans les autres tissus. Ne savons-nous pas (§ 331) que la sensibilité qui s'éteint transforme les impressions les plus vives de la douleur en simples sensations tactiles?

membre postérieur du côté de la section. Elle est *très-affaiblie* dans le membre du côté opposé à la section. Cette expérience peut être complétée de la manière suivante (Van Deen et Schiff) : l'animal étant dans cet état, on pratique plus haut ou plus bas, à la distance d'une à quatre vertèbres, une section transversale sur l'autre moitié de la moelle. La moelle a, dès lors, subi deux sections ; chacune de ses moitiés latérales se trouve divisée à des hauteurs différentes. On constate immédiatement que toute sensibilité est anéantie dans le train postérieur de l'animal.

Lorsqu'on divise la moelle longitudinalement, de manière à séparer, dans une certaine étendue, la moitié gauche de la moelle de la moitié droite, on constate que la sensibilité des *deux membres* postérieurs est *très-affaiblie*.

Nous conclurons de ces expériences, avec M. Schiff, que les impressions sensitives cheminent à la fois dans le côté de la moelle qui reçoit l'impression et à la fois dans le côté opposé, c'est-à-dire que la transmission est à la fois *directe* et *croisée*. Si nous tenons compte des divers résultats obtenus par les expérimentateurs, nous ajouterons, en ce qui concerne le degré, que la transmission est *surtout croisée*. Le croisement de la transmission des impressions sensitives a lieu dans toute l'étendue de la moelle. Les expérimentateurs ont remarqué, en effet, que l'affaiblissement de la sensibilité s'étendait avec l'étendue de la section longitudinale. Pour chaque paire nerveuse la décussation partielle dont nous parlons se fait au niveau du point d'émergence des racines, et dans une certaine étendue au-dessus et au-dessous. Les expériences ingénieuses et délicates de M. Brown-Séquard ont nettement établi ce point[1].

Les expériences tentées sur les faisceaux antérieurs et sur les faisceaux latéraux de la moelle, quoique moins nombreuses et moins variées que celles qui ont porté sur les faisceaux postérieurs, ne sont pas moins intéressantes que les précédentes. D'après ce que nous avons dit, il est évident que ces faisceaux ne conduisent pas les impressions sensitives ; mais quel est leur rôle relativement aux incitations motrices ?

Les expériences de M. Calmeil, de M. Brown-Séquard, celles de M. Schiff et surtout celles de M. Chauveau, qui ont porté sur plus de quatre-vingts sujets (chevaux, ânes, vaches, moutons, chèvres, chats, chiens), prouvent que l'excitation isolée des fibres longitudinales des faisceaux antérieurs ne détermine point de mouvements dans les parties qui reçoivent leurs nerfs de la partie de la moelle sous-jacente à l'excitation. Ces mouvements ne surviennent dans les parties qu'autant que l'excitation porte sur les points voisins de l'émergence des racines antérieures des nerfs. Il se produit alors quelque chose d'analogue à ce qui arrive pour les faisceaux postérieurs, c'est-à-dire que ce sont les filets des racines antérieures des nerfs qui se trouvent excités dans

---

[1] Dans les grands mammifères, la décussation partielle de chaque racine postérieure se fait dans une étendue de 5 à 6 centimètres au-dessus et au-dessous du point d'émergence de la racine (Brown-Séquard).

les points où ils traversent les faisceaux antérieurs de la moelle pour se porter de la substance grise centrale au dehors.

Voici d'autres expériences de MM. Stilling et Schiff, qui tendent aux mêmes résultats. Lorsqu'on coupe à un lapin les faisceaux antérieurs de la moelle, au bout de quelques heures tous les mouvements du train postérieur reparaissent, et cela dans leur intensité et leur coordination naturelles. Des chats auxquels M. Schiff avait coupé toute une moitié antérieure de la moelle, et de plus les faisceaux latéraux de la moelle, offraient encore des mouvements volontaires dans le train de derrière, bien que ces mouvements fussent affaiblis.

Donc les incitations motrices passent par la substance grise de la moelle pour se rendre de l'encéphale aux racines antérieures des nerfs.

Quant à la question de savoir si les incitations motrices sont directes ou croisées, ou à la fois directes et croisées, les expériences de M. Van Kempen tendent à démontrer qu'elles sont à la fois *directes* et *croisées,* mais qu'elles sont *surtout directes*. Lorsque M. Van Kempen coupait sur des lapins et des oiseaux une moitié latérale de la moelle par une section transversale dans la région lombaire ou dans la région dorsale, le membre postérieur du même côté paraissait surtout paralysé du mouvement. Lorsque la section transversale d'une des moitiés de la moelle avait lieu à la région cervicale, c'est le membre postérieur du côté opposé qui était surtout paralysé. D'où M. Van Kempen tire la conclusion que l'entre-croisement partiel des incitations motrices a lieu principalement à la région cervicale.

Nous pouvons résumer en quelques mots les faits et les expériences que nous venons de passer rapidement en revue. 1° Les racines postérieures des nerfs sont sensibles dans l'épaisseur de la moelle jusqu'au point où elles entrent en relation avec les éléments (c'est-à-dire avec les cellules) de la substance grise ; la sensibilité de ces racines explique la sensibilité apparente des fibres longitudinales des faisceaux postérieurs. 2° Les racines antérieures des nerfs sont excito-motrices dans l'épaisseur de la moelle dès le moment où elles se séparent de la substance grise pour traverser le faisceau antéro-latéral et se porter au dehors; le pouvoir excito-moteur que révèlent parfois les faisceaux antérieurs ou latéraux de la moelle appartient à ces racines et non aux fibres longitudinales de ces faisceaux. 3° La transmission des impressions sensitives et celle des incitations motrices est subordonnée à la liaison des racines des nerfs avec la substance grise de la moelle, laquelle est elle-même insensible.

Mais alors, dira-t-on, quel est donc le rôle des faisceaux postérieurs, des faisceaux antérieurs et des faisceaux latéraux de la moelle ? Ce ne sont donc pas des conducteurs ?

Les expériences de M. Van Deen vont nous donner la clef de cette difficulté, et nous permettre de formuler, en peu de mots, une doctrine en harmonie avec les résultats signalés précédemment.

M. Van Deen coupe la tête à une grenouille, puis, avec des ciseaux, il retranche toutes les parties latérales du corps, et il ne conserve que la colonne vertébrale (contenant la moelle) et le train de derrière de l'animal. Il plonge alors la colonne vertébrale dans de l'eau contenant 10 pour 100 de sel ; cette eau s'introduit dans l'intérieur du rachis et vient baigner la moelle : les cuisses de l'animal n'éprouvent aucun mouvement. Mais, s'il touche les nerfs de la cuisse avec cette eau, ou si les racines des nerfs qui vont à la cuisse sont touchés par cette eau, aussitôt les membres se contractent. De même, lorsque sur une grenouille décapitée la moelle a été isolée dans toute son étendue, et qu'on a coupé toutes les racines des nerfs et conservé seulement les dernières paires rachidiennes et le train postérieur de l'animal, on peut exciter la moelle sans que le train de derrière exécute de mouvement. Ce n'est que quand on s'approche de l'extrémité inférieure de la moelle, c'est-à-dire dans les points correspondant aux origines des racines nerveuses qui vont au train postérieur, que les mouvements se manifestent. Les mêmes expériences peuvent être faites en conservant le cerveau, la moelle allongée et le bulbe (après avoir coupé les nerfs qui procèdent de ces parties).

Quand le système nerveux de la préparation a été convenablement isolé, on peut répéter ces expériences en prenant comme excitant un courant galvanique ; les résultats sont les mêmes.

Mettez à mort un lapin, découvrez la moelle, coupez toutes les racines des nerfs, en respectant celles des membres postérieurs ; appliquez à la moelle convenablement isolée un courant continu ou un courant d'induction, les membres postérieurs n'éprouvent aucun mouvement. Appliquez ces courants aux nerfs mêmes des membres ou à leurs racines, immédiatement ces membres se contractent.

Que prouvent ces expériences ? Elles démontrent que ni l'excitation mécanique, ni l'excitation chimique, ni l'excitation galvanique ne sont capables d'éveiller l'action de la moelle, ou celle des centres nerveux. L'excitation prétendue des centres nerveux, à l'aide des excitants dont nous disposons, n'est qu'une excitation des nerfs, ou des racines des nerfs, dans leur trajet *intra-médullaire*, trajet compris entre la surface du centre nerveux et les cellules de la substance grise d'où ils procèdent [1]. Les actions propres de la substance même de la moelle et des centres nerveux ne peuvent être suscitées que par une excitation organique.

On peut donc concevoir l'ensemble du système nerveux comme constitué par deux parties, je ne dirai pas à fonctions différentes, mais, tout au moins, qui ne répondent pas de la même façon aux interroga-

---

[1] Quand l'excitation du centre nerveux porte sur des racines nerveuses motrices, elle entraîne le mouvement dans les parties correspondant à la distribution périphérique du nerf ; quand l'excitation du centre nerveux correspond à des racines nerveuses sensitives, elle entraîne de la douleur et souvent des actions réflexes.

tions de nos excitants. Ces deux parties sont, d'une part, les *nerfs*; d'autre part, les *centres nerveux* (encéphale et moelle). Par nerfs, nous entendons non-seulement les cordons nerveux isolés et libres qu'on désigne généralement ainsi, mais encore l'ensemble des racines nerveuses profondes contenues dans l'épaisseur des centres nerveux, et comprises entre la surface du centre nerveux et le point où ces racines se fondent dans les cellules de la substance grise. Or, les nerfs (dans leur état de liberté, tout comme dans leur trajet intramédullaire) répondent aux diverses sources d'excitation dont nous disposons, c'est-à-dire aux excitations mécaniques, chimiques, galvaniques, soit par de la douleur, soit par des mouvements. Les centres nerveux (c'est-à-dire l'axe cérébro-spinal proprement dit) sont inexcitables pour nous [1]. Voilà pourquoi les divers faisceaux de la moelle (postérieurs, antérieurs ou latéraux) ne nous ont point encore livré leur secret, et pourquoi nous sommes réduits à interpréter.

En tenant compte des expériences variées que nous avons rapportées, voici l'idée qu'on peut se faire du rôle des faisceaux de la moelle. Cette conception, cette doctrine, si l'on veut, est d'ailleurs en harmonie avec les notions que nous possédons sur la constitution anatomique des centres nerveux.

Examinons d'abord la transmission des impressions sensitives. Ces impressions, nées dans les parties sensibles périphériques, cheminent dans les nerfs sensitifs, suivant la direction centripète, et pénètrent dans la substance grise de la moelle épinière par l'intermédiaire des racines postérieures des nerfs. Dans cette substance, les filets nerveux sensitifs entrent en communication avec le réseau des cellules nerveuses.

Des cellules de la substance grise naissent des filets nerveux, qui, dès ce moment, ne sont plus excitables, et qui forment, à proprement parler, la substance de la moelle elle-même. De ces filets, les uns établissent des communications entre les diverses cellules de la substance grise, d'autres se dirigent vers le haut. Une forte proportion de ces filets sort de la substance grise sous des angles très-aigus et des hauteurs variables, pour se porter dans les parties blanches de la moelle, dont ils forment les fibres longitudinales, c'est-à-dire les faisceaux [2], et arrivent ainsi à l'encéphale. Dans leur trajet, ces fibres propres de la moelle, nées des cellules de la substance grise, restent en partie du même côté de la moelle, et passent en partie dans le côté opposé.

---

[1] Dans son remarquable travail sur la physiologie de la moelle épinière, M. Chauveau a dit très-justement : « La distinction, dans les faisceaux de la moelle, du siége propre du mouvement et du siége propre de la sensibilité, ne peut être faite dans le sens communément pris par les physiologistes. »

[2] Ces fibres, *désormais non excitables* et qui remontent vers l'encéphale, forment-elles les faisceaux postérieurs et seulement ces faisceaux ? Nous l'ignorons. Ce qu'on peut dire de plus vraisemblable, c'est que ces fibres sont groupées dans la moitié postérieure de la substance blanche de la moelle.

La transmission des incitations motrices est analogue à la transmission des impressions sensitives, mais en sens opposé. L'incitation motrice, née dans l'encéphale, chemine dans la direction centrifuge sur les filets nerveux de la substance propre de la moelle épinière (filets nerveux non excitables, comme nous le savons). Ces filets nerveux forment les fibres longitudinales de la moelle, c'est-à-dire les faisceaux [1]. Arrivés à une certaine distance de la racine antérieure du nerf auquel correspondent ces filets, ils gagnent la substance grise de la moelle, entrent en communication avec le réseau des cellules nerveuses. Des cellules nerveuses de la substance grise naissent des filets nerveux, dès ce moment excitables, et qui constituent les filets radiculaires de la racine antérieure du nerf. L'incitation motrice chemine ainsi jusqu'aux organes contractiles correspondant à la distribution périphérique de cette racine antérieure [2].

Ajoutons d'ailleurs que les impressions des nerfs de sensibilité ne remontent pas toujours jusqu'à l'encéphale, et qu'ils peuvent se métamorphoser dans la substance grise de la moelle en incitations motrices (Voy. § 344, *De l'action réflexe*). Les cellules de la substance grise de la moelle représentent alors, à elles seules, le siége de cette métamorphose, et le mouvement succède à une sensibilité *inconsciente*.

[1] Ces fibres *non encore excitables*, et qui descendent de l'encéphale, constituent-elles les faisceaux antérieurs et les faisceaux latéraux de la moelle ? Nous l'ignorons. Ce qu'on peut dire de plus vraisemblable, c'est que ces fibres sont groupées dans la moitié antérieure de la substance blanche de la moelle.

[2] La théorie de Charles Bell sur le rôle des faisceaux de la moelle dans la conduction des impressions sensitives et dans celle des incitations motrices ne peut donc plus être acceptée (nous parlons de la doctrine de Charles Bell relative aux fonctions des *faisceaux de la moelle*, et non de sa doctrine relative aux fonctions des *racines des nerfs rachidiens*. Cette dernière est toujours vraie, et il n'est pas de physiologiste qui n'en ait vérifié l'exactitude). Mais il est aisé d'interpréter, d'après ce qui précède, les résultats des expériences de M. Longet, qui s'était constitué en France le défenseur de la doctrine de Charles Bell, alors que celui-ci l'avait abandonnée.

Le procédé de M. Longet consistait à couper complétement la moelle, le plus souvent sur les chiens, de manière à obtenir deux segments, un segment *céphalique* et un segment *caudal*; puis il appliquait successivement le courant d'une pile de Wollaston, de six couples, à la surface de section des faisceaux de la moelle, soit sur le bout caudal, soit sur le bout céphalique. L'application de l'électricité au bout caudal déterminait des contractions des membres abdominaux, quand elle portait sur la surface de la section des faisceaux antérieurs; quand elle portait sur les faisceaux postérieurs, point d'effet. Sur le segment céphalique la stimulation de la surface de section des faisceaux postérieurs déterminait de vives douleurs; la stimulation de la surface de section des faisceaux antérieurs ne causait ni mouvements ni douleurs.

Et d'abord, remarquons que l'emploi de l'électricité est nécessaire pour obtenir ces résultats. M. Chauveau, qui a répété ces expériences un grand nombre de fois sur le cheval, en employant comme stimulant l'action mécanique, a constaté que, quand la section de la moelle a été faite à une égale distance de deux origines nerveuses, l'excitation du bout caudal et du bout céphalique donne constamment des résultats négatifs, c'est-à-dire ne détermine ni mouvement manifeste ni douleur sensible, sur quelque point de la surface de section qu'elle ait lieu.

Lorsqu'on emploie à cette recherche une pile à forte tension, l'excitation franchit facilement les limites dans lesquelles on veut circonscrire son action, et cette excitation s'étend alors à un grand nombre de racines nerveuses *intramédullaires* comprises dans les points voisins et même éloignés de la surface excitée. Cette excitation des nerfs (et non

La moelle épinière présente, au niveau de la région cervicale et de la région lombaire, deux renflements peu marqués chez l'homme, mais qui le sont beaucoup plus chez quelques animaux.

Le volume de ces renflements est en rapport avec le volume des nerfs qui vont se porter aux membres. Chez les oiseaux, dont les membres antérieurs transformés en ailes ont besoin de déployer une grande force, les muscles et les nerfs de ces parties l'emportent en volume sur ceux des membres postérieurs ; le renflement cervical de la moelle est chez eux très-développé. Chez les mammifères, dont les membres postérieurs sont plus puissants que les antérieurs, le renflement lombaire est plus marqué que l'autre. Les animaux sauteurs (le kanguroo en particulier) se distinguent surtout sous ce rapport.

L'*action propre* de la moelle épinière se révèle, sur les animaux auxquels l'encéphale est enlevé, par la persistance des mouvements réflexes.

Ces mouvements ont été étudiés ; nous n'y reviendrons pas (voyez § 344) : ils sont sous la dépendance de la substance grise de la moelle. Ils prouvent, comme le microscope, que les fibres conductrices des impressions et les fibres conductrices des incitations motrices entrent, à des hauteurs variées et dans des sens divers, en communication avec les cellules de la substance grise de la moelle, sans remonter directement jusqu'au cerveau.

L'action propre (*action réflexe* ou *excito-motrice*) de la moelle épinière se fait sentir particulièrement sur les mouvements du cœur et sur la circulation. La plupart des actes sécrétoires et nutritifs paraissent aussi plus ou moins directement placés sous son influence.

Influence de la moelle sur les mouvements du cœur, sur les sécrétions, la nutrition.—A l'aide d'un stylet, Legallois détruit la moelle *lombaire* d'un lapin : cet animal succombe au bout de trois heures et demie ; il détruit, par le même procédé, la moelle *dorsale* d'un second lapin, et celui-ci ne vit que quelques minutes ; un troisième, auquel il détruit la moelle *cervicale*, succombe plus rapidement encore. Dans ce dernier cas, l'expérimentateur a soin d'entretenir artificiellement la respiration de l'animal pour remédier à la paralysie des muscles respiratoires. Sur d'autres mammifères, le même expérimentateur détruit la moelle dans toute son étendue, par le même procédé : la mort est presque instantanée. Les mouvements de contraction du cœur ne cessent pas subitement, car le cœur, même arraché de la poitrine, continue encore de battre pendant quelque temps ; mais ces contractions, dit Legallois, sont des mouvements sans force, incapables d'entretenir la circulation.

Legallois a beaucoup exagéré la rapidité de la mort après la destruction partielle ou totale de la moelle épinière [1] ; mais il ne faudrait pas

pas de la moelle proprement dite) entraine naturellement de la douleur dans le bout céphalique et du mouvement dans le bout caudal.

[1] Les animaux mammifères peuvent vivre vingt-quatre, trente six ou quarante-huit

conclure pourtant que la moëlle (tout au moins la partie supérieure)
est sans aucune influence sur les mouvements du cœur. Lorsqu'on fait
passer par la moelle d'un animal fraîchement tué un courant galvanique,
les contractions du cœur acquièrent immédiatement une assez grande
énergie. En versant de l'alcool concentré sur la moelle d'un animal décapité, on peut aussi observer des résultats analogues, quoique moins
prononcés. Le cœur tire donc vraisemblablement de la moelle épinière
une partie au moins de son principe d'action ; et comme la moelle proprement dite n'est en relation avec le cœur que par le nerf grand sympathique, c'est par cette voie que s'opère la transmission de l'incitation
motrice.

Lorsqu'on fait passer un courant d'induction dans la moelle d'un animal
fraîchement décapité, on remarque encore des contractions de l'intestin
grêle, du gros intestin, des uretères, de la vessie, etc. Le grand sympathique, qui va à toutes ces parties, est évidemment, ici encore, le lien qui
les réunit à la moelle. C'est également par l'intervention du grand sympathique (Voy. §§ 377 et 377 *bis*) que la moelle exerce, sur les sécrétions
et sur la nutrition, une influence mise en évidence par les expériences
physiologiques, et quelquefois aussi par les faits pathologiques [1].

§ 367.

Bulbe rachidien. — Le bulbe rachidien, continuation immédiate de
la moelle épinière, est, comme la moelle elle-même, un conducteur des
impressions sensitives, et un conducteur des incitations du mouvement, dans le sens particulier qu'il faut attacher à ces expressions
(Voy. § 366). Le bulbe a aussi des fonctions propres. Il jouit du pouvoir
réflexe à un assez haut degré (Voy. § 344), et il tient les phénomènes de
la respiration sous sa dépendance.

L'excitation de la partie postérieure et celle de la partie antérieure
du bulbe donnent des résultats analogues à ceux de l'excitation des
parties correspondantes de la moelle. Les faisceaux antérieurs du bulbe
sont insensibles à l'excitation. Les faisceaux postérieurs ou corps resti-

heures après l'ablation complète de la moelle. Les destructions *partielles* de la moelle
(moelle lombaire et moitié de la moelle dorsale, peuvent être supportées par les animaux
pendant un très-long temps. Chez les oiseaux en particulier, la vie peut durer indéfiniment et sans que l'animal paraisse en souffrir autrement que par la perte de la sensibilité
et des mouvements des organes correspondants. M. Brown-Séquard, auquel nous devons
ces expériences, a conservé également, pendant plus de quatre mois et dans un bon état
de santé, un jeune chat auquel il avait enlevé toute la moelle lombaire. Les expériences
de Legallois n'ont été rapidement mortelles pour les animaux que parce qu'il ne s'est
pas mis en garde contre l'hémorrhagie.

[1] La moelle épinière aurait aussi, dit-on, une action propre sur les muscles extenseurs
et sur les muscles fléchisseurs, et cette action pourrait être localisée. Voici, suivant les
auteurs dont nous parlons, une des expériences les plus probantes. Lorsqu'on décapite
une grenouille au niveau de la première vertèbre cervicale, et qu'on l'abandonne après
lui avoir *étendu* les membres, au bout d'un certain temps ceux-ci *se replient* dans leurs
articulations. Si, au contraire, la grenouille a été décapitée entre la région cervicale et la
région dorsale de la moelle, et qu'on lui *étende* les membres, ceux-ci restent étendus
pour toujours.

formes accusent, comme les faisceaux postérieurs de la moelle, une certaine sensibilité : cette sensibilité est due aux racines intramédullaires des nerfs qui se détachent du bulbe. La surface postérieure du bulbe ou le plancher du quatrième ventricule est insensible à l'excitation.

L'influence qu'exerce le bulbe sur les mouvements respiratoires est des plus remarquables. Elle a surtout été mise en lumière par les travaux de Legallois et par ceux de M. Flourens. Ouvrez le crâne d'un animal vivant, appartenant aux degrés supérieurs de l'échelle animale : un mammifère par exemple ; faites, par portions successives, et d'avant en arrière, l'ablation du cerveau ; enlevez ainsi les hémisphères cérébraux, le cervelet, et même la protubérance : l'animal respire encore. Mais, lorsque l'opérateur arrive dans les environs de l'origine des nerfs pneumogastriques, la respiration cesse subitement, et l'animal expire. Ce n'est évidemment pas parce que l'origine des nerfs pneumogastriques est atteinte que la respiration est subitement arrêtée alors ; car la section des nerfs pneumogastriques n'entraîne que des désordres lents et laisse survivre des animaux pendant des semaines ou des mois (Voy. § 359).

L'incitation des mouvements respiratoires transmise, dans l'état normal, par l'intermédiaire de la moelle cervicale et dorsale, aux nerfs qui vont se porter aux muscles respiratoires, se trouvant subitement anéantie par la section du bulbe *dans le point précité*, on en peut naturellement conclure que l'incitation du mouvement de contraction de ces muscles venait d'une partie des centres nerveux située *au-dessus* de la section. Comme, d'un autre côté, l'enlèvement des lobes cérébraux, y compris celui du cervelet et de la protubérance, laisse persister les mouvements respiratoires, il en résulte que la portion du système nerveux qui régit les mouvements respiratoires, c'est le bulbe lui-même, et encore un espace de très-peu d'étendue à la partie supérieure du bulbe. M. Flourens s'est appliqué à fixer le siége précis de ce point du système nerveux, auquel il a donné le nom de *nœud* ou de *collet vital*. Les recherches de M. Flourens ont montré que la partie du bulbe qu'on peut regarder comme la matière nerveuse incitatrice des mouvements respiratoires n'a guère plus d'un demi-centimètre d'étendue chez le lapin. Cette partie du bulbe correspondrait à une rondelle de la moelle, comprise entre une ligne qui couperait le bulbe immédiatement au-dessus de l'origine des nerfs pneumogastriques, et une autre ligne qui couperait le bulbe à 5 ou 6 millimètres au-dessous de la première. Dans les grands animaux, le nœud vital aurait un peu plus d'étendue ; il en aurait un peu moins dans les petits [1].

---

[1] La rapidité de la mort après la section du bulbe rachidien dépend de plusieurs conditions : 1° Il faut abandonner l'animal à lui-même, si l'on veut qu'il succombe en peu de temps ; car si l'on entretient une respiration artificielle, on peut singulièrement prolonger la vie, ainsi que nous l'avons dit plus d'une fois ; 2° d'un autre côté, si la section du bulbe est rapidement mortelle pour les mammifères et pour les oiseaux, qui ne peuvent vivre au delà de une, deux, trois ou quatre minutes sans respirer, il n'en est pas de même des

Lorsqu'on fait passer un courant très-énergique (un courant d'induction, par exemple) par le bulbe rachidien, on observe du côté du cœur exactement les mêmes effets que lorsque le courant passe par le tronc des nerfs pneumogastriques eux-mêmes (Voy. § 359), c'est-à-dire que le cœur suspend temporairement ses battements [1].

L'action qu'exerce le système nerveux sur l'action glycogénique du foie (Voy. § 187) est empruntée surtout au bulbe rachidien. Lorsque, à l'exemple de M. Bernard, on pratique, à l'aide d'un instrument piquant, une piqûre à la partie postérieure du bulbe rachidien, c'est-à-dire sur le plancher du quatrième ventricule, dans le voisinage de l'origine du pneumogastrique, l'urine des animaux, qui avant l'opération ne contenait pas trace de sucre, en renferme alors pendant un certain temps. La piqûre est très-efficace, lorsqu'on se renferme dans un espace compris entre 3 ou 4 millimètres carrés. Le sucre apparaît dans l'urine de une heure à une heure et demie après la piqûre; il augmente jusqu'à la troisième heure et cesse vers la cinquième ou la sixième. L'apparition du sucre dans l'urine est due, très-vraisemblablement, à une activité anormale du foie. L'activité anormale du foie augmente les proportions du sucre que les veines sus-hépatiques jettent dans la masse du sang; et M. Lehmann a démontré par expérience que toutes les fois que le sang renferme plus de 0,1 pour 100 de sucre, il s'en débarrasse par la voie des sécrétions (Voy. § 78).

M. Schiff, en coupant une des moitiés latérales du bulbe rachidien à diverses hauteurs, a observé (chiens et lapins) que les membres sont paralysés du côté correspondant à la section; que les muscles du tronc, et en particulier ceux des gouttières vertébrales, sont paralysés du côté opposé, de manière que le tronc se courbe du côté de la section [2]. Lorsque la demi-section est faite sur le bulbe au point précis où celui-ci devient la protubérance (au niveau inférieur du pont de Varole), on constate pareillement que les membres sont paralysés du côté correspondant à la section, mais la paralysie du membre antérieur diminue peu à peu, et celle du membre postérieur persiste.

§ 368.

Protubérance annulaire. — Pédoncules cérébelleux. — Pédoncules cérébraux. — La protubérance qui fait suite par en haut au bulbe rachidien est formée par des fibres dirigées en deux sens distincts. Les unes représentent les fibres *transversales* du pont de Varole; ces fibres

---

animaux hibernants et des animaux à sang froid, qui respirent aussi par la peau. Un crapaud, une grenouille peuvent vivre un mois après cette opération, un triton, une salamandre plus de quatre mois (quand on les maintient dans un milieu frais). Chez les animaux dont nous parlons, la respiration cutanée peut suppléer pendant longtemps la respiration pulmonaire.

[1] Quand l'application du courant est *soutenue* pendant quelque temps, les contractions du cœur reparaissent, même pendant le passage du courant.

[2] MM. Brown-Séquard et Martin-Magron ont fait des observations analogues.

se portent sur les côtés, vers le cervelet, en constituant les pédoncules cérébelleux moyens, et relient entre eux les deux hémisphères latéraux du cervelet. Les fibres transverses n'existent pas chez les animaux dans lesquels le cervelet, manquant de lobes latéraux, est réduit à son lobe moyen. L'autre partie de la protubérance (placée au-dessus et aussi entre les fibres transverses du pont de Varole) est constituée par un amas de substance grise, traversée, dans le sens antéro-postérieur, par la continuité des faisceaux du bulbe avec les pédoncules cérébraux. Cette dernière partie de la protubérance présente une masse plus considérable que le bulbe rachidien ; elle en constitue la partie la plus essentielle.

Lorsqu'on excite, sur un animal récemment tué, les parties superficielles ou profondes de la protubérance, on ne fait naître chez l'animal aucun mouvement. D'un autre côté, lorsque l'excitation porte sur la même partie d'un animal dont le cerveau n'est pas enlevé, cet animal ne donne généralement pas de signes de sensibilité. La protubérance est un conducteur de sensibilité et de mouvement, à la manière de la moelle et du bulbe.

La protubérance jouit, comme le bulbe rachidien et comme la moelle, du pouvoir réflexe ou excito-moteur, c'est-à-dire qu'elle peut réagir, à la suite d'impressions non senties, en provoquant des mouvements (Voy. § 344). La démonstration directe n'est pas ici facile à isoler ; cependant il est bien certain que les mouvements réflexes ont beaucoup plus d'étendue et d'énergie lorsqu'on a seulement enlevé le cerveau et le cervelet, et conservé à l'animal toute la moelle allongée (c'est-à-dire la protubérance et ses prolongements cérébraux et cérébelleux), avec le bulbe et avec la moelle, que lorsque l'animal est réduit au bulbe et à la moelle, ou à la moelle seule.

On a cherché à établir que la protubérance annulaire était le centre de perception des impressions de la sensibilité générale, et, par conséquent, le point de départ de l'incitation des mouvements *volontaires* de la locomotion. Les expériences invoquées à ce sujet ne sont rien moins que démonstratives. Sans doute, les animaux exécutent encore des mouvements, lorsque les hémisphères cérébraux, les couches optiques, les corps striés et le cervelet sont enlevés ; ils peuvent même se dresser sur leurs pattes, changer de place, retirer la patte qu'on leur pince, etc. Mais sont-ce là des mouvements volontaires ? Rien ne le prouve, et, si ce sont des mouvements *involontaires*, nous rentrons dans *l'action réflexe*, action que la moelle et le bulbe partagent avec la protubérance [1].

[1] M. Longet a vu des animaux dont tout l'encéphale était enlevé, sauf la protubérance et le bulbe, *crier* encore quand on venait à pincer l'origine du nerf de la cinquième paire. Cette expérience ne résout pas la difficulté, et l'on ne sait pas si l'animal a réellement *perçu* la douleur et *voulu* le cri. Lorsqu'on voit l'homme plongé dans l'ivresse du chloroforme *crier* et *s'agiter* sous le couteau de l'opérateur, sans avoir *senti* la douleur ni *voulu* le mouvement, il est permis de douter de l'interprétation que M. Longet tire de

Pédoncules cérébelleux. — Pédoncules cérébraux. — Les pédoncules cérébelleux sont au nombre de trois : les *inférieurs*, les *moyens*, les *supérieurs*. Les pédoncules cérébelleux inférieurs relient le cervelet avec la moelle ; les pédoncules cérébelleux supérieurs, ou *processus cerebelli ad testes*, relient le cervelet au cerveau ; les pédoncules moyens relient le cervelet à la protubérance, ils constituent les fibres transverses et superficielles de la protubérance (pont de Varole), et forment une sorte de commissure très-épaisse entre les deux hémisphères cérébelleux. La section de ces diverses parties donne lieu, chez les animaux, à des phénomènes curieux.

La section de l'un des pédoncules cérébelleux inférieurs fait courber le corps de l'animal en une sorte d'arc, dont la cavité est tournée du côté de la blessure.

La section d'un pédoncule ou des pédoncules supérieurs ne produit pas de phénomènes nettement tranchés du côté du mouvement.

La section d'un pédoncule moyen détermine immédiatement chez l'animal un mouvement gyratoire *du côté de la lésion*. Le mouvement est d'autant plus prononcé que la lésion est plus éloignée de la ligne moyenne du pont de Varole. Le mouvement de rotation est si rapide, que l'animal exécute parfois plus de soixante tours à la minute. L'animal tombe souvent à terre. Il recommence à tourner quand on le met sur ses pieds. Si l'on coupe l'autre pédoncule, l'animal redevient tranquille et marche droit, mais sa progression est chancelante [1].

Le pont de Varole, qui n'est que la portion médiane des deux pédoncules cérébelleux moyens, donne lieu aux mêmes phénomènes, toutes les fois qu'on coupe ses fibres en dehors de la ligne médiane.

A quoi est dû le mouvement gyratoire ou mouvement de manége ? Probablement à ce que l'animal cherche à se soustraire à la lésion, c'est-à-dire qu'il cherche à *fuir*. La section des pédoncules détermine une paralysie partielle dans les muscles rotateurs de la colonne vertébrale (dans les muscles de la nuque et du dos, du côté opposé à la lésion) ; les muscles du dos, ne pouvant se contracter que d'un seul côté, courbent le corps de ce côté, et ont pour effet d'entraîner le mouvement de manége autour de ce côté.

Un phénomène assez étrange accompagne les lésions du pédoncule

ses expériences. Le cri est une expiration avec effort, accompagnée de la tension des cordes vocales : c'est un phénomène de mouvement. Ce mouvement ne peut-il pas être *involontaire* de même que les divers mouvements déterminés par l'*action réflexe* ? N'y a-t-il pas des cris involontaires ?

[1] M. Longet, en répétant les expériences de Pourfour du Petit, de M. Magendie et de M. Flourens, a vu les animaux exécuter leur mouvement gyratoire du côté *opposé* à la lésion du pédoncule cérébelleux moyen. Mais M. Schiff, qui a plus récemment expérimenté à ce point de vue, a remarqué que la section des pédoncules cérébelleux moyens entraîne le mouvement gyratoire du *côté* du pédoncule cérébelleux divisé, comme l'avait vu M. Magendie ; seulement, quand la section *dépasse le pédoncule cérébelleux moyen*, et intéresse le *lobe* correspondant du cervelet, le mouvement gyratoire a lieu du côté opposé.

cérébelleux moyen. Le globe oculaire du côté lésé se dirige en bas, et semble proéminer en avant, tandis que celui du côté opposé éprouve des mouvements gyratoires convulsifs.

M. Poelman a observé pendant plusieurs mois un chien qui exécutait le mouvement de manége toujours dans le même sens. Ce chien fut tué. A l'ouverture du crâne, on trouva dans le cervelet, et particulièrement dans l'un des pédoncules cérébelleux moyens et dans le pont de Varole, des concrétions calcaires nombreuses.

Pédoncules cérébraux. — Les pédoncules cérébraux, qui prolongent en avant la protubérance, représentent cette portion des faisceaux de la moelle qui, après avoir traversé le bulbe et la protubérance, vont plonger en avant, à travers la couche optique et le corps strié et s'irradier dans les hémisphères.

La section ou la destruction d'un pédoncule cérébral a pour conséquence une hyperesthésie passagère du tronc, des extrémités et de la tête du côté de la lésion. Il se passe ici quelque chose d'analogue à ce qui a lieu après la section d'une moitié latérale de la moelle. Cette section ne détermine point d'hémiplégie.

Après cette section, l'animal exécute un mouvement gyratoire ou de manége du *côté opposé* à celui de la lésion, c'est-à-dire du côté non lésé. Le mouvement gyratoire se fait dans ce sens toutes les fois que la section a divisé le pédoncule cérébral sur un point quelconque de son étendue, ou la couche optique dans l'étendue de son tiers postérieur. Lorsque la section porte sur les deux tiers antérieurs de la couche optique, le mouvement gyratoire a lieu *du côté de la lésion.*

Suivant M. Schiff, le mouvement de manége est déterminé ici par la déviation de la tête et du cou, ainsi que du membre antérieur, déviation qui entraîne l'animal de ce côté quand il veut progresser. Les animaux apprennent d'ailleurs à éviter le mouvement de manége, en appliquant leur corps contre un plan vertical résistant, contre lequel ils se glissent. M. Schiff tire de ces expériences la conclusion qu'il y a dans les couches optiques et dans les pédoncules cérébraux des fibres nerveuses correspondantes aux mouvements d'une moitié du cou et à certains mouvements des membres antérieurs (abduction de l'un, adduction de l'autre).

Ces divers mouvements de manége ne s'observent pas chez l'homme (atteint de lésion du pédoncule cérébral, ou de la couche optique, ou des pédoncules cérébelleux), attendu que son mode de progression, à l'aide de ses membres inférieurs seuls, l'y soustrait nécessairement.

§ 369.

Tubercules quadrijumeaux. — Les tubercules quadrijumeaux de l'homme et des mammifères correspondent aux lobes optiques des autres vertébrés; chez ces derniers on en voit se détacher les nerfs optiques d'une manière évidente. Chez l'homme, les nerfs optiques ne vont d'une manière apparente que jusqu'aux corps genouillés ; mais ceux-ci sont reliés aux tubercules quadrijumeaux par des prolongements nerveux, qui font saillie sur les couches optiques.

Les tubercules quadrijumeaux sont en rapport avec l'exercice de la vision, sans qu'on puisse préciser d'une manière bien nette en quoi consiste leur rôle dans cette fonction. Lorsqu'on les enlève, l'animal perd la vue ; mais, comme l'animal perd également la vue lorsqu'on opère la section du nerf optique sur un point quelconque de son trajet, on peut se demander si les tubercules quadrijumeaux ne seraient pas seulement des renflements situés sur le *trajet* des impressions. On les a considérés, il est vrai, comme l'aboutissant de la sensation visuelle, ou comme des centres de perception. Mais un animal privé de ses lobes cérébraux *voit-il* la lumière ? Il n'est guère possible de le prouver, et d'ailleurs il se comporte alors comme s'il était aveugle : il se heurte à tous les obstacles.

Notons cependant ce point essentiel, que, lorsqu'on a enlevé les lobes cérébraux, et respecté les tubercules quadrijumeaux, la contractilité de l'iris persiste ; cette contractilité disparaît aussitôt que les tubercules quadrijumeaux sont lésés. Les tubercules quadrijumeaux constituent donc, tout au moins, un centre de réflexion entre les impressions de la lumière et les contractions de l'iris.

Lorsqu'on excite les tubercules quadrijumeaux d'un seul côté, on amène des contractions simultanées dans les iris des yeux. Ce phénomène est confirmatif du rôle que nous avons attribué à la rétine, et il tend à démontrer que *chaque* rétine transmet ses impressions par les *deux* nerfs optiques, en arrière du chiasma (Voy. §§ 292 et 293).

§ 370.

Couches optiques, corps striés, etc. — Les fonctions propres des couches optiques et des corps striés, noyaux de substance grise placés sur le trajet des faisceaux prolongés de la moelle, sont tout à fait inconnues. Les couches optiques et les corps striés ne sont ni sensibles ni excito-moteurs, c'est-à-dire que l'excitation de ces parties n'est point ressentie par l'animal, et ne détermine point de mouvements.

L'hypothèse de M. Foville, qui place dans le corps strié le siége des incitations des mouvements volontaires du membre abdominal, et dans la couche optique le siége des incitations des mouvements du membre thoracique, est loin d'être démontrée. On sait seulement qu'après l'ablation des lobes cérébraux et la conservation des couches optiques et des corps striés, les animaux peuvent encore se tenir sur leurs pieds. Les couches optiques paraissent, du reste, avoir sur l'appareil du mouvement une influence plus grande que les corps striés. Quand on a enlevé à un animal et les lobes cérébraux et les corps striés, il peut encore courir en se servant de ses quatre membres, lorsqu'on l'excite. Quand on enlève, en outre, à l'animal ses deux couches optiques, il n'est pas complétement paralysé, mais il est très-affaibli et se tient difficilement sur ses jambes.

Les fonctions du *corps calleux*, de la *voûte à trois piliers*, celle des *ventricules du cerveau*, de la *glande pituitaire*, sont tout à fait inconnues.

§ 371.

Cervelet. — Le cervelet, placé à la partie postérieure et inférieure du cerveau, et en communication avec la moelle et avec le cerveau, par l'intermédiaire de la moelle allongée, constitue certainement une des parties les plus importantes de l'encéphale. Beaucoup de tentatives ont été faites pour déterminer sa part d'action dans les fonctions nerveuses; mais, malgré un grand nombre d'expériences et de déductions empruntées à la pathologie, le rôle spécial de cet organe est encore aujourd'hui fort obscur.

La substance superficielle du cervelet, c'est-à-dire la substance grise, est insensible à l'excitation; en cela, elle ne diffère pas de la substance grise, prise dans les autres points du système nerveux [1]. Quant à l'intérieur du cervelet lui-même, il est également insensible aux excitations.

Les mutilations ou l'excision du cervelet sur les animaux vivants donnent lieu à des phénomènes curieux, bien décrits par M. Flourens, et souvent observés depuis. Lorsqu'on enlève, à l'aide du scalpel, quelques tranches du cervelet d'un oiseau, il se manifeste immédiatement un manque d'harmonie dans les mouvements. Quand le cervelet a disparu complétement, l'animal se comporte, relativement aux mouvements, comme s'il était ivre. Lorsqu'on répète les expériences de M. Flourens sur les mammifères, les mêmes phénomènes se reproduisent. Le défaut d'équilibration, il est vrai, n'est pas aussi grand, mais les animaux ne perdent pas moins toute leur agilité; ils marchent en chancelant, reculent quand ils veulent avancer, et tombent aussitôt qu'ils cherchent à se déplacer avec trop de précipitation. Ce n'est pas à la gravité de la lésion encéphalique qu'on peut attribuer le désordre des mouvements, car, si l'on enlève à un lapin les deux hémisphères cérébraux, en respectant le cervelet, tandis qu'on enlève seulement une portion même assez restreinte du cervelet d'un autre lapin, le premier animal, d'abord étourdi par la blessure, ne tardera pas à se replacer sur ses pieds, tandis que le second aura la démarche chancelante de l'ivresse. C'est pour cette raison que M. Flourens considère le cervelet comme l'organe *coordinateur des mouvements*. Cette dénomination est loin de nous donner la clef de l'influence mystérieuse du cervelet.

Les lésions pathologiques du cervelet chez l'homme n'ont pas tou-

---

[1] La substance grise du cervelet et celle des hémisphères cérébraux est tout à fait insensible, de même que la substance grise de la moelle. Celle de quelques autres renflements encéphaliques est parfois sensible, mais il est probable que dans ces derniers points ce sont les fibres sensitives des nerfs, mélangées aux cellules de la substance grise, qui font naître la douleur à l'excitation. La substance grise a, dans les divers points du système nerveux, des fonctions propres que l'*excitation* est impuissante à révéler.

jours donné lieu à des phénomènes identiques à ceux que cause la blessure de cet organe sur les mammifères. En général même, on peut dire que ce qu'il y a de plus frappant alors, c'est la perte du mouvement, absolument comme dans les lésions de l'encéphale lui-même.

Quelques auteurs sont tentés de considérer le cervelet comme un foyer de sensibilité. Quelques faits pathologiques tendent, en effet, à démontrer que des maladies du cervelet ont été accompagnées d'une agitation extraordinaire; qu'on pouvait rattacher à une exagération de la sensibilité. Il n'est point impossible que les phénomènes assez bizarres que présentent les animaux, après l'ablation du cervelet, ne tiennent à la perte de la sensibilité musculaire. Les muscles, comme la peau, sont doués de sensibilité (quoiqu'elle soit beaucoup plus obscure dans les muscles que dans la peau). Dans l'état normal, la sensibilité musculaire avertit l'animal de la résistance du sol : il *sent* le degré de contraction qu'il doit imprimer aux muscles pour se maintenir dans l'équilibre de la station. Supposez qu'il ne sente plus l'état de contraction ou de relâchement de ses muscles, et tous les effets observés s'expliquent facilement. S'il est vrai que la sensibilité musculaire ait son siége dans le cervelet, ce qui n'est, d'ailleurs, qu'une simple supposition [1], il est certain que la sensibilité générale (sensibilité cutanée tout au moins) n'est pas ordinairement abolie dans les lésions pathologiques de cet organe.

Au lieu d'envisager le cervelet comme l'organe *coordinateur* des mouvements, mieux vaut l'envisager comme l'organe de l'*équilibration*. Les mouvements, en effet, sont *coordonnés* en vertu de dispositions anatomiques sur lesquelles la volonté elle-même n'a pas de prise. La volonté, par exemple, est incapable de faire contracter isolément un muscle fléchisseur ou un muscle extenseur. Quand elle commande, le groupe *associé* obéit tout entier. Cette association, cette coordination est en quelque sorte d'ordre anatomique et résulte très-vraisemblablement du groupement particulier des cellules de la substance grise des divers départements du système nerveux central (notamment dans les couches optiques, les corps striés et la moelle allongée). Les mouvements coordonnés ne sont pas anéantis par les lésions, ni même par la soustraction du cervelet, ainsi qu'il est aisé de le voir sur les animaux. Ce qu'ils ont perdu, c'est la faculté de l'équilibre, de l'étendue et de la mesure du mouvement. En d'autres termes, ils se comportent exactement comme s'ils avaient perdu la sensibilité musculaire.

La tendance au *recul*, signalée par beaucoup d'expérimentateurs, parmi les phénomènes qui succèdent aux lésions du cervelet, n'a rien de constant. D'autres animaux manifestent, au contraire, une tendance opposée.

Les mouvements de rotation de l'animal sur l'*axe*, ou les mouve-

---

[1] Dernièrement M. Lussana a émis la même pensée, et il croit même l'avoir démontrée par expérience.

ments de *manége*, notés par quelques expérimentateurs, parmi les phénomènes qui succèdent aux lésions profondes des hémisphères du
cervelet, ne se montrent pas lorsque le cervelet *seul* est lésé. Ces phénomènes n'arrivent qu'autant que les fibres du pont de Varole (pédoncules cérébelleux moyens) le sont aussi.

Gall, ainsi que chacun le sait, localisait dans le cervelet l'instinct de
reproduction. Il appuyait sa manière de voir sur ce que des lésions du
cervelet avaient été accompagnées de priapisme ; sur ce que les com-
pressions du cervelet, par hémorrhagies cérébelleuses ou par strangu-
lation dans la suspension, amènent une érection accompagnée parfois
d'éjaculation ; et aussi sur ce fait, que le cervelet des animaux hongres
ne suit pas le développement général de l'encéphale, et reste relativement
plus petit que chez les animaux entiers, lorsque la castration a été opérée
avant le développement complet de l'animal. Mais l'absence congénitale
du cervelet a été observée chez une jeune fille, qui n'en manifestait pas
moins une tendance très-prononcée à l'amour physique ; les animaux châ-
trés ont le cervelet tout aussi développé que les étalons ; et, en fait, la
compression à la suite de la pendaison, ou à la suite des épanchements
sanguins, agit tout aussi bien sur le bulbe et sur la moelle que sur le cer
velet. M. Flourens parle d'un coq qui poursuivait encore sa femelle après
l'ablation du cervelet ; M. Calmeil dit que l'instinct de l'accouplement
survit chez les reptiles dans les mêmes circonstances, et M. Wagner n'a
constaté rien de remarquable dans la sphère génitale chez un grand
nombre de pigeons qu'il a conservés vivants pendant des mois, après
l'enlèvement du cervelet.

Trois phénomènes ont été surtout notés par M. Wagner sur les animaux privés de cervelet qu'il a observés : 1° une disposition marquée à
l'extension dans les membres postérieurs, c'est-à-dire dans les pattes ;
2° une torsion particulière du cou et de la tête ; 3° une sorte de tremblement spécial analogue à celui de la paralysie agitante, s'exagérant quand
on touchait à l'animal. « En somme, dit-il, le cervelet ne paraît pas
prendre part à la transmission des impressions sensitives venues des
nerfs périphériques, ni à celle des mouvements moteurs volontaires ou
réflexes ; il n'est point l'appareil central de la sensibilité générale, et il
ne prend point part à l'action des organes des sens ni à celle des fonctions
cérébrales. La vie des hommes ou des oiseaux dont le cervelet est détruit ou enlevé peut se maintenir un temps indéterminé. Le cervelet ré-
gularise les mouvements de la locomotion, et, peut-être, ceux des muscles de la vie organique. »

M. Dalton est arrivé tout récemment à des résultats analogues à ceux
de M. Wagner. L'extirpation de grandes portions du cervelet est immédiatement suivie, chez les pigeons, d'incertitude dans la marche, dans
la station, dans la position de la tête, dans les mouvements des ailes.
Lorsque les animaux survivent, tout cela disparaît peu à peu (nous l'a-
vons nous-même observé), sans que pourtant la substance nerveuse se

soit reconstituée. L'animal supplée sans doute par le sens de la vue et par le sens du toucher, à la sensibilité musculaire qui fait défaut.

§ 372.

Hémisphères cérébraux, ou cerveau proprement dit. — De l'action croisée dans le système nerveux. — Lorsqu'on met le cerveau à découvert sur un animal vivant, on peut piquer, inciser, dilacérer, brûler les hémisphères, soit à leur surface, soit dans leur épaisseur, sans faire naître sur l'animal aucun signe de douleur. On ne voit pareillement survenir alors aucun mouvement, ni dans les muscles de la vie animale, ni dans les muscles de la vie organique. Ainsi, les fonctions conductrices que nous avons reconnues dans les nerfs sont insaisissables à nos moyens d'investigation dans les hémisphères cérébraux, de même que dans les autres parties du système nerveux central.

Quelles sont donc les fonctions des hémisphères? Ces fonctions consistent à recevoir les impressions : ils ont le centre ou l'aboutissant de la *sensibilité*, et le point de départ de l'*incitation* motrice volontaire. Pour parler un langage plus général, les lobes cérébraux peuvent être considérés comme le siége de la *perception* et de la *volonté*. La moelle allongée et ses dépendances, et la moelle elle-même, peuvent, après l'ablation du cerveau, ainsi que nous l'avons vu, déterminer encore des mouvements involontaires ou *réflexes*, à la suite d'impressions diverses dont l'animal n'a pas conscience; on peut donc encore caractériser le rôle des lobes cérébraux en disant qu'ils sont le siége des impressions perçues et le point de départ des mouvements *volontaires*.

Quant à distinguer dans les hémisphères cérébraux les parties qui président à la sensibilité et celles qui président au mouvement, nous n'avons aucun moyen expérimental d'y parvenir. Dans les hémisphères, la substance nerveuse cesse d'être conductrice; elle devient organe de perception et de volition.

Lorsqu'on enlève les hémisphères cérébraux sur les animaux à sang froid, ces animaux conservent encore une certaine vivacité dans les mouvements. Si l'on excite ces animaux, le mouvement produit par action réflexe est capable de les faire progresser pendant longtemps. Les oiseaux privés de leurs lobes cérébraux se tiennent aussi sur leurs pattes; ils marchent quand on les excite ou quand on les pousse. Quand on cesse de les exciter, ils tombent dans un profond anéantissement. Les mammifères sont plus troublés par l'ablation des hémisphères. Ils n'ont généralement plus assez de force pour rester sur leurs pattes. Si on les place debout et qu'on les excite, ils font quelques pas et ils tombent bientôt. Au reste, jusqu'au moment de la mort, les membres sont capables de mouvements, et l'on peut solliciter ces mouvements par des excitants divers.

Les lobes cérébraux sont aussi des centres de perception pour les organes des sens. Lorsqu'on enlève à un animal les hémisphères cérébraux, il semble plongé dans un sommeil profond. Le bruit qu'on fait autour de lui ne l'émeut pas; les lésions les plus graves qu'on fait subir à ses tissus paraissent à peine l'affecter, et s'il y répond par des mouvements, il est impossible de dire qu'il a *ressenti* la douleur, l'action réflexe suffisant à les produire. Lorsque l'animal conserve assez de force pour se tenir sur ses pattes, il.se heurte à tous les obstacles, il garde entre ses dents ou dans son bec l'aliment qu'on y place, sans le mâcher ou sans l'avaler, etc. Lorsqu'un bruit violent se passe dans le voisinage d'un animal auquel on a enlevé les hémisphères cérébraux, lorsqu'on décharge une arme à feu près de son oreille, on remarque quelquefois en lui une sorte d'agitation ou de frémissement; mais il n'est pas possible de dire que l'animal a entendu. Les vibrations de l'air peuvent agir sur l'enveloppe du corps ou sur les tissus, à la manière des excitants. La détonation du canon peut casser les vitres; on conçoit que celle d'un pistolet puisse suffire à exciter une impression qui, conduite par les nerfs périphériques, se *réfléchit* sur des nerfs de mouvement.

On a cherché à localiser, dans des points déterminés des hémisphères cérébraux, les centres de perception de chacune des sensations; mais tous les efforts qui ont été faits dans cette direction ont échoué.

L'extirpation d'*un seul* lobe cérébral pratiquée sur les chiens, les chats, les lapins, les cochons d'Inde, ne détermine rien de remarquable. On n'observe chez ces animaux que ce qu'on remarque à la suite de toute plaie accompagnée d'une perte abondante de sang, c'est-à-dire un affaiblissement passager qui ne tarde pas à se dissiper. L'animal exécute tous les mouvements avec volonté et avec précision, et il paraît voir les objets avec ses deux yeux. Ces expériences rappellent certaines observations faites sur l'homme, et desquelles il résulte que la destruction *lente* et *progressive* d'un lobe cérébral peut passer inaperçue pendant la vie, et se révéler seulement après la mort [1].

L'action exercée sur les mouvements volontaires par les hémisphères est généralement *croisée*, c'est-à-dire, en d'autres termes, que l'incitation qui descend de l'hémisphère droit, le long de la moelle allongée et de la moelle, pour se rendre aux nerfs, excite le mouvement dans les muscles de la partie gauche du corps; et réciproquement, l'hémisphère gauche éveille la contraction des muscles placés à droite du plan médian du corps. Les lésions pathologiques (entre autres les épanchements cérébraux) prouvent aussi les effets croisés du mouvement de la manière la moins équivoque. Cet effet croisé dépend de l'entre-croisement des fibres nerveuses du mouvement dans la moelle (surtout dans la moelle cervicale), dans le bulbe rachidien, et dans la protubérance annulaire.

L'excitation des hémisphères ne déterminant point de contractions dans les parties musculaires, les effets croisés ne peuvent être directe-

---

[1] La destruction d'un lobe cérébral n'étant point nécessairement accompagnée de troubles dans la locomotion et la sensibilité, il s'ensuit qu'un seul lobe peut suffire, à la rigueur, aux deux côtés du corps; mais est-il certain qu'alors l'individu jouisse encore de la *plénitude* de ses facultés? En ce qui concerne le *degré* de l'intelligence, qui l'a mesurée avant et après?

ment démontrés; mais, lorsqu'on détruit un seul hémisphère cérébral sur un chien ou sur un lapin, on peut constater que les mouvements volontaires sont abolis dans les membres opposés à l'hémisphère enlevé. Il est vrai de dire que cette hémiplégie n'est jamais durable, et que les mouvements volontaires reparaissent d'abord dans le membre antérieur, puis dans le membre postérieur.

L'action croisée des hémisphères dans le mouvement est loin d'être complète, et on a rapporté plus d'une observation dans laquelle la lésion cérébrale siégeait du même côté que la paralysie du mouvement. L'anatomie, la pathologie et l'expérimentation s'accordent pour démontrer que l'entre-croisement n'est que partiel. Les phénomènes observés, soit dans l'état pathologique, soit dans les expériences sur les animaux vivants, dépendent très-certainement des *points lésés*, ceux-ci corespondant tantôt à des éléments entre-croisés, tantôt à des éléments directs [1].

Les effets croisés de la *sensibilité* ont été observés par quelques expérimentateurs, mais ils ne sont ni constants ni complets, ce qui tend à prouver que l'entre-croisement des fibres sensitives est incomplet aussi. Lorsqu'on enlève un seul hémisphère à un animal, il conserve sa sensibilité, et on ne remarque pas de différence bien tranchée, sous ce rapport, entre les deux côtés du corps. Il faut dire que les phénomènes de sensibilité se laissent moins facilement apercevoir chez les animaux que les phénomènes de mouvement. On peut dire qu'en général les altérations d'un seul hémisphère, chez l'homme, altèrent à des degrés divers le mouvement dans les parties opposées à l'altération, tandis que la sensibilité est conservée des deux côtés, mais non, sans doute, suivant la même mesure.

Les hémisphères cérébraux sont le siége organique des facultés intellectuelles et des déterminations instinctives. Chacun sait que les commotions cérébrales et les blessures graves du cerveau affaiblissent ou anéantissent, plus ou moins complétement, les manifestations de l'intelligence. Lorsque les lobes cérébraux sont enlevés sur les animaux, ils conservent la faculté de respirer, même celle de se mouvoir; mais, comme ils ont perdu toute conception, ils ne cherchent plus ni à fuir, ni à se défendre, ni à manger, et ils se laissent mourir sur les aliments qu'on leur donne.

On peut dire, d'une manière générale, que l'intelligence est d'autant plus développée que les hémisphères sont plus volumineux. Ainsi, à mesure qu'on descend dans l'échelle animale, on voit l'intelligence décroître comme la masse nerveuse encéphalique. Il ne faudrait cependant pas

---

[1] L'anatomie du système nerveux est une étude hérissée de difficultés. Pour suivre les filets nerveux de la moelle d'un côté à l'autre (dans les commissures de la moelle, dans le bulbe et dans la protubérance), il faudrait les connaître *de visu* dans une longue étendue, ce qui n'est pas possible, au moins dans l'état actuel de la science. En second lieu, il faudrait savoir si l'entre-croisement ne se produit pas plusieurs fois, si un certain nombre de fibres ne s'entre-croisent pas dans la commissure blanche d'abord, par exemple, et plus loin dans les pyramides au-dessous du bulbe, ce qui donnerait, en définitive, à ces fibres une *action directe*. Les faits pathologiques sont aujourd'hui le seul moyen d'élucider la question.

juger d'une manière trop rigoureuse du degré d'intelligence d'un animal d'après le volume de son cerveau. Il est vrai que l'encéphale de l'enfant s'accroît avec le corps, à mesure que l'intelligence se développe, et que le cerveau de l'adulte est plus volumineux, d'une manière absolue, que celui de l'enfant; mais, tandis que sur l'homme adulte le cerveau est seulement la trentième ou la trente-cinquième partie du poids du corps, chez l'enfant il est *relativement* beaucoup plus grand, car il est la sixième ou la huitième partie du poids du corps.

Chez les animaux, le volume relatif du cerveau, quand on le compare au poids du corps, n'est pas toujours non plus l'indice du degré d'intelligence de l'animal. Beaucoup de petits animaux et d'oiseaux de petite taille [1] sont très-bien doués sous ce rapport, et cependant la plupart d'entre eux le cèdent aux mammifères pour le développement intellectuel. Parmi les mammifères eux-mêmes, M. Colin a récemment publié un tableau d'où il résulte que le chat serait placé en première ligne, que le chien viendrait ensuite, puis le lapin, la chèvre, le bélier, l'âne; le cheval ne viendrait qu'à la suite.

Ici, toutefois, intervient une considération qu'il ne faut pas perdre de vue. Lorsqu'on se propose de comparer entre eux les animaux, et l'homme lui-même avec les animaux, sous le rapport de la masse encéphalique, on pèse cette masse, c'est-à-dire qu'avec les *hémisphères cérébraux* proprement dits, on pèse d'autres organes dissemblables quant aux fonctions (cervelet, couches optiques, corps striés, moelle allongée, bulbe rachidien); il en résulte que ces pesées en masse ne sont ni très-rigoureuses, ni absolument comparables. En outre, il y a dans les hémisphères eux-mêmes deux substances : la substance blanche et la substance grise, et tout porte à penser que c'est surtout cette dernière qui doit être envisagée comme le siége réel de l'intelligence; il faudrait donc pouvoir peser isolément les couches corticales des hémisphères, chose à peu près impossible. Ajoutons encore que la couche corticale qui entoure les circonvolutions du cerveau peut avoir plus ou moins d'épaisseur, plus ou moins de surface; par conséquent le même poids de matière pourrait être fourni par des circonvolutions nombreuses et minces, ou par des circonvolutions moins nombreuses et épaisses. Disons enfin, et c'est peut-être la cause qui s'opposera le plus longtemps à ce que la science puisse faire en ce genre des observations tout à fait fructueuses; disons que pour l'organe de la pensée, de même que pour les autres organes, la fonction ne dépend pas seulement de la masse, mais encore et surtout de la composition; ou, si l'on veut, à côté de la question de quantité, il y a la question de qualité [2].

[1] Chez les petits oiseaux, le cerveau est à peu près dans le même rapport avec le poids du corps que chez l'homme. Chez quelques oiseaux, le rapport est en leur faveur, chez le serin en particulier.

[2] La *composition* de la masse nerveuse devrait sans doute toujours entrer en ligne de compte dans ces études comparatives. Voici un fait d'expérience qui suffira pour montrer toute l'importance de cette détermination. Prenez un fragment de cerveau sur un animal qu'on

La forme du cerveau, le nombre et surtout la profondeur des circonvolutions sont des éléments dont il faut aussi tenir compte. On a même cru pouvoir établir que l'*étendue* de la surface (supposée développée) du cerveau était la mesure de l'intelligence chez les animaux. Il est vrai que l'homme se distingue de la plupart des animaux par le nombre et la profondeur des circonvolutions ; mais beaucoup d'animaux très-bien doués ont des circonvolutions rudimentaires, et on les trouve relativement plus développées dans quelques animaux très-obtus.

Au reste, il ne faut pas se dissimuler que, sur l'homme vivant, l'examen de l'encéphale ne peut guère fournir que des notions assez vagues. Ce qu'on peut apprécier ici, en effet, ce n'est pas le poids du cerveau, mais seulement son volume. Or, pour connaître même le volume, il faudrait tenir compte de l'épaisseur des parois du crâne (épaisseur variable) ; il faudrait tenir compte de la grandeur des ventricules, de la quantité de liquide qui les remplit, de la grandeur des sinus frontaux, etc., toutes choses impossibles. Beaucoup de grands crânes ne sont pas remplis de cervelle, et les hydrocéphales, qui se distinguent sous ce rapport, sont la plupart du temps des crétins.

Il ne peut donc pas être question, dans l'état actuel de la science, d'un rapport absolu entre le développement de l'intelligence et le volume ou le poids du cerveau. Mais ce serait se montrer trop dédaigneux de la science et méconnaître l'observation, que de conclure de ces difficultés qu'il n'y a aucun rapport entre ces deux choses. N'est-il pas certain que le développement plus ou moins considérable de la masse encéphalique marche de pair avec le développement intellectuel, et ne sait-on pas de la manière la plus positive qu'au-dessous d'un certain degré de développement des hémisphères cérébraux et de la boîte osseuse qui les contient, l'individu est nécessairement un idiot ?

Sans doute, l'encéphale est composé de parties diverses qui n'ont pas, si l'on peut ainsi parler, la même dignité. Le crâne contient les organes de la sensibilité et du mouvement aussi bien que ceux de l'intelligence ; mais parmi ces parties il en existe une (les hémisphères ou lobes cérébraux proprement dits), qui, à elle seule, est au moins deux fois plus pesante que toutes les autres réunies, et c'est celle qui est en rapport

---

vient de mettre à mort, débarrassez-le de ses membranes, pesez-le et plongez-le dans l'eau. Le lendemain ou le surlendemain, retirez de l'eau ce fragment de cerveau, et, après l'avoir essuyé, pesez-le. Son poids a augmenté de 25, de 30, de 40 pour 100, bien que ses caractères physiques extérieurs ne paraissent pas changés. Il a donc absorbé une grande quantité d'eau dans son tissu. Or, le poids de l'eau et le poids du cerveau sont à peu de chose près les mêmes, en d'autres termes, ils ont à peu près la même densité. Lors donc que l'on pèse un cerveau, comment savoir que la quantité d'eau que contient son tissu est dans les proportions physiologiques, si l'analyse chimique ne vient en aide à la balance ? Pour la balance, l'eau ou la substance cérébrale c'est tout un ; et, de deux cerveaux de même poids, l'un possède peut-être un tiers de substance nerveuse de moins que l'autre. De même, un cerveau, quoique plus pesant, peut être moins riche en substance nerveuse qu'un cerveau plus léger.

avec les facultés de l'entendement. Or, si ces pesées sont faites sur un
très-grand nombre de cerveaux humains, n'est-il pas vraisemblable que
les variations de volume des hémisphères doivent exercer plus d'influence sur le poids de l'encéphale pris en masse que les variations de
volume des autres parties? Par conséquent, on doit s'attendre à voir
ordinairement le poids de l'encéphale varier dans le même sens que
celui des hémisphères. M. Broca, dans un travail communiqué dernièrement à la société d'anthropologie de Paris, a réuni un grand nombre
d'observations sur le poids de l'encéphale et sur la capacité de la cavité
crânienne, et il est résulté de ces documents, recueillis par divers auteurs, et suivant des procédés divers, qu'en moyenne, la masse de l'encéphale est plus considérable chez l'adulte que chez le vieillard, chez
l'homme que chez la femme, chez les hommes éminents que chez
les hommes médiocres, chez les races supérieures que chez les races
inférieures.

Nous pourrions encore examiner le problème à d'autres points de
vue; mais toutes les questions de cet ordre sont plus aisées à poser qu'à
résoudre. La symétrie dans la disposition des deux hémisphères est-
elle une condition favorable au développement de l'entendement? On
sait, il est vrai, que des blessures, que des pertes de substance, que la
suppuration et la destruction *lente* d'*un seul* hémisphère n'ont pas toujours entraîné la perte de l'intelligence. Mais entre la conservation
de l'intelligence et l'exercice plein et entier de ses facultés, il y a loin.

Un fait assez vraisemblable, c'est que le développement des parties
antérieures des lobes cérébraux, se traduisant à l'extérieur par le développement de la partie antérieure du crâne, correspond au développement parallèle des plus hautes facultés de l'esprit. On a cru tirer de
l'anatomie un argument décisif contre cette supposition. On a fait remarquer, par exemple, que les lobes postérieurs du cerveau laissent à
découvert le cervelet chez les oiseaux; que chez les mammifères une
grande partie du cervelet n'est pas recouverte par les hémisphères;
qu'il n'y a guère que l'homme, enfin, dont les hémisphères cérébraux
sont assez prolongés en arrière pour recouvrir complétement le cervelet; d'où l'on a cru pouvoir conclure que les lobes postérieurs des hémisphères sont précisément les parties par lesquelles les hémisphères du
cerveau de l'homme diffèrent le plus du cerveau des animaux. Mais,
s'il est incontestable que les hémisphères se sont prolongés en arrière,
de manière à recouvrir le cervelet, il n'est pas moins incontestable
qu'ils se sont développés encore davantage en avant. Il n'y a qu'à prendre comme centre et comme point de comparaison le mésophale, et à
examiner la position des tubercules quadrijumeaux, par rapport à l'é-
tendue antéro-postérieure des hémisphères, chez les oiseaux, chez les
mammifères et chez l'homme, pour constater que l'accroissement des
hémisphères se fait surtout en avant, à mesure qu'on remonte dans l'é-
chelle animale.

La prédominance des parties antérieures et supérieures de la tête, as
sociée à un certain aspect de la physionomie (c'est-à-dire à un degré
convenable dans l'ouverture de l'angle facial), n'est-elle pas, depuis l'an-
tiquité, le symbole de l'intelligence dans toutes les productions de la
statuaire et de la peinture, et ne se confond-elle pas dans notre esprit
avec l'idée de la perfection physique ?

Sans doute, il peut y avoir des hommes, et nous en avons connu, qui
ont marqué leur place dans les sciences, dans les lettres ou dans les
arts, parmi les intelligences les plus rares, et qui se sont fait remarquer
par des conformations, en apparence, désavantageuses. Mais il ne faut
pas oublier qu'à côté de la forme qui n'est, en somme, qu'une question
de lieu ou de position, il y a la question de masse et de qualité, dont
l'importance est évidemment supérieure.

ARTICLE III.

SYSTÈME DU GRAND SYMPATHIQUE.

§ 373.

Composition du nerf grand sympathique. — Le nerf grand sympathique consiste en une chaîne ganglionnaire, ou long cordon noueux,
profondément placé dans les cavités splanchniques, et étendu de chaque côté de la colonne vertébrale. Cette double chaîne, confondue sur la
ligne médiane, en haut dans les profondeurs de la face, et en bas dans
l'intérieur du bassin, constitue un seul et même système, d'une forme
ovalaire allongée. Cette chaîne envoie dans les viscères de nombreux filets qui s'anastomosent entre eux et forment des *plexus.* Ces plexus établissent de fréquents mélanges entre la chaîne ganglionnaire située de
chaque côté.

Le nerf grand sympathique n'est pas isolé : il est relié avec l'axe cérébro-spinal. Ce nerf communique en effet, au niveau des trous de conjugaison, avec le *tronc* des nerfs rachidiens. Les filets d'*union* dont nous
parlons se détachent du tronc des nerfs rachidiens, et procèdent de
l'une et de l'autre racine. Les filets d'union du grand sympathique, quelquefois appelés les racines du grand sympathique, contiennent donc
des fibres sensitives et des fibres motrices. A l'aide des filets d'union,
se trouve constituée l'*unité* du système nerveux.

Les ganglions renfermés dans la cavité de la face, tels que les ganglions *ophthalmiques, sphéno-palatins, otiques, sous-maxillaires* et *sublin-
guaux,* reliés au système du grand sympathique par les filets de communication envoyés par le ganglion cervical supérieur, peuvent être
envisagés comme la portion céphalique du grand sympathique. Ces
ganglions, placés sur le trajet des nerfs crâniens moteurs et sensitifs,
reçoivent des filets de communication de ces nerfs, et se trouvent ainsi
réunis à l'axe cérébro-spinal, et par conséquent dans les mêmes condi-

tions que les ganglions *cervicaux, thoraciques* et *abdominaux* de la chaîne du grand sympathique.

Les ganglions du nerf grand sympathique contiennent de la substance grise, c'est-à-dire qu'on y trouve des cellules nerveuses à côté des tubes nerveux primitifs et en relation avec eux. Les connexions entre les tubes nerveux et les cellules, dans les ganglions du nerf sympathique, ont été bien vues et bien décrites par MM. Robin et Wagner (Voy. § 339) [1]. Dans l'épaisseur des ganglions, les cellules nerveuses communiquent avec les fibres du système qui établissent la connexion des ganglions entre eux ; avec les filets qui établissent la connexion des ganglions avec l'axe cérébro-spinal ; enfin, avec les filets qui vont aux organes splanchniques, c'est-à-dire les branches viscérales.

Les tubes nerveux primitifs, qui entrent dans la constitution du nerf grand sympathique, sont de deux ordres. Les uns sont semblables à ceux des nerfs qui se détachent de l'axe cérébro-spinal. Les autres sont des fibres minces, molles, grisâtres, désignées sous le nom de fibres de Remak (Voy. § 339). Dans les filets *gris* du grand sympathique les fibres dites de Remak sont en grande proportion. Il y a environ cinquante de ces fibres contre une fibre nerveuse ordinaire. Dans les filets *blancs* du grand sympathique la proportion des fibres grises est beaucoup moins considérable.

§ 374.

Le nerf grand sympathique considéré comme conducteur de sensibilité et de mouvement. — On a longtemps considéré le nerf grand sympathique comme insensible à l'excitation directe, et l'excitation comme incapable de susciter des contractions dans les parties où le nerf répand ses filets terminaux. Le doute n'est plus possible à cet égard. De même que les nerfs rachidiens, les filets du nerf grand sympathique sont des conducteurs d'impressions vers les centres nerveux et des conducteurs d'excitation motrice vers les organes. Il faut remarquer toutefois que les résultats ne sont pas à beaucoup près aussi évidents pour le nerf grand sympathique que pour les nerfs rachidiens. Pour éveiller la sensibilité et déterminer la douleur sur un animal, en excitant les rameaux ou les ganglions du grand sympathique, il faut revenir plusieurs fois à la charge ; la transmission des impressions vers l'axe cérébro-rachidien n'a lieu qu'avec lenteur, mais elle est néanmoins manifeste. Pour pratiquer l'excitation et bien constater la sensibilité propre au grand sympathique, il est utile de ne pas expérimenter aussitôt après l'éventration de l'animal ; il faut attendre quelque temps, parce que les vives douleurs qui résultent de la section des nerfs rachidiens compris dans les parois de l'abdomen ne sont pas encore apaisées, et qu'elles mas-

[1] Ces connexions sont surtout faciles à constater sur les poissons. L'observation est moins facile sur les reptiles, les oiseaux et les mammifères.

quent en partie la sensibilité plus obscure du grand sympathique. Les branches d'union du grand sympathique avec le tronc des nerfs rachidiens sont les parties les plus sensibles; ensuite viennent les ganglions, puis les branches viscérales [1].

Le grand sympathique est aussi un conducteur d'incitations motrices, c'est-à-dire que, si l'on excite mécaniquement, chimiquement ou galvaniquement ses ganglions ou ses rameaux, les parties dans lesquelles se terminent les rameaux viscéraux se contractent. Ici, comme dans les expériences précédentes, l'excitation doit être faite et prolongée pendant quelque temps pour amener un résultat. De plus, nous l'avons déjà dit plus d'une fois, la contraction des muscles de la vie végétative est lente à se dessiner, et lente aussi à s'éteindre.

Nous avons établi précédemment que la moelle épinière, seule ou garnie du bulbe et de la protubérance, et séparée des lobes cérébraux, donnait encore aux nerfs en communication avec elle le pouvoir de susciter le mouvement dans les parties excitées. Ce pouvoir, que nous avons appelé pouvoir excito-moteur ou action réflexe, n'existe pas seulement pour les nerfs sensitifs et moteurs de la vie animale, il existe aussi pour le nerf grand sympathique. Lorsque chez un animal décapité on vient à exciter le nerf grand sympathique, soit sur les ganglions, soit sur les filets, soit sur les viscères eux-mêmes, l'impression transportée à la moelle se réfléchit sous forme de mouvement dans les parties correspondantes à l'excitation, ou même par irradiation, à des parties plus ou moins éloignées de celles sur lesquelles a porté l'excitation. Nous avons même vu que l'excitation des parties animées par le grand sympathique pouvait se réfléchir par action réflexe, c'est-à-dire par l'intermédiaire de la moelle, sur des muscles de la vie animale (Voy. § 344).

La persistance d'action du nerf grand sympathique, alors qu'il n'est plus en communication qu'avec la moelle épinière (lorsque le cerveau est enlevé), prouve que le principe de son action émane de la moelle du bulbe et de la protubérance, et aussi que le point de départ des mouvements involontaires ne remonte pas jusque dans les lobes cérébraux.

L'expérience prouve encore que le système nerveux du grand sympathique n'a pas en lui-même, et indépendamment de ses connexions avec l'axe cérébro-spinal, le pouvoir de conduire les impressions et de renvoyer le mouvement. Si sur un animal on détruit complétement l'axe cérébro-spinal, les fonctions sensitivo-motrices du nerf grand sympathique sont, non pas immédiatement, mais promptement abolies.

---

[1] Les ganglions sympathiques ne sont pas également sensibles. Le plexus cœliaque, puis les ganglions thoraciques sont plus sensibles que le ganglion cervical supérieur. Les branches viscérales sont peu sensibles. Il faut, pour mettre en évidence leur sensibilité, ou bien verser sur un plexus un acide concentré, ou bien y appliquer un fragment de potasse caustique, ou bien pratiquer la ligature d'un vaisseau sur les parois duquel se ramifie le nerf grand sympathique. L'irritation porte alors sur un grand nombre de filets, et l'effet se multiplie.

§ 375.

Influence du nerf grand sympathique sur les mouvements de la pupille. — Le ganglion cervical supérieur, on le sait, envoie, par sa partie supérieure, des filets du côté de la tête, filets qui vont se mettre en communication avec les ganglions céphaliques. On ne connaît pas encore très-bien le rôle spécial de chacun de ces filets ; mais les expériences de MM. Budge, Waller, Kölliker, Schiff, Chauveau et Kuyper ont prouvé que celui de ces filets qui va se porter au ganglion ophthalmique et de là à la pupille, par l'intermédiaire des nerfs ciliaires, tient sous sa dépendance les mouvements de dilatation de la pupille.

L'iris est constitué par des fibres musculaires lisses, dirigées en deux sens différents. Les unes groupées au centre, sous forme de sphincter, ont pour effet de resserrer l'ouverture pupillaire ; ces fibres ont pour nerf moteur le nerf moteur oculaire commun (Voy. § 353). Les autres fibres contractiles de l'iris sont disposées vers la grande circonférence, et affectent la direction rayonnée. En prenant leur point fixe à l'insertion de la grande circonférence de l'iris (au ligament ciliaire), elles sont les antagonistes de l'action du sphincter, sur la circonférence duquel elles s'insèrent. Lorsque le ganglion cervical supérieur est enlevé, ou bien lorsque la branche supérieure qui s'en détache est coupée, la pupille se contracte immédiatement, et elle reste ainsi pendant des semaines et même pendant des mois. Les fibres rayonnées, en effet, sont paralysées, et la tonicité du sphincter subsiste seule. Quand, au contraire, on irrite le ganglion cervical supérieur ou son filet supérieur, on détermine la contraction des fibres rayonnées de l'iris, et, par conséquent, l'agrandissement de l'ouverture pupillaire.

M. Kuyper instille sous les paupières d'un animal de l'atropine. Cette substance pénètre dans le globe de l'œil, et on sait qu'elle a pour effet d'amener une dilatation de la pupille. Puis, lorsque la pupille est dilatée, il excite le filet supérieur du grand sympathique, qui se détache par en haut du ganglion cervical supérieur, la pupille s'élargit plus encore qu'elle ne l'était sous l'influence seule de l'atropine. Le même expérimentateur excite le nerf grand sympathique sur un animal sain ; la pupille s'élargit, et il mesure cet élargissement ; il instille ensuite de l'atropine dans l'œil, et excite de nouveau le grand sympathique, la pupille s'élargit plus qu'auparavant.

Si l'on applique un courant galvanique énergique sur la portion supérieure de la moelle dorsale, la pupille se dilate pareillement, c'est-à-dire qu'on fait contracter les fibres rayonnées de l'iris. Si l'on coupe la branche cervicale supérieure du nerf grand sympathique ou les branches d'union de la portion cervicale et dorsale du grand sympathique avec l'axe cérébro-spinal, l'excitation de la moelle ne détermine plus l'agrandissement de la pupille. Cette expérience est bien propre à démontrer que l'influence motrice du grand sympathique est puisée dans l'axe cérébro-spinal. M. Budge place entre la quatrième et la sixième vertèbre dorsale le point précis où le grand sympathique puise dans la moelle son action excito-motrice sur la pupille. Ce serait principalement avec la racine antérieure de la deuxième paire dorsale que les filets sympathiques dont il est question sortiraient de la moelle pour se porter dans le système du grand sympathique.

Nous avons vu précédemment (Voy. *Moelle épinière*) que l'excitation des diverses parties de la moelle épinière ne paraissait éveiller de la sensibilité ou des mouvements dans les muscles volontaires qu'autant que les origines ou les racines profondes des nerfs étaient elles-mêmes excitées. On peut se demander également ici si c'est bien l'excitation de la moelle proprement dite, ou si ce n'est pas plutôt l'excitation des filets originaires du grand sympathique déjà détachés des cellules nerveuses de la substance grise qui entraîne ici les mouvements de la pupille.

<h3 style="text-align:center">§ 376.</h3>

Influence du grand sympathique sur les mouvements du cœur. Les connexions du cœur avec le système nerveux varient suivant les espèces animales. Tandis que dans les mammifères, par exemple, le cœur reçoit ses filets nerveux du pneumogastrique et du grand sympathique, dans les vertébrés inférieurs (les grenouilles, par exemple), le cœur n'est plus animé que par le nerf pneumogastrique. Cette première considération est de nature déjà à inspirer quelques doutes sur l'action opposée qu'on a attribuée au grand sympathique et au pneumogastrique en ce qui concerne les mouvements du cœur, chez les animaux supérieurs.

Nous nous sommes déjà étendu sur ce sujet (§ 112). Nous n'y reviendrons pas. Dans les expériences qui consistent à exciter les branches cervicales du grand sympathique qui concourent à la formation du plexus cardiaque on observe généralement une accélération dans les mouvements du cœur. Lorsque l'excitation porte sur les filets de communication qui réunissent le grand sympathique à l'axe cérébro-spinal, les mêmes phénomènes se manifestent, quoique d'une manière moins marquée. Il en est de même, lorsque le courant passe par la moelle cervicale.

Les phénomènes dont nous parlons ont lieu lorsque l'excitation est renfermée dans de certaines limites; on les observe également soit qu'on applique le courant sur les nerfs cardiaques *intacts*, ou seulement sur le *bout périphérique* des nerfs coupés. Lorsqu'au contraire la source d'excitation est d'une grande énergie, et qu'elle est appliquée soit sur les nerfs cardiaques *intacts*, soit sur le *bout central* de ces nerfs, l'application du courant détermine des effets analogues à l'excitation violente du nerf pneumogastrique, c'est-à-dire qu'il survient un ralentissement ou même un arrêt momentané dans les mouvements du cœur. Une violente excitation des filets de communication du grand sympathique avec l'axe cérébro-spinal, une violente excitation de la moelle cervicale produisent les mêmes effets. Une vive excitation d'un nerf de sensibilité, une violente douleur, nous l'avons vu, entraînent des effets analogues.

Le nerf grand sympathique a donc une action évidente sur les mouvements du cœur, dans la direction centrifuge. L'arrêt du cœur déterminé par les fortes excitations qui gagnent les centres nerveux par voie centripète, n'est propre ni au nerf grand sympathique, ni au nerf pneumogastrique, mais à tout ébranlement des centres nerveux déterminé par des impressions vives dirigées de la périphérie au centre.

L'expérience montre que le grand sympathique puise son principe d'action motrice dans la moelle; mais la question de savoir pourquoi le cœur séparé du corps de l'animal continue à battre *spontanément* pendant quelque temps ne peut être résolue que par des expériences portant sur les ganglions nerveux du plexus cardiaque, ou sur les ganglions microscopiques situés sur le trajet des nerfs dans la masse du cœur. La contractilité des fibres charnues du cœur est une propriété de tissu; mais le rhythme ou les mouvements rhythmiques du cœur paraissent dépendre des ganglions cardiaques. (Voyez sur ce sujet le § 112, au chapitre de la circulation).

§ 377.

Influence du grand sympathique sur les fonctions de nutrition (digestion, circulation, sécrétion). — La partie supérieure du tube digestif (œsophage, estomac) est sous l'influence directe du pneumogastrique, mais les intestins sont manifestement animés par le nerf grand sympathique. Les irritations qui portent sur les ganglions ou sur les filets viscéraux du grand sympathique, ou sur les filets d'union de ce nerf avec l'axe spinal, font naître des contractions évidentes dans ces parties. Les uretères, la vessie, les conduits déférents, les vésicules séminales, les trompes, l'utérus, sont, comme les intestins, sous l'influence motrice du grand sympathique.

L'influence du nerf grand sympathique est donc incontestable dans les phénomènes de nutrition accompagnés de mouvements; mais cette influence n'est pas bornée à la couche musculeuse du tube intestinal, à celle de l'utérus, et à celle des réservoirs ou des conduits excréteurs des glandes : elle s'étend à l'ensemble tout entier du système circulatoire. Le nerf grand sympathique se dissémine et s'épanouit en nombreux plexus sur les vaisseaux de la poitrine et de l'abdomen; la portion cervicale alimente les vaisseaux du cou et les vaisseaux de la tête par l'intermédiaire du plexus carotidien; sa portion pelvienne forme, avec les branches sacrées de la moelle, un plexus mixte qui envoie aux vaisseaux des membres inférieurs des filets qui procèdent du grand sympathique, ainsi que les expériences dont nous allons parler tendent à le démontrer. Les vaisseaux artériels et veineux possèdent, au nombre de leurs tuniques, une couche composée de fibres musculaires lisses (Voy. *Muscles lisses*, p. 651) qui peuvent augmenter ou diminuer le calibre des voies que le sang parcourt, non pas à chaque mouvement rhythmique du cœur, mais d'une manière continue et pendant un certain temps, dans diverses conditions physiologiques. Quelques-unes de ces conditions sont connues de tous, telles que l'injection de la muqueuse stomacale au moment de la sécrétion du suc gastrique, l'injection des joues sous l'influence des émotions vives, sous celle de la chaleur et du froid, etc. Il est vraisemblable que des phénomènes du même genre accompagnent, dans les diverses régions, les actes sécrétoires et nutritifs, et règlent ainsi l'activité variable des métamorphoses organiques. Un grand nombre d'expériences ont été entreprises depuis quelques années dans cette direction, et les résultats obtenus établissent avec une grande netteté que le diamètre des vaisseaux est dans une liaison intime avec les branches nerveuses du grand sympathique, que quelques auteurs désignent souvent, pour cette raison, sous le nom de nerfs *vaso-moteurs* et qu'il serait plus convenable de désigner sous le nom de *vasculo-moteurs*. C'est sur les vaisseaux de moyen et de petit calibre, c'est-à-dire sur les vaisseaux qui pénètrent dans le sein des organes, que cette influence a été surtout constatée. Peut-être s'exerce-t-elle aussi sur les gros troncs vasculaires de l'abdomen sur lesquels le nerf sympathique se déploie avec une grande richesse ; mais, à supposer que des changements temporaires de diamètre se montrent en ces points, ils ne sont guère sensibles. Ajoutons qu'on en concevrait beaucoup moins bien l'utilité. Ajoutons aussi que la proportion des fibres musculaires lisses qui entrent dans la constitution des vaisseaux est moindre relativement aux autres éléments organiques dans les gros vaisseaux que dans les vaisseaux de moyen et de petit calibre.

C'est M. Bernard qui a le premier fixé l'attention des physiologistes sur ce point. Coupez, à son exemple, sur un lapin, le nerf grand sympathique au cou, au-dessus du ganglion cervical supérieur, et peu de temps après, vous verrez les vaisseaux de l'oreille du côté opéré se tuméfier, se dessiner nettement sous la peau, et la température de la partie s'élever. Les filets sympathiques qui animaient la tunique musculaire des vaisseaux étant séparés du système nerveux, les fibres musculaires de cette tunique sont paralysées, et la tension sanguine amène promptement leur dilatation [1]. De là l'engorgement sanguin des parties, et leur élévation de température par suite de l'afflux anormal du sang.

---

[1] Le système musculaire à fibres lisses qui entre dans la constitution des vaisseaux se comporte, eu égard à ses liaisons avec le système nerveux, comme le système musculaire de la vie animale ou de la locomotion. Tant qu'un muscle de la locomotion est relié au système nerveux central par les nerfs, il est, même pendant le repos, dans un état de *contraction tonique* ou de tension spéciale, qui disparaît par la section des nerfs (Voy. § 227).

Excite-t-on maintenant, à l'aide du courant de la pile, le bout périphérique du nerf grand sympathique qui correspond à l'oreille en expérience, on détermine dans la tunique musculaire des vaisseaux une
contraction qui ramène les vaisseaux à leur diamètre normal ; l'injection disparaît, et avec elle l'élévation de température. Supprime-t-on
la source d'excitation (qui a remplacé pour un instant l'influence nerveuse), la dilatation des vaisseaux reparaît, et avec elle l'élévation de
température.

Tous les physiologistes et en particulier MM. Kussmaul, Tenner,
Brown-Séquard, Ludwig, Lussana, Bezold, Schiff, etc., etc. [1], ont répété l'expérience de M. Bernard et en ont confirmé la justesse.
M. Van der Beke Callenfels a constaté, de plus, que l'élévation de température observée sur l'oreille de l'animal, à la suite de l'extirpation du
ganglion cervical supérieur, persistait encore, quoique à un faible degré, au bout de 121 et de 155 jours [2]. Le même expérimentateur a
constaté encore (dans une expérience qu'il pratiquait en commun avec
M. Donders), sur un lapin auquel on avait enlevé la voûte crânienne,
que l'excitation du bout périphérique du grand sympathique qui avait
été coupé au cou amenait dans les artères de la pie-mère une diminution telle, que le diamètre de deux artères (spécialement en observation)
augmentait de plus du triple quand on supprimait la cause excitatrice.

M. Pincus et M. Samuel extirpent sur des chiens, des chats et des lapins le plexus solaire et les ganglions semi-lunaires, et, entre autres
phénomènes, ils constatent que la muqueuse de l'estomac et de la partie
supérieure de l'intestin grêle est fortement injectée, et que cette ablation entraîne même des épanchements sanguins sous-muquéux. M. Pincus enlève à d'autres lapins le plexus nerveux qui entoure l'artère mésentérique et l'aorte abdominale, et il trouve des désordres analogues
dans toute l'étendue de l'intestin correspondant à la distribution nerveuse.

M. Gunning coupe sur des grenouilles le plexus ischiatique au point
où il sort de la moelle (par conséquent il coupe en même temps les rameaux du grand sympathique de cette région). Parmi les résultats de
cette section, il note une injection très-visible à l'œil des vaisseaux du
membre inférieur. Cette injection s'étend jusqu'à la membrane nata-

[1] Elle a été exécutée sur de grands animaux (cheval), par MM. Lussana et Ambrosoli.
[2] MM. Kussmaul et Tenner ont démontré que l'élévation de température déterminée
dans les parties, après la section des branches correspondantes du grand sympathique,
est bien due à l'afflux anormal du sang et non à une influence spéciale du système nerveux sur la caloricité. En pratiquant la section du grand sympathique au cou d'un seul
côté, et la ligature des carotides des deux côtés, ils ont constaté que la température était
la même dans les deux côtés de la tête (inutile d'ajouter qu'elle était abaissée). M. Callenfels a également montré que des lapins, auxquels on avait coupé le nerf grand sympathique des deux côtés du cou, et chez lesquels les deux côtés de la tête étaient plus
chauds qu'à l'état normal, perdaient en un temps donné une plus grande quantité de chaleur que des lapins non opérés, chez lesquels la chaleur est *normalement* distribuée.
Aussi, lorsqu'on soumettait à l'inanition les lapins opérés, ils se refroidissaient plus vite
que d'autres.

toire ; on peut la constater à l'aide des instruments grossissants, en comparant les deux membres.

Le grand sympathique peut donc entraîner dans les circulations locales des changements en vertu desquels la masse du sang qui traverse un organe se trouve temporairement augmentée ou diminuée. Or, comme le sang est à la fois producteur et distributeur de chaleur, le grand sympathique exerce dès lors une influence indirecte, mais néanmoins très-remarquable, sur la température locale des parties.

Il y a longtemps déjà que M. Chossat avait noté, dans quelques expériences où il coupait la moelle à diverses hauteurs dans la région dorsale, que la température prise dans le rectum des animaux éprouvait, après l'opération, une élévation momentanée qui durait plus ou moins longtemps, et qui cessait ensuite pour faire place à un abaissement continu (comme, d'ailleurs, dans toutes les autres parties) jusqu'à la mort. Plus tard, M. Nasse obtenait, de la section de la moelle pratiquée à diverses hauteurs, des résultats variés. Tantôt, suivant lui, la température du membre postérieur s'élevait, tantôt elle s'abaissait. Mais quand, passant en revue toutes ses expériences, on *compare* la température des membres antérieurs avec celle des membres postérieurs (c'est-à-dire la température des parties non paralysées avec celle des parties paralysées), constamment on trouve, après l'opération, un excédant de température dans les membres postérieurs soustraits à l'influence nerveuse. Remarquons (Voy. § 378) que le grand sympathique n'est pas un système nerveux fonctionnant isolément, et que son influence est profondément atteinte quand, au lieu de communiquer avec tout l'ensemble du système nerveux, il ne communique plus qu'avec un tronçon peu étendu de la moelle. La soustraction de l'influence nerveuse sur la circulation des membres postérieurs est plus complète encore quand la moelle lombaire, au lieu d'être simplement coupée, est détruite [1].

Les expériences de M. Brown-Séquard, et celles plus récentes de M. Schiff sur la moelle épinière, ont mis plus d'une fois en lumière cette

---

[1] Dans l'état normal, les membres postérieurs d'un chien sont plus chauds que les antérieurs de 0°,3. Après la section de la moelle lombaire, les membres postérieurs sont plus chauds que les antérieurs de 0°6. Après la *destruction* de la moelle lombaire, l'excédant de température des membres postérieurs est de 2 degrés.

Voici trois expériences de M. Nasse :

	Membres postérieurs.	Membres antérieurs.
Chien intact	28°,1	27°,8
Chien après la section de la moelle . . .	26°,3	25°,7
Chien après la destruction de la moelle lombaire.	27°,7	25°,7

M. Nasse prenait la température dans une plaie faite aux muscles de la cuisse. S'il l'avait prise à la surface du membre, la différence eût été plus grande. La dilatation vasculaire porte en effet surtout sur les vaisseaux de petit calibre, et le réseau sous-cutané est très-riche.

M. Schiff insiste, avec raison, dans ses expériences, sur la nécessité de *comparer* toujours la température des membres en expérience avec celle des membres restés sains, attendu que la température *absolue* de la partie paralysée est souvent, comme celle des autres parties, plus basse après l'expérience qu'avant. Il n'en peut être autrement quand la destruction comprend une étendue notable de la moelle.

influence du système nerveux sur la distribution de la température. M. Brown-Séquard pratique la section d'une *moitié* de la moelle vers le milieu de la région dorsale, et il constate une augmentation de température dans le membre du côté paralysé. M. Schiff a souvent observé, à la suite de la section ou de la destruction d'une partie plus ou moins étendue de la moelle, une élévation de température dans les parties paralysées, qui dépassait de 5, de 8 et quelquefois de 12 degrés celle des parties paralysées [1].

C'est par l'intermédiaire des filets (vasculo-moteurs), qu'il répand sur les tuniques des vaisseaux qui entrent dans le sein des glandes, que le grand sympathique agit vraisemblablement sur les sécrétions, pour les augmenter ou pour les diminuer. Si nous nous en rapportons aux expériences de M. Budge, la suppression des nerfs vasculo-moteurs, en paralysant les tuniques des vaisseaux, ne leur permettrait plus d'opposer à la tension sanguine un effet suffisant, et la filtration des éléments liquides du sang au travers des parois vasculaires se trouverait augmentée. C'est ainsi qu'on peut interpréter plusieurs faits signalés par lui. Lorsque, sur des lapins, on a retranché le plexus solaire, l'animal est bientôt atteint de diarrhée, et, si on l'ouvre, on trouve les dernières parties de l'intestin, le cœcum et le côlon, remplies de liquide. L'animal survit deux ou trois jours (au maximum) à cette opération. Lorsqu'on a coupé le nerf grand sympathique au cou ou extirpé les ganglions cervicaux, on remarque, indépendamment des résultats signalés plus haut, des phénomènes qui indiquent une certaine tendance aux épanchements. C'est ainsi, par exemple, que M. Colin a observé, après cette section sur les chevaux, que la partie correspondante de la face et de l'encolure est, peu après, mouillée par une sueur abondante. C'est ainsi que M. Schiff signale, parmi les résultats de l'extirpation des ganglions cervicaux, l'épanchement de la sérosité dans le péricarde.

Les glandes salivaires et lacrymales, quoique placées hors des cavités splanchniques, ne font pas exception. C'est, sans doute, par l'intermédiaire de la portion céphalique du système sympathique que se trouvent animés leurs vaisseaux. L'excitation sécrétoire vient de la membrane muqueuse de la bouche, ou de la conjonctive ; elle est transportée par les nerfs sensitifs du côté des centres nerveux (lingual, glosso-pharyngien trijumeau), et elle est transmise des centres vers l'organe sécrétoire par les filets du grand sympathique (gan-

---

[1] M. Bezold tire, d'un grand nombre d'expériences dans lesquelles il a pratiqué des sections partielles de la moelle, la conclusion que les nerfs vasculo-moteurs qui vont aux membres inférieurs correspondent au même côté de la moelle, et que ceux qui vont au tronc et aux membres antérieurs subissent un entre-croisement le long de la moelle. M. Schiff conclut de ses nombreuses recherches expérimentales sur les nerfs vasculo-moteurs, que ces nerfs exercent une action croisée (en remontant au système nerveux central comme source de leur action) pour les parois abdominales, le bassin, la cuisse ; tandis que cette action est directe par la jambe et le pied. M. Schiff signale quelque chose d'analogue pour les nerfs des vaisseaux de l'épaule et du bras, par opposition aux nerfs de l'avant-bras et de la main.

glions ophthalmique, sphéno-palatin, otique, sous-maxillaire, sublingual), accolés aux divers nerfs de la face [1].

Si nous nous en référons aux expériences de M. Pincus, le grand sympathique tiendrait sous sa dépendance non pas seulement la *quantité* des sécrétions, mais encore leur *qualité*. Lorsqu'on coupe les deux nerfs pneumogastriques au cou, suivant la méthode commune, l'estomac remplit, il est vrai, incomplétement ses fonctions, parce qu'il ne se meut plus sur les matières alimentaires, mais la sécrétion du suc gastrique, quoique diminuée, persiste, et le lait injecté dans l'estomac peut encore se coaguler (cette coagulation est caractéristique de l'*acidité* du suc gastrique). Mais lorsqu'on coupe les nerfs pneumogastriques au niveau de l'anneau œsophagien, le lait injecté dans l'estomac des animaux ne se coagule plus, et le liquide extrait de l'estomac n'a qu'une réaction alcaline. Or, entre ces deux méthodes d'expériences, il y a cette différence que, dans le premier cas, les branches pectorales du grand sympathique, qui s'unissent aux nerfs pneumogastriques et vont avec lui à l'estomac, sont respectées, tandis que, dans le second cas, ces branches sont coupées avec les nerfs pneumogastriques eux-mêmes.

M. Snellen a publié, sous les auspices de M. Donders, d'Utrecht, une série d'expériences qui mettent en évidence le rôle des nerfs vasculaires sur les phénomènes de l'inflammation. On coupe à un lapin le nerf grand sympathique du côté droit à la région cervicale, puis on introduit, *dans chaque oreille*, par une plaie pratiquée à dessein, une petite perle de verre sur laquelle on recoud la plaie. La température de l'oreille droite est de 37, celle de l'oreille gauche n'est que de 20 degrés. Au bout de six jours, l'oreille droite n'est presque plus gonflée, l'oreille gauche est fortement tuméfiée. Au bout de douze jours, la plaie de l'oreille droite s'est ouverte par déchirure des bords de la plaie ; celle-ci est sèche, il n'y a point de gonflement. Au bout du même laps de temps, le gonflement de l'oreille gauche a considérablement augmenté, et il s'est formé dans son épaisseur un vaste abcès purulent. D'autres expériences du même genre ont appris à l'auteur que la section du nerf grand sympathique favorise la cicatrisation [2]. Voici d'autres résultats curieux ; on coupe à droite, sur un lapin, le grand sympathique au cou, et lorsque les vaisseaux du globe oculaire du même côté sont dilatés, on verse de l'acide acétique concentré sur les deux yeux (sur l'œil du

---

[1] Les mamelles sont aussi en relation avec le système du grand sympathique, par l'intermédiaire des tuniques des artères mammaires (mammaires internes surtout). La liaison sympathique de ces glandes avec les organes de la génération, dans le travail de la lactation, tend à le démontrer. Toujours est-il que l'application de l'électricité a sur la lactation un effet analogue à celui qu'on obtient en l'appliquant aux autres sécrétions. Plusieurs fois on a rappelé la sécrétion du lait en appliquant à diverses reprises le courant d'un appareil d'induction sur la mamelle, dans la direction des vaisseaux mammaires (MM. Aubert et Becquerel).

[2] M. Snellen coupe, par exemple, à un lapin la moitié de chaque oreille. Or, l'oreille correspondant à la section de la portion céphalique du grand sympathique est cicatrisée en dix jours ; l'autre ne l'est qu'en quinze jours.

côté sain comme sur l'œil du côté opéré). Les deux yeux se troublent à l'instant, l'épithélium cautérisé ne tarde pas à se détacher, et une conjonctivite violente éclate. Pendant dix jours, on ne remarque aucune différence entre les yeux. Plus tard, on voit se dessiner nettement sur la conjonctive de l'œil droit des vaisseaux rayonnés qui se dirigent vers la cornée ; celle-ci s'éclaircit et redevient transparente, et, au bout de quatre semaines, l'œil droit ne présente plus qu'un trouble à peine marqué, c'est-à-dire une dilatation limitée des vaisseaux de la conjonctive et de l'iris. Quant à l'œil gauche, au contraire, on ne voit pas apparaître les vaisseaux rayonnés, et la cornée est encore si trouble au bout de quatre semaines, qu'on n'aperçoit pas la pupille.

De tous ces faits et de beaucoup d'autres que nous ne pouvons transcrire ici, il résulte manifestement que le système nerveux ganglionnaire, par les filets qu'il envoie aux tuniques des vaisseaux, tient jusqu'à un certain point sous sa dépendance les fonctions de sécrétion et de nutrition. Mais il ne faut pas cependant exagérer l'importance du système nerveux sur les fonctions nutritives. Les fractures se consolident parfaitement sur les membres paralysés ; les expériences de M. Snellen montrent que la cicatrisation des plaies des parties molles est dans le même cas. S'il est vrai que les membres paralysés diminuent de volume, si leurs masses musculaires s'atrophient, ces membres n'en sont pas moins *vivants*. Le manque d'exercice amène à peu près les mêmes effets dans les membres non paralysés.

Le système nerveux de la vie animale qui donne la sensibilité aux parties n'est pas non plus absolument étranger aux fonctions de nutrition, et il agit, si l'on peut ainsi parler, comme une sorte de protecteur. Lorsqu'on a coupé les nerfs d'un membre à un animal vivant, on voit souvent l'inflammation s'emparer des parties sur lesquelles *repose* l'animal. Cela tient sans doute à ce que la sensibilité est anéantie dans le membre ; l'animal ne sent plus la compression que le poids du corps amène dans la partie sur laquelle il repose, sensation de douleur qui, dans l'état naturel, lui fait varier sa position. La partie soumise à une pression continue, et engorgée d'ailleurs par la paralysie des capillaires, se trouve éminemment disposée au travail inflammatoire. On voit pareillement chez l'homme des engorgements succéder parfois à l'excision des nerfs qui se rendent dans une partie, et des abcès se former à la suite de la paralysie de la langue, dans les points devenus *insensibles*, qui se trouvent soumis à la *pression continue* des dents [1].

En résumé, et en ce qui concerne l'action du grand sympathique sur les fonctions de nutrition, on peut dire que la section de ce nerf entraîne la paralysie des filets vasculo-moteurs. Les vaisseaux qui ont perdu leur contractilité se dilatent et s'engorgent de sang. Cette hypérhémie *neuro-paralytique* (ainsi la nomme M. Schiff) a, à son tour, des

---

[1] Voy., § 335, les lésions de nutrition qui surviennent par cause mécanique dans l'œil privé de sensibilité.

conséquences très-différentes, suivant les tissus ou les organes. Tandis qu'elle ne produit pas d'altérations sensibles dans les tissus osseux, tendineux, musculaire, cutané, etc., elle en peut produire dans des tissus plus délicats (les poumons et la cornée, par exemple), sous l'influence des causes traumatiques les plus légères. On peut encore dire avec M. Schiff : « La paralysie d'un nerf vasculo-moteur n'est jamais suffisante pour produire directement une altération de nutrition dans les tissus ; elle a seulement pour conséquence immédiate de les mettre dans un état hypérhémique. »

§ 377 *bis.*

Des nerfs dits paralysants ou suspensifs. —Il y a longtemps déjà que les frères Weber appelèrent l'attention des physiologistes sur un phénomène curieux dont nous avons déjà parlé (Voy. pag. 300). Ils constatèrent les premiers, qu'une excitation violente des nerfs pneumogastriques entraînait la suspension temporaire des mouvements du cœur. Plus tard M. Pflüger remarqua pareillement qu'en appliquant sur le nerf grand splanchnique (branche abdominale du grand sympathique) les deux pôles d'un appareil d'induction, on déterminait non pas les mouvements de l'intestin, mais leur paralysie momentanée. M. Rosenthal a montré que les mêmes phénomènes d'interruption se produisent sur les mouvements mécaniques de la respiration, lorsqu'on agit sur le nerf pneumogastrique à l'aide d'une excitation énergique, et il chercha à localiser cette action dans le nerf laryngé supérieur. Plus tard encore MM. Schiff, Goltz, etc., ont constaté que des excitations vives portant sur diverses parties sensibles, c'est-à-dire sur des nerfs de sensibilité, entraînent également comme conséquence la suspension momentanée des mouvements du cœur.

Voilà les faits, voyons maintenant l'interprétation. L'excitation des nerfs pouvant amener dans les parties contractiles, soit le mouvement, soit la paralysie de ces parties, on a supposé qu'il y avait dans le système nerveux deux ordres d'éléments moteurs, ou deux ordres de fibres nerveuses. Les unes qui par leur activité conduiraient l'excitation dans les muscles, les autres qui par leur activité détermineraient un effet précisément contraire, c'est-à-dire la paralysie des éléments musculaires. On a même prétendu que ce dernier mode d'activité consistait dans l'*allongement* des fibres charnues. De là le nom de *nerfs paralysants,* donné à ces derniers, par opposition aux premiers.

Cette doctrine habilement défendue et longuement développée dans ces derniers temps (surtout par M. Bezold) ne saurait être admise. La différence des résultats dépend non pas de la différence des nerfs, mais bien de la différence du mode d'excitation. S'il est vrai qu'une excitation forte du nerf pneumogastrique, par exemple, entraîne une suspension momentanée des contractions du cœur, nous avons vu que dans d'autres circonstances (excitations faibles ou moyennes), loin d'être suspendus, les mouvements du cœur sont au contraire accélérés.

L'espèce d'antagonisme qu'on a cherché à établir, en ce qui concerne les mouvements du cœur, entre la fonction du nerf pneumogastrique et celle du nerf grand sympathique, n'est pas mieux justifiée. On a voulu voir dans les filets du pneumogastrique qui vont au cœur des nerfs paralysants, et dans les filets cardiaques du grand sympathique des nerfs actifs; mais les expériences nombreuses de MM. Moleschott et Hufschmid sur les lapins, celles de M. Schiff sur les grenouilles, ont clairement démontré que les excitations des filets cardiaques du grand sympathique produisent comme celles du pneumogastrique des effets opposés, suivant qu'elles sont *fortes* ou *faibles*. Si les dernières déterminent l'accélération des mouvements du cœur, les premières entraînent leur suspension momentanée.

La suspension des mouvements du cœur qui succède à l'excitation violente des nerfs pneumogastriques ou grands sympathiques n'est pas déterminée par action directe de ces nerfs sur la fibre charnue, mais par une action réflexe qui remonte des parties excitées vers le centre nerveux céphalo-rachidien. Ce n'est pas seulement par la voie des nerfs pneumogastriques et par la voie des filets cardiaques du grand sympathique que les excitations violentes qui retentissent sur les centres nerveux peuvent suspendre les mouvements du cœur. De vives excitations des nerfs périphériques de la sensibilité, des brûlures étendues, des émotions morales violentes qui agissent directement sur les centres nerveux sont suivies des mêmes effets.

Il est donc tout à fait probable qu'il n'y a pas de nerfs qui agissent d'une manière active, pour déterminer la paralysie des muscles. Ce qui est vrai, c'est que des excitations ou des impressions vives transmises aux centres nerveux, peuvent exercer, par voie réflexe, sur certains nerfs moteurs, une action telle que l'action de ces derniers nerfs se trouve momentanément entravée ou suspendue. Il y a des impressions paralysantes, mais non pas des nerfs particuliers auxquels on puisse donner ce nom ; en d'autres termes les nerfs peuvent être dans certaines conditions *paralysés* dans leur action, mais il n'y a pas de nerfs moteurs *paralysants*, en vertu d'une action qui leur serait propre.

Les actions réflexes, accompagnées de la cessation momentanée de l'action nerveuse dans certains nerfs moteurs, paraissent, dans l'état physiologique, se montrer très-fréquemment sur les nerfs de la vie organique, c'est-à-dire sur le nerf grand sympathique et ses divisions. Tantôt l'impression qui détermine la suspension momentanée de l'action nerveuse dans les nerfs moteurs en relation avec les nerfs sensibles impressionnés, tantôt, dis-je, cette impression est perçue ; tantôt elle ne remonte pas jusqu'au cerveau, et se trouve réfléchie par la moelle et le bulbe, en dehors de la conscience de l'animal. Dans ce dernier cas il s'agit d'un phénomène réflexe dans toute l'acception du mot (Voy. § 344).

Les filets moteurs que le grand sympathique envoie, directement ou indirectement, dans les tuniques contractiles ou musculaires des vaisseaux, c'est-à-dire les filets vasculo-moteurs, paraissent être fréquemment mis dans une sorte d'état passif par les impressions qui ont pour théâtre non-seulement les divers points de l'enveloppe sensible externe, mais encore et surtout par les impressions senties ou non senties qui ont lieu sur les divers points des surfaces tégumentaires internes (muqueuses et séreuses). C'est ainsi qu'on peut expliquer la dilatation vasculaire et l'afflux sanguin qui précèdent et accompagnent les phénomènes de la sécrétion dans une glande en activité. Déposez, par exemple, sur la langue d'un chien, auquel les glandes salivaires (la sous-maxillaire est facile à isoler) ont été préalablement découvertes, déposez, dis-je, un corps vivement sapide, un peu de vinaigre ; la glande qui sommeillait, entre aussitôt en action, et le conduit salivaire verse dans la bouche une grande quantité de salive. En ce moment, si l'on examine les vaisseaux de la glande (rameaux artériels de la carotide externe, rameaux veineux de la jugulaire externe), on constate qu'ils viennent de se dilater dans une proportion considérable [1]. Cette dilatation de l'artère et de la veine, qu'est-ce, sinon une paralysie, par action réflexe, de la tunique musculaire des vaisseaux? L'impression déterminée sur la muqueuse buccale par l'action stimulante du vinaigre a cheminé vers les centres nerveux par les filets de sensibilité, et le centre nerveux, ébranlé en quelque sorte par cette stimulation, cesse, pour un temps, d'agir sur les filets moteurs correspondant aux éléments sensibles impressionnés.

Il est vraisemblable qu'il se passe quelque chose d'analogue dans les autres glandes.

Ces phénomènes différencient assez nettement la fonction de sécrétion de la fonction de nutrition. Il semble que lorsque la glande se dispose à la fonction de sécrétion, l'influx nerveux qui arrivait aux tuniques des vaisseaux, sous forme d'excitation motrice, change en quelque sorte de nature, abandonne les tuniques vasculaires pour se porter sur leur contenu, c'est-à-dire sur le sang, et exercer au sein de la glande une sorte d'action électrolytique.

§ 378.

Remarques sur le rôle spécial du nerf grand sympathique. — Bichat, auquel on doit principalement la division féconde des fonctions en fonctions de nutrition ou de la *vie organique*, et en fonctions de relation ou de la *vie animale*, chercha à mettre cette division en harmonie avec le système nerveux. Il plaça les premières sous l'influence des nerfs cérébro-spinaux, et il rattacha les secondes à la chaîne ganglionnaire du grand sympathique. De là, pour lui, deux systèmes nerveux :

[1] En outre, le sang qui passe alors, en masse, et rapidement dans la glande, sort à peu près avec les qualités du sang artériel. (Voy. pour plus de développements § 172 *bis*).

le système nerveux de la vie organique et le système nerveux de la vie animale ; le dernier ayant pour centre le cerveau et la moelle, et pour conducteurs les nerfs cérébro-rachidiens ; le premier ayant pour centres multiples les ganglions du grand sympathique, et pour conducteurs les filets de ce même nerf. La symétrie des organes des sens et des organes locomoteurs s'accommodait, dans sa doctrine, à la symétrie du système nerveux cérébro-rachidien et des nerfs qui en partent, tandis que l'insymétrie des organes intérieurs se trouvait en rapport aussi avec l'insymétrie du système nerveux correspondant. D'après la manière de voir de Bichat, les ganglions du grand sympathique seraient autant de petits centres ou de petits cerveaux recevant les impressions obscures des organes nutritifs, et réfléchissant vers eux le mouvement, sans l'intervention nécessaire de la moelle ou du cerveau.

Quelques anatomistes ont cherché à mettre cette doctrine en rapport avec la constitution anatomique du grand sympathique. MM. Remak, Bidder et Volkmann, en particulier, partant de cette donnée qu'il existe dans la constitution anatomique du système nerveux deux éléments tubuleux différents : les *fibres blanches* et les *fibres grises*, se basant aussi sur ce fait, que les dernières existent principalement dans le système du grand sympathique, ont donné pour attributs aux premières la sphère animale, c'est-à-dire les fonctions de sensibilité et de mouvement, et réservé aux secondes, désignées sous le nom de fibres organiques, la sphère végétative ou, en d'autres termes, les fonctions de nutrition.

La division du système nerveux en deux systèmes secondaires *indépendants* n'est pas conforme à l'expérience physiologique. L'expérience démontre que le grand sympathique perd peu à peu ses propriétés, quand ses connexions avec l'axe cérébro-spinal sont détruites. A mesure que les recherches de la physiologie se multiplient, l'*unité* du système nerveux devient une vérité de plus en plus manifeste. Les impressions du grand sympathique sont ordinairement *non senties ;* mais elles doivent remonter jusqu'à la moelle pour être réfléchies sous forme d'incitations motrices. D'un autre côté, ces impressions peuvent aussi donner lieu (physiologiquement et expérimentalement) à de la douleur. Donc elles remontent parfois jusqu'au cerveau, et mettent, par conséquent, en jeu les foyers supérieurs de la sensibilité (*hémisphères*).

Non-seulement la sensibilité des organes et le mouvement des parties contractiles animées par le grand sympathique se trouvent anéanties par la séparation du nerf grand sympathique d'avec l'axe cérébro-spinal, mais les nerfs vasculo-moteurs eux-mêmes puisent réellement leur action dans le système nerveux central lui-même, par l'intermédiaire des filets d'union du grand sympathique. M. Pflüger a constaté, dans une suite d'expériences délicates, que les artères de la membrane natatoire de la grenouille diminuent de calibre, quand on excite, à l'aide d'un appareil d'induction, les racines antérieures des nerfs rachidiens. Quant aux veines, dit le même expérimentateur, il en est de même; mais leur contraction est si peu marquée, qu'elle échappe presque à l'observation. M. Schiff, dans un grand nombre d'expériences, a montré que l'on peut paralyser la tunique musculaire des vaisseaux par des sections faites soit sur la moelle épinière, soit sur le bulbe, soit sur la protubérance [1].

ARTICLE IV.

INTELLIGENCE, INSTINCT. — SOMMEIL.

§ 379.

Facultés intellectuelles. — Les organes des sens transmettent à l'encéphale les impressions du toucher, celles de la vue, de l'ouïe, de l'odorat et du goût; mais la sensation n'est pas tout entière dans l'impression, ni dans la transmission de l'impression. Une pendule dont le timbre résonne, et qui fait entrer en vibrations les expansions du nerf acoustique, ne donne pas nécessairement la sensation du son, et il arrive très-souvent qu'il passe inaperçu.

L'*attention* seule est capable de compléter la sensation, en la transformant en *perception*. La sensation perçue devient une *idée*. L'idée considérée dans sa simplicité suppose seulement une sensation perçue par un cerveau; elle est commune aux animaux et à l'homme. En appliquant leur attention, non-seulement à des sensations actuelles, mais encore à des sensations passées, l'homme et aussi l'animal *comparent et jugent*. Mais ce qui distingue essentiellement l'homme de l'animal, c'est que le dernier n'a que des idées *concrètes*, tandis que le premier est capable de se former des idées *abstraites*.

L'idée *concrète* ne sépare jamais le mode de l'être; elle est la notion simple de ce qui existe par soi. Pour l'animal, qui n'a que des idées de ce genre, il n'existe que des corps ou des individus plus ou moins nombreux; pour lui il n'existe ni *genres* ni *espèces*.

L'idée *abstraite*, au contraire, sépare le mode de l'être; elle rapproche les qualités et les attributs d'une foule de corps, et en forme des notions distinctes des corps eux-mêmes. Pour l'animal, il y a des corps colorés, des corps sapides, des corps chauds ou froids, etc.; mais les idées de couleur, de saveur, de température, de forme, de pesanteur, de son, etc. (toutes choses qui expriment certains modes considérés *abstractivement* des corps), n'existent pas pour lui.

Par l'artifice du signe, de la parole et de l'écriture, l'homme a été plus loin, il a donné en quelque sorte un corps à ses abstractions; il a *substantivé* une foule d'idées qui forment le fonds commun de son langage et qui constituent en quelque sorte les éléments de sa pensée. Les substantifs *vice, vertu, impulsion, civilisation, navigation, expression, ressem-*

---

[1] De même que pour les incitations du mouvement volontaire, l'influence nerveuse qui chemine des centres nerveux, par le grand sympathique, vers les tuniques des vaisseaux paraît être à la fois *directe* et *croisée*.

blance, force, sagesse, beauté, et tant de milliers d'autres mots dont les plus ignorants des hommes se servent chaque jour, correspondent évidemment à des idées que l'animal n'a point. L'homme a fait plus encore, il a donné l'être à ce qui n'existe pas, il a créé le *néant*, l'*infini*, le *passé*, l'*avenir*.

Nous ne rechercherons pas si toutes les idées de l'homme lui viennent par les sens, ou s'il en est quelques-unes dont il possède en lui le germe. Cette recherche est, suivant nous, tout à fait oiseuse. L'homme a en lui le pouvoir de créer des idées abstraites, pouvoir que n'ont certainement pas les animaux. Qu'importe que ce soit l'*idée elle-même* ou le *pouvoir* qu'il a de les créer à l'aide des sensations qui préexistent en lui ? Il est toutefois assez naturel de penser que si toutes les sensations lui faisaient défaut, et, avec elles, tous les *matériaux* de la réflexion et du jugement, le pouvoir qu'il a d'abstraire resterait à l'état de force latente. On conçoit difficilement qu'alors il pût avoir même l'idée mathématique, idée qui s'éloigne le plus des modes matériels. Il n'est pas possible d'affirmer, en effet, qu'en l'absence du sens de la *vue* et de celui du *toucher* l'homme pût avoir la notion du *nombre*.

La comparaison entre une sensation présente et une sensation passée, ou entre deux sensations passées, c'est-à-dire la *réflexion*, suppose la *mémoire*. Chez l'homme, elle peut s'appliquer aux idées de toute sorte et aussi aux sentiments. Qu'on envisage la mémoire comme une trace insensible déposée par la sensation à la surface ou dans la profondeur du cerveau, ou qu'on avoue son ignorance sur la condition matérielle à laquelle elle est liée, il n'en est pas moins vrai que la mémoire est une faculté essentiellement organique. Elle est commune aux animaux et à l'homme. Il est vrai que les premiers n'en tirent pas, comme lui, les fruits du jugement et de la raison ; mais il est incontestable qu'elle n'est pas étrangère aux déterminations qui n'ont pas leur source dans l'instinct. La mémoire est, après la sensation perçue, la plus importante des facultés de l'entendement. Sans elle toutes les autres seraient inutiles. La mémoire est une faculté *variable*, suivant les espèces animales et suivant les individus de l'espèce humaine. Elle varie aussi avec la durée et la vivacité des impressions. Toute perception vive et répétée se grave pour longtemps dans l'encéphale. Les perceptions de la vue, celles de l'ouïe, celles des odeurs, ne se conservent pas au même degré dans la mémoire ; et il y a, sous ce rapport, des différences individuelles extrêmement nombreuses, qui tiennent évidemment à des conditions organiques. La mémoire de la vue, d'où résulte la mémoire des lieux et des choses, donne à l'homme qui la possède à un haut degré une prédisposition favorable aux sciences d'observation. La mémoire des sons, très-développée chez quelques-uns, est presque nulle chez d'autres ; à cette prédisposition organique s'allie le goût musical. La mémoire des odeurs, généralement faible chez l'homme, est extrêmement développée chez le chien, qui reconnaît son maître bien plus par l'odorat que par la vue, etc. La mémoire enfin se perfectionne par l'exercice, se ralentit et s'éteint, comme la plupart des fonctions organiques, avec les progrès de l'âge.

De même que l'homme, l'animal se souvient ; mais peut-il, comme l'homme lui-même, faire surgir à volonté les faits de mémoire? Rien ne le prouve, et tout prouve le contraire. L'animal n'a point de libre *volonté*. Le libre arbitre est l'apanage exclusif de l'homme. L'homme meut son bras parce qu'il le *veut;* il ne le meut point, et le laisse exposé aux douleurs les plus vives, parce qu'il le veut encore. Dira-t-on qu'un animal a aussi la volonté, parce qu'il meut son corps ou ses membres dans telle direction plutôt que dans telle autre ? Mais pourrait-il agir autrement qu'il ne le fait? Lorsque l'homme est frappé de paralysie et que le pouvoir de mouvoir ses membres lui manque, en a-t-il moins la volonté *spontanée* ? La recherche des aliments, le besoin d'un abri, la nécessité d'échapper au danger qui le menace, peuvent faire naître chez l'animal auquel on aurait retranché les membres la volonté de fuir ; mais est-ce là réellement un acte spontané de volonté ? Le mouvement n'est-il pas commandé ici par le sentiment de la conservation ?

§ 380.

Facultés effectives. — Instincts. — L'homme n'a pas seulement des idées, il a aussi des sentiments. La plupart des actions de l'homme, le plus grand nombre de ses déterminations, supposent une tendance ou une impulsion, dont le point de départ peut être ramené à des *besoins* organiques. L'homme, en un mot, a des *instincts* comme l'animal lui-même. Mais, tandis que chez l'animal l'instinct est une tendance aveugle ou un penchant irréfléchi, qui le porte à exécuter certains actes dont il ne conçoit ni les moyens ni l'utilité, et qu'il effectue sans préméditation et sans choix ; chez l'homme, l'instinct n'est qu'un *mobile* d'action que le jugement et la raison dirigent. En un mot, les instincts sont *perçus* par lui, et ils deviennent ainsi des *sentiments*.

Les instincts ont pour but, ou la conservation de l'individu, ou la conservation de l'espèce. Les instincts attachés au corps de l'animal, comme l'affinité l'est à la molécule minérale, sont la condition nécessaire de son existence. C'est par eux que l'animal cherche sa nourriture, qu'il se retire dans des abris pour échapper aux causes de destruction qui le menacent; c'est par eux qu'il recherche sa femelle, qu'il construit son nid, etc.

L'instinct de conservation, envisagé dans la série animale, est le point de départ d'actes très-compliqués. Le castor arrache des branches, les place en travers du courant, enfonce des pieux, et forme ainsi une digue sur laquelle il assoit solidement son habitation. La fourmi, laborieuse et guerrière, quitte le champ de bataille pour venir chercher des renforts à la fourmilière. L'abeille se décharge sur ses prisonniers de tous les travaux de la communauté. La mygale établit à l'entrée de sa retraite un couvercle *à charnière*. Ces actes si compliqués sont-ils le fruit de combinaisons raisonnées? Mais la fourmi, l'abeille, le castor n'ont point appris tout cela. L'individu, séparé de ses parents, dès sa naissance, se livre instinctivement aux mêmes actes; il fait de la même manière et jamais autrement. A peine l'abeille est-elle sortie de son sommeil de chrysalide, à peine est-elle née, qu'elle s'envole, va chercher la fleur, y puise le suc, et sait retrouver sa ruche. Elle est aussi instruite le premier jour qu'elle le sera plus tard. Évidemment, ce sont là des actes irréfléchis, nécessaires, et qui méritent le nom d'instincts. Mais alors, que d'actions de l'homme, que nous qualifions souvent d'actes raisonnés et réfléchis, et qui ne sont vraisemblablement chez lui que des impulsions instinctives!

L'instinct de reproduction n'est pas moins remarquable. A lui se rattachent, chez les animaux, la construction du nid et le choix des matériaux, toujours les mêmes pour les mêmes espèces. De cet instinct encore procède l'amour de la femelle pour ses petits, amour qui lui donne le courage de les défendre au péril de sa vie. L'amour maternel des animaux, qui nous paraît si tendre, nous donne bien la mesure de l'instinct. A peine, en effet, les petits peuvent-ils se suffire à eux-mêmes, que la tendresse des parents s'évanouit: l'instinct de conservation reprend le dessus; le père et la mère disputent les aliments à leurs petits; les enfants sont devenus des ennemis; la famille se disperse.

Le besoin de reproduction engendre dans l'espèce humaine le plus noble des sentiments, l'amour, et le plus touchant des instincts, l'amour maternel. L'amour maternel naît dans l'âme de la mère comme le lait dans sa mamelle pour nourrir son enfant, et il ne s'éteint plus qu'avec la vie.

Les instincts sont des besoins plus ou moins impérieux, qui ont pour sanction le plaisir et la douleur. Des instincts ou des sentiments dérivent les *passions* de l'homme, et quelques-unes aussi sont communes aux animaux. Mais, si le sentiment du bien, si le sentiment du juste, celui du beau, si la tendance constante de l'homme vers un idéal qu'il ne rencontre jamais et qu'il poursuit sans cesse sont des penchants instinctifs, ne lui appartiennent-ils pas en propre? L'homme qui trouve son bonheur à s'occuper de celui des autres obéit-il à un instinct de conservation?

§ 381.

Sommeil. — Les fonctions du système nerveux sont soumises à une intermittence d'action ou à une périodicité d'où résultent la *veille* et le *sommeil*. Il est remarquable que les fonctions dites animales sont seules soumises à cette intermittence. Les fonctions de nutrition, la respiration, la digestion, les sécrétions, s'accomplissent pendant le sommeil comme pendant la veille [1].

[1] Il y a seulement un très-faible ralentissement dans les diverses fonctions de nutrition pendant le sommeil.

Le besoin du sommeil se fait généralement sentir quand le soleil est descendu sous l'horizon. De même que l'homme, la plupart des animaux dorment la nuit. Le besoin du sommeil est, comme le besoin des aliments, un besoin de conservation ; lorsqu'il n'est pas satisfait, il devient impérieux, et, quels que soient l'heure et le moment, l'homme succombe à ses atteintes. Un adulte passe généralement le tiers de sa vie à dormir ; l'enfant plus de la moitié ; le nourrisson ne fait guère que manger et dormir.

Lorsque l'homme s'endort, il sent d'abord un engourdissement général dans les membres ; la station devient impossible par cessation d'action musculaire (§ 243) ; les bras tombent le long du corps ; les sensations, d'abord confuses, s'éteignent graduellement ; le sentiment de la faim et les autres besoins s'endorment aussi pour un temps. Le besoin du sommeil est soumis à l'influence de l'habitude ; il reparaît et il cesse ordinairement aux mêmes heures ; il offre encore, sous ce rapport, une certaine analogie avec le besoin des aliments. Le silence et les ténèbres de la nuit favorisent l'établissement du sommeil, en supprimant les excitants des organes de l'ouïe et de la vue. Il est vrai que l'habitude peut rendre cette condition inutile et même la rendre défavorable. Le meunier s'endort au tic tac de son moulin, et se réveille quand il s'arrête ; quelques personnes, qui ne peuvent dormir sans lumière, se réveillent quand la lumière s'éteint.

La cause prochaine du sommeil est inconnue ; on l'attribue à une congestion sanguine du cerveau, mais on ne l'a jamais prouvée.

Pendant le sommeil, l'homme perd le sentiment de son existence, il est comme s'il ne vivait plus, comme s'il était mort. La plupart du temps, cependant, quelque chose veille en lui : il rêve, il songe. L'engourdissement complet des organes des sens lui a enlevé la conscience du monde extérieur, et il attribue aux images de la mémoire la réalité des objets qu'elles représentent. Au moment du réveil, les organes des sens rentrent en exercice, la vivacité de leurs impressions fait pâlir les notions de la mémoire, et la réalité supposée de ces notions s'évanouit par la comparaison. Qui n'a assisté au réveil des sensations et senti se dissiper peu à peu l'évidence accordée aux images de la mémoire, à mesure que les sens, s'ouvrant davantage, attirent à eux le sentiment de la réalité, c'est-à-dire la conscience du *moment présent* ? A qui n'est-il pas arrivé de contempler quelques instants encore le tableau changeant d'un songe, alors que le réveil des sens, en nous rappelant à la réalité, nous avait convaincu de sa non-existence ?

Le sommeil nous plonge donc dans une existence factice, dont la réalité momentanée est pour nous complète, et que nous ne chercherions probablement jamais à mettre en doute, si les sens ne venaient nous détromper d'une erreur quelquefois si douce. Les *organes des sens*, en nous donnant la certitude de l'existence des *sensations actuelles*, nous donnent aussi celle de l'existence des corps extérieurs ; et nous ne pouvons avoir d'autre certitude de l'existence des corps que celle-là. Aussi, a-t-on quelquefois comparé la vie de l'homme à un rêve dont la mort serait le réveil.

L'éveil de la mémoire, pendant les songes, ne porte pas seulement sur des *situations* ou des *actes divers*, mais encore sur des *idées*, et généralement sur celles qui nous ont le plus préoccupés pendant la veille. La comparaison des idées, c'est-à-dire le jugement, s'accomplit parfois avec une netteté remarquable pendant le sommeil, c'est-à-dire dans le silence des impressions du dehors, et il en résulte parfois des aperçus qui nous étonnent nous-mêmes, par leur fécondité et leur justesse.

Le somnambulisme est un mode de sommeil dans lequel le *rêve* est accompagné des mouvements de l'appareil locomoteur ; mouvements commandés par l'idée ou par les idées sous l'empire desquelles se trouve le somnambule. Le somnambule ne voit ni n'entend ; les organes des sens sommeillent; aussi, n'a-t-il pas le sentiment de la réalité ; il saute par la fenêtre, croyant enjamber une porte ; il écrit sans lumière, etc. Il n'est rien moins que démontré que le somnambule réponde aux questions qu'on lui adresse, ni qu'il voie les objets qu'on place devant ses yeux. Quant au somnambulisme provoqué, ou *magnétisme animal*, état dans lequel l'individu qui y serait plongé aurait la faculté de sentir les odeurs par le creux de l'estomac, de lire avec le nez, avec les doigts ou avec la nuque, de prédire l'avenir, de ressusciter le passé, de savoir les sciences sans les avoir jamais apprises [1], et de se livrer enfin à une foule d'exercices plus ou moins divertissants ; quant au magnétisme animal, dis-je, et à ses prétendues merveilles, ce qu'il y a de plus surprenant, c'est la crédulité humaine. Tout dernièrement encore, n'avons-nous pas vu les *tables tournantes* et *frappantes*, réminiscence de la cabale et des influences occultes, se faire jour avec éclat, en plein dix-neuvième siècle, et menacer un instant de prendre les proportions d'un événement scientifique !

§ 382.

Du système nerveux dans la série animale. — Dans tous les animaux vertébrés (mammifères, oiseaux, reptiles, poissons), le système nerveux consiste en un axe central cérébro-rachidien, contenu dans un canal osseux, et en prolongements périphériques ou nerfs. On trouve également chez eux une chaîne ganglionnaire (grand sympathique), située profondément le long de la colonne vertébrale et fournissant aux viscères de la poitrine et de l'abdomen.

Le système nerveux des *mammifères*, composé des mêmes parties fondamentales que celui de l'homme, n'offre que des différences peu essentielles qui portent, soit sur l'importance réciproque des renfle-

[1] Les somnambules, qui parlent si volontiers de l'estomac, de la rate ou du foie, ne paraissent pas avoir pour les sciences exactes la même prédilection que pour les sciences médicales.

ments encéphaliques [1], soit sur le nombre des nerfs crâniens et rachidiens, soit sur le nombre des ganglions et des plexus du nerf grand sympathique.

Chez les *oiseaux*, les hémisphères ou lobes cérébraux sont encore, comme chez les mammifères, les parties les plus volumineuses de l'encéphale ; mais ils n'offrent point de circonvolutions (Voy. fig. 214), et ils ne sont pas aussi complétement réunis entre eux, car le corps calleux fait défaut.

Les tubercules quadrijumeaux, au nombre de quatre chez les mammifères, ne sont qu'au nombre de deux chez les oiseaux. Ces tubercules (tubercules bijumeaux) présentent ici un grand volume, et méritent le nom de *lobes optiques* (Voy. fig. 215). Cachés, chez les mammifères, entre le cerve-

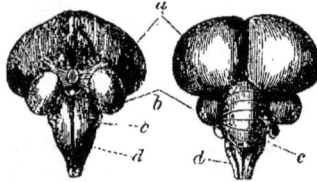

Fig. 214.

CERVEAU D'OISEAU (dindon).

a, hémisphères cérébraux,
b, tubercules bijumeaux (lobes optiques).
c, cervelet.
d, bulbe et protubérance.

let et la moelle allongée, ils débordent, chez les oiseaux, de chaque côté du cervelet. Les lobes optiques sont creux, comme les hémisphères cérébraux. Le cervelet des oiseaux est réduit à son lobe moyen (Voy. fig. 214, c) ; le cerveau le laisse complétement à découvert. Les hémisphères latéraux du cervelet manquent chez les oiseaux, le pont de Varole (c'est-à-dire les fibres transverses de la protubérance qui, chez les mammifères, servent de commissure aux hémisphères cérébelleux) manque également.

Dans les dernières familles des mammifères, on remarque une tendance très-prononcée à la fusion du grand sympathique avec le pneumogastrique. Dans les oiseaux, la fusion est plus grande encore. Le grand sympathique est confondu supérieurement avec le pneumogastrique, quelquefois avec l'hypoglosse ou le glosso-pharyngien. Dans la portion inférieure du tronc, le grand sympathique est en grande partie remplacé par les nerfs du plexus lombo-sacré.

L'encéphale des *reptiles* et des *poissons* est peu développé. On n'y rencontre point de circonvolutions. La prépondérance des hémisphères n'est plus aussi marquée (Voy. fig. 215). Les lobules optiques et les lobules olfactifs sont généralement assez volumineux. Le cervelet, réduit au lobe moyen, est petit. La moelle des reptiles est très-développée, relativement à la masse de leur encéphale, et les nerfs qui en partent sont volumineux. Chez les reptiles, le nerf grand sympathique est confondu supérieurement avec le pneumogastrique. Inférieurement, ses portions lombaires et sacrées sont suppléées par les nerfs rachidiens. Chez les ophidiens et les sauriens, on ne trouve sur la chaîne incomplète

[1] Le renflement olfactif situé à l'extrémité du pédoncule olfactif acquiert chez les mammifères un assez grand développement. Il est souvent creux intérieurement.

du grand sympathique que des ganglions très-petits. Il en est de même chez les poissons. Chez ces derniers, la partie inférieure du grand sympathique est également incomplète.

Les *invertébrés* étant privés de vertèbres, et par conséquent de cavité rachidienne et de cavité crânienne, ne présentent pas la distinction qu'on peut établir chez les vertébrés entre le système nerveux cérébro-rachidien et le système nerveux du grand sympathique. Les invertébrés n'ont qu'un système nerveux étendu le long du corps et consistant en une série de renflements, communiquant entre eux et fournissant des nerfs à toutes les parties. Le système nerveux des invertébrés est constitué par les mêmes éléments anatomiques que le système nerveux des mammifères (Voy. § 339).

Le système nerveux des invertébrés, constitué par une série de ganglions, a été assimilé par quelques physiologistes au système du nerf grand sympathique des vertébrés ; on suppose, dans cette manière de voir, que les invertébrés sont privés du système nerveux correspondant à l'axe cérébro-rachidien. Rien ne justifie cette manière de voir. Le système central unique des invertébrés représente les deux systèmes des animaux supérieurs. Il préside, et aux fonctions de sensibilité et de mouvement, et aux fonctions de nutrition, ainsi que le prouve l'expérience.

Les *articulés* (insectes, annélides, crustacés) présentent un système nerveux très-symétrique. Tantôt les ganglions qui le composent sont disposés par paires, de chaque côté de la ligne médiane du corps, et réunis en deux chaînes longitudinales, occupant une portion ou toute l'étendue du corps : les ganglions sont aussi réunis entre eux par des commissures transversales. Tantôt les ganglions sont confondus sur la ligne moyenne, et forment une chaîne simple (Voy. fig. 217). L'un des ganglions, généralement plus volumineux que les autres, occupe la tête, et peut être comparé au cerveau des vertébrés. C'est ordinairement de ce ganglion que procèdent les nerfs des organes des sens, quand ceux-ci existent.

Le ganglion céphalique est situé au-dessus de l'œsophage, tandis que les autres portions de la chaîne ganglionnaire sont placées au côté ventral de l'animal, sous le tube digestif. Le ganglion céphalique est relié avec les autres ganglions par des cordons qui tournent autour de l'œsophage, et qui forment ainsi

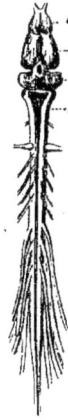

Fig. 215.
SYSTÈME NERVEUX
DE REPTILE
(grenouille).

a, hémisphères cérébraux.
b, lobes optiques et cervelet.
c, bulbe rachidien.
d, lobes olfactifs.

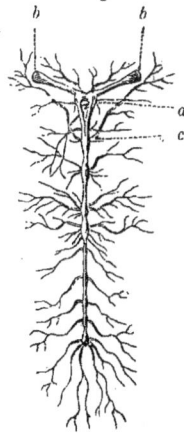

Fig. 216.
SYSTÈME NERVEUX D'INSECTE
(cerf volant).

a, ganglion céphalique.
b, nerfs optiques.
c, premier ganglion thoracique.

une sorte d'anneau ou *collier œsophagien*. Le nombre des ganglions est très-variable; il est, par exemple, de douze à quinze paires dans le perce-oreille et dans la sauterelle, tandis que dans la punaise des bois il n'y a que trois ganglions impairs et volumineux. On peut dire, d'une manière générale, que plus l'animal articulé est parfait, plus le nombre des ganglions est petit et plus les ganglions pairs ont de tendance à se fusionner sur la ligne moyenne. La centralisation peut être portée au point qu'il n'y ait plus que deux masses nerveuses, l'une sus-œsophagienne, et l'autre sous-œsophagienne, réunies par un collier. C'est de ces deux masses que partent alors tous les filets nerveux du corps.

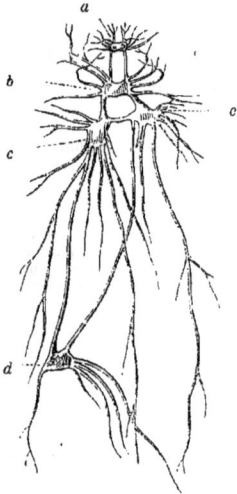

Fig. 217.

SYSTÈME NERVEUX DE MOLLUSQUE (aplisie).

a, ganglion buccal ou labial.
b, ganglion céphalique.
c, ganglion thoracique.
d, ganglion ventral.
e, ganglion œsophagien.

La chaîne ganglionnaire des *mollusques* est moins symétrique que celle des articulés et s'accommode, sous ce rapport, à la forme générale de leur corps (Voy. fig. 217). Cette chaîne consiste toujours en ganglions unis entre eux par des filets de communication, et fournissant aux divers organes de l'animal. Généralement, il y a un ganglion dit cerveau, placé au côté céphalique de l'animal, et deux ganglions abdominaux, placés plus en arrière sous l'œsophage, reliés au précédent par un collier œsophagien. Il y a aussi parfois un ou plusieurs autres ganglions.

Chez les *zoophytes* ou rayonnés, le système nerveux n'existe plus qu'à l'état rudimentaire. Il consiste en une série de petits ganglions réunis entre eux sous forme de cercle, autour de l'ouverture, généralement unique, de l'intestin. De ce cercle partent des rameaux déliés, qui se rendent dans les tissus. Dans les zoophytes inférieurs, toute trace de système nerveux a disparu. Chez ces derniers animaux, les fonctions de nutrition s'accomplissent comme dans les végétaux. L'animal ne diffère alors de la plante que par ses mouvements; il reçoit sans choix et sans instinct les aliments contenus dans le liquide ambiant.

M. Faivre et M. Yersin ont constaté, par de curieuses vivisections, des faits qui démontrent clairement que le système nerveux des animaux invertébrés représente l'ensemble du système nerveux des animaux supérieurs, et qu'il exerce son influence à la fois sur les fonctions de relation et sur les fonctions de nutrition. Le premier a opéré sur les *dytiques* (insectes coléoptères qui vivent dans l'eau), le second sur les *grillons* (insectes orthoptères).

Lorsqu'on enlève à ces animaux le ganglion céphalique *sus-œsophagien*, ils restent quelque temps immobiles, puis ils se meuvent bientôt, mais ils se dirigent toujours vers un point, et ne savent plus tourner les obstacles. La mastication et la déglutition sont conservées, la bouche est sensible et mobile ; mais les antennes sont privées de mouvement et de sensibilité. L'enlèvement du ganglion *sous-œsophagien* paralyse le sentiment et le mouvement des mâchoires et des mandibules ; mais ce qu'il y a de plus remarquable, c'est le trouble de la locomotion qui succède à cette ablation. L'animal s'agite irrégulièrement, sans pouvoir progresser dans l'air ou dans l'eau. Les membres sont pourtant encore sensibles et mobiles, car ils se meuvent spontanément ou sous l'influence des excitants, mais ces mouvements sont désordonnés et sans coordination.

Les ganglions céphaliques, sus-œsophagiens et sous-œsophagiens, jouent donc chez les insectes un rôle d'ensemble qui s'étend par l'intermédiaire de la chaîne nerveuse à toutes les parties de l'animal, et qui permettent d'assimiler le premier de ces ganglions au cerveau, et le second au cervelet des animaux vertébrés.

L'expérience de M. Yersin, qui consiste à couper complétement vers la partie moyenne du corps la chaîne nerveuse de l'animal dans la portion ventrale, et à séparer ainsi le système nerveux en deux portions égales, est très-probante aussi et conduit aux mêmes conclusions. Sur un grillon ainsi opéré, les deux parties du corps correspondantes à chaque segment nerveux restent sensibles et contractiles, mais les mouvements de l'un ne correspondent pas aux mouvements de l'autre. Il n'y a plus d'entente en quelque sorte : le segment postérieur ne coordonne plus ses mouvements avec ceux du segment antérieur, et l'animal s'agite sans résultat. Un mâle en chaleur auquel on a pratiqué cette opération, s'agite en tous sens autour de la femelle, mais il ne peut plus se joindre à elle pour la féconder.

Indications bibliographiques.

A. Adamucci, Système mécanique des fonctions nerveuses. *Paris*, 1808. — C. Ambrosoli, Ueber die Verbindung der sensiblen und der motorischen Nerven (*Sur la ligature des nerfs sensitifs et moteurs*), dans Schmidt's Jahrbücher, *n° 12*, 1860. — A. Andrien, Recherches sur les fonctions des nerfs pneumogastriques, th., *Strasb.*, 1837. — Ch. S. Andersh, Tractatio anat.-physiologica de nervis humani corporis aliquibus. *Kœnigsberg*, 1797. — F. Arnold, Der Kopftheil des vegetativen Nerven systems beim Menschen, in anatomische und physiologische Hinsicht bearbeitet. (*De la partie encéphalique du système nerveux végétatif chez l'homme, au point de vue anatomique et physiologique*), *Heidelberg*, 1830. — Arnsperger, Wesen, Ursache und pathologisch-anatomische Natur der Lungenveränderung nach Durchschneidung beider Lungenmagen nerven am Halse (*Essence, cause et nature des changements anatomo-pathologiques qui surviennent dans les poumons après la section des deux pneumogastriques au cou*), dans Archiv für pathologische Anatomie und Physiologie, t. IX, 1856. — Aubert, Emploi de l'électricité localisée pour rappeler la sécrétion lactée, dans Gazette des hôpitaux, *n° 184*, 1856. — L. Auerbach, De irritamentis nervorum studia critica. *Berlin*, 1849. — Le même, Ueber psychische Thätigkeiten des Rückenmarkes (*Action psychique de la moelle épinière*), dans Gunzburg's medicinisch. Zeitschrift, t. IV° *Breslau*, 1853. — C. Axmann, De gangliorum systematis structura ejusque functionibus, *Berlin*, 1847. — Le même, Beiträge zur mikroskopischen

Anatomie und Physiologie des Ganglion-Nervensystems des Menschen und der Thiere (*Pour servir à l'anatomie microscopique et à la physiologie du système nerveux ganglionnaire de l'homme et des animaux*), Berlin, 1853.

BACKER, Commentatio ad quæstionem physiologicam ab academia Rheno-Trajectina, anno 1828, propositam (*Physiologie des faisceaux de la moelle épinière*), Utrecht, 1830. — BAILLARGER, De l'étendue de la surface du cerveau et de ses rapports avec le développement de l'intelligence, *dans* Annales médico-psychologiques, *janvier*, 1853. — E. G. BALDINGER, Epitome neurologiæ physiologico-pathologicæ, *Göttingen*, 1778. GENN. — BARBARUSI, Ricerche sulla corda del tympano e sull' intermediario di Wrisberg, *Naples*, 1853. LE MÊME, Memoria sulla triplice potenza del nervo glosso-faringeo, *Naples*, 1853. L. BEALE, Die Endigung der Nerven in den querstreiften Muskeln, *dans* British med. Journ., *juill.* 1860. — BECK, Eine pathologische Beobachtung ueber die Verrichtungen des dritten, vierten, fünften und sechsten Hirnnervenpaars (*Observation pathologique pour éclairer les fonctions de la troisième, quatrième, cinquième et sixième paire nerveuse crânienne*), *dans* Archiv für pathologische Anat. und Physiologie, t. X, 1856. — A. BECQUEREL, Influence de l'électricité sur la sécrétion lactée, *dans* Gazette des hôpitaux, n° 7, 1857. — CH. BELL, Exposition of the natural system of the nerves of the human body, *Londres*, 1824 (*Traduction française de Genest, Paris*, 1825). — LE MÊME, Mémoire sur les nerfs de la face (*Traduction d'un mémoire contenu dans les Transactions philosophiques de Londres*, 1829), *dans* Journal de Physiologie de Magendie, t. X, 1830. — LE MÊME, The nervous system of the human body; with an appendix of cases and consultations, *Edinburgh*, 1836. — F.-CH. BELLINGERI, De nervis faciei, quinti et septimi nervorum paris functiones, *Turin*, 1818 (*Traduction française dans Journal des progrès des sc. et inst. méd.*, t. IV, 1827). — LE MÊME, Experimenta in medullam spinalem. — Experimenta in nervorum antagonismum, *dans* Mémoires de l'Acad. Roy. de *Turin*, t. XXX, 1824. LE MÊME, Considerazioni sopra il sistema nervoso, *dans* Annales d'Omodei, t. III, 1828. PH. BÉRARD, Sur les fonctions du nerf facial, *dans* Journal des connaissances médico-chirurgicales, t. II et t. III, 1834-35. — C. BEREND, Dissertatio de atmosphæra nervorum sensitiva, *Dantzick*, 1816. — CL. BERNARD, De l'altération du goût dans la paralysie du nerf facial, *dans* Archives gén. de médecine, *décemb.* 1844. — LE MÊME, Recherches expérimentales sur les fonctions du nerf spinal, *dans* Archives gén. de médecine, 1844. — LE MÊME, Recherches sur les causes qui peuvent faire varier l'intensité de la sensibilité récurrente, *dans* Comptes Rendus de l'Acad. des sciences, t. XXV, 1847. — LE MÊME, Sur les effets de la section de la portion céphalique du grand sympathique, *dans* Gazette médicale de *Paris*, n°s 5, 119, 1852. Union médicale, n° 10, même année. — LE MÊME, Leçons faites au Collège de France. Union médicale, n°s 75, 78, 88, 1853. — LE MÊME, Recherches expérimentales sur le grand sympathique et spécialement sur l'influence que la section de ce nerf exerce sur la température animale. *Paris*, 1854. — LE MÊME, Nouvelles expériences sur le nerf facial, *dans* Gazette médicale, n° 29, 1857. — LE MÊME, De l'influence qu'exercent différents nerfs sur la sécrétion de la salive, *dans* Gazette médicale, n° 44, 1857. — LE MÊME, Leçons sur les effets des substances toxiques et médicamenteuses. *Paris*, 1857. — LE MÊME, Note sur les quantités variables d'électricité nécessaires pour exciter les propriétés des différents tissus, *dans* Gazette médicale, n° 8, 1858. — LE MÊME, Leçons sur la physiologie et la pathologie du système nerveux, 2 vol. *Paris*, 1858. — LE MÊME, Sur le rôle des nerfs des glandes, *dans* Gazette médicale, n° 13, 1860. — LE MÊME, Rôle des actions réflexes dans le phénomène des sécrétions, *dans* Journal de l'anatomie et de la physiologie (*Brown-Séquard et Robin*), 1864. — VON BEZOLD, Ueber den Einfluss der Curarivergiftung auf die Rami cardiaci des Nervus vagus (*De l'influence de l'empoisonnement par le curare sur les rameaux cardiaques du nerf pneumogastrique*), *dans* Allgemeine medicinische Centralzeitung, n°s 49 et 59, 1858. — LE MÊME, Untersuchungen ueber die Einwirkung des amerikanischen Pfeilgiftes auf die motorischen Nerven (*Recherches sur l'effet du curare sur les nerfs moteurs*), en deux parties, *dans* Archiv für Anat. und Physiologie (*Müller's Archiv*), 1860. — V. BIBRA, Vergleichende Untersuchungen ueber das Gehirn des Menschen (*Recherches comparées sur l'encéphale de l'homme*), *Manheim*, 1854. — BIBRA et HARLESS, Die Wirkung des Schwefeläthers in chemischer und physiologischer Beziehung (*Des effets de l'éther sulfurique sous le rapport chimique et physiologique*), *Erlangen*, 1847. — Bidder, Ueber die Möglichkeit des Zusammenheilens functionnell verschiedener Nervenfasern (*Sur la possibilité de l'union par cicatrice des fibres nerveuses de fonctions différentes*), dans Müller's Archiv, 1842. — Le même, Zur Lehre von dem Verhältniss der Ganglienkörper zu den Nervenfasern (*Des rapports des fibres nerveuses avec les corpuscules nerveux des ganglions*), avec un appendice de Volkmann, *Leipzig*, 1848. — Biffi, Influenza che hanno sull' occhio i due nervi grande simpatico e vago, dans Annali univers. di medic., 1846. — Biffi et Morganti, Sui nervi della lingua ricerche anat.-fisiolog., dans Annali universali di medicina, t. CIX, *août, septembre*, 1846. — Th. Billroth, De natura et causa pulmonum affectionis quæ nervo utroque vago resecto exoritur, *Berlin*, 1852. — G. Birkner, Das Wasser der Nerven in physiologischen und pathologischer Beziehung (*L'eau des nerfs sous le rapport physiologique et pathologique*), avec préface de Harless, *Augsbourg*, 1858. — Bischoff, Nervi accessorii Willisii anatomia et physiologia, *Heidelberg*, 1832. — Le même, Ueber electrische Ströme in den Nerven (*Des courants électriques dans les nerfs*), dans Müller's Archiv, 1841. — D. de Blainville, Expérience sur l'influence de la huitième paire de nerfs (*nerfs pneumogastriques*) dans la respiration, th. *Paris*, 1808. — Blandin, Note sur la distinction des nerfs rachidiens en nerfs sensitifs et nerfs moteurs, dans Ann. des sc. natur., t. XI, 1839. — Blaquière, Lésion d'une partie des lobes antérieurs du cerveau, sans altération des facultés intellectuelles, dans Comptes rendus de l'Acad. des sciences, t. XIX, 1844. — Bouchardat et Sandras, Expériences sur les fonctions des nerfs pneumogastriques dans la digestion, dans la Revue médicale, *février* 1847. — Breschet, Milne-Edwards et Vavasseur, Mémoire sur l'influence du système nerveux sur la digestion stomacale, dans Archives générales de médecine, t. II, 1823. — S. D. Broughton, Experiments and remarks illustrating the influence of the eighth pair of nerves over the organs of respiration and digestion, dans Quarterly Journal of the roy. Institution. *Londres*, 1821. Extrait dans Journal de Magendie, t. I, 1821. — Broussais, Réflexions sur les fonctions du système nerveux en général et sur celles du grand sympathique en particulier, dans Journal universel des sc. médicales, t. XII, 1819. — Brown-Séquard, Recherches et expériences sur la physiologie de la moelle épinière, th. *Paris*, 1846. — Le même, De la transmission des impressions sensitives par la moelle épinière, dans Gazette médicale, 1850. — Le même, Plusieurs cas de cicatrisation des plaies faites à la moelle et retour de fonctions perdues, dans Gazette médicale, n° 30, 1851. — Le même, Conservation de la vie après la destruction partielle de la moelle. — De la survie des batraciens après l'ablation de la moelle allongée, même journal, n° 26, 1851. — Effets de la section des nerfs vagues, et de la galvanisation de ces nerfs sur le cœur, dans Gazette médicale, n° 9, 1854. — Le même, Nouvelle preuve de l'entre-croisement des fibres sensitives dans la moelle épinière, dans Gazette médicale, n° 9, 1854. — Le même, Sur les résultats de la section et de la galvanisation du nerf grand sympathique au cou, dans Comptes rendus de l'Acad. des sciences, t. XXXVIII, 1854. — Le même, Experimental researches on the physiology and pathol. of the spinal cord, in-8°, *Richmond*, 1855. — Le même, Recherches expérimentales sur la production d'une affection convulsive épileptiforme à la suite des lésions de la moelle épinière, dans Archives gén. de médecine, *févr.* 1856. — Le même, Recherches expérimentales sur les voies de transmission des impressions sensitives, et sur des phénomènes singuliers qui succèdent à la section des nerfs spinaux, dans Gazette médicale, n°s 16, 17, 23, 1856. — Le même, Notes sur quelques points importants de la physiologie de la moelle épinière, dans Gazette médicale, n°s 32, 41, 48, 1857. — Le même, Recherches sur la physiologie et la pathologie de la protubérance annulaire, dans Journal de Physiol., t. I, 1858. — Le même, Note sur des faits nouveaux concernant l'épilepsie consécutive aux lésions de la moelle épinière, dans Journal de Physiologie, t. I, 1858. — Le même, Influence de l'oxygène sur les propriétés vitales de la moelle épinière et des nerfs moteurs et sensitifs, dans Journal de Physiologie, t. I, 1858. — Le même, Nouvelles recherches sur la physiologie de la moelle épinière, dans Journal de Physiologie, t. I, 1858. — Le même, Lectures on the physiology and pathology of the central nervous system, the influence of the nervous system upon nutrition, secretion, and animal heat, dans the Lancet, n°s 19, 20, 21, 22, 1858. —

Le même, Note sur l'influence qu'une moitié latérale de la moelle épinière exerce dans certains cas sur la moitié correspondante de l'encéphale et de la face, *dans* Journal de physiologie, t. I, 1858. — Le même, Expériences montrant que les cordons antérieurs de la moelle épinière servent à la transmission des impressions sensitives, *dans* Journal de Physiologie, t. I, 1858. — Le même, Sur la vitesse du courant nerveux, *dans* Journal *le* Progrès, 1859. — Le même, Remarques sur le mode d'influence du système nerveux sur la nutrition, *dans* Journal de Physiologie, t. II, 1859. — Le même, Expériences nouvelles sur la transmission des impressions sensitives dans la moelle épinière, *dans* Journal de Physiologie, t. II, 1859. — Le même, Recherches sur la physiologie et la pathologie de la protubérance annulaire, *dans* Journal de Physiologie, t. II, 1859. — Le même, Course of lectures on the physiology and pathology of the central nervous system, *Philadelphie et Londres*, 1860. — Le même, Recherches expérimentales sur la physiologie de la moelle allongée, *dans* Journal de Physiologie, t. III, 1860. — Le même, Sur l'indépendance des propriétés vitales des nerfs moteurs, *dans* Journal de Physiologie, t. III, 1860. — Le même, Sur diverses questions relatives à la sensibilité, *dans* Journal de Physiologie, 1861. — Le même, Sur quelques points de physiologie de la moelle épinière et du cerveau, *dans* Journal de Physiologie, 1861. — Bonnafont, Considérations physiologiques déduites de quelques blessures du cerveau qui tendent à faire placer la faculté du langage dans les lobes antérieurs du cerveau, *dans* Mémoires de médecine et de chirurgie militaire, t. LX, 1846. — Bosse, De gangliorum spinalium vi in nutriendas radices posteriores nervorum spinalium, diss. *Dorpat*, 1859. — Boucard, Sur le mode d'action de l'éther, du chloroforme, et en général des substances anesthésiques, *dans* Gazette des hôpitaux, nº 12, 1856. — Bouillaud, Recherches expérimentales tendant à prouver que le cervelet préside aux actes de la station et de la progression, et non à l'instinct de la propagation, *dans* Archives générales de médecine, t. XV, 1827. — Le même, Recherches expérimentales sur les fonctions du cerveau en général et sur celles de sa portion antérieure en particulier, *dans* Journal de Physiologie de Magendie, t. X, 1830. — Le même, Exposition de nouveaux faits à l'appui de l'opinion qui localise dans les lobules antérieurs du cerveau le principe législateur de la parole, *dans* Journal l'Expérience, nºs 123, 124 ; le nº 126 renferme une réponse à ce mémoire par M. Gerdy, 1839. — Le même, Sur l'aphasie, *dans* Bulletin de l'Académie de médecine, 1865 ; et Gazette hebdomadaire, 1865. — H. Bouley, Influence des nerfs pneumogastriques sur l'absorption de l'estomac, *dans* Bulletin de l'Acad. de médecine, t. XVII, *mars* 1852. — J.-L. Brachet, Mémoire sur les fonctions du système nerveux ganglionnaire. *Paris*, 1823, 2e édit., 1837. — Le même, Recherches expérimentales sur les fonctions du système nerveux ganglionnaire. *Paris*, 1830. — Le même, Considérations sur le système nerveux ganglionnaire, *dans* Journal de méd. de Lyon, *décembre* 1845. — Brainard, Expériences sur les effets du curare introduit dans l'estomac, *dans* Journal de Physiologie, t. II, 1859. — Broca, Lésions du lobe antérieur du cerveau dans l'aphasie ou l'alalie, *dans* Bulletin de la Société anthropologique, 1863. — B.-C. Brodie, Further experiments and observations on the influence of the brain on the generation of animal heat, *dans* Philosophical Transactions, 1812. — Louis Büchner, Kraft und Stoff (*Force et matière*), *Frankfurt*, 1856. — Budge, Untersuchungen ueber das Nervensystem (*Recherches sur le syst. nerveux*), *Frankfurt*, 1841. — Le même, Die Abhängigkeit der Herzbewegung von Rückenmarke und Gehirne. Neue Untersuchungen (*Influence de la moelle et de l'encéphale sur les mouvements du cœur. Nouv. recherches*), *dans* Medicinische Vierteljarschrift de Roser et Wunderlich, t. V, 1846. — Le même, Article Sympathischer Nerv, *dans* R. Wagner's Handvörterbuch der Phys., t. III, 1846. — Le même, Ueber die anatomische Thätigkeit der Kopfnerven (*Sur l'action des nerfs crâniens*), *dans* Neue medicin chirurg. Zeitung, nº 41, oct. 1847. — Le même, Article Sympaticher Nerv, *dans* R. Wagner's Handwörterbuch, t. III, 1848. — Le même, Ueber den Einfluss einiger gehirnorgane auf die Speiseröhre und den Magen (*De l'influence de quelques parties de l'encéphale sur le tube digestif et l'estomac*), *dans* Müller's Archiv, 1851. — Le même, Vorläufige Mittheilung einer neuen Entdeckung in der Nervenphysiologie (*Communication sur une nouvelle découverte de physiologie nerveuse*), *dans* Froriep's Tagesbericht, 1852. — Le même, De l'influence du système nerveux sur les mouvements du cœur, *dans* Comptes rendus, t. XXXIV,

1852. — Le même, Ueber den Einfluss des Nervensystems auf die Bewegungen der Iris (De l'influence du système nerveux sur les mouvements de l'iris), dans Archiv für physiologische Heilkunde, 1852. — Le même, Ueber die verschiedene Reizbarkeit eines und desselben Nerven an verschiedenen Stellen derselben (De l'excitabilité variable d'un même nerf sur des points divers de son trajet), dans Froriep's Tagesbericht, 1852. — Le même, Ueber das Verhältniss des oberen Halsganglion zur Iris (Des rapports du ganglion cervical supérieur avec l'iris), dans Medicinisch. Vereins-Zeitung, n° 30, 1853. — Le même, Ueber den Einfluss des Rückenmarkes auf die Körperwärme (Influence de la moelle épinière sur la chaleur animale), même recueil, n° 32, 1853. — Le même, Sur la cessation des mouvements inspiratoires par l'irritation du nerf pneumogastrique, dans Comptes rendus de l'Acad. des sciences, t. XXXIX, 1854. — Le même, De l'influence des ganglions semi-lunaires sur les intestins, dans Comptes rendus de l'Acad. des sciences, 1856. — Le même, Ueber das Centrum genito-spinale des Nervus sympathicus, dans Archiv für pathologische Anat. und Physiologie, t. XV, 1858. — Le même, Ueber den Stillstand des Herzens durch Vagusreizung (Sur l'arrêt du cœur par l'excitation du nerf vague). Réclamation de priorité dans Archiv für Anat. und Physiologie (Müller's Archiv), 1860. — Le même, Action du système nerveux sur les voies urinaires, dans Comptes rendus de l'Acad. des sciences, 1864. — J. Budge et Waller, Untersuchungen ueber das Nervensystem (Recherches sur le système nerveux), Weimar, 1851, et dans Comptes rendus, t. XXXIII, 1851, et t. XXXIV, 1852. — Bulletins de l'Acad. de médecine. Discussion relative à la distinction des nerfs en nerfs sensitifs et en nerfs moteurs, année 1839. — Ch.-F. Burdach, Beiträge zur Kenntniss des Gehirns in Hinsicht auf Physiologie, etc. (Mémoires pour servir à la connaissance de la physiologie de l'encéphale), Leipzig, 1806. — Le même, Vom Bau und Leben des Gehirns (Structure et fonctions de l'encéphale), Leipzig, 1819-26.

Calmeil, Recherches sur la structure, les fonctions et le ramollissement de la moelle épinière, dans Journal des progrès des sc. et Inst. médicales, t. XI et XII, 1828. — Le même, Article Système nerveux (Physiologie), dans le Dictionnaire de médecine en 30 vol. t. XX, 1839. — J. Cappie, On the immediate cause of sleep, dans Edinburgh med. and surg. Journal, oct. 1854. — W.-B. Carpenter, On the physiological inference to be deduced from the structure of the nervous system in the invertebrales classes of animals. Edinburgh, 1839. — Carus, Versuch einer Darstellung des Nervensystems (Essai d'exposition du système nerveux), Leipzig, 1815. — J. Casselberg, Inquiry into the physiology of the organic nervous system, dans the American Journ. of med. sciences, juill. 1855.

— Cayrade, Recherches critiques sur les mouvements réflexes, th. Paris, 1864. — A. Chauveau, Étude expérimentale des propriétés de la moelle épinière, dans l'Union médicale, n°s 61, 62, 66, 68, 107, 1857, et dans Comptes rendus de l'Acad. des sciences, 1857. — Le même, Théorie des effets physiologiques produits dans l'organisme par les courants instantanés et par les courants continus, dans Journal de Physiologie de Brown-Séquard, n°s 7, 8, 9, 10, 11, 1859 et 1860. — Le même, Recherches expérimentales sur l'origine apparente et l'origine réelle des nerfs moteurs crâniens, dans Journal de Physiologie, 1862. — A. Cima, Ricerche intorno ad alcuni punti di elettrophysiologia, Bologne, 1858. — F. Clark, Practical anatomy and elementary physiology of the nervous syst., Londres, 1836. — Clément, Analyse du sang veineux d'un cheval auquel on avait coupé les nerfs pneumogastriques, et coloration rouge artérielle de ce même sang six heures après la section, dans Comptes rendus, t. XXIV, 1852. — J. Coghill, Lectures on the structure and relations of the nervous system at the periphery, dans the Lancet, n°s 8, 9, 11, 12, 16, 18. 1859. — Czermak, Ideen zu einer Lehre vom Zeitsinn (Idée d'une théorie sur le sens du temps, dans Sitzungsberichte der K. Akad. der Wissenschaften zu Wien, t. XXIV, 1857. — Le même, Beiträge zur Kenntniss der Beihülfe der Nerven zur Speichelsecretion (Contributions à la connaissance de l'action des nerfs sur la sécrétion salivaire), dans Sitzungsberichte der Kais. Akad. d. Wissenschaften zu Wien, t. XXV, 1857.

Dalton, On the cerebellum as the centre of coordination of the voluntary movements, dans American Journal of medic. sciences, 1861. — Davaine, Mémoire sur la paralysie générale ou partielle des deux nerfs de la 7e paire, dans Gazette médicale de Paris, n° 48, 1852. — J. G. Davey, The ganglionic nervous system, its structure, function and diseases,

Londres, 1858. — J.-B. DAVID, De l'identité du fluide nerveux et du fluide électrique, thèse, *Paris*, 1830. — DAX père et fils, Sur les lésions de l'hémisphère gauche du cerveau, *dans* l'aphasie, et discussion académique, *dans* Bulletin Académique de médecine, 1865. — DEBROU, Mémoire sur les mouvements involontaires exécutés par les muscles de la vie animale, *dans* Archives gén. de méd., 4e *sér.*, t. XV, 1847. — DELABOCHE, Analyse des fonctions du système nerveux, *Genève et Paris*, 1778. — L.-A. DESMOULINS, Anatomie des systèmes nerveux des animaux à vertèbres, appliquée à la physiologie et à la zoologie (avec la collaboration de Magendie), *Paris*, 1825. — DU BOIS-REYMOND, Untersuchungen ueber thierische Eléctricität (*Recherches d'électricité animale*), *Berlin*, 1849, 2e édit., 1860. — LE MÊME, Untersuchungen ueber thierische Electricität (*Recherches sur l'électricité animale*), *dans* Untersuchungen zur Naturlehre des Menschen und der Thiere, t. II, 1857. — LE MÊME, Ueber das Gesetz des Muskelstroms (*Sur la loi du courant musculaire*), *dans* Archiv für Anat. und Physiol., 1863. — DUPRÉ, Expériences sur les fonctions de la moelle épinière et de ses racines, *dans* Comptes rendus de l'Acad. des sciences, 1843. — DUFFY, Observat. et expér. sur l'enlèvement des ganglions gutturaux des nerfs trisplanchniques sur les chevaux, *dans* Journal de médecine de Corvisart, t. XXXVII, 1816. — LE MÊME, Effet de la compression des nerfs pneumogastriques sur la voix du cheval, *dans* Journal général de médecine, t. LXXV, 1821. — LE MÊME, Expér. sur la ligature et sur la section des nerfs pneumogastriques, *dans* Archives gén. de médecine, t. XXIV, 1827. — DUPUYTREN, Expériences touchant l'influence que les nerfs des poumons exercent sur la respiration *dans* Biblioth. médicale, t. XVII, 1807. — G.-J. DUVERNEY, De la structure et du sentiment de la moelle, *dans* Mém. de l'Académie des sciences de *Paris*, 1700.

EARLE, Influence of the nerves on secretion, *dans* London Medical Gazette, *janvier*, 1845. — C. ECKHARD, Ueber Reflexbewegungen der vier letzten Nervenpaare des Frosches (*Des mouvements réflexes étudiés sur les quatre dernières paires de nerfs de la grenouille*), *dans* Zeitschrift für rationelle Medicin, t. VII, 1849. — LE MÊME, Ueber das Abhängigkeitsverhältniss der Bewegungen der Lymphherzen der Frösche vom Rückenmark, même recueil, t. VIII, 1849. — LE MÊME, Die chemische Reizung der motorischen Froschnerven (*De l'excitation chimique des nerfs moteurs de la grenouille*), *dans* Zeitschrift für rationelle Medicin, nouv. *sér.*, t. I, 1851. — LE MÊME, Zur Theorie der Vagus-Wirkung (*Sur la théorie de l'action du nerf pneumogastrique*), *dans* Müller's Archiv, 1851. — LE MÊME, Physiologie des Nervensystems, *Giessen*, 1854. — LE MÊME, Herr Dr Pflüger und seine Untersuchungen über die Physiologie des Elektrotonus (*Le Dr Pflüger et ses recherches sur la physiologie de la force électrotonique*), *dans* Zeitschrift für rationelle Medicin, t. VIII, 1857. — LE MÊME, Vorläufige Notiz über die Einwirkung des gereizten N. Sympathicus auf die Speichelsecretion (*Note sur l'influence de l'excitation du nerf grand sympathique sur la sécrétion salivaire*), *dans* Zeitschrift für rationelle Medicin, t. V, 1858. — M. EDWARDS et VAVASSEUR, De l'influence que les ganglions cervicaux moyens et inférieurs exercent sur les mouvements du cœur, *dans* Ann. des sc. natur., t. IX, 1826. — EICHHOLTZ, Das sensitive Nervensystem, *dans* Berliner medicin. Zeitung, nos 21, 22, 105, 1852. — LE MÊME, Das gangliöse Nervensystem, même recueil, nos 24, 40, 41, 1852. — C. EIGENBRODT, Ueber die Leistungsgesetze im Rückenmarke. (*Des lois de l'action nerveuse dans la moelle épinière*), *Giessen*, 1848. — A.-F. EMMERT, Einige Bemerkungen ueber den sympatischen Nerven bei Saugethieren und Vögeln (*Quelques remarques sur le nerf sympathique chez les mammifères et les oiseaux*), *dans* Reil's Archiv, t. XI, 1812. — ENGELHARDT, Ueber die verschiedene Function der obern und huntern Hälfte des Rückenmarks hinsichtlich der Beug-und Streckmuskeln der Gliedmaassen (*Des fonctions différentes de la partie supérieure et de la partie inférieure de la moelle, sous le rapport de la flexion et de l'extension des membres*), *dans* Müller's Archiv, 1841. — D.-F. ESCHRICHT, Diss. de functionibus nervorum faciei et olfactus organi, *Copenhague*, 1815. — LE MÊME, De functionibus septimi et quinti paris nervorum in faciei propriis — de functionibus primi et quinti paris nervorum in olfactorio organo propriis, *dans* Journal de Physiologie de Magendie, t. VI, 1826. — A. EULENBURG, Bemerkung ueber die Wirkungen der Metalsalze auf die motorischen Froschnerven (*Remarque sur les effets des sels métalliques sur les nerfs moteurs de la grenouille*), *dans* Allgemeine medicinische Centralzeitung, no 66,

1860. — Le même, Sur la suture des nerfs, *dans* Gazette hebdomadaire de med. et de chirurgie, 1865. nos 6 et 15.

E. Faivre, Du cerveau des dytisques considéré dans ses rapports avec la locomotion. — Études sur les fonctions et les propriétés des nerfs crâniens chez le dytisque, *dans* Comptes rendus de l'Acad. des sciences, 1857. — Le même, Expériences sur l'extinction des propriétés des nerfs et des muscles après la mort chez les grenouilles, *dans* Gazette médicale, n° 1, 1859. — Le même, Recherches sur la distinction de la sensibilité et de l'excitabilité des différentes parties du dytiscus marginalis, *dans* Comptes rendus de l'Acad. des sciences, 1863. — C.-Th. Fechner, Elemente der Psychophysik, *Leipzig*, 1860. — L. Fick, Ueber die Hirnfunction (*Sur les fonctions du cerveau*), *dans* Müller's Archiv, 1851. Flandin, Observations diverses sur le système nerveux, etc., *dans* Journal complém. des sc. médic., t. XXXIX, 1831. — A. Flies, De degeneratione et regeneratione nervorum, nec non de vi gangliorum trophica. Diss. *Berlin*, 1858. — Flourens, Recherches physiques sur les propriétés et les fonctions du système nerveux dans les animaux vertébrés, *dans* Archives gén. de médecine, t. II, 1823. — Le même, Nouvelles expériences sur le système nerveux, *dans* Annales des sciences naturelles, t. XIII, 1828. — Le même, Expériences sur l'action qu'exercent certaines substances quand elles sont appliquées sur les diverses parties du cerveau, *dans* Ann. des sc. naturelles, t. XXII, 1831. — Le même, Recherches expérimentales sur les propriétés et les fonctions du système nerveux, *Paris*, 1824, 2e édit., 1842. — Le même, Nouvelles expériences sur les deux mouvements du cerveau, le respiratoire et l'artériel, *dans* Ann. des sc. naturelles, 3e sér., t. XI, 1849. — Le même, Détermination du point vital (ou nœud vital) de la moelle allongée, *dans* Comptes rendus de l'Acad. des sciences, t. XXXIII, 1851. — Le même, Note sur la sensibilité de la dure-mère, des ligaments et des tendons, *dans* Comptes rendus de l'Acad. des sciences, 1857. — Le même, De la circulation nerveuse, *dans* Comptes rendus de l'Acad. des sciences, 1858. — Le même, Nouveaux éclaircissements sur le nœud vital, *dans* Gazette médicale, n° 28, 1859. — Le même, Détermination du nœud vital, dans les animaux à sang froid, *dans* Comptes rendus Acad. des sciences, 1862. — M. Fodera, Recherches expérimentales sur le système nerveux, *dans* Journal complémentaire des sciences médicales, t. XVI, 1833, et t. XVII, XX, XXI, XXVI, XXVII. — E. Foltz, Étude sur le liquide céphalo-rachidien, *dans* Gazette médicale, n° 10, 1855. — Foville, Traité de l'anatomie, de la physiologie et de la pathologie du système nerveux cérébro-spinal, *Paris*, 1844. — Foville et Pinel Grandchamp, Recherches sur le siége spécial de différentes fonctions du système nerveux, *Paris*, 1823. — Friedberg, Ueber die Innervation der durch Ueberpflanzung gebildeten Nase (*De l'innervation du nez après l'opération de l'autoplastie*), *dans* Archiv für pathologische Anatomie und Physiologie, t. XVI, 1859. — O. Funke, Beiträge zur Kenntniss der Virkung des Urari und einiger anderer Gifte (*Contribution à la connaissance de l'action du curare et de quelques autres poisons*), *dans* Verhandlungen der sächsische Gesellschaft der Wissenschaften, 1859.

B. Gädechens, Nervi facialis physiologia et pathologia. Dissert. *Heidelberg*, 1832. — F.-J. Gall, Sur les fonctions du cerveau et sur celles de chacune de ses parties, etc. *Paris*, 1822-25. — Georget, De la physiologie du système nerveux et spécialement du cerveau, *Paris*, 1821. — P.-N. Gerdy, Recherches sur l'encéphale, *dans* Journal des connaissances médico-chirurg., 1838. — A. C. Gerlach, Die Seelenthätigkeiten der Thiere an sich, und im Vergleich zu Seelen des Menschen (*De l'âme des animaux considérée en elle-même et dans ses rapports avec l'âme humaine*), *Berlin*, 1859. — Henri Girard, Essai sur quelques points de physiologie et de pathologie de la moelle épinière, *Paris*, 1837. — Girou de Buzareingues, Mémoire sur les attributions des principaux organes cérébraux, *dans* Journal de Physiologie de Magendie, t. VIII, 1828. — G. Gluge et Thiernesse, Sur la réunion des fibres nerveuses sensibles avec les fibres motrices, *dans* Journal de Physiologie, t. II, 1859. — R.-D. Grainger, Observations on the structure and functions of the spinal cord, *Londres*, 1837. — P. Gratiolet, Mémoire sur la microcéphalie considérée dans ses rapports avec la question des caractères du genre humain, *dans* Journal de Physiologie de Brown-Séquard, t. III, 1860. — Gratiolet, Broca, Auburtin, etc. Discussion sur le volume et la forme du cerveau dans leurs rapports avec l'intelligence, *dans* Bulletins de la Société d'anthropologie de Paris, t. II, 1861. — Gua-rini, Anatomical and physiological observations on the corda tympani, *dans* London médical Gazette, *oct.* 1842. — Gubler, De l'hémiplégie alterne envisagée comme signe de lésion de la protubérance annulaire et comme preuve de la décussation des nerfs faciaux, *dans* Gazette hebdomadaire de médecine et de chirurgie, t. III, n°ˢ 43, 45, 46, 1857. — Le même, De la sensibilité récurrente envisagée comme phénomène de la sensation réflexe, *dans* Gazette médicale, n° 40, 1859.

E. Haber, Quam vim venenum curare exerceat in nervorum cerebro-spinalium systema. Dissert. Breslaw, 1857. Traduit en allemand, *dans* Archiv für Anat. und Physiologie (Müller's Archiv), 1859. — W. Haffter, Neue Versuche ueber den Nervus splanchnicus major und minor (*Nouvelles recherches sur le grand et le petit nerf splanchnique*), Zürich, 1853. — Le même, Neue Versuche ueber den Nervus splanchnicus major (*Nouvelles expériences sur le grand nerf splanchnique*), *dans* Zeitschrift für rationelle Medicin, t. IV, 1854. — A. Haller, Mémoire sur la nature sensible et irritable des parties du corps animal, *Lausanne*, 1756. — E. Harless, Ueber die functionell verschiedenen Partien des Rückenmarks der Amphibien (*Sur les fonctions des diverses parties de la moelle épinière chez les amphibies*), *dans* Müller's Archiv, 1846. — Le même, Ueber die Bedeutsamkeit der Nervenhüllen (*De la signification de la tubulisation des nerfs*), *dans* Zeitschrift für ra-tionelle Medicin, t. IV, 1858. — Le même, Molekulare Vorgänge in den Nervensubstan (*Phénomènes moléculaires dans la substance nerveuse*), *dans* Abhandlungen der kais. bayerschen Akademie der Wissenschaften, t. VIII, 1858. — Le même, Ueber den Einfluss der Länge eines gereizten Nervenstückes (*Sur l'influence de la longueur des segments de nerfs que l'on excite*), *dans* Münchener gelehrte Anzeigen, n°ˢ 25, 26, 27, 1859. — Le même, Ueber den Einflus der Temperaturen und ihrer Schwankungen auf die motorischen Nerven (*De l'influence de la température et de ses modifications sur les nerfs moteurs*), *dans* Zeitschrift für rationelle Medicin, t. VIII, 1859. — Le même, Ueber Lebensreize der Nerven (*Sur l'excitant vital des nerfs*), *dans* Intelligenz-Blatt ärztliches Organ für Bayern's Heilkunde, n° 17, 1859. — Le même, Ueber den Einfluss der Temperaturen und ihrer Schwankungen auf die motorischen Nerven (*De l'influence de la température et de ses oscillations sur les nerfs moteurs*), *dans* Zeitschrift für rationelle Medicin, 3ᵉ sér., t. VIII, 1860. — G. Harley, On the physiological action of strychnia, *dans* the Lancet, n° 4, 1856. — Haspel, Études expérimentales sur l'encéphale des mammifères et des oiseaux, *dans* Recueil de mémoires de médecine militaire, 1843. — Le même, Influence des lobes an-térieurs du cerveau sur la faculté du langage, *dans* Gazette des hôpitaux, t. IX, 1847. — Ch. Hastings, Observations on the effects of dividing the eighth pair of nerves, *dans* Quar-terly Journal of the roy. Institution, 1821. — Hauff, Einige Bemerkungen ueber die normale und abnorme Thätigkeit der sensiblen Nerven; Empfindung und Schmerz (*Quelques remarques sur l'action normale et anormale des nerfs de sensibilité; sensibilité et douleur*), *dans* Häser's Archiv, t. VII, 1845. — P. Hauser, Nouvelles recherches re-latives à l'influence du système nerveux sur la nutrition, *Paris*, 1858. — Heidenhain, Physiologische Studien (*Études physiologiques*), Berlin, 1856. — Le même, Das Pfeilgift und die Herznerven (*Le curare et les nerfs du cœur*), *dans* Allgemeine medicinische Cen-tralzeitung, n° 64, 1858. — Le même, Neurophysiologische Mittheilung (*Note sur la phy-siologie des nerfs*), *dans* Allgemeine medicinische Centralzeitung, n° 10; réponse de Pflü-ger, n° 14; nouvelle note de Heidenhain, n° 16; nouvelle réponse de Pflüger, n° 19, *dans* le même recueil même année, 1859. — C. Heidler, Die Nervenkraft in Sinne der Wissenschaft gegenüber dem Blutleben (*La force nerveuse au point de vue de la science, et la vie du sang*), *Braunschweig*, 1845. — Helfft, Untersuchungen ueber die Natur des Nervus vagus (*Recherches sur la nature du nerf pneumogastrique*), *dans* Op-penheim's Zeitschrift, 1850. — Le même, Von der respiratorischen und arteriellen Bewe-gung des Gehirns (*Des mouvements respiratoires et circulatoires du cerveau*), même recueil, 1850. — Helmholtz, Messungen über den zeitlichen Verlauf der Zuckung ani-malischer Muskeln und die Fortpflanzungsgeschwindigkeit der Reizung in den Nerven (*Mesure de la durée de la contraction musculaire et de la transmission des courants nerveux*), *dans* Müller's Archiv, 1850, et dans le même recueil, 1852. — Henke, Hypothese ueber den Schlaf, etc. (*Hypothèse sur les causes du sommeil*), dans Zeitschrift für rationelle Medicin, LXIV, 1861. — HERBERT MAYO, Powers of the nerves, in health and in disease, etc., Londres, 1837. — HERTWIG, Experimenta quædam de effectibus læsionum in partibus encephali, Berlin, 1826. — E. HOHN, Einige Versuche über den Faserverlauf im Rückenmark (*Quelques recherches sur le cours des fibres nerveuses dans la moelle épinière*), Würzburg, 1858. — EVERARD HOME, On the irritability of nerves, dans Philosophical Transactions, 1801. — H. HORN, Ueber den Einfluss des Nervensystems auf die Thätigkeit der Schlagadern (*De l'influence du système nerveux sur l'activité des vaisseaux*), dans Neue Medicinisch-chirurgische Zeitung, n° 40, oct. 1849. — C. E. E. HOFFMANN, Beiträge zur Anatomie und Physiologie des Nervus vagus bei Fischen (*Contributions à l'anatomie et à la physiologie du nerf pneumogastrique dans les poissons*), Giessen, 1860. — E. HUSCHKE, Schädel, Hirn und Seele des Menschen und der Thiere nach Alter Geschlecht und Race dargestellt (*Le crâne, l'encéphale et l'âme de l'homme et de l'animal suivant l'âge, le sexe, la race*), avec figures, Iéna, 1854.

JACCOUD, De l'aphasie ou de l'alalie, ou du siège cérébral des lésions de la parole, dans Gazette hebdomadaire, 1864. — JACOBSON, Quæstiones de vi nervorum vagorum in cordis motu, Hale, 1847. — JACKSON, The physiology of the laryngeal nerves, dans London médic. Gazette, janv. 1844. — JEITTLER, Wer ist der Begründer der Lehre von reflex Bewegungen? (*Quel est le fondateur de la doctrine des mouvements réflexes?*) L'auteur désigne Prochaska, dans Pragervierteljahrsschrift, t. IV, 1858. — A. J. JOBERT (de Lamballe), Études sur le système nerveux, Paris, 1838. — J. JOHNSTONE, Essay on the use of the ganglions of the nerves, dans Philosophical Transactions, 1764 et 1778. — L. JOSEPH, Beitrag zur Geschichte der Physiologie des Vagus (*Contribution à l'histoire de la physiologie du nerf pneumogastrique*), dans Archiv für pathologische Anat. und Physiologie, t. XVIII, 1860.

KAESTNER, De somno, Hale, 1853. — W. KEFERSTEIN, Beitrag zur Geschichte der Physik der elektrischen Fische (*Contribution à l'histoire physique des poissons électriques*), dans Nachrichten von der Universität, etc.; zu Göttingen, n° 3, 1859. — E. DE KIEDROWSKI, De quibusdam experimentis quibus quantam vim habeat acidum hydrocyanicum in nervorum systema cerebro-spinale atque in musculos systematis vertebralis probatur, dissert. Breslaw, 1858. — KILIAN, Versuche über die Restitution der Nervenerregbarkeit nach dem Tode (*Expériences sur la restitution de l'excitabilité des nerfs après la mort*), Giessen, 1847. — LE MÊME, Einfluss der Medulla oblongata auf die Bewegungen des Uterus (*Influence de la moelle allongée sur les mouvements de l'utérus*), dans Zeitschrift für ration. Medicin, nouv. sér., t. II, 1851.— W. KING, On reflex nervous acts and their disturbances and the more probable parts of the doctrine of sympathies, dans the Medical Times, août et septembre, 1844. — KLENKE, Untersuchungen und Erfahrungen im Gebiete der Anatomie, Physiologie, etc., n° 1er : « Der Nervus sympathicus in seiner morphologischen und physiologischen Bedeutung » (*Recherches et expériences d'anatomie et de physiologie, etc. « Le nerf sympathique sous le rapport anatomique et physiologique »*), Leipzig, 1843. — KÖLLIKER, Physiologische Untersuchungen über die Wirkung einiger Gifte (*Recherches physiologiques sur les effets de quelques poisons*), dans Archiv für patholog. Anat. und Physiologie, t. X, 1856. — LE MÊME, Einige Bemerkungen über die Wirkung des Upas-Antiar (*Quelques remarques sur l'action de l'Upas-Antiar*), dans Verhandlungen der physik. med. Gesellschaft in Würzburg, t. VIII, 1857. — LE MÊME, Ueber die Vitalität der Nervenröhren der Frösche (*De la vitalité des tubes nerveux de la grenouille*), dans Zeitschrift für wissenschaftliche Zoologie, t. IX, 1858. — LE MÊME, Zehn neue Versuche mit Urari (*Dix expériences nouvelles avec le curare*), dans Zeitschrift für wissenschaftliche Zoologie, t. IX, 1858. — LE MÊME, Die Lähmung der Herzäste des Vagus durch Pfeilgift (*Paralysie des rameaux cardiaques du nerf pneumogastrique par le curare*), dans Allgemeine médicinische Centralzeitung, n° 58, 1858. — LE MÊME, Einige Bemerkungen zur Geschichte der physiologischen Untersuchungen ueber das Urari (*Quelques remarques sur l'histoire des recherches physiologiques sur le curare*), dans Verhandlungen des physik. med. Gesellschaft in Würzburg, 1858. — KÖLLIKER et H. MÜLLER, Versuche über den Einfluss der Vagus auf die Respiration (*Recherches sur l'influence du nerf pneumogastrique sur la respiration*), *dans* Verhandlungen der physik. und Gesellschaft zu Würzburg, 1854. — W. KRAUSE, Die Function der peripherischen Ganglienzellen (*Fonctions des ganglions nerveux périphériques*), *dans* l'ouvrage de Krause intitulé : Anatomische Untersuchungen, *Hanovre*, 1861. — J. KRITZLER, Ueber den Einfluss des Nervus Vagus auf die Beschaffenheit der Secretion der Magensaftdrüsen und die Verdauung (*Influence du nerf pneumogastrique sur les qualités du suc gastrique et sur la digestion*), dissert. *Giessen*, 1860. — KRONENBERG, Plexuum nervorum structura et virtutes, *Berlin*, 1836. — F. KUBEL, Ueber die Bewegung des Gehirns (*Des mouvements du cerveau*), *Tübingen*, 1853. — W. KÜHNE, Ueber die Wirkung des amerikanischen Pfeilgiftes (*Sur l'action du curare*), *dans* Archiv für Anat. und Physiologie (Müller's Archiv), 1860. — F. KUNDE, Ueber den Einfluss der Wärme und Electricität auf das Rückenmark (*Influence de la chaleur et de l'électricité sur la moelle épinière*), *dans* Verhandlungen der physik. medic. Gesellschaft zu Würzburg, 1857. — LE MÊME, Der Einfluss der Wärme und Electricität auf das Rückenmark (*Influence de la chaleur et de l'électricité sur la moelle épinière*), *dans* Archiv für pathol. Anat. und Physiologie, t. XVIII, 1859. — KÜRSCHNER, Ueber die Function der hinteren und vorderen Stränge des Rückenmarks (*Des fonctions des cordons postérieurs et antérieurs de la moelle épinière*), *Leipzig*, 1841, et Müller's Archiv, 1841. — A. KUSSMAUL, Untersuchungen über das Seelenleben des neugebornen Menschen (*Recherches sur la vie psychique de l'enfant nouveau-né*); *Leipzig et Heidelberg*, 1859. — A. KUSSMAUL et A. TENNER, Untersuchungen über Ursprung und Wesen der fallsuchtartigen Zuckungen bei der Verblutung, so wie der Fallsucht überhaupt (*Recherches sur l'origine et l'essence des convulsions épileptiformes dans les pertes de sang, et de l'épilepsie en particulier*), *dans* Untersuchungen zur Naturlehre des Menschen, t. III, 1857.

LACRAMPE-LOUSTEAU, Recherches pathologiques et expérimentales sur différentes fonctions du système nerveux, *Paris*, 1824. — LAFARGUE, Essai sur la valeur des localisations encéphaliques, sensoriales et locomotrices, th. *Paris*, 1838. — LALLEMAND, Observations pathologiques propres à éclairer divers points de physiologie (absence complète de la moelle épinière et de l'encéphale, chez un fœtus arrivé à terme. Morgagni et Ruisch ont recueilli des faits analogues), th. *Paris*, 1818. — F. DE LAMURE, Mémoire sur la cause des mouvements du cerveau qui paraissent dans l'homme et les animaux trépassés, *dans* Mém. de l'Acad. des sc. de *Paris*, 1752. — J.-M. LANCISI, Diss. de physiognomonia et cogitantis animæ...., *Venise*, 1713. — E. LEE, The brain the sole centre of the human nervous system, *dans* Edinburgh med. and surg. Journal, 1849. — J.-C. LEGALLOIS, Mém. sur la section des nerfs de la 8e paire (nerfs pneumogastriques, *dans* Nouv. Bulletin de la Soc. philomathique, t. II, 1810. — LÉLUT, Appréciation des idées de Gall sur les fonctions du cervelet, *dans* Ann. médico-psychologiques, t. II, 1843. — LE MÊME, De la sensation et de son organe, *dans* Annales médico-psychologiques, sept. 1847. — LE MÊME, Physiologie de la pensée, *Paris*, 1863. — LEURET et GRATIOLET, Anatomie comparée du système nerveux considéré dans ses rapports avec l'intelligence, 2 vol., atlas, *Paris*, 1839-1858. — LEVEN, Recherches sur la physiologie et la pathologie du cervelet, *dans* Comptes-rendus de la société de Biologie, 1864. — LEVEN et OLLIVIER, Recherches sur la physiologie et la pathologie du cervelet, *dans* Archives générales de médecine, 1862. — J.-B. LIEDBECK, Ueber die Function des kleinen Gehirns (*Sur les fonctions du cervelet*), *Karlsruhe*, 1846. — LIÉGEOIS, Origine et distribution des nerfs vaso-moteurs de la grenouille, *dans* Gazette médicale, 1862. — LINAS, Sur la sensibilité des tendons, *dans* Comptes rendus de l'Académie des sciences, 1857. — F. LINATI, Intorno agli effetti della corrente elettrica continua sulle funzioni del gran simpatico, *Parme*, 1857. — J.-F. LOBSTEIN, Discours sur la prééminence du système nerveux dans l'économie animale, *Strasbourg*, 1821. — LE MÊME, De nervi sympathetici humani fabrica, usu et morbis, *Paris*, 1823. — J. LISTER, Preliminary account of an inquiry into the function of the visceral nerves, etc., *dans* Proceedings of the royal Society, t. IX, 1858. — LE MÊME, An inquiry regarding the parts of the nervous system which regulate the contractions of the arteries, *dans* Philosophical Transactions, 1859. — LOCKHART-CLARKE, Remarks on the anatomy and physiology of the spinal cord, *dans* Medical Times and Gazette, mai 1856. — LONGET, Recherches expérimentales sur les fonctions des nerfs et des muscles du larynx et sur l'influence du nerf accessoire de Willis dans la phonation, *dans* Gazette médicale de Paris, 1841. — Le même, Recherches expérimentales sur les conditions nécessaires à l'entretien de l'irritabilité musculaire, *Paris*, 1841. — Le même, Recherches expérimentales et pathologiques sur les fonctions des faisceaux de la moelle épinière, *dans* Archives générales de médecine, *mars* 1841. — Le même, Anatomie et physiologie du système nerveux dans l'homme et les animaux, *Paris*, 1842. — Le même, Expériences relatives à la soustraction du liquide céphalo-rachidien et aux phénomènes qui résultent de la section des parties molles de la nuque, *dans* Bulletin de l'Académie de médecine, t. X, *dans* Gazette médicale, *août*, et *dans* Annales médico-psychologiques, *sept.* 1845. — Le même, Expériences relatives aux effets de l'inhalation de l'éther sulfurique sur le système nerveux, *dans* Archives générales de médecine, *mars* 1847. — Le même, Note sur la sensibilité récurrente, *dans* Comptes rendus de l'Académie des sciences, t. XXV, 1847. — Le même, Sur la véritable nature des nerfs pneumogastriques et les usages de leurs anastomoses, *dans* Archives générales de médecine, 1849. — Lorry, Sur les mouvements du cerveau et de la dure-mère, *dans* Mémoires de mathém. et de physique présentés à l'Acad. des sciences de Paris, 1760. — Lotze, Articles : Seele und Seelenleben (*L'âme et la vie de l'âme*), *dans* Wagner's Handwörterbuch der Physiolog., t. III, 1846. — Le même, Medicinische Psychologie oder Physiologie der Seele (*Psycologie médicale ou Physiologie de l'âme*), *Leipzig*, 1852. — Ludwig, Neue Versuche über die Beihüse der Nerven zur Speichelablfonderung (*Nouvelles recherches sur l'influence des nerfs dans la sécrétion salivaire*), *dans* Zeitschrift für rationelle Medicin, *nouv. sér.*, 1, 1851. — P.-L. Lund, Physiologische Resultate der Vivisectionen an neuerer Zeit (*Résultats physiologiques des vivisections dans les temps modernes*), traduct. allemand du danois, *Copenhague*, 1825. — F. Lussana et G. Morganti, Alcune osservazioni fisiol. sul sistema nervoso, *dans* Annali universali di medicina, 1835. — Filippo et Pietro Lussana et C. Ambrosoli, Sul le funzioni del nervo gran simpatico, etc., *dans* Gazetta medica Italiana, *n°s* 25, 26, 27, 28, 29, 30, 32, 33, 1857. — Luys, Recherches sur le système nerveux cérébro-spinal, Sa structure, ses fonctions, ses maladies, avec atlas, *Paris*, 1865.

Magendie, Examen de l'action de quelques végétaux sur la moelle épinière, *Paris*, 1807. — Le même, Expériences sur les fonctions des racines des nerfs rachidiens, *dans* Journal de Physiologie, t. II, 1822. — Le même, Note sur le siège du mouvement et du sentiment dans la moelle épinière. — Note sur les fonctions des corps striés et des tubercules quadrijumeaux, *dans* Journal de Physiologie, t. III, 1823. — Le même, De l'influence de la 5e paire de nerfs sur la nutrition et les fonctions de l'œil, *dans* Journal de Physiologie, t. IV, 1824. — Le même, Mémoire sur un liquide qui se trouve dans le crâne et le canal vertébral de l'homme et des animaux, *dans* Journal de Physiologie, 3 mémoires, t. V, 1825; t. VII, 1827; et plus tard sous ce titre : *Recherches physiologiques sur le liquide céphalo-rachidien*, *Paris*, 1842. — Le même, Mémoire physiologique sur le cerveau, *dans* Journal de Physiologie, t. VIII, 1828. — Le même, Leçons sur les fonctions et les maladies du système nerveux, *Paris*, 1839. — Le même, Sur la sensibilité récurrente, *dans* Gazette médicale, n° 27, 1847. — Le même, Influence des nerfs rachidiens sur les mouvements du cœur, *dans* Comptes rendus de l'Académie des sciences, t. XXVI, 1848. — Marianini, Mémoire sur la secousse qu'éprouvent les animaux au moment où ils cessent de servir d'arc de communication entre les pôles d'un électro-moteur, etc., *dans* Journal des progrès des sciences médicales, t. XVIII, 1829. — Martin-Magron et Buisson, Action comparée de l'extrait de noix vomique et du curare sur l'économie animale, *dans* Journal de physiologie, t. II, 1859. — Martin-Magron et Fernet, Sur l'influence que peut exercer la polarisation dans l'action de l'électricité sur le système nerveux, *dans* Comptes rendus de l'Académie des sciences, 1860. — Martin Saint-Ange, Recherches anatomiques et physiologiques sur le cerveau, la moelle épinière et le liquide cérébro-spinal, *dans* Journal hebdomadaire de médecine, 1830. — A. de Martino, Esperienze sui movimenti riflessi del systema muscolare voluntario determinati dalle irritazioni del gran simpatico, *Napoli*, 1848. — F. Marfels, Zur Durschschneidung des N. trigeminus (*De la section du nerf trijumeau*), *dans* Untersuchungen zur Naturlehre des Menschen und der Thiere, t. II,

1857. — W. Marmé et Moleschott, Ueber den Einfluss des Lichtes auf die Reizbarkeit der Nerven (*De l'influence de la lumière sur l'excitabilité des nerfs*), dans Untersuchungen zur Naturlehre des Menschen und der Thiere, t. I, 1856. — Marshall-Hall, Lectures on the nervous system, *Londres*, 1836. — Le même, On the reflex function of the medulla oblongata and medulla spinalis. — On the spinal marrow, and the excito-motory system of nerves, *Londres*, 1837 (*Traduct. partielle dans Ann. des sciences naturelles*, t. VII, 1837). — Le même, Lectures on the nervous system and its diseases, *Londres*, 1838, et dans the Lancet, même année. — Le même, New memoir on the nervous system, *London*, 1843. — Le même, On the functions of the spinal columna, dans the Lancet, *août* 1844. — Le même, Ueber retrograde Reflexthätigkeit im Frosche (*Du mouvement réflexe rétrograde chez les grenouilles*), dans Müller's Archiv, 1847. — Le même, On the irritability of the muscular fibre in paralytic Limbs, dans Medico-chirurg. Transactions, t. XXXI, 1848. — Le même, Aperçu du système spinal, ou de la série des actions réflexes (ouvrage publié en français par son auteur), *Paris*, 1855. — Le même, The true spinal marrow and the true sympathetic, dans the Lancet, *juill.* 1856. — Maschi, Abozzo di nuove teorie sulle funzioni delle parti del cervello, etc., dans Gazzetta medica di stati sardi, 1857. — Matteucci, Sur l'électricité animale et sur les poissons électriques, dans Comptes rendus de l'Académie des sciences, 1843. — Le même, Traité des phénomènes électro-physiologiques des animaux, *Paris*, 1844. — Le même, Cours d'électro-physiologie (traduction française de leçons publiées dans le recueil italien *Il nuovo cimento*), *Paris*, 1858. — Le même, Sur le pouvoir électro-moteur secondaire des nerfs et d'autres tissus organiques, dans Comptes rendus de l'Acad. des sciences, 1860. — Matteucci et Longet, Sur la relation qui existe entre le sens du courant électrique et les contractions musculaires dues à ce courant, dans Annales de chimie et de physique, 1844. — J.-Ch.-And. Mayer, Anatomische und physiologische Abhandlung vom Gehirn, Ruckenmark und Ursprung der Nerven (*Dissertation anatomo-physiologique sur l'encéphale, la moelle et l'origine des nerfs*), *Berlin et Leipzig*, 1779. — Mayer (de Bonn), Neue Untersuchungen über die Folgen und insbesondere über die Ursache des Todes der Thiere nach Unterbindung des Nervus vagus (*Recherches sur les conséquences de la ligature des nerfs pneumogastriques et sur la cause de la mort des animaux*), dans Zeitschrift für Physiologie de Tiedmann, t. II, 1826 (traduit dans Journal complément. des sciences médicales, t. XXVI). — Mayer et Budge, Ueber den Einfluss der Verletzungen der vierten Hirnhöle auf die Absonderung des Urins (*De l'influence des lésions du 4e ventricule sur la sécrétion urinaire*), dans Rheinische Monatschrift, *déc.* 1849. — (Herbert) Mayo, Experiments to determine the influence of the portio dura of the seventh, and the facial branch of the fifth pair of nerves, dans Anat. and physiol. commentaries. *Londres*, 1822 (*Traduction dans Journal de Physiologie de Magendie*, t. III, 1823). — J.-F. Meckel, Dissert. de quinto pare nervorum cerebri, *Göttingen*, 1748. — A. Menner, Ueber einige anatomisch-physiologische Verhältnisse des Gehirns (*Sur quelques rapports anatomo-physiologiques de l'encéphale*), dans Allgemeine Zeitschrift für Psychiatrie, 1860. — Alex. Monro, Observations on the structure and functions of the nervous system, *Edinburgh*, 1783. — Le même, Experiments on the nervous system with opium and metallic substances, *Edinburgh*, 1793. — (Hermann) Meyer, Untersuchungen über die Physiologie der Nervenfaser (*Recherches sur la physiologie des fibres nerveuses*), *Tübingen*, 1843. — Arm. Moreau, Recherches sur les racines de sentiment et de mouvement chez les oiseaux, dans Gazette médicale, n° 41, 1859. — Le même, Distinction anatomique et physiologique des nerfs de sentiment et de mouvement chez les poissons, dans Gazette médicale, 1861. — G. Morgante, Sopra il nervo detto l'accessorio di Willis, *Milan*, 1843. — J. Müller, Nouvelles expériences sur l'effet que produit l'irritation mécanique et galvanique sur les racines des nerfs spinaux, dans Annales des sciences naturelles, Zool., t. XXII, 1831. — H. Munk, Untersuchungen über die Leistung der Erregung in Nerven (*Recherches sur la transmission de l'excitation dans les nerfs*), dans Archiv für Anat. und Physiologie (Muller's Archiv), 1860.

Nasse, Einige Versuche über die Wirkung der Durschneidung der Nervi vagi bei Hunden (*Quelques expériences sur les effets de la section des pneumogastriques chez les chiens*), *dans* Archiv des Vereins zur Förderung der wissenschaft. Heilkunde, t. II, 1855. — Nicolucci, Sulle funzioni del cervelletto, *dans* il Filiatre Sebezio, *mai* 1844. — Noble, The human mind in its relations with the brain and nervous system, *London*, 1858. — A. Nuhn, Versuche über den Einfluss des N. facialis auf die Bewegungen des Gaumensegels (*Recherches sur l'influence du nerf facial sur les mouvements du voile du palais*), *dans* Nuhn's Untersuchungen aus dem Gebiete der Anat., Physiologie und Medicin, *Heidelberg*, 1849.

Oré, Recherches sur l'influence que la moelle épinière et le bulbe rachidien exercent sur la sensibilité et la motilité, *dans* Gazette médicale, *n°* 22, et *dans* Comptes rendus de l'Acad. des sciences, t. XXXVIII, 1854. — S. Osborne, Some considerations tending to prove that the choroid plexus is the organ of sleep, *dans* London med. Gazette, *juin* 1849. — Owsjannikow, Ueber den Stillstand der Athmungs processes während der Expirationsphase bei Reizung des centralen Endes des Nervus vagus (*Sur l'arrêt du mécanisme respiratoire dans la période d'expiration, par l'excitation du bout central du nerf pneumogastrique*), *dans* Archiv für pathologische Anat. und Physiologie, t. XVIII, 1860. — Owsjannikow et Jacubowitsch, Recherches sur l'origine des nerfs de l'encéphale, *dans* Bulletin de l'Académie des sciences de Saint-Pétersbourg, t. XIV, *n°* 323, 1855.

Paget, On the cause of the rhythmic motion of the heart. Croonian lecture, *dans* Medical Times and Gazette, 1857. — Panizza, Ricerche sperimentali sopra i nervi, sous forme de lettre au professeur Buffalini, *Pavie*, 1834. (En extrait dans l'Encyclographie médicale, Ire livr., 1836.) — Paolini, Fonctions de la moelle épinière, *dans* Gazette médicale, *n°* 24, 1858. — Le même, Influence du système nerveux sur les mouvements du cœur, *dans* Comptes rendus de l'Académie des sciences, 1864. — Pappenheim, Sur la motricité et la sensibilité dans les faisceaux de la moelle épinière, *dans* Comptes rendus de l'Académie des sciences, t. XXIV, 1847. — Parchappe, Recherches sur l'encéphale, sa structure, ses fonctions, ses maladies, *Paris*, 1836-1838. — Le même, Études historiques sur l'anatomie et la physiologie du système nerveux, *dans* Ann. médic. psychologiques, 1846-1847. — Le même, Du siége commun de l'intelligence, de la volonté et de la sensibilité chez l'homme, *Paris*, 1856. — W. Pavy, Remarks on the physiological effects of strychnia and the woorali poison, *dans* Guy's Hospital reports, 3e sér., t. II, 1856. — Peipers, De nervorum in secretiones actione, *Berlin*, 1834. — E. Pelikan, Physiologische und toxikologische Untersuchungen über Curare (*Recherches physiologiques et texicologiques sur le curare*), *dans* Archiv für pathologische Anat. und Physiologie, t. XI, 1857. — Le même, Action physiologique de l'upas-antiar et de l'antiarine, *dans* Gazette médicale, *n°* 13, 1858. — (Gabriel) Pelletan, Mémoire sur la spécialité des nerfs des sens, *Paris*, 1837. — Person, Sur l'hypothèse des courants électriques dans les nerfs, *dans* Journal de Physiologie de Magendie, t. X, 1830. — Pétrequin, Sur quelques points de la physiologie du cervelet et de la moelle épinière, *dans* Gazette médicale, t. IV, 1836. — J. Peyer, Ueber die peripherischen Endigungen der motorischen und der sensiblen Nerven der in den Plexus brachialis eintretenden Nervenwurzeln (*Sur la terminaison périphérique des nerfs sensitifs et moteurs qui prennent part à la composition du plexus brachial*), *dans* Zeitschrift für rationelle Medicin., nouv. sér., 4e vol., 1854. — F.-G. de la Peyronie, Mém. contenant plusieurs observations sur les maladies du cerveau, par lesquelles on tâche de découvrir le véritable lieu du cerveau dans lequel l'âme exerce ses fonctions, *dans* Mém. de l'Académie des sciences de Paris, 1741. — E. Pflüger, Die psychischen Functionen der Medulla oblongata und spinalis (*Des fonctions psychiques de la moelle allongée et de la moelle épinière*), *dans* Müller's Archiv, 1851. — Le même, Die sensoriellen Funktionen des Rückenmarks der Wirbelthiere nebst einer neuen Lehre ueber die Leistungsgesetze der Reflexionen (*Des fonctions sensitives de la moelle épinière, et nouvelle doctrine du pouvoir réflexe*), *Berlin*, 1853. — Le même, De nervorum splanchnicorum functione, *Berlin*, 1855. — Le même, Ueber die durch constante Ströme erzeugte Veränderung der motorischen Nerven (*Sur le changement qu'apporte dans les nerfs moteurs l'application d'un courant constant*), *dans* Medicinische Centralzeitung, *n°s* 22 et 57, 1856. — Le même, Ueber die Einwirkung der vorderen Ruckenmarkswurzeln auf das Lumen der Gefässe (*De l'influence des racines antérieures des nerfs sur le calibre des vaisseaux*), *dans*

Allgemeine medicinische Centralzeitung, n° 32, t. XXV, 1856. — LE MÊME, Vorläufige Mittheilung ueber das Gesetz der electrischen Empfindungen (*Essai sur la loi des sensations électriques*), *dans* Allgemeine medicinische Centralzeitung, n° 69, 1859. — PHILIPPEAUX et VULPIAN, Notes sur quelques expériences faites dans le but d'éclairer l'origine profonde des nerfs de l'œil, *dans* Gazette médicale, n° 30, 1854. — LES MÊMES, Résultats de sections des cordons postérieurs de la moelle, *dans* Gazette médicale, n° 40, 1855. — LES MÊMES, Note sur des expériences démontrant que les nerfs séparés des centres nerveux peuvent, après s'être altérés, se régénérer tout en demeurant isolés de ces centres et recouvrer leurs propriétés physiologiques, *dans* Gazette médicale, n° 43, 1859. — LES MÊMES, Recherches expérimentales sur la régénération des nerfs séparés des centres nerveux, *dans* Gazette médicale, n°ˢ 27, 31, 32, 1860. — LES MÊMES, Sur la régénération des nerfs transplantés, *dans* Comptes rendus de l'Académie des sciences, 1861. — LES MÊMES, Réunion bout à bout des fibres nerveuses sensitives avec les fibres nerveuses motrices, *dans* Comptes rendus de l'Académie des sciences, 1863, 1ᵉʳ fascic., p. 54 et p. 1009. — PICKFORD, Bemerkungen über die Wege welche die von Aussen mitgetheilte Electricität im thierischen Körper einschlägt (*Remarques sur la voie que prennent les courants électriques appliqués au corps animal*), *dans* Zeitschrift für rationelle Medicin, t. VI et t. VII, 1847 et 1849. — PIÉGU, Considérations sur la composition, la fonction et la signification du nerf trisplanchnique dans la série animale, *Paris*, 1846. — J. PINCUS, Experimenta de vi nervi vagi et sympathici ad vasa, secretionem, nutritionem, tractus intestinalis et renum, Dissert. *Breslau*, 1856. — E. PLATNER, De causis consensus nervorum physiologicis, *Leipzig*, 1790. (Réimprimé dans LUDWIG, Scriptor. min. nevrol., 1791-95.) — POURFOUR-DU-PETIT, Trois lettres sur un nouveau système du cerveau, *Namur*, 1710. — J. PROCHASKA, Commentatio de functionibus systematis nervosi, *Prague*, 1784. — J.-M. PROVENÇAL, Mém. touchant l'influence que les nerfs des poumons exercent sur les phénomènes chimiques de la respiration, *dans* Bulletin des sciences médicales, t. V, 1810.

V. RACCHETTI, Della struttura, delle funzioni e delle malattie della midolla spinale, *Milan*, 1816. — RADCLIFFE HALL, An experimental inquiry into the functions of the ophthalmic ganglion, *dans* Edinburgh med. and surg. Journ., *avril* 1846. — LE MÊME, On the ganglionic system of the nerves, même recueil, *juillet-octobre* 1847. — RAVINA, Specimen de motu cerebri, *dans* Mém. de l'Académie de Turin pour 1811 et 1812, *Turin*, 1813. — C. RECLAM, Ueber die Wirkung der eingeathmeten Dämpfe von Schwefeläther (*Sur l'effet produit par l'inspiration de la vapeur d'éther sulfurique*), *dans* Zeitschrift für rationelle Medicin, t. VI, 1847. — LE MÊME, Geist und Körper in ihren Wechselbeziehungen mit Versuchen naturwissenschaticher Erklärung (*Le corps et l'âme et leurs rapports; application des données de la science*), *Leipzig*, 1860. — J. REGNAULD, Recherches électro-physiologiques, *dans* Journal de Physiologie de Brown-Séquard, t. I, 1858. — J. REID, On experimental investigation into the functions of the eighth pair of nerves, of the glosso-pharyngeal pneumogastrical and spinal accessory, *dans* Edinburgh med. and surg. Journal, t. LVIII, 1838. — J.-C. REIL, Ueber die Eigenschaften des Ganglien-Systems und sein Verhältniss zum cerebral System (*Propriétés du système ganglionnaire, et de ses rapports avec le système cérébral*), *dans* Reil's Archiv, t. VII, 1807. — REINBOLD, Bemerkungen über den Schlaf und die Ermüdung, etc. (*Remarques sur le sommeil et sur la fatigue, etc.*) *dans* Oppenheim Zeitschrift für die gesamm. Medicin, t. XXX, 1845. — R. REMAK, Experimenteller Nachweis motorischer Wirkungen des N. sympathicus auf Willkürliche-Muskeln (*Preuve expérimentale de l'influence motrice du nerf grand sympathique sur les muscles volontaires*), *dans* Deutsche Klinik, 1855. — P. RENZI, Riflessioni e sperimenti per servire di materiale alla fisiologia del cervelletto, *dans* Gazzetta medica di Lombardia, 1857 et 1858. — A. RICHERAND, Mém. sur les mouvements du cerveau, *dans* Mém. de la Société médicale d'émulation, t. III, an VII (1799). — RITTER, Der Siderismus, oder neue Beiträge zur nähern Kenntniss des Galvanismus, etc. (*De la sidération, ou Contributions à l'étude du galvanisme, etc.*), *Tübingen*, 1808. — A. DE LA RIVE, De l'électricité au point de vue physiologique et de ses applications à la thérapeutique, t. III, ou Traité d'électricité théorique et appliquée, *Paris*, 1858. — RIZZI, Ramollissement partiel d'un lobe antérieur du cerveau avec perte de la parole, *dans* Gazette médicale de

Paris, nº 46, 1849. — Robert, Paralysies du nerf trijumeau et du nerf facial, dans Journal l'Union médicale, nº 155, 1853. — Th. Rohne, De sensuum mendacio apud eos homines, quibus membrum aliquod amputatum est. Halle, 1842. — L. Rolando, Sperimenti su i fascicoli del midollo spinale, etc., Turin, 1828, traduit dans Journ. compl. des sciences médicales, t. XXX, avril et mai 1828. — Rosenberger, De centris motuum cordis disquisitiones anatomico-physiologicæ, Dorpat, 1850. — H. Rosenthal, De nervorum physiologia galenica, Berlin, 1848. — J. Rosenthal, Ueber Modification der Erregbarkeit durch geschlossene Ketten und die voltaïschen Abweselungen (Des modifications de l'excitabilité nerveuse déterminées par les courants directs ou inverses), dans Berliner Monatsberichte, déc. 1857. — Le même, Ueber den Einfluss höherer Temperatur auf motorische Nerven (Influence des hautes températures sur les nerfs moteurs), dans Allgemeine medicinische Centralzeitung, nº 96, 1859. — E. Rousseau, A. Lesure et Martin-Magron, Action des courants électriques étudiés comparativement sur les nerfs mixtes et sur les racines antérieures rachidiennes, dans Gazette médicale, nºs 15, 16, 21, 1858. — Roux et Fano, Résection d'un nerf pneumogastrique pratiquée accidentellement chez l'homme, dans Archives générales de médecine, 1856. — Ch.-A. Rudolphi, Ueber die sensible Atmosphäre der Nerven (De l'atmosphère de sensibilité des nerfs), dans Denkschriften der Berl. Akad. der Wissenschaften, 1812-13. — Rumpelt, Sind durch Vivisectionen des Gehirns physiologische Aufschlüsse zu erlangen? (Peut-on tirer des conclusions des vivisections, en ce qui concerne la physiologie du cerveau?) dans Walther und Ammon's Journal, t. VI, 1847. Samuel, Die Extirpation des Plexus cœliacus, dans Wiener medicinische Wochenschrift, 1856. — Le même, Ueber den Einfluss der Nerven auf den Entzündungsprocess (De l'influence des nerfs sur les phénomènes de l'inflammation), mémoire en deux parties, dans Königsberger medicinische Jahrbücher, t. I, 1858. — Le même, Principes fondamentaux de l'histoire du système nerveux nutritif (traduit de l'allemand), dans Journal de physiologie, t. III, 1860. — R. Schelske, Ueber die Veränderungen der Erregbarkeit der Nerven durch die Wärme (Des changements que détermine dans l'excitabilité des nerfs l'influence de la chaleur), Heidelberg, 1860. — C.-F.-F. Schmeltz, De medullæ spinalis textura et functionibus, Iéna, 1860. — C.-G. Schœps, Ueber die Verrichtungen verschiedener Theile des Nervensystems (Expériences à l'aide de vivisections sur les diverses parties du système nerveux), dans Meckel's Archiv, 1827; traduction française dans Journ. complément. des sciences médicales, t. XXX, 1828. — Schuster, Aphorstische Bemerkungen über die Physiologie des Gehirns (Remarques aphoristiques sur la physiologie de l'encéphale), dans Rust's Magazin für die gesamm. Heilkunde, 1843. — C. Sédillot, Du nerf pneumogastrique et de ses fonctions, th. Paris, 1829. — Ségalas, Des lésions traumatiques de la moelle épinière, considérées sous le rapport de leur influence sur les fonctions des organes génito-urinaires, Paris, 1844. — E. Serres, Anatomie comparée du cerveau dans les quatre classes d'animaux vertébrés, appliquée à la physiologie, avec atlas, Paris, 1827. — Setschenow, Einiges ueber die Vergiftung mit Schwefelcyankalim (Quelques mots sur l'empoisonnement par le sulfocyanure de potassium), dans Archiv für pathologische Anat. und Physiologie, t. XIV, 1858. — Le même, Sur les modérateurs des mouvements réflexes, dans Comptes rendus de l'Académie des sciences, 1863. — M.-C. Seubert, De functionibus radicum anteriorum et posteriorum nervorum spinalium commentatio, Carlsruhe et Baden, 1833. — M. Schiff, Beitrag zur Kenntniss des motorischen Einflusses der im Sehhügel vereinigten Gebilde (Mémoire sur l'influence motrice des divers éléments de la couche optique), dans Medicin. Vierteljarschrift de Roser et Wunderlich, t. V, 1846. — Le même, Experimentelle Untersuchungen über die Nerven des Herzens (Recherches expérimentales sur les nerfs du cœur), dans Griesinger's Archiv, t. VIII, 1849. — Le même, Ueber den Einfluss der Vagusdurchschneidung auf das Lungengewebe (Influence de la section des pneumo-gastriques sur le tissu des poumons), dans Archiv für physiolog. Heilkunde, t. IX, 1850. — Le même, Der modus der Herzbewegung (Sur le mode des mouvements du cœur), même recueil, t. IX, 1850. — Le même, Ueber die Empfindlichkeit in den vorderen Nervenwurzeln (Sur la sensibilité des racines antérieures des nerfs), dans Archiv für physiolog. Heilkunde, t. X, 1851. — Le même, Vermehrung des Herzschlags durch electro-magnetische Reizung der Vagusnerven (*De l'augmentation des battements du cœur sous l'influence de l'excitation électro-magnétique des nerfs pneumogastriques*), dans Froriep's Tagesberichte, 1851. — Le même, Ueber den anatomischen Charakter gelähmter Nervenfasern und die Ursprungs-quellen des sympathischen Nerven (*Du caractère anatomique des fibres nerveuses après la paralysie et des sources du nerf grand sympathique*), dans Archiv für physiologische Heilkunde de Vierordt, t. XI, 1852. — Le même, Ueber den Einfluss der Nerven auf die Gefässe der Zunge (*Influence des nerfs sur les vaisseaux de la langue*), dans Archiv für physiolog. Heilkunde, t. XII, 1853. — Le même, Sur la transmission des impressions sensitives dans la moelle épinière, *dans* Comptes rendus de l'Académie des sciences, t. XXXVIII, 1854. — Le même, Recherches sur l'influence des nerfs sur la nutrition des os, *dans* Comptes rendus de l'Académie des sciences, t. XXXVIII, 1854. — Le même, Ueber die Gefässnerven des Magens und die Function der mittleren Stränge des Rücken-marks (*Des nerfs vasculaires de l'estomac et des fonctions des faisceaux latéraux de la moelle*), *dans* Archiv für physiologische Heilkunde, t. XIII, 1854. — Le même, De l'influence du grand sympathique sur la production de la chaleur animale et sur la contraction musculaire, *dans* Gazette hebdomadaire de médecine et de chirurgie, 1854. — Le même, Untersuchungen zur Physiologie der Nervensystems, *Frankfurt*, 1855. — Le même, Neue Versuche ueber den Einfluss der Nerven auf die Gefässe und die thierische Wärme (*Nouvelles recherches relatives à l'influence des nerfs sur les vaisseaux et la température animale*), *dans* Comptes rendus de la Société des naturalistes de Berne, 1856. — Le même, Ueber die Function der hinteren Stränge des Rückenmarks (*Sur les fonctions des cordons postérieurs de la moelle épinière*), *dans* Untersuchungen zur Naturlehre des Menschen und d. Thiere, t. IV, 1858. — Le même, Sur les fonctions des cordons postérieurs de la moelle épinière, *dans* Gazette hebdomadaire de médecine et de chirurgie, n° 16, 1859. — Le même, Recherches sur les propriétés électriques des nerfs vivants, *dans* Gazette médicale, n° 49, 1859. — Le même, Zur Physiologie der sogenannten Hemmungsnerven (*Sur la physiologie des nerfs dits paralysants*), en réponse à M. Pflüger, *dans* Untersuchungen zur Naturlehre des Menschen und der Thiere, t. VI, 1859. — Le même, Neue Untersuchungen über den Einfluss des Nervus vagus auf die Magenthätigkeit (*Nouvelles recherches relatives à l'influence du nerf vague sur l'activité de l'estomac*), Berne, 1860. — Le même, Influence des centres nerveux sur la température, et des nerfs vasculaires des extrémités, *dans* Comptes rendus de l'Académie des sciences, 1862. — Schröder van der Kolk, Bau und Functionen der Medulla spinalis und oblongata, und nächste Ursache der Epilepsie (*Structure et fonctions de la moelle épinière et de la moelle allongée, et causes prochaines de l'épilepsie*), traduit du hollandais par Theile, Braunschweig, 1859. — John Shaw, On the difference of the nerves of the face, *dans* Quarterly Journ. of science, 1821. — Le même, On the effects produced on the human countenance by paralysis of the different systems of facial nerves, *dans* Quarterly Journ. of science, 1822. — Le même, An Account of some experiments of the nerves ; with some observations, *dans* the Lond. med. and phys. journal, t. XLIII, 1822. — Le même, Narrative of the discoveries of sir Charles Bell in the nervous system, *Londres*, 1839. — H. Snellen, Einfluss des Vagus auf die Athem-bewegungen (*Influence du nerf pneumogastrique sur les mouvements respiratoires*), *dans* Nederland. Lancet, 1854-55. Extrait par Theile dans Prager Vierteljahrschrift, 1855. — Le même, De invloed der Zenuwen op de Ontsteking proefondervindelijk gotoetst (*De l'influence des nerfs dans les phénomènes de l'inflammation*), dissert. *Utrecht*, 1857. — Sam. Solly, The human brain, its configuration, structure, development and physiology, *Londres*, 1836, 2e édit. ; 1847. — Spiess, Physiologie des Nervensystems, *Brunswick*, 1844. — C. Spinelli, Sulla funzione del nervo glosso-pharyngeo, *dans* il Filiatre Sebezio, *juill.* 1844. — Stannius, Ueber die function der Zungennerven (*Sur les fonctions des nerfs de la langue*), *dans* Müller's Archiv, 1848. — Le même, Das peripherische Nervensystem der Fische anatomisch und physiologisch untersucht (*Le système nerveux périphérique des poissons, au point de vue anatomique et physiologique*), *Rostock*, 1849. — Le même, Zwei Reihen physiologischer Versuche (*Deux séries d'expériences physiologiques*), *Rostock*, 1851, et *dans* Müller's Archiv, 1852. — J. Stark, Researches on the brain, spinal chord and ganglia, with remarks on the mode by which a continued flow of nervous agency is excited in and transmitted from these organs, *dans* Edinburgh med. and surg., Journ. *janv.* 1845. — Steinrück, De regeneratione nervorum, *Berlin*, 1838. — Stich, Beiträge zur Kenntniss der Chorda Tympani, *dans* Annalen des Charité-Krankenhauses zu Berlin, 1857. — Stilling, Untersuchungen über die Functionen des Rückenmarks und der Nerven (*Recherches sur les fonctions de la moelle épinière et des nerfs*), Leipzig, 1842, et *dans* Schmidt's Jahr-bücher, 1842. — Le même, Neue Untersuchungen über den Bau des Rückenmarks (*Nouvelles recherches sur la structure de la moelle épinière*), avec atlas (voir notamment les planches 29 et 30), *Cassel*, 1859. — Stromeyer, De combinatione actionis nervorum et motoriorum et sensoriorum, *Erlangen*, 1839. — J. Swan, Observations on some points relating to the anatomy, physiology and pathology of the nervous system, *Londres*, 1822. Le même, The principal offices of the brain and other Centres, *London*, 1844. — Le même, On the uses of the white and grey matters of the brain, *dans* London medical Gazette, *mai* 1850.

Taddei de Gravina, Nuovo tentativo diretto a fissare l'influenza di alcuni pezzi cerebrali, sopra l'azione di certi muscoli, *dans* Ann. d'Omodei, t. LXXV, 1836. — H.-F. Techmeyer, De cerebro cogitationum instrumento, *Iéna*, 1727. — F. Tiedmann, Mémoire sur la par-ticipation du grand sympathique aux fonctions sensoriales, *dans* Journ. complément. des sciences médicales, t. XXXIII, 1825, et *dans* Journal des progrès des sciences médi-cales, t. VI, 1827. — Traube, Die Ursachen und die Beschaffenheit derjenigen Verän-derungen welche das Lungenparenchym nach Durchschneidung der Nervi vagi erleidet (*De la nature et des causes des changements qui surviennent dans le parenchyme pulmonaire après la section des pneumogastriques*), *dans* Beiträge zur experimentellen Pathologie und Physiologie de Traube, *Berlin*, 1846. — G.-R. Treviranus, Ueber Nervenkraft und ihre Wirkungsart (*De la force nerveuse et de son mode d'action*), *dans* Reil's Archiv, t. I, 1795. — Le même, Neue Untersuchungen über Nervenkraft (*Nouvelles recherches sur la force nerveuse*), *dans* le tome II de ses *Physiologische Fragmente*, *Hanovre*, 1797-99. — Le même, Untersuchungen ueber den Bau und die Funktionen des Gehirns, der Nerven und der Sinneswerkzeuge in den verschiedenen Klassen des Thierreichs (*Recherches sur la structure et les fonctions du cerveau, des nerfs et des organes des sens dans les diverses classes du règne animal*), *Brême*, 1820. En extrait *dans* Archives générales de médecine, t. III, 1823. — L. Türk, Ueber die sogennanten Zwangsbewegungen nach Trennung gewisser Theile des Gehirns (*Sur les mouvements dits contraints, après la section de cer-taines parties de l'encéphale*), *dans* Zeitschrift d. Gesellsch. der Aert. zu Wien, *janv.* 1851. — Le même, Ueber den Zustand der Sensibilität nach theilweiser Trennung des Rücken-markes (*De l'état de la sensibilité après les sections partielles de la moelle*), *dans* Zeitschrift der Gesellsch. der Aerzte zu Wien, *mars* 1851. — Le même, Beobachtungen über den Einfluss des centralen Nervensystems und des Nerven vagus auf die Herzbe-wegung (*Remarques sur l'influence du système nerveux central et du pneumogastrique sur les mouvements du cœur*), *dans* Zeitschrift der Gesellschaft der Aerzte zu Wien, *juin* 1851. — Le même, Ergebnisse physiologischer Untersuchungen ueber die einzelnen Stränge des Rückenmarkes (*Résultats d'expériences physiologiques sur les faisceaux de la moelle épinière*), *dans* Zeitschrift d. Wien. Aertzte, *décem.* 1852. — Le même, Beobach-tungen über Leitungsvermögen des menschlichen Rückenmarks (*Observations sur le pouvoir conducteur de la moelle épinière de l'homme*), *dans* Wiener Zeitschrift für d. Gesellschaft der Aertzte, 1855.

Uterhardt, De functionibus nervi hypoglossi, rami lingualis nervi trigemini, nervi glossopharyngei, *Rostock*, 1847.

G. Valentin, De functionibus nervorum cerebralium et nervi sympathici, *Berne*, 1839. — Le même, Die Einflüsse der VagusLähmung auf die Lungen-und Hautausdünstung (*In-fluence de la paralysie du nerf pneumogastrique sur l'exhalation pulmonaire et cutanée*), *Frankfurt*, 1857. — Le même, Sommeil des marmottes, *dans* Untersuchungen zur Natur-lehre, t. VIII, 1861. — Al. Walker, An essay on the physiology of the nervous system, *dans* the Lancet, *nov.* 1848. — J. Wallach, Zur Lehre von der Herzbewegung (*Sur la théorie des mouvements du cœur*), *dans* Müllers Archiv, 1851. — H. Waller, Nouvelle méthode anatomique pour l'investigation du système nerveux, *Berne*, 1852. En anglais : *dans*

London Journal of med. sc. 1852. — VALLI, Lettres sur l'électricité animale, 1792. — VAN DEEN, De differentia et nexu inter nervos vitæ animalis et vitæ organicæ, *Lugduni-Batavorum*, 1834. — LE MÊME, Traités et découvertes sur la physiologie de la moelle épinière (traduit du Hollandais), *Leyde*, 1841. — LE MÊME, Beschreibung von einigen an der Medulla oblongata von Rana temporaria gemachten Versuchen (*Résultats d'expériences entreprises sur la moelle allongée de la grenouille*), dans Holländische Beiträge zu den anat. und phys. Wissenschaften de Van Deen, Donders et Moleschott, *Utrecht et Dusseldorf*, 1re livr., 1846. — LE MÊME, Ein Beitrag zur OEtherisation (*Mémoire sur l'éthérisation*), dans Froriep's Notizzen, no 43, 1847. — LE MÊME, Ueber die Gefüllosigkeit des Ruckenmarks für freunde Einflüsse (*De l'insensibilité de la moelle sous l'influence des excitants*), dans Untersuchungen zur Naturlehre des Menschen und der Thiere, t. VI, 1860. — LE MÊME, Die Unempfindlichkeit der Cerebrospinal centra für electrische Reize (*De l'insensibilité du centre cérébro-rachidien sous l'influence de l'excitation électrique*), dans Untersuchungen zur Naturlehre des Menschen und der Thiere, t. VII, 1860. — VAN DER BEKE CALLENFELS, Ueber den Einfluss der vasomotorischen Nerven auf den Kreislauf und die Temperatur (*De l'influence des nerfs vasculo-moteurs sur la circulation et la température*), dans Zeitschrift für rationelle Medicin, t. VII, 1856. — VAN KEMPEN, Essai experimental sur la nature fonctionnelle du pneumogastrique, th. *Louvain*, 1842. — LE MÊME, Expériences physiologiques sur la transmission de la sensibilité et du mouvement dans la moelle épinière, dans Bulletin de l'Académie royale de médecine de Belgique, 1859, et dans Gazette médicale, no 36, 1860. — L. VELLA, Influence de la 5e paire de nerfs sur la sécrétion salivaire, dans Gazette médicale de *Paris*, 1851. — VELPEAU, Observation d'une maladie de la moelle épinière tendant à démontrer l'isolement des fonctions des racines sensitives et motrices des nerfs, dans Journal de Physiologie de Magendie, t. VI, 1826. — VULPIAN, De l'extirpation du ganglion cervical du grand sympathique chez les grenouilles, dans Gazette médicale, no 39, 1857. — LE MÊME, Étude physiologique des venins du crapaud, du triton et de la salamandre terrestre, dans Gazette médicale, no 2, 1857. — LE MÊME, Sur les effets de la nicotine sur la grenouille, dans Gazette médicale, no 46, 1859. — LE MÊME, Physiologie générale et comparée du système nerveux, cours professé en 1865 au Muséum d'Histoire naturelle, *Paris*, 1866. — A.-W. VOLKMANN, Ueber Reflexbewegungen (*Sur les mouvements réflexes*), dans Müller's Archiv, 1838. — LE MÊME, Article NERVENPHYSIOLOGIE et article GEHIRN (encéphale), dans R. Wagner's Handwört-erbuch der Physiologie, t. I et II, 1842-1844. — LE MÊME, Beitrag zur nähern Kenntniss der motorischen Nervenwirkungen (*Contribution à l'étude de l'action des nerfs moteurs*), dans Müller's Archiv, 1845. — LE MÊME, Ueber den Ursprung des Sympathicus vom Rückenmarke (*Sur les origines du nerf sympathique dans la moelle épinière*), dans Archiv für physiolog. Heilkunde, t. XII, 1853. — C. Vos, Dissertatio de nutritione imprimis nervosa, *Utrecht*, 1789 (*Réimprimé dans* LUDWIG, Script. nevrol. min., *Leipzig*, 1791-95). — R. WAGNER, Neurologische Untersuchungen (*Recherches névrologiques*), dans Göttinger gelehrte Anzeigen, avril, 1853. — LE MÊME, Die Menschschöpfung und Seelensubstanz (*La création de l'homme et la substance de l'âme*), *Göttingen*, 1854. — LE MÊME, Neurologische Untersuchungen (*Recherches névrologiques*), *Göttingen*, 1854. — LE MÊME, Kritische und experimentelle Untersuchungen über die Hirnfunctionen (*Recherches critiques et expérimentales sur les fonctions de l'encéphale*), dans Nachrichten von der k. Gesellschaft der Wissenschaften zu *Göttingen*, 1858. — LE MÊME, Notiz über einige Versuche am Halstheil des sympatischen Nerven bei einer Enthaupteten (*Note sur quelques expériences entreprises sur la portion cervicale du grand sympathique chez une femme décapitée*), dans Zeitschrift für rationelle Medicin, 1858, et dans Journal de Physiologie de Brown-Séquard, t. III, 1860. — LE MÊME, Vorstudien zu einer wissenschaftlichen Morphologie und Physiologie des menschlichen Gehirns als Seelenorgan (*Introduction à une morphologie et à une physiologie du cerveau humain considéré comme organe de l'âme*), 1re partie, *Göttingen*, 1860. — LE MÊME, Kritische und experimentelle Untersuchungen über die Functionen des Gehirns (*Recherches critiques et expérimentales sur les fonctions du cerveau*), dans Nachrichten von der Universität zu *Göttingen*, nos 4, 6, 7 et 16, 1860. — LE MÊME, Kritische und experimentelle Untersuchungen über die Functionen des Gehirns

(*Recherches critiques et expérimentales sur les fonctions du cerveau*), dans Zeitschrift für rationelle Medicin, 1861. — Le même, Kritische und experimentelle Untersuchungen über die Hirnfunctionen (*Recherches critiques et expérimentales sur les fonctions de l'encéphale*), dans Nachrichten von der G. A. Universität zu Göttingen, 1862 et années suivantes. — Al. Walker, The nervous system anatomical and physiological, etc. *Londres*, 1834. — A. Waller, Mémoires sur le système nerveux (neuf mémoires), t. XXXIV et XXXV, 1852; t. XXXVI, 1853. — Le même, Expériences sur la section des nerfs et sur les altérations qui en résultent, dans Gazette médicale, nᵒ 14, 1856. — E. R. Ware, Effets de la section des nerfs pneumogastriques sur la digestion (*Extrait du North. Amer. med. and surgical Journal*, 1828), dans Archives générales de médecine, t. XIX, 1829. — G. Wedemeyer, Physiologische Untersuchungen über das Nervensystem, etc. (*Recherches physiologiques sur le système nerveux*), Hanovre, 1818. — Th. Williams, On the laws of the nervous force, dans the Lancet, nov. 1847. — J. Williams, On the cerebro-spinal fluid, dans the Lancet, févr. 1860. — W.-C. Williamson, On the functions of the chorda Tympani, dans Med. Times and Gazette, nov. 1855. — Th. Willis, Cerebri anatome ac nervorum descriptio et usus, *Londres*, 1744. — Wilson Philip, An experimental inquiry into the laws of the vital functions, etc. *Londres*, 1818. — Le même, De l'influence du courant galvanique sur la digestion et la respiration après la section des nerfs pneumogastriques (*Extrait des Transactions philosophiques*, 1821), dans Archiv. gén. de médecine, t. III, 1823. — Le même, Observations sur les effets de la section des nerfs pneumogastriques sur les poumons et sur ceux du galvanisme appliqué à ces nerfs (*Extrait des Transactions philosophiques*, 1827), dans Archiv. gén. de médecine, t. XXIX, 1832. — W. Wundt, Versuche über den Einfluss der Durchschneidung des Lungenmagennerven auf die Respirationsorgane (*Expériences sur l'influence qu'exerce la sensation des nerfs pneumogastriques sur les organes respiratoires*), dans Müller's Archiv, 1855. — W. Wundt et Schelske, Ueber den Einfluss des Curaregiftes auf Nerven und Muskeln (*Sur l'influence du curare sur les nerfs et les muscles*), dans Verhandlungen des naturhistorisch-medicinischen Vereins zu Heidelberg, 1859.

A. Yersin, Recherches sur les fonctions du système nerveux dans les animaux articulés. En extrait dans Bibliothèque universelle de Genève, 1857.

J.-N. Zengerle, Der Einfluss des Nervensystems auf die Verdauung, Anbildung, Rückbildung, so wie die Entwikelung der thierischen Wärme (*De l'influence du système nerveux sur la digestion, la formation et la déformation des tissus, et sur la chaleur animale*), Freiburg (en Brisgau), 1859. — J.-G. Zinn, Dissert. sistens experimenta quædam circa corpus callosum, cerebellum, duram meningem, in vivis animalibus instituta, Göttingen, 1749. (Réimpr. dans Ludwig, Script. nevrol., Leipzig, 1791-95.) — J.-R. Zwinger, Dissertatio de usu et functionibus cerebri humani indeque dependente inclinationum atque ingeniorum diversitate, Bâle, 1710.

APPLICATIONS THÉRAPEUTIQUES DE L'ÉLECTRICITÉ.

Althaus, A treatise on medical electricity theoretical and practical, and its use in the treatment of diseases, *London*, 1859.

Baierlacher, Die Induction-Electricität in physiologische therapeutischer Beziehung (*L'électricité d'induction sous le rapport physiologique et thérapeutique*), Nürnberg, 1857.

— A. Becquerel, Traité des applications de l'électricité à la thérapeutique, *Paris*, 1857; 2ᵉ édit., 1860. — Briand, L'électricité appliquée au traitement des maladies réputées incurables, *Paris*, 1855.

J. Dropsy, Électrothérapie, ou Application médicale pratique de l'électricité basée sur de nouveaux procédés, *Paris*, 1857. — Duchenne (de Boulogne), De l'électrisation localisée et de son application à la physiologie, à la pathologie et à la thérapeutique, *Paris*, 1855; 2ᵉ édit., 1861.

B.-A. Erdmann, Die örtliche Anwendung der Electricität in der Physiologie, Pathologie, und Therapie, mit Zugrundelegung des Werkes von Duchenne (*De l'emploi local de l'élec-*

tricité en physiologie, en pathologie, en thérapeutique, avec une réfutation du livre de M. Duchenne), 3e édit., Leipzig, 1860.

GARRATT, Electro-physiology and electro-therapeutic showing the best methods for the medical uses of electricity, 2e *édit.*, Boston, 1861. — I. GUITARD, Histoire de l'électricité médicale, *Paris-Toulouse*, 1854. — LE MÊME, Précis d'électrothérapie médico-chirurgicale, *Paris*, 1861.

HIFFELSHEIM, Des applications médicales de la pile de Volta, *Paris*, 1861.

MEYER, Die Electricität in ihrer Anwendung auf praktische Medicin (*De l'électricité dans les applications à la médecine pratique*), 2e édit., Berlin, 1857.

NIVELET, De l'électrisation généralisée, *Nancy*, 1860.

PULVERMACHER, Médecine physique; l'électricité à la portée de tout le monde, *Paris*, 1859.

REMAK, Ueber methodische Elektrisirung gelähmter Muskeln (*De l'électricité méthodique des muscles paralysés*), *Berlin*, 1853; 2e édit., 1856. — LE MÊME, Neue Beiträge zur physiologischen Therapie der Lähmungen und Contracturen (*Nouvelles contributions à la thérapeutique physiologique des paralysies et des contractures*), dans le Journal Deutsche Klinik, *nos* 25 et 28, 1856. — LE MÊME, Ueber die physiologischen Grundlagen der Anwendung galvanischer Ströme zur Heilung von Lähmungen (*Des principes physiologiques qui président à l'emploi des courants galvaniques dans le traitement des paralysies*), dans Allgemeine medicinische Centralzeitung, *no* 30, 1857. — LE MÊME, Galvanotherapie der Nerven-und Muskelkrankheiten (*Galvanothérapie des maladies des nerfs et des muscles*), *Berlin*, 1858 (*Traduct. française de Morpain, Paris*, 1860).

SEILER (de Genève), De la galvanisation par influence, etc., *Paris*, 1860.

A. TRIPIER, Manuel d'électrothérapie, exposé pratique et critique, etc. *Paris*, fig., 1861.

VAN HOLSBEEK, Compendium d'électricité médicale, 2e *édit.*, *Bruxelles*, 1861.

ZIEMSSEN, Die Electricität zu der Medicin, *Berlin*, 1857.

LIVRE III

FONCTIONS DE REPRODUCTION.

(GÉNÉRATION.)

---

§ 383.

Définition. — Divers modes de génération. — La génération est cette fonction par laquelle les animaux se reproduisent et donnent naissance à des individus semblables à eux.

Dans l'espèce humaine, la génération exige le concours des deux sexes.

Dans les degrés supérieurs de la série animale, les sexes sont également séparés, et concourent, chacun à leur manière, au résultat.

Un grand nombre d'animaux invertébrés sont hermaphrodites ; l'organe mâle et l'organe femelle se trouvent réunis sur le même individu, et les divers actes de la génération s'accomplissent dans l'intérieur même de l'animal. Ici le mode de reproduction a une grande analogie avec celui des végétaux, qui contiennent dans une même enveloppe florale les organes des deux sexes. Parmi les animaux hermaphrodites, quelques-uns ont néanmoins besoin du concours réciproque de deux individus de la même espèce, pour la fécondation des germes.

D'autres animaux, plus imparfaits, ont un mode de génération analogue à celui des végétaux cryptogames. L'individu n'offre point d'organes de génération. Il se reproduit à l'aide de parties qui se détachent de lui, et qui possèdent la propriété de croître et de se développer. Tantôt le germe se détache de l'individu, sous forme d'une vésicule, qui parcourra ensuite toutes les phases du développement (*génération par spores*) ; tantôt on voit croître sur une partie du corps de l'animal, en dehors ou en dedans, une sorte de bourgeon qui, après avoir acquis sur place un développement plus ou moins complet, se sépare de l'individu et continue à s'accroître après sa séparation (*génération gemmipare*) ; tantôt, enfin, l'animal nouveau procède d'une partie de l'animal ancien, partie qui se détache par une sorte de scission. Après la séparation, la partie détachée s'accroît et forme un animal nouveau, tandis que l'animal ancien répare la partie qu'il a perdue (*génération par scission, ou scissipare*).

Dans tous les animaux pourvus d'organes de génération (que ces organes soient portés par des individus distincts, ou qu'ils se trouvent réunis sur un même individu), la génération présente ce caractère fondamental, savoir : l'organe femelle produit un *œuf*, et l'organe mâle produit un liquide qui féconde cet œuf et lui donne le pouvoir de se développer. Tantôt le liquide mâle ne se met en rapport avec l'œuf que quand cet œuf a été pondu au dehors par la femelle (poissons, etc.); tantôt le liquide mâle féconde l'œuf avant sa sortie, et celui-ci parcourt ultérieurement les diverses périodes de son développement (oiseaux, etc.); tantôt enfin l'œuf, fécondé par le liquide mâle dans l'intérieur de la femelle, se fixe, après la fécondation, dans une cavité ou *matrice* dans laquelle il subit les premières phases du développement, et se détache *vivant* du corps de la femelle (mammifères, espèce humaine, etc.). Quelque différents que paraissent ces modes de génération, l'essence du phénomène ne cesse pas d'être la même. D'une part, production d'un œuf; de l'autre, production d'une liqueur fécondante : il n'y a de différent que le lieu de la fécondation et le milieu dans lequel se développe l'œuf.

L'homme naît d'un œuf. Cet œuf, formé dans l'ovaire de la femme, et auquel on donne le nom d'*ovule*, se détache à certaines époques. Tantôt il sort de l'ovaire sans être fécondé, se dérobe par sa petitesse à l'observation et disparaît par dissolution dans le mucus des parties génitales; tantôt la liqueur mâle, sécrétée par l'homme et introduite dans l'intérieur des organes de la femme, féconde l'ovule; celui-ci s'arrête alors dans l'utérus, s'y fixe, s'y développe, s'y accroît et donne naissance au nouvel être.

Nous étudierons successivement : 1° la formation de l'œuf dans l'ovaire et sa sortie de l'ovaire, c'est-à-dire l'*ovulation*, et comme accessoire la *menstruation ;* 2° la liqueur fécondante ou le *sperme ;* 3° le rapprochement des sexes, *copulation* ou *coït ;* 4° la *fécondation ;* 5° le *développement* de l'œuf dans l'utérus; 6° les *fonctions* de l'embryon ou fœtus; 7° les phénomènes de la *gestation* et de la *lactation ;* 8° les principaux modes de génération dans la *série animale ;* 9° le développement du nouvel être après la naissance.

CHAPITRE I

OVULATION ET MENSTRUATION.

§ 384.

Ovaires. — Vésicules de Graaf. — L'appareil génital de la femme (Voy. fig. 219) se compose des *ovaires*, dans lesquels se forment les *ovules ;* des *trompes*, dont le pavillon reçoit l'ovule pour le conduire dans l'*utérus ;* de l'*utérus*, qui retient l'ovule pendant un temps déterminé ;

du *vagin* et de la *vulve*, qui donnent issue au produit de la conception et qui sont aussi des organes de copulation.

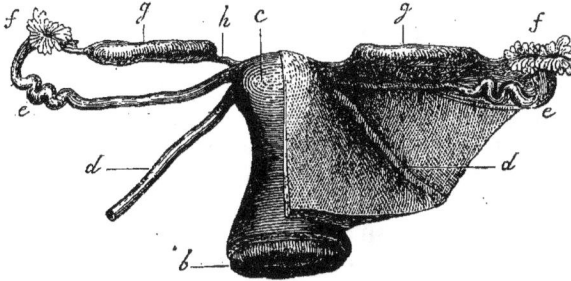

Fig. 218.

b, col de l'utérus.
c, utérus (matrice).
d, d, ligaments ronds.
e, e, trompes uterines.
f, f, pavillon de la trompe.

g, g, ovaires.
h, ligament de l'ovaire.
NOTA. Les rapports de l'ovaire, de la trompe et du ligament rond avec le *ligament large* (repli du péritoine) sont conservés à droite.

Les ovaires, placés dans l'excavation pelvienne, et retenus vers le fond de l'utérus par les ligaments de l'ovaire, sont en quelque sorte les testicules de la femme (*testes muliebres*). Dans l'espèce humaine, l'ovaire, il est vrai, n'est pas continu avec son canal d'excrétion (trompe), et ce n'est qu'à des intervalles plus ou moins éloignés que l'extrémité évasée de la trompe s'applique sur l'ovaire pour recevoir l'ovule formé dans son intérieur. Mais, dans un grand nombre d'animaux invertébrés, les ovaires consistent, comme les testicules, en un ou plusieurs tubes ramifiés et repliés sur eux-mêmes, et qui viennent s'ouvrir par un canal excréteur (trompe ou oviducte) sur la membrane muqueuse du cloaque. Les ovaires peuvent être, sous le rapport physiologique, envisagés comme des glandes dont les trompes sont les canaux excréteurs.

L'ovaire des mammifères femelles et de la femme, constitué par une base de tissu conjonctif contenant des fibres musculaires lisses, parcouru par un grand nombre de vaisseaux, recouvert par une membrane propre et par un feuillet du péritoine [1], contient dans son épaisseur des vésicules de grandeurs diverses, auxquelles on donne le nom de *vésicules* ou *follicules de Graaf* [2]. Ces vésicules elles-mêmes contiennent dans leur intérieur un corps plus petit, qui n'est autre que l'*ovule*.

L'ovaire se compose de deux éléments : l'un, extérieur, qu'on peut désigner sous le nom de *substance corticale ;* l'autre intérieur auquel on a donné le nom de *portion bulbeuse.*

La *substance corticale* de l'ovaire, quoique n'ayant guère qu'une

---

[1] La tunique péritonéale qui recouvre l'ovaire est d'une finesse extrême. Elle n'est représentée que par une simple couche d'épithélium pavimenteux.

[2] Reynier de Graaf, anatomiste hollandais, n'est pas le premier qui ait observé ces vésicules, mais il est le premier qui les ait étudiées avec soin. Il ne leur assigna cependant pas leur rôle véritable, car il les considéra à tort comme les *ovules* eux-mêmes.

épaisseur de 1 à 2 millimètres, est cependant la partie fondamentale de la glande. Elle forme autour de l'organe une couche continue qui l'enveloppe comme une sorte de membrane : c'est dans l'épaisseur de cette couche que se forment les vésicules de Graaf; on pourrait l'appeler *couche ovigène*.

Les vésicules de Graaf existent en nombre considérable dans la substance corticale de l'ovaire, et elles présentent un volume très-variable qui correspond aux diverses périodes de leur évolution. D'après les calculs de M. Henle, il y aurait environ 36,000 vésicules de Graaf dans chaque ovaire, sur la petite fille, même avant l'âge de la puberté. Ce chiffre considérable constitue une réserve véritablement inépuisable; un grand nombre de ces vésicules n'arriveront jamais à leur complet développement et avorteront.

Lorsque la femme cesse d'être féconde, c'est-à-dire après la ménopause, la substance corticale de l'ovaire change d'aspect. Les éléments vésiculeux qui sont le point de départ de l'évolution des vésicules de Graaf disparaissent, et au bout de quelques années on n'en rencontre plus vestiges.

La *portion bulbeuse* de l'ovaire forme la plus grande masse de la glande ; on y trouve, comme dans la précédente, du tissu conjonctif, du tissu musculaire lisse, des vaisseaux et des nerfs; mais, point de vésicules de Graaf. Lorsque ces vésicules se développent, comme leur volume est assez considérable, celles qui arrivent à maturité dépassent les limites de la substance corticale et *font saillie* dans la portion bulbeuse de l'ovaire. De même, lorsque les vésicules de Graaf rompues se cicatriseront pour donner naissance aux corps jaunes, ceux-ci occuperont pendant longtemps une grande partie de l'épaisseur de tout l'organe.

Entre le moment de la naissance et celui de la puberté, les follicules de Graaf (ovisacs de beaucoup d'auteurs) ne changent pour ainsi dire pas d'aspect. Elles consistent alors en vésicules de $0^{mm},02$ de diamètre environ. Après la puberté les follicules de Graaf augmentent peu à peu de volume. Un certain nombre atteignent $0^{mm},08$ à $0^{mm},1$ de diamètre. Parmi ces dernières, il en est, à un moment donné, une dizaine environ, qui s'accroissent dans le même temps, et se vascularisent; un liquide apparaît dans leur intérieur. Elles refoulent, en se développant, les tissus environnants, viennent faire saillie à la surface de l'ovaire, soulèvent ses tuniques et forment des tumeurs transparentes. Chez la chienne et la lapine ces follicules ont souvent au moment de la maturité un demi-centimètre à un centimètre de diamètre. Chez la femme, leur développement peut atteindre le volume d'une noix ou même plus encore. Le nombre des vésicules de Graaf n'est pas le même dans toutes les espèces animales. Ces vésicules sont d'autant plus nombreuses que l'animal est plus fécond, et que le nombre des petits qu'il peut produire dans une même portée est plus considérable.

Les vésicules de Graaf sont formées par deux tuniques : l'une externe, résistante, élastique, peu vasculaire ; l'autre interne, plus épaisse, peu élastique et très-vasculaire [1].

L'intérieur de la vésicule de Graaf contient un liquide transparent, jaunâtre, analogue au sérum du sang, et, comme lui, coagulable par la chaleur et l'alcool ; dans ce liquide existent en suspension une multitude de granulations élémentaires (Voy. fig. 220). On distingue encore dans le contenu une couche de cellules appliquée à toute la surface intérieure de la vésicule (fig. 219, *b*). Cette couche de cellules forme comme un épithélium intérieur : on lui a donné le nom de *membrane granuleuse*. On voit aussi, dans l'intérieur de la vésicule, et groupée autour de l'ovule, une masse de cellules agglomérées à laquelle on a donné le nom de *cumulus proliger* ou de *disque proligère* (Voy. fig. 219, *e*, *e*).

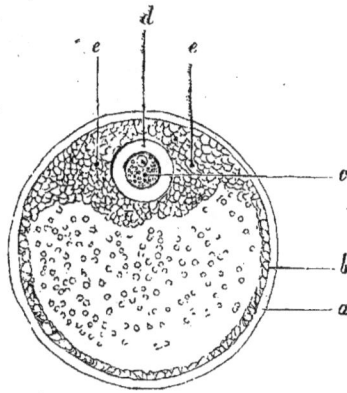

Fig. 219.
VÉSICULE DE GRAAF
(supposée extraite de l'ovaire).

a, tunique de la vésicule, composée de deux feuillets accolés (interne et externe).
b, membrane granuleuse.
c, l'ovule.
d, membrane vitelline (ou zone transparente).
e, *cumulus proliger*, ou disque proligère.

§ 385.

De l'ovule. — L'ovule est situé dans l'intérieur de la vésicule de Graaf. Lorsque la vésicule de Graaf est arrivée à son entier développement, l'ovule, entouré par les cellules du cumulus proliger, est maintenu par ces cellules contre la paroi de la vésicule, dans le point où celle-ci fait saillie sous les tuniques de l'ovaire. Aussi, lorsque la vésicule de Graaf et les enveloppes de l'ovaire se rompront, l'ovule s'échappera facilement au dehors.

Lorsqu'on ouvre une lapine ou une chienne à l'époque du rut, on aperçoit souvent l'ovule à l'œil nu, au travers des enveloppes amincies et transparentes de l'ovaire et de la vésicule de Graaf. L'ovule se détache sur la masse liquide, qui distend la vésicule, comme un petit point blanc moins transparent. L'ovule, au moment du développement maximum de la vésicule de Graaf qui le contient, n'a guère, chez les mammifères et dans l'espèce humaine, plus de 1/5 à 1/10 de millimètre de diamètre. C'est sous ce petit volume qu'il abandonnera l'ovaire pour

[1] D'après M. Robin, la membrane externe de la vésicule de Graaf (membrane décrite par V. Baer) ne serait pas nettement distincte du tissu même de l'ovaire, et ne présenterait pas les véritables caractères d'une membrane. Ce qui est bien certain, c'est que la membrane interne est la plus importante, par la part qu'elle prend à la formation des corps jaunes.

se porter à l'utérus par la trompe, et y subir, s'il est fécondé, les métamorphoses du développement.

L'ovule ou l'œuf des mammifères, au moment où il sort de l'ovaire,
offre donc un volume très-petit, quand on le compare à l'œuf des oiseaux; mais cette différence de volume, qui est réellement énorme, n'a
rien de surprenant; elle tient au mode de développement ultérieur.
L'œuf de l'oiseau doit trouver en lui-même les substances nécessaires à
sa première évolution; pendant que ses tissus se forment, pendant
qu'il devient un oiseau vivant, il est séparé de l'organisme maternel.
L'œuf humain et l'œuf des mammifères, au contraire, à peine sortis de
l'ovaire, se fixent dans la cavité utérine, et puisent, à l'aide de connexions qui s'établissent au moment même de l'arrivée, les sucs
nécessaires à leur accroissement et à leurs métamorphoses.

L'ovule est composé d'une enveloppe transparente et d'un contenu
(Voy. fig. 220). L'enveloppe, ou mem-
brane *vitelline*, offre, relativement au
volume de l'ovule, une assez grande
épaisseur (Voy. fig. 220, *a*).

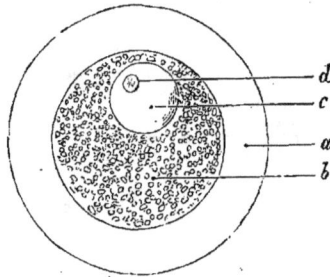

Fig. 220.

a, membrane vitelline.
b, jaune ou vitellus.
c, vésicule germinative.
d, tache germinative.

Lorsqu'on examine par transparence
un ovule au microscope, on voit le
profil de la membrane vitelline se dessiner autour du contenu, comme un
anneau large et transparent, d'où le
nom de *zone transparente* que quelques
auteurs lui ont donné.

Le contenu de l'ovule est le *jaune*, ou
vitellus (Voy. fig. 220, *b*). Il est composé par un amas de granulations
élémentaires. Ces granulations sont rassemblées et unies entre elles par
un liquide visqueux. Le vitellus forme ainsi une masse demi-liquide.

Dans l'intérieur du vitellus existe une vésicule arrondie, remplie
d'un liquide transparent (Voy. fig. 221, *c*). Cette vésicule, dite *vésicule
germinative*, est très-délicate; elle se détruit avec une grande facilité,
et se dérobe parfois ainsi à l'observation microscopique. On désigne quelquefois la vésicule germinative sous le nom de vésicule de Purkinje, du
nom de l'anatomiste qui l'a découverte dans l'œuf des oiseaux. C'est
M. Coste qui a signalé plus tard sa présence dans l'œuf des mammifères.

La vésicule germinative se montre de bonne heure. On l'a toujours
rencontrée dans les plus petits ovules qu'on ait observés. Dans le principe
cette vésicule remplit presque entièrement l'ovule. Lorsque l'ovule
se développe, elle reste stationnaire. Quand l'ovule est complètement
développé, c'est-à-dire quand il a un dixième à un cinquième de millimètre, la vésicule germinative mesure à cette époque environ un trentième de millimètre.

La vésicule germinative contient elle-même dans son intérieur un petit amas granuleux moins transparent, qui forme en quelque sorte *tache* sur la transparence de la vésicule, lorsqu'on examine l'œuf au microscope. C'est à cet amas granuleux que M. Wagner a donné le nom de *tache germinative* (Voy. fig. 220, *d*).

La vésicule germinative et la tache germinative paraissent n'être que des éléments transitoires liés au développement intra-ovarien de l'ovule. Au moment où l'ovule quitte l'ovaire, la vésicule et la tache germinative disparaissent.

§ 386.

Évolution des vésicules de Graaf. — Sortie de l'ovule. — Corps jaunes.— Les vésicules de Graaf constituent l'élément essentiel de l'ovaire, car elles contiennent l'ovule dans leur intérieur. Leur évolution a pour but final la sortie de l'ovule qu'elles contiennent. C'est ainsi que, microscopiques d'abord, elles augmentent peu à peu de volume : l'ovule se montre alors distinctement dans leur intérieur. Un liquide s'accumule en elles, les distend, amincit leurs parois ; elles finissent enfin par éclater, et projettent au dehors l'ovule, dans le pavillon de la trompe.

Les vésicules de Graaf ont donc un commencement, une période d'état et une fin. On distingue de très-bonne heure les vésicules de Graaf dans l'ovaire de la femme, comme d'ailleurs dans l'ovaire des mammifères femelles. Elles apparaissent avec l'ovaire lui-même. On les trouve non-seulement dans l'ovaire de la petite fille avant la puberté, mais encore dans les premiers linéaments de l'ovaire pendant la période fœtale. L'ovule se forme également de très-bonne heure dans l'intérieur de ces vésicules. Dès la période fœtale et pendant toute la durée de l'enfance, on trouve des ovules dans les vésicules de Graaf. A cette époque, les vésicules de Graaf sont peu développées, et les ovules qu'elles renferment ne se trouvent séparées de leurs parois que par un très-petit espace.

Jusqu'à l'époque de la puberté, les vésicules de Graaf représentent des *cellules*, dont l'ovule, alors incomplet, est le noyau, et elles vivent de la vie obscure des cellules. Mais aussitôt que les premiers signes de la puberté se déclarent, un ou plusieurs follicules de Graaf augmentent rapidement de volume et refoulent autour d'eux la gangue de l'ovaire. Pendant ce temps, l'ovule a suivi le développement du follicule qui l'entoure : un liquide s'est accumulé entre la membrane vitelline et la vésicule germinative ; dès lors l'œuf ou l'ovule se trouve complet. Les vésicules de Graaf continuent à s'accroître, et, par les progrès du développement, viennent faire saillie à la surface de l'ovaire. Leurs parois deviennent plus vasculaires, le liquide qu'elles contiennent augmente de quantité. L'ovaire tout entier devient, au moment de la période menstruelle, le siége d'une turgescence ou d'une sorte d'érection. Cette turgescence déterminée par les éléments musculaires et vasculaires de l'ovaire, entraîne la rupture de la vésicule arrivée à maturité. La paroi de la vésicule et les membranes amincies de l'ovaire se déchirent, l'ovule, situé vers la partie la plus proéminente de la vésicule de Graaf, s'échappe aussitôt, entraînant avec lui la petite masse ou *cumulus* qui l'entoure. L'*élasticité* de la membrane externe de la vésicule détermine probablement, au moment de la rupture, un petit jet de liquide, et l'ovule se trouve ainsi plus sûrement expulsé au dehors.

Sur quelques mammifères, et en particulier sur la truie, les vésicules de Graaf forment, au moment où elles ont acquis tout leur développement, de petites masses sphériques qui soulèvent les tuniques propres de l'ovaire, et proéminent à la surface d'une manière beaucoup plus marquée que dans l'espèce humaine. La figure 221 représente, d'après M. Pouchet, un fragment de l'ovaire d'une truie, sur lequel deux vésicules de Graaf se sont ouvertes et ont laissé échapper l'ovule. Sur l'une de ces vésicules (*a*), la déchirure est circulaire, sur l'autre (*b*), elle présente l'aspect d'une fente. D'autres fois, la déchirure est entourée de lambeaux irréguliers.

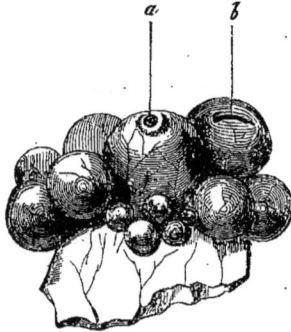

Fig. 221.
FRAGMENT D'OVAIRE (truie).

On voit sur ce fragment des vésicules de Graaf à divers états de développement.

L'évolution de la vésicule de Graaf (c'est-à-dire son accroissement, sa proéminence à la surface de l'ovaire et l'accumulation de liquide dans son intérieur) a pour but sa rupture, c'est-à-dire la sortie de l'ovule. Une fois l'œuf sorti, son rôle est terminé, et elle disparaît par un travail de cicatrisation.

La cicatrisation de la vésicule de Graaf déchirée s'opère peu à peu. Tant qu'elle n'est point terminée, il existe dans le point de l'ovaire qu'elle occupait une petite masse à laquelle on a donné le nom de *corps jaune*, et dont la signification n'a été bien connue que de nos jours. Les corps jaunes représentent une phase transitoire de la cicatrisation des vésicules de Graaf. Lorsqu'en effet cette vésicule s'est rompue, ses tuniques, alors très-vasculaires, ont donné lieu à une légère hémorrhagie, qui remplit la cavité et s'y coagule. Les bords de la déchirure se rapprochent comme les bords d'une plaie et emprisonnent le caillot. Au bout de quarante-huit heures les bords de la déchirure sont déjà réunis, mais il est encore facile de les séparer. La membrane externe de la vésicule, qui est élastique, revient sur elle-même, tandis que la membrane interne, refoulée au dedans et hypertrophiée par un épanchement plastique, enserre le caillot, qui peu à peu se résorbe. A une certaine période, la membrane interne hypertrophiée forme un tissu qui a quelque analogie avec les circonvolutions cérébrales.

Les figures 222 et 223 montrent le rôle que joue la membrane interne des vésicules de Graaf dans la formation des corps jaunes.

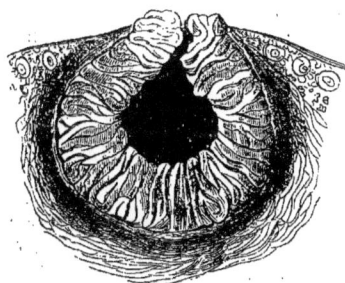

Fig. 222.

CORPS JAUNE

Peu après la rupture de la vésicule de Graaf.

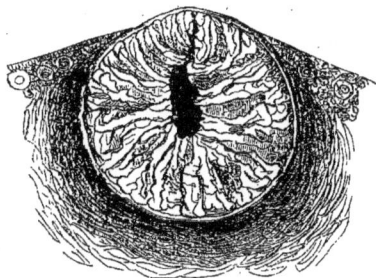

Fig. 223.

CORPS JAUNE

Période plus avancée de la cicatrisation de la vésicule de Graaf.

Les corps jaunes, d'abord rouge-noirâtre (caillot hémorrhagique), puis couleur de rouille, deviennent jaunes (cette teinte dure le plus longtemps), et enfin grisâtres. Lorsque le caillot central a disparu par le rapprochement de la membrane interne, le corps jaune diminue peu à peu par résorption; il forme d'abord un tubercule cicatriciel et finit enfin par ne plus laisser à la surface de l'ovaire qu'une cicatrice linéaire.

La figure 224 représente les phases successives de la cicatrisation des vésicules de Graaf.

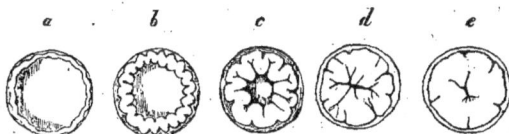

Fig. 224.

FORMATION DES CORPS JAUNES.

Pendant toute la période de la vie de la femme comprise entre la puberté et l'âge de retour, les mêmes phénomènes s'accomplissent. Aussi, lorsqu'on examine les ovaires pendant toute cette période de la vie, on y trouve des vésicules de Graaf à divers états de développement, et aussi les diverses phases du travail de cicatrisation des vésicules rompues. On estime, généralement, que les corps jaunes sont transformés en cicatrices linéaires trois ou quatre mois après la rupture de la vésicule.

Le travail de la cicatrisation peut être cependant plus long dans certains cas. Lorsque l'ovule a été fécondé et qu'il se développe dans l'utérus, le corps jaune qui se forme à la place de la vésicule rompue prend un développement considérable, et à la fin de la grossesse il n'a pas toujours disparu.

On a donné à ces corps jaunes le nom de *vrais*, par opposition aux corps jaunes qui se forment dans l'ovaire, à la suite de la rupture des vésicules de Graaf, en dehors de la fécondation, et auxquels on a donné le nom de *faux*. Cette distinction, qui ne porte que sur la durée et le mode de cicatrisation, n'est pas essentielle.

§ 387.

Des époques de la chute de l'œuf. — Le développement de la vésicule de Graaf et sa rupture ne surviennent, avons-nous dit, qu'à l'époque de la puberté, c'est-à-dire à l'époque qui coïncide, chez la femme, avec l'apparition de l'écoulement menstruel. Le développement des vésicules de Graaf et la rupture qui en est la conséquence disparaissent chez la femme avec les signes de la fécondité, c'est-à-dire avec les règles. Cette simple considération montre déjà qu'il y a entre ces deux phénomènes une liaison intime.

Il y a longtemps, d'autre part, qu'on a observé sur l'ovaire des jeunes filles nubiles et *vierges* des *corps jaunes*, c'est-à-dire les phénomènes consécutifs à la rupture des vésicules de Graaf. Cette observation, autrefois passée inaperçue, a été vérifiée de nos jours par MM. Négrier, Raciborski, Coste et autres. Les vésicules de Graaf peuvent donc se rompre, et les ovules s'engager dans les trompes, en dehors de la fécondation, en dehors du rapprochement des sexes.

M. Bischoff a tenté à cet égard, sur les animaux, des expériences qui mettent ce fait en pleine lumière. Il extirpe l'utérus à une chienne en chaleur, et lie l'extrémité utérine des trompes. Les ovaires et les trompes sont conservés intacts. Au bout de quelques jours, la chienne reçoit les approches du mâle, et, bien que la liqueur spermatique n'ait pu parvenir jusqu'à l'ovaire, on trouve les vésicules de Graaf rompues et les ovules engagés dans la partie libre des trompes. Cette expérience, plusieurs fois répétée, a donné les mêmes résultats. De ces faits on peut conclure que le contact du sperme sur l'ovaire, n'est pas nécessaire à la rupture des vésicules de Graaf.

Dans une autre série de recherches, le même observateur enferme des chiennes et des truies pendant la période de chaleur; il les ouvre quand cette période est passée, et il trouve des vésicules rompues, d'autres près de se rompre, et des ovules engagés dans les trompes. Ici, non-seulement la rupture des vésicules de Graaf ne peut pas être attribuée à l'action directe du sperme sur l'ovaire, mais on ne peut pas l'attribuer non plus aux approches du mâle. La rupture des vésicules de Graaf et l'issue des ovules dans la trompe coïncident donc, chez les animaux, avec la période du rut, et elles s'opèrent *spontanément* pendant cette période. La ponte des œufs, chez les mammifères, offre donc une grande analogie avec celle des poissons (animaux chez lesquels la ponte a lieu avant la fécondation) et avec celle des oiseaux, qui pondent des œufs *inféconds*, quand ils sont séparés du mâle.

Y a-t-il aussi chez la femme une ponte spontanée ? A quelle période correspondraient la maturité et la rupture d'une vésicule de Graaf ?

La période du rut chez les animaux est caractérisée, ainsi qu'on le sait, par la sensibilité exaltée et par la congestion sanguine des organes de la génération, phénomènes souvent accompagnés d'un écoulement mucoso-sanguin par les parties externes de la génération. Cette époque est d'ailleurs caractérisée par l'évolution et le développement des vésicules de Graaf. La période menstruelle de la femme présente avec le rut des animaux une analogie que, plus d'une fois déjà, on avait pressentie. Mais voici qui rend l'analogie plus frappante. L'examen des ovaires des femmes qui succombent, soit pendant la période menstruelle, soit à la suite de cette période, a montré qu'en aucun temps les vésicules de Graaf ne sont plus développées à la surface de l'ovaire, et on a même été assez heureux parfois pour constater la rupture de la vésicule de Graaf. On a même constaté plus d'une fois cette rupture sur les ovaires des filles *vierges*. D'où on a été amené à conclure qu'une vésicule de Graaf se développe à chaque période menstruelle, qu'elle arrive spontanément à maturité, qu'elle se rompt spontanément et donne issue à l'ovule qu'elle renferme. Il y a donc chez la femme une ponte ou ovulation mensuelle, en dehors de toute excitation sexuelle.

Ce qu'on ne sait pas encore d'une manière positive, c'est l'époque précise à laquelle la rupture a lieu. S'effectue-t-elle avant ou après les règles [1]; peut-elle s'effectuer en dehors du molimen sanguin qui accompagne le flux menstruel ?

Si la rupture d'une vésicule de Graaf et la ponte de l'œuf sont liées d'une manière intime au flux menstruel, et s'il est vrai que le moment le plus favorable à la conception est celui qui suit immédiatement cet écoulement, on ne peut pas affirmer pourtant qu'il n'y a pas d'autres causes capables d'amener la rupture d'une vésicule de Graaf et de déterminer la chute de l'ovule.

Si la ponte de l'œuf ne pouvait se faire qu'à la suite du travail hémorrhagique des règles, il s'ensuivrait que la fécondation ne serait possible que dans les premiers temps qui suivent l'évacuation menstruelle. Il est vrai que la fécondation, qui consiste essentiellement dans la rencontre de l'ovule et du sperme, peut s'accomplir dans des points divers des organes internes de la génération, et qu'on ne sait pas, d'une manière certaine, combien de temps un ovule détaché de l'ovaire et engagé dans la trompe, combien de temps, disje, il peut rester intact et conserver le pouvoir d'être fécondé. Mais on sait que sur les animaux qu'on a ouverts après le rut, et qui n'ont pas été soumis

[1] D'après M. Pouchet c'est à la fin de la période menstruelle que la chute de l'œuf a lieu, c'est-à-dire que la vésicule de Graaf se rompt pour laisser échapper l'ovule dans la trompe.

aux approches du mâle, *toutes* les vésicules de Graaf, arrivées à maturité, n'étaient pas rompues. On a même observé chez quelques-uns que les vésicules de Graaf, quoique très-développées, n'étaient pas ouvertes, et on sait enfin, d'autre part, qu'il y a des vésicules de Graaf qui, quoique parvenues à leur développement, ne s'ouvrent pas pour donner issue à l'ovule qu'elles renferment, mais s'atrophient et avortent. Il est donc présumable que l'accouplement n'est pas sans influence sur la rupture des vésicules. On sait que chez les animaux la présence du mâle hâte le retour du rut, et, par conséquent, la maturation des vésicules ; que, dans l'état de domesticité, certaines espèces animales, sous l'influence d'un régime abondant, entrent plus souvent en chaleur qu'à l'état de liberté, et font un plus grand nombre de portées, etc.

En résumé, dans l'état actuel de la science, on peut dire que la période menstruelle est pour l'espèce humaine, comme le rut pour les animaux, l'époque correspondante au développement et à la maturation des vésicules de Graaf. Les œufs peuvent être expulsés spontanément à cette époque, lorsque la maturation des vésicules est complète ; mais certaines conditions accessoires peuvent contribuer à la rupture des vésicules, lorsqu'elle n'a pas eu lieu à cette époque, comme aussi ces vésicules peuvent parfois rester stationnaires, ou même avorter quand ces conditions font défaut.

Dans l'espèce humaine, une seule vésicule de Graaf arrive généralement à maturité dans le même temps, et laisse échapper son ovule dans la trompe. Chez les mammifères, le nombre des vésicules de Graaf qui arrivent en même temps à maturité est plus considérable, la plupart d'entre eux faisant plusieurs petits à chaque portée. Les grossesses multiples de la femme sont dues, comme celles des animaux, à la maturation et à la rupture simultanée de deux ou d'un plus grand nombre de vésicules. Dans quelques cas, assez rares d'ailleurs, on a vu, sur les animaux, des vésicules de Graaf qui contenaient dans leur intérieur deux ovules. Si ce fait se présente exceptionnellement dans l'espèce humaine, on conçoit aussi qu'il en puisse résulter des grossesses gémellaires.

§ 388.

Menstruation. — On donne le nom de *menstrues* ou de *règles* à cet écoulement périodique du sang qui survient chez la femme, par l'orifice externe des organes de la génération, depuis le moment où elle est pubère jusqu'à l'époque où elle cesse d'être féconde. La menstruation est une hémorrhagie utérine, physiologique, périodique, coïncidant avec la maturité et la rupture d'une vésicule de Graaf.

Les menstrues sont propres à l'espèce humaine. Ajoutons cependant que quelques femelles de singes présentent un écoulement analogue, et que, d'une autre part, les femmes de certaines peuplades sauvages n'ont pour ainsi dire point d'écoulement menstruel.

L'écoulement des règles, quoique soumis à des intervalles périodiques, n'est cependant pas toujours très-régulier. Il se manifeste souvent tous les mois, et jour pour jour; mais on remarque que les époques menstruelles ont généralement une certaine tendance à avancer. Des observations prises sur un grand nombre de femmes permettent de fixer ce retour périodique à vingt-huit jours en moyenne [1]. A l'époque où l'on se préoccupait plus qu'aujourd'hui de l'influence des astres, on n'a pas manqué de faire remarquer que les retours du flux menstruel se reproduisaient suivant le même laps de temps que la révolution lunaire. Mais s'il y a coïncidence entre la durée d'une période menstruelle et celle d'une révolution lunaire, on ne voit pas trop ce qu'on peut en conclure. Il est certain, d'ailleurs, que le retour de l'écoulement survient chez les femmes aux époques les plus diverses du mois.

Il y a un grand nombre d'exceptions à la moyenne que nous avons posée. Quelques femmes sont réglées tous les quinze jours, d'autres ne le sont guère que toutes les six semaines.

L'époque à laquelle la menstruation s'établit chez la femme, c'est-à-dire, en d'autres termes, le moment de la puberté, varie dans des limites assez étendues. Quelques jeunes filles sont réglées à onze ou douze ans, d'autres ne le sont pas encore à dix-sept ou dix-huit ans.

Le climat exerce à cet égard une action accélératrice ou retardative, à laquelle on a souvent accordé une influence exagérée. Il est certain, néanmoins, que dans les climats chauds l'apparition des règles est un peu plus précoce que dans les climats froids. En France, l'âge moyen de la première éruption menstruelle peut être fixé à quatorze ans. Dans les pays du Nord et dans les climats très-chauds, cet âge moyen est d'un an ou de deux ans supérieur ou inférieur.

Les jeunes filles des villes ont une menstruation plus précoce que les filles de la campagne. Une cause plus active que la latitude, le climat et l'habitation, ce sont les conditions individuelles et le milieu hygiénique. Une constitution chétive, la misère et les privations retardent la première éruption menstruelle; une constitution forte, une alimentation substantielle, une bonne hygiène, l'accélèrent.

[1] M. Clos a dernièrement publié l'observation d'une femme qui a noté les époques de ses règles pendant une période consécutive de 27 ans, soit 295 menstruations. Sur ce total général il y eut

2 intervalles	de 24 jours,
13 —	de 25 jours,
29 —	de 26 jours,
52 —	de 27 jours,
72 —	de 28 jours,
36 —	de 29 jours,
26 —	de 30 jours,
8 —	de 31 jours,
7 —	de 32 jours.

La moyenne générale est de 28 jours.

M. Schweig donne comme moyenne générale de 500 menstruations observées chez 60 femmes le chiffre de 27 jours 1/2.

L'époque à laquelle la menstruation cesse chez la femme, ou l'âge de la *ménopause*, est plus variable encore, et on ne peut guère établir de moyenne à cet égard. Tout ce qu'on peut dire, c'est que la femme cesse généralement d'être réglée entre quarante et cinquante ans. On a vu, dans quelques cas exceptionnels, des femmes de soixante ans, et même de soixante et dix, conserver leurs règles et leur fécondité.

Lorsque la menstruation a cessé, l'activité de l'ovaire diminue ; le volume de l'organe décroît ; les vésicules de Graaf disparaissent peu à peu de la couche ovigène. L'aptitude à la fécondation a disparu, mais la sensation voluptueuse du rapprochement des sexes persiste.

La durée de l'écoulement menstruel est des plus variables. Tantôt cet écoulement ne dure que deux ou trois jours, tantôt il se prolonge pendant une semaine.

Les règles ne sont pas accompagnées de phénomènes réellement morbides ; le mouvement fébrile qui les accompagne parfois n'est qu'exceptionnel. Les règles sont généralement précédées par quelques symptômes généraux, tels que pesanteurs ou douleurs de reins, dégoût, abattement, légère altération des traits du visage, gonflement et sensibilité du mamelon et des organes de la génération, etc. Le premier liquide qui s'écoule par la vulve est un mucus vaginal plus ou moins coloré par le sang ; peu à peu ce liquide se colore davantage, et le lendemain ou le surlendemain il est composé de sang à peu près pur. La quantité du liquide diminue bientôt d'abondance ; sa couleur devient moins foncée, et le flux menstruel se termine ordinairement par l'écoulement d'un mucus plus ou moins épais.

La quantité de sang rendue par la femme à chaque période menstruelle varie beaucoup ; elle dépend principalement de la constitution et du régime. Généralement, l'écoulement est plus abondant chez les femmes bien constituées, chez les femmes ardentes, et chez celles qui sont bien nourries, que chez les femmes d'une constitution faible, froides de tempérament, ou soumises à une alimentation insuffisante. On peut évaluer en moyenne cette quantité à 250 grammes (1/2 livre) ; elle peut s'élever beaucoup au-dessus, ou rester beaucoup au-dessous.

Le sang des règles est analogue au sang qui coule dans les vaisseaux, et il est aussi riche en globules. Il ne présente d'autre différence qu'une proportion un peu moindre de fibrine, ce qui tient vraisemblablement au mode suivant lequel il s'échappe des vaisseaux.

Le sang des règles est plus ou moins mélangé de mucus, et c'est là surtout ce qui rend son coagulum moins solide que celui du sang extrait par une large ouverture de vaisseau.

Le sang des règles provient des vaisseaux de la membrane muqueuse utérine très-tuméfiée en ce moment ; il se fait jour, non pas au travers des parois vasculaires (les globules du sang ne traversent nulle part les parois des vaisseaux), mais par de petites déchirures ou gerçures microscopiques. La sortie du sang a lieu à la surface de l'utérus, de la même manière qu'elle s'opère dans toutes les hémorrhagies spontanées.

La menstruation est intimement liée avec les modifications qui s'accomplissent dans les organes internes de la génération de la femme. Ainsi que nous l'avons vu, leur éruption et leur retour périodique coïncident avec le développement périodique d'une vésicule de Graaf.

Pendant la période menstruelle, les phénomènes de congestion sanguine qui ont lieu du côté des ovaires (§ 386) se montrent en même temps du côté de l'utérus. Il y a au pourtour des orifices des trompes, et vers le fond de l'utérus un plexus veineux qui communique largement avec les plexus ovariques. Ces plexus veineux sont alimentés par des bouquets d'artères en spirale ; ajoutons que l'utérus, les ovaires et les trompes, sont en quelque sorte compris dans l'épaisseur d'une vaste membrane musculaire qui double partout les replis péritonéaux, et dont les faisceaux enveloppent et pénètrent les plexus vasculaires, transformés ainsi en un tissu érectile qui a une certaine analogie avec le tissu des corps caverneux [1].

Dans quelques cas, l'écoulement du sang ne s'effectue pas par la surface utérine ; le flux hémorrhagique se fait jour par d'autres vaisseaux. C'est ainsi qu'on voit des femmes, dont l'écoulement menstruel est supprimé, avoir, à l'époque de leurs règles, des hémorrhagies nasales, pulmonaires, intestinales, etc.

La menstruation est liée d'une manière intime aux phénomènes de la chute de l'œuf ; elle indique dans l'organisme de la femme une tendance à fournir au développement du nouvel être les matériaux de son développement. Quand la fécondation a eu lieu, la menstruation se supprime, et elle reste suspendue pendant tout le temps de la grossesse ; elle reste généralement suspendue aussi pendant tout le temps que la femme allaite son enfant.

La femme est-elle privée de ses ovaires, et, par conséquent, de vésicules de Graaf et d'ovules, par un vice de conformation originel, la menstruation ne s'établit pas chez elle. La science renferme plusieurs observations d'où il résulte qu'à la suite de l'extirpation des ovaires la menstruation a été supprimée.

§ 389.

Passage de l'ovule dans la trompe. — Dans l'espèce humaine, comme aussi chez les mammifères et chez les oiseaux, le canal par lequel s'échappe l'œuf pour être conduit, soit dans la matrice, soit au dehors, ce canal, dis-je, n'est pas continu avec l'ovaire, comme il l'est

---

[1] Lorsqu'on injecte les vaisseaux veineux dont nous parlons, l'utérus du cadavre se redresse suivant l'axe du bassin, comme par une sorte d'érection.

chez un grand nombre d'invertébrés. La trompe (qui représente chez les mammifères l'*oviducte* des oiseaux) est un canal flexueux, de 10 à 12 centimètres de longueur, continu avec l'utérus dans le fond duquel il s'ouvre par un orifice très-petit (1/2 millimètre de diamètre). La trompe s'élargit en dehors, et se termine, du côté de l'ovaire, par une dilatation en entonnoir ou *pavillon*, bordée tout autour par des replis frangés (Voy. fig. 218). L'ouverture du pavillon est libre dans la cavité abdominale. Cette ouverture n'est maintenue dans le *voisinage* de l'ovaire que par une des franges du pavillon, ordinairement plus longue que les autres, et qui adhère sur un des points de l'ovaire. La trompe présente d'ailleurs, parfois, dans le voisinage du pavillon, d'autres pavillons supplémentaires plus petits, groupés vers sa terminaison, et qui paraissent destinés à assurer le rôle que le conduit vecteur de l'ovule est appelé à jouer.

Au moment où la vésicule de Graaf, arrivée à maturité et distendue par le liquide qui s'est accumulé dans son intérieur, se déchire pour donner issue à l'ovule, la trompe et surtout le pavillon éprouvent une sorte de turgescence, ou d'érection, en vertu de laquelle celui-ci s'applique sur l'ovaire, et enserre ainsi dans son intérieur la vésicule prête à se rompre. L'application du pavillon de la trompe sur l'ovaire est intimement liée à la déhiscence de la vésicule de Graaf. Cette adaptation se prolonge aussi longtemps que la phlogose ovarienne. La trompe et le pavillon, dont les tuniques renferment des fibres musculaires, éprouvent sans doute alors un mouvement vermiculaire, lequel, dirigé de l'ovaire vers l'utérus, exerce sur la vésicule de Graaf, couverte par l'entonnoir de la trompe, une sorte de succion (analogue au mouvement de succion des lèvres) qui détermine ou tout au moins favorise la déchirure.

L'ovule, en sortant de l'ovaire, après la déchirure de la vésicule de Graaf et des tuniques amincies de l'ovaire, entraîne avec lui là petite masse de cellules qui l'entoure (*cumulus proliger*), et aussi une partie du liquide de la vésicule de Graaf. Grâce à ce liquide qui lui sert de menstrue, et qui offre une certaine prise au mouvement vermiculaire des tuniques charnues, l'ovule s'engage bientôt dans le canal même de la trompe, de la même manière que les liquides passent du pharynx dans l'œsophage, pendant la déglutition. Une fois parvenu dans la trompe, l'ovule, qui n'a guère alors que de 1/10 à 1/5 de millimètre de diamètre, continue son trajet du côté de l'utérus. Ce trajet s'effectue très-lentement. Les mouvements des cils vibratiles des trompes (voyez § 218) contribuent vraisemblablement à sa progression.

Le temps que met l'ovule à parcourir la trompe de la femme pour arriver jusqu'à l'utérus n'est pas connu. En examinant les trompes de la femme après la mort, on n'a pu, jusqu'à présent, y saisir l'ovule au passage que dans quelques occasions très-rares (Voy. la note qui termine le § 400). Les expériences sur les animaux peuvent fournir à cet égard des données plus certaines, mais qui ne peuvent être qu'approxi-matives dans leur application à l'espèce humaine. Il est certain d'abord que, chez les oiseaux, le passage de l'ovule dans les diverses parties de l'oviducte est assez lent. C'est, en effet, dans ce canal que l'œuf des oiseaux, qui, à la sortie de l'ovaire, est exclusivement constitué par le jaune et la membrane vitelline, se revêt successivement de sa couche albumineuse, et s'entoure de son enveloppe calcaire : il lui faut un cer-tain temps pour éprouver ces métamorphoses. L'œuf de la poule met au moins vingt-quatre heures à parcourir l'étendue des oviductes, avant d'arriver au cloaque. Chez les mammifères, l'ovule éprouve aussi, dans son passage au travers des trompes, une série de modifications ; il s'en-toure d'une couche albumineuse ; des changements profonds s'accom-plissent dans son intérieur quand il a été fécondé ; et, quand il arrive à l'utérus, il est déjà *préparé* au développement. On estime que l'ovule met de quatre à huit jours à parcourir le trajet des trompes chez les chiennes, les lapines et les brebis. Ce sont là, il est vrai, des détermina-tions un peu arbitraires, attendu que cette durée est estimée (pour les animaux chez lesquels on a trouvé les œufs dans les trompes) d'après l'époque présumée à laquelle a eu lieu la rupture des vésicules de Graaf. Or, le simple examen des vésicules déchirées ne suffit pas pour établir nettement combien de temps s'est écoulé depuis la déchirure ; et, d'autre part, ni l'époque du rut, pendant laquelle on a ouvert l'ani-mal, ni le moment de l'accouplement ne peuvent fournir d'indications positives sur le *moment précis* de la rupture des vésicules de Graaf. Cela est si vrai, qu'en ouvrant un animal à des époques variées du rut, on trouve à la fois des ovules dans les trompes et des ovules dans les vési-cules de Graaf non encore déchirées. Quoi qu'il en soit, ce qui paraît constant, et ce qui concorde d'ailleurs parfaitement avec les notions tirées de l'anatomie comparée, c'est que le cheminement de l'ovule au travers de la trompe est très-lent, plus lent peut-être qu'on ne le sup-pose. Cette lenteur, en rapport avec les premières métamorphoses de l'œuf, a sans doute pour but de multiplier les chances de fécondation.

CHAPITRE II.

DE LA SEMENCE OU SPERME.

§ 390.

Testicules. — La liqueur fécondante, ou le sperme, se forme chez l'homme dans les testicules. Le sperme est l'élément générateur mâle, comme l'ovule est l'élément générateur femelle. Le testicule est pour l'homme ce que l'ovaire est pour la femme. Le testicule existe chez le jeune garçon, comme l'ovaire existe chez la jeune fille ; mais pendant toute la durée de l'enfance, la fonction du testicule sommeille comme celle de l'ovaire. Quand la puberté se déclare, les testicules de l'enfant se développent par une transition peu ménagée, et la sécrétion du sperme révèle une aptitude nouvelle.

Une fois que la fonction spermatique est établie, elle s'accomplit chez l'homme d'une manière continue. Elle diminue d'activité avec les progrès de l'âge ; la tendance au rapprochement des sexes s'affaiblit progressivement aussi. Quoique ralentie et languissante dans la vieillesse avancée, la sécrétion du sperme persiste néanmoins toute la vie durant [1].

Les testicules, placés dans les bourses, sont entourés d'une coque fibreuse résistante (tunique albuginée), pourvue de prolongements ou de lamelles celluleuses, qui partagent l'intérieur du testicule en un certain nombre de loges incomplètes et en forment pour ainsi dire la charpente. C'est dans l'épaisseur de ces prolongements, ou lamelles celluleuses, que s'engagent et circulent les vaisseaux et les nerfs de l'organe, et c'est dans les loges incomplètes, circonscrites par elles, qu'est renfermée la substance propre de la glande. Cette substance, qui remplit les loges, est constituée par les *canaux séminifères*, tubes cylindriques d'environ $0^{mm},1$ de diamètre [2], enlacés les uns aux autres et formant, par leurs circonvolutions, autant de lobules aux testicules qu'il y a de loges celluleuses. Les canaux séminifères, accolés entre eux par un tissu conjonctif très-fin et très-lâche, peuvent être facilement séparés les uns des autres. On peut les injecter assez facilement au mercure ; mais comme leurs parois sont élastiques, leur diamètre est généralement augmenté alors ; il peut aller jusqu'à $0^{mm},3$.

Les lobules du testicule (Voy. fig. 225, *a*), au nombre de trois ou quatre cents, sont formés par deux ou trois canaux séminifères repliés sur eux-mêmes, terminés en cul-de-sac à leur extrémité et venant s'aboucher, à la sortie du lobule, avec les canaux du lobule ou des lobules voisins [3]. En sortant des lobules, les canaux séminifères se dirigent vers le bord postérieur du testicule, là où converge le cloisonnement celluleux. Durant ce trajet, ils deviennent moins flexueux, s'anastomosent entre eux, diminuent en nombre, augmentent de diamètre. Ils portent alors le nom de *canaux droits* (fig. 226, *b*). Les canaux droits perforent la tunique albuginée, en s'anastomosant entre eux, et forment un réseau connu,

---

[1] Généralement le sperme des vieillards ne perd pas sa vertu fécondante par les progrès de l'âge. D'après les recherches récentes de M. Duplay, le sperme d'un grand nombre de vieillards de 70 à 80 ans contenait des *spermatozoïdes* dans les 3/4 des cas.

[2] C'est le diamètre d'un cheveu fin.

[3] En supposant qu'il y ait dans chaque lobule 5 mètres de longueur de canaux, on aurait pour la totalité du testicule, environ 2,000 mètres de conduits. Si l'on tient compte de la longueur des conduits séminifères et aussi de leur diamètre, on arrive à établir par le calcul que la *surface sécrétante* des reins est à celle des testicules comme 60 est à 1. La sécrétion du sperme est infiniment plus lente que celle de l'urine.

depuis la description de Haller, sous le nom de *rete vasculosum* (Voy. fig. 226, *c*). Après sa sortie du testicule, le *rete vasculosum* se résout en dix ou douze conduits (*canaux efférents*), dont les circonvolutions anastomosées forment, sur la surface extérieure du testicule, l'*épididyme* (Voyez fig. 226, *e*, *f*). L'épididyme se termine par un canal excréteur unique, qui est le *canal déférent*. De cette succession de canaux et d'anastomoses résulte le mélange intime des produits de sécrétion qui arrivent des divers départements de la glande. Les deux canaux déférents remontent enfin des testicules vers l'abdomen, s'engagent dans le canal inguinal, pénètrent dans l'abdomen, gagnent les côtés de la vessie, s'unissent au canal excréteur des vésicules séminales, et vont s'ouvrir dans la portion prostatique de l'urètre, sous le nom de *canaux éjaculateurs* (voyez fig. 226, *m*). On trouve vers les dernières circonvolutions de la queue de l'épididyme un prolongement en forme de *cœcum* (Voy. fig. 225, *g*), ou *vas aberrans*, qui, s'ouvrant à l'origine du canal déférent, est sans

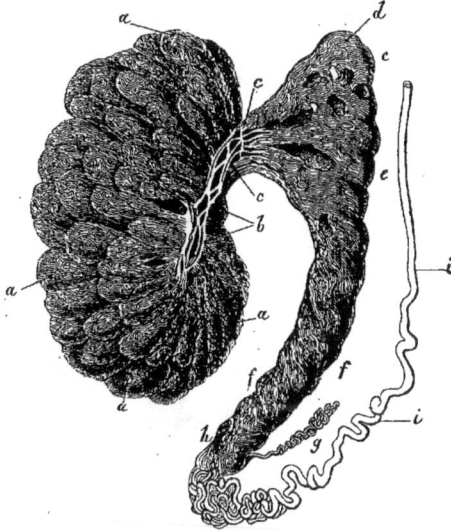

Fig. 225.

TESTICULE DE L'HOMME (injecté au mercure).

a,a,a,a, lobules formés par les circonvolutions des canaux sé-
       minifères.
  b, canaux droits résultant de l'anastomose des canaux
       séminifères.
 cc, rete vasculosum faisant suite aux canaux droits, et
       donnant naissance aux *canaux efférents.*
ee, ff, épididyme faisant suite aux canaux efférents.
   d, tête de l'épididyme.
   h, queue de l'épididyme.
  ii, canal déférent
   g, vas aberrans.

doute destiné à la sécrétion d'une humeur additionnelle ; il représente le vestige des corps de Wolf (Voy. § 410).

Les testicules ne sont pas placés, dès l'origine, dans les bourses. Les testicules se développent primitivement dans l'abdomen, sur les côtés de la colonne vertébrale, dans la région lombaire : ils y restent jusqu'au septième mois de la vie intra-utérine. A cette époque, le testicule descend dans le scrotum (les bourses), guidé par un cordon fibreux sous-péritonéal, adhérent d'une part au testicule, et de l'autre au canal inguinal. Ce cordon fibreux, auquel on a donné à tort la texture musculaire, se nomme *gubernaculum testis*. En déprimant les bords réunis des muscles petit oblique et transverse, pendant son passage au travers du canal inguinal, le testicule, pourvu déjà de son enveloppe séreuse, se coiffe d'une enveloppe musculaire (crémaster). A la naissance, les testicules sont généralement parvenus dans le scrotum. Il arrive assez souvent cependant que la descente du testicule ne se fait que plus tard. D'autres fois, un seul testicule descend dans le scrotum, et l'autre reste pendant toute la vie soit dans l'abdomen, soit engagé dans le canal inguinal. Il arrive même quelquefois qu'aucun des deux testicules ne se porte au dehors. Dans ce dernier cas, les testicules rudimentaires ne donnent qu'un sperme infécond, c'est-à-dire privé de spermatozoïdes.

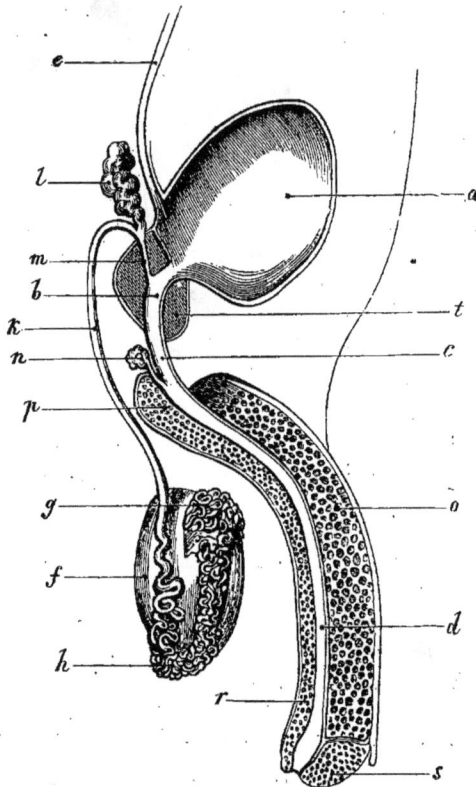

Fig. 226.

COUPE SUR LA LIGNE MÉDIANE DE L'APPAREIL GÉNITAL DE L'HOMME.

a, vessie.
b, portion prostatique de l'urètre.
c, portion membraneuse de l'urètre.
d, portion spongieuse de l'urètre.
e, uretère ou canal excréteur du rein.
f, testicule.
g, tête de l'épididyme.
h, queue de l'épididyme.
k, canal déférent.

l, vésicule séminale.
m, canal éjaculateur.
n, glande de Cooper.
o, corps caverneux de la verge.
p, bulbe de l'urètre.
r, corps caverneux de l'urètre.
s, corps caverneux du gland.
t, prostate.

La castration, qu'on pratique d'une manière régulière chez certaines espèces animales, soit pour adoucir le caractère et faciliter la domestication, soit pour favoriser l'engraissement, entraîne nécessairement la stérilité, en supprimant l'organe sécréteur du sperme. La castration s'est longtemps opérée et s'opère encore aujourd'hui sur l'homme. Cette opération, qu'une coutume barbare a perpétuée jusqu'à nos jours, a lieu en général dans l'enfance, c'ést-à-dire à l'époque où la fonction des testicules n'est pas encore éveillée. Elle constitue alors, comme chez les animaux, une opération à péu près sans danger. L'enfant privé de testicules n'appartient plus, pour ainsi dire, à aucun sexe. En avançant en âge, il n'acquiert ni les masses musculaires nettement dessinées, ni les traits accusés de l'homme. Homme fait, il a la voix de la femme, dont il n'a cependant ni la grâce ni les formes.

§ 391.

Sperme. — Composition chimique. — Le sperme est un liquide blanchâtre, épais, légèrement alcalin, filant à la manière de l'albumine de l'œuf, d'une odeur alliacée *sui generis*. Lorsqu'on dessèche le sperme, il perd environ 90 parties d'eau. Il reste, après l'évaporation, 10 pour 100 d'une matière organique jaunâtre, analogue à de la corne. Lorsqu'on met cette matière sur des charbons ardents, elle répand une odeur de corne brûlée, et il reste ensuite un faible résidu salin. La matière organique de la semence a reçu le nom de *spermatine*. Cette matière a beaucoup d'analogie avec les substances albuminoïdes. Elle diffère de l'albumine en ce qu'elle ne se coagule point par la chaleur. Comme l'albumine, elle se coagule par l'alcool, et le coagulum se dissout à chaud dans une lessive de potasse; mais lorsqu'on neutralise ensuite la potasse par l'acide azotique, la spermatine ne se précipite plus, comme il arrive à l'albumine.

La spermatine correspond vraisemblablement aux particules organiques tenues en suspension dans le sperme (*cellules spermatiques*, *spermatozoïdes*); mais il est difficile cependant de l'affirmer, attendu que le sperme, lorsqu'il est évacué au dehors, est mélangé avec des produits de sécrétion multiples, tels que le liquide prostatique, celui des glandes de Cooper, le mucus urétral. La spermatine n'existe que dans la semence de l'homme pubère, ou dans la semence des animaux à l'époque du rut. Dans le jeune âge, et dans les époques intermédiaires au rut chez les animaux, la matière organique du liquide qu'on trouve dans les voies spermatiques ressemble, sous le rapport chimique, à peu près complétement à de l'albumine.

L'analyse quantitative du sperme a été faite rarement. Voici l'analyse de Vauquelin :

ANALYSE DU SPERME (Vauquelin).

Eau.	90
Spermatine.	6
Phosphate calcaire et autres sels.	3
Soude.	1

Le sperme *tel qu'il sort par le canal de l'urètre*, est un liquide assez complexe renfermant le produit de la sécrétion testiculaire, celui des vésicales séminales, de la prostate, des glandes de Cooper, et des glandes de Littre : ces divers liquides accessoires paraissent destinés à rendre le sperme plus fluide et à en favoriser la projection.

§ 392.

Spermatozoïdes. — Cellules spermatiques. — Lorsqu'on examine du sperme frais au microscope, on remarque une multitude considérable de petits filaments qui se meuvent dans le liquide avec une certaine vivacité. Ces filaments ont reçu des noms divers ; on les a successivement désignés sous les noms de : *animalcules spermatiques, zoospermes, filaments spermatiques, spermatozoïdes.* Ce dernier nom nous paraît le plus convenable, attendu que ces petits corps, malgré leur mobilité, ne peuvent pas être regardés comme des animaux proprement dits. Ils sont constitués par une substance homogène, et n'ont aucunement cette organisation compliquée dont l'imagination s'est plu à les douer. Ils représentent des éléments organiques analogues, par leur mobilité, aux cellules vibratiles (Voy. § 218).

Indépendamment des spermatozoïdes, on remarque encore dans le sperme des globules d'une nature particulière, dits *cellules spermatiques.* Ces cellules, de volume très-variable, ne sont que les premières phases du développement des filaments spermatiques. Ces cellules existent en grand nombre dans le sperme contenu dans les canaux séminifères du testicule. On n'en retrouve qu'un petit nombre dans le sperme éjaculé, parce qu'au moment où le sperme est évacué au dehors, ces cellules ont généralement subi leurs métamorphoses. Par la même raison, le sperme extrait des canaux séminifères du testicule ne renferme que de rares spermatozoïdes, et le nombre de ces derniers augmente dans l'épididyme, le canal déférent et les vésicules séminales. Outre les spermatozoïdes et les cellules spermatiques, on trouve enfin dans le sperme, comme dans tous les liquides de sécrétion, des granulations élémentaires et des lamelles d'épithélium détachées des parois des conduits excréteurs.

Les spermatozoïdes de l'homme (Voy. fig. 227, *a*) sont formés par une partie renflée, ovoïde, qu'on nomme tête, et par un appendice long et grêle, qu'on nomme queue. La tête est un peu aplatie, car on la voit plus large ou plus étroite, suivant que le spermatozoïde se présente de face ou de profil. Dans les mouvements spontanés que le spermatozoïde exécute dans la liqueur séminale, c'est toujours du côté de la tête que la progression a lieu. La tête a environ $0^{mm},005$ dans son diamètre longitudinal ; la queue est relativement beaucoup plus longue ; elle a souvent jusqu'à $0^{mm},1$ de longueur.

Les spermatozoïdes exécutent des mouvements qui paraissent très-rapides au microscope, et d'autant plus rapides, on le conçoit, que le grossissement est plus grand. M. Henle a calculé qu'en trois secondes ils peuvent parcourir un espace de 0^{mm},1. Leur mouvement de progression est analogue à celui des serpents, et, *relativement à leur longueur*, il est à peu près aussi vif, car les serpents ne mettent guère moins de trois se-condes à franchir un espace égal à leur propre longueur. Les sperma-tozoïdes continuent à se mouvoir après la mort de l'animal dans le li-quide des canaux spermatiques. Au bout de vingt-quatre heures, on les retrouve encore mobiles. Quand ils ont été portés par le coït dans les or-ganes génitaux de la femme, ils conservent leurs mouvements beaucoup plus longtemps. M. Bischoff a retrouvé les spermatozoïdes du lapin encore animés de mouvements spontanés dans les trompes utérines de la lapine, une semaine après l'accouplement.

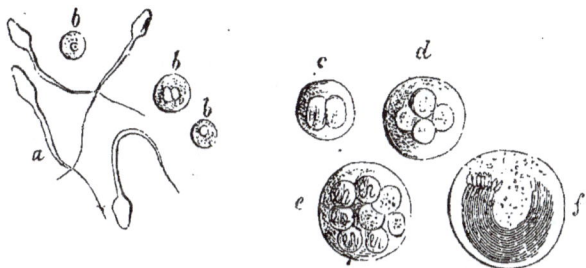

Fig. 227.

SPERMATOZOÏDES ET GLOBULES SPERMATIQUES.

Lorsque le sperme est abandonné au contact de l'air, la durée des mouvements des spermatozoïdes n'est que de quelques heures, et en-core faut-il maintenir le liquide à la température du corps de l'animal et s'opposer aussi aux effets du desséchement. Les spermatozoïdes per-dent leurs mouvements quand on étend d'eau le sperme ; ils les perdent également sous l'influence du froid, d'une température élevée, des acides, des alcalis, de l'opium, de la strychnine, de la bile, et aussi, d'après M. Donné, sous l'influence de certaines qualités du mucus vaginal de la femme (acidité et alcalinité). Les spermatozoïdes conservent leurs mou-vements dans l'urine, à peu près aussi longtemps que dans le sperme abandonné au contact de l'air.

Les spermatozoïdes des mammifères et de la plupart des autres verté-brés ont aussi la forme de filaments, avec une partie renflée à l'une des extrémités. En général, les spermatozoïdes des animaux ont des dimen-sions plus considérables que ceux de l'homme. Les principales différen-ces que présentent les spermatozoïdes dans les animaux portent sur la forme de la tête. Ainsi, chez la taupe, cette tête représente une ellipse très-allongée ; chez le chien, elle ressemble à une sorte de poire dont la grosse extrémité serait tournée en avant ; chez le rat, elle ressemble à un fer de lance, ou plutôt à la figure d'un pique de carte à jouer, etc. Dans les oiseaux, la tête des spermatozoïdes est très-allongée et se dis-

tingue moins nettement de la queue; elle a une forme analogue au pas
de vis d'une vrille.

Les *cellules spermatiques*, d'où procèdent les spermatozoïdes, doivent
être étudiées dans le sperme extrait des canaux séminifères du testicule
des animaux vivants, ou dans les canaux séminifères de l'homme mort
de mort violente, de l'homme décapité, par exemple. Ces cellules présentent des volumes très-divers, qui correspondent aux diverses périodes de leur évolution. MM. Wagner, Kölliker, Robin, etc., ont étudié
avec soin leurs métamorphoses. D'abord très-petites, elles constituent
dans l'origine des vésicules simples, c'est-à-dire de véritables cellules
organiques. Elles grossissent peu à peu et acquièrent bientôt des dimensions plus considérables (Voy. fig. 228, *b, c, d, e, f*). A la fin de leur accroissement, elles ont généralement, chez les mammifères, 0^{mm},06 de
diamètre. Les cellules spermatiques ne contiennent, dans l'origine,
qu'un noyau et un contenu à peu près uniformément granulé (Voy.
fig. 228, *b, b, b*). Puis, pendant que la cellule s'accroît, le contenu se
fractionne en deux parties par multiplication endogène, et, à une certaine période, il y a deux cellules filles incluses dans la cellule mère primitive [1] (Voy. fig. 228, *c*). Les cellules filles continuent à se multiplier
dans la cellule mère, et bientôt il y en a quatre, huit, et davantage
(Voy. fig. 228, *d, e*). Quand la multiplication est achevée, on voit bientôt
se développer dans l'intérieur de chacune des petites cellules un spermatozoïde enroulé sur lui-même (Voy. fig. 228, *e*). Quand le développement isolé des spermatozoïdes est terminé, les vésicules qui les entourent se détruisent, et les spermatozoïdes deviennent libres dans la cellule
mère. Les filaments spermatiques s'appliquent alors contre les parois
de la cellule mère, d'une manière symétrique, et forment un faisceau
dans lequel les têtes sont souvent accolées les unes contre les autres
(Voy. fig. 228, *f*). Appliqué contre les parois, en forme de courbe, le
faisceau croît encore avec la cellule mère, qui ne tarde pas à se rompre.
Une fois libre dans le liquide spermatique, le faisceau se dissocie, et les
spermatozoïdes acquièrent une existence indépendante. On retrouve
souvent dans le sperme des filaments spermatiques encore adhérents
par quelque partie de leur corps, et en particulier par leur tête.

C'est à la présence des spermatozoïdes que le sperme doit ses propriétés fécondantes. L'homme adulte, qui peut féconder la femme en toute

[1] La multiplication endogène paraît se faire ici par *segmentation*, c'est-à-dire par groupement du contenu autour de noyaux, en deux masses, puis quatre, puis huit, etc., masses qui s'entourent plus tard de membranes de cellules. Nous retrouverons plus loin la
segmentation du *vitellus*, comme premier phénomène du développement de l'œuf. On a
comparé la cellule spermatique à l'ovule, et M. Robin a même désigné cette cellule sous
le nom d'*ovule mâle*. Il y a, en effet, une certaine analogie entre ces deux éléments organiques. La cellule spermatique naît dans les canaux séminifères du testicule, comme
l'ovule naît dans les vésicules de Graaf de l'ovaire. La cellule spermatique reste stationnaire pendant l'enfance, comme l'ovule, et les métamorphoses ultérieures, qui doivent
donner naissance aux spermatozoïdes, s'accomplissent de la même manière que les métamorphoses ultérieures de l'ovule.

saison, présente en tout temps des spermatozoïdes dans le liquide séminal. Le sperme des animaux n'en contient qu'à l'époque du rut. Dans
les intervalles, l'évolution des vésicules spermatiques et la formation des
spermatozoïdes sont suspendues ; ceux qui existaient dans les organes
mâles disparaissent peu à peu, à mesure que la dernière période du
rut s'éloigne.

Le sperme se forme plus lentement que les autres liquides de sécrétion. Sa viscosité en rend le cheminement assez lent, dans le long parcours des canaux séminifères du testicule et de l'épididyme. A la suite
des pertes spermatiques répétées, on remarque aussi que le sperme est
moins riche en animalcules; on y retrouve plus de *cellules spermatiques* :
ce qui indique clairement qu'il faut un certain temps pour que les métamorphoses de ces cellules s'accomplissent.

CHAPITRE III

DE LA COPULATION

(ACCOUPLEMENT OU COÏT).

§ 393.

De l'érection chez l'homme. — L'érection est caractérisée, chez
l'homme, par l'augmentation de volume et de consistance, et par le
changement de direction du membre viril. L'érection facilite l'introduction du pénis dans les organes génitaux de la femme, et lui permet
de porter dans la profondeur du vagin le liquide destiné à la fécondation. Mais ce n'est pas là le but principal de l'érection. D'une part, ce
phénomène accompagne aussi chez la femme
l'acte du coït; et, d'autre part, la sortie du
sperme peut avoir lieu sans érection, ainsi que
cela se rencontre quelquefois. L'érection met
les organes mâles et femelles dans un état de
turgescence tel, que ces organes, doués en ce
moment d'une sensibilité exaltée, s'appliquent
intimement l'un sur l'autre : elle augmente
ainsi dans les deux sexes la sensation voluptueuse, sensation par laquelle se trouve assurée
dans toute la série animale, la reproduction
de l'espèce. Telle est surtout sa destination.

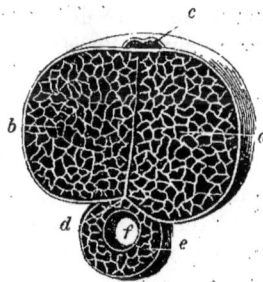

Fig. 228.

a, b, corps caverneux de la verge.
c ; d, cloison de séparation des
  deux corps caverneux.
e, corps caverneux de l'urètre.
f, canal de l'urètre.

L'appareil de l'érection consiste en un tissu
spongieux dit érectile, qui constitue à lui seul
la masse presque entière de la verge (Voy. fig. 228). Le tissu érectile de
la verge est formé : 1° des deux *corps caverneux* (Voy. fig. 228, a, b),

qui, attachés en arrière aux branches ascendantes de l'ischion et descendantes du pubis, s'adossent l'un à l'autre, et ne sont plus séparés en avant que par une cloison incomplète; 2° par la portion spongieuse de l'urètre (corps caverneux de l'urètre), tissu érectile à mailles plus fines que le précédent, formant autour de l'urètre une gaîne complète (fig. 228, e), et venant se loger, avec l'urètre qu'elle entoure, au-dessous des corps caverneux de la verge, contre lesquels elle est intimement appliquée. La portion spongieuse de l'urètre présente en arrière un renflement ou bulbe (Voy. fig. 226, p), et en avant un autre renflement, ou gland (Voy. fig. 226, s).

Les corps caverneux de la verge, et la gaîne spongieuse de l'urètre renflée en avant sous forme de *gland*, et en arrière sous forme de *bulbe*, sont constitués par les lamelles entre-croisées d'un tissu fibreux, dans lequel on trouve aussi des fibres musculaires lisses (§ 219). Ces lamelles circonscrivent des espaces irréguliers ou cellules, communiquant largement les unes avec les autres, et communiquant aussi avec les veines. De plus, les capillaires artériels qui arrivent au tissu caverneux, après s'être divisés et subdivisés sur les parois des cellules, se terminent par des extrémités dilatées en forme d'entonnoir, qui versent le sang dans les cellules. Le tissu érectile, interposé entre les artères et les veines, forme ainsi entre elles une sorte de réservoir tout spécial, pouvant, dans certains moments, recevoir une grande quantité de sang, et augmenter beaucoup de volume. C'est ce qui arrive toutes les fois que le retour du sang par les veines se trouve suspendu ou ralenti, alors que les artères continuent toujours à apporter le sang poussé par la tension artérielle. Tel est, en effet, le mécanisme de l'érection, comme nous l'allons voir.

Les corps caverneux de la verge et le tissu caverneux de l'urètre sont entourés et isolés les uns des autres par des gaînes fibreuses élastiques, qui permettent les changements de volume de l'organe tout en les limitant à un degré déterminé. Les corps caverneux de la verge et le tissu caverneux de l'urètre reçoivent principalement leur sang par des vaisseaux distincts, et leur érection n'est pas toujours simultanée. Cependant il existe entre eux quelques communications, et le sang qui les distend peut passer des uns aux autres; mais l'érection de chacun d'eux est amenée d'une manière bien plus directe et surtout bien plus complète, par leurs vaisseaux respectifs.

L'érection peut être déterminée par des causes diverses. Tels sont: le contact de la femme, les excitations mécaniques du pénis, les lectures érotiques, la vue ou le souvenir du coït. La continence, c'est-à-dire la réplétion des voies spermatiques par un sperme riche en spermatozoïdes, donne à ces diverses causes une grande activité. Certaines émotions vives peuvent, au contraire, y porter plus ou moins complétement obstacle.

L'érection peut être déterminée aussi par d'autres causes, telles que le décubitus dorsal dans le lit, la réplétion de la vessie par l'urine, la présence d'un calcul dans la vessie, etc.

L'érection dépend évidemment de l'*accumulation* du sang dans les mailles du tissu érectile de la verge. On peut amener l'érection sur le cadavre, en injectant à l'aide d'une masse solidifiable les vaisseaux du pénis. On peut aussi, à l'exemple de J. Müller, déterminer l'érection du pénis en fixant un long tube à l'aide d'une ligature, dans une ouverture pratiquée à l'un des corps caverneux de la verge, en remplissant d'eau ce tube maintenu dans la verticale, et en exerçant une pression convenable sur les organes du bassin pour s'opposer au retour de l'eau par les veines. Lorsque le liquide infiltré dans le tissu caverneux supporte ainsi une colonne d'eau de 2 mètres, l'érection est complète. Cette expérience démontre, en outre, que la tension du sang accumulé dans le pénis, au moment de l'érection, est précisément celle à laquelle le sang est soumis dans le système artériel (15 centimètres de mercure) (Voy. § 95).

Au moment de l'érection, le sang s'accumule donc dans les mailles du tissu érectile de la verge, et cette accumulation ne peut être amenée que par un obstacle quelconque à la sortie du sang veineux. Le retour du sang par les veines est-il suspendu *complétement* au moment où l'érection s'établit? On l'ignore ; mais il est probable cependant qu'il n'y a qu'un ralentissement dans la circulation veineuse, et que, quand l'érection est établie, la tension artérielle transportée dans les mailles du tissu érectile fait progresser dans les veines, pendant tout le temps que dure l'érection, une certaine quantité de sang. L'obstacle à la sortie du sang veineux n'a pas besoin, en effet, d'être absolu, il suffit qu'il fasse équilibre dans une certaine mesure à la tension artérielle, pour que le réservoir multiloculaire, représenté par le tissu érectile, reste bandé.

L'obstacle au retour du sang veineux, au moment de l'érection, est déterminé en partie par la contraction musculaire des fibres lisses qui entrent dans la constitution des lamelles du tissu caverneux, et en partie par certains muscles du périnée (l'ischio-caverneux et le bulbo-caverneux). Ceux-ci agissent principalement pour porter l'érection au maximum. L'existence des fibres musculaires lisses dans les lamelles du tissu caverneux est démontrée par l'observation microscopique, et l'on peut mettre la propriété contractile de ce tissu en évidence, en appliquant les réophores d'un appareil d'induction sur le pénis d'un animal récemment tué. Le rétrécissement des lamelles du tissu caverneux peut être observé très-facilement alors, à l'aide d'une simple loupe ; il est, comme dans tous les muscles lisses, lent à se produire et lent à s'éteindre.

La contraction des fibres musculaires du tissu caverneux entraîne, dans chaque point où les cellules communiquent avec les veines, une diminution du calibre veineux correspondant ; et ces effets, se produisant dans toute l'étendue des corps caverneux, s'additionnent. Le sang, toujours versé par les artères, sous l'influence de la tension artérielle, amène progressivement l'augmentation de volume de la verge, et, avec cette augmentation de volume, les changements de forme et de direction subordonnés à l'état de réplétion des mailles du tissu érectile.

La contraction des fibres musculaires du tissu érectile agit à peu près seule, au commencement de l'érection. Les muscles du périnée rendent l'érection plus complète. Pendant le coït, et alors surtout que la verge est agitée par des saccades ou battements convulsifs, on constate manifestement les contractions involontaires de ces muscles. L'ischio-caverneux, né à la face interne de la tubérosité de l'ischion, se porte sur la racine des corps caverneux et s'entre-croise, au-dessous du bulbe, avec celui du côté opposé. Le bulbo-caverneux, né du raphé commun au sphincter et au transverse du périnée, contourne le pénis et vient se terminer près de son ligament suspenseur. Ces deux muscles, par leur contraction, agissent surtout sur le bulbe. Le bulbe comprimé chasse le sang de la partie postérieure de la portion spongieuse de l'urètre vers la partie antérieure, c'est-à-dire vers le gland. C'est à ces contractions répétées qu'est due la turgescence exagérée du gland, dans les moments qui précèdent l'éjaculation. Chez la plupart des animaux, le gland acquiert en ce moment un développement très-supérieur à celui qu'il avait au moment où le pénis a pénétré dans les organes génitaux de la femelle, ainsi qu'on peut le remarquer quand il sort immédiatement après l'éjaculation.

La contraction de ces muscles agit aussi pour compléter et pour pousser à ses dernières limites la réplétion des corps caverneux de la verge. Le bulbo-caverneux, en pressant de bas en haut la verge contre la symphyse pubienne, comprime, en effet, les veines dorsales du pénis; et l'ischio-caverneux, en pressant la portion des corps caverneux adhérente aux surfaces ischio-pubiennes, chasse aussi le sang vers la portion libre de la verge. Le sphincter et le transverse du périnée, se contractant dans le même temps, et donnant plus de fixité aux insertions postérieures du bulbo-caverneux, concourent indirectement aussi au phénomène de l'érection.

§ 394.

De l'érection chez la femme. — La femme possède aussi un appareil érectile, qui s'érige dans les mêmes conditions que celui de l'homme. De même qu'on voit parfois le phénomène de l'érection manquer ou ne se produire que très-incomplétement chez l'homme, au moment de l'éjaculation; de même l'érection peut manquer chez la femme, et la fécondation s'opérer néanmoins. Le phénomène de l'érection n'est donc pas plus chez la femme que chez l'homme, lié absolument à la fécondation; mais il est destiné à exciter chez elle le désir du rapprochement des sexes, et à soustraire à l'indifférence ou au dégoût la fonction la plus essentielle de l'animalité.

L'appareil érectile de la femme se compose de deux parties principales. 1° Le clitoris (fig. 230), organe situé à la partie supérieure du vagin, correspond exactement aux corps caverneux de la verge de l'homme. C'est un pénis en petit, moins le canal de l'urètre; l'urètre s'ouvrant, chez la femme, isolément, en dessous de lui. Le clitoris présente en arrière deux racines qui, comme celles des corps caverneux de la verge, vont se fixer sur les branches descendantes du pubis et ascendantes de l'ischion. Les deux racines du clitoris convergent l'une vers l'autre, et forment, en se dirigeant en haut, le corps du clitoris.

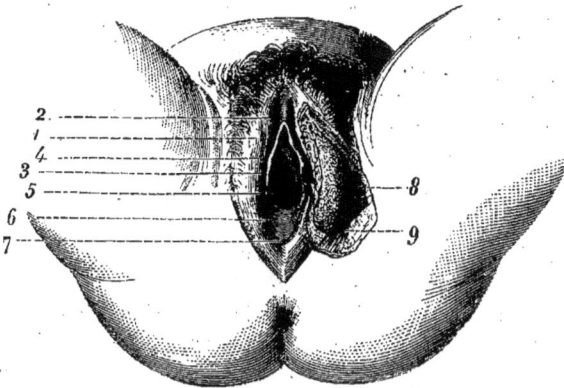

Fig. 229.

ORGANES EXTÉRIEURS DE LA GÉNÉRATION (femme).

1, grandes lèvres.
2, clitoris.
3, petites lèvres.
4, méat urinaire.
5, orifice du vagin.

6, membrane hymen.
7, fourchette.
8, bulbe du vagin, prolongement descendant mis à découvert par la dissection de la grande lèvre.
9, muscle constricteur du vagin.

Celui-ci se recourbe bientôt en bas, et se termine par un petit tubercule imperforé, appelé le gland du clitoris. Le clitoris est généralement recouvert par la jonction supérieure des petites lèvres qui font office de prépuce. 2° Le bulbe du vagin (8, fig. 229), placé à l'orifice du vagin, sous les racines des corps caverneux du clitoris, correspond au bulbe de l'urètre de l'homme. Placé entre les racines du clitoris et le méat urinaire, il envoie des prolongements qui descendent de chaque côté du vagin et forme ainsi, à l'entrée de la vulve et dans l'épaisseur des grandes lèvres, un coussinet érectile, destiné à embrasser le pénis.

Le clitoris et le bulbe du vagin sont constitués par un tissu analogue à celui de la verge. Le mécanisme de l'érection est le même chez la femme que chez l'homme. Le gonflement du clitoris, déterminé d'abord par la contraction des lamelles musculaires du tissu caverneux, peut être porté au maximum au moment du coït, par l'action du constricteur du vagin (bulbo-caverneux de la femme). Ce muscle double le bulbe en dehors, le comprime, et augmente ainsi la turgescence du clitoris, dont le tissu caverneux communique avec celui du bulbe.

Le clitoris, lorsqu'il s'érige, augmente de volume et de consistance, mais il ne change pas de direction, comme la verge de l'homme. Sa partie libre, coudée vers le bas, ne se relève point du côté de l'abdomen, au moment de l'érection. Son augmentation de volume tend, au contraire, à le faire prédominer du côté de l'ouverture vaginale, de manière à le présenter à la rencontre du pénis, au moment du coït.

§ 395.

Du coït. — Le but du coït est de mettre en présence les deux éléments essentiels de la reproduction, l'ovule et le sperme. A cet effet, la verge, préalablement érigée, s'introduit dans les organes génitaux de la femme. Le membre viril, devenu plus volumineux, remplit le vagin. Celui-ci, dont l'orifice est plus rétréci que le fond, s'accommode au volume variable du pénis.

Le glissement du membre est favorisé par les mucosités du vagin, surtout par la sécrétion des glandes vulvo-vaginales ou glandes de Bartholin. Ces glandes, analogues pour la structure aux glandes salivaires, sont placées sur les côtés de la vulve et du vagin, dans le tissu cellulaire du plancher périnéal, et viennent s'ouvrir de chaque côté par un canal excréteur, à un centimètre environ en arrière de l'orifice vulvaire. Le liquide fourni par ces glandes est visqueux, filant, assez analogue à de la salive, et doué d'une odeur vive et caractéristique, qui éveille chez l'homme les désirs vénériens. La sécrétion des glandes vulvo-vaginales augmente au moment de l'excitation génésique, et l'excrétion du liquide sécrété accompagne l'érection des tissus érectiles qui garnissent l'entrée du vagin. Lorsque le désir du coït est vif, l'issue du liquide a lieu parfois sous forme de jet, par les contractions spasmodiques du canal excréteur. C'est ce jet de liquide, assez analogue à celui qui a lieu par les canaux excréteurs des glandes salivaires, à la vue ou au souvenir des aliments savoureux, qu'on a quelquefois désigné sous le nom d'*éjaculation* de la femme. Mais ce liquide n'a rien de commun avec le liquide éjaculé par l'homme, c'est-à-dire avec le sperme; il n'est qu'un liquide destiné à lubrifier le vagin, à favoriser l'introduction du pénis, à adoucir les frottements, et à rendre plus vives et plus exquises les impressions du toucher.

Le vagin présente à l'intérieur et sur la ligne médiane, en avant et en arrière, des saillies longitudinales de la membrane muqueuse (colonnes du vagin), et aussi, dans le voisinage de la vulve, des plis ou des rides transversales qui augmentent les contacts voluptueux. Les grandes et les petites lèvres de la vulve, très-riches en vaisseaux et en nerfs, n'éprouvent pas une érection comparable à celle du bulbe et du clitoris, mais elles se gonflent néanmoins au moment de l'excitation du coït, et concourent à embrasser étroitement le pénis.

Les frottements du gland de la verge contre les surfaces muqueuses, lubrifiées et gonflées, de la vulve et du vagin, entraînent, par action réflexe, la contraction des muscles bulbo-caverneux et ischio-caverneux de l'homme. L'érection des corps caverneux de la verge et celle du gland se trouvent ainsi portées à leurs dernières limites (Voy. § 393). Le frottement du dos de la verge contre le clitoris et contre l'ouverture de la vulve, douée en ce moment d'une vive sensibilité, amènent également, par action réflexe, la contraction du constricteur du vagin et de l'ischio-caverneux, contraction qui augmente la turgescence de l'appareil érectile de la femme, ou qui la détermine, si elle n'avait pas eu lieu au commencement du coït. L'appareil érectile de la femme, distendu par le sang, réagit à son tour sur le membre viril, et ainsi de suite. Enfin, lorsque la sensibilité développée sur le gland du pénis et sur celui du clitoris par les frottements réitérés de l'organe mâle contre l'organe femelle est arrivée à un certain degré d'exaltation, il survient dans tout l'organisme une sensation indéfinissable, accompagnée d'un sentiment de chaleur le long de l'axe cérébro-spinal, de l'accélération du pouls et d'efforts convulsifs d'expiration.

Du côté de l'homme la contraction des voies d'excrétion du sperme, et de tous les muscles du périnée, survient par action réflexe de la moelle épinière, et l'éjaculation a lieu.

Du côté de la femme, l'orgasme vénérien est accompagné, non-seulement de la contraction spasmodique des muscles du périnée, mais encore d'une hypersécrétion des glandes de Bartholin.

La sensation voluptueuse qui accompagne le coït n'est pas indispensable à la fécondation. Des femmes ont pu devenir grosses sans l'avoir ressentie, de même que l'homme peut quelquefois émettre la liqueur spermatique sans éprouver l'ébranlement nerveux qui accompagne généralement l'éjaculation; mais il n'est pas moins certain que l'orgasme vénérien est l'un des plus puissants et des plus sûrs mobiles de la procréation. Les animaux ressentent vivement cette sensation. Quelques insectes accouplés ne se séparent pas quand on les transperce d'outre en outre, et on peut mutiler les grenouilles mâles, au moment de la fécondation, sans qu'elles cessent d'embrasser la femelle. Il semble qu'en ce moment l'instinct de la conservation individuelle a disparu pour faire place à celui de la reproduction de l'espèce.

Le premier coït de la femme est souvent douloureux. L'orifice vaginal de la fille vierge est pourvu, en arrière des petites lèvres, d'un diaphragme membraneux incomplet, ou *hymen* (6, fig. 229), qui, fermant en partie l'entrée du vagin, est généralement déchiré par les premières approches. La déchirure de cette membrane, pourvue de vaisseaux et de nerfs, est ordinairement accompagnée de douleur et d'une légère effusion de sang. Lorsque l'hymen a été rompu, ses lambeaux se rétractent, deviennent plus épais et constituent les caroncules myrtiformes.

Le plus ordinairement l'hymen a la forme d'un croissant, dont l'ouverture regarde en haut, du côté du méat urinaire; d'autres fois il constitue un diaphragme complet, percé d'une ouverture ou de plusieurs ouvertures; d'autres fois encore, mais beaucoup plus rarement, ce diaphragme est tout à fait imperforé et ferme complétement le vagin. La solidité de l'hymen est le plus souvent médiocre, et cette membrane cède facilement, non-seulement à l'introduction du pénis, mais aussi à celle d'autres corps étrangers. Parfois l'hymen offre une mollesse et une laxité telle, qu'il prête sans déchirure. Rarement il est assez solide pour résister aux efforts naturels qui doivent en amener la rupture.

La présence de l'hymen est une probabilité, mais non pas un signe certain de virginité; car, s'il était lâche, il a pu céder et permettre l'introduction du pénis sans se rompre, et, d'autre part, il peut y avoir eu copulation incomplète à l'orifice externe de la vulve, et même fécondation, le jet du sperme ayant traversé l'ouverture circonscrite par lui. Il existe dans la science des observations de femmes qui présentaient encore la membrane hymen au moment de l'accouchement. L'absence de l'hymen n'est pas non plus la preuve du coït. Il n'est pas probable, il est vrai, que l'écartement forcé des cuisses, la danse ou l'équitation puissent le rompre, mais il est évident que l'introduction de tout autre corps que le pénis a pu en déterminer la déchirure.

§ 396.

Éjaculation. — L'éjaculation ou l'excrétion du sperme est déterminée par la contraction des canaux éjaculateurs, celle des vésicules séminales, celle des canaux déférents, et probablement aussi celle de l'épididyme (Voy. fig. 226). A ces contractions viennent se joindre celle des muscles du périnée et celle des couches musculaires multiples (dites muscles de Wilson), qui entourent de toutes parts la portion membraneuse de l'urètre. L'éjaculation est involontaire; elle survient par action réflexe, lorsque l'excitation du gland est poussée à un certain degré.

La réalité de la contraction des canaux éjaculateurs et des canaux déférents peut être mise en évidence par l'excitation directe de ces canaux sur les animaux fraîchement tués, ou par l'excitation galvanique des nerfs qui s'y rendent (portion lombaire du grand sympathique). La stimulation directe de la moelle épinière peut conduire au même résultat.

L'éjaculation qui accompagne souvent la pendaison est déterminée par la compression et par les tiraillements de la moelle épinière; et le sperme qu'on trouve ordinairement dans le canal de l'urètre des guillotinés y a été amené par les contractions des voies de l'excrétion du sperme, en vertu de la stimulation nerveuse déterminée par la section de la moelle épinière.

Les vésicules séminales (Voy. fig. 227), placées sur le trajet des voies d'excrétion du sperme, entre les canaux déférents et les canaux éjaculateurs, sont tout autant des organes glanduleux que des réservoirs du sperme. Lorsqu'on examine au microscope le liquide qu'elles contiennent, on y trouve des animalcules spermatiques. Après la castration, ces organes se développent et atteignent le même volume que chez les animaux entiers. Il est donc probable que les vésicules séminales fournissent une humeur particulière, qui se mélange au sperme au moment de l'éjaculation.

La prostate (Voy. fig. 226) dont les canaux excréteurs viennent s'ouvrir dans l'urètre, fournit un liquide transparent et filant; les glandes de Cooper (Voy. fig. 226) sont dans le même cas. La membrane muqueuse de l'urètre elle-même fournit un mucus qui vient encore compliquer la composition du sperme éjaculé.

Les liquides fournis par les glandes de Cooper, par la prostate et par la muqueuse urétrale, paraissent avoir pour but de lubrifier le canal de l'urètre, au moment de l'éjaculation, de manière que le liquide visqueux du sperme se trouve entraîné au dehors, en masse, et sans adhérer aux parois du canal qu'il parcourt. Ce sont ces liquides qui s'écoulent au dehors du canal, et avant l'éjaculation, sous la forme d'une humeur transparente, lorsque le pénis est vivement excité : c'est aussi le liquide non fécondant fourni par la prostate, par les glandes de Cooper et par les vésicules séminales, qui s'écoule, après l'érection, au dehors de l'urètre de l'homme ou des animaux qui ont subi la castration.

La contraction des voies de l'excrétion du sperme est assez brusque et assez énergique, au moment de l'éjaculation, pour faire sortir le sperme en jet. Ce jet, chez l'homme continent, peut aller à plusieurs pieds de hauteur. Au moment de l'éjaculation, l'urine ne s'écoule point en dehors de la vessie. En ce moment le col de la vessie reste fermé.

En dehors même de l'excitation vénérienne, le col de la vessie oppose aussi un obstacle à peu près insurmontable à la miction, toutes les fois que le pénis se trouve à un degré prononcé d'érection [1].

Dans l'état ordinaire, le sperme ne s'écoule pas avec l'urine, quoique la miction soit accompagnée, surtout vers la fin, par la contraction des muscles du périnée : ce qui montre bien le rôle spécial des voies spermatiques dans l'éjaculation. Chez les individus continents, la contraction des muscles du périnée entraîne assez souvent cependant, à la fin de l'urination et dans les efforts de la défécation, la sortie d'un liquide muqueux mélangé de sperme et provenant des vésicules séminales.

Le sperme qui est évacué au dehors des voies spermatiques, au moment de l'éjaculation, provient des vésicules séminales, du canal déférent et de l'épididyme. Mais la capacité de ces réservoirs et de ces canaux étant peu considérable, il est probable qu'il provient aussi des canaux séminifères du testicule lui-même, dont l'action sécrétoire se trouve notablement augmentée au moment du coït. Lorsque l'éjaculation se répète un certain nombre de fois en peu de temps, le fait est

---

[1] La difficulté et même l'impossibilité d'uriner au moment de l'érection, malgré les efforts les plus énergiques, tient peut-être aussi au gonflement du *veru montanum*, saillie placée sur la portion inférieure de la portion prostatique de l'urètre.

évident; il ne l'est pas moins chez les animaux en rut (le bélier, par exemple) qui, en l'espace de moins d'une heure, peuvent s'accoupler trente ou quarante fois, et chez lesquels l'éjaculation est presque continue.

§ 397.

Hermaphrodisme. — L'hermaphrodisme, c'est-à-dire la réunion des organes mâles et des organes femelles sur le même individu, existe dans les plantes et chez un certain nombre d'animaux invertébrés, qui tantôt se fécondent réciproquement et tantôt se fécondent eux-mêmes. On rencontre parfois chez l'homme les apparences extérieures de l'hermaphrodisme, c'est-à-dire une vulve, conduisant dans un canal intérieur ou vagin, avec des testicules et un pénis; mais, dans ce cas, les organes intérieurs femelles, c'est-à-dire l'utérus et les ovaires, font défaut. D'autres fois, on trouve une vulve, un vagin, un utérus, des ovaires et un pénis; mais alors les testicules font défaut, et le pénis n'est que l'exagération du clitoris. Quelquefois, avec un clitoris très-développé et un méat urinaire se continuant sous le clitoris (comme dans la verge de l'homme), les ovaires, au lieu d'être placés dans le ventre, sont engagés dans les anneaux, comme les testicules, ou même descendus dans les bourses, figurées alors par les grandes lèvres dilatées. Mais l'hermaphrodisme, qui paraît ici complet *extérieurement*, n'est qu'apparent et non réel.

L'hermaphrodisme réel, caractérisé par la *présence simultanée des testicules et des ovaires*, n'a point encore été constaté d'une manière positive dans l'espèce humaine. Dans l'hermaphrodisme de l'espèce humaine, il y a toujours prédominance du sexe masculin, ou prédominance du sexe féminin; et c'est l'existence des testicules ou celle des ovaires qui détermine cette prédominance. Nous verrons plus loin (Voy. § 410) à quoi tiennent ces anomalies d'organisation. Les prétendus hermaphrodites de l'espèce humaine ne peuvent se féconder eux-mêmes; ils ne peuvent non plus féconder à la fois la femme et être fécondés par l'homme. Ils sont donc exclusivement homme ou femme [1].

[1] Le fait d'hermaphrodisme en apparence le plus complet est celui qui a été observé à Lisbonne en 1807. L'individu dont il est question avait alors vingt-huit ans, la taille svelte, le teint brun, un peu de barbe, la voix d'une femme. Cet individu présentait un pénis développé et des testicules (ou du moins des tumeurs dans les bourses, qu'on désignait ainsi); une vulve avec grandes et petites lèvres très-bien conformées; une menstruation régulière. La grossesse eut lieu deux fois, mais elle se termina par deux fausses couches, à trois et à cinq mois. Durant la copulation, le pénis entrait en érection. Cet individu n'avait aucun penchant pour les femmes.

Il est évident que cet hermaphrodite était une femme. Les prétendus testicules n'étaient que des ovaires anormaux situés au dehors, dans l'épaisseur de la partie supérieure des grandes lèvres. Le pénis n'était qu'un clitoris développé; lorsqu'on voulait sonder le canal dont il était perforé, on arrivait bientôt à un cul-de-sac. La vessie venait s'ouvrir à la partie supérieure du vagin par un méat urinaire conformé comme chez la femme.

CHAPITRE IV.

FÉCONDATION.

§ 398.

En quoi consiste la fécondation. — La fécondation est l'acte le plus mystérieux de la génération. La fécondation consiste dans la rencontre de l'ovule et du sperme; mais nous ignorons absolument comment l'ovule puise dans son contact avec le sperme le pouvoir de se développer ensuite, soit en dehors du corps de la femelle, aux dépens des matériaux de nutrition entraînés avec lui (ovipares), soit dans l'intérieur même de la cavité utérine (vivipares), en empruntant aux organes sur lesquels il se fixe les éléments de ses tissus. Ce que nous savons, ce que l'expérience nous apprend, c'est que la fécondation n'est possible qu'autant que le sperme entre en contact matériel avec l'ovule, et qu'autant que le sperme se trouve dans ses conditions de composition normale.

Autrefois, on supposait que la fécondation pouvait s'opérer par une influence en quelque sorte purement dynamique. On pensait que le sperme n'était pas porté lui-même jusqu'à l'ovaire; et comme on croyait, à cette époque, que la fécondation pouvait seulement s'accomplir dans l'intérieur de l'ovaire, on admettait que les parties les plus déliées de la semence absorbée après le coït, dans les organes de la génération, étaient portées dans toutes les parties de l'organisme femelle, et que la fécondation s'opérait à l'aide d'une sorte de vapeur à laquelle on donnait le nom d'*aura seminalis*. Cette supposition n'est plus admissible aujourd'hui. Non-seulement, à l'aide de l'observation microscopique, on a pu rencontrer le sperme dans tous les points des voies génitales internes, depuis le vagin jusqu'à l'ovaire, mais encore on sait que la rupture des vésicules de Graaf s'opère le plus souvent d'une manière spontanée. On sait, d'autre part, que le contact direct du sperme et de l'ovule est indispensable à la fécondation.

La fécondation artificielle des œufs de poisson et de ceux d'un certain nombre de reptiles, chez lesquels la ponte a lieu avant la fécondation, en sont la preuve la plus évidente. Si on place, immédiatement après la ponte, des œufs de poisson ou de grenouille dans deux vases différents contenant de l'eau, et dans les mêmes conditions de température; les œufs se développeront seulement dans celui des deux vases à l'eau duquel on aura ajouté la liqueur séminale du mâle.

Dans les phénomènes de la génération, tout ce qui précède et accompagne la fécondation est accessoire : le but est la fécondation elle-même. L'érection, la copulation, le sentiment instinctif qui pousse à l'union des sexes, sont destinés à en assurer l'accomplissement. Sur une chienne, on peut, au moment du rut, injecter le sperme du mâle dans les organes génitaux femelles, et amener le développement d'un nouvel être. Hunter et quelques observateurs modernes ont rapporté dans l'espèce humaine des exemples du même genre.

Pour que la fécondation ait lieu, le sperme doit contenir des spermatozoïdes. Le sperme des animaux, en dehors de la période du rut, ne contenant point de spermatozoïdes, n'est pas fécondant. Si, à l'exemple de MM. Prévost et Dumas, on *filtre* du sperme de grenouille, la portion qui a passé à travers le filtre ne contient point de spermatozoïdes ; elle ne féconde plus les œufs avec lesquels on la met en contact. La portion qui est restée sur le filtre contient les spermatozoïdes, et elle féconde les œufs. On peut encore varier autrement l'expérience : on prend un certain nombre d'œufs de grenouille, on en place une moitié dans un vase, et l'autre moitié dans un autre vase ; on extrait des voies génitales du mâle une certaine quantité de sperme, qu'on divise aussi en deux portions : l'une de ces portions est soumise au passage du courant électrique, qui a pour effet de détruire la *mobilité* des spermatozoïdes. La portion du sperme restée intacte, mélangée à l'eau dans laquelle on a placé une partie des œufs, a le pouvoir de féconder ces œufs, car ils donnent bientôt naissance à des *têtards*. La portion du sperme soumise à l'action du courant électrique, et mélangée à l'eau du second vase, n'effectue aucune fécondation dans les œufs : au bout de quelques jours ces œufs se gâtent.

Voici une autre expérience de M. Coste, dont la grenouille est aussi le sujet. Le sperme de la grenouille mâle est constitué par deux liquides qui se forment dans des organes distincts et qui ne se mélangent qu'à la sortie du corps de l'animal, par suite de la disposition de l'appareil séminal. L'un de ces liquides, abondant et transparent, dépourvu de spermatozoïdes, est tout à fait infécondant ; l'autre, pris dans le testicule même, possède des spermatozoïdes et jouit de la propriété fécondante [1].

L'intégrité du sperme est donc nécessaire à la fécondation. L'intégrité de l'œuf ne l'est pas moins. Lorsqu'on laisse séjourner dans l'eau, pendant huit ou dix heures après la ponte, les œufs de grenouille, on a beau mettre les œufs en contact avec le sperme et les agiter avec la liqueur fécondante, la fécondation n'a plus lieu. Les échanges qui se sont opérés entre le contenu de l'œuf et l'eau dans laquelle ils ont séjourné ont modifié le contenu de telle façon que les phénomènes du développement sont devenus impossibles.

L'effet de l'eau sur l'œuf non fécondé, pendant les heures qui suivent la ponte, se révèle d'ailleurs extérieurement par un gonflement considérable de la matière albumineuse qui l'entoure, et il est possible que ce gonflement apporte aussi un obstacle à l'action *directe* du sperme

---

[1] Les *cellules spermatiques* contenues dans le sperme éjaculé ne jouissent pas du pouvoir fécondant. Ces cellules sont des cellules stériles, qui n'ont pas accompli les phases normales de leurs évolutions.

sur le contenu de l'œuf. Dans les animaux aquatiques, qui pondent leurs œufs avant la fécondation, le mâle doit donc répandre sa liqueur spermatique sur ces œufs aussitôt après la ponte, ou tout au moins très-peu de temps après la ponte, sans quoi ceux-ci ne tardent pas à s'altérer promptement. On remarquera que les espèces aquatiques pondent généralement un nombre considérable d'œufs (quelquefois des millions), et que la plus grande partie d'entre eux avortent, par suite des causes nombreuses de destruction qui les entourent (action endosmotique de l'eau, agissant sur les œufs non fécondés; action des courants, agissant pour soustraire les œufs à l'action fécondante de la semence, etc.). Chez les animaux dans lesquels la fécondation est intérieure (l'homme est de ce nombre), l'œuf échappé de l'ovaire se trouve contenu, jusqu'au moment de la fécondation, dans un milieu qui l'altère beaucoup moins rapidement. Il est probable qu'il conserve pendant plusieurs jours sa constitution normale, et qu'il peut être fécondé assez longtemps après avoir été expulsé de l'ovaire.

§ 399.

Rôle du sperme dans la fécondation. — La présence des spermatozoïdes dans la semence, et aussi leur intégrité ou leur *mobilité*, sont, nous l'avons dit, la condition indispensable de la propriété fécondante du sperme. Mais quel est le mode d'action des spermatozoïdes? Sont-ils les porteurs de la liqueur séminale, ont-ils pour but de faciliter par leurs mouvements la progression de la semence, et de mettre en contact avec l'ovule le sperme dont ils sont en quelque sorte englués? Entrent-ils dans l'intérieur de l'ovule pour y constituer l'élément primitif du nouvel être?

Dans les mammifères et dans l'espèce humaine, où la fécondation est intérieure, le sperme introduit dans la profondeur du vagin, ou jusque dans l'intérieur de l'utérus, au moment de l'éjaculation, est ensuite porté plus loin. Si l'on ouvre des lapines ou des chiennes, à des époques inégalement distantes du moment de la copulation, on constate qu'il faut de douze à vingt-quatre heures pour que le sperme parvienne jusqu'à l'extrémité des trompes, dans le voisinage du pavillon. Le mouvement de progression du sperme dans l'utérus et dans les trompes n'est pas sous l'influence des mouvements vibratiles des cils dont est garni l'épithélium qui recouvre l'intérieur de ces organes; car, nous l'avons vu, ce mouvement est dirigé du dedans au dehors, et favorise plutôt la progression en sens opposé de l'ovule. Quelques auteurs ont pensé que les spermatozoïdes, par leurs mouvements spontanés, se dirigeaient du côté des trompes, et, estimant au microscope la rapidité de leur course, ont cherché à établir que c'est par leur intermédiaire que le sperme progresse dans l'utérus et dans les trompes, du côté de l'ovaire. Cette supposition n'est guère vraisemblable. Les mouvements des spermatozoïdes n'auraient pas plus de tendance à les conduire du côté de l'ovaire que du côté de la vulve, à moins de leur attribuer une sorte d'instinct qui les pousserait dans une direction plutôt que dans une autre. Il n'est pas très-logique de leur retirer les attributs de l'animalité, de les envisager comme de simples filaments vibratiles analogues aux cellules vibratiles de l'épiderme, et de les douer en même temps des qualités qu'on n'accorde généralement qu'aux animaux pourvus d'un système nerveux distinct.

L'existence des filaments spermatiques dans le sperme des animaux qui ne s'accouplent point, et dans lesquels la liqueur fécondante est simplement déposée sur les œufs, témoigne d'ailleurs contre cette hypothèse. Le cheminement du sperme dans les trompes du côté de l'ovaire est bien plutôt déterminé par les mouvements péristaltiques de l'utérus et des trompes. A en juger par le temps qu'emploie le sperme à franchir l'utérus et l'étendue des trompes, ces mouvements doivent être très-lents.

D'après M. Coste, il faut de 15 à 30 minutes, pour que le sperme déposé dans le vagin, gagne la partie supérieure du col de l'utérus. On estime encore qu'il faut de 8 à 12 heures pour que le sperme aille du vagin jusqu'à l'ovaire, en passant par l'utérus et par les trompes.

La quantité de sperme nécessaire pour la fécondation doit être extrêmement petite, si nous nous en rapportons aux expériences de Spallanzani. Cet expérimentateur délaye 15 centigrammes de sperme de crapaud dans plus de 500 grammes d'eau ; puis, prenant une goutte de ce liquide, il trouve que cette goutte suffit pour opérer la fécondation d'un certain nombre d'œufs, et que le développement des œufs n'est ni plus rapide ni plus complet, quand la quantité de sperme employé est plus considérable. Il cherche ensuite, par le calcul, à fixer la quantité absolue de semence nécessaire pour féconder un œuf, et il la fixe à moins d'un millionième de grain.

MM. Prévost et Dumas ont constaté également, dans leurs expériences, que des quantités très-petites de semence suffisent pour féconder de grandes quantités d'œufs, et ils concluent de leurs recherches que la liqueur fécondante employée, alors même qu'elle est très-étendue d'eau, contient toujours plus de spermatozoïdes qu'il n'y a d'œufs de fécondés.

Il est certain que les spermatozoïdes entrent en contact avec les ovules. On les a trouvés à leur surface ; on les a trouvés dans la masse albumineuse qui entoure l'œuf des animaux inférieurs, et dans la mince couche albumineuse dont l'œuf des animaux supérieurs s'entoure pendant son trajet à travers la trompe.

L'action des spermatozoïdes sur l'ovule est plus intime encore. *Les spermatozoïdes entrent dans l'intérieur même de l'ovule.* Le fait avait été signalé en 1840 par M. Barry, et contesté depuis par la plupart des physiologistes. Mais, dans ces dernières années, des faits en assez grand nombre ont démontré la justesse de l'observation de M. Barry. En mars 1854, M. Meissner, travaillant dans le cabinet de M. R. Wagner, trouva sur une lapine qui venait d'être sacrifiée dans un autre but quelques ovules fécondés à l'entrée de l'utérus. Ayant placé les ovules sous le microscope, il vit dans plusieurs de ces ovules des spermatozoïdes *au dedans de la zone transparente, et en contact immédiat avec le jaune.* M. Wagner, qui revenait de sa leçon, MM. Henle, Baum, Müller, T. Weber, Schrader, furent ensuite témoins de ce fait, ainsi que plusieurs étudiants. L'entrée des spermatozoïdes dans l'ovule a été vue dans l'œuf de la grenouille par M. Newport et plus tard par MM. Bischoff et Leuckart. M. Meissner a constaté le même fait dans l'*ascaris marginata*, dans l'*ascaris megalocephala*, dans le *strongylus armatus*, dans le lombric et dans beaucoup d'insectes; M. Nelson, dans l'*ascaris mystax;* M. Keber, dans l'œuf de la moule; M. Van Beneden, dans le distome, etc. [1].

Que deviennent les spermatozoïdes après leur entrée dans l'ovule? Si un seul spermatozoïde s'introduisait dans l'ovule, on pourrait supposer qu'il est le point de départ ou le germe même du nouvel être (*homunculus*). Mais les observations faites jusqu'ici sont en désaccord avec cette supposition. D'une part, un certain nombre de spermatozoïdes entrent dans l'ovule, et, d'autre part, ils disparaissent au bout d'un certain temps, en se dissociant. Les spermatozoïdes, *qu'ils entrent ou non dans l'œuf*, éprouvent les mêmes métamorphoses régressives ; ils se résolvent en granulations. Ceux qui ont pénétré dans l'œuf concourent avec les granulations du jaune à la formation du blastoderme (Voy. § 402). Ce dernier point a été élucidé par les travaux de M. Meissner sur l'œuf du lombric (ver de terre).

§ 400.

Lieu de la fécondation. — Époques de la fécondation. — L'endroit où s'opère la fécondation, c'est-à-dire le lieu de rencontre de l'ovule et du sperme, n'est pas circonscrit en un point spécial. Cette rencontre peut avoir lieu sur l'ovaire et dans la partie supérieure ou externe des trompes. Les chances de fécondation se trouvent ainsi multipliées.

Il n'est pas vraisemblable que la fécondation puisse s'opérer tant que l'ovule est encore contenu dans l'ovaire. Les faits allégués en faveur de cette opinion ne sont pas probants. Mais ce qui est certain, c'est que la fécondation s'opère souvent *sur* l'ovaire lui-même. Souvent on a trouvé du sperme en ce point, chez les animaux ouverts le lendemain ou le surlendemain du coït. Les grossesses extra-utérines le démontrent également. Comme il faut aux spermatozoïdes un temps assez long pour parvenir jusqu'à l'ovaire (Voy. § 399), et que, d'autre part, ils peuvent rester intacts dans les organes femelles, c'est-à-dire y conserver leurs mouvements et leurs propriétés fécondantes pendant plusieurs jours (Voy. § 392), on conçoit que la fécondation puisse s'opérer alors même que l'ovule est encore dans l'ovaire, au moment précis où l'accouplement a lieu. On conçoit même que la fécondation puisse s'ac-

---

[1] M. Coste, dans la livraison de son grand ouvrage (*Histoire du développement*) dans laquelle il traite de la fécondation (1858), signale l'entrée des spermatozoïdes dans l'œuf comme indispensable. Il en a aussi été témoin sur le lapin.

complir plusieurs jours seulement après le coït, et au moment où la vésicule de Graaf, arrivée à maturité, se rompra [1].

Lorsque l'ovule, déjà sorti de la vésicule de Graaf, était engagé dans la trompe, au moment de l'accouplement, la fécondation a pu s'opérer dans la trompe elle-même, et à des hauteurs diverses, suivant que l'ovule (femme) ou les ovules (chiennes, lapines, etc.) étaient plus ou moins avancés dans leur trajet vers l'utérus. En tenant compte du temps, relativement assez long, employé par les ovules pour franchir la trompe (Voy. § 389); en tenant compte du temps qu'il faut au sperme pour arriver jusqu'à l'ovaire, on en conclura que la rencontre du sperme et de l'ovule peut avoir lieu dans des points différents.

On peut ajouter, avec M. Coste, que ce doit être dans la partie la plus reculée des trompes, et sur l'ovaire lui-même, que la fécondation s'opère sans doute le plus souvent. D'une part, l'ovule dans son passage à travers la trompe s'entoure d'une couche albumineuse (chez les animaux mammifères) qui paraît s'opposer plus ou moins absolument à l'introduction du spermatozoïde dans l'ovule dans les portions de la trompe, voisines de l'utérus; d'autre part, l'ovule qui s'engage dans la trompe sans être fécondé paraît se décomposer assez rapidement pour qu'il arrive dans le voisinage de l'utérus déjà altéré, et dès lors stérile. Enfin, dans beaucoup d'animaux, ainsi que le remarque M. Coste, l'accouplement a lieu avant la maturité de l'œuf [2].

La fécondation peut-elle s'opérer dans l'intérieur même de l'utérus, alors que le coït aurait eu lieu à une époque où l'ovule serait déjà arrivé dans cette cavité? Il résulte de ce qui précède que ce fait n'est pas probable; en tous cas, il n'est pas démontré. L'œuf non fécondé séjourne peu dans la cavité relativement très-grande de l'utérus; il est promptement entraîné au dehors par les voies externes de la génération, ou dissous par les mucosités utérines. D'ailleurs, lorsque l'ovule n'a pas été fécondé durant sa migration assez lente par le canal de la trompe, il est déjà ou détruit, ou probablement infécondable, quand il arrive dans la cavité utérine. M. Coste renferme des lapines en chaleur, et il ne les laisse s'accoupler que quand la chaleur est passée, c'est-à-dire lorsque les vésicules de Graaf sont rompues depuis quelque temps. Les lapines sont mises à mort dix-huit heures après l'accouplement. On trouve encore, il est vrai, des ovules dans la partie inférieure des trompes,

---

[1] La propriété que possèdent les spermatozoïdes de féconder l'ovule au bout d'un temps plus ou moins long; cette propriété, disons-nous, est bien remarquable chez les insectes. Chez beaucoup d'entre eux il existe une cavité (*bursa copulatrix*) dans laquelle la semence peut se conserver *un mois ou deux*, jusqu'au moment du passage de l'ovule dans le canal avec lequel communique cette cavité.

[2] Un seul accouplement peut féconder sur la poule de cinq à sept œufs. Or, l'évolution de ces œufs est *successive*, ainsi que leur sortie de l'ovaire. La fécondation doit s'accomplir, ici, sur l'ovaire lui-même, et au moment même de la sortie de l'ovule. M. Coste suppose même que, dans ce cas, la fécondation se fait dans l'ovaire lui-même. Cette supposition n'est pas nécessaire; attendu que les spermatozoïdes conservent dans la femelle leur pouvoir fécondant pendant un temps assez long, temps dont la durée extrême n'est pas connue.

mais ces ovules, bien qu'entourés par des myriades de spermatozoïdes, ne sont pas fécondés, mais en voie de décomposition ou de destruction.

Il n'est plus possible aujourd'hui de soutenir que la fécondation s'opère d'une manière *instantanée* au moment du coït, comme on le croyait autrefois. En admettant, ce qui n'est pas vraisemblable, que la sensation particulière, éprouvée par certaines femmes au moment du coït, puisse correspondre, parfois, avec la rupture d'une vésicule de Graaf arrivée à maturité, il n'est pas moins certain que la fécondation, c'est-à-dire le contact du sperme et de l'ovule, ne peut se faire qu'après le temps nécessaire à la progression du sperme du côté de l'ovaire, et à celle de l'ovule du côté de l'utérus. Les fécondations les plus promptes seraient celles dans lesquelles le coït aurait lieu après la sortie de l'ovule, alors que le sperme rencontrerait cet ovule déjà engagé dans la trompe.

Quant aux époques de la fécondation, elles sont en rapport, dans les espèces animales, avec le retour périodique du rut, puisque c'est à cette époque seulement que les vésicules de Graaf arrivent à maturité chez la femelle, et que les spermatozoïdes se développent dans la semence du mâle. Ce retour n'a pas lieu aux mêmes époques dans toutes les espèces. En général, il coïncide avec la saison chaude; cependant il survient parfois en automne (chats, crapauds, grenouilles, etc.), ou même en hiver (loups, renards, etc.). Dans quelques espèces animales, le rut a lieu plusieurs fois par an : les lapins se distinguent surtout sous ce rapport, car ils font sept ou huit portées dans l'espace d'une année. La domestication, une nourriture abondante, et aussi le contact habituel du mâle et de la femelle, ont une grande influence sur le retour du rut, et le rendent plus fréquent.

La liqueur séminale de l'homme contient en toute saison des spermatozoïdes. L'homme jouit du privilége de pouvoir féconder la femme en tout temps. Quant à la femme, la menstruation étant pour elle l'époque naturelle de l'évolution et de la maturation des œufs, les moments qui suivent l'écoulement menstruel sont *les plus favorables* à la fécondation. Mais, comme des influences accessoires peuvent retarder ou accélérer la maturité ou la rupture des vésicules de Graaf (Voy. §§ 386, 387), il en résulte qu'on ne peut pas affirmer, comme quelques physiologistes l'ont fait, que la fécondation n'est possible que dans les huit à dix jours qui suivent les règles. Si cela était, il s'ensuivrait qu'il y aurait une période de deux semaines environ pendant laquelle le coït serait *toujours* infécond. L'expérience de tous les jours dément cette supposition [1].

§ 401.

Des fécondations multiples. — De la superfétation. — Du sexe des enfants. — Les animaux ne peuvent rien sur le nombre des petits, pas

---

[1] M. le professeur Hyrtl, de Vienne, a observé l'ovule chez la femme dans la deuxième portion de la trompe, cinq jours après le début des règles. Il s'agit d'une jeune fille *vierge*, de dix-sept ans, morte dans le service de M. Oppolzer. M. Letheby dit également

plus que l'homme lui-même. Ce nombre tient à des conditions organiques, et non à la volonté. Tandis que les animaux mettent ordinairement au jour un nombre plus ou moins considérable de petits, la femme n'en engendre ordinairement qu'un seul à la fois. Lorsqu'elle en produit deux, ce qui est assez rare, lorsqu'elle en produit trois ou quatre, ce qui est beaucoup plus rare encore, cela tient à la maturation et à la rupture de plusieurs vésicules de Graaf, et à l'engagement, dans le même temps ou à de très-courts intervalles, de plusieurs ovules dans les trompes [1]. Les grossesses doubles, triples ou quadruples, tenant à la fécondation simultanée ou à peu près simultanée de plusieurs ovules, ne sont donc pas du fait de l'homme, mais bien de celui de la femme. Certaines femmes présentent une disposition aux grossesses multiples, qui les rapproche des femelles des animaux. On rapporte dans la science des exemples de femmes dont toutes les grossesses ont été multiples. Le paysan russe qui avait eu quatre-vingt-dix enfants, et que l'impératrice Catherine se fit présenter, ne méritait guère la curiosité dont il fût l'objet. Il est vrai qu'il avait eu la singulière chance de rencontrer des femmes dont toutes les grossesses avaient été quadruples, triples ou doubles, et qu'à ce titre il était une véritable rareté.

De la conception gémellaire à la *superfétation*, il n'y a qu'un pas. Ce qu'on appelle la *surconception* n'est vraisemblablement qu'une double fécondation, survenant presque au même moment, chez une femme dont plusieurs vésicules de Graaf, arrivées simultanément à maturité, se sont rompues en même temps, ou presque en même temps.

Une négresse donne naissance à deux jumeaux, dont l'un est noir et dont l'autre est blanc (ou tout au moins sang mêlé); une blanche donne naissance à deux jumeaux, dont l'un est blanc et l'autre mulâtre : ces

avoir rencontré deux fois l'ovule dans les trompes de la femme, peu de temps après l'éruption des règles. Il est donc probable que l'ovule abandonne l'ovaire vers la fin des règles, et que, d'une autre part, il est fécondable pendant plusieurs jours. On peut donc dire d'une manière générale que la période *la plus favorable* à la fécondation est comprise dans les quinze jours qui suivent le début de l'éruption menstruelle.

Les observations décisives en pareille matière ne sont pas aussi faciles à faire qu'on pourrait le penser. Il faudrait, pour qu'elles ne laissassent aucun doute dans l'esprit, que la fécondation ne pût être rapportée qu'à un seul coït et non à plusieurs. Or, tous les faits de ce genre se compliquent, dans l'espèce humaine, d'un élément extrascientifique que chacun conçoit. On peut arriver à une probabilité plus ou moins grande, mais très-difficilement à la certitude.

La remarque qui précède s'applique aux faits rapportés par MM. Hirsch, Leuckart, Wagner, etc. Ces observateurs rapportent des exemples de fécondation qui auraient eu lieu seize, dix-huit, vingt-deux, vingt-quatre jours après le début de la période menstruelle. Cette remarque s'applique également aux registres de la clinique de la Faculté de médecine de Paris qui paraissent établir que la fécondation peut avoir lieu pendant tous les jours intermédiaires à la période menstruelle.

On peut affirmer néanmoins que ce n'est pas là la règle, et l'on peut présumer que les cas où la fécondation a lieu plus de quinze jours après l'éruption menstruelle doivent être rattachés à un retard exceptionnel, soit dans la sortie de l'ovule, soit dans son cheminement à travers les trompes, ou bien à la résistance exceptionnelle des spermatozoïdes.

[1] Les grossesses gémellaires pourraient tenir aussi à ce qu'*une seule* vésicule de Graaf contiendrait anormalement plusieurs *ovules* dans son intérieur.

deux femmes avouent avoir eu des rapports presque simultanés avec un blanc et un nègre. Ici point de difficulté.

Mais lorsqu'une femme, après être accouchée d'un enfant à terme, donne naissance, au bout de deux, trois, quatre ou cinq mois, à un autre enfant également à terme, il est plus difficile de se rendre compte de la manière dont la seconde fécondation a pu s'opérer. Il est vrai qu'on peut supposer que dans ces cas, d'ailleurs très-rares, la femme présentait un utérus double, ainsi que cela se rencontre dans quelques espèces animales, et ainsi qu'on l'a quelquefois observé aussi dans l'espèce humaine. Lorsque l'examen anatomique a pu être pratiqué, et que l'utérus a été trouvé simple, il est probable que le second enfant n'est venu plus tard au monde que par suite d'un arrêt de développement. On remarque en effet, dans ces cas, que l'un des enfants est toujours moins développé que l'autre; et, le plus souvent, l'un des deux arrive mort. Or, on sait qu'un enfant mort peut séjourner des mois entiers dans l'utérus, sans se putréfier.

Dans tous les cas de superfétation, il est donc extrêmement probable que la double fécondation remonte à la même époque ou à deux époques très-rapprochées l'une de l'autre. La rencontre du sperme et d'un *nouvel* ovule ne paraît guère possible, en effet, lorsque l'utérus est distendu par le produit de la conception. La tuméfaction considérable de la membrane muqueuse utérine, qui survient peu de temps après la fécondation (Voy. § 416) et qui oblitère l'orifice utérin des trompes, et en outre la cessation des menstrues et le *repos* de l'ovaire, ne permettent pas non plus de l'admettre.

Le *sexe* de l'enfant dépend-il de l'ovule ou de l'action fécondante du sperme; c'est-à-dire les œufs sont-ils *mâles* ou *femelles* dès l'instant où ils se détachent de l'ovaire, et le sperme n'a-t-il d'autre effet que de donner à l'œuf la puissance de se développer? L'action fécondante du sperme a-t-elle le pouvoir de déterminer le sexe? Le sexe est-il déterminé par la puissance relative de l'homme ou de la femme? Les embryons mâles ou femelles ont-ils la même apparence dans les premiers temps du développement, et le sexe de l'enfant dépend-il des influences diverses auxquelles la femme est soumise pendant la durée de la grossesse. On ignore absolument tout cela.

L'art de procréer les sexes à volonté n'est qu'une chimère, dont quelques auteurs se sont plu à tracer arbitrairement les règles. Donner à l'ovaire droit la faculté de développer des ovules mâles, placer dans l'ovaire gauche les ovules femelles et faire jouer à la *position* de la femme, au moment de la copulation, une influence décisive sur le résultat, ou bien attribuer au testicule droit le pouvoir de procréer des garçons, et au testicule gauche celui de donner naissance à des filles, ce sont là des fables que rien ne justifie, que les faits démentent suffisamment[1], et qui n'ont d'autre but que de piquer la curiosité du lecteur.

---

[1] Les hommes privés d'un testicule n'en ont pas moins le pouvoir de procréer des enfants de l'un et de l'autre sexe. Les recherches de M. Godard ont confirmé ce fait bien

CHAPITRE V.

DÉVELOPPEMENT DE L'ŒUF.

§ 402.

Développement de l'œuf depuis le moment de la fécondation jus-
qu'à l'apparition du blastoderme. — Les premières phases du développement de l'œuf n'ont pas encore été suivies dans l'espèce humaine. Mais
la possibilité de sacrifier les animaux mammifères, à tous les moments
de la fécondation, a permis d'étudier chez eux ces premiers phénomènes
avec beaucoup de précision. Il est certainement parmis d'appliquer à
l'espèce humaine les résultats obtenus, d'autant mieux que le développement ultérieur de l'œuf humain et celui de l'œuf des mammifères
suivent exactement la même marche.

L'ovule sorti de la vésicule de Graaf et engagé dans la trompe subit,
même avant d'avoir été fécondé par le sperme, quelques changements
qui le préparent à la fécondation. Le premier changement qui se montre consiste dans la disparition ou dissolution de la vésicule germinative [1]. Ce premier changement s'accomplit, soit lorsque l'ovule est encore contenu dans la vésicule de Graaf, soit lorsqu'il est engagé dans la
trompe ; il n'est pas sous l'influence de la fécondation, car la vésicule
germinative disparaît spontanément dans les œufs des animaux qui
pondent avant la fécondation, et aussi dans l'œuf des femelles des oiseaux, qui pondent en l'absence du mâle. La disparition de la vésicule
germinative ne peut pas être envisagée comme un phénomène de *dé-*
composition; car, chez les animaux dont la fécondation est extérieure, les
œufs sur lesquels cette vésicule a disparu peuvent encore être fécondés.

L'ovule, en sortant de la vésicule de Graaf, a entraîné avec lui la petite masse de cellules, disque proligère (Voy. § 384) qui l'entourait ;
ces cellules se dissolvent peu à peu et disparaissent. Puis l'ovule, à mesure qu'il progresse dans la trompe, s'entoure d'une couche albumineuse. Cette couche n'a, chez les animaux mammifères, qu'une faible
épaisseur ; chez l'oiseau, elle forme la masse épaisse du *blanc* de l'œuf.
La couche albumineuse dont s'entoure l'œuf des mammifères dans
son passage au travers de la trompe n'a point la même importance que
dans l'œuf des oiseaux. Chez ceux-ci, le développement étant extérieur,

---

établi depuis longtemps. On sait aussi que des femmes auxquelles on avait enlevé un
ovaire, et qui avaient survécu à cette grave opération, ont pu donner naissance à des
enfants mâles et à des enfants femelles.

[1] L'ovule, ou l'œuf, qui sort de la vésicule de Graaf, est composé, on se le rappelle (Voy.
§ 385), d'une enveloppe (*membrane vitelline* ou *zone transparente*), d'un contenu granuleux (ou *vitellus*), et d'une vésicule diaphane incluse dans l'œuf (*vésicule germinative,*
présentant un point plus foncé, ou *tache germinative*).

cette couche doit servir d'*aliment* à l'oiseau qui se développera. Chez les mammifères, cette couche n'a qu'une existence éphémère; elle a à peu près complétement disparu quand l'ovule arrive dans l'utérus, où il doit se fixer pour se développer. Chez quelques mammifères, la couche albumineuse est si peu épaisse, qu'elle semble manquer. Cette couche retient autour de l'ovule les spermatozoïdes et favorise ainsi la fécondation; en outre, elle sert probablement au premier développement de l'œuf, car celui-ci s'accroît pendant son passage au travers de la trompe. Lorsqu'on examine l'ovule fécondé, extrait de la trompe d'un mammifère, on constate, dans l'épaisseur de la couche albumineuse, un nombre assez considérable de spermatozoïdes, qui font corps avec la petite masse que représente l'ovule (Voy. fig. 230).

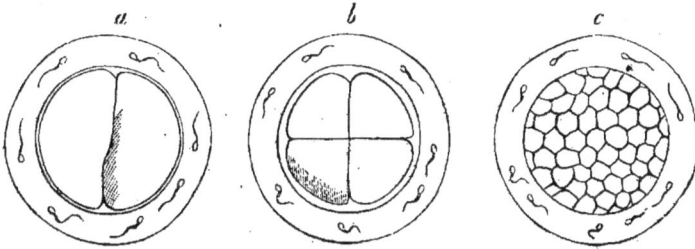

Fig. 230.

SEGMENTATION DE L'ŒUF DES MAMMIFÈRES.

Segmentation du vitellus. — Le premier phénomène de la fécondation se manifeste dans l'œuf par la segmentation du jaune. Cette métamorphose remarquable est le prélude du développement embryonnaire. Voici comment elle se produit.

Au milieu de la masse jaune, devenue uniforme par la disparition de la vésicule germinative, on voit apparaître un point un peu plus clair; ce point un peu plus clair est un noyau pourvu d'un nucléole. Ce premier noyau agit sur la masse entière du jaune comme une sorte de centre d'attraction; le jaune se resserre sur lui-même et laisse un espace clair entre lui et la membrane vitelline : la première *sphère de segmentation* est constituée. Bientôt le noyau central se partage en deux.

Aussitôt que ce partage s'est effectué, les noyaux nouveaux agissent à leur tour comme centre d'attraction sur la masse vitelline, et celle-ci se divise bientôt en deux masses juxtaposées (Voy. fig. 230 et 231, *a*). Les noyaux contenus dans ces deux masses se divisent à leur tour, et les sphères de segmentation se groupant autour des noyaux nouveaux, ces sphères sont bientôt au nombre de quatre (Voy.

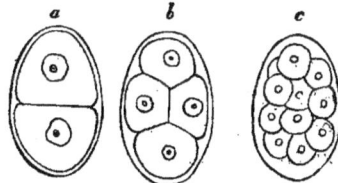

Fig. 231.

SEGMENTATION DE L'ŒUF (invertébrés).

fig. 230 et 231, *b*). La multiplication des noyaux et des sphères de segmentation continue de la même manière, jusqu'à ce qu'il se soit formé
huit, seize, trente-deux, et enfin un nombre considérable de petites
sphères qui remplissent bientôt la cavité entière de l'œuf (Voy. fig. 230
et 231, *c*).

Le phénomène que nous venons de décrire constitue la *segmentation
complète*, parce que toute la masse du jaune a pris part à la métamorphose. Dans quelques animaux, dans les oiseaux en particulier, le jaune
ne concourt pas tout entier au phénomène de la segmentation; il n'y a
qu'une partie du jaune, celle qu'on désigne sous le nom de *cicatricule*,
qui se segmente après la fécondation. Au reste, le phénomène est essentiellement le même. On ne doit donc comparer au vitellus de l'œuf des
mammifères que la partie du jaune de l'œuf d'oiseau qui prend part à la
segmentation. Les autres parties du jaune de l'œuf d'oiseau sont, comme
l'albumine, destinées à fournir l'aliment nécessaire au nouvel être qui
procédera de la cicatricule.

Lorsque la segmentation du jaune de l'œuf est arrivée à ses dernières
limites, chacune des sphères de segmentation s'épaissit à la surface, et
ces sphères deviennent de véritables *cellules*, constituées par une enveloppe, un contenu liquide et granuleux, et un noyau intérieur.

Les premières cellules du développement, une fois formées, se rassemblent à la périphérie, contre la surface interne de la membrane vitelline.
Elles sont refoulées vers ce point par le liquide albumineux qui s'accumule dans le centre de l'œuf, liquide dont la quantité augmente par suite
du développement. Appliquées les unes contre les autres, les cellules se
déforment, deviennent polygonales, se fondent entre elles, et finissent
bientôt par former une membrane sphérique, incluse dans la membrane
vitelline. L'œuf se trouve dès lors constitué par la membrane vitelline
et par une membrane intérieure de nouvelle formation, à laquelle on
donne le nom de *vésicule blastodermique*, ou, par abréviation, *blastoderme*.
La vésicule blastodermique appliquée contre la membrane vitelline,
renferme dans son intérieur un liquide albumineux dans lequel nagent
des granulations.

Cette membrane nouvelle a une importance extrême en embryologie:
par ses transformations elle donnera naissance au fœtus et à ses annexes.

§ 403.

Blastoderme. — Apparition de l'embryon. — A peine le blastoderme
a-t-il pris la forme membraneuse, qu'il *s'obscurcit* sur un des points de
son étendue; c'est-à-dire qu'en ce point, les éléments qui forment le
blastoderme acquièrent plus d'épaisseur et se laissent moins facilement
traverser par la lumière, lorsqu'on observe l'œuf à la loupe ou au microscope. Ce point plus épais du blastoderme est le premier vestige de
l'embryon; on lui donne le nom de tache embryonnaire (*area germi-
nativa*).

Pendant que les phénomènes dont nous avons parlé jusqu'ici s'accomplissent, l'œuf fécondé poursuit son trajet à travers la trompe. Lorsqu'il arrive dans l'utérus, vers le huitième jour qui suit la fécondation, non-seulement le blastoderme et la tache embryonnaire sont visibles, mais encore l'œuf dans son entier a augmenté de volume; il est alors quatre ou cinq fois plus volumineux qu'il ne l'était dans l'ovaire; il a de 1/2 millimètre à 1 millimètre de diamètre.

L'œuf pénètre alors dans l'utérus par l'orifice étroit de la trompe (Voy. fig. 232, *d*). La muqueuse utérine, tuméfiée par un travail qui a débuté dès le moment de la fécondation de l'œuf, a acquis, au moment où l'œuf arrive dans l'utérus, un développement tel, qu'elle forme des circonvolutions tomenteuses qui comblent toute la cavité utérine. Lorsque l'œuf arrive, il est arrêté par une des circonvolutions ou anfractuosités de la membrane muqueuse : il s'y loge et s'y arrête. La membrane vitelline de l'œuf développe autour d'elle des prolongements, ou *villosités* nombreuses, qui s'implanteront dans la muqueuse utérine, et, d'autre part, celle-ci forme autour de l'œuf une sorte de bourrelet circulaire, qui, augmentant peu à peu, forme à l'œuf une capsule qui, s'accroissant sans cesse, finit par se joindre au-dessus de lui et par l'emprisonner dans une enveloppe complète. Nous reviendrons plus loin sur les changements qui s'accomplissent ensuite dans l'utérus (Voy. § 416). Continuons à suivre l'œuf dans les diverses périodes de son développement.

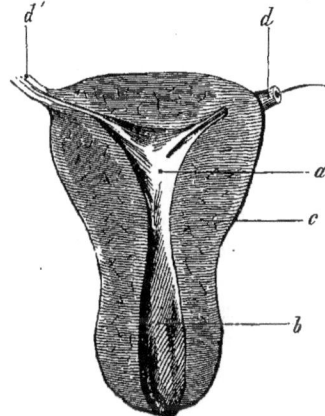

Fig. 232.

UTÉRUS A L'ÉTAT DE VACUITÉ
(grandeur naturelle chez la femme vierge).

a, cavité utérine.
b, cavité du col utérin.
c, tissu de l'utérus.
dd', ouverture des trompes. La trompe *d'* est fendue suivant sa longueur.

L'œuf n'a pas encore été vu d'une manière certaine dans l'utérus de la femme, au moment de son arrivée; mais on l'a vu vers le douzième jour après le coït, par conséquent, très-peu de temps sans doute après son arrivée.

Les changements qui s'opèrent dans le blastoderme, lorsque l'œuf des mammifères est parvenu dans l'utérus, s'accomplissent avec une grande rapidité. La tache embryonnaire, d'abord circulaire, s'allonge et prend une forme elliptique; elle s'éclaircit vers le centre. Dans le milieu de la partie claire se dessine bientôt une ligne, premier indice de la moelle épinière. A ce moment, le blastoderme ne représente déjà plus une vésicule *simple :* il s'est dédoublé en deux feuillets, appliqués l'un sur l'autre, de sorte que l'œuf est alors composé de trois tuniques emboîtées : une tunique extérieure, ou membrane vitelline; une tunique moyenne, ou *feuillet externe du blastoderme ;* une tunique interne, ou *feuillet interne du blastoderme.*

Ces deux feuillets (feuillet externe du blastoderme et feuillet interne du blastoderme) correspondront plus tard, quand l'embryon sera développé : le feuillet externe, à la surface tégumentaire externe ou cutanée ; le feuillet interne, à la surface tégumentaire interne, ou muqueuse intestinale.

Quelques auteurs ont donné au *feuillet externe* du blastoderme le nom de *feuillet animal*, parce qu'on a cru que les diverses parties de l'appareil locomoteur (os, muscles), et que les organes des sens se développaient dans son épaisseur ; mais les recherches de M. Reichert ont prouvé que ce feuillet correspond seulement à la peau de l'embryon. Le nom de *feuillet animal* ne saurait lui être conservé. On lui a aussi donné le nom de *feuillet séreux*, parce qu'à une certaine période du développement, il formera, au moins en partie, une enveloppe de l'œuf (amnios), en rapport avec un liquide intérieur. Ce nom convient mieux que le précédent.

Le *feuillet interne* du blastoderme correspond à la muqueuse intestinale : on lui a donné le nom de *feuillet muqueux*.

Entre les deux feuillets du blastoderme apparaît promptement le *blastème primitif*, au sein duquel se développeront tous les organes du fœtus.

Des vaisseaux se développeront aussi dans le blastème primitif interposé entre le feuillet interne et le feuillet externe du blastoderme, et préluderont à l'organisation du système vasculaire de l'embryon. C'est à l'ensemble de ces premiers vaisseaux (qui forment de bonne heure, à la surface externe du feuillet interne ou muqueux, un réseau continu) qu'on donne le nom de *feuillet intermédiaire* ou *vasculaire* du blastoderme. Mais c'est bien plutôt un ensemble de vaisseaux qu'un feuillet réellement distinct.

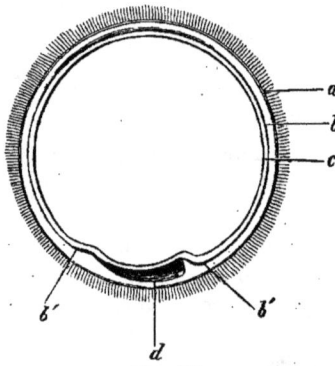

Fig. 233.

L'ŒUF (au 12e jour environ de son développement).

a, membrane vitelline avec ses villosités naissantes.
b, feuillet externe du blastoderme (*feuillet séreux*).
b'b', premier soulèvement céphalique et caudal du feuillet externe du blastoderme.
c, feuillet interne du blastoderme (*feuillet muqueux*).
d, corps de l'embryon.

Pendant que le blastoderme se dédouble en deux feuillets, la tache embryonnaire, qui s'est allongée, devient en même temps plus épaisse ; elle forme saillie à la surface externe du blastoderme. Ses extrémités, et aussi ses bords, s'incurvent du côté du centre de l'œuf, de manière que le corps de l'embryon ressemble bientôt à une petite *nacelle*, dont la concavité regarde du côté du centre de l'œuf (Voy. fig. 234, *d*). Les bords de la nacelle, auxquels on a donné le nom de lames ventrales, se rapprocheront de plus en plus les uns des autres, de manière à ne plus circonscrire qu'une ouverture beaucoup plus petite, correspondant à l'ombilic. Pendant que l'embryon s'incurve ainsi sur lui-même, l'une de ses extrémités se renfle beaucoup plus que l'autre : l'extrémité renflée correspond à la tête de l'embryon. On peut déjà distinguer, dans l'intérieur de la masse formée par l'embryon, les vestiges de la moelle, ceux du cerveau, ceux des vertèbres (Voy. § 410).

A mesure que l'embryon s'incurve en forme de nacelle, la partie du feuillet externe du blastoderme placée sur les limites de l'embryon se soulève tout autour de lui (Voy. fig. 233, *b'*, *b'*). Ce soulèvement est plus apparent, d'abord, vers l'extrémité céphalique et vers l'extrémité caudale. Aussi, dans les premiers temps, la portion soulevée du feuillet externe du blastoderme forme, du côté de la tête et du côté de la queue, en se portant sur la partie convexe de l'embryon, deux replis, qui portent le nom de *capuchon céphalique* ou *capuchon caudal*. Ces capuchons, et aussi les replis formés sur les côtés du corps de l'embryon, par le feuillet externe du blastoderme, marchent rapidement à la rencontre les uns des autres, et finiront plus tard par se rejoindre (Voy. fig. 234, *b'*, *b'*).

Quant au feuillet interne du blastoderme, ou feuillet muqueux, il subit, à mesure que le corps de l'embryon s'incurve en dedans, un étranglement qui correspond à l'ombilic ; et la cavité que formait ce feuillet (Voy. fig. 233, *c*, et fig. 234, *c*), se trouve bientôt partagée en deux parties inégales, communiquant ensemble, par la portion étranglée, à l'ombilic. La portion enserrée dans l'intérieur du corps de l'embryon formera plus tard la cavité intestinale ; la portion avec laquelle elle communique, et qui représente en ce moment la plus grande partie de la cavité intérieure du blastoderme, prendra bientôt le nom de vésicule ombilicale.

§ 404.

Les annexes du fœtus. — De ce que nous venons rapidement d'esquisser, il résulte que, vers le douzième jour du développement, on peut reconnaître dans l'œuf deux parties désormais distinctes : 1° le corps du fœtus ou l'embryon; 2° les *annexes du fœtus*, c'est-à-dire toutes les parties qui ne font pas partie constituante de sa masse, mais qui concourent néanmoins à son évolution, soit en établissant des moyens de connexion avec la mère, soit en concourant à son développement. Ces annexes sont : 1° la membrane extérieure de l'œuf, ou membrane vitelline, à laquelle on donne désormais le nom de *chorion ;* 2° les replis du feuillet externe du blastoderme qui, en se réunissant du côté de la partie dorsale du fœtus, formeront l'*amnios ;* 3° la portion extrafœtale du feuillet muqueux du blastoderme, qu'on désigne dès lors sous le nom de *vésicule ombilicale*.

Les annexes du fœtus se composent encore d'autres parties, qui naîtront plus tard aux dépens du feuillet muqueux du blastoderme, sur lequel les vaisseaux ont pris naissance ; tels sont : 1° la *vésicule allantoïde ;* 2° le *placenta* et le *cordon ombilical.* Enfin, on range encore au nombre des annexes du fœtus la *membrane caduque,* qui n'est autre chose que la membrane muqueuse de l'utérus, laquelle, profondément modifiée dans sa structure, entoure l'œuf qui se développe, lui forme son enveloppe la plus externe, et est expulsée avec lui au moment de l'accouchement. Mais la membrane caduque, quoique entourant l'œuf, ne lui appartient pas : nous l'examinerons plus loin (§416).

A partir du douzième jour du développement, les métamorphoses ultérieures ont pu être suivies directement sur l'œuf humain lui-même.

§ 405.

De l'amnios. — Les replis du feuillet externe du blastoderme qui se soulèvent tout autour du corps de l'embryon, en se portant vers le côté dorsal, marchent à la rencontre les uns des autres, et finissent enfin par se rejoindre (Voy. fig. 235, *b', b').* Cette jonction a lieu du vingtième au vingt-cinquième jour du développement de l'œuf, et la cloison qui existe d'abord au point de jonction ne tarde pas à disparaître. En se repliant ainsi au-dessus du dos de l'embryon, le feuillet externe du blastoderme offre deux feuillets : l'un qui regarde l'embryon, l'autre qui est en rapport avec la membrane vitelline (Voy. *b', b',* fig. 234 et 235). Lorsque la jonction a eu lieu, le feuillet de ce repli, qui regarde la membrane vitelline, ne tarde pas à s'accoler à cette membrane ; il se confond

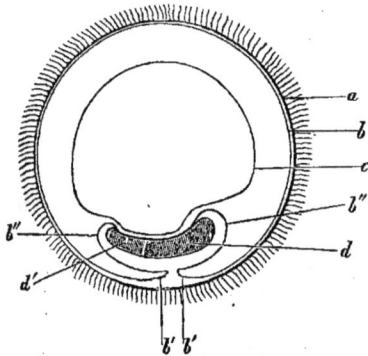

Fig. 234.

a, membrane vitelline (chorion).
b, feuillet externe du blastoderme.
b', b', replis du feuillet externe du blastoderme marchant à la rencontre l'un de l'autre.
b'', b'', capuchon *céphalique* et capuchon *caudal* formés par ces replis.
c, feuillet interne du blastoderme, s'écartant du feuillet externe et devenant la vésicule ombilicale.
dd', le corps de l'embryon.

bientôt avec elle, et fait partie constituante de l'enveloppe externe de l'œuf ou chorion. Quant au feuillet de ce repli, qui est du côté de l'embryon, c'est lui qui forme l'*amnios.* Il est d'abord appliqué sur le dos de l'embryon, puis il s'en sépare peu à peu ; un liquide s'amasse entre lui et l'embryon, et la *cavité* de l'amnios se trouve constituée.

Dans le principe, c'est-à-dire au moment de sa formation, l'amnios forme une enveloppe qui n'entoure l'embryon que du côté de sa face dorsale et de ses extrémités céphaliques et caudales. Mais, à mesure que l'orifice ombilical se rétrécit par le rapprochement des lames ventrales, l'amnios, entraîné avec elles, se rapproche de plus en plus du pédicule de la vésicule ombilicale, et bientôt l'embryon est complétement entouré par l'amnios, sauf le point où la cavité abdominale du fœtus com munique avec la vésicule ombilicale. En ce point, l'amnios se réfléchit sur le pédicule de la vésicule ombilicale, sur celui de l'allantoïde, sur le cordon ombilical (qui a pris naissance), et forme à ce cordon une gaîne qui s'allonge avec lui.

L'amnios est une des membranes persistantes de l'œuf. Elle augmente peu à peu d'épaisseur et de densité, et, vers le troisième mois, elle s'applique partout à la surface interne du chorion, alors que la vésicule ombilicale et la vésicule allantoïde ont disparu. C'est dans son intérieur que s'accumule peu à peu le liquide connu sous le nom d'*eaux de l'amnios*, eaux qui s'écoulent au moment de l'accouchement, après la rupture des membranes qui entourent le fœtus arrivé à son développement.

L'amnios offre avec les membranes séreuses une grande analogie. Sa surface intérieure, celle qui est en contact avec le liquide, est lisse et recouverte d'un épithélium pavimenteux, comme les membranes séreuses. Le liquide qui s'accumule dans son intérieur y est probablement exhalé par elle comme le liquide des membranes séreuses splanchniques. Le liquide amniotique est une sérosité d'abord limpide, qui devient ensuite légèrement jaunâtre, et dans laquelle on trouve des débris épidermiques. Ce liquide, légèrement salé au goût, renferme 99 parties d'eau sur 100, de l'albumine et des sels, parmi lesquels du chlorure de sodium, du phosphate et du sulfate de chaux. Ce liquide s'accumule dans l'amnios, jusque vers le cinquième mois; à cette époque, le poids du liquide amniotique est sensiblement le même que celui du fœtus. Plus tard, le fœtus continue à s'accroître, et la quantité du liquide reste stationnaire. Au moment de la naissance, la cavité de l'amnios contient de 1/2 kilogramme à 1 kilogramme de liquide.

§ 406.

De la vésicule ombilicale. — La vésicule ombilicale se forme de très-bonne heure. Dès que le feuillet interne de la vésicule blastodermique commence à s'étrangler par l'incurvation de l'embryon, la portion extrafœtale du feuillet interne de la vésicule blastodermique constitue la vésicule ombilicale elle-même (Voy. fig. 234, *c*, et 235, *c*). Peu à peu cette vésicule, qui communiquait largement avec la ca-

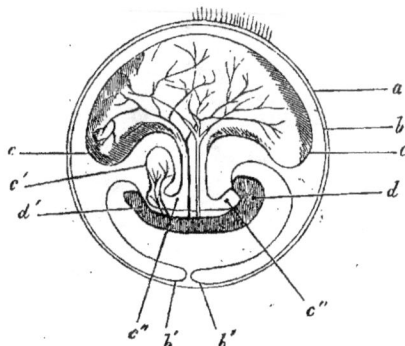

Fig. 235.

ŒUF DE VINGT OU DE VINGT-CINQ JOURS.

a, chorion.
b, feuillet externe du blastoderme, qui va se confondre avec le chorion.
b'b', feuillet externe du blastoderme, qui va former l'amnios.
cc, vésicule ombilicale (*portion extrafœtale du feuillet muqueux du blastoderme*) avec ses vaisseaux.
d, portion céphalique de l'embryon.
d', portion caudale de l'embryon.
c', vésicule allantoïde avec ses vaisseaux.
c"c", premiers vestiges de l'intestin (*portion fœtale du feuillet muqueux du blastoderme*).

vité ventrale de l'embryon, ne communique plus avec cette cavité que par un *collet* qui, en s'allongeant, forme bientôt une sorte de pédicule creux. C'est à cette communication canaliforme entre la vésicule ombilicale et l'intestin commençant de l'embryon, qu'on a donné le nom de conduit *omphalo-mésentérique* (conduit *vitello-intestinal*).

Sur les parois de la vésicule ombilicale se sont développés des vaisseaux (omphalo-mésentériques) qui communiquent avec ceux du corps de l'embryon.

La vésicule ombilicale n'est qu'un organe transitoire, qui disparaît promptement. A la fin du premier mois du développement, elle remplit en grande partie l'intérieur de l'œuf. A cette époque le pédicule par lequel la vésicule communique avec l'intestin s'étrangle; la communication n'existe plus, et la vésicule disparaît peu à peu par résorption, à mesure que l'œuf s'accroît. Pendant les trois ou quatre premiers mois de la vie intra-utérine du fœtus, on peut encore constater l'existence de cette vésicule sous forme d'une petite poche aplatie, entre la portion placentaire du cordon et la face externe du sac amniotique. Quelquefois même, on peut encore découvrir ses vestiges dans les membranes de l'œuf, au moment de l'accouchement.

§ 407.

Allantoïde. — La vésicule allantoïde se développe sur le feuillet interne de la vésicule blastodermique, aux dépens de la portion de ce feuillet emprisonné par le fœtus, et qui doit former l'intestin. Dès le douzième ou le quinzième jour, vers le moment où la vésicule ombilicale se limite nettement par la formation de l'ombilic du fœtus, on voit naître sur la partie du feuillet interne du blastoderme, qui correspond à la portion caudale de l'intestin du fœtus, un petit mamelon vasculaire, qui va s'accroissant, et qui forme bientôt une vésicule visible (Voy. fig. 235, *c'*). Le développement de la vésicule allantoïde est très-rapide (Voy. fig. 236). Au moment où l'étranglement ombilical du fœtus réduit la communication entre l'intestin et la vésicule ombilicale à un canal,

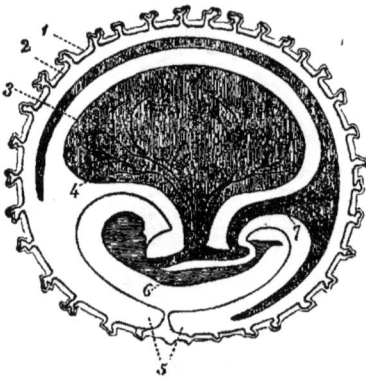

Fig. 236.

1, membrane vitelline.
2, feuillet externe du blastoderme.
3, feuillet interne du blastoderme devenu la vésicule ombilicale.
4, vaisseaux de la vésicule ombilicale.
5, convergence des capuchons céphalique et caudal formant une sorte d'ombilic dorsal.
6, embryon.
7, vésicule allantoïde en voie d'accroissement.

la vésicule allantoïde, déjà développée à cette époque, se trouve étranglée par la formation de l'ombilic du fœtus, et est ainsi divisée en deux parties renflées, séparées par une portion intermédiaire plus étroite. La partie de la vésicule comprise en dedans de l'étranglement, et située, par conséquent, dans l'abdomen du fœtus, formera plus tard la vessie urinaire; la partie de l'allantoïde, extérieure au fœtus, très-riche en vaisseaux, constitue l'allantoïde proprement dite. Les vaisseaux qui circulent à sa surface, et qu'on désigne à cette époque sous le nom de *vaisseaux allantoïdiens*, deviendront plus tard les vaisseaux du cordon (artères et veine ombilicale).

L'allantoïde s'accroît rapidement, gagne bientôt l'enveloppe extérieure de l'œuf, s'étale à sa face interne (Voy. fig. 237, *c'c'c'c'*), et, s'y appliquant et s'y soudant de toutes parts, va concourir à la formation du chorion (Voy. § 408). De plus, en gagnant ainsi l'enveloppe extérieure de l'œuf, l'allantoïde sert, en quelque sorte, de conducteur aux vaisseaux qui la recouvrent. Les villosités du chorion, jusqu'alors invasculaires, deviennent vasculaires dans une certaine étendue ; des communications s'établissent avec les prolongements des vaisseaux allantoïdiens,

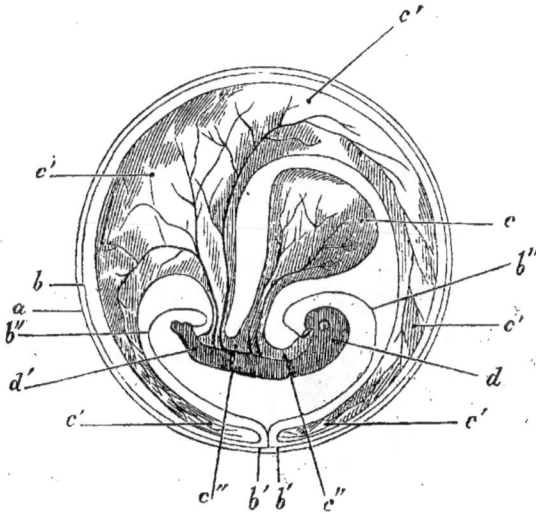

Fig. 237

ŒUF D'UN MOIS ENVIRON.

a, membrane vitelline (les villosités ne ne sont pas figurées).
b, feuillet externe du blastoderme, se confondant avec le chorion.
b', *b'*, replis du feuillet externe du blastoderme qui ont formé l'amnios.

b", *b"*, capuchon céphalique et capuchon caudal de l'amnios.
c, vésicule ombilicale.
c'c'c'c', vésicule allantoïde.
c"c", intestin commençant de l'embryon.
d, extrémité céphalique de l'embryon.
d', extrémité caudale de l'embryon.

et le placenta se développe (Voy. § 409). Aussitôt que la vésicule allantoïde a rempli son rôle conducteur, et que les vaisseaux du cordon qui rampent sur elle ont été portés à la périphérie, pour établir entre le fœtus et la mère les liens nécessaires à l'accroissement, sa communication avec la vessie urinaire s'oblitère au niveau de l'ombilic, vers le quarantième jour. Le pédicule, creux d'abord, se transforme en un cordon fibreux qui, accolé aux vaisseaux du cordon, représentera l'*ouraque* de l'enfant, après la séparation du cordon, et la formation de la cicatrice ombilicale.

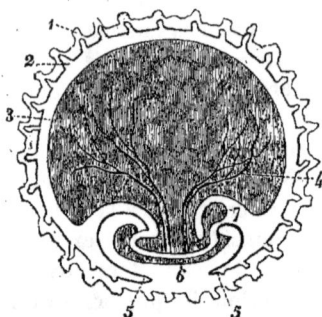

Fig. 238.

1, villosité de la membrane vitelline.
2, feuillet externe du blastoderme constituant le second chorion: avec ses villosités.
3, vésicule ombilicale, formée par le feuillet du blastoderme.
4, vaisseau de la vésicule ombilicale.
5, capuchons céphalique et caudal.
6, embryon.
7, vésicule allantoïde.

§ 408.

Chorion. — Le chorion constitue l'enveloppe permanente la plus extérieure de l'œuf (en faisant abstraction de la membrane caduque). Au moment où l'œuf arrive dans l'utérus, le chorion est formé par la membrane vitelline, déjà modifiée, et accrue peut-être par l'application d'une partie de la couche albumineuse dont l'œuf s'est entouré pendant son passage au travers de la trompe. Quelques jours plus tard, le feuillet externe de la vésicule blastodermique s'applique contre la membrane vitelline et se confond avec elle. Nous avons vu que, dans le point de l'œuf correspondant à l'embryon, le feuillet externe de la vésicule blastodermique se repliait autour de l'embryon et formait l'amnios ; le feuillet de ce repli qui regarde la membrane vitelline s'applique et se confond avec cette membrane, comme dans tous les autres points. Le chorion se trouve dès lors constitué, dans toute son étendue, par le feuillet externe de la vésicule blastodermique et par la membrane vitelline, confondus ensemble (Voyez fig. 238).

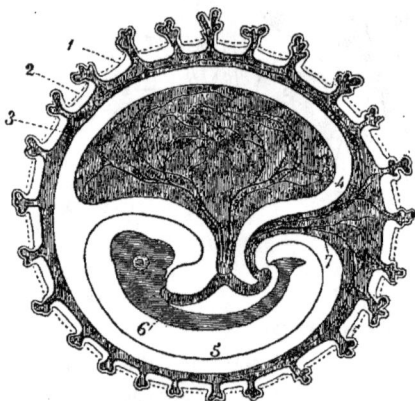

Fig. 239.

1, premier chorion ou membrane vitelline presque disparue.
2, feuillet externe du blastoderme, second chorion.
3, allantoïde qui a pénétré dans les villosités.
4, vésicule ombilicale.
5, les capuchons céphalique et caudal se sont fusionnés ; la cavité de l'amnios est formée.
6, embryon.
7, allantoïde.

Le chorion est encore renforcé vers le trentième jour par l'application des deux feuillets de la vésicule allantoïde, dont le liquide intérieur diminue et disparaît, et dont le prolongement périphérique vient recouvrir toute la face intérieure de l'œuf (Voy. fig. 239).

Quelques auteurs pensent que, dans la formation du chorion, il n'y a pas seulement *fusion* des diverses membranes dont nous venons de parler, mais que chacune s'atrophie tour à tour. Ainsi, d'après M. Coste, le *premier* chorion correspondrait à la membrane vitelline ; le *second* chorion serait formé par le feuillet externe du blastoderme, qui, d'abord incorporé avec le précédent, finirait par le remplacer ; le *troisième* chorion, chorion définitif ou permanent, se trouverait constitué seulement par les parois adossées et confondues de la vésicule allantoïde, après que le deuxième chorion aurait disparu en s'atrophiant.

Qu'il y ait fusion de ces divers éléments en un seul ou qu'ils se substituent les uns aux autres, dans le cours du développement, toujours est-il que le chorion n'offre pas le même aspect aux diverses périodes de la gestation.

Peu après que l'œuf est arrivé dans l'utérus, le chorion présente à sa surface externe une foule de petits prolongements ou de villosités, qui s'enfoncent dans la membrane muqueuse utérine, et servent à fixer l'œuf, en même temps qu'ils agissent à la manière du chevelu de la racine des plantes, en absorbant dans les parois de l'utérus les liquides de la nutrition. Voyez toutes les figures précédentes et notamment les figures 236, 238 et 239. On voit sur ces figures, 1° la part que prend successivement à leur formation, le bourgeonnement de la membrane vitelline, 2° celui du feuillet externe du blastoderme, 3° la vésicule allantoïde.

Les villosités du chorion commencent à se vasculariser vers le trentième jour, c'est-à-dire au moment où la vésicule allantoïde vient s'appliquer contre le chorion. Dans le principe, et avant que les liens circulatoires entre le fœtus et la mère se soient localisés dans le placenta, c'est-à-dire sur un point circonscrit du chorion, la plupart des villosités du chorion présentent des vaisseaux, et cela sur tous les points de la surface de l'œuf. Plus tard, les villosités, vasculaires ou non, situées dans les points autres que le placenta, s'atrophient peu à peu, et la surface du chorion devient glabre dans tous les points autres que ceux qui correspondent au placenta. En ce dernier point, au contraire, les villosités s'accroissent et prennent un développement considérable. Vers la fin du troisième mois, ce travail est terminé. La partie du chorion qui correspond au placenta est seule demeurée vasculaire.

§ 409.

Placenta. — Cordon ombilical. — Les villosités du chorion qui correspondent au point où la vésicule allantoïde atteint les enveloppes de l'œuf, nous venons de le voir, ne s'atrophient pas comme les autres ; loin de là, elles s'accroissent par une sorte de bourgeonnement ou de prolongement arborescent, et elles forment bientôt des touffes réunies entre elles par un tissu cellulaire lâche. Ces touffes vasculaires, ou *cotylédons*, constituent le *placenta fœtal ;* elles s'enfoncent dans l'épaisseur des parois utérines, tandis que du côté de l'utérus lui-même poussent des productions vasculaires beaucoup moins saillantes, qui vont à la rencontre des premières. C'est au développement de ces parties nouvelles dans l'utérus maternel qu'on donne le nom de *placenta maternel*. Il résulte de ce travail simultané une sorte d'engrènement réciproque qui multiplie les contacts vasculaires entre la mère et l'embryon. Mais à aucun moment il n'y a de communication dirècte entre les vaisseaux des cotylédons du placenta fœtal et les vaisseaux des productions vasculaires de l'utérus. Les échanges entre le sang de la mère et celui du fœtus s'opèrent au travers des parois des vaisseaux.

Le placenta fœtal augmente de volume à mesure que le fœtus s'accroît, et entretient entre la mère et l'enfant des liens de plus en plus nombreux. A l'époque où il se sépare de l'utérus, après l'accouchement, le placenta offre un développement assez considérable ; il représente une sorte de masse spongieuse à peu près circulaire, continue sur sa circonférence avec le chorion, et appendue au cordon des vaisseaux ombilicaux, dont il n'est, en quelque sorte, que l'épanouissement terminal. Il a alors de 15 à 20 centimètres de diamètre, et de 1 à 2 centimètres d'épaisseur au centre : cette épaisseur va en diminuant vers la circonférence. La surface qui regarde du côté de l'intérieur de l'œuf est lisse, recouverte qu'elle est par l'amnios, tandis que la surface externe, généralement mélangée avec des fragments des productions vasculaires de l'utérus, qui se sont détachées avec lui, est lobée, molle, tomenteuse et sanguinolente.

Dans les grossesses multiples, il y a autant de placentas qu'il se développe d'enfants dans l'utérus de la femme.

Le *cordon ombilical*, par l'intermédiaire duquel sont établis les liens vasculaires entre le fœtus et le placenta, commence à se former de bonne heure. Sa formation débute à l'instant où la vésicule allantoïde, *qui porte les vaisseaux allantoïdiens*, atteint les enveloppes de l'œuf, pour se confondre avec le chorion qu'elle vient renforcer. C'est au point où la jonction s'est opérée, là où les vaisseaux allantoïdiens vont d'abord s'épanouir, que correspondra le placenta. A mesure que le fœtus se développe et que le placenta s'accroît, le pédicule de la vésicule allantoïde se resserre, et n'est bientôt plus représenté que par un cordon fibreux.

Dans le principe, le col allongé de la vésicule allantoïde et celui de la vésicule ombilicale (Voy. fig. 238), y compris leurs vaisseaux, représentent ce qui deviendra plus tard le cordon. Puis la vésicule ombilicale s'atrophie et disparaît, et le col allongé de la vésicule allantoïde se transforme en un cordon fibreux. Le cordon n'est plus représenté alors que par les vaisseaux de l'allantoïde et par le cordon fibreux, qui remplace la communication de l'allantoïde avec l'intestin. Les éléments du cordon sont entourés par l'amnios, dès le moment où cette membrane s'étant développée s'est portée du côté ventral de l'embryon (Voy. § 405). L'amnios arrivé au pourtour du cordon s'y est accolé et y forme une gaîne qui persiste jusqu'à la fin.

Au moment de la naissance, le cordon a, en moyenne, 50 centimètres

de longueur sur une épaisseur de 1 centimètre; il est constitué : 1° par
l'enveloppe fournie par l'amnios; 2° par les vaisseaux du cordon; 3° par
les vestiges de l'allantoïde; 4° par une matière albumineuse d'une consistance épaisse, qui infiltre les interstices, et qui donne au cordon sa
forme arrondie (*gélatine de Warthon*); 5° quelques anatomistes ont aussi
décrit des filets nerveux dans le cordon de l'enfant naissant. Ces filets,
provenant du plexus hépatique du grand sympathique du fœtus, n'ont
pu être poursuivis qu'à quelques centimètres en dehors de l'ombilic.

Les artères du cordon, auxquelles on donnait d'abord le nom d'*artères
allantoïdiennes*, prennent le nom d'*artères ombilicales*, quand la vésicule
allantoïde a subi ses métamorphoses. Les artères ombilicales communiquent du côté du fœtus avec les artères iliaques de l'embryon, dont elles
ne sont que la prolongation. Quant aux veines, désignées aussi dans le
principe sous le nom de *veines allantoïdiennes*, elles se réduisent bientôt
à une seule qui, sous le nom de *veine ombilicale*, se met du côté de l'embryon en communication avec la veine porte et la veine cave inférieure.
Les artères et la veine ombilicale, arrivées au placenta, s'y divisent à
l'infini, en s'anastomosant ensemble. Engagés avec les cotylédons du
placenta fœtal dans les anfractuosités du placenta maternel, les deux systèmes sanguins se trouvent en rapport, et les échanges de la nutrition
peuvent s'opérer (Voy. §§ 412 et 413).

§ 410.

Développement de l'embryon ou fœtus.— Développement des tissus.
— Pendant que les annexes du fœtus, dont nous nous sommes jusqu'à
présent exclusivement occupé, parcourent les diverses phases de leur
évolution, la *tache embryonnaire*, devenue le corps de l'embryon, s'accroît
en même temps; les divers tissus et les divers organes prennent naissance
et se développent. Au bout de neuf mois, l'enfant, expulsé au dehors de
l'utérus, par l'acte physiologique de l'accouchement, continuera et achè-
vera son accroissement durant la période de l'enfance et de l'adolescence.

L'étude du développement embryonnaire a été de nos jours l'objet de
recherches nombreuses, et elle forme aujourd'hui à elle seule une branche importante de l'anatomie, sous le nom d'*anatomie du développement;*
nous rappellerons seulement d'une manière rapide l'origine et la formation des principaux organes.

Formation du système nerveux. — Le système nerveux céphalo-rachidien est le premier système organique qui se dessine sur l'*area germi-
nativa*, ou tache germinative de l'embryon, alors que celle-ci n'est encore formée que d'une couche de cellules interposée entre le feuillet
externe et le feuillet interne du blastoderme.

La couche de cellules interposée entre le feuillet externe et le feuillet
interne du blastoderme présente bientôt, dans son centre, une partie plus
claire (*ligne primitive*), entourée de deux saillies longitudinales obscures,
qui tiennent à l'accumulation du blastème sur les bords de la ligne pri-

mitive. Cette ligne claire et les deux marges plus obscures qui l'entourent forment, dans leur ensemble, une sorte de gouttière dont le fond est représenté par la partie claire. Les marges obscures, désignées sous le nom de *lames dorsales*, marchent bientôt à la rencontre les unes des autres, et se soudent sur la ligne médiane : ainsi se trouve constituée la moelle épinière, d'abord creuse dans son intérieur, et qui peu à peu deviendra pleine par les progrès du développement. A son extrémité antérieure, le système nerveux primitif présente un léger renflement, premier vestige du cerveau. Sur ce renflement qui s'accroît, se dessinent bientôt trois bosselures désignées sous le nom de *cellules cérébrales*, et qui, en s'accroissant très-inégalement, donneront naissance aux diverses parties de l'encéphale.

La cellule cérébrale antérieure augmentera considérablement de volume, et donnera successivement naissance aux hémisphères cérébraux, aux ventricules latéraux, aux corps striés, aux couches optiques, aux corps calleux, à la voûte à trois piliers. Ces changements commencent vers la fin du premier mois ; vers le quatrième, toutes les parties sont nettement dessinées, et les lobes cérébraux, qui continuent à croître, recouvrent bientôt en arrière les portions de l'encéphale, qui ont pris naissance aux dépens des deux autres cellules. Ainsi, au cinquième mois, les tubercules quadrijumeaux sont recouverts par l'accroissement des hémisphères cérébraux, et le cervelet l'est au septième mois. Les circonvolutions commencent à se dessiner sur les hémisphères vers le quatrième mois.

La cellule cérébrale moyenne était la plus considérable des trois dans l'origine, mais elle augmentera beaucoup moins que les autres : elle donne naissance aux tubercules quadrijumeaux et à l'aqueduc de Sylvius. La division sur la ligne moyenne de la cellule cérébrale moyenne (pour former les tubercules quadrijumeaux) ne se dessine nettement que vers le cinquième ou le sixième mois de la vie intra-utérine.

La cellule cérébrale postérieure donnera naissance à la protubérance, au bulbe et au cervelet. Ce dernier se forme vers le troisième mois. Sur les confins du bulbe et de la protubérance on voit s'élever deux lames qui, se recourbant l'une vers l'autre, se rejoignent et représentent un pont nerveux, formant la paroi supérieure du quatrième ventricule et origine première du cervelet. Les feuillets superficiels du cervelet n'apparaissent que vers la fin de la vie intra-utérine.

Les méninges qui entourent la moelle et le cerveau se développent en même temps que le système nerveux. Vers le troisième mois, on les aperçoit distinctement sur l'encéphale. La pie-mère est celle qui apparaît la première ; on peut la distinguer au bout de la huitième semaine.

Les nerfs naissent partout où nous les trouvons. Il n'est pas exact de dire qu'ils se développent de la moelle et du cerveau par une sorte de bourgeonnement analogue à la pousse des végétaux. Il n'est pas exact non plus de dire qu'une fois formés, ils se dirigent vers la moelle ou le cerveau. Leur formation se fait sur place, aux dépens des cellules du blastème général. Il en est de même du système du grand sympathique.

Formation des organes des sens. — Le développement de l'organe de la vue, de l'organe de l'ouïe et de l'organe de l'odorat est en connexion intime avec celui de l'encéphale. L'organe se forme autour de la portion essentielle du sens, qui est l'expansion périphérique du nerf de sensation, et cette expansion périphérique n'est elle-même, dans le principe, qu'une sorte de prolongement des cellules cérébrales.

Les deux yeux résultent de la subdivision d'une cellule, d'abord unique, sorte de prolongement creux de la cellule cérébrale antérieure. Lorsque les deux cellules oculaires sont une fois formées, leur paroi antérieure, de nature nerveuse comme la paroi postérieure, se réfléchit au dedans de l'œil; c'est de l'adossement de ces parois que résulte la formation de la rétine. Les autres parties de l'œil se développent ensuite en dehors et en dedans, aux dépens du blastème environnant. Ainsi se trouvent constitués, d'une part, la sclérotique et la cornée, et, de l'autre, la choroïde, l'iris et les milieux transparents de l'œil. La choroïde est d'abord continue, et l'iris est, par conséquent, imperforé : au septième mois, la portion de choroïde correspondante à la pupille (*membrane pupillaire*) disparaît.

Jusqu'au commencement du troisième mois, la peau couvre les yeux. A partir de ce moment, elle s'amincit et prend l'apparence de la conjonctive. Au commencement du troisième mois également, les paupières apparaissent, au-dessus et au-dessous du globe de l'œil, sous forme de petits bourrelets cutanés, qui vont se développant, et finissent vers le quatrième mois, par recouvrir le globe de l'œil.

L'organe de l'olfaction consiste dans une excroissance de la cellule cérébrale antérieure qui forme le nerf et le renflement bulbaire olfactif, creux dans l'origine; l'autre partie de l'appareil, c'est-à-dire la membrane muqueuse nasale, procède du système cutané, dont une portion se trouve emprisonnée dans la face par le développement des os de cette région.

L'organe de l'ouïe procède de la cellule cérébrale postérieure, d'abord sous forme de cellule auditive. Cette cellule formera l'oreille interne nerveuse et membraneuse, et autour d'elle se développeront les parties osseuses qui la contiennent. Vers le troisième mois, on distingue déjà les canaux semi-circulaires et le limaçon, et aussi les vestiges du conduit auditif externe et du pavillon. Mais ce conduit, ainsi que la cavité du tympan, sont formés par la croissance et le développement des diverses parties de la face.

Développement du système osseux, du système musculaire, des diverses parties de la face et des parois du tronc; développement de la peau. — Le *système osseux* se développe de très-bonne heure. A peine le système nerveux s'est-il montré, au milieu de la tache germinative, sous forme d'une gouttière allongée, qu'on aperçoit en dehors d'elle et de chaque côté une série de petites plaques quadrilatères très-rapprochées, qui, se soudant vers la partie moyenne et en avant de la moelle épinière, forment les corps des vertèbres. Un peu plus tard, les lames vertébrales se dessinent dans le blastème postérieur à la moelle ; elles se réunissent entre elles sur la ligne moyenne et sur les côtés avec les corps des vertèbres, et le canal rachidien se trouve constitué. Les côtes et le sternum apparaissent plus tard que la colonne vertébrale. Lorsque les cavités ventrales et pectorales se sont formées, par l'incurvation des bords de l'embryon et que l'ombilic est nettement formé, on voit apparaître les lignes costales et la plaque sternale, dans le blastème interposé entre la paroi cutanée et la paroi muqueuse de l'embryon. Les côtes et le sternum apparaissent vers la sixième semaine.

Le crâne n'est qu'un développement plus considérable des vertèbres supérieures de la colonne vertébrale. A une certaine période du développement, on reconnaît que ses premiers vestiges correspondent à trois centres principaux, qu'on a désignés sous les noms de *vertèbre occipitale* ou *basilaire*, *vertèbre sphénoïdale postérieure*, *vertèbre sphénoïdale antérieure*. Les divers os du crâne se forment ensuite par les progrès du développement, et par des formations ultérieures qui restent à l'état d'os distincts ou qui se soudent aux précédents.

Les diverses parties de la face, celles du cou, celles du tronc, se développent dans le blastème interposé entre les feuillets cutanés et muqueux du blastoderme. Tandis que les côtés de l'embryon se recourbent vers le centre de l'œuf, en formant des lames continues, pour circonscrire les cavités ventrales et pectorales, les lames qui correspondent aux côtés du cou et de la face ne sont pas réellement des lames, mais des tubercules au nombre de quatre, qui, en se développant et en se portant vers la partie centrale de l'œuf, interceptent entre eux des fentes. Dans les parties pleines ou tuberculeuses, désignées sous le nom d'*arcs branchiaux*, se développent les mâchoires avec les dents, la langue, les parties molles de la face, l'os hyoïde, le larynx, les parties molles du cou. Les cavités naturelles de la face sont formées par la persistance des fentes viscérales, diversement configurées après le développement des tubercules faciaux. La première fente branchiale forme d'abord une sorte de cloaque, commun à la bouche et aux fosses nasales, qui se délimite bientôt par le développement des os maxillaires et de la cloison nasale. De la seconde fente dérivent, par la soudure antérieure des tubercules qui la bordent, la cavité du tympan et le conduit auditif externe. L'espace qui séparait les tubercules branchiaux dans la région du cou disparaît sans laisser de trace.

Les os du bassin apparaissent, comme ceux du tronc, du crâne et de la face, vers la partie inférieure du tronc, dans le blastème intermédiaire aux feuillets du blastoderme.

Les membres se montrent vers la fin du premier mois, sous la forme de petits tubercules, de chaque côté du tronc. A cette époque, on peut déjà distinguer une partie aplatie et terminale, qui correspondra au pied et à la main. A la sixième semaine, les membres se sont allongés, et la partie aplatie et terminale présente quatre échancrures, qui indiquent la séparation des doigts et des orteils. Déjà, à cette époque, on peut distinguer les vestiges des os, ou plutôt, comme presque partout, des cartilages temporaires qui vont bientôt être envahis par l'ossification.

Les membres supérieurs se développent plus rapidement que les inférieurs.

Les *muscles* se dessinent dans le blastème du tronc et des membres, et dans les points qu'ils doivent occuper, vers la huitième semaine. On aperçoit d'abord les muscles des gouttières vertébrales, un peu plus tard ceux du cou, puis les muscles du ventre, un peu plus tard ceux des membres, et plus tard ceux de la face.

La peau se développe aux dépens du feuillet externe de la vésicule blastodermique, qui limite de toutes parts la surface externe de l'embryon; on peut même envisager ce feuillet comme la peau primordiale. Dès le deuxième mois de la vie intra-utérine, on distingue à sa surface les cellules aplaties et polygonées de l'épiderme; vers le troisième mois, on distingue dans son épaisseur les glandes qui lui sont propres, et les ongles commencent à apparaître à l'extrémité des doigts. Les papilles de la peau se font voir vers le quatrième mois. Le système pileux se montre vers la même époque, sous forme d'un duvet lanugineux, qui fait place, vers le sixième mois, aux sourcils, aux cils et aux cheveux.

Développement du tube digestif, du foie, du pancréas, des poumons. — Le tube digestif communique d'abord largement avec la vésicule ombilicale et, un peu plus tard, avec la vésicule allantoïde (Voy. §§ 406 et 407). Lorsque l'embryon représente une sorte de nacelle, le tube digestif se présente d'abord sous la forme d'une gouttière ouverte. Quand l'ombilic s'est formé, le sac intestinal, enserré dans le corps de l'embryon, représente un canal terminal en cul-de-sac du côté céphalique et du côté caudal de l'embryon, et communiquant avec la vésicule ombilicale et avec la vésicule allantoïde. La communication de l'intestin avec la vésicule ombilicale a lieu dans un point de l'intestin qui correspond à peu près à la terminaison de l'intestin grêle; quant à la communication avec la vésicule allantoïde, qui se développe plus tard, elle a lieu avec la portion anale de l'intestin (Voy. § 407). Plus tard les communications de l'intestin avec les deux vésicules précédentes s'oblitèrent, et l'intestin représente un tube fermé de toutes parts. D'abord rectiligne, ce tube se soulève bientôt et ne tarde pas à former des anses maintenues en arrière par un feuillet de nouvelle formation qui constituera le mésentère en se développant. Le cul-de-sac du tube intestinal, correspondant à l'extrémité céphalique de l'embryon, se renfle et forme l'estomac.

La membrane muqueuse de l'intestin n'est autre que le feuillet interne de la vésicule blastodermique, qui se modifie dans sa structure. A sa surface apparaît l'épithélium cylindrique, et, dans son épaisseur, les villosités et les glandes. Les muscles qui doublent la muqueuse du tube digestif, la membrane séreuse qui recouvre l'intestin, ainsi que la cavité abdominale qui se forme, proviennent du blastème qui s'est accumulé entre les deux feuillets du blastoderme.

C'est également aux dépens du blastème intermédiaire que se développe l'œsophage, lequel, terminé d'abord par deux extrémités closes, s'ouvre bientôt, d'une part, dans l'estomac, et de l'autre dans la bouche. La continuité entre la muqueuse intestinale et l'enveloppe cutanée externe se trouve établie par en haut. Du côté de son extrémité inférieure, le tube digestif se trouve en rapport avec une dépression de l'enveloppe cutanée (dépression rectale); bientôt la cloison qui sépare le fond de cette dépression de l'extrémité inférieure de l'intestin disparaît. La continuité entre la muqueuse intestinale et l'enveloppe cutanée se trouve établie par en bas.

Le foie et le pancréas se développent dans le blastème intermédiaire aux deux feuillets du blastoderme, et dans le voisinage du tube digestif. Plus tard, on aperçoit dans la masse glanduleuse un prolongement intestinal, qui n'est autre que le canal excréteur. Ce canal excréteur s'abouche avec les canaux plus fins qui se sont développés dans l'épaisseur de la glande.

La trachée et les poumons apparaissent aussi, d'une manière isolée, dans le blastème intermédiaire, et les communications avec le pharynx s'établissent ensuite et de très-bonne heure.

Développement des organes génitaux urinaires. — Le développement des organes génitaux urinaires s'accomplit, comme celui de presque toutes les parties dont nous avons parlé jusqu'ici, aux dépens du blastème intermédiaire aux deux feuillets du blastoderme. Les parties génitales externes et les parties génitales internes se développent à peu près simultanément, mais isolément, et leur réunion n'a lieu qu'ensuite. Vers la fin du premier mois, les organes génitaux urinaires internes commencent à se montrer, les organes génitaux urinaires externes apparaissent environ une semaine plus tard.

Le long de la colonne vertébrale, on voit d'abord apparaître deux corps allongés, auxquels on donne le nom de *corps de Wolf*, ou de *faux reins*. Ces organes mesurent bientôt toute la longueur de la cavité thoraco-abdominale. Ces corps sont des organes transitoires, indépendants des organes urinaires et génitaux internes, et destinés sans doute à jouer un rôle dans les premières périodes de la nutrition; mais ce rôle n'est pas très-bien connu. Les corps de Wolf, essentiellement formés de faisceaux de tubes, terminés en cul-de-sac, représentent de véritables glandes. Ils sont pourvus d'un canal excréteur, qui s'ouvre à l'extrémité inférieure de l'intestin. Vers la fin du second mois ils s'atrophient. Dans leur voisinage avait déjà commencé à se développer le testicule chez l'homme ou l'ovaire chez la femme. Quand les corps de Wolf ont disparu, ceux-ci s'accroissent rapidement.

L'ovaire de la femme et le testicule de l'homme ont, dans l'origine, la même position. Le canal excréteur de l'ovule (*trompe*) et le canal excréteur du sperme (*canal déférent*) se forment isolément, et il est un moment où il est impossible de distinguer les sexes ; d'autant plus que, dans leur formation, les organes externes de la génération se présentent, dans l'origine, sous le même aspect. Plus tard, le canal déférent se joint au testicule, tandis que la trompe reste indépendante du côté de son pavillon.

Le rein a commencé à se montrer peu de temps après le corps de Wolf, et au-dessus des testicules ou des ovaires ; l'uretère s'est également développé de son côté, et s'est promptement réuni avec le rein d'une part et avec la vessie d'autre part.

La vessie, ainsi que nous l'avons dit plus haut (Voy. § 407), n'est dans l'origine qu'un simple renflement du pédicule de l'allantoïde. Lorsque ce pédicule s'est partiellement transformé en un cordon fibreux, la vessie est constituée ; elle tient encore à l'ombilic et y tiendra d'une manière permanente, par l'intermédiaire de l'ouraque. La vessie, n'étant qu'un renflement de l'allantoïde, communique, dans le principe, avec le rectum dans ce qu'on appelle le cloaque, point dans lequel viennent aussi aboutir les trompes et les canaux déférents. Plus tard, il s'établit un cloisonnement entre le rectum et la vessie ; la portion prostatique et la portion membraneuse de l'urètre prennent naissance ; la portion membraneuse s'abouche avec la portion spongieuse de l'urètre, qui s'est formée de son côté, comme les autres parties externes de la génération.

Les deux trompes de la femme se réunissent par l'extrémité opposée au pavillon ; le point de jonction se renfle, une cloison se développe entre le rectum et cette partie renflée, et l'utérus se trouve constitué ; l'utérus communique bientôt avec le vagin, qui s'est développé isolément.

Les canaux déférents de l'homme ne se réunissent point ensemble : il se forme aussi une cloison entre eux et l'intestin ; bientôt ils ne s'abouchent plus dans le cloaque, mais dans la portion prostatique de l'urètre qui s'est développée pendant le cloisonnement ; les vésicules séminales, qui ont pris naissance dans le blastème voisin, se sont réunies à eux.

Les *organes externes* de la génération se développent dans la couche de blastème sous-jacente au feuillet externe du blastoderme, c'est-à-dire dans le voisinage de la surface. Leur développement marche de pair avec celui des organes génitaux internes. On aperçoit d'abord un petit soulèvement au-dessous de la région caudale de l'embryon. Cette éminence ovalaire se développe ensuite davantage sur les côtés, de manière que le centre présente bientôt une dépression (*dépression anale*). Le fond de cette dépression communique promptement avec l'extrémité inférieure de l'intestin par résorption de la cloison qui les sépare (Voy. plus haut), et le cloaque est constitué. Les deux éminences qui bordent la dépression anale continuent à s'accroître ; elles formeront plus tard les corps caverneux de la verge de l'homme, et, chez la femme, le clitoris, les racines du clitoris et les petites lèvres. A ce moment, les organes de la génération et l'extrémité du tube digestif communiquent largement. Plus tard, les éminences qui forment les corps caverneux de la verge de l'homme se soudent d'abord du côté de la face dorsale, et il en résulte une gouttière allongée, dont les bords se recourbent en dessous et se joignent sur la ligne médiane pour former un canal, qui deviendra la portion spongieuse de l'urètre. La portion membraneuse et la portion prostatique de l'urètre se sont formées dans le même temps, et ont établi la séparation de l'appareil intestinal et de l'appareil urinaire, et en même temps la continuité de la vessie avec l'urètre. Chez la femme, les corps caverneux se développent beaucoup moins : ils ne se soudent que par la partie dorsale pour former le clitoris ; la gouttière inférieure persiste et correspond aux petites lèvres.

A mesure que les corps caverneux de la verge de l'homme se développent, ils tendent à remonter du côté de l'ombilic ; la fente du cloaque se soude en partie, forme le périnée, et l'anus se trouve isolé. Lorsque les bords de la gouttière que forment les corps caverneux se rejoignent en dessous pour former l'urètre, la fente assez étendue qui existe encore en avant du périnée se soude et forme le scrotum. Les corps caverneux de la femme, indépendamment de ce qu'ils se développent beaucoup moins, n'ont pas de tendance à se porter par en haut. La cloison périnéale se forme et en même temps la cloison recto-vaginale ; le vagin se trouve dès lors isolé du cloaque. Quant à la portion qui correspond au scrotum de l'homme, elle persiste à l'état de fente et constitue l'ouverture vulvaire.

Il résulte de ce mode de développement des organes externes de la génération de l'homme et de la femme, qu'à une certaine période du développement, il est impossible de distinguer nettement les sexes. Tant que les deux corps caverneux ne sont pas réunis en dessous pour former l'urètre, et tant que la fente scrotale ne s'est pas soudée pour former la poche des bourses, la confusion est possible. Lorsque, par suite d'un arrêt de développement, la formation de la portion spongieuse de l'urètre n'a pas lieu, c'est-à-dire lorsque la soudure inférieure des corps caverneux fait défaut, et lorsqu'en même temps la fente scrotale persiste chez l'homme, celui-ci offre les apparences de l'hermaphrodisme. Lorsque, chez la femme, les corps caverneux, très-développés, ont donné naissance par la soudure inférieure des bords de leur gouttière à la portion spongieuse de l'urètre, celle-ci présente également les apparences de l'hermaphrodisme. Mais l'hermaphrodisme est apparent et non réel. Ce sont les testicules ou les ovaires qui déterminent le sexe, et donnent à l'ensemble général de l'individu les caractères qui lui sont propres. Le véritable hermaphrodisme serait celui où non-seulement les organes externes de la génération, mais aussi les testicules, les ovaires, les canaux déférents et les trompes existeraient sur un seul et même individu, ce qui ne s'est jamais vu (Voy. § 397).

Développement des tissus. — Nous avons vu précédemment que les premiers phénomènes du développement de l'être nouveau commencent par la *segmentation* du jaune, c'est-à-dire par la formation de cellules qui se multiplient suivant un mode spécial. C'est de ces éléments primitifs, c'est-à-dire de ces *cellules*, que dérivent tous les tissus de l'être organisé. Il y a donc un temps où l'embryon est formé d'éléments anatomiques embryonnaires ou de cellules ; c'est pour cette raison qu'on donne quelquefois à l'étude histologique du développement le nom de *théorie cellulaire.*

Les cellules embryonnaires du développement se multiplient et se transforment suivant des modes divers [1]. La première cellule est représentée par l'*ovule.* Toutes les cellules nouvelles procèdent des cellules déjà existantes par succession de générations. Les tissus dérivent de ces cellules par des métamorphoses variées.

Certains tissus se présentent, toute leur vie durant, à l'état de cellules embryonnaires ; les éléments de ces tissus consistent, par conséquent, en cellules. Ces cellules, d'ailleurs, peuvent être sphériques ou plus ou moins déformées. Elles sont sphériques dans la lymphe, dans le chyle, dans les couches profondes de l'épiderme, dans le tissu adipeux, dans le lait, dans le mucus, etc. ; elles sont polygonées dans les couches moyennes de l'épiderme, dans le foie ; polygonées ou cylindriques dans les divers épithéliums ; discoïdes dans le sang (globules du sang), etc. — Mais, dans la plupart des tissus de l'économie, les cellules se transforment pour donner naissance aux éléments nerveux, musculaires, conjonctifs, élastiques, fibreux, cartilagineux, osseux. Ici deux doctrines sont en présence : suivant les uns, les tissus dont nous venons de parler prennent naissance par les *métamorphoses* successives des cellules, métamorphoses en vertu desquelles ces cellules changent de forme, perdent peu à peu par résorption et dans des directions déterminées les parois par lesquelles elles se correspondent, et ainsi se trouveraient constitués les fibres des tissus musculaire, cellulaire, fibreux, les tubes nerveux et les réseaux vasculaires initiaux ; cette manière de voir est celle de l'école allemande inaugurée par Schwann. Suivant d'autres, les éléments anatomiques définitifs des tissus ne résultent point de la métamorphose des éléments embryonnaires ; les éléments nouveaux ne feraient que prendre la place des éléments primordiaux. En d'autres termes, les cellules embryonnaires ne seraient que des éléments transitoires qui disparaîtraient par dissolution et résorption, et le tissu nouveau se formerait *au fur et à mesure* que le tissu primitif disparaît.

Ce serait nous écarter du plan de cet ouvrage que d'entrer dans la discussion de ce problème d'histologie.

§ 411.

Dimensions et poids du fœtus aux diverses époques du développement. — L'activité du mouvement de nutrition est d'autant plus grande

---

[1] Voyez *Anatomie générale* de P. A. Béclard, 4ᵉ édition, addition de Jules Béclard.

qu'on se rapproche davantage de l'époque de la conception. Haller observe qu'à la fin du premier jour de l'incubation, l'embryon d'oiseau est quatre-vingt-dix fois plus pesant qu'il ne l'était au commencement de ce jour; tandis qu'au vingt et unième jour de l'incubation (c'est-à-dire au dernier), l'accroissement de l'animal est six cents fois moins considérable que celui du premier jour, car il n'a guère augmenté, durant les dernières vingt-quatre heures, que d'un sixième de son poids. Il en est de même pour les mammifères. Les premières formations embryonnaires s'accomplissent avec une extrême rapidité, et c'est là surtout ce qui rend difficile l'étude des premières phases du développement.

L'œuf n'a pas 1 millimètre de diamètre au moment où il arrive dans l'utérus. Quinze ou vingt jours plus tard, c'est-à-dire à la fin du premier mois du développement, l'embryon a déjà près de 1 centimètre de longueur, et l'œuf est par conséquent mille fois plus volumineux, au moins, qu'il ne l'était à son arrivée dans l'utérus. Au bout de la cinquième semaine, l'embryon a environ 1 centimètre 1/2, et sa tête, alors bien distincte, mesure à peu près la moitié de sa longueur. Le fœtus de six semaines a 2 centimètres ; il s'isole nettement de ses annexes, et le cordon qui commence à établir ses rapports avec le chorion et avec l'utérus a déjà 1 centimètre de longueur. Le fœtus de deux mois a près de 3 centimètres ; celui de deux mois et demi a 4 centimètres 1/2 et pèse près de 50 grammes. Le fœtus de trois mois a 10 centimètres de longueur et pèse 80 grammes ; celui de quatre mois a 18 centimètres de longueur et pèse 200 grammes ; celui de cinq mois a 25 centimètres de longueur et pèse 400 grammes ; celui de six mois a 35 centimètres de longueur et pèse 700 grammes ; celui de sept mois a 40 centimètres de longueur et pèse de 1,200 à 1,300 grammes ; celui de huit mois a 45 centimètres de longueur et pèse de 2 kilogrammes à 2 kilogrammes 1/2 ; celui de neuf mois a 48 ou 50 centimètres de longueur et pèse 3 ou 4 kilogrammes.

Les nombres que nous venons de transcrire ne sont que des moyennes; ils peuvent varier aux diverses périodes de l'évolution. L'enfant qui vient au monde peut mesurer 60 centimètres de longueur et peser jusqu'à 5 ou 6 kilogrammes, comme aussi il peut être beaucoup plus petit et ne peser que 2 kilogrammes ou 2 kilogrammes 1/2.

CHAPITRE VI.

FONCTIONS DE L'EMBRYON.

§ 412.

Circulation du fœtus. — Pendant que les organes et les tissus de l'embryon apparaissent, l'appareil vasculaire sanguin se développe également. Nous aurions pu étudier l'évolution de ce système dans le chapitre précédent; mais nous avons préféré rapprocher cette étude de celle de la circulation fœtale, celle-ci variant aux diverses périodes du développement, à mesure que l'appareil dans lequel circule le sang se modifie et se perfectionne.

Première circulation. — Les premiers vestiges de l'appareil vasculaire sanguin se montrent de très-bonne heure et presque aussitôt que la moelle épinière. Ces vestiges se développent dans la couche de blastème qui se dépose entre les deux feuillets de la vésicule blastodermique, et sur les confins de la tache germinative. C'est vers le quinzième jour que se montrent les premiers rudiments de la circulation. Ils consistent d'abord en vaisseaux appliqués sur le feuillet interne de la vésicule blastodermique. Ces vaisseaux forment sur cette membrane un cercle à peu près complet (sinus terminal), d'où partent, d'un côté des rameaux qui communiquent avec le corps de l'embryon, et, de l'autre, d'autres rameaux qui recouvrent toute l'étendue du feuillet interne de la vésicule blastodermique, lequel devient bientôt la vésicule ombilicale. Du côté de l'embryon, ces vaisseaux se mettent en rapport avec le cœur, qui s'est développé simultanément dans la région céphalique. Ces vaisseaux et le cœur se développent sur place, dans le lieu qu'ils occupent, et non pas par la poussée du liquide chassé par le cœur, comme quelques auteurs l'ont pensé. Le cœur, formé par une cavité unique, ne tarde pas à s'allonger et à s'incurver en forme de S.

Dès le moment où la *première circulation* s'établit, le sang se meut dans cet appareil circulatoire élémentaire, sous l'influence des contractions du cœur (*punctum saliens*), et voici quel est son trajet. Chacune des extrémités du cœur donne naissance à deux vaisseaux. Les vaisseaux qui se détachent de la partie supérieure du cœur représentent les artères : on les nomme aortes ou *arcs aortiques*. Les arcs aortiques se recourbent vers le bas dès le moment de leur origine, et, appliqués contre la colonne vertébrale, ils longent le corps de l'embryon dans toute sa longueur. Au niveau de l'ombilic qui se dessine, ces arcs fournissent deux troncs artériels (Voy. fig. 240, *g,g*), qui vont se ramifier sur le feuillet interne de la vésicule blastodermique, devenue la vé-

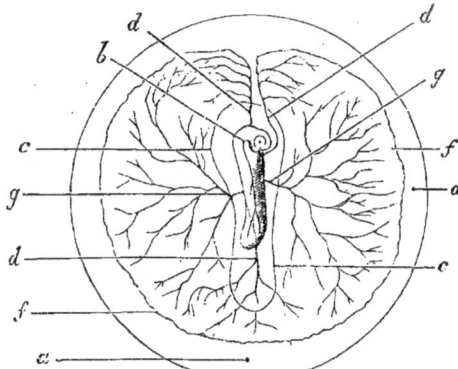

Fig. 240.

PREMIÈRE CIRCULATION DE L'EMBRYON.

aa, vitellus.   *ff*, vésicule ombilicale.
b, cœur.   *d,d,d*, veines omphalo-mésentériques.
cc, amnios.   *g,g*, artères omphalo-mésentériques.

sicule ombilicale. Ces deux troncs portent le nom d'artères *omphalo-mé-sentériques*, leurs rameaux se rendent au sinus terminal. Du sinus terminal naissent les veines, sous le nom de veines *omphalo-mésentériques* (Voy. fig. 240, *d, d, d*). Ces veines se réunissent en deux troncs terminaux, rentrent dans le corps de l'embryon par l'ombilic, et vont se terminer à l'extrémité inférieure du cœur rudimentaire. Les ramifications artérielles des arcs aortiques, qui se sont distribuées dans le corps même de l'embryon, sont beaucoup moins considérables que celles qui se répandent sur la vésicule ombilicale. Le sang de ces fines artères est ramené au cœur par des branches veineuses déliées, qui opèrent leur jonction avec les troncs des veines omphalo-mésentériques. La première circulation est donc en grande partie extra fœtale : on peut lui donner le nom de circulation de la vésicule ombilicale. La première circulation est subordonnée à l'existence de la vésicule ombilicale, et elle n'a, comme elle, qu'une courte durée. Elle est destinée à fournir, dans les premiers temps, à l'embryon qui se développe, des matériaux de nutrition. Les vaisseaux qui circulent sur la vésicule ombilicale reçoivent, par absorption, les matériaux liquides contenus dans cette vésicule, et ces matériaux sont portés à l'embryon par les veines omphalo-mésentériques. La vésicule ombilicale et les vaisseaux qui la recouvrent jouent, en quelque sorte, le rôle d'un premier placenta. Chez les oiseaux, la vésicule ombilicale persiste jusqu'au terme du développement de l'embryon, et même encore après qu'il est sorti de la coquille; la masse du jaune, qui est considérable chez lui, sert, en effet, à la nourriture du jeune animal, pendant toute la période de l'incubation, et pendant les quelques jours qui suivent.

Deuxième circulation. — La seconde circulation de l'embryon commence quand la communication de l'intestin avec la vésicule ombilicale disparaît. Alors, c'est-à-dire vers la fin du premier mois, les vaisseaux *omphalo-mésentériques*, réduits d'abord à une seule artère et à une seule veine (Voy. fig. 241, *t* et *q*), s'atrophient, et les vestiges de ces vaisseaux disparaissent ensuite avec la vésicule ombilicale. La portion *intrafœtale* de la veine omphalo-mésentérique persistera seule, et continuera à recevoir le sang veineux des intestins par la veine mésentérique; elle formera plus tard le *tronc* de la veine porte. Au moment où nous sommes arrivé, la seconde circulation avait déjà été préparée par l'apparition et par la croissance de la vésicule allantoïde (Voy. § 407).

A peine cette vésicule s'est-elle montrée, par bourgeonnement, sur la partie inférieure de l'intestin de l'embryon, qu'on aperçoit à sa surface des ramifications vasculaires; cette vésicule croît rapidement, et gagne la surface interne de l'œuf. Les vaisseaux qu'elle porte s'anastomosent promptement à la périphérie, avec les ramifications vasculaires qui se développent dans le chevelu du chorion; les communications de l'embryon avec la mère, par l'intermédiaire du placenta, se trouvent établies dès le commencement du second mois. A la fin du premier mois, il y a donc une période où la circulation fœtale comprend en même temps la circulation de la vésicule ombilicale, qui disparaît, et la circulation de la vésicule allantoïde, qui s'établit. La figure 241 représente cette période de transition.

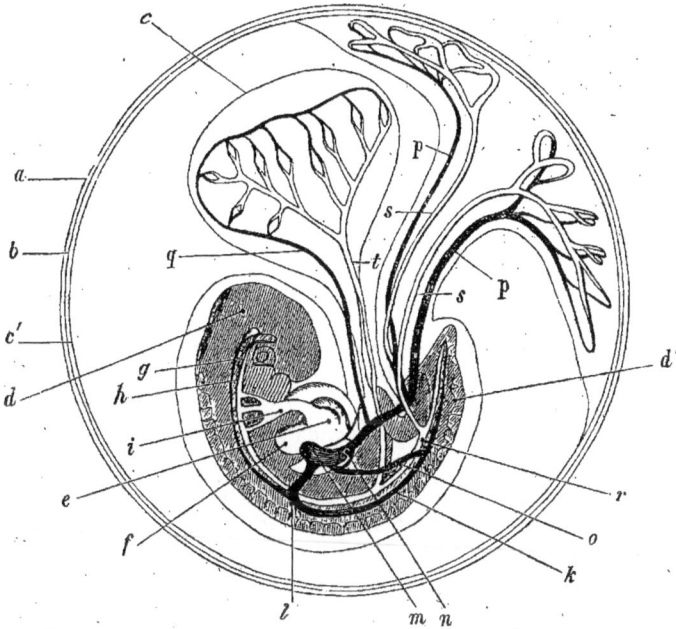

Fig. 241.

PASSAGE DE LA PREMIÈRE A LA SECONDE CIRCULATION.

abc', chorion résultant de la fusion de la membrane vitelline, du feuillet externe de la vésicule blastodermique. et de la transformation de la vésicule allantoïde
c, la vésicule ombilicale qui diminue.
d, portion céphalique de l'embryon.
d', portion caudale de l'embryon.
e, cavité ventriculaire du cœur.
f, cavité auriculaire du cœur.
i, tronc aortique formant les arcs aortiques.
h, tronc représentant l'aorte thoracique.
g, tronc qui deviendra la veine cave supérieure.
k, tronc de la veine azygos.

l, confluent des deux troncs veineux *g* et *k*.
m, confluent de toutes les veines à leur entrée dans la cavité auriculaire du cœur.
n, tronc résultant de la réunion des veines allantoïdiennes *p*, *p* et de la veine omphalo-mésentérique *q*.
o, veine cave inférieure.
p,p, veines allantoïdiennes.
q, veine de la vésicule ombilicale (veine omphalo-mésentérique).
r, aorte abdominale.
s,s, artères allantoïdiennes.
t, artère de la vésicule ombilicale (artère omphalo-mésentérique).

Les vaisseaux de la vésicule allantoïde sont d'abord au nombre de quatre : deux artères et deux veines (Voy. fig. 241, *s, s, p, p*). Quand la vésicule allantoïde a rempli son rôle, une des veines s'atrophie, et il ne reste plus que deux artères et une veine. Ces deux artères et cette veine persistent jusqu'à la naissance, et forment les vaisseaux du *cordon ombilical*. Les deux artères communiquent avec les iliaques, branches de l'aorte descendante. L'aorte descendante, double dans l'origine, s'est promptement transformée en un seul tronc. La veine du cordon se réunit à la fois avec la veine porte (formée comme nous l'avons vu) et avec la veine cave, qui s'est développée dans le même temps (Voy. fig. 242, *o*).

Pendant le second mois, le système vasculaire du fœtus se complète; au commencement du troisième mois, la seconde circulation, qui doit persister jusqu'à la naissance, est tout à fait établie. Voici, en peu de mots, comment les divers vaisseaux se constituent.

Le cœur se courbe de plus en plus; la partie supérieure, qui fournissait les artères, devient inférieure; la partie inférieure, qui recevait les veines, devient supérieure. On voit bientôt apparaître trois renflements : le premier, ou auriculaire, correspond aux oreillettes; le second, ou ventriculaire, correspond au ventricule droit; le troisième, placé à l'endroit où l'aorte (devenue unique à son insertion) s'abouche avec le cœur, a été désigné sous le nom de *bulbe* aortique; il correspondra plus tard au ventricule gauche, quand le cloisonnement des ventricules aura eu lieu. Ce cloisonnement est précoce; il est terminé à la fin du second mois. Le cloisonnement des oreillettes est plus tardif; il n'est guère prononcé avant le troisième ou le quatrième mois : alors il reste encore une large communication (*trou de Botal*) entre les deux oreillettes, et cette communication persistera pendant toute la vie intra-utérine du fœtus.

Les arcs aortiques, réunis à leur insertion au cœur en un seul tronc, se sont multipliés du côté céphalique, par les progrès du développement, en un certain nombre d'arcs secondaires, qui correspondent aux tubercules formateurs de la face et du cou (Voy. § 410). Ces arcs, en se modifiant, donnent naissance à la crosse de l'aorte, à l'artère pulmonaire, aux artères sous-clavières, aux artères carotides et à leurs branches. Ce qu'il faut surtout noter ici, c'est que de cette fusion ou de cette transformation des vaisseaux il résulte, entre l'aorte et l'artère pulmonaire, une large communication par l'intermédiaire d'un canal, qui ne s'oblitérera qu'après la naissance. Ce canal est le *canal artériel*.

Les deux aortes descendantes, nous l'avons dit, se sont fusionnées en une seule; les iliaques ont pris naissance, et c'est sur ces dernières que s'implantent les artères du cordon (artères ombilicales). Ces artères (Voy. fig. 242, *l*, *l*), qui établiront, pendant toute la vie intra-utérine, une communication vasculaire entre le fœtus et le placenta, disparaîtront après la naissance, et se transformeront en cordons fibreux.

Les veines se sont développées en même temps que les artères. Les veines du tronc et des membres, de même que les artères, prennent naissance sur place, aux dépens du blastème général. D'abord connues sous le nom de *cardinales*, et au nombre de quatre, les veines qui se jettent dans les cavités auriculaires du cœur seront bientôt réduites à deux (veine cave inférieure, veine cave supérieure), et recueilleront le sang des diverses veines du corps qui ont pris naissance.

Quand la seconde circulation est établie, le sang qui vient du placenta se dirige vers le fœtus, par la veine ombilicale du cordon, et il retourne du fœtus au placenta, par l'intermédiaire des artères ombilicales. L'existence du *canal veineux*, celle du *canal artériel*, et celle du *trou de Botal*, introduisent dans la circulation du fœtus certaines différences avec la circulation de l'adulte.

Le sang, arrivé du placenta à l'ombilic par la veine ombilicale (Voy. fig. 242, *c*), se divise en deux parties. Une portion pénètre dans le foie par les branches *d, d*, qui communiquent avec la veine porte. L'autre partie de la veine ombilicale, désignée sous le nom de *canal veineux* (*z*), gagne directement la veine cave inférieure *e*. Le sang qui s'est introduit dans le foie est d'ailleurs destiné à rejoindre la veine cave inférieure, par les veines sus-hépatiques [1]. Le sang engagé dans la veine cave inférieure arrive à l'oreillette droite *f*. La disposition de la valvule d'Eustachi, placée à l'orifice de la veine cave inférieure, et l'existence du trou de Botal, font que la plus grande partie du sang passe de l'oreillette droite dans l'oreille gauche *g*. De l'oreillette gauche le sang passe dans le ventricule gauche *h*, par l'orifice auriculo-ventriculaire; puis les contractions du cœur le font passer dans l'aorte *i*, et dans toutes les branches de l'aorte, telles que les carotides *m*, *m*, les sous-clavières *o*, *o*, l'aorte descendante *kk*. Le sang qui descend par l'aorte descendante

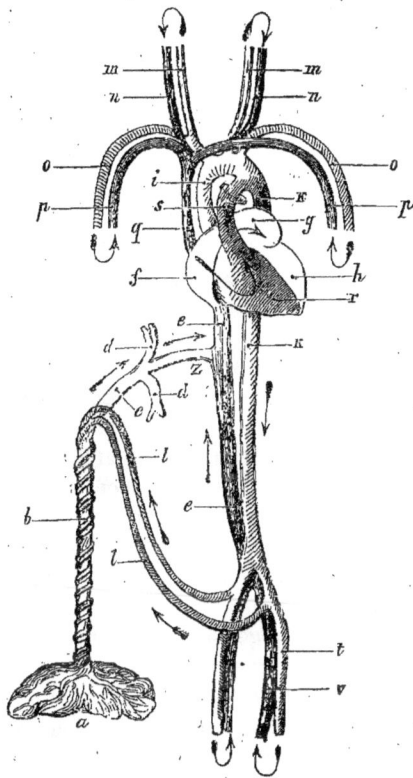

Fig. 242.

CIRCULATION FŒTALE JUSQU'AU MOMENT DE LA NAISSANCE.

a, placenta.
b, cordon ombilical.
c, veine ombilicale.
d d, portion de la veine ombilicale qui va au foie. L'autre portion, qui gagne la veine cave inférieure, porte le nom de *canal veineux*.
ee, veine cave inférieure.
f, oreillette droite.
g, oreillette gauche.
h, ventricule gauche.
i, aorte ascendante.
kk, aorte descendante.
l,l, artères ombilicales.
m,m, artères carotides.
n,n, veines jugulaires.

o,o, artères sous-clavières.
p,p, veines sous-clavières.
q, veine cave supérieure.
r, ventricule droit.
s, artère pulmonaire fournissant deux rameaux (coupés sur la figure) qui vont au poumon. Après avoir fourni ces deux rameaux, l'artère pulmonaire se jette dans l'aorte et porte le nom de *canal artériel*.
t, artère iliaque.
v, veine iliaque.
z, canal veineux.

---

[1] Ces veines ne sont pas représentées sur la figure. Elles procèdent du foie et vont se jeter dans la veine cave inférieure, à l'embouchure même du *canal veineux*.

s'engage en partie dans les iliaques *t*, et en partie dans les artères ombilicales *l*, qui le ramènent au placenta.

Le sang veineux, qui revient des parties supérieures de l'embryon,
par les veines jugulaires *n*, *n*, par les sous-clavières *p*, *p*, et, en résumé,
par le tronc de la veine cave supérieure *q*, arrive à l'oreillette droite *f*.
Le sang veineux, qui revient des parties inférieures de l'embryon, par
l'intermédiaire des veines iliaques *v*, arrive également à l'oreillette droite,
par le tronc de la veine cave inférieure *e*. C'est également dans l'oreillette
droite qu'arrive le sang des intestins et du foie, par l'intermédiaire de
la veine porte et des veines sus-hépatiques. Le sang veineux, qui arrive
dans l'oreillette droite par la veine cave supérieure *q*, a plus de tendance à passer dans le ventricule droit *r* qu'à passer dans l'oreillette
gauche, avec le sang qui arrive du placenta, bien qu'il se mêle cependant en partie avec lui. Du ventricule droit *r*, le sang s'engage dans l'artère pulmonaire *s*, qui le transmet dans la crosse de l'aorte par le canal
artériel [1]. Le sang veineux, continuant son trajet dans l'aorte descendante *kk*, est en partie reporté au placenta par les artères ombilicales *l*, *l*, pour y subir l'hématose.

Le sang qui arrive du placenta par la *veine* ombilicale est le sang artériel du fœtus ; celui qui y retourne par les *artères* ombilicales est le sang
veineux. Il est aisé de voir qu'en aucun point du système vasculaire de
l'embryon, le sang artériel ne se trouve à l'état de pureté parfaite. Cependant, le sang qui parvient à la tête et aux extrémités supérieures,
quoique mélangé dans l'oreillette droite du cœur avec une certaine proportion de sang veineux, est plus hématosé que celui qui se répand dans
les extrémités inférieures et dans la partie inférieure du tronc. La tête et
les extrémités supérieures, en effet, reçoivent le sang des artères carotides et sous-clavières avant la jonction du canal artériel, tandis que les
extrémités inférieures reçoivent le même sang que celui qui est entraîné
par les artères ombilicales vers le placenta, pour être soumis à l'hématose. Il en résulte que le développement des parties supérieures l'emporte, au moment de la naissance, sur celui des parties inférieures du
corps.

La figure 243 (page suivante) représente l'appareil circulatoire de
l'enfant, pendant le dernier mois de la vie intra-utérine : les organes
étant en place, l'ensemble du trajet circulatoire ne peut plus être saisi
d'un coup d'œil comme dans la figure schématique 242.

§ 413.

Nutrition du fœtus. — Jusqu'au moment où les vaisseaux apparaissent dans l'œuf, celui-ci n'est pas resté stationnaire. Son volume a déjà
beaucoup augmenté, comparativement à ce qu'il était dans la vésicule

---

[1] Une petite partie du sang s'engage dans les poumons par les artères pulmonaires ;
mais, jusqu'à la naissance, les poumons ont peu de volume, ainsi que les artères pulmonaires.

de Graaf et dans la trompe. Il n'avait originairement que 1/7 de millimètre, et il a, au moment où les vaisseaux apparaissent, la grosseur
d'un petit pois. L'œuf s'est donc assimilé des matériaux plastiques venus

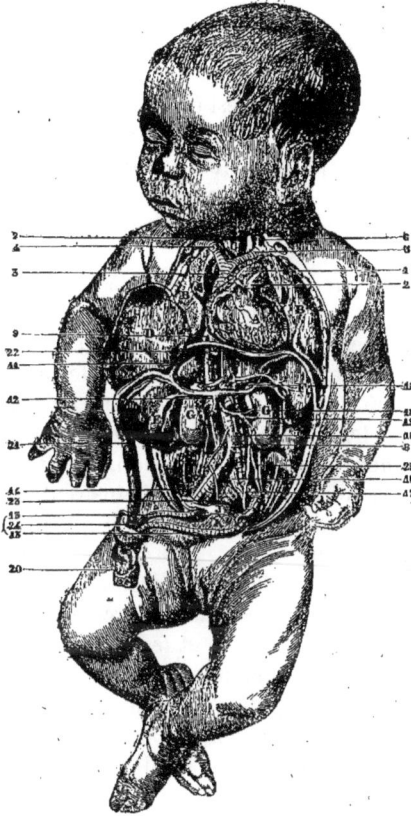

Fig. 243.

A, cœur. — B B, poumons. — C., corps thyroïde. —
D, foie. — E, vésicule biliaire. — F, rate. — G G, reins.
— J, utérus. — K, vessie.

1 Aorte à son origine.
2 Artère pulmonaire.
3 Veine cave supérieure.
4 Veine brachio-céphalique droite.
5 Veine brachio-céphalique gauche.
6 Veine jugulaire interne.
7 Carotide primitive droite.
8 Aorte abdominale.
9 Veine cave inférieure.
10 Artères mésentériques.
11 Canal veineux.
12 Veine porte. — Sa réunion avec la veine
   splénique et la grande mésentérique.
13, 13 Artères ombilicales.
14 Artère et veine ovariques droites.
15 Tronc cœliaque se détachant de l'aorte.
16 Veine iliaque primitive gauche.
17 Uretère gauche.
18 Veine rénale gauche.
19 Artère rénale gauche.
20 Cordon ombilical (vaisseaux réunis).
21 Veine ombilicale.
22 Diaphragme (coupe du).
23 Rectum.
24 Ouraque.
25 Artère ovarique gauche.

du dehors, et ces matériaux, qu'il a puisés dans les trompes et dans
l'utérus, au travers de ses enveloppes, ont contribué à augmenter les dimensions de la vésicule blastodermique, ainsi que la masse de blastème

accumulée entre les feuillets du blastoderme : blastème aux dépens duquel se forment les premiers rudiments du système nerveux, ceux du cœur et ceux des vaisseaux.

La première nutrition s'opère donc au travers de l'épaisseur des membranes de l'œuf, par voie d'imbibition et d'endosmose. L'absorption se trouve favorisée par les appendices ou villosités dont se couvre le chorion initial.

Quand la première circulation est établie, la nutrition de l'œuf s'opère principalement à l'aide des vaisseaux qui se sont développés. Ces vaisseaux agissent par absorption sur les liquides contenus dans la vésicule ombilicale, de la même manière que les veines mésentériques de l'adulte absorbent, au travers de leurs parois, les sucs digestifs déposés à la surface intestinale.

Quand la seconde circulation a fait place à la première, les échanges de nutrition s'opèrent par l'intermédiaire du placenta. Les vaisseaux du placenta fœtal, intimement appliqués et mélangés avec les vaisseaux des parois utérines, entretiennent entre le sang maternel et le sang fœtal un contact médiat, d'où résulte une série continue d'échanges. Les parties dissoutes, ainsi que les gaz du sang de la mère, entrent dans le sang du fœtus et le rendent propre à la nutrition, tandis que les parties devenues impropres à entretenir la vie du fœtus rentrent dans le sang de la mère et s'échappent ensuite, chez elle, par les diverses voies des sécrétions et des exhalations.

Dans les premiers temps de la vie embryonnaire, le placenta du fœtus renferme une substance analogue à la matière glycogénique qu'on trouvera plus tard dans le foie. La peau et les muqueuses du fœtus paraissent aussi contenir dans les premiers temps une matière analogue, infiltrée entre les cellules des épidermes et des épithéliums ; aussitôt que le foie a atteint son développement histologique, c'est-à-dire vers le quatrième mois, la matière glycogène se localise dans son tissu et disparaît dans les autres points.

Le placenta est tout ensemble, pour l'embryon, un organe de respiration et de nutrition : un organe de respiration, car il redonne au sang, devenu impropre à l'entretien de la vie, des propriétés vivifiantes nouvelles ; un organe de nutrition, car c'est par lui principalement, si ce n'est uniquement, que sont fournis les matériaux du développement et de l'accroissement.

L'embryon étant suspendu au milieu du liquide de la poche amniotique, pendant toute la durée de son développement, et jusqu'au moment de la naissance, on s'est demandé si les eaux de l'amnios ne constitueraient pas pour l'embryon un liquide nourricier. Cela est peu vraisemblable. Le liquide de l'amnios, en effet, renferme une très-petite quantité de substances organiques [1], et il contient souvent des produits de sécrétions.

[1] Le liquide amniotique contient, indépendamment de quelques principes salins (Voy. § 505), environ 1 pour 100 d'albumine. M. Schlössberger a trouvé dans les eaux de

On a cru aussi que l'embryon pouvait, à la manière des poissons, absorber les gaz dissous dans les eaux de l'amnios par une véritable respiration aquatique. Mais les eaux de l'amnios ne renferment ni oxygène, ni air atmosphérique, ni acide carbonique, comme on le pensait. La respiration du fœtus, c'est-à-dire les phénomènes d'hématose, est limitée dans le placenta.

Les eaux de l'amnios ont, d'ailleurs, une utilité mécanique incontestable, en protégeant l'enfant dans les divers mouvements de la mère.

§ 414.

Sécrétions du fœtus. — Les corps de Wolf, dont nous avons précédemment parlé (§ 410), se développent rapidement au commencement de la vie embryonnaire, et prennent un développement relativement considérable, eu égard au petit volume de l'embryon. Leur canal excréteur communique avec l'extrémité inférieure du tube digestif, et par conséquent avec la cavité de la vésicule allantoïde, qui en constitue pour ainsi dire le réservoir. Plus tard, la portion renflée du pédicule de la vésicule allantoïde, qui doit seule persister et devenir la vessie, se mettra en connexion avec le rein, qui prend peu à peu la place des corps de Wolf.

Chez les oiseaux, et aussi chez quelques mammifères, la vésicule allantoïde a une plus longue durée que dans l'espèce humaine; et, à diverses reprises, on a signalé, dans le liquide qu'elle renferme, la présence de l'acide urique; d'où on a tiré la conclusion que le liquide de l'allantoïde est le produit d'une sécrétion des corps de Wolf, sécrétion qui aurait avec la sécrétion urinaire une grande analogie. La manière dont se développe la vésicule allantoïde, laquelle procède réellement de l'embryon (et non, comme la vésicule ombilicale, d'une simple modification du feuillet interne du blastoderme), tend à faire penser, en effet, que le liquide qui la remplit est bien un produit de sécrétion d'origine fœtale.

Le liquide allantoïdien, d'abord transparent, contient une grande quantité d'eau, un peu d'albumine et quelques sels [1]. Il se trouble ensuite, à mesure que la vésicule allantoïde s'atrophie; il devient jaune orangé; on y trouve des grumeaux plus ou moins consistants. Plus tard, il disparaît; les lames de la vésicule s'adossent à la surface interne de l'œuf (Voy. § 408), et son pédicule se transforme en un cordon fibreux.

Le liquide qui s'accumule dans la vésicule allantoïde a des usages mécaniques importants. Il distend la vésicule, et la met bientôt en rap-

---

l'amnios du fœtus de la vache 1 gramme de sucre pour 1000 grammes de liquide (fœtus de sept à huit semaines). Plus tard, les eaux de l'amnios contiennent de l'urée. Ce liquide renfermait des *cristaux d'urée* chez un fœtus de vache de dix-huit semaines.

[1] Le liquide allantoïdien du fœtus de vache renferme, vers la septième ou huitième semaine, 4 grammes de sucre pour 1000 grammes de liquide (Schlossberger).

port avec la surface interne de l'œuf, de manière à établir, entre les vaisseaux de l'embryon et ceux de la mère, les communications d'où résulteront le placenta et le cordon ombilical (Voy. § 409). La vésicule allantoïde et le liquide allantoïdien disparaissent quand la connexion vasculaire entre la mère et le fœtus est établie.

Quand la vésicule allantoïde a disparu, quand les reins ont fait place aux corps de Wolf, et quand les uretères, qui se sont développés dans le même temps, ont complété la continuité du système urinaire, la sécrétion urinaire s'établit. L'enfant, suspendu dans le liquide amniotique, émet par l'urètre une certaine proportion d'urine, qui se mélange avec les eaux de l'amnios [1].

Dès la fin du troisième mois de la vie intra-utérine, on trouve dans l'intestin les produits de la sécrétion biliaire. A la fin du sixième mois, cette matière, connue sous le nom de *méconium*, est répandue dans toute l'étendue de l'intestin ; la vésicule biliaire, qui s'est formée, en contient aussi. Le foie du fœtus sécrète donc de la bile. Il est évident que, dans cette période de la vie, la sécrétion biliaire n'est point en rapport avec les phénomènes de la digestion intestinale, car le fœtus ne digère point : ses aliments lui arrivent tout préparés par les vaisseaux du cordon, et sont immédiatement portés aux organes par les voies de la circulation. Le foie agit comme le rein : il élimine du sang une partie des matériaux devenus impropres à la nutrition. Le méconium, accumulé dans le gros intestin de l'enfant naissant, est généralement évacué par l'anus, peu après la naissance. Quelquefois cette évacuation se fait en partie pendant la vie intra-utérine, dans les eaux de l'amnios.

Vers le cinquième ou le sixième mois de la vie intra-utérine, le corps du fœtus se couvre d'une substance grasse adhérente à la peau (vernis caséeux). Cette substance, analogue au produit de glandes sébacées, est une matière de sécrétion, et non un dépôt des eaux de l'amnios, car on n'observe rien de semblable à la face interne de la membrane amnios. Le vernis caséeux est destiné à faciliter le passage du fœtus par les voies de la génération au moment de l'accouchement.

§ 415.

Mouvements du fœtus. — Les phénomènes de la vie de relation du fœtus sont bornés à des mouvements automatiques. Chez le fœtus, de même que chez l'adulte, les mouvements sont déterminés par la contraction des muscles. Mais, pendant la période embryonnaire, les muscles de la vie animale, de même que les muscles de la vie organique, ne se contractent que par action réflexe (Voy. § 344). C'est vers le milieu du cinquième mois, quand les muscles et les leviers du mouvement ont acquis un certain développement, que la femme sent généralement remuer son enfant.

---

[1] Le vice de conformation congénital, consistant dans l'imperforation de l'urètre, est accompagné d'une distension énorme de la vessie, et quelquefois de sa rupture.

Quant aux mouvements respiratoires du fœtus, qu'on aurait observés sur les chiens et sur les chats encore contenus dans les membranes et les liquides de l'œuf, ce sont des mouvements passagers et irréguliers, analogues aux mouvements des membres et de tous les autres muscles du corps. Ces mouvements n'ont point pour but d'introduire dans les bronches et dans les poumons les eaux de l'amnios et de les expulser ensuite, car le fœtus ne trouve point dans ce liquide les gaz de la respiration. Nous en dirons autant des mouvements des lèvres et des mouvements de déglutition, qu'on a parfois observés dans les mêmes circonstances : le fœtus ne se nourrit point aux dépens des eaux de l'amnios, mais par l'intermédiaire des vaisseaux du cordon.

La couche musculeuse de l'intestin, des parois de la vessie, etc., éprouve aussi des mouvements pendant la vie intra-utérine. Au moment de la naissance, en effet, le méconium est arrivé à l'extrémité inférieure du tube digestif, et d'un autre côté, une certaine quantité d'urine a été évacuée dans les eaux de l'amnios.

CHAPITRE VII

GESTATION ET LACTATION.

§ 416.

L'utérus pendant la grossesse. — De la membrane caduque. — A mesure que l'œuf fixé dans l'utérus se développe, la cavité utérine se développe avec lui. L'excavation du bassin ne peut bientôt plus contenir la matrice, qui s'élève vers la cavité abdominale. Vers la fin du troisième mois, le fond de l'utérus dépasse le niveau du pubis ; au sixième mois, il s'élève jusqu'à l'ombilic ; au neuvième mois enfin, il est parvenu au creux de l'estomac, c'est-à-dire au niveau du côlon transverse.

Pendant que la cavité utérine s'accroît, les parois de l'utérus, qui dans l'état de vacuité ne laissaient que difficilement reconnaître leur nature musculeuse, à l'œil nu tout au moins, deviennent plus distinctement musculaires. Les artères et les veines utérines augmentent de volume, leurs flexuosités deviennent plus nombreuses. La membrane muqueuse surtout se modifie profondément, et finalement, quand l'œuf développé remplit la cavité utérine, cette membrane l'entoure en lui formant une enveloppe, qu'on désigne sous le nom de *membrane caduque*. La membrane muqueuse de l'utérus, transformée en membrane caduque et appliquée sur le chorion de l'œuf, se détache peu à peu de l'utérus, et est expulsée au moment de l'accouchement, avec les autres enveloppes de l'œuf dont elle forme la tunique la plus extérieure.

A une époque encore peu éloignée de nous, on croyait que la mem-

brane caduque était une membrane de nouvelle formation, développée à
la surface utérine, au moment de la fécondation, par l'intermédiaire d'une
sécrétion de lymphe plastique. On croyait que l'œuf fécondé, arrivant
dans l'utérus, trouvait cette membrane nouvelle, formant alors dans la
cavité utérine une sorte de sac sans ouverture ; on supposait que l'œuf la
refoulait et s'en coiffait ; d'où formation d'une caduque soulevée par l'œuf,
ou *caduque réfléchie*. Cette caduque réfléchie, refoulée de plus en plus par
le développement de l'œuf vers le feuillet de la caduque appliqué à la paroi opposée de l'utérus (*caduque directe*), finissait, disait-on, par se fondre
avec ce feuillet, pour n'en plus former qu'un seul. On supposait que ces
deux feuillets, réunis par fusion, enveloppaient l'œuf sur tous les points
par lesquels l'œuf n'adhérait point à l'utérus. On admettait encore que,
par suite d'une sécrétion plastique secondaire, il se formait entre la paroi
utérine et l'œuf (dans le point correspondant à l'insertion de l'œuf) une
caduque tardive, qui venait compléter l'enveloppe de l'œuf.

Aujourd'hui, de nombreuses observations faites à toutes les périodes
du développement ont clairement démontré que la membrane caduque
n'est autre que la membrane muqueuse de l'utérus, qui se détache à chaque grossesse, s'échappe au dehors avec les enveloppes de l'œuf, et se
reproduit ensuite.

La membrane muqueuse de l'utérus a une épaisseur beaucoup plus
grande que la plupart des autres membranes muqueuses. Elle mesure à
elle seule près du quart de l'épaisseur de la paroi utérine : elle a environ
1/2 centimètre d'épaisseur sur l'utérus dans l'état de vacuité. A l'orifice
des trompes et à l'orifice du col utérin, cette membrane va s'amincissant,
pour se continuer avec la muqueuse des trompes et du vagin ; elle n'a
guère en ces points plus de 1 millimètre à 1/2 millimètre d'épaisseur.
Cette membrane contient un grand nombre d'éléments glandulaires
constitués par des tubes de 1/10 de millimètre de diamètre. Ces tubes,
très-rapprochés les uns des autres, mesurent toute l'épaisseur de la muqueuse ; ils se terminent, du côté de la tunique charnue de l'utérus, par
des extrémités en cul-de-sac, et ils s'ouvrent à la surface libre de la cavité utérine, soit isolément, soit en se réunissant à d'autres. La membrane muqueuse reçoit un grand nombre de vaisseaux, qui circulent
autour de ces éléments glandulaires.

Pendant que l'ovule fécondé parcourt la trompe, et avant qu'il tombe
dans l'utérus, la muqueuse devient le siége d'une congestion concomi-
tante, et elle s'hypertrophie dans tous ses éléments. L'œuf, en arrivant
dans l'utérus, trouve la cavité de cet organe à peu près remplie par les
circonvolutions de la muqueuse tuméfiée ; il se fixe dans une des anfractuosités de cette membrane, et en un point généralement voisin de la
trompe. Il est rare que l'ovule descende dans la cavité utérine, jusque
dans le voisinage du col de l'utérus, avant de se fixer [1].

---

[1] Lorsque cela a lieu, les liens vasculaires que l'embryon contractera plus tard avec sa
mère peuvent s'étendre sur le col de l'utérus, et donner lieu à une implantation vicieuse

Pendant que le chevelu du chorion (Voy. § 408) établit les premières connexions de l'œuf avec l'utérus, la muqueuse se soulève autour de l'œuf, et lui forme d'abord un chaton. Puis l'œuf est bientôt complétement entouré par la muqueuse, dont les bords soulevés se réunissent au-dessus de lui, de la même manière qu'on voit parfois les bourgeons plastiques d'un cautère se refermer au-dessus du pois placé dans la petite cupule du derme. Le très-petit volume de l'œuf rend cet *emprisonnement* très-rapide.

Une fois qu'il est ainsi entouré de toutes parts par la membrane muqueuse utérine, l'ovule continue à s'accroître. La portion de muqueuse qui le recouvre, et qui représente ce qu'on désignait autrefois sous le nom de *caduque réfléchie*, se rapproche de plus en plus de la muqueuse placée du côté opposé de la paroi utérine (*caduque directe*); elle finit par s'y adosser. Les deux feuillets, d'abord juxtaposés, finissent bientôt par se confondre. La structure glanduleuse des feuillets de la caduque disparaît peu à peu, les vaisseaux qu'ils contenaient s'atrophient; l'épaisseur de ces feuillets devient de moins en moins grande : au septième mois de la grossesse, les deux feuillets réunis de la caduque n'ont guère plus de 1 millimètre d'épaisseur. Dès le quatrième mois de la grossesse, les adhérences de la portion directe de la caduque, c'est-à-dire de celle qui est en rapport avec la tunique musculeuse de l'utérus, ces adhérences, disons-nous, commencent à devenir moins intimes. Sous ce feuillet, qu'on peut alors arracher par lambeaux plus ou moins étendus, on voit le travail de régénération de la muqueuse utérine qui commence à s'établir. Lorsque, au moment de l'accouchement, la membrane caduque sera expulsée avec les membranes de l'œuf, le travail de régénération sera déjà très-avancé et presque terminé.

Tandis que les feuillets réfléchis et directs de la caduque deviennent *anhystes*, s'amincissent et se confondent, le point de la muqueuse sur lequel l'œuf s'est primitivement fixé continue, au contraire, à augmenter d'épaisseur et à s'hypertrophier. Loin de disparaître, comme dans les autres points de la caduque, les vaisseaux prennent ici un développement considérable. C'est à cette partie de la membrane caduque utérine qu'on a donné le nom de caduque *inter-utéro-placentaire*. C'est dans l'épaisseur de cette portion de la membrane caduque, dont le développement vasculaire va croissant, qu'apparaît l'ensemble ramifié des vaisseaux auxquels on donne le nom de *placenta maternel*, et c'est dans cette portion de la caduque utérine que s'engrènent les cotylédons du placenta fœtal développés aux dépens du chorion (Voy. § 403).

§ 417.

Phénomènes généraux et signes de la grossesse. — Les commencements de la grossesse s'annoncent ordinairement par un trouble nerveux,

---

du placenta. Cette implantation, quand elle existe, donne lieu à des hémorrhagies graves, qui compliquent la grossesse et l'accouchement.

caractérisé par des nausées et des vomissements. L'appétit est diminué; quelquefois il existe un profond dégoût pour les aliments. Les époques

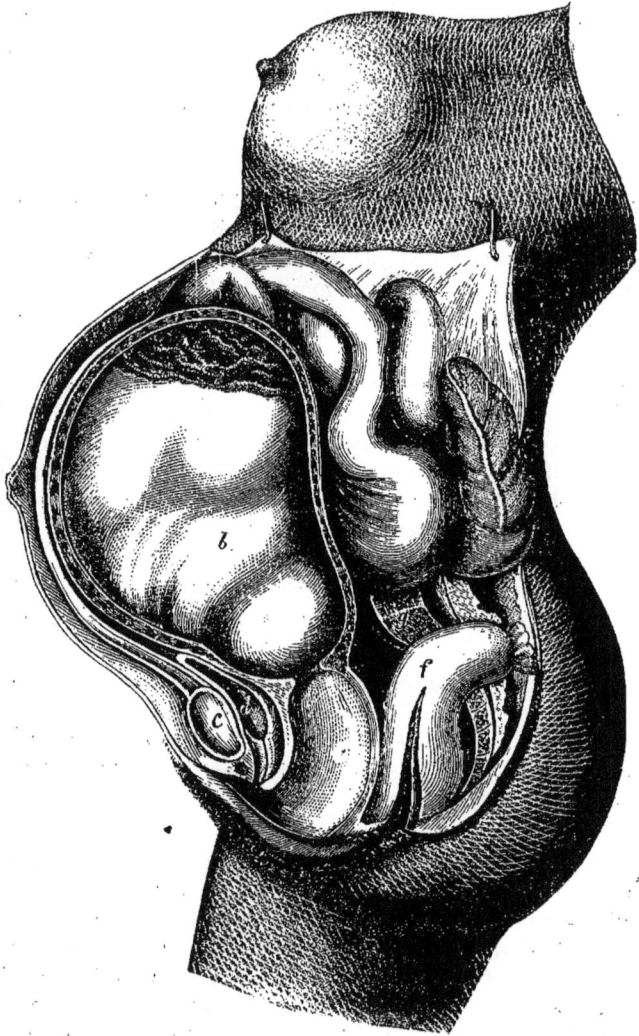

Fig. 244.

a, vagin.
b, l'œuf contenu dans l'utérus ; c'est-à-dire l'embryon entouré de ses membranes. On voit le placenta à la partie supérieure, c'est-à-dire au fond de l'utérus.
c, coupe de la symphyse pubienne.

d, la vessie presque vide.
e, ombilic.
f, le rectum.
g, sacrum.
h, le col de l'utérus.

plus avancées de la grossesse offrent parfois des perversions singulières du goût, qui font désirer à la femme les substances les plus indigestes et les plus dégoûtantes.

A mesure que l'utérus se développe et gagne la cavité de l'abdomen, il refoule et comprime les organes contenus dans le bassin et dans le ventre (Voy. fig. 244). Dans le principe, il presse sur le canal de l'urètre, et occasionne parfois des rétentions d'urine qui nécessitent l'emploi de la sonde. Plus tard, l'utérus comprime la vessie et le rectum. La capacité du réservoir urinaire et celle du réservoir fécal étant diminuées, on voit survenir des envies fréquentes d'uriner et d'aller à la garde-robe, et les évacuations n'ont lieu, la plupart du temps, qu'avec une certaine difficulté. La compression que l'utérus exerce sur les vaisseaux du bassin peut déterminer des dilatations variqueuses des veines, et aussi une infiltration plus ou moins prononcée des membres inférieurs et des parties extérieures de la génération. La compression des nerfs pelviens et cruraux explique les crampes ou les engourdissements des membres abdominaux, qui tourmentent souvent les femmes dans les dernières périodes de la grossesse.

La matrice, en s'élevant et en refoulant la masse intestinale et les organes contenus dans le ventre, exerce une influence marquée sur les phénomènes respiratoires, en rendant les contractions du diaphragme moins étendues. La gêne de la respiration est surtout très-marquée dans les derniers mois.

Les dernières périodes de la gestation sont caractérisées par une diminution notable dans le chiffre des globules du sang. C'est à cette diminution qu'est dû l'état de fatigue et d'épuisement dans lequel tombent les femmes dans les dernières semaines qui précèdent l'accouchement. Les troubles qui surviennent alors ont été souvent, mais à tort, attribués à un état pléthorique. Le chiffre de la fibrine présente aussi une légère augmentation.

Les *signes de la grossesse* peuvent être tirés en partie des changements que l'augmentation de volume de l'utérus entraîne dans la santé générale de la femme ; mais, comme le développement de l'utérus peut tenir à d'autres causes qu'à la présence du fœtus, il n'y a de signes *certains* de grossesse que ceux qu'on peut tirer de la présence du fœtus lui-même.

Notons cependant que la suppression des règles est, dans l'immense majorité des cas, chez la femme bien portante, la première présomption sérieuse de grossesse. Il ne faut pas oublier, toutefois, que les règles peuvent se supprimer sans qu'il y ait grossesse, et que, d'autre part, elles peuvent persister, dans quelques cas rares, surtout pendant les premiers mois, quoiqu'il existe un fœtus dans l'utérus.

Le col de l'utérus participe à la tuméfaction générale de l'utérus, et, comme on peut l'examiner par l'intérieur du vagin, il peut, dans les premiers mois de la conception, fournir quelques indications sur la probabilité de la grossesse. A une époque plus avancée de la grossesse, le vagin diminue de hauteur, par suite du développement par en bas de l'utérus. Dans les dernières semaines, l'ouverture du col s'agrandit, et l'accouchement se prépare. Bientôt cette ouverture devient aussi grande que l'aire du vagin, et les lèvres du col disparaissent.

Vers la fin du troisième mois, l'utérus, en dépassant le niveau du pubis, peut être senti directement par la dépression de la paroi abdominale. En introduisant en même temps le doigt dans l'intérieur du vagin et en soulevant le col de l'utérus, on peut ainsi sentir une sorte de ballottement qui peut faire présumer, jusqu'à un certain point, que l'utérus contient le produit de la conception. Plus tard (de trois mois et demi à quatre mois et demi), les mouvements du fœtus ressentis par la mère constituent l'un des signes les plus certains de la grossesse. A la même époque, les battements du cœur du fœtus commencent à être distinctement entendus, à l'aide du stéthoscope appliqué sur l'abdomen de la femme, et viennent donner plus de certitude au diagnostic [1]. Cet examen fournit d'ailleurs, sur la *position* du fœtus dans le sein de sa mère, des notions précieuses.

§ 418.

Grossesses extra-utérines. — Il arrive quelquefois, par exception, que l'ovule, en se détachant de l'ovaire, au lieu de s'engager dans la trompe et de parvenir dans l'utérus pour s'y développer, s'échappe dans la cavité abdominale, ou bien s'arrête dans l'intérieur de la trompe et subit, dans le point où il est anormalement fixé, les phases de son développement.

On peut diviser les grossesses extra-utérines en trois groupes : tantôt l'œuf se fixe et se développe dans l'abdomen (*grossesses abdominales*); tantôt il se développe dans un point variable de la trompe (*grossesses tubaires*) ; tantôt, au lieu de tomber dans l'intérieur de l'utérus, il s'arrête dans la portion de la trompe qui perfore le tissu utérin, et l'œuf semble se développer dans l'épaisseur même des parois utérines (*grossesses interstitielles*). Chacun de ces groupes présente des variétés nombreuses, suivant les parties déprimées par les progrès du développement fœtal.

Les grossesses extra-utérines, dites *grossesses ovariques*, c'est-à-dire celles où l'œuf paraît se développer dans l'épaisseur de l'ovaire lui-même, ne sont que des grossesses abdominales. Seulement, ici, l'ovule fécondé après rupture de la vésicule de Graaf s'est développé sur l'ovaire lui-même. Le kyste, dont l'œuf s'entoure par les progrès du développement, et les membranes de l'œuf lui-même, ont pu faire croire quelquefois que l'ovule s'était développé dans l'intérieur même de la vésicule de Graaf, sans rupture préalable.

Dans les grossesses extra-utérines, qui ont pour siége des points va-

---

[1] Les battements du cœur du fœtus sont beaucoup plus fréquents que les battements du cœur de la mère. Vers la fin de la vie intra-utérine, on en compte environ 150 à 160 par minute, c'est-à-dire à peu près le double des pulsations maternelles. On ne peut donc confondre les pulsations du cœur du fœtus avec les battements artériels de la mère.

riables de la trompe, la fécondation a pu s'opérer dans la trompe elle-même; mais, dans les grossesses abdominales, la fécondation a eu lieu nécessairement sur l'ovaire lui-même. Nous savons que chez les animaux, bien que la fécondation ait lieu souvent dans la partie supérieure de la trompe, elle peut cependant s'opérer aussi sur l'ovaire; on a trouvé souvent, en effet, quelques jours après l'accouplement, du sperme sur l'ovaire, alors que les vésicules de Graaf, arrivées à maturité, n'étaient pas encore rompues (Voy. § 400). Les ovules qui s'échappent de l'ovaire dans ces conditions ont donc été fécondés immédiatement à leur sortie. Si, maintenant, en vertu de causes qui nous échappent [1], le pavillon ne s'applique pas convenablement sur l'ovaire, pour recevoir dans son intérieur l'ovule qui sort de la vésicule de Graaf, on conçoit que l'ovule *fécondé* puisse s'échapper dans la cavité abdominale, s'y fixer par développement du chevelu du chorion, et lier bientôt, par l'intermédiaire des vaisseaux allantoïdiens, des communications vasculaires avec le point de la cavité abdominale correspondant à l'œuf, point dans lequel les vaisseaux maternels s'accroissent dans le même temps.

On ignore également les causes en vertu desquelles l'œuf, normalement engagé dans le pavillon de la trompe, s'arrête en ce point, ou dans d'autres points de la trompe, pour y suivre les phases de son développement.

Il est rare, au reste, que la grossesse extra-utérine parcoure la durée de la grossesse normale, et le développement du fœtus ne s'étend guère au delà du cinquième mois. L'embryon meurt souvent avant cette époque. Il subit alors des transformations particulières, et ordinairement la femme succombe à une péritonite. D'autres fois il se forme un vaste abcès autour du fœtus; cet abcès se fait jour soit par la cavité de la vessie, soit par la cavité vaginale, soit même à la région abdominale, dans le voisinage de l'ombilic, et le fœtus est expulsé par fragments, avec la suppuration.

Dans les cas très-rares de grossesse extra-utérine, où le fœtus est arrivé au terme de son développement complet, on a pu quelquefois l'extraire vivant du corps de la mère par une opération chirurgicale [2].

§ 419.

Accouchement. — Lorsque le fœtus a acquis le développement compatible avec l'existence nouvelle dont il doit vivre désormais, il est expulsé du corps de sa mère par un travail particulier, qui constitue l'accouchement. L'époque à laquelle arrive l'expulsion du fœtus est de neuf mois dans l'espèce humaine, ou à peu près 275 jours après le

---

[1] On a souvent fait intervenir les impressions morales vives, telles que la frayeur, la colère, ou des chutes coïncidant avec la rupture des vésicules de Graaf. On ne sait rien de bien positif à cet égard.

[2] Dans les quelques cas de grossesse extra-utérine terminés par la naissance d'un enfant vivant, la sortie de l'enfant a été effectuée par une large incision pratiquée sur les parois du vagin ou sur les parois du rectum.

moment de la conception. Il arrive que les femmes se trompent souvent sur l'époque présumée de l'accouchement, parce qu'elles rapportent le moment de la fécondation au rapprochement des sexes. Nous avons vu que ces deux choses ne sont point simultanées, et qu'elles peuvent être séparées l'une de l'autre par un intervalle de plusieurs jours.

Quelquefois la durée de la grossesse est moindre, et l'expulsion du fœtus peut avoir lieu à huit mois ou à sept mois. Dans ces cas, l'enfant naît encore *viable*, mais sa naissance est dite *précoce*, et les premiers moments de sa vie sont entourés de périls. Lorsque l'accouchement a lieu avant cette époque, l'enfant n'est plus *viable*, et la naissance prématurée prend le nom d'*avortement*[1]. L'avortement peut d'ailleurs être naturel, ou avoir été provoqué soit par des violences extérieures, soit par des manœuvres coupables.

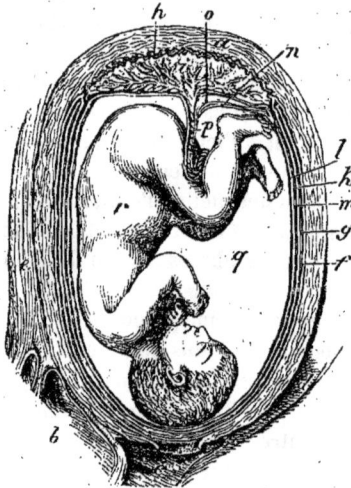

Fig. 243.

POSITION DU FŒTUS DANS L'UTÉRUS.

a, les parois de l'utérus.
b, la vessie (la partie la plus voisine de l'utérus).
c, la partie supérieure du vagin et le col de l'utérus.
d, fragment du rectum.
e, la paroi antérieure de l'abdomen.
f, g, les deux feuillets de la membrane caduque.
h, le placenta maternel.
i, le placenta fœtal.
k, le chorion.
l, l'amnios.
m, couche très-mince de matière albumineuse placée entre le chorion et l'amnios.
n, o, les vestiges de la vésicule ombilicale et de l'allantoïde.
p, le cordon ombilical.
q, le liquide de l'amnios.
r, le fœtus.

Au moment de l'accouchement, le fœtus contenu dans la matrice, et baigné par les eaux de l'amnios, présente le plus ordinairement une position telle, que l'utérus offre, dans son ensemble, la forme d'un ovoïde à petite extrémité dirigée en bas. Cette forme, accommodée aux dimensions respectives du bassin et de l'abdomen, tient à ce que l'enfant a la tête dirigée par en bas, le siége tourné en haut, et les membres fléchis dans leurs articulations. Les cuisses sont appliquées contre l'abdomen; les jambes, légèrement croisées, sont fléchies sur les cuisses; la plante du pied, dirigée en haut, se trouve au même niveau que le siége; les membres antérieurs, également fléchis, sont appliqués contre la poitrine (Voy. fig. 243).

Quelquefois la tête est tournée par en haut et le siége par en bas, ou bien encore le fœtus est placé transversalement dans la cavité utérine, de manière à se présenter par

[1] Quelques enfants nés à six mois et demi, et même à six mois, ont pu vivre; mais ce sont des cas exceptionnels.

le côté à l'ouverture utérine : ce sont là des cas rares, qui appartiennent à la pathologie obstétricale, et qui rendent souvent nécessaire l'intervention de l'art.

L'accouchement est généralement annoncé, quelques jours avant le travail, par des douleurs dans les reins. Ces douleurs se font sentir par accès, et reviennent à des intervalles plus ou moins rapprochés et plus ou moins réguliers ; puis les douleurs changent de siége ; elles se rapprochent du bassin : ce sont les premières contractions de l'utérus. Ces douleurs, d'abord assez légères, deviennent de plus en plus fortes et de plus en plus rapprochées, et le travail de l'accouchement commence. La sécrétion muqueuse du vagin augmente et lubrifie le canal que doit parcourir le fœtus. Par l'ouverture dilatée du col de l'utérus on sent distinctement les membranes de l'œuf (poche des eaux), qui font une sorte de hernie. Les membranes de l'œuf cèdent bientôt sous l'effort des contractions utérines ; elles se rompent et laissent écouler au dehors les eaux de l'amnios.

La rupture de la poche des eaux peut avoir lieu prématurément, à l'époque où le col n'est pas suffisamment dilaté pour donner passage à l'enfant ; il en résulte généralement un certain retard dans l'accouchement. D'autres fois la rupture est tardive, et entraîne seulement la sortie de quelques gouttes de liquide, parce que la tête du fœtus, qui s'engage immédiatement dans l'ouverture du col, fait obstacle à son écoulement ; dans ce cas, les eaux s'écoulent, soit après la sortie de l'enfant, soit avec l'enfant, aussitôt que la tête est passée.

Les eaux, en s'écoulant, lubrifient les parois du vagin et le préparent au passage de l'enfant. Les douleurs de la femme deviennent extrêmement violentes. Aux contractions de l'utérus viennent se joindre celles des muscles abdominaux et aussi celles de tous les muscles du tronc. La contraction puissante des muscles entraîne tous les effets des efforts violents (Voy. § 240). Des inspirations saccadées se succèdent rapidement pour consolider la cage thoracique et fournir des points fixes à la contraction des muscles ; la face s'injecte, le cœur bat avec force, la tête de l'enfant franchit le col de l'utérus et s'avance dans le vagin. La vulve, plus rétrécie que le vagin, présente un nouvel obstacle, accompagné, surtout chez les primipares, de nouvelles et très-vives douleurs. Enfin, la tête franchit l'ouverture vulvaire, dont l'agrandissement se trouve favorisé par le relâchement qu'ont éprouvé, vers la fin de la grossesse, les ligaments de la symphyse pubienne. Quand la tête a franchi l'ouverture de la vulve, le reste du corps sort rapidement.

Au moment où l'enfant apparaît au dehors, toutes les parties de l'œuf ne l'accompagnent point, excepté dans des cas très-rares. Les membranes de l'œuf et le placenta sont encore dans l'utérus, et l'enfant tient au placenta par le cordon ombilical. Quoique entièrement sorti du corps de la mère, l'enfant y tient encore par le cordon. L'art intervient alors : on sépare l'enfant de sa mère par la section et la ligature du cordon,

pratiquées à quelques centimètres de l'ombilic. L'intervention de l'art
ne serait pas, à la rigueur, absolument indispensable ici, car l'accouchement est une fonction naturelle. L'enfant, dont la respiration commence aussitôt qu'il est né à la lumière, pourrait rester entre les cuisses
de sa mère, continuer à vivre et à respirer jusqu'au moment où les
membranes et le placenta se détachent de l'utérus. Le cordon, qui ne
livre plus passage au sang, se dessécherait, s'atrophierait ensuite au
niveau de l'ombilic, s'en détacherait par un travail analogue à la chute
des escarres, et le fœtus se trouverait enfin débarrassé de ses annexes.
Mais la séparation artificielle du fœtus présente des avantages incontestables, qui en ont fait un précepte universellement suivi. Indépendamment de ce que la sortie du *délivre* (membrane et placenta) peut être
quelquefois assez tardive, on soustrait, d'une autre part, l'enfant au
contact des liquides qui se sont écoulés des organes de la mère pendant
l'accouchement, et on peut plus commodément le préserver du froid,
auquel il est alors extrêmement sensible.

Peu de temps après la sortie de l'enfant et la section du cordon, c'est-
à-dire au bout d'un quart d'heure environ, ou d'une heure au plus, le
délivre, devenu inutile, se détache généralement de lui-même, par un
travail de séparation, qui a commencé dès les premiers temps de l'accouchement. Lorsque la sortie des membranes et du placenta se fait
trop attendre, le chirurgien intervient, et hâte cette sortie par des tractions légères sur la portion du cordon restée dans les organes maternels. Cette manœuvre doit être pratiquée avec de grands ménagements,
afin de ne point déterminer d'hémorrhagie grave ou de renversement de
matrice.

Aux violentes douleurs et aux efforts de l'accouchement succède un
profond abattement. La matrice revient sur elle-même, et diminue rapidement de volume. Au moment de la séparation du placenta, il s'est
écoulé une assez grande quantité de sang ; le décollement du placenta,
qui entraîne avec lui des lambeaux de la caduque inter-utéro-placentaire, ne se fait pas sans déchirure de vaisseaux. L'écoulement sanguin
continue encore pendant quelques jours, mélangé de caillots dont
l'expulsion ne se fait pas toujours sans douleurs. Puis, l'écoulement de
sang diminue d'abondance ; il se transforme d'abord en une mucosité
roussâtre, et, quand la fièvre de lait est terminée, en un liquide albumineux, ordinairement peu coloré. Cet écoulement, désigné sous le nom
de *lochies*, cesse généralement au bout de dix à quinze jours. L'utérus
est alors assez revenu sur lui-même pour ne plus dépasser le pubis. Ce
n'est guère qu'au bout de six semaines ou deux mois qu'il a repris ses
dimensions premières : c'est aussi à ce moment que l'écoulement menstruel se rétablit.

§ 420.

Lactation. — Durant la seconde moitié de la grossesse, les seins ont graduellement augmenté de volume, et se sont peu à peu préparés à la sécrétion du lait. Vers le deuxième ou le troisième jour qui suit l'accouchement, les seins deviennent durs et douloureux, et il s'établit en même temps un mouvement fébrile plus ou moins intense, auquel on donne le nom de fièvre de lait. Au bout de vingt-quatre heures, la fièvre diminue et disparaît; la sécrétion du lait est établie. Les seins, moins durs, restent volumineux. Ils fournissent d'abord un liquide peu riche en matériaux nutritifs (colostrum). Ce liquide revêt peu à peu les qualités du lait.

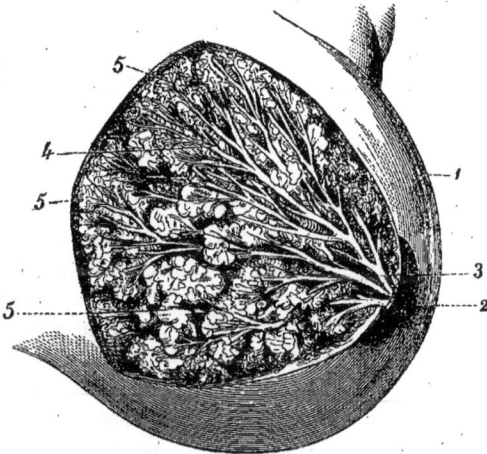

Fig. 246.

MAMELLE.

1, peau de la mamelle.
2, mamelon.
3, canaux galactophores.
4, canalicules procédant des lobules et se terminant dans les canaux galactophores.
5, lobules de la glande.

Les mamelles, qui sécrètent le lait, appartiennent à la classe des glandes en grappes (Voy. fig. 246). Elles consistent essentiellement dans le groupement de grains ou *acini*, jaunâtres, ou rosés, sphériques, de 2 millimètres de diamètre, donnant naissance à de petits conduits qui s'unissent entre eux et forment, par des réunions successives, quinze ou dix-huit canaux excréteurs. Ces canaux (canaux *galactophores*) convergent vers l'aréole mammaire, forment un faisceau qui occupe le centre du mamelon, et qui, après avoir parcouru sa longueur, s'ouvrent à son sommet par des orifices étroits, cachés par les inégalités du derme. Les éléments glandulaires de la mamelle ou *acini*, se réunissent en groupes et forment des lobules. Un certain nombre de lobules réunis entre eux par le tissu conjonctif forment les lobes de la glande [1].

[1] En dehors de la lactation et de la gestation, les lobules de la glande mammaire sont blanchâtres et forment de petites masses confondues les unes avec les autres. Les *acini* sont moins volumineux et à peine distincts.

La mamelle est parcourue par des vaisseaux dont le développement augmente pendant la gestation; ils sont réunis entre eux par un tissu conjonctif, infiltré de tissu adipeux, qui prend souvent un grand développement. Les mamelles volumineuses ne sont pas toujours le signe d'un grand développement de la partie *glandulaire*. La glande mammaire présente quelque chose de particulier dans la disposition de ses canaux excréteurs. Ces canaux, avant d'atteindre l'aréole du mamelon, offrent des dilatations nombreuses, qui constituent des réservoirs multiples, dans lesquels s'accumule le lait sécrété pendant les intervalles de l'excrétion. Ces petits réservoirs ont souvent plus de 1/2 centimètre de diamètre. Les canaux qui traversent l'épaisseur du mamelon sont beaucoup plus fins, et n'ont guère qu'une fraction de millimètre d'épaisseur. Les parois de ces canaux, comme celles de tous les canaux excréteurs des glandes, contiennent des fibres musculaires lisses. Ces fibres représentent des sortes de sphincters qui s'opposent à l'écoulement continu du lait.

Le mamelon est formé par un tissu cellulo-fibreux, parsemé de fibres musculaires lisses, et parcouru par un grand nombre de vaisseaux; il peut augmenter de volume, comme les tissus érectiles, par la distension momentanée des vaisseaux qui le parcourent. Le mamelon s'érige chez la femme dans les mêmes conditions que les corps caverneux des organes de la génération, et aussi sous l'influence de l'excitation mécanique. Des mamelons très-peu développés, et qui, au premier abord, paraissent insuffisants pour l'allaitement, prennent, sous l'influence des efforts de succion de l'enfant, des dimensions qui leur permettent d'atteindre parfaitement leur but.

Les mamelles sécrètent le lait comme toutes les autres glandes sécrètent leur produit de sécrétion, c'est-à-dire aux dépens du sang apporté à la glande par les artères mammaires. La sécrétion du lait présente cependant quelques caractères particuliers. Elle est périodique, c'est-à-dire qu'elle ne se manifeste qu'après l'accouchement, et qu'elle a une durée subordonnée à celle de l'allaitement [1]. L'évacuation du produit sécrété ne s'opère que sous l'influence d'une action extérieure, pression ou succion; tandis que les produits de sécrétion des autres glandes s'échappent sous la seule influence des contractions de leurs réservoirs ou de leurs canaux d'excrétion. Lorsque les *sinus* dont nous avons parlé sont distendus par les produits sécrétés, il n'est pas rare cependant qu'une petite proportion de lait s'écoule au dehors, sous l'influence de leurs contractions spontanées. C'est ce qu'on observe principalement dans les premiers temps, lorsque la femme, quoique mère, ne nourrit pas son enfant.

Pendant l'allaitement, et tant que la sécrétion du lait s'accomplit, les règles de la femme sont généralement suspendues, et elles ne reprennent

---

[1] On rapporte dans la science quelques faits exceptionnels de femmes qui, n'ayant jamais conçu, ont eu du lait au point de pouvoir allaiter. La sécrétion du lait s'est même montrée parfois chez l'homme.

leur cours que quand l'allaitement est terminé, époque qui arrive vers le dix-huitième ou le vingt-quatrième mois de la vie de l'enfant. Lorsque la femme n'allaite point, la sécrétion du lait diminue peu à peu, et elle se supprime tout à fait vers la sixième semaine, époque à laquelle reparaît alors le flux menstruel.

Il arrive parfois que les règles se rétablissent chez la femme pendant la période de l'allaitement. Lorsque la femme qui allaite est une nourrice à gages, elle dissimule la plupart du temps la réapparition des menstrues. On a remarqué, en effet, que pendant l'écoulement menstruel, le lait diminue souvent de quantité. Cependant ce n'est point là une règle sans exceptions, et celles-ci sont nombreuses. D'ailleurs, la diminution de sécrétion porte principalement sur l'eau du lait. Toutes les fois que les règles apparaissent chez une nourrice, il faut donc, non lui retirer son nourrisson, car il est possible qu'elle puisse encore le conduire à bonne fin, mais surveiller de près l'enfant, pour voir si sa santé se maintient.

La femme qui allaite est dans une situation peu favorable pour être fécondée, car le travail de la menstruation est suspendu. Les exemples de conception pendant l'allaitement ne sont pas rares cependant ; et la disposition à être fécondée coïncide généralement avec la réapparition hâtive des menstrues. Quand une grossesse survient ainsi au milieu de l'allaitement, le lait diminue généralement de quantité ; cette diminution va croissant, à mesure que le nouveau fruit prend un plus grand développement ; dans les dernières périodes de la grossesse, le lait ne suffit plus, ordinairement, à la nourriture du premier enfant. Quelques femelles d'animaux allaitent et portent en même temps, et l'on en a conclu que ces deux états pouvaient s'allier aussi chez la femme : une foule d'exemples prouvent qu'il est loin d'en être toujours ainsi.

§ 421.

Lait. — Le *lait* est la première nourriture de l'enfant : il doit faire la base de son alimentation pendant toute la durée du premier âge.

Le lait est un liquide blanc, d'une saveur douce et agréable, d'une densité peu supérieure à celle de l'eau (la densité de l'eau étant 100, celle du lait est 103). Lorsqu'on l'abandonne à lui-même, il se sépare en trois parties principales. L'une vient à la surface former la *crème ;* l'autre, d'abord en dissolution dans le lait, se concrète et forme le *caséum* (fromage). La troisième portion du lait, ou *sérum* (petit-lait), est un liquide jaunâtre, limpide ou légèrement opalin, constitué par de l'eau tenant en dissolution des matières salines, et une substance particulière nommée *sucre de lait.*

Quand on examine le lait au microscope, on constate qu'il est constitué par un véhicule liquide, tenant en suspension des parties solides ou globules du lait. La partie liquide contient l'eau, les sels, le caséum à l'état de dissolution et le sucre de lait. Cette dernière substance (sucre de lait) se transforme spontanément, au bout de quelques jours, en un principe acide (acide lactique), lequel détermine la coagulation du caséum et la séparation du petit-lait. La coagulation du caséum peut être obtenue artificiellement dans le lait frais, par l'addition des acides.

Les globules du lait sont des vésicules de volume très-variable. Les uns ont les dimensions des globules du sang ($0^{mm},005$); les autres ont un volume deux, trois ou quatre fois plus considérable. C'est dans l'intérieur des globules qu'est contenue la matière grasse du lait, c'est-à-dire le beurre. L'enveloppe des globules est de nature caséeuse ou albumineuse. Lorsque, par le battage, on *sépare* le beurre du lait, les globules se détruisent; on ne les retrouve plus dans le liquide caséeux qui reste après l'opération. Le battage, en détruisant les enveloppes des globules, met en liberté la matière grasse demi-solide qui y est contenue, et la rassemble en masse sous forme de beurre.

L'analyse du lait de la femme a été souvent pratiquée. Voici les analyses les plus récentes :

ANALYSE DU LAIT DE LA FEMME.	D'APRÈS M. LEHMANN.	D'APRÈS M. REGNAULT.	D'APRÈS MM. VERNOIS et BECQUEREL.
Eau........................	88,9	88,6	88,9
Sucre de lait et sels solubles.	3,5	3,9	3,9
Beurre.....................	2,0	2,6	2,7
Caséum et sels insolubles...	4,7	4,9	4,5
	100,0	100,0	100,0

Ainsi de l'eau, du caséum, du beurre, du sucre de lait et des sels, telle est, en somme, la constitution chimique du lait. Le lait résume donc les qualités d'un *aliment complet*. L'aliment azoté est représenté par le caséum. Le beurre et le sucre de lait représentent les aliments non azotés. L'eau et les sels, dont le besoin n'est pas moins impérieux dans l'alimentation de l'enfant, y sont également représentés.

Les proportions des divers principes qui entrent dans la composition du lait sont assez variables, non-seulement suivant l'espèce de l'animal [1],

---

[1] Composition moyenne du lait de la femme, comparée à celle du lait de quelques espèces domestiques (Regnault).

	VACHE.	ANESSE.	CHÈVRE.	FEMME.
Eau.............	87,4	90,5	82,0	88,6
Caséum, etc......	3,6	1,7	9,0	3,9
Beurre...........	4,0	1,4	4,5	2,6
Sucre de lait, etc..	5,0	6,4	4,5	4,9

mais encore suivant quelques autres conditions que nous allons rapidement passer en revue.

Le lait que sécrètent les mamelles, dans les premiers jours qui suivent l'accouchement, n'offre ni les caractères physiques, ni les caractères chimiques qu'il présentera plus tard. Ce premier lait, désigné sous le nom de *colostrum*, offre un aspect jaunâtre ; il renferme peu de caséum, peu de beurre ; en revanche, il contient de l'albumine. Aussi les acides le coagulent à peine, tandis qu'il se prend en grumeaux par la chaleur. Les globules du colostrum sont irréguliers, souvent ils sont accolés ensemble par petites masses. Le colostrum ne se transforme pas en lait parfait, immédiatement après l'accouchement. Cette transformation n'est guère complète qu'au bout du premier mois. Ce premier lait, peu nourrissant, agit sur l'enfant comme un léger purgatif, et concourt à l'expulsion du méconium.

L'influence de la traite sur la composition du lait se fait sentir d'une manière très-remarquable chez les vaches, les ânesses et les chèvres. Dans une même traite, ou dans deux traites successives, le lait qui s'écoule d'abord est moins riche en crème (par conséquent en beurre) que le dernier ; il y a souvent, à cet égard, des différences de plus du double. Le lait, *déjà sécrété*, s'accumule, en effet, dans les mamelles de la vache, de l'ânesse et de la chèvre, comme dans une sorte de vase, et la crème y prend, en vertu de sa légèreté, la position qu'elle prendrait dans tout autre récipient. Il n'en paraît pas être de même chez la femme. Les réservoirs du lait (*sinus*), qui sont bien moins développés chez la femme, et aussi la station verticale, expliquent pourquoi il n'y a chez elle, sous ce rapport, que des différences insignifiantes.

Le régime et en général toutes les conditions hygiéniques ont une grande influence sur la composition du lait. L'insuffisance habituelle de la nourriture ou sa mauvaise qualité donnent un lait séreux et peu nourrissant.

Le régime végétal ou le régime animal ont-ils sur la composition ou sur l'abondance du lait une influence marquée ? On a souvent prétendu que le régime végétal, offrant de l'analogie avec celui des animaux qui nous donnent du lait, devait être préféré. Cette opinion est sans fondement : il faut que le régime des nourrices, comme celui de tout le monde, soit suffisant à l'entretien de la bonne santé. « La nature des aliments consommés, dit M. Boussingault, n'exerce pas d'influence marquée sur la quantité et la constitution chimique du lait, pourvu que les animaux reçoivent les équivalents nutritifs de ces divers aliments. »

Beaucoup de femmes s'imaginent que leur principal soin doit être de beaucoup manger, et elles se flattent ainsi d'augmenter la quantité de leur lait. Mais il arrive souvent qu'elles surchargent leur estomac d'une trop grande quantité d'aliments ; les fonctions digestives se dérangent, et elles arrivent à un résultat opposé à celui qu'elles se proposaient.

Les diverses périodes de la lactation introduisent quelques différences dans la constitution du lait. On remarque que les parties solides augmentent peu à peu en quantité (surtout le caséum et le beurre), pendant les trois ou quatre premiers mois. Pendant les mois suivants, les proportions restent sensiblement stationnaires. Du dixième au vingt-quatrième mois, les matériaux solides commencent à diminuer; mais, à cette époque, les dents de l'enfant, qui ont poussé, lui permettent de diviser et de digérer d'autres aliments.

Le lait présente encore des différences qui tiennent à la sécrétion elle-même, et dont les effets se font sentir sur le nourrisson. Il est des femmes qui ont beaucoup de lait, une très-bonne santé, et qui pourtant ne peuvent allaiter leur enfant ou d'autres enfants, sans les rendre malades. Cela tient à l'augmentation de certains principes du lait, et le plus souvent à celle du beurre.

On a enfin remarqué depuis longtemps que les principes volatils de quelques végétaux passent dans le lait et lui communiquent leur odeur. Des substances salines variées, administrées aux nourrices, ont été quelquefois retrouvées dans ce liquide, comme dans les produits de la sécrétion urinaire. On a, d'après cela, conseillé de faire prendre à la mère ou à la nourrice certaines substances médicamenteuses qu'on veut faire parvenir dans les voies digestives du nouveau-né.

CHAPITRE VIII

DE LA GÉNÉRATION DANS LA SÉRIE ANIMALE.

§ 422.

Génération des vertébrés. — La génération des vertébrés (mammifères, oiseaux, reptiles et poissons) s'accomplit par le concours des sexes. Les organes sexuels mâles et les organes sexuels femelles sont portés par des individus différents [1]. Dans les mammifères et les oiseaux, la fécondation a lieu dans l'intérieur des organes femelles et elle nécessite l'accouplement. La plupart des reptiles s'accouplent aussi; cependant, chez quelques-uns d'entre eux, la fécondation est extérieure, c'est-à-dire que la femelle pond des œufs *mous*, sur lesquels le mâle répand presque aussitôt sa liqueur fécondante. Ce dernier mode de fécondation est celui des poissons.

Mammifères. — Dans la classe des mammifères, ou *animaux à mamelles,* classe à laquelle l'homme appartient, l'animal femelle nourrit ses

---

[1] D'après M. Desfossés, deux poissons, le *serranus cabrilla* et le *serranus scriba*, portent à la fois les organes mâles et les organes femelles, et sont par conséquent hermaphrodites, comme la plupart des insectes. L'individu pond des œufs et répand ensuite sur eux la liqueur fécondante sécrétée dans ses testicules.

petits, dans le principe, à l'aide du lait sécrété par les mamelles. Les divers actes de la génération diffèrent peu chez les mammifères de ce qu'ils sont chez l'homme. Les principales différences portent sur le nombre des petits, sur la durée de la parturition, sur la fréquence des actes de reproduction, et sur certaines particularités anatomiques relatives au mode d'adhérence du fœtus ou des fœtus avec la cavité utérine.

Parmi les mammifères, il en est quelques-uns qui ne font qu'un petit à la fois ; tels sont : la vache, la jument, la biche, la femelle du chameau, celle de l'éléphant, l'ânesse, la femelle du singe, etc. L'ours, le chevreuil et la chauve-souris mettent bas deux petits ; le lièvre, le castor, la taupe, la marmotte, le cochon d'Inde, en font trois ou quatre. Le lion, le tigre, le léopard, en font quatre ou cinq. Le chien, le renard, le loup, le chat, la belette, l'écureuil, en font cinq ou six. Le lapin, le rat d'eau, le mulot, le furet, en font six ou huit. La souris en fait jusqu'à dix, et le cochon et le rat gris jusqu'à quinze.

La durée de la parturition est de trois semaines, chez la souris et le cochon d'Inde ; de quatre semaines, chez le lapin, le lièvre, l'écureuil ; de cinq semaines, chez le rat, la marmotte et la belette ; de six semaines, chez le furet ; de huit semaines, chez le chat ; de neuf semaines, chez le chien, le renard, le putois ; de dix semaines, chez le loup et chez les grandes races de chiens ; de quatorze semaines, chez le lion ; de dix-sept semaines, chez le castor et le cochon ; de vingt et une semaines, chez les brebis ; de vingt-deux, chez la chèvre ; de vingt-quatre, chez le chevreuil ; de trente, chez l'ours ; de trente-six, chez le cerf ; de quarante et une chez la vache [1] ; de quarante-trois, chez la jument, l'ânesse et le zèbre ; de quarante-cinq, chez le chameau ; de cent, chez l'éléphant.

Le nombre des portées des mammifères est assujetti à certaines conditions. Les animaux qui, dans l'état de nature, ne s'accouplent qu'une fois par an peuvent, lorsqu'ils sont réduits à l'état de domesticité, entrer de nouveau en chaleur, et s'accoupler peu de temps après la terminaison de la portée antécédente, ce qui tient sans doute à l'abondance de la nourriture.

La jument peut entrer en chaleur dix ou douze jours après la mise bas ; la vache, au bout de vingt jours ; les brebis et les chèvres, seulement au bout de sept mois.

Le nombre annuel des portées des mammifères est principalement subordonné à la durée de la gestation. Les petits mammifères qui portent peu de temps font, en général, plus de portées que ceux dont la gestation a une plus longue durée. La souris, le mulot, le rat d'eau, le lapin, le cochon d'Inde, mettent bas quatre, cinq ou six fois par an, suivant les conditions dans lesquelles ils se trouvent placés. Un rat, qui produit six fois par an de quinze à dix-huit petits, donne naissance à une centaine de rejetons, qui pullulent bientôt à leur tour.

[1] A peu près comme chez la femme.

Dans la plupart des mammifères, l'utérus n'est pas, comme chez la femme, constitué par une cavité simple [1]. Cette cavité se prolonge plus ou moins sur les côtés, et forme ce qu'on appelle les cornes de l'utérus. Quelquefois, comme chez les carnassiers, la division de l'utérus se prolonge jusqu'à l'orifice vaginal de l'utérus. Cette division de l'utérus en deux cornes ou en deux corps plus ou moins distincts n'entraîne pas, au reste, de différence dans le mode d'union de l'œuf ou des œufs avec la muqueuse utérine.

Chez les carnivores et les rongeurs, la membrane muqueuse de l'utérus est, comme dans l'espèce humaine, entièrement adhérente au corps de l'organe et sa séparation est des plus difficiles. Chez les solipèdes (cheval) et chez les pachydermes (cochon) la muqueuse utérine est peu adhérente au tissu sous-jacent; elle forme même parfois des plis.

Dans les femelles des ruminants à cornes frontales, telles que la vache, la brebis, la chèvre et la biche, le mode d'union de l'œuf avec la muqueuse utérine présente une particularité remarquable : le placenta fœtal se dispose en cotylédons *isolés les uns des autres*. Ces cotylédons formés d'ailleurs, comme dans l'espèce humaine, par des houppes vasculaires, s'implantent sur des parties très-vasculaires de la membrane muqueuse utérine, qu'on désigne sous le nom de cotylédons utérins. Les cotylédons utérins existent chez les femelles des animaux, même avant le part, et ils persistent après la séparation du fœtus et de son placenta multiple. Les cotylédons utérins ont tantôt la forme d'une coupe à bords renversés, tantôt celle d'un tubercule aplati et arrondi sur les bords. Les cotylédons existent dans le corps et les cornes de l'utérus; on en compte ordinairement de quatre-vingts à cent. Généralement le nombre des cotylédons du placenta fœtal correspond à celui des cotylédons maternels; mais il n'est pas rare cependant de trouver, surtout vers l'extrémité ovarienne des cornes utérines, des cotylédons utérins libres de connexions avec les prolongements du placenta fœtal.

Lorsque l'animal mammifère met son petit au monde, les membranes de l'œuf se déchirent au moment de l'accouchement, et souvent aussi le cordon ombilical. D'autres fois, la femelle divise les membranes et le cordon avec ses dents. La plupart des animaux carnivores dévorent le délivre qui s'échappe ensuite de l'utérus. Chez les ruminants à cornes (vaches, brebis, chèvres), l'adhérence des cotylédons du placenta fœtal avec les cotylédons utérins est assez intime. Le délivre n'est souvent détaché et expulsé des organes maternels qu'au bout de quelques jours. Chez ces animaux, il y a inconvénient à hâter la sortie du délivre par des tractions intempestives : on risque ainsi d'arracher une partie des cotylédons utérins, et, indépendamment de ce qu'il peut survenir alors des hémorrhagies graves ou une inflammation utérine, la fécondité à venir

---

[1] La cavité utérine des quadrumanes et des tardigrades est unique, et ressemble beaucoup à celle de la femme.

de l'animal peut être gravement atteinte par cet arrachement. Lorsque l'animal est multipare, le délivre (membrane et placenta) de chaque petit sort successivement, après le petit auquel il appartient.

Dans quelques espèces de mammifères, les petits qui viennent au monde sont peu développés, et ne peuvent faire usage de leurs membres. Ces petits s'attachent aux mamelles maternelles, placées dans une poche ou bourse, que forme sous le ventre un repli de la peau. Cette poche, qu'on rencontre dans les animaux de la famille des marsupiaux, représente, en quelque sorte, une seconde matrice que l'animal n'abandonne que quand il peut marcher. Pendant les premiers temps, le petit s'y réfugie encore à la moindre apparence du danger.

Oiseaux. — Chez les oiseaux, le produit de la génération sort des organes femelles à l'état d'œuf : c'est pour cela qu'on les appelle quelquefois *ovipares*. Mais il ne faut pas oublier que l'homme et les mammifères sont aussi des ovipares, dans l'acception rigoureuse du mot. Seulement, chez eux, l'œuf ne sort du corps de l'animal qu'après son développement complet. Chez les mammifères, l'œuf fécondé parcourt les trompes et s'arrête dans l'utérus ; il s'y fixe, y est en quelque sorte soumis à une incubation *intérieure,* et s'y développe aux dépens des connexions vasculaires, qui s'établissent avec la mère. Chez les ovipares, l'œuf fécondé parcourt les oviductes (analogues des trompes), s'y entoure d'une couche albumineuse épaisse et d'une coquille calcaire, et est, à cet état, expulsé au dehors. Il porte en lui les matériaux nécessaires à son développement : aussi est-il beaucoup plus volumineux que celui des mammifères. Cet œuf se développera ensuite par incubation *extérieure,* c'est-à-dire sous l'influence d'une température convenable.

Les oiseaux manquent d'organes de copulation. Les testicules sont placés près des reins. Les canaux spermatiques ou déférents, qui servent à l'excrétion du sperme, s'ouvrent à l'extrémité inférieure du tube digestif dans le cloaque. C'est par l'application de l'anus du mâle contre l'anus de la femelle que s'opère la fécondation. L'autruche, le canard, l'oie, ont cependant un pénis rudimentaire. Ce pénis, placé dans le cloaque, à la rencontre des canaux déférents, consiste en un tubercule plus ou moins saillant, susceptible d'une sorte d'érection et creusé d'un sillon vecteur du sperme.

La partie fondamentale de l'œuf, ou le jaune, se forme dans l'ovaire de la femelle. Lorsque le jaune est arrivé à son développement complet, la capsule ovarienne qui l'enveloppe se rompt, et le jaune, entouré de la membrane vitelline, passe dans la trompe, dont le pavillon s'applique sur l'ovaire pour le recevoir. Là, il rencontre la liqueur du mâle [1], et s'enveloppe, chemin faisant, d'une couche d'albumine épaisse. Dans le prin-

---

[1] Lorsque le mâle fait défaut, les oiseaux de nos basses-cours peuvent pondre encore, quoique moins souvent. Les œufs sont alors inféconds. La plupart des oiseaux ne pondent que pendant une certaine époque de l'année, à l'époque du rut.

cipe, le jaune éprouve un mouvement de rotation au milieu de la couche albumineuse qui l'entoure ; ainsi se forment, aux extrémités du jaune (suivant le grand axe de l'œuf), des sortes de ligaments albumineux, ou *chalazes*. La couche d'albumine augmente, et lorsque l'œuf est arrivé au tiers inférieur de l'oviducte (c'est-à-dire environ six heures après sa sortie de l'ovaire chez la poule), la couche albumineuse s'enveloppe d'une membrane, d'abord transparente, qui se dédouble bientôt en deux feuillets. Le feuillet adhérent à l'albumine restera à l'état de membrane ; le feuillet le plus externe s'incrustera de cristaux calcaires et formera la coque. La formation de la coque est plus lente que celle de l'albumine ; ce n'est guère qu'au bout de vingt-quatre heures que l'œuf complet est expulsé de la partie inférieure de l'oviducte dans le cloaque, et du cloaque au dehors. Le petit bout de l'ovoïde que représente l'œuf sort le premier. Telle était, d'ailleurs, sa position dans l'oviducte, dès l'époque où la membrane de l'albumine et la coquille se sont formées.

Lorsque l'œuf est arrivé au dehors, il se forme du côté du gros bout, entre la coquille et la membrane de l'albumine, un espace dans lequel l'air s'accumule, et qu'on appelle la *chambre à air*. La coquille, quoique solide, est néanmoins poreuse, et il se manifeste, non-seulement au point dont nous parlons, mais encore par toute la surface de l'œuf, un échange de gaz, qui devient bien évident pendant le développement, c'est-à-dire pendant toute la durée de l'incubation.

Alors que le jaune de l'œuf était encore contenu dans l'ovaire, on pouvait voir manifestement, dans son intérieur et dans un point voisin de sa surface, la vésicule germinative. Celle-ci, comme dans l'ovule des mammifères, disparaît peu après que l'œuf est sorti de l'ovaire. C'est aussi pendant le passage de l'œuf au travers de la trompe que la segmentation du jaune s'opère. Seulement, dans l'œuf de l'oiseau, la segmentation n'est que partielle ; elle ne s'opère qu'aux dépens d'une très-petite portion du jaune, qu'on désigne sous le nom de *cicatricule*. Cette petite portion du jaune est l'analogue de la masse entière du jaune de l'œuf des mammifères. Après des segmentations successives, la cicatricule donne naissance à la tache embryonnaire d'où procéderont ensuite toutes les formations fœtales.

La masse du jaune qui n'a point pris part à la segmentation doit servir à la nutrition de l'oiseau ; elle remplit l'intérieur de la vésicule ombilicale et communique, par conséquent, avec l'intérieur de l'intestin de l'oiseau qui se développe (Voy. § 406). Chez l'oiseau, la vésicule ombilicale persiste pendant tout le temps de l'incubation ; elle existe encore quand l'oiseau sort de la coquille ; seulement, les parois abdominales qui se sont formées font qu'elle est alors contenue dans la cavité abdominale ; plus tard, la portion restante du jaune sera entièrement résorbée par l'absorption intestinale, et la vésicule ombilicale, devenue inutile, disparaîtra.

La chaleur est nécessaire au développement de l'œuf; à cet effet, l'oiseau s'applique sur ses œufs et les couve. Chacun sait qu'on peut remplacer la chaleur naturelle de l'oiseau par une température convenable (30 à 40 degrés), et faire ce qu'on appelle des *incubations artificielles*. La chaleur du soleil suffit pour faire éclore les œufs de quelques oiseaux des régions intertropicales [1].

Des vaisseaux qui s'établissent promptement dans le blastoderme de l'oiseau, ne tardent pas à envelopper la membrane vitelline et à mettre ainsi le corps de l'embryon naissant en relations vasculaires avec l'albumine et avec le jaune; les vaisseaux puisent dans ces deux substances les matériaux nécessaires à la formation des tissus. Aux dépens du jaune et de l'albumine, et surtout aux dépens de l'albumine (car une portion du jaune existe encore à la naissance), se développeront tous les organes de l'oiseau, nerfs, os, muscles, plumes, etc.

Dès le troisième jour de l'incubation, on voit naître par exsertion, sur la partie caudale de l'intestin, la vésicule allantoïde, qui, se développant rapidement, entourera bientôt entièrement l'embryon, et constituera, à l'aide des nombreux vaisseaux qu'elle porte, une sorte de poumon, destiné, très-vraisemblablement, à la respiration de l'œuf [2].

Mais ces phénomènes ne peuvent s'accomplir qu'autant que l'œuf est entouré par l'air atmosphérique. L'œuf ne se développe, en effet, qu'à la condition d'un échange avec l'oxygène de l'air. L'œuf, qui croît, respire à travers la paroi calcaire qui l'entoure. Lorsqu'on le place dans des gaz irrespirables (acide carbonique, hydrogène, azote), ou qu'on l'entoure d'un vernis imperméable, on a beau le soumettre à une température de 35 à 40 degrés centigrades, le développement ne s'opère pas, ou tout au moins il s'arrête au bout de peu de temps, et l'œuf avorte.

Nous avons dit que, peu de temps après la ponte, il se développe, du côté du gros bout de l'œuf, un espace rempli de gaz. Cet espace, qui renferme de l'air atmosphérique un peu plus riche en oxygène que l'air (22 à 26 pour 100 d'oxygène), augmente avec les progrès de l'incubation. Tandis que l'air entre dans l'œuf, il s'en échappe de l'acide carbonique. Lorsqu'on soumet un œuf à l'incubation, dans un espace limité, on constate, par analyse, que la quantité d'oxygène disparue a été remplacée par une quantité sensiblement équivalente d'acide carbonique. Il s'opère donc des combustions dans l'œuf, et ces combustions sont nécessaires à la transformation du jaune et de l'albumine en les divers tissus

---

[1] La durée de l'incubation varie suivant les espèces. Elle est généralement moins longue que la durée de la gestation des mammifères. Elle est de quinze à dix-huit jours pour les serins, de vingt et un jours pour les poules, de vingt-cinq jours pour les canards, etc.

[2] L'allantoïde de l'œuf de poule, examiné du dixième au douzième jour de l'incubation, est manifestement *contractile*. La contractilité peut être mise en évidence, même une heure après que l'œuf est cassé. Examiné au microscope, le tissu de l'allantoïde révèle dans son épaisseur la présence des fibres musculaires lisses (fibres cellules). C'est en vain qu'on y cherche des nerfs (Remak, Vulpian). Ce fait constitue un argument de plus en faveur de l'indépendance de la contractilité musculaire (Voy. § 222).

de l'animal; en même temps, l'œuf perd en poids, non-seulement parce qu'il expire de l'acide carbonique, mais aussi parce qu'il perd une certaine quantité de vapeur d'eau [1]. Lorsque le développement de l'oiseau est achevé, et que la pointe cornée qui s'est formée au bout du bec, va permettre à l'oiseau de fendre la coquille, l'œuf a généralement perdu 14 pour 100 de son poids.

Reptiles. — Chez les reptiles, comme chez les oiseaux, le produit de la génération sort des organes femelles à l'état d'œuf. Chez la plupart d'entre eux, la fécondation précède la ponte, de même que chez les oiseaux, et l'œuf, au moment de sa sortie, est entouré d'une enveloppe solide. Cette enveloppe, incrustée de matières calcaires, est généralement moins résistante que celle des oiseaux.

Quelques reptiles de l'ordre des batraciens (crapauds et grenouilles) pondent leurs œufs avant la fécondation. Ces œufs sont mous et dépourvus d'enveloppe calcaire. Le mâle embrasse étroitement la femelle au moment où celle-ci émet ses œufs, et il les féconde au moment de leur sortie.

Chez quelques reptiles, dont la fécondation est intérieure, la sortie des œufs au dehors n'a lieu qu'assez longtemps après leur détachement de l'ovaire. L'œuf, retenu dans l'oviducte, se développe sous l'influence de la chaleur maternelle, et il n'est expulsé que lorsqu'il est sur le point d'éclore. Chez quelques serpents, l'incubation intérieure a souvent lieu d'une manière complète dans les oviductes : les petits brisent les enveloppes de l'œuf et sont expulsés vivants au dehors (couleuvre, vipère).

Les reptiles ne couvent généralement pas leurs œufs, ils les déposent dans le sable ou dans l'eau (reptiles amphibies), et la chaleur extérieure les fait éclore [2]. Quelques serpents cependant se replient en rond au-dessus de leurs œufs, et emprisonnent au-dessous d'eux une couche d'air dont la température s'élève généralement de quelques degrés au-dessus de celle du milieu environnant.

Les reptiles femelles ont deux ovaires, et deux oviductes qui s'ouvrent séparément dans le cloaque. Chez les reptiles, comme chez les oiseaux et les mammifères, les oviductes (trompes des mammifères) ne sont pas continus avec l'ovaire; ils présentent, du côté de l'ovaire, un orifice évasé semblable au pavillon.

Les organes mâles diffèrent suivant les espèces. Dans l'ordre des batraciens il n'y a point d'organes de copulation. Les canaux spermatiques, qui font suite aux testicules, s'ouvrent dans le cloaque, et la fécondation a lieu, comme chez les oiseaux, par l'application des anus, lorsque la fécondation précède la ponte. Dans les autres ordres de rep-

---

[1] Pendant les 20 jours de l'incubation, l'œuf de poule qui pesait 40 grammes perd en poids 10^{gr},7. — Il y a d'absorbé 2^{gr},52 d'oxygène; il y a d'exhalé 3^{gr},23 d'acide carbonique et 10 grammes d'eau en vapeur (Baumgartner).

[2] Les reptiles sont des animaux à sang froid, comme ceux dont il nous reste à parler. Leur température ne diffère guère de celle du milieu ambiant (Voy. § 161).

tiles, il y a un véritable accouplement. Les canaux spermatiques viennent s'ouvrir dans une verge, laquelle acquiert un grand développement chez la tortue. Les ophidiens et les sauriens ont une verge fourchue ou double. Le développement de l'œuf des reptiles écailleux (chéloniens, ophidiens, sauriens) a lieu suivant les mêmes lois que celui de l'œuf des oiseaux ; la segmentation primitive du jaune n'a lieu que dans un point circonscrit (cicatricule). Dans les batraciens, la segmentation du jaune est complète : le jaune de l'œuf, pris dans sa totalité, concourt à la formation du blastoderme, comme dans l'œuf des mammifères.

De tous les reptiles, les batraciens sont les plus féconds. Les tortues pondent quatre ou cinq œufs ; les serpents de dix à vingt ; les grenouilles et les crapauds (batraciens), plusieurs centaines. Les batraciens qui sortent de l'œuf ne sont généralement pas arrivés à leur complet développement, et ils subissent pendant les premières semaines une véritable métamorphose : tels sont les grenouilles et les crapauds. Ces animaux naissent à l'état de *têtards*. Ils n'ont point de membres ; ils ont une queue, et respirent par des branchies situées sur les côtés du cou, sous la peau. L'eau entre par la bouche, passe sur les branchies et sort en dehors par une ou deux ouvertures placées sur les parties latérales du cou. Les pattes de derrière se développent presque à vue d'œil ; celles de devant se développent dans le même temps, mais sous la peau, et elles la percent ensuite. La queue s'atrophie progressivement, ainsi que les branchies, et l'animal respire bientôt par les poumons, qui se sont simultanément développés [1].

Poissons. — Dans la plupart des poissons, le produit de la génération sort à l'état d'œuf, et la fécondation n'a lieu qu'après la ponte, et à une époque plus ou moins éloignée. Les œufs sont déposés par la femelle dans des endroits abrités : généralement le long du rivage ou sur des bas-fonds. Le mâle répand ensuite sur ces œufs (enveloppés, comme ceux des batraciens, par une membrane molle) sa liqueur fécondante, désignée sous le nom de *laite*. Les causes de destruction sont nombreuses, et, en général, une grande quantité d'œufs échappent à la fécondation. Le nombre considérable des œufs pondus par les poissons est destiné sans doute à remédier à ces conditions défavorables. Le nombre des œufs, ordinairement de plusieurs milliers, peut s'élever dans quelques espèces jusqu'à plusieurs millions pour une seule ponte.

Les ovaires des poissons femelles sont deux glandes volumineuses qui remplissent en grande partie l'abdomen au moment de la ponte. Dans la plupart des poissons osseux, les oviductes sont *continus* avec les ovaires, et forment un canal excréteur, analogue à celui de toutes les autres glandes. Chez beaucoup de poissons cartilagineux, l'extrémité abdominale de la trompe est libre, comme chez les mammifères, les

---

[1] Les salamandres sont dans le même cas que les grenouilles et les crapauds, mais elles ne perdent pas leur queue. Les sirènes, les tritons et les proées ne perdent point leurs branchies.

reptiles et les oiseaux. Les deux oviductes s'ouvrent dans le cloaque, ou bien se réunissent entre eux, et viennent aboutir à une ouverture placée en arrière de l'anus.

Les testicules forment, chez le mâle, deux glandes également très-volumineuses. Les canaux spermatiques s'ouvrent, soit dans le cloaque, soit, par une ouverture spéciale, dans le voisinage de l'anus.

Chez quelques poissons cartilagineux, la fécondation est intérieure, et il y a un véritable accouplement, analogue à celui des oiseaux. Chez ces poissons (squales, marteaux, scies), l'œuf fécondé sort recouvert d'une enveloppe cornée solide. Chez quelques autres (raies), les œufs fécondés séjournent dans l'intérieur des oviductes, s'y développent, et l'animal produit des petits vivants.

Dans les poissons catilagineux dont nous parlons, la segmentation du jaune n'est pas complète ; elle n'a lieu, comme chez les reptiles écailleux et les oiseaux, que dans le point de l'œuf qui correspond à la cicatricule.

§ 423.

Génération des invertébrés. — La génération des invertébrés présente des modes très-divers.

Un grand nombre d'entre eux se reproduisent, comme les vertébrés, à l'aide de véritables œufs ; et l'on trouve ce mode de génération, non-seulement dans les invertébrés placés en tête de la série, tels que les articulés (insectes, arachnides, crustacés) et les mollusques, mais même dans l'embranchement des zoophytes.

D'autres invertébrés se reproduisent par génération scissipare ou gemmipare ; et si l'on trouve ce mode de génération plus répandu dans les espèces inférieures que dans les espèces supérieures, il est vrai de dire que les articulés eux-mêmes le présentent parfois : témoin les annélides.

Génération des invertébrés à sexes séparés, à l'aide d'œufs. — Les *insectes*, les *arachnides* et les *crustacés* ont des sexes séparés, et la fécondation s'opère par accouplement. Les ovaires consistent généralement en tubes plus ou moins longs, simples ou ramifiés, occupant souvent une grande partie de l'abdomen. C'est dans ce tube ou dans ces tubes, qui se continuent avec les oviductes, que se forment les œufs. Les oviductes se terminent à l'extérieur par une ouverture située dans des points variés. Le testicule du mâle consiste également, le plus souvent, en tubes simples ou ramifiés, et offre avec l'ovaire une grande ressemblance. Seulement ces tubes, au lieu de sécréter les œufs, sécrètent le sperme, c'est-à-dire un liquide fécondant pourvu de spermatozoïdes. D'autres fois, au lieu de tubes, le testicule est constitué par de petites capsules adossées, arrondies ou allongées, et s'ouvrant dans le canal spermatique.

Le sperme du mâle est porté dans les organes femelles, soit par le renversement au dehors de la partie terminale du canal spermatique, renversement qui fait fonction d'organes copulateurs (crustacés), soit par un véritable pénis (insectes). Le pénis des insectes est souvent entouré de pinces ou de crochets qui, se redressant dans l'intérieur des voies génitales de la femelle, au moment de l'érection, rendent l'adhérence si intime, qu'on ne parvient guère à les séparer sans arrachement. Quelques insectes femelles présentent, vers l'extrémité inférieure de l'oviducte, une poche dite *poche copulatrice*, dans laquelle s'accumule le sperme du mâle. Le sperme conserve dans cette poche ses propriétés fécondantes pendant des mois, et peut ainsi féconder plusieurs générations d'œufs. Dans quelques espèces, le sperme n'acquiert ses propriétés fécondantes (c'est-à-dire la *mobilité* des spermatozoïdes) que dans la poche copulatrice.

Chez quelques insectes (abeilles et fourmis), il existe des femelles stériles, dites *neutres*. Les femelles stériles des abeilles, connues sous le nom d'ouvrières, ont des organes tubuleux, correspondant aux ovaires ou aux testicules, mais elles ne produisent pas d'œufs, et ne sécrètent point de sperme. Cependant, chose singulière, si, peu après leur naissance, on leur donne une nourriture abondante, ou si on les place dans certaines cellules de la ruche, plus grandes que les autres, on peut les transformer en mâles ou en femelles. Les femelles stériles des fourmis sont dépourvues d'ailes.

Un grand nombre de vers intestinaux, principalement parmi ceux de la classe des *nématodes*, ont des organes sexuels séparés : tels sont les ascarides, les strongles, les oxyures, les trichocéphales, etc. Chez quelques-uns d'entre eux, les organes sexuels ne consistent pas seulement en un ovaire ou un testicule rameux, mais il y a aussi, à l'extrémité terminale du canal spermatique, un véritable pénis, et la fécondation précède la ponte.

On rencontre parmi les *mollusques* un certain nombre d'espèces à sexes séparés, principalement parmi les pectinibranches et les lamellibranches. Les méduses, qui appartiennent à l'embranchement des zoophytes, seraient (au moins quelques-unes d'entre elles) dans le même cas.

Chez les insectes, le nouvel être qui sort de l'œuf n'est pas toujours arrivé à son développement complet, et il doit subir encore de nouvelles métamorphoses. Les insectes ailés passent généralement par une forme intermédiaire avant de prendre leurs ailes. Le nouvel être se nomme *larve*, et les larves des lépidoptères ont reçu le nom spécial de *chenilles*. Les larves ou chenilles, après différentes mues ou changements de peau, s'entourent d'une coque ou *cocon* plus ou moins résistant et passent à l'état de *chrysalide* ou de mort apparente. C'est dans ce cocon que les chrysalides ou nymphes se métamorphosent, aux dépens de leur propre substance, car elles ne prennent point de nourriture. Lorsque les ailes ont poussé, et qu'en même temps les organes de la génération ont acquis un développement complet, la chrysalide, devenue insecte parfait, perfore sa coque, et devient apte à se reproduire.

Génération des invertébrés à l'aide d'œufs, avec hermophrodisme. — Presquè tous les annélides (embranchement des articulés) qui se reproduisent à l'aide d'œufs sont hermaphrodites; beaucoup d'helminthes et de mollusques sont dans le même cas. On rencontre aussi, dans la classe des échinodermes et dans celle des acalèphes (embranchement des zoophytes), des individus qui se reproduisent de la même manière.

L'hermaphrodisme consiste dans la réunion, sur le même individu, des ovaires et des testicules. Ces deux glandes, placées dans l'abdomen, se présentent généralement sous l'apparence de tubes plus ou moins ramifiés. Dans les uns sont sécrétés les ovules, et dans les autres la liqueur fécondante. Les canaux excréteurs de ces glandes communiquent souvent vers leur extrémité terminale, de telle sorte que, quand l'œuf est expulsé de l'ovaire, le sperme, chassé en même temps du testicule, rencontre l'œuf dans le canal terminal, et le féconde avant qu'il s'échappe au dehors. D'autres fois, le testicule et l'ovaire s'ouvrent séparément au dehors ; les produits de l'ovaire (œufs) et le produit du testicule (sperme) sont expulsés simultanément dans l'eau au sein de laquelle vit l'animal, et la fécondation s'opère au dehors, comme chez les poissons.

Chez quelques mollusques hermaphrodites (limaçons, limnées, etc.), il existe des organes de copulation, et l'accouplement est réciproque, c'est-à-dire que l'individu est à la fois mâle et femelle, par rapport à un autre individu de la même espèce. Le pénis de l'un s'engage dans les organes femelles de l'autre, et l'organe femelle du premier reçoit le pénis du second. Tantôt il y a double fécondation simultanée ; les animaux hermaphrodites forment souvent ainsi de longues chaînes, au moment de l'accouplement. Tantôt l'un joue le rôle de mâle et l'autre le rôle de femelle ; et plus tard, celui qui a joué le rôle de mâle sera à son tour fécondé. Quelques animaux hermaphrodites (parmi les vers) s'appliquent les uns contre les autres, sans qu'il y ait un véritable accouplement. L'application mutuelle n'a ici d'autre but que d'exciter la sortie du sperme au dehors, et sa rentrée dans les oviductes du même animal ; l'ouverture extérieure du canal spermatique et celle de l'ovaire étant très-rapprochées ou confondues.

§ 424.

Génération gemmipare. — Ce mode de génération se rencontre principalement dans l'embranchement des zoophytes. Dans la classe des acalèphes, dans celle des spongiaires et des infusoires, la génération gemmipare consiste en ce que, sur un certain point du corps, la plupart du temps au même endroit, il se forme une sorte de tubercule arrondi. Ce tubercule, d'abord plein, se creuse ordinairement d'une cavité, puis il se transforme peu à peu en un individu semblable à celui qui lui a donné naissance, s'en détache, et se reproduira à son tour de la même manière.

Quelques annélides, tels que les naïs (animaux très-rapprochés des vers de terre), les syllis, les myrianides, etc., se reproduisent aussi par génération gemmipare. A une certaine période, on voit, à la partie postérieure du corps, se développer un individu nouveau. L'individu nouveau, après avoir formé successivement ses anneaux et sa tête, se sépare de l'individu mère par étranglement et par division. Quelquefois il se forme en même temps plusieurs bourgeonnements les uns sur les autres, et la séparation n'a lieu que quand cinq ou six individus se sont formés. Ce qu'il y a de bien remarquable dans les annélides, qui présentent ce mode de division gemmipare, c'est que l'individu chez lequel on l'observe manque d'organe de reproduction, tandis que les produits de la gemmiparité en sont pourvus. Les produits de la gemmiparité sont donc destinés à pondre des œufs; et de ces œufs naissent des individus non sexués.

Ce mode de génération, en quelque sorte en partie double, et auquel on a donné le nom de génération *alternante*, paraît être beaucoup plus répandu qu'on ne le supposait dans le principe.

§ 425.

Génération scissipare. — Lorsqu'on coupe un ver de terre en deux parties, la partie antérieure du corps donne naissance à un animal entier. Il en est de même de la partie postérieure; elle se complète, quoique plus lentement. Le même fait s'observe sur beaucoup d'entozoaires, sur les hydres, sur les actinies (zoophytes). Chez ces animaux, il suffit généralement d'un fragment peu considérable du corps pour reproduire l'animal entier. Tremblay coupe une hydre en petits fragments dans toutes les directions : chaque fragment reproduit une hydre complète.

La force de régénération existe aussi chez les mollusques : les limaçons peuvent reproduire leurs tentacules enlevés; les céphalopodes leurs bras, etc. Chez les reptiles, elle est également très-remarquable : les salamandres peuvent reproduire leurs pattes; il en est de même pour les grenouilles et les crapauds très-jeunes, et chacun sait avec quelle facilité la queue des lézards repousse lorsqu'on la leur a arrachée. Dans les animaux supérieurs, non-seulement la régénération ne se montre plus sur des organes entiers, mais elle est très-restreinte pour les tissus eux-mêmes, et elle ne se montre guère que pour les tissus placés aux surfaces : épiderme, poils, ongles, laine, crins et plumes.

Mais, si les animaux inférieurs reproduisent des parties plus ou moins considérables de leur corps, lorsqu'ils ont été divisés artificiellement, il faut dire que la *scission spontanée*, comme mode de génération, est assez rare, et qu'on est loin de la rencontrer chez tous les animaux qu'on peut multiplier par *section artificielle*.

La génération scissipare s'observe principalement dans les infusoires (zoophytes globuleux). Elle a été constatée aussi dans quelques hydres et dans une espèce de planaire. Quelques animaux pourvus d'organes sexuels, c'est-à-dire d'ovaires et de testicules, et se reproduisant par des œufs, peuvent aussi, à certaines périodes de leur développement, se multiplier par scission : tels sont les méduses (zoophytes acalèphes), et quelques vers plats intestinaux (sous-embranchement des annélides).

Dans la génération scissipare naturelle, la division s'opère dans des directions déterminées, toujours les mêmes chez le même animal : tantôt en long, tantôt en travers. Chez les infusoires, où on l'observe le plus communément, elle commence par un étranglement, ou constriction, bientôt suivi de l'isolement des deux parties placées de chaque côté de l'étranglement.

Les méduses, et quelques vers plats intestinaux, donnent naissance à des œufs qui nagent quelque temps dans le liquide, puis se fixent à un corps étranger, se développent, se partagent en un certain nombre de parties renflées, séparées par des étranglements; au bout d'un temps plus ou moins long, chaque segment renflé devient libre et donne naissance à un nouvel être. La période comprise entre la naissance et la scission n'est en quelque sorte qu'un état transitoire ou de larve, en vertu duquel un seul œuf peut donner naissance à plusieurs individus.

§ 426.

Génération spontanée. — Lorsqu'on met dans l'eau des substances animales ou végétales, et qu'on abandonne le vase qui les contient à l'air libre, il se développe bientôt dans la macération des animalcules microscopiques (bactéries, vibrions, monades, kolpodes, trachélies, enchélides, paramécies, etc.). D'où proviennent ces animaux, auxquels on donne souvent le nom d'*infusoires*? Malgré un très-grand nombre d'expériences, la question de savoir si ces animaux élémentaires peuvent naître *spontanément*, par la désagrégation et l'organisation de débris animaux ou végétaux, partage encore aujourd'hui les naturalistes.

Ce qui est certain, c'est que leur développement ne s'opère qu'à l'air libre et sous l'influence d'une certaine température. Lorsqu'on place la substance organique dans de l'eau, après avoir soumis le tout à une température suffisamment élevée, pour détruire tous les germes d'animalcules qu'elle pourrait contenir, et que le renouvellement de l'air se trouve supprimé par la fermeture hermétique du vase, il ne se développe pas d'animalcules.

D'un autre côté, lorsqu'à l'exemple de M. Schultz on place la matière organique dans de l'eau, et qu'après l'avoir soumise à une température suffisamment élevée, on la laisse au contact d'une couche d'air, qui n'arrive dans l'appareil qu'après avoir traversé un flacon d'acide sulfurique, les animalcules n'apparaissent pas dans la macération. Si la couche d'air qui est en rapport avec le liquide en macération a traversé d'abord un tube chauffé au rouge (Schwann), les animalcules ne se développent pas non plus.

Dernièrement, M. Pouchet, dans un livre rempli d'aperçus ingénieux, et dans plusieurs mémoires, a cru prouver d'une manière définitive la doctrine des générations spontanées. Suivant lui, le *penicilium glaucum*, le *trachelius trichophorus*, la *monas elongata*, le *vibrio lineola*, etc., peuvent prendre ainsi naissance. Mais les expériences de M. Pouchet en ont suscité de nouvelles. MM. Milne-Edwards, Payen, de Quatrefages, Bernard, Dumas, et enfin M. Pasteur, ont appelé l'attention sur un certain nombre de conditions qui peuvent expliquer ces résultats. Il ne suffit pas, en effet, de faire chauffer jusqu'à l'ébullition le liquide sur lequel on opère pour détruire en lui tous les éléments germinatifs qu'il peut renfermer. Déjà M. de Mirbel avait montré, dès 1843, qu'il ne suffit pas de chauffer à 100 et même à 120 degrés les spores de l'*oïdium aurantiacum* pour leur enlever le pouvoir de germer, mais qu'il fallait pousser l'élévation de température jusqu'à 140 degrés.

Lors donc qu'on se propose de procéder à des expériences de cette nature, il faut placer la macération dans un tube, qu'on ferme d'abord à la lampe, et qu'on expose ensuite dans un bain d'huile, à une température de 140 à 150 degrés. Les expériences de M. Dumas ont démontré qu'il suffit d'une température de 130 degrés. Des matières organiques ainsi traitées, et qui ne reçoivent ensuite de l'air qu'à travers un tube chauffé au rouge, ne donnent jamais naissance ni à des mousses, ni à des infusoires [1].

De ces expériences on peut conclure que les infusoires qui se développent dans les macérations *à l'air libre* proviennent, soit d'animalcules amenés par l'air atmosphérique et multipliés ensuite dans le liquide par scission, soit de *spores*, c'est-à-dire d'œufs microscopiques provenant d'êtres semblables. Dans toutes les expériences dont nous parlons, les animalcules ne se sont point montrés quand on s'est mis en garde contre les apports de l'air atmosphérique.

Il est certain qu'il y a dans l'air une multitude innombrable de germes microscopiques ou de spores végétaux et animaux. Les poussières qui se déposent à la surface des corps sont capables, quand elles se trouvent dans des conditions convenables d'humidité et de température, de donner naissance à des *mousses végétales* ou moisissures, et à des *infusoires*.

Il est vrai que dans les expériences dont nous venons de parler, il a fallu *chauffer* préalablement la matière pour détruire les germes qu'on supposait pouvoir y être contenus, et on peut objecter que l'ébullition a eu pour effet d'enlever à la substance organique le pouvoir de s'organiser spontanément plus tard. Il n'en est pas moins certain que les infusions organiques ne donnent jamais naissance qu'à des productions microscopiques d'une organisation très-simple, pour l'évolution desquelles l'hypothèse de la génération spontanée n'est pas nécessaire.

Les vers intestinaux ou entozoaires, animaux d'une organisation gé-

[1] Les recherches récentes sur les rotifères et les tardigrades, ou animaux *ressuscitants*, ont également montré qu'une température de 100 degrés ne suffit pas pour enlever à ces petits animaux la faculté de revivre. On peut, après les avoir progressivement desséchés et portés à la température de 110 et 120 degrés, leur rendre ensuite la vie, quand on les humecte. Les animalcules de ce genre, convenablement desséchés et conservés dans un milieu parfaitement sec, peuvent sans doute résister ainsi un temps indéfini et reprendre la vie, quand les conditions d'humidité nécessaire à l'existence et au mouvement leur sont restituées (Consulter à cet égard le remarquable rapport de M. Broca sur les animaux réviviscents. — Voy. Bibliographie).

néralement assez compliquée et pourvus d'organes génitaux distincts,
ne se développent jamais par génération spontanée dans le corps des
animaux vivants, ainsi qu'on l'a quelquefois supposé. Ceux qui se trouvent dans le tube digestif ou dans les bronches des animaux y ont été
introduits par les voies naturelles, soit à l'état de développement plus
ou moins avancé, soit à l'état d'œuf. Quant à ceux qui existent dans
l'intérieur même des organes, il est vraisemblable qu'ils y ont été portés par les voies de la circulation. Les fines membranes des vaisseaux
d'un petit calibre ne constituent pas un obstacle infranchissable à ces
animaux, lorsqu'ils n'ont encore que de petites dimensions. Les entozoaires trouvés dans l'intérieur du corps des fœtus encore contenus dans
le sein maternel ont pu s'y introduire au travers des minces parois des
vaisseaux placentaires.

Des auteurs, amis du merveilleux, font naître des animaux microscopiques dans des infusions de marbre et de granit, dans des dissolutions
de sel marin et de salpêtre. Il serait superflu de réfuter ces erreurs : on
peut affirmer aujourd'hui que les animaux provenaient du dehors. Quand
on s'est prémuni contre les apports de l'air atmosphérique, les animalcules n'ont plus reparu.

CHAPITRE IX

DU DÉVELOPPEMENT APRÈS LA NAISSANCE.

§ 427.

Naissance. — Mort. — Au bout de neuf mois, l'enfant naît à la lumière.
Dès le moment où les liens qui attachaient l'enfant à sa mère se rompent, des changements importants s'accomplissent. Ces changements
mettent le nouveau-né en harmonie avec le nouveau milieu dans lequel
il est appelé à vivre.

Le phénomène essentiel et caractéristique de la naissance, c'est l'établissement de la respiration. L'enfant, jusque-là contenu dans un liquide,
change tout à coup d'atmosphère. Les puissances inspiratrices dilatent
la poitrine, l'air se précipite pour la première fois dans les poumons.
Ceux-ci, naguère rouges et condensés, augmentent rapidement, non-seulement de volume, mais de poids : ils deviennent roses, mous et crépi-
tants ; ils tombaient au fond de l'eau, et maintenant ils surnagent. Cependant, souvent, après plusieurs jours de respiration, la totalité du
poumon n'est pas perméable. La gravité des accidents qui accompagnent
ou suivent la naissance de l'enfant se rattache en grande partie à la
difficulté que la première respiration éprouve quelquefois à s'établir. Il
en résulte un état de mort apparente, qui se présente avec des aspects

divers, et qu'on a désignés sous les noms d'*apoplexie*, d'*asphyxie* ou de *syncope* des nouveau-nés.

En même temps que s'établit la respiration, la circulation fœtale se modifie. La direction du courant sanguin est changée par l'afflux du sang vers les poumons. Le sang, qui traversait le *canal artériel* (Voy. § 412), se coagule ; les parois de ce canal se rapprochent et se transforment en un cordon fibreux. Le trou de Botal et le *canal veineux* cessent de donner passage au sang et s'oblitèrent : la circulation s'établit suivant le type qu'elle doit conserver. Ces changements s'accomplissent dans les trois ou quatre jours qui suivent la naissance.

Dans le même temps survient la dessiccation de la portion du cordon ombilical adhérente à l'abdomen du nouveau-né. Cette dessiccation, qui commence vers le sommet, s'avance vers la base, et elle est suivie de la chute du cordon, laquelle a lieu du quatrième au sixième jour. A cette chute succède un petit enfoncement (nombril), dont la cicatrisation est complète vers le dixième jour. C'est aussi dans les premiers jours qui suivent la naissance que le méconium, accumulé dans l'intestin de l'enfant, est expulsé au dehors.

Après que ces principaux changements se sont accomplis, le nouveau-né, alimenté par le lait maternel, s'accroît chaque jour ; ses dents poussent, et il peut faire usage bientôt d'une nourriture nouvelle ; plus tard, la puberté se déclare par des changements internes et des signes extérieurs ; plus tard, la croissance s'arrête, l'homme est dans toute la plénitude de son développement et de ses fonctions. Puis enfin, au bout d'un temps variable, les fonctions languissent et s'éteignent, et la mort survient, comme le terme fatal et inévitable de la vie.

L'homme n'arrive pas toujours au terme naturel de la vie : la mort le saisit à tous les âges. Les causes de destruction entourent l'homme de toutes parts. La famine, la guerre, les épidémies, les maladies, les accidents mettent presque toujours fin à l'existence avant l'époque naturelle. La durée moyenne de la vie humaine, calculée sur des millions de décès, est de trente-cinq à quarante ans. Les vieillards qui atteignent à cent et cent dix ans ne sont que de rares exceptions.

La mort arrive par la cessation d'action du cerveau, des poumons et du cœur. Les organes des sens deviennent obtus ; les yeux cessent de voir, les oreilles d'entendre, la peau de sentir ; la respiration se ralentit ; les mouvements respiratoires deviennent de plus en plus lents et cessent par une dernière expiration ; le cœur, qui ne bat plus que faiblement, fait encore sentir à l'oreille quelques frémissements, qui bientôt s'éteignent : la mort est confirmée. Alors survient la rigidité cadavérique (§ 230), et enfin la putréfaction. Les divers tissus passent à des combinaisons chimiques nouvelles, dont le terme est de l'eau, de l'acide carbonique et de l'ammoniaque. L'eau, l'acide carbonique et l'ammoniaque s'évaporent, et les parties salines, fixes, qui composent la charpente solide des os, et qui entrent aussi dans la composition des liquides et des tissus, représentent seules, plus tard, le corps qui a cessé d'exister.

La putréfaction est par excellence le signe de la mort : on peut même dire qu'il n'y a guère que celui-là. La cessation apparente de l'action du cerveau et la suspension des mouvements respiratoires peuvent se rencontrer parfois, sans que la vie ait nécessairement cessé ou tout au moins sans qu'il soit impossible de la rappeler. La cessation *complète* des mouvements du cœur, constatée, non sur le trajet des artères, mais directement par l'auscultation précordiale, pourrait être regardée aussi comme un signe à peu près constant de mort, si l'on ne concevait la possibilité de mouvements fibrillaires du cœur, trop faibles pour être perçus à l'oreille, au travers des parois pectorales, et coexistant chez l'individu avec le pouvoir d'être rappelé à la vie. La science a enregistré quelques faits qui commandent, sous ce rapport, une grande circonspection. Il n'est pas rare, en effet, de rencontrer sur les animaux plongés dans le sommeil d'hiver une véritable mort *apparente*, avec impossibilité de distinguer les battements du cœur.

§ 428.

Des âges. — Toute division numérique des âges souffre de nombreuses exceptions : une foule de causes peuvent accélérer le cours de la vie ou le retarder. Les phénomènes de la vie sont trop dépendants des influences extérieures pour que le temps écoulé puisse en mesurer, à un moment donné, le mouvement accompli. On peut cependant partager la durée de la vie humaine en trois périodes assez naturelles, qui correspondent à la jeunesse, à l'âge viril et à la vieillesse. Pendant la jeunesse, les organes s'accroissent et les facultés se développent. Lorsque le développement est achevé, survient une période pendant laquelle l'homme est en pleine possession de lui-même. Cette période de virilité dure plus ou moins longtemps, suivant le milieu dans lequel il se trouve placé, et aussi suivant les conditions individuelles. Après ce temps, l'homme commence à décroître, et la vieillesse commence.

La jeunesse elle-même se partage en deux périodes assez nettement tranchées par l'établissement de la puberté. La première période ou l'enfance s'étend de la naissance jusqu'au moment où les fonctions de reproduction commencent à s'éveiller ; la seconde comprend l'adolescence, c'est-à-dire cet intervalle pendant lequel l'homme, qui n'est plus enfant, n'est pas encore un homme.

Enfance. — L'enfant naissant offre une remarquable activité de toutes les fonctions de nutrition ; la vie semble marcher avec d'autant plus de rapidité qu'on se rapproche davantage de la naissance. L'augmentation en dimensions est d'autant plus rapide que l'enfant est plus jeune, et chaque année qui s'écoule ajoute moins à la stature que celle qui l'a précédée. Un enfant de trois ans a atteint la moitié de la hauteur totale de l'individu adulte ; il a acquis dans l'espace de trois ans (et neuf mois) autant que dans les quinze ou dix-huit années qui vont suivre. Ce qui a lieu pour le développement du corps en hauteur a lieu aussi pour chacun des éléments qui le composent. Cette loi peut être vérifiée facilement sur le système osseux [1].

La circulation du nouveau-né est plus active que celle de l'adulte. Le nombre des pulsations artérielles, pendant le premier et le second mois, est de 140 par minute ; il est encore de 128 au sixième mois ; de 120 au douzième ; de 110 à la fin de la seconde année ; et il ne descendra que peu à peu à 70 ou 80, chiffre normal de l'âge adulte.

La respiration est également plus accélérée. Tandis que le nombre des respirations de l'adulte est de 15 à 18 par minute, celui des enfants nouveau-nés est de 30 à 40, et il s'abaissera peu à peu, comme celui des pulsations du cœur.

L'enfant, respirant davantage, produit plus de chaleur, mais sa petite masse l'expose facilement au refroidissement (Voy. §§ 140 et 166).

Le lait est la première nourriture de l'enfant, et c'est celle qui doit faire la base de son alimentation pendant toute la durée du premier âge, c'est-à-dire pendant les quinze ou dix-huit mois qui suivent la naissance. Vers le sixième ou le dixième mois, on associe généralement au régime de l'enfant de petites bouillies claires, faites avec la farine de froment, ou avec la mie de pain séchée et pulvérisée ; on y joint bientôt la semoule, la fécule, la crème de riz, etc. Plus tard, vers la fin de la première année, on ajoute à ce régime du bouillon de poulet, de veau, de bœuf, coupés d'abord et purs ensuite. Enfin, vers quinze ou dix-huit mois, les premières dents, presque toutes sorties, permettent à l'enfant de diviser les aliments. La transition entre l'allaitement et le régime nouveau doit être bien ménagée. Il est important que les enfants soient peu à peu accoutumés au régime nouveau, au moment où on les sèvre.

Dans le cours de la première enfance, les dents sortent en dehors de l'épaisseur des maxillaires qui les contiennent. Cette éruption est souvent accompagnée de perte d'appétit, d'agitation, de salivation, de vomissements, de diarrhée, parfois de fièvre, de convulsions, etc. ; mais elle peut se faire aussi sans trouble, et sans que les enfants s'en aperçoivent. La sortie des dents commence ordinairement du sixième au septième mois, et elle est généralement terminée vers la fin de la seconde année ou vers le trentième mois. Voici leur ordre d'apparition : les incisives moyennes de la mâchoire inférieure paraissent les premières, vers le septième mois ; puis viennent les supérieures ; ensuite les incisives externes de la mâchoire inférieure ; puis les incisives externes de la supérieure ; puis, vers le quinzième ou le dix-septième mois, les premières molaires, d'abord à la mâchoire inférieure, ensuite à la supérieure ; à peu près à la même époque, ou un peu plus tard, les canines ;

---

[1] M. Falck a dernièrement publié un mémoire intéressant sur ce sujet. Il a pris le poids du corps et des différents organes du chien pendant le premier mois du développement (*Archives de Wirchow*, t. VII, p. 37, 1854).

BÉCLARD, 5e édition. 77

enfin les deux dernières molaires d'en bas et d'en haut complètent la série des dents de lait, qui sont ainsi au nombre de vingt.

Pendant que ces changements s'accomplissent, les autres parties du tube digestif se modifient aussi. L'estomac se rapproche de l'horizontale, et acquiert une plus grande capacité, ainsi que le gros intestin. Le foie et le rein croissent moins que le corps, et paraissent diminuer de volume. La vessie descend dans le bassin, par suite du développement des os coxaux. L'urine, d'abord excrétée dix ou douze fois par jour, le devient de moins en moins avec le progrès de l'âge. Il est remarquable qu'elle ne renferme pas d'urée chez les enfants à la mamelle.

Pendant la première enfance, l'accroissement n'est pas réparti d'une manière uniforme sur l'ensemble du corps. En général, les parties qui, à l'époque de la naissance, étaient les plus développées sont celles qui, après la naissance, se développent le moins rapidement. Dans le sein de la mère, les membres supérieurs croissent plus rapidement que les inférieurs; après la naissance, le développement des membres inférieurs l'emporte sur celui des supérieurs. La tête, remarquable par son volume, ne croît plus que lentement. Elle forme presque le quart de la hauteur du corps à la naissance; elle n'en forme plus que le cinquième à trois ans, et le huitième seulement quand l'accroissement est achevé.

Enfin, indépendamment des changements dans la proportion des organes, les tissus eux-mêmes se modifient. Le système osseux continue à se solidifier par le dépôt des matières calcaires dans la trame du squelette; le tissu musculaire se fonce en couleur et devient plus solide; le tissu fibreux acquiert plus de résistance; le système nerveux devient plus blanc et plus consistant; les cheveux, d'abord rares, augmentent en épaisseur, les ongles deviennent durs, etc.

Pendant que les organes de l'enfant s'accroissent, il se passe en dedans de lui une série de phénomènes qui le préparent à la connaissance du monde extérieur. L'enfant ne sent d'abord que le plaisir et la douleur; tout ce qui l'impressionne douloureusement lui arrache des cris et des larmes. Vers la fin du second mois, l'enfant, qui voyait tout confusément, commence à regarder; il répond au sourire de sa mère; la parole attire son attention. L'éducation des sens est commencée, et l'enfant, est tout entier aux sensations qui doivent lui fournir les matériaux de ses connaissances. Il regarde tout ce qui attire fortement ses yeux; la lumière et les couleurs éclatantes captivent son attention, peu active d'ailleurs, et bientôt distraite par d'autres impressions : il veut tout manier, tout saisir. Il allonge le bras pour prendre les choses qui le touchent, aussi bien que celles qui se dérobent à sa portée; mais il n'a pas encore la notion des distances, et un long apprentissage seul la lui fournira. L'enfant balbutie bientôt quelques mots, et l'intelligence, obtuse jusque-là, se révèle. L'enfant commence à parler et à marcher seul.

Vers l'âge de sept ou huit ans, les premières dents disparaissent pour faire place aux dents définitives. Le thymus (Voy. § 193) s'est peu à peu atrophié, et il n'en reste plus alors que des vestiges. Huit grosses molaires, qui n'avaient pas encore paru, se développent et prennent place dans les maxillaires, dont les dimensions ont augmenté. Déjà les formes plus accusées du sexe masculin se dessinent, ainsi que les manifestations différentes du sentiment.

Adolescence. — Vers l'âge de quinze ans chez l'homme, et vers l'âge de quatorze ans chez la femme, apparaissent les premiers signes de la puberté.

Chez l'homme, les testicules deviennent plus volumineux, ainsi que les organes de la copulation ; les spermatozoïdes apparaissent dans le liquide spermatique ; les parties génitales se couvrent de poils. Chez la femme, les ovaires et l'utérus augmentent de volume ; les vésicules de Graaf commencent leur évolution périodique, et les règles s'établissent.

Les différences extérieures entre les sexes se prononcent de plus en plus. Le visage de l'adolescent se couvre de barbe ; la femme conserve les formes arrondies qui lui sont propres, tandis que les saillies osseuses et musculaires de l'homme, recouvertes par une couche adipeuse moins abondante, s'accusent à l'extérieur.

Les cartilages du larynx augmentent rapidement de volume et le timbre de la voix se modifie.

En même temps que les organes de la reproduction se développent et donnent à l'homme et à la femme une aptitude nouvelle, les sentiments affectifs se transforment et l'amour apparaît ; l'amour, la passion la plus noble et la plus pure qu'il soit donné à l'homme de ressentir.

Virilité. — Vers l'âge de vingt-cinq ans, le développement de l'homme est complétement achevé ; il a cessé de croître en hauteur depuis quelques années déjà, mais à cette époque seulement l'ossification a complétement envahi la trame du squelette, restée longtemps cartilagineuse en quelques points. L'équilibre s'établit entre les fonctions de l'assimilation et les fonctions de sécrétion.

Les facultés intellectuelles de l'homme ont atteint toute leur perfection. A l'imagination passionnée, aux illusions et aux rêves brillants de la jeunesse succèdent peu à peu la maturité de la raison et du jugement.

Les fonctions de génération, qui s'exercent d'abord dans toute leur énergie, vont peu à peu en s'affaiblissant ; à l'amour succèdent des passions moins nobles, tempérées par l'amour des enfants. Vers l'âge de soixante ans, la plupart des fonctions commencent à diminuer d'énergie ; l'homme touche à la fin de sa période active, il commence à décliner, et la vieillesse s'établit.

Vieillesse. — Le vieillard a rempli sa tâche ; il vit encore de la vie individuelle, il est mort à la vie de l'espèce.

La faculté de procréer se perd dans les deux sexes. Si chez l'homme, le sperme conserve encore, la plupart du temps, ses vertus prolifiques, la sécrétion en est très-ralentie, et l'excrétion devient de plus en plus rare; chez la femme, la menstruation a cessé, et avec elle la sécrétion des ovules.

Les tissus deviennent plus mous. Le visage se ride, les cheveux blanchissent, les dents s'ébranlent et tombent. La digestion devient plus laborieuse : elle est moins prompte et moins complète. La circulation se ralentit, et les ossifications qui envahissent les tuniques des petits vaisseaux rendent l'assimilation moins complète.

Les organes des sens s'affaiblissent ; la vue se trouble, l'ouïe devient dure. Les mouvements ne s'exécutent plus qu'avec lenteur ; les muscles, devenus moins irritables, se contractent moins facilement. Les tissus fibreux tendent à s'ossifier ; les os deviennent plus denses et plus fragiles. La voix perd son éclat ; elle devient moins pure : elle se casse. A mesure que les années se succèdent, la décadence fait des progrès continus, et la mort vient mettre un terme à une existence devenue inutile.

§ 429.

Des tempéraments.— Les tempéraments sont des manières d'être particulières, constantes chez un même individu, compatibles avec la conservation de la santé, et dues à une diversité de proportion entre les divers systèmes organiques. On a beaucoup disserté et on dissertera longtemps encore sur les tempéraments.

La division ancienne des tempéraments en *flegmatiques*, *bilieux*, *sanguins* et *mélancoliques* reposait sur l'hypothèse des qualités élémentaires de Galien, et sur la prédominance supposée de quatre humeurs principales : le sang, la pituite, la bile et l'atrabile. La doctrine des quatre humeurs a disparu depuis longtemps de la science, et cependant la division ancienne des tempéraments nous est restée.

La pituite et l'atrabile, créations fantastiques des anciens, ont disparu, il est vrai, et avec elles les tempéraments flegmatique et mélancolique ; mais le tempérament lymphatique, qu'on leur a substitué, ne vaut guère mieux.

Des quatre tempéraments, dont il est fait mention dans la plupart des traités d'hygiène (sanguin, nerveux, bilieux, lymphatique), les deux premiers seuls méritent d'être conservés. Ce sont les seuls dont il soit possible de donner ou plutôt de rechercher les caractères anatomiques. Sous ce rapport, presque tout est encore à faire.

Les caractères tirés des dispositions affectives, des passions ou des facultés intellectuelles, caractères sur lesquels s'appuient la plupart de ceux qui ont voulu justifier cette classification, ne sont ni du ressort de l'hygiène, ni de celui de la physiologie. Celle-ci ne peut baser ses classifications que sur des conditions organiques.

Le tempérament nerveux et le tempérament sanguin sont caractérisés par la prédominance relative du système nerveux ou de l'appareil circulatoire. D'où résulte, soit la prépondérance des fonctions dites animales sur les fonctions de la vie organique, soit, au contraire, la prépondérance des fonctions de nutrition sur celles de la vie animale.

L'appareil circulatoire ne doit pas être envisagé, d'ailleurs, seulement sous le rapport de son développement relatif; il faut tenir compte aussi des qualités du sang qui circule dans son intérieur. La proportion des globules ne peut augmenter ou diminuer dans le sang, même pendant un temps peu considérable, sans entraîner dans l'ensemble général de l'individu des changements profonds.

Le tempérament sanguin ou végétatif devrait sans doute aussi être divisé en deux sous-embranchements, suivant la prédominance du mouvement nutritif vers le tissu adipeux ou vers le tissu musculaire (Voy. §§ 209 et 210).

Le tempérament lymphatique appartient vraisemblablement à la prédominance adipeuse. Jamais on n'a pu fournir la preuve que le système lymphatique fût plus développé chez les individus qu'on désigne ordinairement sous le nom de lymphatiques. Le tempérament bilieux n'est qu'un tempérament nerveux enté souvent sur un état pathologique du foie.

Quant aux conditions en vertu desquelles certains tissus acquièrent une prédominance relative sur d'autres, de manière à amener des différences qui se traduisent par le tempérament, s'il est vrai qu'elles soient inhérentes en partie à la transmission héréditaire, il est certain aussi que les conditions au milieu desquelles l'homme se développe et s'accroît sont loin d'être sans influence sur le résultat. Dans des expériences autrefois pratiquées dans un autre but sur le développement des poulets, nous avons remarqué que dans les incubations artificielles, précipitées par une température élevée (45 à 50 degrés), les jeunes poulets arrivés à éclosion présentaient une tête volumineuse, presque monstrueuse, tandis que les tissus étaient peu colorés et le cœur peu volumineux. Lorsque, au contraire, l'incubation était conduite de manière que l'évolution du poulet s'accomplît sur les limites inférieures de température compatibles avec le développement (35 à 40 degrés), la tête, et par conséquent le système nerveux des jeunes poulets, étaient peu développés, tandis que le cœur était volumineux et les tissus gorgés de sang. En comparant d'une manière générale les peuples du Nord avec les peuples du Midi, on peut constater une différence dans le même sens. Les premiers sont plus massifs, plus développés, la vie nutritive a plus d'activité que la vie nerveuse. Chez les peuples du Midi, le système nerveux prédomine et imprime à la physionomie une vivacité caractéristique. Les différences beaucoup plus marquées entre les systèmes sanguin et nerveux, obtenues sur les animaux qui se développent d'un œuf, se conçoivent sans peine, car elles ont porté sur les *premières* formations embryonnaires. Chez l'homme, les influences du dehors n'agissent sur lui qu'à une époque où il a déjà subi la plupart de ses évolutions dans le sein maternel, et l'on sait que la température de l'homme est sensiblement identique sous toutes les latitudes.

Indications bibliographiques (génération).

F. ADAMS, On the construction of the placenta and the mode of communication between the moder and the fœtus in utero, *dans* London medic. Gazette, 5 articles,'1847.'— ALBERS, Ueber den Uebergang von Arzneien von dem Mutterthier auf den Fœtus (*Du passage des médicaments du corps de la femelle dans celui du fœtus*), *dans* Verhandlungen des naturhistorischen medicinischen Vereins zu Heidelberg, t. XVI, 1860. — ALQUIÉ, Recherches ovologiques sur les fonctions de la matrice pendant la gestation, sur le développement et la respiration du fœtus, *dans* Journal *la Clinique* de Montpellier, *sept.* 1845. — ANKERMANN, Einiges über die Bewegung und Entwickelung der Samenfäden des Frosches (*Note sur les mouvements et le développement des spermatozoïdes de la grenouille*), *dans* Zeitschrift für wissenschaftliche Zoologie, t. VIII, 1856. — AUBERT, Ueber die neuern Untersuchungen in Bezug auf Menstruation und Befruchtung (*Sur les nouvelles recherches relatives à la menstruation et à la fécondation*), *dans* Allgemeine medicinische Centralzeitung, *n*° 98, 1858.— LE MÊME, Ueber Menstruation und Befruchtung (*Menstruation et fécondation*), *dans* Jahresbericht der schless. Gesellschaft, 1856.

CH. VON BAER, Epistola de ovi mammalium et hominis genesi, *Leipzig*, 1827 ; traduct. franç. de BRESCHET, dans *Répert. gén. d'anat. et de physiol. pathologiques*, Paris, 1829. — LE MÊME, Entwickelungsgeschichte der Thiere (*Histoire du développement des animaux*), *Königsberg*, 1828-1837. — LE MÊME, Die Metamorphose des Eies der Batrachier, und Folgerungen aus ihr für die Theorie der Erzeugung (*Les métamorphoses de l'œuf des batraciens, leurs conséquences pour la théorie du développement*), *dans* Müller's Archiv, 1834. — BALBIANI, Note relative à l'existence d'une génération sexuelle chez les infusoires, *dans* Journal de Physiologie, t. I, 1858, et Comptes rendus, 1858. — LE MÊME, De la fissiparité chez les infusoires ailés, *dans* Journal de Physiologie, t. III, et dans Comptes rendus de l'Acad. des sciences, 1860. — LE MÊME, Recherches sur les organes sexuels des infusoires, *dans* Journal de Physiologie, 3 mémoires, 1861. — BARKOW, Ueber die Enstehung der Membrana decidua reflexa (*Du développement de la caduque réfléchie*), *dans* Anatomische Abhandlungen de Barkow, *Breslau*, 1851. — BARRY (MARTIN), Researches in Embryology, trois séries publiées, *dans* Philosophical Transactions, de 1838 à 1840. — LE MÊME, Researches in Embryology, first series, *London*, 1839. — LE MÊME, Spermatozoa observed within the mammiferous ovum, *dans* Philosophical Transactions, 1843. — BAUDRIMONT et MARTIN SAINT-ANGE, Du développement du fœtus, fig. *Paris*, 1850. — PHILIPPE BÉCLARD, Embryologie ou Essai anatomique sur le fœtus humain, *thèse, Paris*, 1820. — VAN BENEDEN, De la génération alternante et de la digénèse, plusieurs mémoires, *dans* Bulletins de l'Acad. de Bruxelles, 1853. — LE MÊME, De l'homme et de la perpétuation des espèces dans les rangs inférieurs du règne animal, *dans* Bulletins de l'Acad. Roy. de Belgique, 1858. — LE MÊME, Pénétration des spermatozoïdes dans l'œuf observé sur un distome, *dans* Bulletin de l'Acad. de Belgique, 1858. — LE MÊME, Sur la résistance des œufs des animaux inférieurs contre la dessiccation, *dans* Comptes rendus de l'Acad. des sciences, t. XLVIII, 1859. — BERGMANN, Die Zerklüftung und Zellenbildung im Froschdotter (*De la segmentation du jaune et de la formation des cellules dans l'œuf de la grenouille*), *dans* Müller's Archiv, 1841. — LE MÊME, Zur Verständigung über die Dotterzellenbildung (*Comment il faut concevoir la formation des cellules aux dépens du jaune*), *dans* Müller's Archiv, 1842. — C. BERNARD, De la présence du sucre dans l'urine du fœtus, et dans le liquide amniotique et allantoïdien, *dans* Gazette médicale, *n*° 13, 1851. — BERNARD, DUMAS, QUATREFAGES, PAYEN, Observations sur la question des générations spontanées, Comptes rendus de l'Acad. des sciences, t. XLVIII, 1859. — A. BERNHARDT, Symbolæ ad ovi mammalium historiam, *Breslau*, 1831. — J. VON BERRES, Erfahrungen über die Zeugung bei dem Menschen (*Recherches sur la génération dans l'espèce humaine*), en trois parties, *dans* Medicinische Jahrbücher des k. k. œsterreichischen Staates, t. XLIII, XLIV, 1843. — BIRNBAUM, Ueberschwängerung und Ueberfruchtung (*De la superfétation et de la superfécondation, dans* Medicinische Vereinszeitung, *n*°s 44 et 45, 1848. — F. BITTNER, De corporis luteis, Wratislaviæ, 1853. — Bischoff, Ueber das Drehen des Dotters im Sauge-thiere während dessen Durchgang durch den Eileiter (*De la rotation du jaune dans l'œuf des mammifères, pendant leur passage dans les trompes*), dans Müller's Archiv, 1841. — Le même, Entwickelungsgeschichte der Säugethiere und des Menschen (*Traité du développement de l'homme et des mammifères*), Leipzig, 1842 (Traduct. française de Jourdan), Paris, 1842. — Le même, Lettre à M. Breschet sur le détachement et la fécondation des œufs humains et des œufs des mammifères, dans Comptes rendus de l'Acad. des sciences, 1843. — Le même, Recherches sur la maturation et la chute périodique de l'œuf de l'homme et des mammifères, dans Ann. des sc. nat., Zool., 3ᵉ sér., t. II, 1844. — Le même, Entwickelungsgeschichte des Hühneeies (*Histoire du développement de l'œuf de la poule*), Braunschweig, 1845. — Le même, Ueber die Glandulæ utricularis des Uterus des Menschen und ihren Antheil an der Bildung der decidua (*Des glandes utriculaires de l'utérus de la femme et de la part qu'elles prennent à la formation de la caduque*), dans Müller's Archiv, 1846. — Le même, Theorie der Befrüchtung und über die Rolle welche die Spermatozoïden dabei spielen (*De la fécondation et du rôle que jouent dans cette fonction les spermatozoïdes*), dans Müller's Archiv, 1847. — Le même, Beiträge zur Lehre von der Menstruation und Befrüchtung (*Mémoire pour servir à l'histoire de la fécondation*), dans Zeitschrift für rat. Medicin, nouv. série, t. IV, 1854. — Le même, Bestätigung des von Dr Newport bei den Batrachiern und von Dr Barry bei dem Kaninchen behaupteten Eindringens der Spermatozoïden in das Ei. (*Confirmation de la doctrine de Newport et de Barry sur l'entrée des spermatozoïdes dans l'œuf vu par le premier dans les batraciens et par le second dans les lapins*), Giessen, 1854. — Boedeker, Ueber die normale Aenderung der Kuhmilch, in den verschiedenen Tagesperioden (*Des modifications normales dans le lait de la vache aux divers moments de la journée*), dans Annalen der Chemie und Pharmacie, t. XCVII, 1856. — Le même, Die Zusammensetzung der Frauenmilch (*Composition du lait de la femme*), dans Zeitschrift für rationelle Medicin, 3ᵉ sér., t. X, 1860. — Boerhaave, Conceptioni aptissimum tempus quod? au chapitre *Morbi virginum*; dans Commentaires de van Swieten sur Boerhaave, t. IV, Paris, 1765. — Ch. Bonnet, Considérations sur les corps organisés, où l'on traite de leur origine, de leur développement et de leur reproduction, 2 vol., Amsterdam, 1762. — Breschet, Recherches sur la gestation des quadrumanes, dans Mémoires de l'Institut, t. XIX, 1845. — Brierre de Boismont, De la menstruation dans ses rapports physiologiques et pathologiques, Paris, 1842. — P. Broca, Des phénomènes d'hybridité, dans Journal de Physiologie, t. I et II, 1858-1859. — Le même, Rapport de la Commission de la société de Biologie sur la question des réviviscences, Paris, 1860. — C. Bruch, Ueber die Befruchtung des thierischen Eies und über die histologische Deutung desselben (*De la fécondation de l'œuf animal et de sa signification histologique*), Mainz, 1855. — Bruch (Edmond), De la fécondation, thèse, Strasbourg, 1861. — Brugnone, De ovariis eorumque corpore luteo observationes anatomicæ, dans Mém. de l'Académie de Turin, 1788. — Burdach, Les deux premiers volumes de son traité de Physiologie (*Traduction française de Jourdan*), Paris, 1838.

C.-G. Carus, Auffindung des ersten Ei-oder Dotterbläschens in sehr frühen Lebensperioden des weiblichen Körpers (*Découverte de l'ovule ou de la vésicule du jaune dans les premiers temps de la vie de la femme*), dans Müller's Archiv, 1837. — Le même, Zur näheren Kenntniss des Generationswechsels (*Pour servir à la connaissance des métamorphoses de la génération*), Leipzig, 1849. — Cienkowsky, Ueber meinen Beweis der Generatio primaria, dans Bulletin phys. math. de l'Acad. des sciences de Saint-Pétersbourg, t. XVII, 1858. — C. Claus, Generationswechsel und Parthenogenesis im Thierreich (*De la génération alternante et de la parthénogénèse dans le règne animal*), Marburg, 1858. — J.-A. Clos, De l'influence de la lune sur la menstruation, dans Bulletin de l'Académie de Belgique, 1858. — Cohn, Ueber das Wiederaufleben der durch Austrocknen in Scheintod versetzten Thiere und Pflanzen (*De la résurrection des animaux et des plantes mis en état de mort apparente par la dessiccation*), dans Jahresbericht der schles. Gesellschaft, etc. für 1857-1858. — Coste et Delpech, Recherches sur la génération des mammifères, suivies de recherches sur la formation des embryons, Paris, 1834. — Coste, Embryogénie comparée, Paris, 1837. — Le même, Études ovologiques, dans Ann. franç. et étrang. d'anat. et de physiologie, t. II, 1838. — Le même, Développement de l'allantoïde chez l'homme, *dans* Comptes rendus de l'Acad. des sciences, 1843. — Le même, Du lieu où s'opère la fécondation dans l'espèce humaine, *dans* Gazette médicale, n° 8, 1847. — Le même, Note sur la nature de la membrane caduque dans l'espèce humaine, Comptes rendus de l'Acad. des sciences, 1847. — Le même, Histoire générale et particulière du développement des corps organisés, 1847-1861 (en cours de publication). — Le même, Recherches sur la gestation dans l'espèce humaine, *dans* Comptes rendus de l'Acad. des sciences, t. XXXI, 1850. — Le même, Observations relatives à l'hérédité, *dans* Comptes rendus de l'Acad. des sciences, t. L, 1860. — Courty, De l'œuf et de son développement dans l'espèce humaine, *Montpellier*, 1845. — Le même, Mémoire sur la structure et les fonctions des appendices vitellins de la vésicule ombilicale (chez le poulet), *dans* Ann. des sc. nat. Zool., 3° sér., t. IX, 1848. — Cruikshank, Experiments in which on the third day after impregnation, the ova of rabbits were found in the fallopian tubes, etc., *dans* Philosophical Transactions, 1797. — Czermak, Beiträge zur Lehre von den Spermatozoen (*Contribution à l'étude des spermatozoaires*), *Vienne*, 1833.

Dareste, Recherches sur l'influence qu'exerce sur le développement du poulet, l'application partielle d'un vernis sur la coquille de l'œuf, *dans* Gazette médicale, n° 9, 1856. — Charles Darwin, On the origin of species, etc., *London*, 1859. — Davaine, Recherches sur les conditions de l'existence ou de la non-existence de la réviviscence chez des espèces appartenant aux mêmes genres, *dans* Comptes rendus, t. XLVIII, 1859. — J. Van Deen, Beitrag zur Entwickelungsgeschichte des Menschen und der Saugethiere (*Contribution à l'histoire du développement de l'homme et des mammifères*), *dans* Zeitschrift für wissensch. Zoologie de Siebold et Kölliker, t. I, 1848-1849. — Delafond, Observations sur certains phénomènes physiologiques se rattachant à la parturition et à l'allaitement chez des chiennes qui n'ont pas été fécondées au moment du rut, *dans* l'Union médicale, n° 61, 1857. — Deschamps, Recherches d'anatomie comparée sur la membrane interne de l'utérus et sur la membrane caduque, *dans* Gazette médicale, sept. 1846. — Donné, Nouvelles expériences sur les animalcules spermatiques, *Paris*, 1827, et dans Cours de microscopie, *Paris*, 1844. — Doyère, Mémoire sur les tardigrades, *dans* Ann. des sc. nat. Zool., 2° sér., t. XVIII, 1842. — Le même, Sur la révivification et sur les animalcules ressuscitants, *dans* Comptes rendus, t. XLVIII, 1859 ; et *dans* l'Union médicale, 1859. — J. Drummond, Researches into the mode of development of the tissues in the mammalian embryo, *dans* Monthly Journ. of med. science, fév. 1852. — Dufossé, De l'hermaphrodisme chez certains vertébrés, *dans* Annales des sciences naturelles, Zoologie, t. V, 1856. — Dujardin, Mémoire sur le développement des méduses et des polypes hydraires (de la fissiparité), *dans* Ann. des sc. nat. Zool., 3° sér., t. IV, 1845. — A. Duméril, L'évolution du fœtus, thèse de concours, 1846. — Duplay, Recherches sur le sperme des vieillards, *dans* Archives gén. de médecine, déc. 1852.

O.-F. Eichstedt, Aufnahme des Sperma in den Uterus (*Absorption du sperme dans l'utérus*), *dans* Froriep's Notizen A. d. Gebiete der Natur- und Heilkunde, 1860. — Engel, — Die ersten Entwickelungsvorgänge im Thiere und Fœtus (*Des premiers phénomènes du développement dans les animaux et le fœtus humain*), *dans* Sitzungsberichte d. k. k. Acad. der Wissenschaften zu Wien, t. XI, 1853. — P. Erdl, Die Entwickelung des Menschen und des Hühnchens im Eie zur gegenseitigen Erlauterung (*Le développement de l'homme expliqué par celui de la poule dans l'œuf*), *Leipzig*, 1846. — Eschricht, De organis quæ respirationi et nutritioni fœtus mammalium inserviunt, *Copenhague*, 1837.

Fahre, Beschreibung und Abbildung menschlicher Eier aus der dritten und vierten Woche (*Description et représentation d'un fœtus humain de la troisième à la quatrième semaine*), *dans* Schmidt's Jahrbücher, t. XCVII, 1857. — Follin et Goubaux, De la monorchidie et de la cryptorchidie, *dans* Mém. de la soc. de Biologie, 1855. — Fray, Essai sur l'origine des corps organisés, *Paris*, 1817.

L. Gagnard, De la menstruation dans ses rapports avec la puberté, *th. Paris*, 1860. — Gaultier de Claubry, Note relative aux générations spontanées des animaux et des végétaux, *dans* Comptes rendus, t. XLVIII, 1859. — Gavarret, Expériences sur la réviviscence, *dans* Moniteur des sciences médicales, n°s 42 et 43, nov. 1859, et dans Ann. des sc. natur. Zoologie, t. XI, 1859. — GENDRIN, Traité philosophique de médecine pratique, chap. Menstruation, *Paris*, 1839. — ISIDORE GEOFFROY SAINT-HILAIRE, Traité de tératologie, *Paris*, 1832. — C. GIGON, Coup d'œil sur la doctrine de la génération spontanée chez les anciens, suivi de quelques considérations sur la philosophie médicale, *Paris*, 1860. — GIRAUDET, Sur la menstruation, *dans* Gazette des hôpitaux, 1858. — GIROU DE BUZAREINGUES, De la génération, *Paris*, 1828. — GLEICHEN, Abhandlungen über die Saamen- und Infusionsthierchen (*Mémoire sur les animalcules spermatiques et sur les infusoires*), *Nuremberg*, 1778. — GODARD, Études sur la monorchidie et la cryptorchidie chez l'homme, fig. 1857. — DE GRAFF, De mulierum organis generationi inservientibus, fig. Lugduni Batavorum, 1672 ; et *dans* Biblioth. anatom. de Manget, t. I. — GRASSMEYER, De fecundatione et conceptione humana, *Göttingen*, 1789. — GRYNFELDT, Recherches sur la nutrition du fœtus, *dans* Revue médicale, *oct.* 1845. — S. GUTHERZ, Die Respiration und Ernährung im Fœtalleben ; gekrönte Preisschrift (*La respiration et la nutrition du fœtus. Mémoire couronné*), *Iéna*, 1849. — GYGAS, De ovulo humano non fecundato, *Berlin*, 1859.

J. HAIGHTON, An experimental inquiry concerning animal impregnation, *dans* Philosophical Transactions, 1797. — A. HANNOVER, Om menstruationens betydning (*Traduit du hollandais en anglais sous ce titre : An Essay on menstruation, par Hunsew*), *Londres*, 1851. — HARVEY, Exercitationes de generatione animalium, *London*, 1651. — HELFFT, Ueber Superfötation, *dans* Beilage zur Berliner medicin Zeitung, nos 41, 42, 43, 1850. — HOLLARD, Du placenta des rongeurs, *dans* Ann. des sc. nat. Zoologie, 1862. — J. HOPPE, Untersuchungen über die Bestandtheile der Milch und ihre nächsten Zersetzungen (*Recherches sur la composition du lait et sur les premiers phénomènes de décomposition*), *dans* Archiv für pathologische Anat. und Physiologie, t. XVII, 1859. — J. VAN HORN, Prodromus observationum circa partes genitales in utroque sexu, *Leyde*, 1668. — HOTES, Ueber die Lactation in physiologischer und diätetischer Hinsicht in Beziehung auf Mutter und Kind (*De la lactation sous le rapport physiologique et diététique, et au point de vue de la mère et de l'enfant*), *Heidelberg*, 1845. — WILLIAM HUNTER, Anatomia uteri gravidi tabulis illustrata, *Birmingham*, 1774 ; et *dans* OEuvres complètes de John Hunter, traduct. Richelot, *Paris*, 1843.

JACQUEMIER, Recherches anat. et physiol. sur le syst. vasculaire de l'utérus humain, et plus spécialement sur les vaisseaux utéro-placentaires, *dans* Archives gén. de médecine, t. III, 1838. — JANZER, Untersuchung der inneren Geschlechtstheile eines kurz nach der Menstruation ermordeten Mädchens (*Recherches sur les organes génitaux d'une jeune fille suicidée peu après la menstruation*), *dans* Heidelberger Annalen, t. XIII, 1847. — JOLY et FILHOL, Recherches sur le lait, *dans* Mémoires de l'Académie royale de Belgique, t. III, 1856. — N. JOLY et CH. MUSSET, Nouvelles expériences sur l'hétérogénie, *dans* Comptes rendus de l'Académie des sciences, 4 communications, 1860. — LES MÊMES, Expériences sur l'hétérogénie, *dans* Comptes rendus de l'Acad. des sciences, 1861. — LES MÊMES, Origine, germination et fructification de la levûre de bière, même recueil, 1861. — Réponse à M. Pasteur, même recueil, 1861. — JOULIN, Recherches sur la circulation placentaire, *dans* Archives génér. de méd., 1865. — LE MÊME, Traité complet d'accouchements, t. Ier, partie physiologique, de la page 100 à la page 394, *Paris*, 1866.

R. KÆPPELIN, Des différents modes de reproduction des êtres vivants, *Paris*, 1860. — G.-A.-F. KEBER, Ueber den Eintritt der Samenzellen in das Ei (*De l'entrée des cellules spermatiques dans l'œuf*), *Kœnigsberg*, 1853. — O. KOHLRAUSCH, Zur Anatomie und Physiologie der Bekenorgane (*Anat. et physiol. des organes contenus dans le bassin*), *Leipzig*, 1853. — A. KÖLLIKER, Die Bildung der Samenfäden in Bläschen, etc. (*Du développement des spermatozoïdes dans des cellules, etc.*), *Neuenbourg*, 1846. — LE MÊME, Physiologische Studien über die Samenflüssigkeit (*Études physiologiques sur le sperme*), *dans* Zeitschrift für wissenschaftliche Zoologie, t. VII, 1855. — LE MÊME, Entwickelungsgeschichte des Menschen und der höheren Thiere (*Histoire du développement de l'homme et des animaux supérieurs*), 1re partie, *Leipzig*, 1860. — KÜCHENMEISTER, Développement des vers intestinaux, *dans* Gazette méd. de Paris, no 8, 1854. — A. KUSSMAUL, Von der Wanderung des menschlichen Eies (*Des migrations de l'œuf humain*), *dans* Froriep's Notizen an d. Gebiete der Natur-und Heilkunde, 1860.

LALLEMAND, Observations sur l'origine et le mode de développement des zoospermes, dans Ann. des sc. natur. Zool , 2e sér., t. XV, 1841. — LAURENT, Recherches sur l'hydre et l'éponge d'eau douce (Activité reproductrice de leurs diverses parties), Paris, 1844. — ROBERT LEE, On the structure of the corpus luteum, dans London medic. chirurg. Transactions, t. XXII, 1839. — LE MÊME, On the state of the ovaries during menstruation, dans the Lancet, 1845. — J. LEMAIRE, Considérations sur le rôle des infusoires et des matières albuminoïdes dans la fermentation, la germination et la fécondation, dans Moniteur des sciences médicales, no 26, oct. 1860. — LETHEBY, Microscopical and chemical examination of menstrual fluid, dans the Lancet, 1845. — LE MÊME, An account of two cases, in which ovulus or their remains were discovered in the fallopian tubes of unimpregnated women, who had died during the period of menstruation, dans Philosophical Transactions, 1852, et dans Edimb. med. and. surg. Journal, juillet 1852. — R. LEUCKART, Ueber Metamorphose, ungeschlechtige Vermehrung, Generationwechsel (Sur les métamorphoses de génération et la multiplication sans l'intervention des parents), dans Zeitschrift für wissenschaftliche Zoologie, t. III, 1851. — LE MÊME, Art. Zeugung (Génération), dans Wagner's Handwörterbuch der Physiologie, t. IV, 1853. — LE MÊME, Zur Kenntniss des Generationswechsels und der Parthenogenesis bei den Insecten (Pour servir à l'histoire des générations alternantes et de la parthénogénèse chez les insectes), dans Untersuchungen zur Naturlehre des Mensch. und der Thiere, 4e livr., 1858. — LEVY, Nonnulla de vesiculis seminalibus in homine, Gryphiœ, 1860.

R. MAIER, Beiträge zur Physiologie und Pathologie des Uterus, dans Verhandlungen der Gesellschaft für Beförderung der Naturwissenschaften zu Freiburg (en Brisgaw), no 21, 1857. MALPIGHI, De formatione pulli in ovo, London, 1673 ; appendix, London, 1675. — J.-C. MAYER, Ueber die Bestimmung der Samenthiere (De la destination des spermatozoïdes), dans Froriep's Notiz., t. XIX, 1841. — LE MÊME, Kritik der Extrauterinalschwangerschaften vom Standpunkte der Physiologie, etc. (Des grossesses extra-utérines au point de vue physiologique), Giessen, 1845. — LE MÊME, Ueber das Eindringen der Spermatozoïden in das Ei (De l'entrée des spermatozoïdes dans l'œuf), dans Verhandlungen des Naturhistorischen Vereins der preuss. Rheinlande und Westphalens, t. XIII, 1857. — G. MEISSNER, Ueber das Eindringen der samenelemente in den Dotter (Entrée des spermatozoïdes dans le jaune de l'œuf), dans Zeitschrift für wissensch. Zoologie, t. VI, 1854. — G. MILLET, Recherches sur quelques points d'anatomie, de physiologie et de pathologie placentaire, Paris, 1861. — MILNE-EDWARDS, Observat. sur le développ. des annélides (gemmiparité), dans Ann. des sc. nat. Zool., 3e sér., t. III, 1845. — LE MÊME, Remarques sur la valeur des faits considérés par quelques naturalistes comme propres à prouver l'existence de la génération spontanée, dans Comptes rendus de l'Acad. des sciences, t. XLVIII, 1859. — J. MOLESCHOTT, Chemische und microskopische Notizen über die Milch (Notice chimique et microscopique sur le lait), dans Archiv für physiologische Heilkunde, t. XI, 1852.—MONTGOMERY, Exposition of the signs of pregnancy, etc., London, 1837. —MOQUIN-TANDON, Mémoires sur l'ovologie, Paris, 1824 ; et Bullet. de Férussac, t. II, 1824. — MOREAU, Essai sur la disposition de la membrane caduque, thèse Paris, 1814. — OTTO-FRIED. MÜLLER, Animalium infusoriorum historia, Copenhague et Leipzig, 1773.— F. MÜLLER, Ueber das Verhalten des Nabelbläschens bei Pferde-Embryonen (De la vésicule ombilicale dans l'embryon des solipèdes), dans Müller's Archiv, 1849. — CH. MUSSET, Nouvelles Recherches sur l'hétérogénie ou génération spontanée, thèse de doctorat ès sciences, Toulouse, 1862.

NASSE, Ueber den Einfluss des Alters der Eltern auf das Geschlecht der Früchte (De l'influence de l'âge des parents sur le sexe des enfants), dans Archiv für wissenschaftliche Heilkunde, t. IV, 1858. — NÉGRIER, Recherches anatomiques et physiologiques sur les ovaires dans l'espèce humaine considérés spécialement dans leurs rapports avec la menstruation, Paris, 1840. — L.-A. NEUGEBAUER, Morphologie der menschlichen Nabelschnur (Morphologie du cordon ombilical chez l'homme), Breslau, 1858.

G. OGILVIE, Observations on the genetic cycle in organic nature, etc., dans Edinburgh new phil. Journal, t. XI, 1860. — R. OWEN, Considérations sur le plan organique et le mode de développement des animaux, dans Ann. des sc. natur., 3e sér., t. II, 1844.

J. Panck, Entdeckung der organischen Verbindung zwischen Tuba und dem Eierstocke beim menschlichen Weibe baldnach der conception (*Découverte de la liaison temporaire qui s'effectue entre le pavillon de la trompe et l'ovaire peu après la conception, chez la femme*), *Dorpat und Leipzig*, 1843. — Pander, Dissertatio sistens historiam metamorphoseos quam ovum incubatum prioribus quinque diebus subit, *Würzburg*, 1817; traduction, *dans* Archives gén. de médecine, t. I, 1823. — Le même, Beiträge zur Entwickelungsgeschichte des Hühnchens im Eie (*Contribution à l'histoire du développement du poulet dans l'œuf*), *Würzburg*, 1817. — Parchappe, La lune exerce-t-elle une influence appréciable sur la menstruation? *dans* Comptes rendus de l'Acad. des sciences, 1843. — L. Pasteur, Expériences relatives aux générations dites spontanées, et remarques sur les ferments, *dans* Comptes rendus de l'Acad. des sciences, 5 communications, 1860. — Le même, Mémoire sur les corpuscules organisés qui existent dans l'atmosphère, *dans* Ann. des sc. nat. Zoologie, 1861. — Le même, Mémoire sur les corpuscules organisés qui existent dans l'atmosphère. Examen de la doctrine des générations spontanées, *dans* Annales de physique et de chimie, 3ᵉ sér., t. LXIV, 1862. — Pasteur, Flourens, Quatrefages, Deville, Regnault, Milne-Edwards, Remarques sur l'hétérogénie, *dans* Comptes rendus de l'Acad. des sciences, *nov.* 1863. — Paterson, Observations on *corpora lutea*, *dans* Edinburgh med. and surg. Journal, t. LIII, 1840. — Pflüger, Ueber die Eierstöcke der Säugethiere und des Menschen (*De l'ovaire dans les mammifères et dans l'espèce humaine*), in-4, fig., *Leipzig*, 1863. — J. Phillips, Life on the earth, its origin and succession, *Cambridge*, 1860. — Pignatori, Recherches et considérations sur l'origine du sucre de lait, *dans* Gazette médicale, n° 26, 1858. — Ploss, Ueber die Geschlechtsverhältnisse der Kinder bedingenden Ursachen (*Des causes qui déterminent le sexe des enfants*), *dans* Monatsschrift für Geburtskunde und Frauenkrankheiten, t. XII, 1858. — Pouchet, Théorie positive de l'ovulation spontanée et de la fécondation des mammifères et de l'espèce humaine, *Paris*, 1847. — Le même, Étude des corpuscules en suspension dans l'air, *dans* Comptes rendus de l'Acad. des sciences, t. XLVIII, *mars* 1859. — Le même, Corps organisés recueillis dans l'air par la neige, *dans* Comptes rendus, t. XLVIII, 1859. — Le même, Nouvelles expériences sur les animaux pseudo-ressuscitants, *dans* Comptes rendus, t. XLIX, 1859. — Le même, Expériences sur la résistance vitale des animalcules pseudo-ressuscitants, *dans* Comptes rendus, t. XLIX, 1859. — Le même, Recherches et expériences sur les animaux ressuscitants, faites au Muséum de Rouen, *Paris*, 1859. — Le même, Hétérogénie ou Traité de la génération spontanée, *Paris*, 1859. — Le même, Recherches sur les corps introduits par l'air dans les organes respiratoires des animaux, *dans* Comptes rendus, t. L, 1860. — Le même, Genèse des proto-organismes dans l'air calciné et à l'aide des corps putrescibles portés à la température de 150°, *dans* Comptes rendus de l'Acad. des sciences, 1860. — Le même, Études expérimentales sur la genèse spontanée, *dans* Ann. des sc. nat. Zoologie, 1862. — Le même, Résumé des travaux sur les générations spontanées, in-8°, *Rouen*, 1863. — Pouchet, Joly et Musset, Expériences sur l'hétérogénie exécutées aux glaciers de la Maladetta (Pyrénées), *dans* Comptes rendus de l'Acad. des sciences, 1863. — Power, Essai sur l'économie de la femme, 1821. — C.-L. Preussner, Ueber die Geschlechtsbestimmenden Ursachen (*Les causes qui déterminent le sexe*), *Göttingen*, 1860. — J. Prévost et Dumas, Essai sur les animalcules spermatiques de divers animaux, *dans* Mém. de phys. et d'hist. nat. de Genève, t. I, 1821. — Les mêmes, Nouvelle théorie de la génération. Première partie : examen du sperme et des animalcules spermatiques, *dans* Annales des sciences nat., 1ʳᵉ sér., t. I, 1824. — Les mêmes, Rapports de l'œuf avec la liqueur fécondante, même recueil, t. II, 1824. — Les mêmes, Des premiers indices du développement de l'embryon, même recueil, t. III, 1824. — Purkinje, Symbolæ ad ovi avium historiam ante incubationem, *Breslau*, 1825. — S. Purple, On the corpus luteum, *dans* New-York Journ. of med. *nov.* 1846.

Quatrefages (de), De la génération des Syllis (gemmiparité), rapport de M. Milne-Edwards, *dans* Ann. des sc. nat. Zool., 3ᵉ sér., t. I, 1844.

Raciborski, De la puberté et de l'âge critique chez la femme, *Paris*, 1844. — Radlkofer, Der Befruchtungsprocess im Pflanzenreiche und sein Verhältniss zu dem im Thierreiche (*Les procédés de la fécondation dans le règne végétal, de leur rapport avec la fé-*

condation dans le règne animal), Leipzig, 1857. — Rainard, Traité complet de la parturition des principales femelles domestiques, *Lyon*, 1845. — F.-H. Ramsbotham, The final cause of menstruation, en 4 parties, *dans* The med. Times, 1852. — Rathke, Abhandlungen zur Bildungs-und Entwickelungsgeschichte des Menschen (*Traité de la formation et du développement de l'homme*), Leipzig, 1832-1833. — Réaumur, Sur la reproduction des pattes dans les écrevisses, les homards, les crabes, etc., *dans* Mém. de l'Acad. des sc. de Paris, 1712 et 1718. — Redi, Esperienze intorno alla generazione degl' insetti, 1668. — Le même, Osservazioni intorno agli animali viventi che si trovano negli animali viventi, 1684. — E. Regel, Die Parthenogenesis im Pflanzenreiche, *dans* Mém. de l'Acad. des sciences de Saint-Pétersbourg, n° 2, 1859. — J. Regnauld, Note sur le liquide amniotique de la femme, *dans* Comptes rendus de l'Acad. des sciences, t. XXXI, 1850. — Reichert, Visceralbogen der Wirbelthiere im allgemeinen und deren Metamorphosen (*Des intestins des vertébrés en général et de leurs métamorphoses*), *dans* Müller's Archiv, 1837. — Le même, Das Entwickelungsleben in Wirbelthierreich (*Histoire du développement chez les vertébrés*), Berlin, 1840. — Le même, Ueber den Furchungs-Process der Batrachier-Eier (*Des phénomènes de la segmentation dans l'œuf des batraciens*), *dans* Müller's Archiv, 1841. — Le même, Der Furchungsprocess (*De la segmentation*), *dans* Müller's Archiv, 1846. — Le même, Ueber die Bildung der hinfälligen Häute der Gebärmutter und deren Verhältniss zur Placenta uterina (*Sur la formation de la membrane caduque et sur ses rapports avec le placenta utérin*), *dans* Müller's Archiv, 1848. — J. Reid, On the anatomical relations of the bloodvessels of the mother to those of the fœtus in the human species, *dans* Edinb. med. and. surg. Journal, t. LV, 1841. — Remak, Ueber die genetische Bedeutung und Entwickelung des oberen Keimblattes im Eie der Wirbelthiere (*Sur la signification et le développement du feuillet externe du blastoderme*), *dans* Müller's Archiv, 1849. — Le même, Untersuchungen über die Entwickelung der Wirbelthiere (*Recherches sur le développement des vertébrés*), Berlin, 1850-51. — Le même, Ueber Theilung der Blutzellen beim Embryo (*Sur la division des cellules sanguines chez l'embryon*), *dans* Archiv für Anatomie und Physiologie (*Müller's Archiv*), 1858. — F. Renauld, Observations on the placenta with contributions to the physiology of fœtal respiration and nutrition, *dans* Lond. and Edinburgh monthl. journ. of med. sc., 1843. — P. Reynès, Du lait, *th. Montpellier*, 1860. — B. Ridge, Physiologie of uterus, placenta and fœtus, etc., *London*, 1845. — C. Ritchie, Contributions to the physiology of the human ovary, *dans* London medical Gazette, *décemb.* 1843, *fév., mars, mai*, 1844. — Le même, Contributions to the physiology of the human ovary, *dans* London medic. Gazette, *mai, juin, août, sept., oct.* 1845. — Rivelli, Nuovi studii ovologici ed embriologici, *dans* Annali universali di medicina d'Omodei, *août et septembre* 1846, *juillet* 1847. — J. Roberston, An inquiry into the natural history of the menstrual function, *dans* Edinburgh med. and surg. Journal, t. XXXVIII, 1832. — Le même, On the period of puberty in negro females, *dans* Edinburgh med. and surg. Journal, t. LVIII, 1842. — Le même, Early Marriages so common in oriental countries no proof of early puberty, *dans* Edinburgh med. and surg. Journal, t. LX, 1843. — Robin, Mém. pour servir à l'hist. anat. et pathol. de la memb. muqueuse utérine, *dans* Archives gén. de méd., 4e sér., t. XVII, t. XVIII, 1848. — Le même, Note sur les connexions anatomiques et physiologiques du placenta avec l'utérus, *dans* Gazette médicale, n° 19, 1857. — Le même, Mémoire sur la structure de la vésicule ombilicale des mammifères, *dans* Comptes rendus de l'Acad. des sciences, 1860. — Le même, Particularités sur la structure du cordon et sur les phénomènes dont il est le siège, *dans* Gazette médicale, n° 24, 1860. — Le même, Sur les spermatophores des hirudinées, *dans* Comptes rendus de l'Acad. des sciences, 1861. — Rouget, Recherches sur les organes érectiles de la femme, et sur l'appareil musculaire tubo-ovarien dans leurs rapports avec l'ovulation et la menstruation, *dans* Journal de Physiologie, t. I, 1858. — Rübsam, Ueber den Zusammenhang des mütterlischen Kreislaufs mit dem der Frucht (*De la liaison de la circulation maternelle avec celle de l'embryon*), *Marburg*, 1857. — Rusconi, Ueber die Metamorphosen des Eies der Fische vor der Bildung des Embryo (*Des métamorphoses de l'œuf des poissons avant l'apparition de l'embryon*). (Lettre à M. E. H. Weber), *dans* Müller's Archiv, 1836. — Le même,

Ueber kunstliche Befrüchtung (*De la fécondation artificielle*), il s'agit des poissons et des grenouilles. Lettre à M. E. H. Weber, *dans* Müller's Archiv, 1840.

Scheren, Chemische Untersuchung der Amniosflüssigkeit (*Recherches chimiques sur le liquide amniotique*), *dans* Zeitschrift für wissenschaft. Zoologie de *Siebold* et *Kölliker*, t. I, 1848. — Le même, Ueber die Entstehung der Amniosflüssigkeit (*De la formation du liquide amniotique*), *dans* Verhandl. d. phys. med. Gesellsch. in Würzburg, 1851. — Schlossbergen, Beiträge zur chemischen Kenntniss des Fötus-Lebens (*Contribution à l'étude chimique de la vie fœtale*), Leipzig, 1858. — Le même, Menschliche Milch von ganz enormen Fettgehalt (*Lait humain renfermant une énorme proportion de beurre*), *dans* Annalen der Chemie und Pharmacie, t. CVIII, 1858. — Schröder van der Kolk, Over de Allantois en hare Vorming en Veranderingen in den Menschen (*De l'allantoïde et des changements qu'elle éprouve chez l'homme*), *Amsterdam*, 1860. — O. Schrön, Beiträge zur Kenntniss der Anatomie und Physiol. des Eierstocks der Saugethiere (*Contributions à l'étude anatomique et physiologique des ovaires chez les mammifères*), *dans* Zeitschrift für wissensch. Zoologie, t. XII, 1862; et *dans* Untersuchungen zur Naturlehre des Menschen, etc. 1863. — Schwann, Dissertatio de necessitate aeris atmospherici ad evolutionem pulli in ovo incubato, *Berlin*, 1834. — Le même, Mikroskopische Untersuchungen über die Uebereinstimmung in der Structur und im Wachsthum der Thiere und Pflanzen (*Recherches microscopiques sur l'identité de structure et de développement des animaux et des plantes*), *Berlin*, 1839. — Schwegel, Zur Frage über die Conceptionsfähigkeit der Frau, über die Dauer der Schwangerschaft, etc. (*Sur cette question : Du moment où la conception est possible chez la femme ; et sur cette autre : De la durée de la grossesse*), *dans* Wiener medicinische Wochenschrift, n° 44, 1857. — Schweig, Untersuchungen über periodicität (*Menstruation*), recherches sur la périodicité, *dans* Medicinischer Vierteljahrschrift, de Roser et Wunderlich, 1844. — Seiler, Die Gebärmutter und das Ei des Menschen in den ersten Schwangerschaftsmonaten (*De l'utérus et de l'œuf humain dans les premiers mois de la grossesse*), *Dresde*, 1832. — Serres, Recherches sur les développements primitifs de l'embryon, *dans* Comptes rendus de l'Acad. des sciences, 1843. — Le même, De l'allantoïde de l'homme, 2 communications, même recueil, 1843. — Le même, Parallèle de l'œuf mâle et de l'œuf femelle chez les animaux. Développement spontané de l'œuf mâle, *dans* Comptes rendus de l'Acad. des sciences, t. II, n° 2, 1856. — Le même, Note sur les développements primitifs, formation de l'œuf, vésicule ovigène et germination, *dans* Comptes rendus de l'Acad. des sciences, t. I, n°s 22 et 23, 1856. — Le même, Principes d'embryogénie, de zoogénie et de tératogénie, en 4 planches, *Paris*, 1859. — C. P. Siebold, Expériences sur la transformation des cysticerques en ténias, *dans* Ann. des sciences nat. Zool., 3° sér., t. XVII, 1852. — Le même, Ueber Parthenogenesis, séance publique annuelle de l'Académie des sciences de Munich, 1862. — B. Simon, Nonnulla de ovi hominum et mammalium evolutione, *Berlin*, 1847. — J. Simpson, On the causes of the spiral direction of the umbilical Vessels in the human fœtus, *dans* Edinb. med. Journal, t. V, 1859. — Spallanzani, Expériences pour servir à l'histoire de la génération, *Paris*, 1787. — O. Spiegelberg, Die Entwickelung der Eierstocksfollikel und des Eies der Saugethiere (*Développement des vésicules ovariennes, et de l'œuf chez les mammifères*), *dans* Anzeige Gelehrt. zu Göttingen, n° 20, 1860. — W. Steinlin, Ueber die Entwickelung der Graafschen Follikel und Eier der Saugethiere (*Sur le développement des follicules de Graaf et des ovules chez les mammifères*), *dans* Mittheilungen der Zürcher naturforschenden Gesellschaft, 1847. — E. Strohl, De la fécondation, *th. Strasbourg*, 1846. — Le même, De la menstruation et des phases de la lune, *dans* Gazette méd. de Strasbourg, 1861. — W. K. Sullivan, On the change of caseine into albumen with some observations on lactic fermentation, *dans* the Atlant. Journal medic. and surgical, *juill.* 1859. — F. Szukitz, Ueber die Menstruation in Oesterreich (*De la menstruation en Autriche*), *dans* Zeitschrift der k. k. Gesellschaft der Aertzte zu Wien, t. XIII, 1857.

Allen Thomson, Contributions to the history of the structure of the human ovum and Embryo, etc., *dans* Edinburgh med. and surg. Journal, t. LII, 1839. — Le même, article Ovum, *dans* Todd's Cyclopedia of an. Suppl., 1852. — J. B. Thomson, On the comparative influence of the male and female parent upon the progeny, *dans* Edinb. med. Jourral, 1858. — THURY, Mémoire sur la loi de production des sexes chez les plantes, les animaux et l'homme, in-8°, *Genève*, 1863, et *dans* Biblioth. universelle de Genève, section des sciences, 1863. — C. TINEL, Expériences sur la révivification des rotifères et des tardigrades, 3 communications, *dans* l'Union médicale, 1859. — TREMBLEY, Mémoire pour servir à l'histoire d'un genre de polypes d'eau douce, etc. (multiplication des polypes par sections), avec fig., *Leyde*, 1744. — TREVIRANUS, De la génération spontanée, *dans* Biologie oder Philosophie der lebenden Natur, t. II, *Göttingen*, 1802-1806. — TYLER SMITH, Lecture on the menstruation, *dans* the Lancet, *févr.* 1856.

D'UDEKEM, Recherches sur le développement des infusoires, *dans* Mémoires de l'Acad. de Belgique, t. XXX, 1857.

VALENCIENNES et FREMY. Recherches sur la composition des œufs dans la série des animaux, *dans* Annales de chimie et de physique, t. L, 1857. — VALENTIN, Handbuch der Entwickelungsgeschichte des Menschen (*Manuel de l'histoire du développement de l'homme*), *Berlin*, 1835. — LE MÊME, Ueber die Entwickelung der Follikel in dem Eierstocke der Saügethiere (*Sur le développement des follicules de Graaf dans l'ovaire des mammifères*), *dans* Müller's Archiv, 1838. — LE MÊME, Zur Entwickelung der Gewebe des Muskel,des Blutgefäss-und des Nervensystems (*Du développement du tissu musculaire, des vaisseaux et du système nerveux*), *dans* Müller's Archiv, 1840. — VALLISNIERI, Istoria della generazione dell' uomo e degli animali, *Venise*, 1721. — VELPEAU, Ovologie et Embryologie, *Paris*, 1833. — VERNOIS et BECQUEREL, Du lait chez la femme dans l'état de santé et de maladie, *Paris*, 1853. — VOLKMANN, Einige Notizen über ein menschliches Ei aus der frühesten Periode (*Quelques remarques sur un œuf humain des premières périodes du développement*), *dans* Müller's Archiv, 1839. — F. VOSS, De menstruatione, *Berlin*, 1846. — R. WAGNER, Prodromus historiæ generationis, *Leipzig*, 1836. — LE MÊME, Histoire de la génération et du développement (traduction de l'allemand par Habets). *Bruxelles*, 1841. — LE MÊME, Eindringen der Spermatozoen in dem Ei (*De l'entrée des spermatozoïdes dans l'œuf*), *dans* Zeitschrift für rat. Medicin, t. IV, 1854. — R. WAGNER et LEUCKART, article SAMEN, *dans* Todd's Cyclopedia of anat. and physiol., *Londres*, 1849. — WHARTON JONES, On the ova of man and mammiferous, as they exist in the ovaries before impregnation, *dans* London medical Gazette, *nouv. sér.*, t. I, 1837-1838, et t. II, 1838-1839.— LE MÊME, On the first changes of the ova of the mammifera, in consequence of impregnation and on the mode of origin of the chorion, *dans* Philosoph. Transactions, 1837. — LE MÊME, Practical observations on diseases of women (*Chapitre des corps jaunes*), *London*, 1839. -- LE MÊME, On the corpus luteum, *dans* the London med. Gazette, *janv.* 1844. — E. WEBER et H. WEBER, Disquisitio anatomica uteri et ovariorum puellæ septimo a conceptione die defunctæ instituta, *Halle*, 1830. — WENZEL-GRUBER, Untersuchung einiger Organe eines Castraten (*Recherches sur quelques organes d'un castrat*), *dans* Müller's Archiv, 1847. — R. WILD, Einige Beiträge zur Physiologie der Placenta (*Quelques contributions à la physiologie du placenta*), *Würzburg*, 1849. — J. G. WILL, Ueber die Secretion des thierischen Samens (*Sur la sécrétion du sperme*), *Erlangen*, 1849. — WICKE, Ueber den Wasser-und Fettgehalt der Ziegenmilch zu verschiedenen Tageszeiten (*Des diverses proportions d'eau et de beurre dans le lait de la chèvre aux divers moments de la journée*), *dans* Annalen der Chemie und Pharmacie, t. XCVIII, 1856. —G. F. WOLF, Theoria generationis, *Halle*, 1759; 2e édit., 1774. — WRISBERG, De animalculis infusoriis, etc. *Göttingen*, 1766.

FIN.

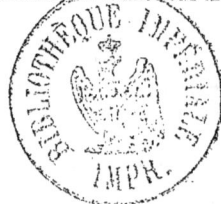

TABLE DES MATIÈRES

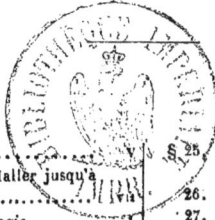

FIN DE LA TABLE DES MATIÈRES.

TABLE ALPHABÉTIQUE.

(Les chiffres indiquent les pages.)

A

B

C

D

E

I

J

K

L

M

N

O

P

Q

R

S

W

Z

FIN DE LA TABLE ALPHABÉTIQUE.

CORBEIL. — Typ. et stér. de CRÉTÉ.

www.ingramcontent.com/pod-product-compliance
Lightning Source LLC
Chambersburg PA
CBHW060845220326
41599CB00017B/2391